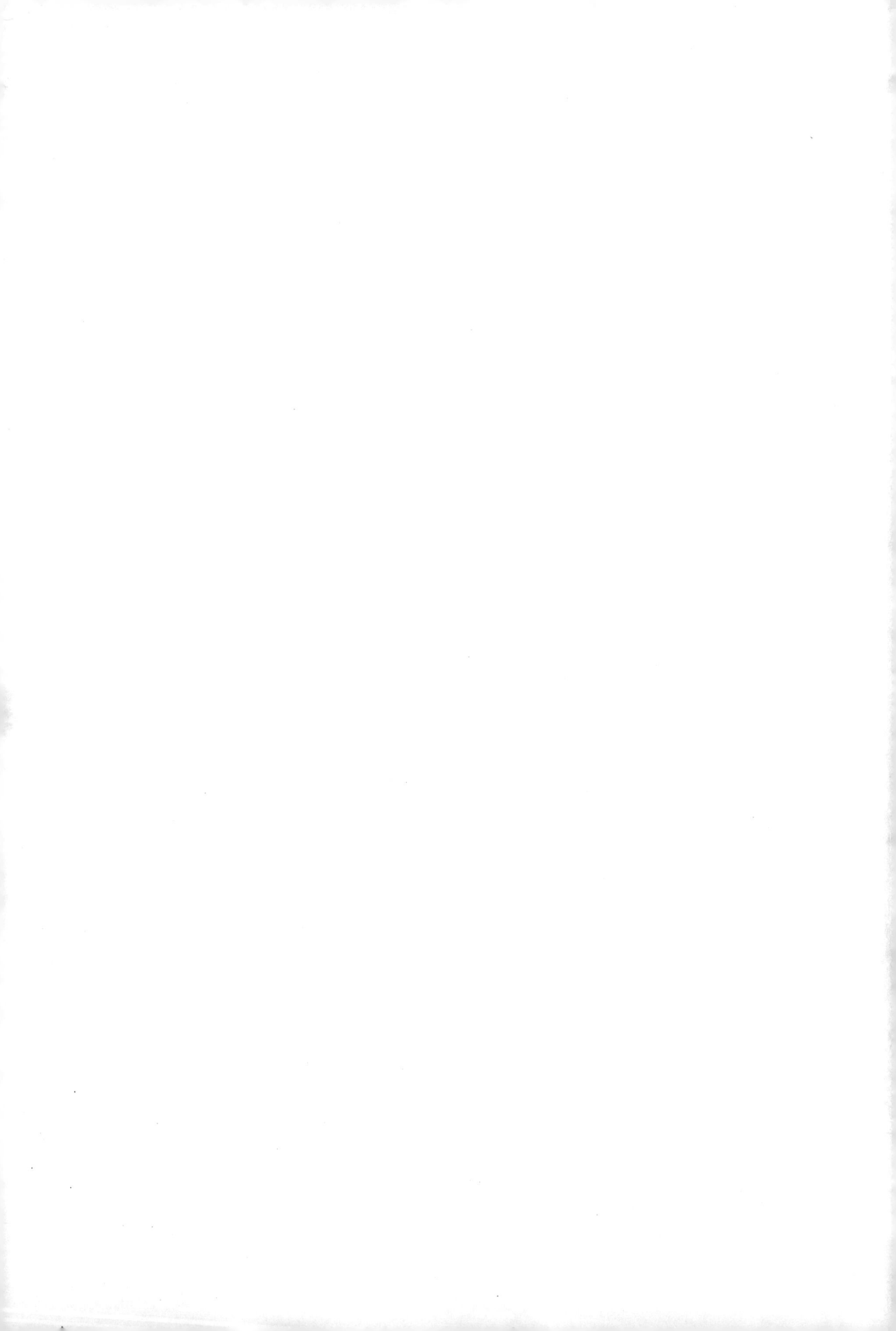

大腸・肛門外科

武藤徹一郎

編集

朝倉書店

序

　30年前には医学会で大腸癌に注目する人はほとんどなく，消化器の癌といえば診断も治療も胃癌一色であった．それが10年後には，大腸癌をはじめとする大腸疾患が一種のブームのように消化器疾患の中に侵入してきた．大腸ポリープ，早期癌，炎症性大腸疾患などなど，治療の研究の対象になる疾患の種類は上部消化管をはるかに凌いでおり，依然としてブームは続いている．

　折しも大腸癌は増加している．とくにS状結腸癌の増加傾向が著しい．この傾向は大腸癌低頻度国が高頻度になる場合に，疫学的に予測されていたことであるが，日本では正にその現象が起こっているのである．増加しているのはその実数が比較的明確に分かる死亡数であるが，6割が外科的手術で治癒することを考慮すると罹患数は死亡数の約2.5倍になる．平成9年の大腸癌死亡数は33,000人弱であるから，罹患者数は8万人を越えることになり，近い将来に死亡率が胃癌を追い抜くと予測されている．食生活習慣が現状のままであるかぎり，この傾向はずっと続くであろう．一方，アメリカやイギリスではすでに大腸癌死亡率の低下がみられていることは，意外に知られていない．

　大腸癌に対しては依然として外科的手術が治療の第一選択である．癌が早期の状態で発見されれば，それだけ侵襲の少ない手術法が選択できるが，スクリーニング法が十分に普及していない現状では，進行癌に対して定型的な外科手術が最も多く施行されている．しかし，早期診断例が増加するにつれて，今後は局所切除，鏡視下手術などの低侵襲手術がますます盛んに行われるようになってくるであろう．癌をはじめとして炎症性腸疾患，痔疾患など，外科的手術を要する大腸疾患は少なくない．一方，大腸を専門とする外科医は，手術的治療を要する疾患のみならず，大腸疾患全般にわたるに広範な知識を持っていることが要求される．これは他臓器にはみられない大腸疾患の特殊性といってよい．

　本書は大腸の専門外科医を志す若い外科医に，広範な大腸疾患に関する知識を供与するとともに，より上級の専門医に対しては，より深い知識の整理に資することを目的として企画された．外科医を対象とした本であるから，手術手技についての記載があることは当然であるが，それのみにとどまらず，各疾患の疫学，病態，診断法，さらには合併症，生存率など，大腸の専門家として知っておかねばならないデーターを可能な限り記載するようにした．このような目的にそって，本書が多くの外科医に利用されることを期待したい．原則として各疾患の記述に一定のスタイルを求め，各執筆者には随分と努力して頂いたので，全体としてかなり統一がとれた成書になったと思う．しかし，欧米の成書と比べればまだまだ不十分であることは認めざるをえない．もし不備な点があれば，それは編者の責任であり，お許しを願いたい．

　企画してから完成するまでにほぼ5年近く経過してしまった．この間の朝倉書店編集担当者の努力に感謝しつつ，筆を擱く．

　1999年9月

東京大学名誉教授　　　　　武藤徹一郎
癌研究会附属病院副院長

執 筆 者

富永 祐民	愛知県がんセンター研究所・所長	
岩下 明德	福岡大学筑紫病院病理部・部長・助教授	
新井 冨生	東京都老人医療センター臨床病理科・医長	
味岡 洋一	新潟大学医学部第一病理学・助教授	
渡辺 英伸	新潟大学医学部第一病理学・教授	
武藤 徹一郎	東京大学名誉教授，癌研究会附属病院副院長	
斎藤 建	自治医科大学病理学2・教授	
松谷 章司	NTT東日本関東病院病理診断科・部長	
黒田 敏彦	帝京大学医学部附属市原病院外科・講師	
佐藤 達夫	東京医科歯科大学医学部第二解剖学・教授	
吉岡 和彦	関西医科大学第二外科・講師	
斉藤 幸夫	国立国際医療センター外科・医長	
道下 宣成	土浦協同病院放射線科	
板井 悠二	筑波大学臨床医学系放射線医学教室・教授	
赤須 孝之	国立がんセンター中央病院外科	
大矢 正俊	獨協医科大学越谷病院外科・助教授	
棟方 昭博	弘前大学医学部第一内科・教授	
洲之内 廣紀	河北総合病院外科・診療部・部長	
正木 忠彦	杏林大学医学部第一外科・講師	
岩間 毅夫	佐々木研究所附属杏雲堂病院外科・部長	
安達 実樹	帝京大学医学部第二外科・講師	
小西 文雄	自治医科大学消化器一般外科・助教授	
森 正樹	九州大学生体防御医学研究所臨床腫瘍学部門・教授	
望月 英隆	防衛医科大学校第一外科・教授	
畦倉 薫	癌研究会附属病院消化器外科・医長	
太田 博俊	癌研究会附属病院消化器外科・副部長	
高橋 孝	癌研究会附属病院消化器外科・部長	
亀岡 信悟	東京女子医科大学第二外科・教授	
板橋 道朗	東京女子医科大学第二外科・助手	
浜野 恭一	東京女子医科大学名誉教授	
森 武生	都立駒込病院外科・部長	
小林 建司	掛川市立総合病院外科・医長	
大木 繁男	横浜市立大学医学部附属浦舟病院中央手術部・助教授	
嶋田 紘	横浜市立大学医学部第二外科	
畠山 勝義	新潟大学医学部第一外科・教授	
渡辺 聡明	東京大学大学院医学系研究科腫瘍外科・講師
森谷 冝皓	国立がんセンター中央病院第二病棟部・医長
進藤 勝久	近畿大学医学部堺病院第一外科・教授
岩垂 純一	社会保険中央総合病院・副院長
田村 和朗	兵庫医科大学先端医学研究所・助教授
宇都宮 譲二	兵庫医科大学名誉教授，津名病院・院長
森田 博義	東京逓信病院第一外科・医長
杉原 健一	東京医科歯科大学医学部第二外科・教授
加藤 知行	愛知県がんセンター消化器外科・副院長
平井 孝	愛知県がんセンター消化器外科・医長
小平 進	帝京大学医学部第一外科・教授
久保田 芳郎	キッコーマン総合病院・院長
原 宏介	焼津市立総合病院・副院長
福島 恒男	横浜市立市民病院外科・部長
小金井 一隆	横浜市立市民病院外科
中野 博重	奈良県立医科大学第一外科・教授
藤井 久男	奈良県立医科大学中央内視鏡部・助教授
稲次 直樹	土庫病院奈良大腸肛門病センター・所長
杉田 昭	横浜市立大学医学部附属浦舟病院第二外科・講師
広岡 大司	岸和田徳洲会病院・院長
阿川 千一郎	NTT東日本関東病院外科・医長
重松 宏	東京大学大学院医学系研究科臓器病態外科学血管外科・助教授
磯本 浩晴	久留米大学医学部附属医療センター外科・教授
寺本 龍生	東邦大学医学部第一外科・教授
渡邊 昌彦	慶應義塾大学医学部外科・講師
北島 政樹	慶應義塾大学医学部外科・教授
野垣 正樹	野垣病院・副院長
黒川 彰夫	黒川梅田診療所・院長
荒木 靖三	久留米大学医学部附属医療センター外科・助手
土田 嘉昭	群馬県立小児医療センター・院長
横森 欣司	日本赤十字社医療センター小児外科・部長
鈴木 公孝	大蔵省印刷局東京病院外科・医長
澤田 俊夫	群馬県立がんセンター・副院長
金平 永二	金沢大学医学部第一外科・助手

(執筆順)

目　　次

第Ⅰ部　総　　論

1. **大腸癌の疫学** ………………………………………………………………[富永祐民]… 2
   - a．日本における大腸癌の動向 ……………………………………………………… 2
   - b．国際的にみた大腸癌の比較 ……………………………………………………… 5
   - c．移民研究からみた大腸癌 ………………………………………………………… 8
   - d．大腸癌死亡率と食品・栄養素摂取量の相関関係 ……………………………… 8
   - e．大腸癌の危険因子 ………………………………………………………………… 9
   - f．結腸癌と直腸癌の相違点のまとめと考察 ……………………………………… 12

2. **病　　理** ………………………………………………………………………………… 14
   - 2.1　前癌病変（腺腫，腺腫症） ……………………………………………[岩下明徳]… 14
     - a．大 腸 腺 腫 ………………………………………………………………………… 14
     - b．大腸腺腫症 ………………………………………………………………………… 21
   - 2.2　大腸癌の臨床病理 ……………………………………………………[新井冨生]… 24
     - a．分　　類 …………………………………………………………………………… 24
     - b．予後に関係する因子 ……………………………………………………………… 26
     - c．早期大腸癌の取り扱い …………………………………………………………… 27
     - d．表面型の腺腫ならびに大腸癌 …………………………………………………… 27
     - e．良悪性境界病変の取り扱い ……………………………………………………… 29
   - 2.3　大腸の非腫瘍性ポリープ・ポリポーシス ……………………[味岡洋一・渡辺英伸]… 31
     - a．分　　類 …………………………………………………………………………… 31
     - b．非腫瘍性ポリープ ………………………………………………………………… 32
     - c．非腫瘍性ポリポーシス …………………………………………………………… 36
     - d．大腸癌発生のリスク群と癌の発生母地 ………………………………………… 37
   - 2.4　大腸癌の組織発生 ……………………………………………………[武藤徹一郎]… 38
     - a．外科手術材料の時代：〜1975 …………………………………………………… 38
     - b．ポリペクトミー材料の時代：〜1980〜 ………………………………………… 40
     - c．flat adenoma の時代：1985〜 …………………………………………………… 40
     - d．陥凹型腫瘍の時代：1987〜 ……………………………………………………… 41

e．分子生物学の時代：1990〜………………………………………………………………41
　2.5　炎症性大腸疾患……………………………………………………………[斎 藤　　建]…43
　　　a．潰瘍性大腸炎……………………………………………………………………………43
　　　b．Crohn 病…………………………………………………………………………………45
　2.6　その他の大腸疾患…………………………………………………………[松 谷 章 司]…47
　　　a．アミロイドーシス………………………………………………………………………47
　　　b．子宮内膜症………………………………………………………………………………49
　　　c．虚血性腸炎………………………………………………………………………………51
　　　d．深在性嚢胞性大腸炎……………………………………………………………………53
　　　e．腸管気腫性嚢胞症………………………………………………………………………53
　　　f．腸管血管異形成…………………………………………………………………………54

3．大腸癌発生の分子生物学………………………………………………………[黒 田 敏 彦]…57
　　　a．発癌過程に関わる遺伝子群……………………………………………………………57
　　　b．大腸癌の発生に関わる遺伝子…………………………………………………………61

4．解　　　　剖……………………………………………………………………………………68
　4.1　結　　　腸…………………………………………………………………[佐 藤 達 夫]…68
　　　a．大腸の区分と長さ………………………………………………………………………68
　　　b．大腸壁の特徴……………………………………………………………………………68
　　　c．腹　　　膜………………………………………………………………………………68
　　　d．動　　　脈………………………………………………………………………………71
　　　e．静　　　脈………………………………………………………………………………73
　　　f．神　　　経………………………………………………………………………………73
　　　g．リ ン パ 系………………………………………………………………………………75
　4.2　直　　　腸…………………………………………………………………[佐 藤 達 夫]…79
　　　a．直腸の形態と区分………………………………………………………………………79
　　　b．直腸とS状結腸の移行部………………………………………………………………79
　　　c．直腸と肛門管の移行部…………………………………………………………………80
　　　d．骨　盤　壁………………………………………………………………………………80
　　　e．骨 盤 底 筋………………………………………………………………………………80
　　　f．動　　　脈………………………………………………………………………………82
　　　g．静　　　脈………………………………………………………………………………83
　　　h．自 律 神 経………………………………………………………………………………83
　　　i．リ ン パ 系………………………………………………………………………………86
　　　j．筋　　　膜………………………………………………………………………………90

5. 生　　　　理 ………………………………………………………………… 95
5.1 結　　　腸 ……………………………………………………[吉岡和彦]… 95
　　a. 運　　　動 …………………………………………………………………… 95
　　b. 吸　　　収 …………………………………………………………………… 96
　　c. 分泌および排泄 ……………………………………………………………… 96
　　d. 腸 内 細 菌 …………………………………………………………………… 96
5.2 直腸, 肛門 ……………………………………………………[吉岡和彦]… 97
　　a. continence の維持 …………………………………………………………… 97
　　b. 排 便 機 構 …………………………………………………………………… 99

6. 検査, 診断 …………………………………………………………………… 103
6.1 X線検査, 内視鏡検査 ………………………………………[斉藤幸夫]… 103
　　a. X 線 検 査 …………………………………………………………………… 103
　　b. 内視鏡検査 …………………………………………………………………… 107
6.2 CT, MRI ………………………………………………[道下宣成・板井悠二]… 111
　　a. CT, MRI の役割 ……………………………………………………………… 111
　　b. 検　査　法 …………………………………………………………………… 112
　　c. 結腸・直腸疾患の画像所見 ………………………………………………… 112
6.3 経直腸超音波検査 ……………………………………………[赤須孝之]… 116
　　a. 検査の方法 …………………………………………………………………… 117
　　b. 直腸癌の病期診断 …………………………………………………………… 117
　　c. 結腸癌の病期診断 …………………………………………………………… 120
　　d. 直腸癌局所再発の診断 ……………………………………………………… 120
　　e. 直腸カルチノイドの病期診断 ……………………………………………… 121
　　f. 肛門周囲膿瘍・痔瘻の診断 ………………………………………………… 121
　　g. 便失禁の診断 ………………………………………………………………… 123
6.4 直腸・肛門機能検査 …………………………………………[大矢正俊]… 124
　　a. 直腸・肛門マノメトリー …………………………………………………… 125
　　b. 直腸・肛門の感覚検査 ……………………………………………………… 126
　　c. 排 便 造 影 …………………………………………………………………… 127
　　d. 神経学的検査法 ……………………………………………………………… 127
　　e. その他の機能検査法 ………………………………………………………… 128

7. 集 団 検 診 …………………………………………………………[棟方昭博]… 130
　　a. 集団検診の条件 ……………………………………………………………… 130
　　b. スクリーニング検査法 ……………………………………………………… 130

c.	実際と成績	132
d.	集検発見癌の特徴	133
e.	今後の課題	134

8. 術前・術後管理 ……………………………………［洲之内廣紀］…136
    a. 術前管理 …………………………………………………………136
    b. 術後管理 …………………………………………………………137

第II部 各 論

1. 良性腫瘍，腫瘍様病変 ……………………………………［正木忠彦］…142
  1.1 良性上皮性腫瘍…………………………………………………142
        腺 腫 ……………………………………………………142
  1.2 腫瘍様病変………………………………………………………149
    a. 化生性（過形成性）ポリープ ……………………………149
    b. 若年性ポリープ ……………………………………………151
    c. Peutz-Jeghers型ポリープ …………………………………151
  1.3 非上皮性腫瘍……………………………………………………152
    a. 平滑筋腫 ……………………………………………………152
    b. 脂肪腫 ………………………………………………………152
    c. 血管腫 ………………………………………………………152

2. ポリポーシス ………………………………………………………154
  2.1 家族性大腸腺腫症 ………………………………［岩間毅夫］…154
    a. 発生頻度 ……………………………………………………155
    b. 病態生理 ……………………………………………………155
    c. 外科診断 ……………………………………………………157
    d. 治療方針 ……………………………………………………158
    e. 手術方法 ……………………………………………………159
    f. 手術成績 ……………………………………………………166
    g. 遠隔成績 ……………………………………………………168
  2.2 Peutz-Jeghers症候群 ……………………………［岩間毅夫］…171
    a. 発生頻度 ……………………………………………………171
    b. 病態生理 ……………………………………………………171
    c. 診 断 ………………………………………………………172
    d. 治療方針，手術適応 ………………………………………173

  e．手術方法 …………………………………………………………………………173
  f．手術成績，遠隔成績 ……………………………………………………………173
 2.3　若年性ポリポーシス ……………………………………………[安達実樹]…175
  a．発 生 頻 度 ………………………………………………………………………176
  b．病理，病態生理 …………………………………………………………………176
  c．分　　　類 ………………………………………………………………………177
  d．外 科 診 断 ………………………………………………………………………177
  e．治療方針，手術適応 ……………………………………………………………177
  f．手 術 方 法 ………………………………………………………………………178
  g．手 術 成 績 ………………………………………………………………………178
 2.4　Cronkhite-Canada 症候群 ………………………………………[安達実樹]…179
  a．発 生 頻 度 ………………………………………………………………………179
  b．病理，病態生理 …………………………………………………………………179
  c．外 科 診 断 ………………………………………………………………………181
  d．治療方針，手術適応 ……………………………………………………………181
  e．手 術 方 法 ………………………………………………………………………182
  f．手術成績，遠隔成績 ……………………………………………………………182
 2.5　Cowden 病 …………………………………………………………[安達実樹]…183
  a．発 生 頻 度 ………………………………………………………………………183
  b．病理，病態生理 …………………………………………………………………183
  c．外 科 診 断 ………………………………………………………………………184
  d．治療方針，手術適応 ……………………………………………………………185
  e．手術方法・成績 …………………………………………………………………185
  f．遠 隔 成 績 ………………………………………………………………………186

3．悪 性 腫 瘍 ………………………………………………………………………187
 3.1　大腸早期癌 ………………………………………………………[小西文雄]…187
  a．発 生 頻 度 ………………………………………………………………………187
  b．病 態 生 理 ………………………………………………………………………187
  c．分　　　類 ………………………………………………………………………187
  d．外 科 診 断 ………………………………………………………………………191
  e．治 療 方 針 ………………………………………………………………………193
  f．治 療 方 法 ………………………………………………………………………194
  g．手術成績，遠隔成績 ……………………………………………………………199
 3.2　結腸癌（進行癌） ……………………………………………………………………201
  a．右側結腸癌 ………………………………………………………[森　正樹]…201

  b．左側結腸進行癌 ………………………………………………………[望月英隆]…208
3.3　直腸癌（進行癌） ……………………………………………………………………221
  a．直腸外科に必要な直腸，肛門のリンパ路と神経支配 …[畦倉　薫・太田博俊・高橋　孝]…221
  b．病態─直腸癌の進展形式 ………………………[亀岡信悟・板橋道朗・浜野恭一]…230
  c．分　　類 …………………………………………………………………………232
  d．症状，診断 …………………………………………………………………………233
  e．治療方針 …………………………………………………………………………239
  f．手　術　法 …………………………………………………………………………241
    1）直腸癌手術の歴史 ……………………………………………[武藤徹一郎]…241
    2）腹会陰式直腸切断術 …………………………………………[森　武生]…242
    3）腹仙骨式直腸切断術 …………………………………………[小林建司]…258
    4）前方切除術 ……………………………………………………[武藤徹一郎]…260
    5）自律神経温存術 ………………………………………[大木繁男・嶋田　紘]…274
    6）貫通術 …………………………………………………………[畠山勝義]…286
    7）結腸嚢肛門吻合術 ……………………………………………[畠山勝義]…289
    8）骨盤内臓全摘術 ………………………………………[渡辺聡明・森谷宜皓]…294
    9）Hartmann手術 …………………………………………………[進藤勝久]…301
    10）人工肛門造設術 ………………………………………………[進藤勝久]…303
3.4　肛門管癌 ……………………………………………………………………[岩垂純一]…308
  a．病態生理と病型分類 ………………………………………………………………308
  b．外科診断 …………………………………………………………………………310
  c．治療方針，手術適応 ………………………………………………………………310
  d．手術方法：肛門管癌に対する直腸切断術 …………………………………………312
  e．手術成績 …………………………………………………………………………315
  f．遠隔成績 …………………………………………………………………………316
3.5　遺伝性大腸癌 ……………………………………………………[田村和朗・宇都宮譲二]…319
  a．発生頻度 …………………………………………………………………………320
  b．病態生理 …………………………………………………………………………320
  c．遺伝学的背景 ……………………………………………………………………321
  d．分　　類 …………………………………………………………………………322
  e．外科診断 …………………………………………………………………………323
  f．治療方針，手術適応 ………………………………………………………………323
  g．手術方法 …………………………………………………………………………324
  h．遠隔成績 …………………………………………………………………………324
  i．家族構成員の調査 …………………………………………………………………324
3.6　小腸および大腸肉腫 …………………………………………………………[森田博義]…327

  a．悪性リンパ腫 ……………………………………………………………………328
  b．平滑筋肉腫 ………………………………………………………………………331
  c．悪性黒色腫 ………………………………………………………………………335
  d．その他の肉腫 ……………………………………………………………………337
 3.7 転移性大腸癌 ……………………………………………………[渡辺聡明]…338
  a．発生頻度 …………………………………………………………………………339
  b．分　　類 …………………………………………………………………………339
  c．外科診断 …………………………………………………………………………339
  d．手術成績，遠隔成績 ……………………………………………………………340
 3.8 転移性肝癌 ………………………………………………………[杉原健一]…341
  a．発生頻度 …………………………………………………………………………341
  b．病態生理 …………………………………………………………………………341
  c．外科診断 …………………………………………………………………………342
  d．治療方針 …………………………………………………………………………342
 3.9 直腸癌局所再発 …………………………………………[加藤知行・平井　孝]…350
  a．発生頻度 …………………………………………………………………………351
  b．病態生理 …………………………………………………………………………351
  c．分　　類 …………………………………………………………………………351
  d．外科診断 …………………………………………………………………………352
  e．治療方針，外科適応 ……………………………………………………………352
  f．遠隔成績 …………………………………………………………………………360
 3.10 手術補助療法 ……………………………………………………[小平　進]…361
  a．補助化学療法，免疫化学療法 …………………………………………………362
  b．補助放射線療法 …………………………………………………………………369

4．**カルチノイド** ……………………………………………………………[久保田芳郎]…374
  a．発生頻度 …………………………………………………………………………375
  b．病理，病態生理 …………………………………………………………………375
  c．分　　類 …………………………………………………………………………376
  d．外科診断 …………………………………………………………………………376
  e．治療方針，手術適応 ……………………………………………………………377
  f．手術方法 …………………………………………………………………………378
  g．手術成績，遠隔成績 ……………………………………………………………379

5．**腫瘍様病変** ………………………………………………………………[原　宏介]…381
 5.1 子宮内膜症 ………………………………………………………………………381

a．発 生 頻 度 ……………………………………………………………………381
　　　b．病 態 生 理 ……………………………………………………………………381
　　　c．分　　　類 ……………………………………………………………………381
　　　d．外 科 診 断 ……………………………………………………………………382
　　　e．治療方針，手術適応 …………………………………………………………382
　　　f．手 術 方 法 ……………………………………………………………………383
　　　g．手術成績，遠隔成績 …………………………………………………………383
　5.2 深在性嚢胞性大腸炎 ………………………………………………………………383
　　　a．発 生 頻 度 ……………………………………………………………………383
　　　b．病 態 生 理 ……………………………………………………………………384
　　　c．分　　　類 ……………………………………………………………………384
　　　d．外 科 診 断 ……………………………………………………………………384
　　　e．治療方針，手術適応 …………………………………………………………384
　　　f．手 術 方 法 ……………………………………………………………………385
　　　g．手術成績，遠隔成績 …………………………………………………………385
　5.3 腸管嚢胞気腫症 ……………………………………………………………………385
　　　a．発 生 頻 度 ……………………………………………………………………385
　　　b．病 態 生 理 ……………………………………………………………………385
　　　c．分　　　類 ……………………………………………………………………385
　　　d．外 科 診 断 ……………………………………………………………………386
　　　e．治療方針，手術適応 …………………………………………………………386
　　　f．手 術 方 法 ……………………………………………………………………386
　　　g．手術成績，遠隔成績 …………………………………………………………386

6．炎 症 性 疾 患 ……………………………………………………………………………388
　6.1 潰瘍性大腸炎 …………………………………………………[福島恒男・小金井一隆]…388
　　　a．発 生 頻 度 ……………………………………………………………………388
　　　b．病 態 生 理 ……………………………………………………………………389
　　　c．分　　　類 ……………………………………………………………………392
　　　d．外 科 診 断 ……………………………………………………………………394
　　　e．治療方針，手術適応 …………………………………………………………395
　　　f．手 術 方 法 ……………………………………………………………………398
　　　g．手 術 成 績 ……………………………………………………………………402
　　　h．遠 隔 成 績 ……………………………………………………………………403
　6.2 Crohn病 ……………………………………………………[中野博重・藤井久男・稲次直樹]…404
　　　a．発 生 頻 度 ……………………………………………………………………404

- b. 病態生理 …………………………………………………………… 404
- c. 分　　類 …………………………………………………………… 407
- d. 外科診断 …………………………………………………………… 408
- e. 治療方針, 手術適応 ……………………………………………… 410
- f. 手術方法 …………………………………………………………… 414
- g. 手術成績 …………………………………………………………… 417
- h. 遠隔成績 …………………………………………………………… 418

6.3 腸型 Behçet 病 ……………………………………………[杉田　昭]… 421
- a. 発生頻度 …………………………………………………………… 421
- b. 病理, 病態生理 …………………………………………………… 421
- c. 分　　類 …………………………………………………………… 424
- d. 外科診断 …………………………………………………………… 424
- e. 治療方針, 手術適応 ……………………………………………… 424
- f. 手術方法 …………………………………………………………… 425
- g. 術後合併症 ………………………………………………………… 426
- h. 遠隔成績 …………………………………………………………… 426

6.4 単純性潰瘍 …………………………………………………[杉田　昭]… 427
- a. 発生頻度 …………………………………………………………… 427
- b. 病理, 病態生理 …………………………………………………… 427
- c. 外科診断 …………………………………………………………… 428
- d. 治療方針, 手術適応 ……………………………………………… 428
- e. 手術方法 …………………………………………………………… 429
- f. 遠隔成績 …………………………………………………………… 429

6.5 憩　室　症 …………………………………………………[杉原健一]… 430
- a. 発生頻度 …………………………………………………………… 430
- b. 病理, 病態生理 …………………………………………………… 431
- c. 分　　類 …………………………………………………………… 433
- d. 外科診断 …………………………………………………………… 434
- e. 治療方針, 手術適応 ……………………………………………… 435
- f. 手術方法, 手術成績 ……………………………………………… 435

6.6 急性出血性直腸潰瘍 ………………………………………[広岡大司]… 437
- a. 発生頻度 …………………………………………………………… 437
- b. 分　　類 …………………………………………………………… 438
- c. 外科診断 …………………………………………………………… 438
- d. 治療方針, 手術適応 ……………………………………………… 439
- e. 遠隔成績 …………………………………………………………… 439

6.7 特発性腸穿孔 ……………………………………………………………[渡辺聡明]…439
    a．発生頻度 ………………………………………………………………………440
    b．病態生理 ………………………………………………………………………440
    c．外科診断 ………………………………………………………………………440
    d．治療方針，手術適応 …………………………………………………………441
    e．手術方法 ………………………………………………………………………441
    f．手術成績 ………………………………………………………………………441

6.8 腸間膜脂肪織炎 …………………………………………………………[渡辺聡明]…442
    a．発生頻度 ………………………………………………………………………442
    b．病態生理 ………………………………………………………………………442
    c．外科診断 ………………………………………………………………………443
    d．治療方針，手術適応 …………………………………………………………444
    e．手術方法 ………………………………………………………………………444
    f．遠隔成績 ………………………………………………………………………444

6.9 放射線障害性腸炎，腸結核，感染性腸炎 …………………………[阿川千一郎]…445
    a．放射線障害性腸炎 ……………………………………………………………445
    b．腸結核 …………………………………………………………………………447
    c．感染性腸炎 ……………………………………………………………………448

7．血管性疾患 ……………………………………………………………………………451

7.1 虚血性大腸炎 ……………………………………………………………[重松　宏]…451
    a．発生頻度 ………………………………………………………………………451
    b．病態生理 ………………………………………………………………………452
    c．分類 ……………………………………………………………………………452
    d．外科診断 ………………………………………………………………………453
    e．治療方針，手術適応 …………………………………………………………456
    f．手術方法 ………………………………………………………………………457
    g．手術成績，遠隔成績 …………………………………………………………457

7.2 血管の形態異常 …………………………………………………………[重松　宏]…459
    a．angiodysplasia …………………………………………………………………461
    b．血管腫 …………………………………………………………………………464
    c．その他の血管形態異常 ………………………………………………………466

8．機能性疾患 ……………………………………………………………………………469

8.1 慢性便秘症，成人巨大結腸症 ………………………………………[大矢正俊]…469
    a．発生頻度 ………………………………………………………………………469

  b. 病態生理 …………………………………………………………………… 470
  c. 分　　類 …………………………………………………………………… 470
  d. 外科診断 …………………………………………………………………… 471
  e. 治療方針，手術適応 ……………………………………………………… 474
  f. 手術方法 …………………………………………………………………… 475
  g. 手術成績 …………………………………………………………………… 476
  h. 遠隔成績 …………………………………………………………………… 477
 8.2 直腸粘膜脱症候群（孤立性直腸潰瘍症候群）………………[磯本浩晴]… 478
  a. 発生頻度 …………………………………………………………………… 478
  b. 病態生理 …………………………………………………………………… 478
  c. 分　　類 …………………………………………………………………… 479
  d. 外科診断 …………………………………………………………………… 479
  e. 手術適応 …………………………………………………………………… 479
  f. 手術方法 …………………………………………………………………… 480
  g. 手術成績，遠隔成績 ……………………………………………………… 480
 8.3 便 失 禁 ……………………………………[寺本龍生・渡邊昌彦・北島政樹]… 481
  a. 発生頻度 …………………………………………………………………… 481
  b. 病態生理 …………………………………………………………………… 482
  c. 分　　類 …………………………………………………………………… 482
  d. 診　　断 …………………………………………………………………… 482
  e. 治療方針，手術適応 ……………………………………………………… 483
  f. 手術方法 …………………………………………………………………… 484
  g. 手術成績 …………………………………………………………………… 486
 8.4 偽性腸閉塞症 ……………………………………………………[大矢正俊]… 487
  a. 発生頻度 …………………………………………………………………… 487
  b. 病態生理 …………………………………………………………………… 487
  c. 分　　類 …………………………………………………………………… 488
  d. 外科診断 …………………………………………………………………… 489
  e. 治療方針，手術適応 ……………………………………………………… 490
  f. 手術方法 …………………………………………………………………… 492
  g. 手術成績 …………………………………………………………………… 492
  h. 遠隔成績 …………………………………………………………………… 492

9. 肛門疾患 …………………………………………………………………… 494
 9.1 痔　　核 …………………………………………………………[森田博義]… 494
  a. 発生頻度 …………………………………………………………………… 494

- b．病態生理 …………………………………………………………………494
- c．分　　類 …………………………………………………………………495
- d．外科診断 …………………………………………………………………495
- e．治療方針，手術適応 ……………………………………………………495
- f．手術方法 …………………………………………………………………496
- g．術後管理 …………………………………………………………………499
- h．遠隔成績 …………………………………………………………………499

9.2 裂　肛 …………………………………………………………[岩垂純一]…500
- a．発生頻度 …………………………………………………………………500
- b．病態生理 …………………………………………………………………500
- c．病型分類 …………………………………………………………………501
- d．外科診断 …………………………………………………………………501
- e．治療方針，手術適応 ……………………………………………………501
- f．手術方法 …………………………………………………………………502
- g．手術成績，遠隔成績 ……………………………………………………506

9.3 肛門周囲膿瘍 ……………………………………………………[野垣正樹]…508
- a．発生頻度 …………………………………………………………………508
- b．病態生理 …………………………………………………………………508
- c．分　　類 …………………………………………………………………508
- d．外科診断 …………………………………………………………………508
- e．治療方針，手術適応 ……………………………………………………509
- f．手術方法 …………………………………………………………………509
- g．手術成績 …………………………………………………………………513

9.4 痔　瘻 …………………………………………………………[黒川彰夫]…513
- a．発生頻度 …………………………………………………………………514
- b．病態生理 …………………………………………………………………514
- c．分　　類 …………………………………………………………………515
- d．外科診断 …………………………………………………………………515
- e．治療方針，手術適応 ……………………………………………………516
- f．手術方法 …………………………………………………………………517
- g．手術成績，遠隔成績 ……………………………………………………520

9.5 毛巣洞 …………………………………………………………[黒川彰夫]…522
- a．発生頻度 …………………………………………………………………522
- b．病態生理 …………………………………………………………………522
- c．病理形態 …………………………………………………………………522
- d．外科診断 …………………………………………………………………523

e．治療方針，手術適応 …………………………………………………………523
　　　f．手術方法 ………………………………………………………………………525
　　　g．手術成績，遠隔成績 …………………………………………………………525
　9.6　直 腸 脱 ……………………………………………[磯本浩晴・荒木靖三]…526
　　　a．発生頻度 ………………………………………………………………………526
　　　b．病態生理 ………………………………………………………………………527
　　　c．分　　類 ………………………………………………………………………527
　　　d．外科診断 ………………………………………………………………………527
　　　e．治療方針，手術適応 …………………………………………………………529
　　　f．手術方法 ………………………………………………………………………530
　　　g．手術成績 ………………………………………………………………………531
　　　h．遠隔成績 ………………………………………………………………………532
　9.7　化膿性汗腺炎 ………………………………………………………[森田博義]…533
　　　a．発生頻度 ………………………………………………………………………533
　　　b．病態生理 ………………………………………………………………………534
　　　c．外科診断 ………………………………………………………………………534
　　　d．治療方針，手術適応 …………………………………………………………534
　　　e．手術成績，遠隔成績 …………………………………………………………535
　9.8　尖圭コンジローム …………………………………………………[森田博義]…536
　　　a．発生頻度 ………………………………………………………………………536
　　　b．病態生理 ………………………………………………………………………536
　　　c．分　　類 ………………………………………………………………………536
　　　d．外科診断 ………………………………………………………………………536
　　　e．治療方針 ………………………………………………………………………537
　　　f．治療成績 ………………………………………………………………………538
　9.9　肛門瘙痒症 …………………………………………………………[森田博義]…539
　　　a．発生頻度 ………………………………………………………………………539
　　　b．病態生理 ………………………………………………………………………539
　　　c．分　　類 ………………………………………………………………………540
　　　d．診　　断 ………………………………………………………………………540
　　　e．治　　療 ………………………………………………………………………540
　　　f．治療成績，遠隔成績 …………………………………………………………542

10．発 生 異 常 ……………………………………………………………………………543
　10.1　鎖　　肛 ……………………………………………………………[土田嘉昭]…543
　　　a．発生頻度 ………………………………………………………………………543

  b．病態生理 ……………………………………………………………………543

  c．分　　類 ……………………………………………………………………544

  d．外科診断 ……………………………………………………………………544

  e．治療方針，手術適応 ………………………………………………………545

  f．手術方法 ……………………………………………………………………545

  g．手術成績 ……………………………………………………………………549

  h．遠隔成績 ……………………………………………………………………550

 10.2　Hirschsprung病 ………………………………………………[横森欣司]…551

  a．発生頻度 ……………………………………………………………………551

  b．病態生理 ……………………………………………………………………552

  c．分　　類 ……………………………………………………………………552

  d．外科診断 ……………………………………………………………………552

  e．治療方針，手術適応 ………………………………………………………554

  f．手術方法 ……………………………………………………………………555

  g．手術成績，遠隔成績 ………………………………………………………556

 10.3　回転・固定異常 ………………………………………………[横森欣司]…557

  a．発生頻度 ……………………………………………………………………557

  b．病態生理 ……………………………………………………………………557

  c．分　　類 ……………………………………………………………………558

  d．外科診断 ……………………………………………………………………560

  e．治療方針，手術適応 ………………………………………………………560

  f．手術成績，遠隔成績 ………………………………………………………561

 10.4　大腸重複症 ……………………………………………………[横森欣司]…561

  a．発生頻度 ……………………………………………………………………561

  b．病態生理 ……………………………………………………………………562

  c．外科診断 ……………………………………………………………………563

  d．手術適応，手術の実際 ……………………………………………………564

  e．手術成績，遠隔成績 ………………………………………………………564

11．虫 垂 疾 患 ……………………………………………………[鈴木公孝]…565

  a．虫 垂 炎 ……………………………………………………………………565

  b．腺腫，嚢胞腺腫 ……………………………………………………………567

  c．虫 垂 癌 ……………………………………………………………………569

  d．粘液癌腫，腹膜偽粘液腫 …………………………………………………571

  e．カルチノイド ………………………………………………………………573

12. 外傷，腸軸捻転，腸管内異物，直腸腟瘻 ……………………………[洲之内廣紀]…577
  a．外　　　傷 ………………………………………………………………………577
  b．腸 軸 捻 転 ………………………………………………………………………579
  c．腸管内異物 ………………………………………………………………………582
  d．直 腸 腟 瘻 ………………………………………………………………………582

13. 腹腔鏡補助下手術 ……………………………………………………[澤田俊夫]…585
  a．手 術 適 応 ………………………………………………………………………585
  b．手 術 手 技 ………………………………………………………………………587
  c．手 術 成 績 ………………………………………………………………………589
  d．遠 隔 成 績 ………………………………………………………………………591

14. 直 腸 鏡 下 手 術 ……………………………………………………[金平永二]…595
  a．手 術 適 応 ………………………………………………………………………595
  b．手 術 方 法 ………………………………………………………………………595
  c．手 術 成 績 ………………………………………………………………………598
  d．遠 隔 成 績 ………………………………………………………………………600

索　　　引 …………………………………………………………………………………601

第Ⅰ部
総　　論

1. 大腸癌の疫学

わが国において近年，大腸癌が増加している．大腸癌は結腸癌と直腸癌に大別される．欧米先進諸国に多いのは結腸癌であり，わが国で増加傾向が著明なのも結腸癌である．結腸癌と直腸癌の間に年次推移，地理分布，危険因子などに類似点もみられるが，異なる点もあるので，本章ではこれらの相違点に焦点を当てながら，わが国および世界各国，人種の大腸癌の死亡率，罹患率，危険因子などについて比較検討する．

a. 日本における大腸癌の動向

1) 大腸癌死亡の年次推移

a) 死亡数

わが国において，胃癌は減少しているが，大腸癌（ここでは結腸癌と直腸癌を合計したものを「大腸癌」と呼ぶ）は増加しつつある（図1.1）[1,2]．1950年の時点では全国の大腸癌死亡数は3728人（男1819人，女1909人）であったが，1995年には31274人（男17312人，女13962人）となり，この45年間に8.4倍（男9.5倍，女7.3倍）に増加している[1,2]．1995年の全癌死亡のうち，大腸癌死亡は11.9%（男10.8%，女13.5%）を占めている．全大腸癌に占める結腸癌と直腸癌の割合は64.9%と35.1%（男60.2%と39.8%，女70.7%と29.3%）となっている[1]．

b) 粗死亡率

1950年から1995年にかけて人口も増加しているので，人口10万人当たりの粗死亡率でみると，大腸癌全体では1950年の時点で男4.4，女4.5であったが，1995年には男28.4，女22.0となり，それぞれ男6.6倍，女4.9倍に上昇している（図1.1）[1,2]．

大腸癌を結腸癌と直腸癌に分けてみると，結腸癌は1950年には男1.5，女2.0であったが，1995年には男17.1，女15.6となり，それぞれ11.4倍，7.8倍に上昇している．一方，直腸癌は1950年には男2.9，女2.5であったが，1995年には男11.3，女6.5となり，それぞれ男3.9倍，女2.6倍に上

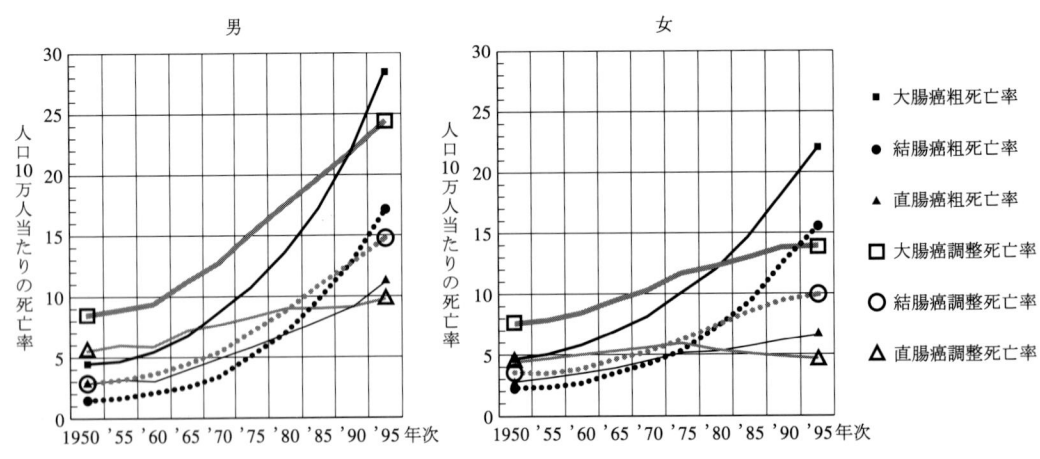

図1.1 わが国における性別大腸癌（結腸癌，直腸癌）死亡率の年次推移（1950～1995）
年齢調整死亡率の標準人口は1985年の日本のモデル人口（厚生省人口動態統計）[1,2]

昇している．このように，上昇傾向は直腸癌より結腸癌のほうが著明である（図1.1）．

c) 年齢調整死亡率

近年，わが国の人口構成は高齢化しつつあるので，年齢構成の変化を補正した年齢調整死亡率（1985年の日本のモデル人口を標準人口として計算）でみると，1950年の大腸癌の年齢調整死亡率は男8.6，女7.5であったが，1995年には男24.4，女14.1とそれぞれ2.8倍，1.9倍に上昇している[1,2]．

大腸癌を結腸癌と直腸癌に分けてみると，結腸癌の年齢調整死亡率は1950年には男2.9，女3.3であったが，1995年には男14.8，女9.9となり，それぞれ5.1倍と3.0倍に上昇している（図1.1）．直腸癌の年齢調整死亡率は1950年には男5.6，女4.2であったが，1995年には男9.7，女4.3

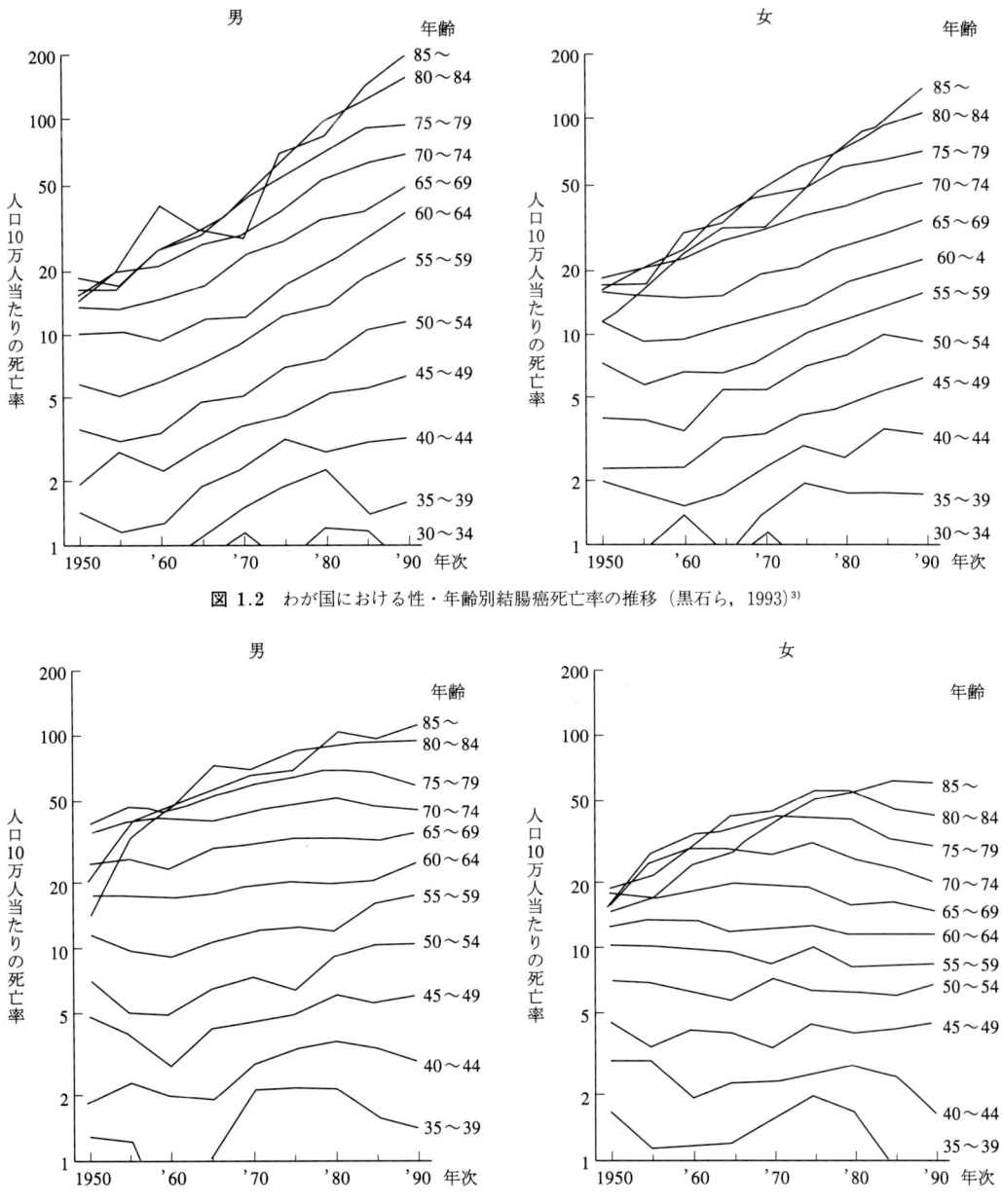

図 1.2　わが国における性・年齢別結腸癌死亡率の推移（黒石ら，1993）[3]

図 1.3　わが国における性・年齢別直腸癌死亡率の推移（黒石ら，1993）[3]

になり,その間の上昇率はわずかに男1.8倍,女1.0にとどまっている.実際,女では直腸癌の年齢調整死亡率は1974年にピークに達し(人口10万人当たり5.9),その後わずかながら低下傾向を示し,1995年には4.3となり,ピーク時に比べ0.73倍に低下している.男では女のような低下傾向はみられないが,1980年頃から横ばい状態を示している[1,2].

d) 年齢別にみた大腸癌死亡率の年次推移

大腸癌を結腸癌と直腸癌に分けて,性・年齢別に死亡率の年次推移をみると[3],結腸癌(図1.2)では40歳以上のどの年齢層でも著明な上昇傾向がみられる.上昇傾向は特に高齢者ほど著明である.一方,直腸癌死亡率の年次推移(図1.3)は年齢調整死亡率の年次推移からもうかがわれるように,著明な上昇傾向はみられず,70歳代の女,45歳未満の男女のように,明らかな低下傾向がみられる年齢層がある.これは結腸癌と直腸癌の成因が異なっていることを示唆している.

e) 大腸癌死亡の将来予測

わが国において大腸癌死亡は今後ともさらに増加するとみられる.癌の部位別死亡率の予測結果によると[4],2000年には約38700人(結腸癌約25900人,直腸癌約12800人)に達すると予測されている.これは1990年の実測死亡数と比較して約1.6倍(結腸癌約1.7倍,直腸癌約1.4倍)の増加である.2015年には大腸癌死亡率は約65000人(結腸癌約47000人,直腸癌約18000人)に増加すると予測されている[4].このように,結腸癌の著明な増加が予測され,2010年頃までに大腸癌死亡数が胃癌死亡数を上回ると推計されている.

2) 大腸癌罹患の動向

一般に,癌罹患率は精度のよい地域癌登録資料から推計される.厚生省癌研究助成金による地域癌登録の研究班(主任研究者:藤本伊三郎)[5]がまとめた1988年の全国の大腸癌の推計罹患数は男26726人(結腸癌15611人,直腸癌11115人),女21331人(結腸癌13900人,直腸癌7431人)であり,これは同年の全国の大腸癌死亡数の男で2.2倍(結腸癌2.3倍,直腸癌2.2倍),女で2.0倍(結腸癌2.0倍,直腸癌2.1倍)となっている.同研究班によって主要部位の癌の年次推移も観察されているが,大腸癌罹患率の年次推移は死亡率の年次推移とほぼ同様の傾向を示している[5].大阪府地域癌登録資料に基づいて津熊らが推計した癌罹患数・率の将来予測結果によると[6],2000年の大腸癌罹患数は男女合計で約74000人(結腸癌約47000人,直腸癌約27000人)になり,2015年には大腸癌罹患数は男女合計で約127000人(結腸癌約85000人,直腸癌約42000人)に達すると予測されている.

3) 大腸癌死亡率の地理分布

1988年から1992年までの5年間の大腸癌死亡率を都道府県別にみると(黒石:未発表資料),結

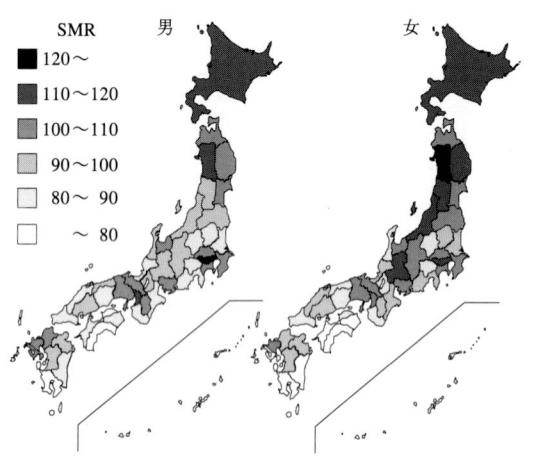

図1.4 わが国における結腸癌死亡率の都道府県別比較(黒石計算・作図,未発表)

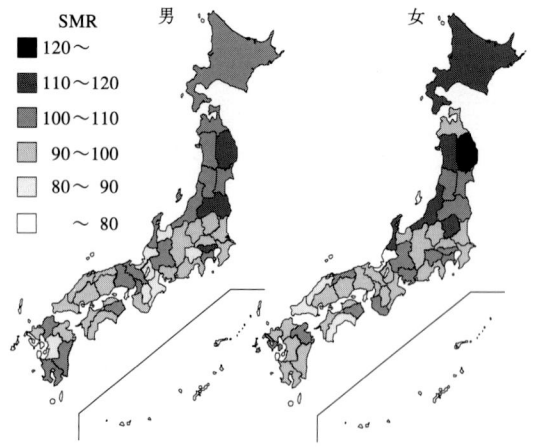

図1.5 わが国における直腸癌死亡率の都道府県別比較(黒石計算・作図,未発表)

腸癌（図1.4）は男では東京都で最も高く〔全国を100とした標準化死亡比（standardized mortality ratio，以下SMR）＝124.0〕，鹿児島県が最低値（SMR＝77.8）を示している．女では秋田県で最も高く（SMR＝120.9），高知県が最低値（SMR＝72.9）を示している．直腸癌（図1.5）は男女とも岩手県で最も高く（男SMR＝119.4，女SMR＝125.3），沖縄県で最も低い値を示していた（男SMR＝73.7，女SMR＝79.2）．図1.4および図1.5から明らかなように，大腸癌は全般的に東北日本で高率であり，西南日本で低率である．その傾向は直腸癌よりも結腸癌でより著明である．

わが国の大腸癌死亡率の地理分布を大都市，その他の市，町・村の3群に分けて死亡率を比較すると[3]，結腸癌では（図1.6）男女とも大都市で最も高率であり，ついでその他の市，町・村の順になっている．結腸癌の市部・郡部差は1970年頃よりも1980年以降でより明らかとなっている．直腸癌では（図1.7）結腸癌のような著明な市部・郡部差はみられていない．

b．国際的にみた大腸癌の比較

1983～1987年の世界34か国・人種の大腸癌死亡率を比較してみると，大きな地域差がみられる[7]．結腸癌死亡率（図1.8）は男女ともニュージーランド，オーストラリア，北欧および北米の諸国で高く，中南米，東欧の諸国で低率である．日本も低率国に属している．一方，直腸癌死亡率（図1.9）はチェコスロヴァキア，ハンガリーなどの東欧諸国，デンマーク，ニュージーランドなどで高率であり，中南米諸国，ギリシアなどで低率である．意外なのはアメリカ白人，非白人の直腸癌死

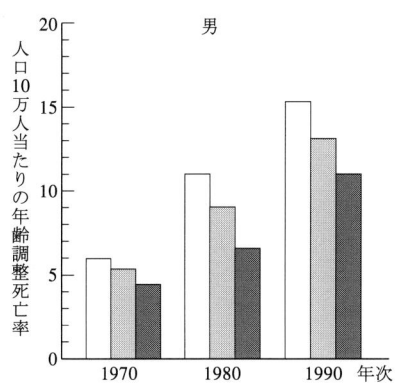
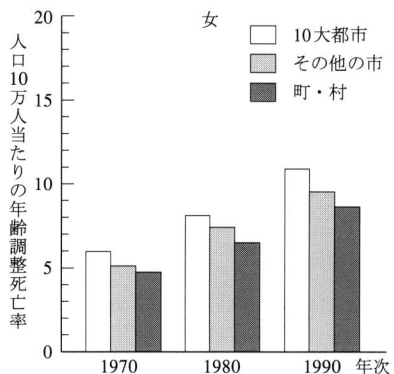

図1.6 わが国における結腸癌死亡率の市部・郡部比較（黒石ら，1993）[3]

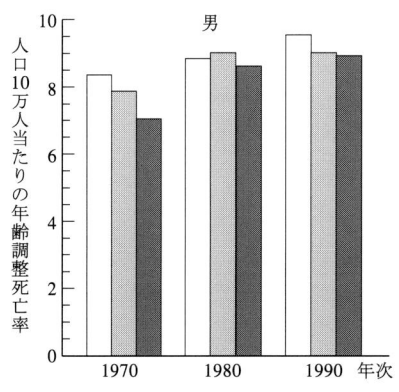
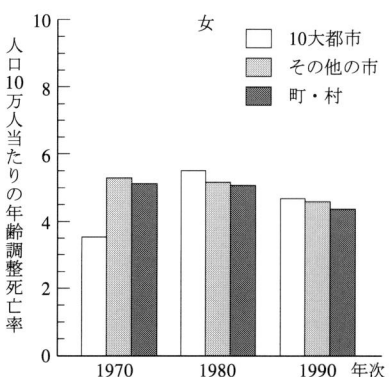

図1.7 わが国における直腸癌死亡率の市部・郡部比較（黒石ら，1993）[3]

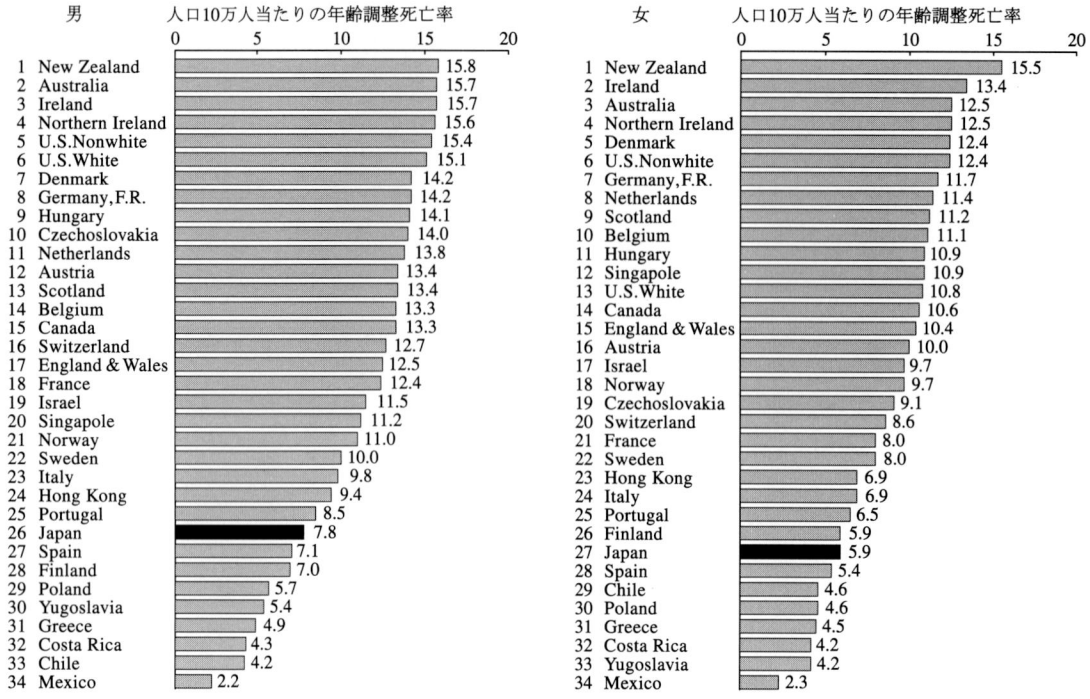

図 1.8　世界 34 か国・人種の結腸癌年齢調整死亡率の比較（1983〜1987）
年齢調整死亡率の標準人口は世界人口（黒石ら，1993）[7]

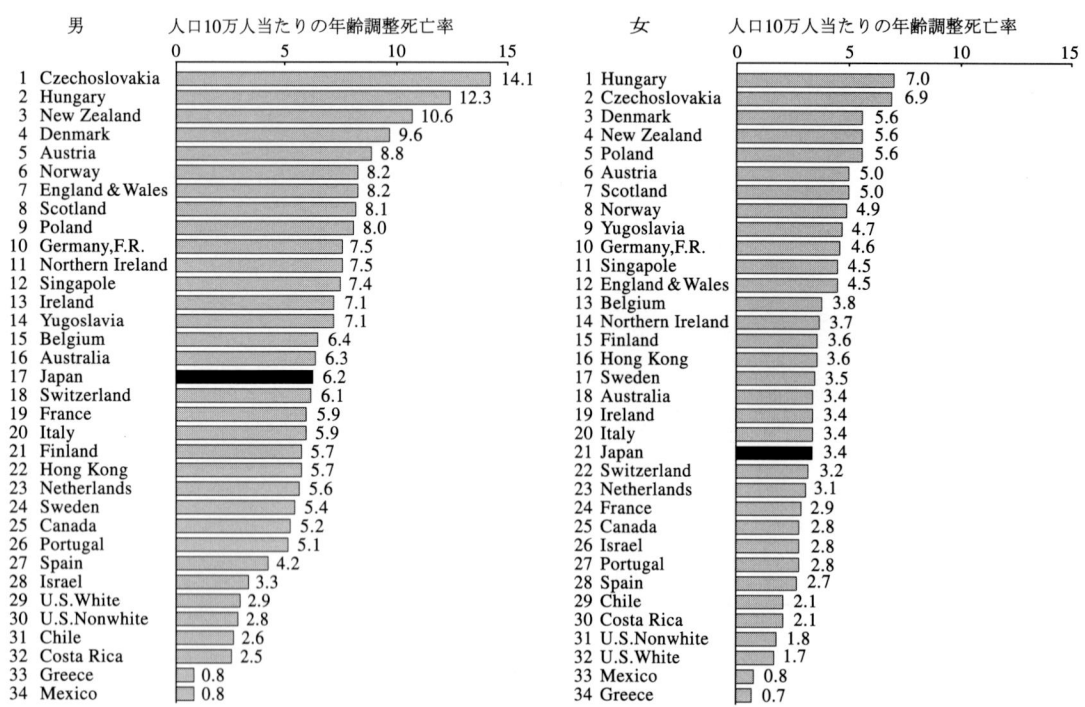

図 1.9　世界 34 か国・人種の直腸癌年齢調整死亡率の比較（1983〜1987）
年齢調整死亡率の標準人口は世界人口（黒石ら，1993）[7]

亡率が低率であり，日本は中間に位置している．アメリカで結腸癌死亡率が高く，直腸癌死亡率が高くないことは両者の成因が異なることを示唆している．一方，アメリカではS状部と直腸の境界域の癌をS状部の癌と判断する確率が高い可能性があることも考慮する必要がある．

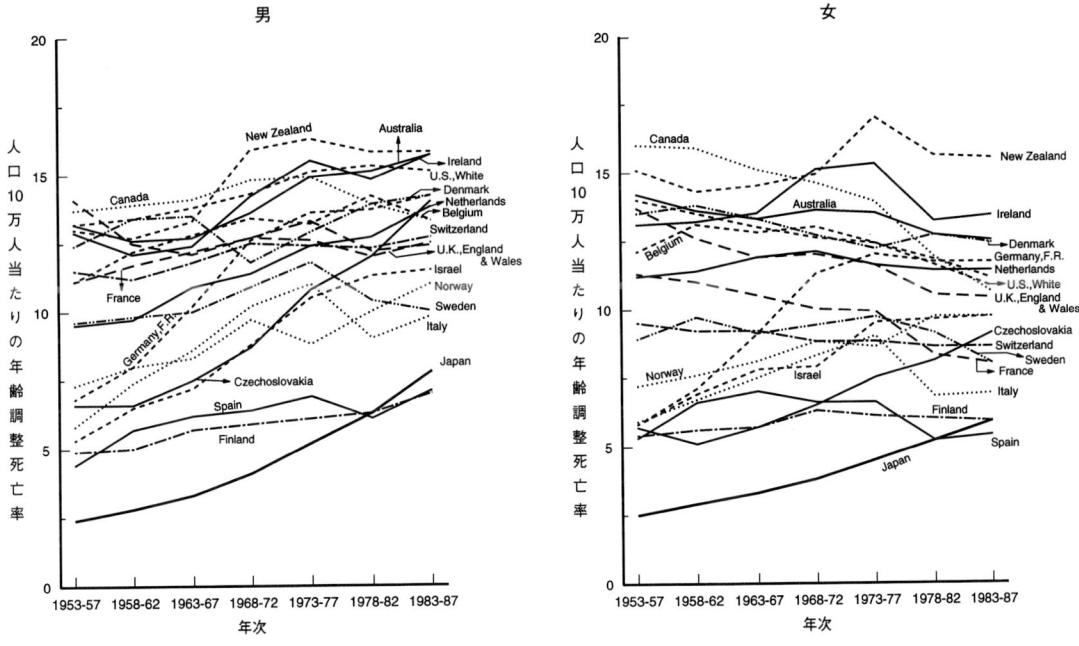

図 1.10　世界各国の結腸癌の年齢調整死亡率の推移の比較（1953～1987）
年齢調整死亡率の標準人口は世界人口（黒石ら，1993）[7]

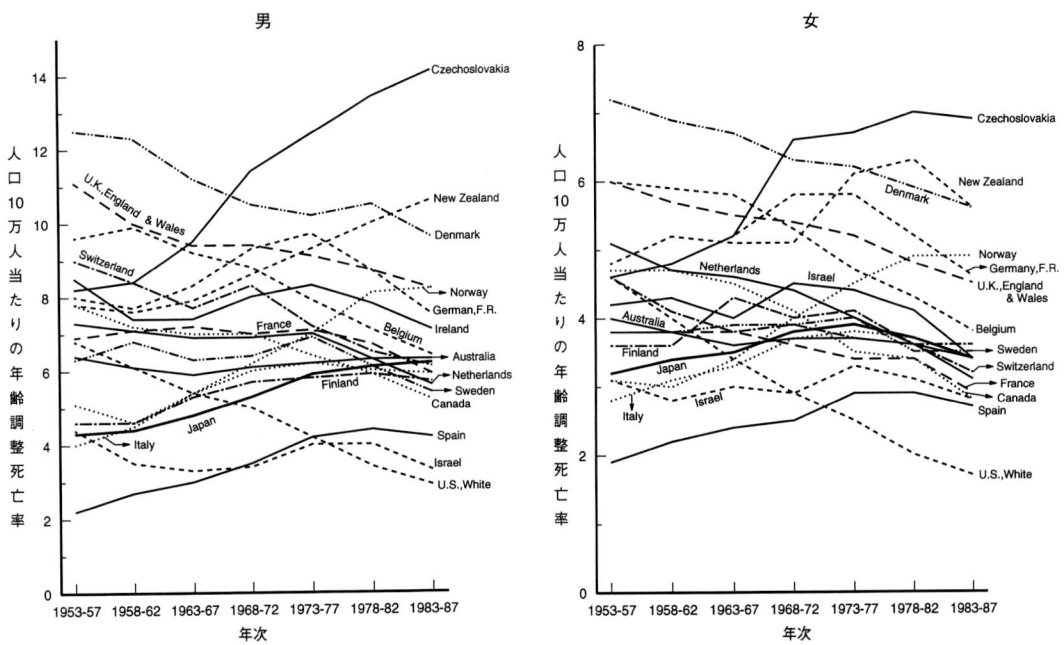

図 1.11　世界各国の直腸癌の年齢調整死亡率の推移の比較（1953～1987）
年齢調整死亡率の標準人口は世界人口（黒石ら，1993）[7]

1953～1987 年までの世界各国の大腸癌死亡率の推移を比較してみると，結腸癌死亡率（図 1.10）は男では過去に低率であった国は増加傾向を示しているが（特に，日本，チェコスロヴァキア，イスラエル，ドイツなどで著明），過去に高率であった国では頭打ち傾向か，低下傾向を示している（カナダ，スウェーデンなど）．女では日本，チェコスロヴァキアなどでは明らかな増加傾向がみられるが，その他の国では横ばいないし低下傾向を示している．特に，カナダ，スウェーデン，イングランド・ウェールズ，アメリカ白人などでは低下傾向が著明である．

直腸癌（図 1.11）は男女とも一部の国（チェコスロヴァキア，ニュージーランドの男，ノルウェー，スペイン，日本の男など）では上昇傾向がみられるが，他の大部分の国では低下傾向がみられている．特に，アメリカ白人，カナダ，ベルギー，イングランド・ウェールズ，デンマークなどの諸国の女では明らかな低下傾向が観察されている．

c．移民研究からみた大腸癌

過去に行われた多くの移民研究から癌の死亡率・罹患率は生活環境の変化により変化することが報告されている．Cancer Incidence in Five Continents Volume VI[8]に基づき日本人と中国人について母国に居住している者とアメリカに居住している者の比較的最近の結腸癌罹患率（男）を比較してみると（図 1.12），日本人，中国人ともに，母国に居住している者よりアメリカに居住している者の結腸癌罹患率が高く，アメリカ白人の罹患率に近づいている．特に，ハワイ，ロサンゼルスに居住している日本人は白人の罹患率より高い値を示している．その原因は不明である．

d．大腸癌死亡率と食品・栄養素摂取量の相関関係

図 1.1 に明らかなように，わが国では近年，大腸癌が増加している．その背景には食生活の変化，特に栄養素，食品の摂取量の変化が関与している可能性が大きいので，厚生省の国民栄養調査の結果に基づいてわが国の過去から現在に至る主要栄養素・食品の摂取量の年次推移をみると（図 1.13），肉類と，脂肪の摂取量の増加と米類の摂取量の減少が目立っている．

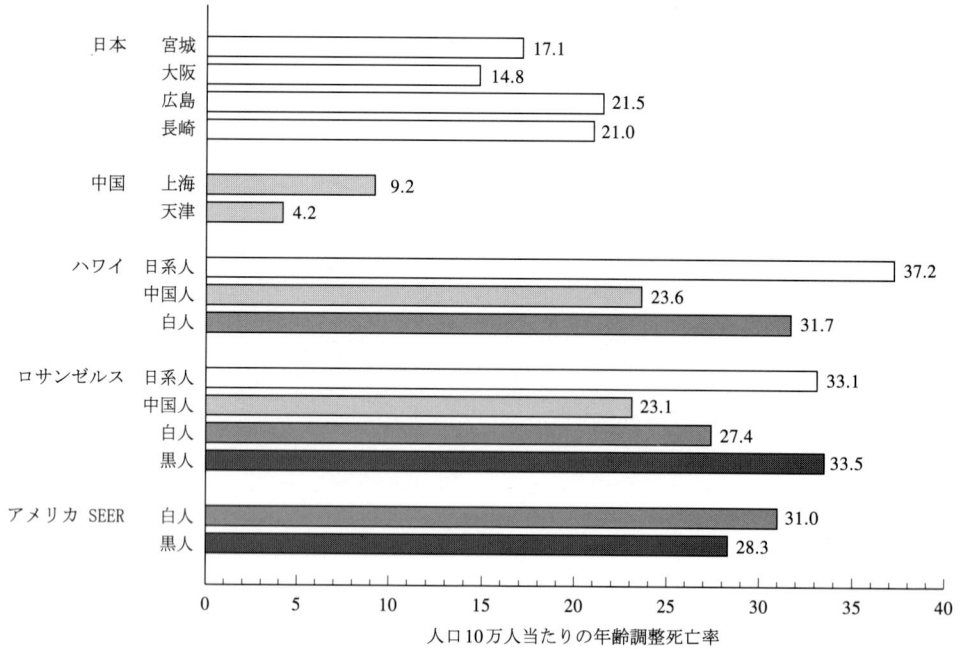

図 1.12 日本人，中国人，アメリカ白人，アメリカ黒人の結腸癌罹患率（男）の居住地別比較
年齢調整死亡率の標準人口は世界人口（原資料：Cancer Incidence in Five Continents Volume VI）[8]

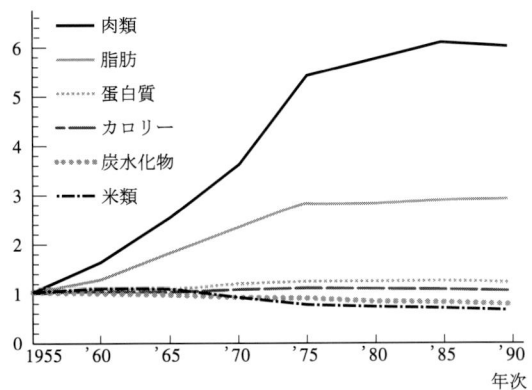

図 1.13 わが国における栄養素・食品摂取量の年次推移 (厚生省国民栄養調査)

Katoらは国民栄養調査で得られた全国12地区の各種の栄養素・食品摂取量(1970, 1971, 1974年)と結腸癌・直腸癌死亡率(1981~83年)の相関を調べ，チーズ，バター・マーガリン，パン，動物性蛋白質の摂取量と大腸癌死亡率の間に正の相関があり，砂糖の摂取量と大腸癌死亡率の間に逆相関があることを認めている (図1.14)[9]．

箕輪らはさらに市町村単位で各種の食品・栄養素摂取量別に結腸癌死亡率を比較し，結腸癌死亡率は脂肪および小麦摂取量の多い市町村で高く，炭水化物，穀類および米の摂取量の多い市町村で低いことを認めている[10]．

世界各国の大腸癌の死亡率，罹患率と食品・栄養素摂取量との相関を調べた多くの報告から（表1.1)[11]，特に動物性の脂肪，蛋白質，肉類と大腸癌死亡率・罹患率の正の相関と，穀類，豆類との逆相関が観察されている[11]．

e. 大腸癌の危険因子

これまでに行われた多くの分析疫学的研究から（表1.2)[12]，大腸癌の高危険因子として肉類，卵，牛乳，高脂肪・高カロリー食，高デンプン食，飲酒，肥満，大腸癌家族歴などがあげられ，防御因子として野菜，高繊維食品，高身体活動などがあげられている[12]．これらの大腸癌の高危険因子や防御因子の作用機構は明らかでないが，加藤らは結腸癌について図1.15に示すような作用機構仮説図を報告している[11]．

過去に行われた大腸癌の疫学的研究では，結腸癌と直腸癌が一括されている場合が多い．しかし，わが国での結腸癌と直腸癌の年次推移，地理分布，国際比較の結果から，両者の成因が異なっている可能性がある．愛知県がんセンター研究所疫学部

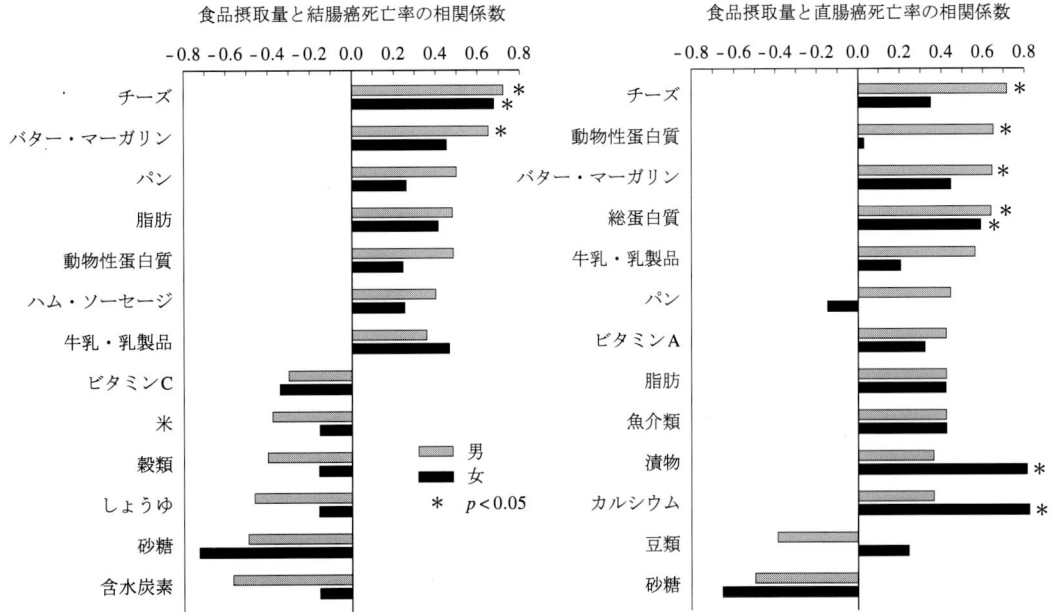

図 1.14 わが国における食品・栄養素摂取と結腸癌・直腸癌死亡率の年次推移相関 (Katoら, 1987)[9]

表 1.1 食品・栄養素と大腸癌死亡率・罹患率との相関分析の結果（加藤，1992）[11]

報告者(年)	対象地域・指標	正の相関	負の相関
Drasar, B. S. (1973)	世界37か国結腸癌罹患率	脂肪，動物性脂肪，蛋白，動物性蛋白，卵	
Armstrong, B. (1975)	結腸・直腸癌23か国罹患率，32か国死亡率	脂肪，動物性蛋白，カロリー，肉類，卵，蛋白，砂糖，牛乳(結腸)	穀類(結腸)
Howell, M. A. (1975)	世界37か国結腸・直腸癌罹患率，死亡率	肉類，卵，牛乳，油脂類；カロリー，蛋白，脂肪，動物性脂肪，動物性蛋白(結腸)	穀類，豆類
Knox, E. G. (1977)	世界20か国結腸・直腸癌死亡率	脂肪，肉類，豚肉，卵，砂糖；動物性脂肪(直腸)；動物性蛋白，カロリー，牛乳，牛肉(結腸)	植物性蛋白，小麦，豆類，ラード(結腸)
Schrauzer, G. N. (1977)	世界27か国結腸・直腸癌死亡率，世界22か国およびアメリカ19州住民		セレン
Liu, K. (1979)	世界20か国結腸癌死亡率	コレステロール	
Bingham, S. (1979, 1985)	イギリス9地域結腸癌死亡率		繊維中のペントース画分，いも類以外の野菜，ビタミンC，非デンプン性多糖類

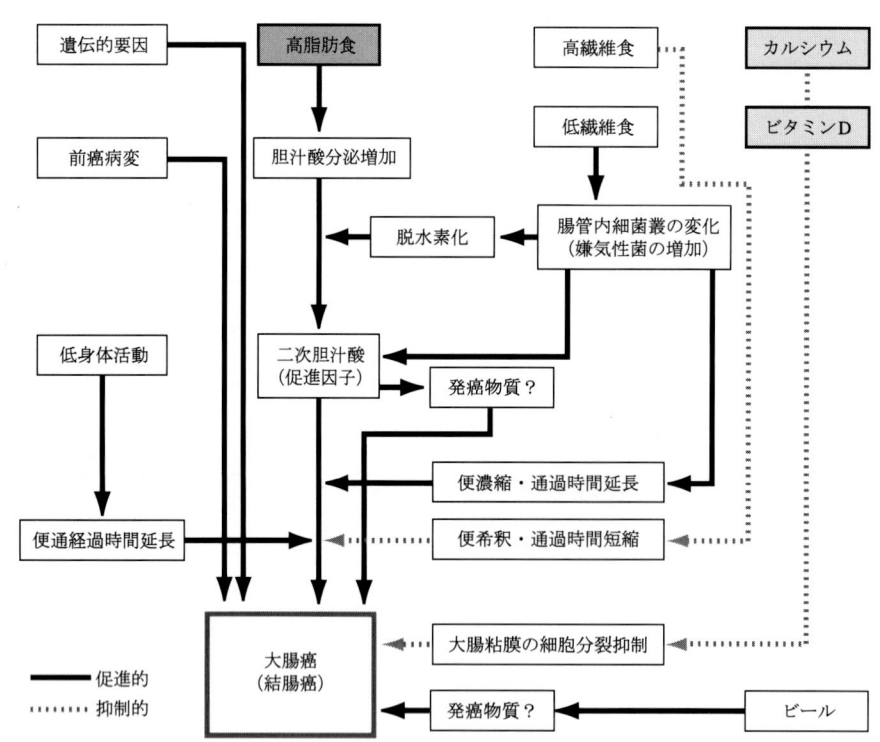

図 1.15 大腸癌（特に結腸癌）の危険因子の作用機構の仮説図（加藤，1992）[11]

においては過去に結腸癌と直腸癌に分けて，3件の患者・対照研究を行っている[13]．これらの研究から得られた危険因子をまとめると表1.3に示すようになる．結腸癌と直腸癌の危険因子として大腸癌家族歴，身体活動のように共通した高危険因子や防御因子もあるが，異なっているもののほう

表 1.2 疫学的研究からみた大腸癌の食生活関連危険因子（富永，1993）[12]

	報告者	報告年	国・場所	高危険因子	低危険因子
1	Higginson, J.	1966	アメリカ		喫煙
2	Wynder, E. L.	1969	日本	果物（男），牛乳（女）	米飯
3	Haenszel, W.	1973	ハワイ	さやえんどう，牛肉，デンプン	魚，しょうが
4	Bjelke, E.	1974	アメリカ		コーヒー，果物，野菜，粗繊維を含む食品
5	Bjelke, E.	1974	ノルウェー	加工肉	野菜（人参など）
6	Modan, B.	1975	イスラエル	低繊維食品	高繊維食品
7	近藤 良	1975	日本	結腸癌：うなぎ，みかん類，とうもろこし，白菜漬け 直腸癌：米飯毎食	結腸癌：喫煙 直腸癌：パンを主食，うなぎ，刺身，豚肉製品，牛乳，チーズ
8	Phillips, R. L.	1975	アメリカ（SDA）	牛乳，高飽和脂肪含有食品 20年前の肉，魚の摂取	ミルク，植物蛋白，緑色野菜
9	Enstrom, J. E.	1977	アメリカ	直腸癌：ビール	
10	MecLennan, R.	1978	フィンランド デンマーク	白麦パン，肉（豚），ビール	じゃがいも，牛乳
11	Dean, G. et al	1979	アイルランド	直腸癌：ビール	
12	Dales, L. G.	1979	アメリカ	飽和脂肪酸に富む食品 魚肉以外の肉	高繊維食品，牛肉
13	Haenszel, W.	1980	日本	塩辛い食品	豆，わらび，にら，白菜，小えび
14	平山 雄	1981	日本		肉毎日摂取
15	Manousos, O. et al	1983	ギリシア	肉類（牛，羊）	野菜類
16	Stemmermann, G. N. et al	1984	アメリカ（ハワイ）		飽和脂肪酸（右側結腸）
17	Phillips, R. L. et al	1985	アメリカ	卵，コーヒー，肥満	
18	Tajima, K. et al	1985	日本	結腸癌：洋風の朝食，ハム・ソーセージ，鶏肉，（高学歴，専門職） 直腸癌：味噌汁毎日，熱い飲物を好む，よく嚙まない，白菜漬け，鶏肉	結腸癌：（米飯毎日3食，牛乳毎日，飲酒，喫煙） 直腸癌：（洋風の朝食，油っこいもの好き，ハム・ソーセージ，牛乳，毎日飲酒）
19	Vecchia, C. L. et al	1988	イタリア	デンプン食（米，パスタ），肉類（牛，羊）	緑黄色野菜，果物，コーヒー
20	Bonelli, L. et al	1988	イタリア	大腸癌家族歴	
21	Tuyns, A. J. et al	1988	イタリア	デンプン食，砂糖に富む食品	生野菜，植物油（とうもろこし油，大豆油，ヒマワリ油）
22	Slattery, M. L. et al	1988	アメリカ		粗繊維，食物繊維，野菜，果物
23	Lyon, J. L. et al	1988	アメリカ	（炒め肉）	
24	Kune, G. A. et al	1988	オーストラリア	食塩	
25	Kune, G. A. et al	1989	オーストラリア		1人以上の子供有（無に比較して）
26	West, D. W. et al	1989	アメリカ	肥満，高脂肪食，高カロリー食，高蛋白食	繊維，ベーターカロチン，十字架植物
27	吉田 豊	1990	日本		食物繊維
28	Kato, I. et al	1990	日本	飲酒（特にビール），都市居住，大腸癌家族歴	職業的身体活動，喫煙
29	Kato, I. et al	1990	日本	結腸癌：果物類，専門・管理職，大腸癌家族歴 直腸癌：大腸癌家族歴	結腸癌：余暇の運動，職業上の身体活動 直腸癌：野菜類，海草類，余暇の運動，職業上の身体活動

が多い．たとえば，直腸癌の危険因子として米飯，味噌汁，白菜漬けなど，胃癌の高危険因子と共通する因子も報告されている．これは図1.9から日本人の直腸癌死亡率がアメリカ人の死亡率よりも高いこと，図1.1と図1.3から女性の直腸癌死亡率が上昇せず，むしろわずかながら低下していることとも矛盾しない．しかし，一方では結腸癌と直腸癌に共通する危険因子もみられるため，直腸

表 1.3 結腸癌と直腸癌の危険因子の比較（富永，1994）[13]
―愛知県がんセンターで行われた3件の患者・対照研究の結果の比較―

報告者	報告年	高危険因子		防御因子	
		結腸癌	直腸癌	結腸癌	直腸癌
近藤 良	1975	うなぎ，みかん類とうもろこし白菜漬け	米飯毎食	喫煙	パンを主食うなぎ，刺身豚肉製品牛乳，チーズ
Tajima K, et al	1985	洋風の朝食ハム，ソーセージ鶏肉（高学歴，専門職）	味噌汁毎食熱い飲物を好むよく噛まない	（米飯毎日3食牛乳毎日飲酒，喫煙）	（洋風の朝食脂っこい物好きハム，ソーセージ牛乳，毎日飲酒）
Kato I, et al	1990	果物類専門・管理職大腸癌家族歴	大腸癌家族歴	余暇の運動職業上の身体活動	野菜類，海草類余暇の運動職業上の身体活動

癌の地理分布や年次推移は結腸癌の特徴が逆傾向の胃癌の特徴で希釈ないし中和されたような複雑なパターンを示している．

Katoらは大腸癌の前癌病変とみられる大腸腺腫と大腸癌に関する比較患者・対照研究を行い，大腸腺腫の危険因子は全般的に大腸癌の危険因子と類似していることを認めている[14]．

f．結腸癌と直腸癌の相違点のまとめと考察

本章では，大腸癌を結腸癌と直腸癌に分けてその動向と危険因子を比較検討した．これをまとめると表1.4に示すようになる[13]．すなわち，わが国の結腸癌は近年急増しつつあるが，国際的に比較するとまだ低率である．一方，直腸癌も増加傾向にあるが，その増加率は低く，年齢調整死亡率でみると女では最近低下傾向を示している．国際的にみると日本人の直腸癌死亡率は中程度であり，アメリカ人のほうが低率である．国内での地域差をみると，結腸癌は大都会で高く，郡部で低い傾向がみられるが，直腸癌では明らかな市部・郡部差はみられない．このような年次推移，国際比較，国内の地理分布などからみた結腸癌と直腸癌の差は両者の成因が異なっていることを示唆している[13]．

これまでにわが国で行われた結腸癌と直腸癌の分析疫学的研究結果によると，結腸癌では洋風の食事が高危険因子となり，味噌汁や白菜漬けなどの伝統的日本食が高危険因子となっている研究がある．これは直腸癌の危険因子と胃癌の危険因子に類似点があることを示唆している．このことはわが国の女では直腸癌の年齢調整死亡率が低下傾向にあること，アメリカ人より日本人の直腸癌死亡率のほうが高いこととも矛盾しない[13]．

今回の結腸癌と直腸癌の動向と危険因子の比較検討から，今後の大腸癌の成因解明のための研究は結腸癌と直腸癌に分けて行うことが必要であり，その対策（特に一次予防対策）もまた別に立てる必要があることを示している．　［富永祐民］

表 1.4 結腸癌と直腸癌の動向と危険因子の比較（富永，1994）[13]

	結腸癌	直腸癌
1) 国際的にみた日本の死亡率	低率	中間的
2) 国内での死亡率の年次推移	増加傾向著明	増加傾向緩やか女性では低下傾向
3) 国内での地域差	大都会で高率郡部で低率	一定の地域差なし沖縄で低率
4) 危険因子 高危険因子	洋風の食事大腸癌家族歴	味噌汁，白菜漬けなど伝統的日本食もあり大腸癌家族歴
防御因子	身体活動（伝統的日本食）	身体活動（洋風食事）

文献

1) 厚生省大臣官房統計情報部編：平成7年人口動態統計上巻，厚生統計協会，東京，1997．
2) 厚生省大臣官房統計情報部編：平成7年人口動態統計（確定数）の概況，厚生省大臣官房統計情報部，東京，1997．
3) 黒石哲生，ほか：日本におけるがん死亡．In：がん・統計白書―罹患/死亡/予後―1993（富永祐民，ほか編），pp 1-105，篠原出版，東京，1993．

4) 黒石哲生, ほか：日本におけるがん死亡の将来予測. In：がん・統計白書—罹患/死亡/予後—1993（富永祐民, ほか編), pp 171-185, 篠原出版, 東京, 1993.

5) 「地域がん登録研究班」（藤本伊三郎, ほか）：日本のがん罹患率とその推移. In：がん・統計白書—罹患/死亡/予後—1993（富永祐民, ほか編), pp 107-145, 篠原出版, 東京, 1993.

6) 津熊秀明, ほか：日本におけるがん罹患の将来予測. In：がん・統計白書—罹患/死亡/予後—1993（富永祐民, ほか編), pp 153-170, 篠原出版, 東京, 1993.

7) 黒石哲生, ほか：世界各国の癌死亡の動向—33カ国における部位別癌の年齢調整死亡率（1953-1987）—. In：がん・統計白書—罹患/死亡/予後—1993（富永祐民, ほか編), pp 187-276, 篠原出版, 東京, 1993.

8) Cancer Incidence in Five Continents Volume VI (ed by Parkin D, Muir C, Whelan S, et al)：IARC Scientific Publications No. 120, International Agency for Research on Cancer, Lyon, 1992.

9) Kato I, Tominaga S, Kuroishi T：Per capita food/nutrients intake and mortality from gastro-intestinal cancers in Japan. Jpn J Cancer Res (Gann) 78：453-459, 1987.

10) 箕輪真澄, 平山 雄：予防医学の新しい展開27 対談 地理疫学の立場から (2). 中外医薬 43：320, 1990.

11) 加藤育子：大腸がんのリスク要因とその評価. In：がんとライフスタイルがん予防への道（廣畑富雄編), pp 87-102, 日本公衆衛生協会, 東京, 1992.

12) 富永祐民：発癌の背景. In：図説臨床 [癌] シリーズ No. 2 大腸癌（高山昭三, 牛尾恭輔編), pp 14-21, メジカルビュー社, 東京, 1993.

13) 富永祐民：日本人の大腸癌—結腸癌と直腸癌の疫学的特徴. 癌の臨床 40：1157-1165, 1994.

14) Kato I, Tominaga S, Matsuura A, et al：A comparative case-control study of colorectal cancer and adenoma. Jpn J Cancer Res 81：1101-1108, 1990.

2. 病　　　　理

2.1　前癌病変（腺腫，腺腫症）

大腸には種々のポリープないしポリポーシスが発生するが，大腸癌の発生母地つまり前癌病変として重要な病変は腺腫と腺腫症である．

a．大腸腺腫
1）腺腫の概念

腺腫（adenoma）という言葉は，ギリシア語の腺（gland）を意味する"adenos"と腫瘍（tumor）を意味する"oma"に由来し，腺様構造の腫瘍または腺由来の腫瘍を指しているが，今日では一般に腺腫は腺上皮から生じた限局性または被包化された，つまり良性の新生物と理解されている[1]．したがって，大腸腺腫は大腸粘膜上皮に由来する腫瘍性異型上皮からなる良性腫瘍と定義される[1〜4]．

大腸腺腫は単発または多発性に発生する．2個以上100個未満のものを多発腺腫（multiple adenomas）と呼び，100個以上を腺腫症（adenomatosis）と呼ぶ[2]．腺腫の大きさは種々で，顕微鏡的な単一腺管腺腫（single gland adenoma）ないし乏腺管腺腫（oligoglandular adenoma）から最大径が

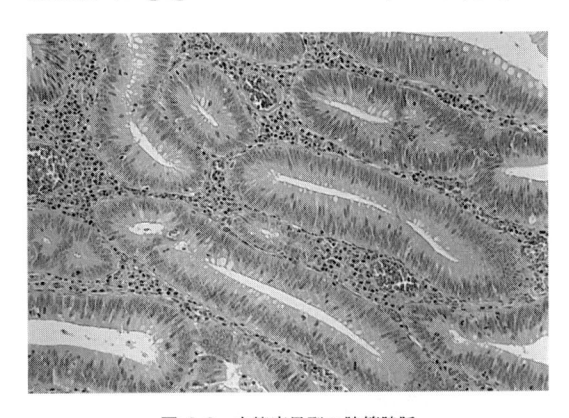

図 2.2　中等度異型の腺管腺腫
比較的形のそろった腺管からなるが，腫瘍細胞の粘液産生が減少している．核は偽重層化を示すも，核上部の細胞質はよく保たれている．

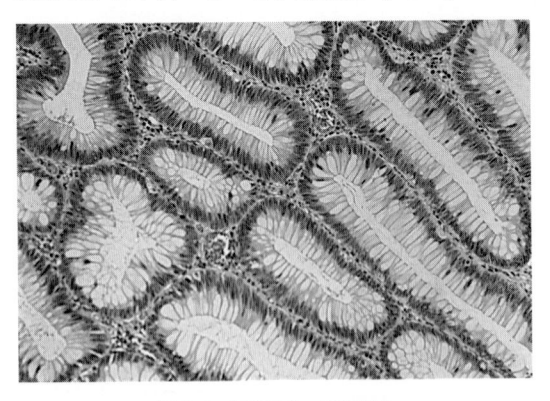

図 2.1　軽度異型の腺管腺腫
多くの腫瘍細胞が粘液産生を示し，核上部に豊富な細胞質を有する．核は基底膜側に整然と配列し，その偽重層化はほとんどない．

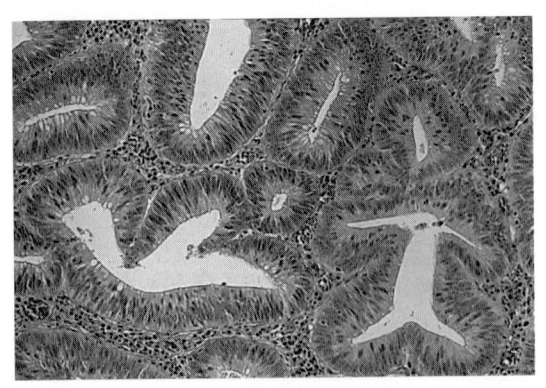

図 2.3　高度異型の腺管腺腫
腫瘍腺管の形が不整不ぞろいであり，粘液産生の減少と核の偽重層化が高度である．

10 cm 以上にも及ぶ結節集簇様腺腫ないし絨毛腺腫まで存在する[4]．大部分は無茎性ないし有茎性の限局性隆起性病変を形成するが，一部の腺腫，特に小さな腺腫は隆起に至らず平坦であり，また最近では陥凹型腺腫もしばしば発見されている[3,4]．

腺腫の異型度は種々であるが，癌のそれよりは軽く，細胞異型と構造異型の組み合わせにより，一般に軽度，中等度および高度の3段階に分類されている（図2.1～2.3）．しかし，前二者を一緒にして低異型度，残りを高異型度と2段階に分ける人もいる[2]．なお，大腸腺腫では同一腫瘍内に異型度の多様性（heterogeneity）があることが多く[3]，そのさいは腺腫の異型度は腫瘍のなかの最も強い異型度で代表させる．一般に，異型度が高いほど核は大きく配列不整となり，杯細胞が減少する[2,3]．

腺腫は組織学的発育形態から，腺管腺腫（tubular adenoma），腺管絨毛腺腫（tubulovillous adenoma），および絨毛腺腫（villous adenoma）の3基本型に分類される[5,6]．これらの3つの型の腺腫はいずれも吸収細胞，杯細胞（図2.4），中間型細胞，内分泌細胞（図2.5）およびPaneth細胞（図2.4）などから構成されており[1,2,5,7,8]，細胞学的（本質的）には大差がなく，発育形式の相違のためにそれぞれ異なった形態を示し，腺管腺腫と絨毛腺腫を両極にした1つのスペクトルを形成している[3]．なお，腺腫のごくまれな構成細胞として扁平上皮細胞（squamous cell），黒素細胞（melanocyte），

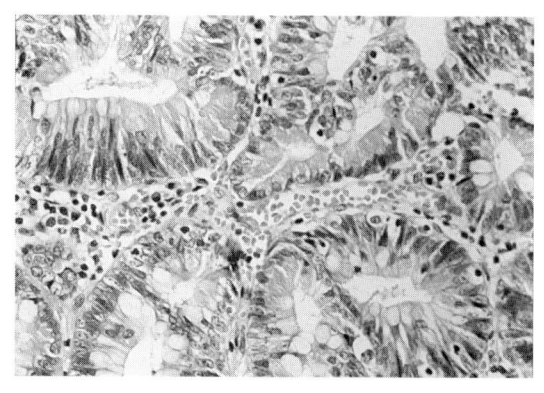

図 2.4 腺管腺腫の構成細胞
胚細胞，吸収細胞，Paneth細胞などからなる．

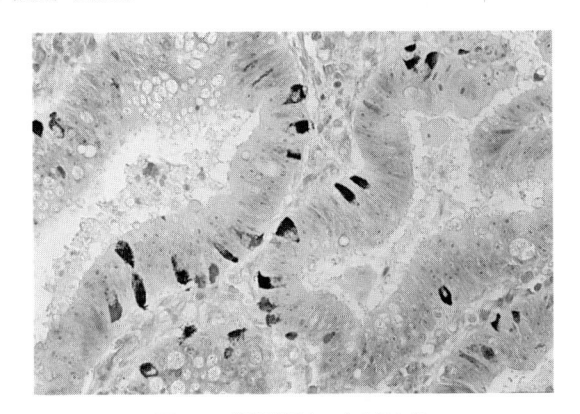

図 2.5 腺管腺腫内の内分泌細胞
Grimelius法による腫瘍性好銀性細胞を示す．

胃幽門上皮（pyloric epithelium）などが報告されている[1]．

2）腺腫の疫学

a） 発生頻度

大腸癌の頻度の高い国は腺腫の頻度も高く，逆に癌の頻度の低い国は腺腫の頻度も低いこと，つまり大腸癌の発生率と腺腫の発生率には正の相関関係があることが示されている．すなわち，腺腫の発生率は，拡大鏡使用による剖検例の検索によると，大腸癌の発生率が低いコロンビアのCaliでは5.4%であるのに対し[9]，癌発生率の高いアメリカ白人では30.4%と高頻度である[2]．ちなみに，日本のそれは9.5%と報告されている[10]．通常の検索方法でも，癌の頻度の低いアフリカバンツー族では14000剖検例のなかに1例も腺腫が見出されていないのに対し[11]，癌の頻度の高いアメリカでは20歳以上の剖検例中33%に腺腫が発見されている[12]．

剖検例における腺腫の頻度は欧米に比べると日本では低率であるが，ハワイの日本人2世における頻度は欧米人に匹敵するほど高い[13]．このことは大腸腺腫の原因の1つとしてあげられている低繊維・高脂肪・高蛋白食の影響であろう[3]．

b） 腺腫と癌の合併率

大腸癌患者に合併する大腸腺腫の頻度は，わが国では14～30%，欧米では22～24%である．大腸癌が多発すると，腺腫の合併頻度は53～75%と高くなる[2]．

c) 年齢と性差

大腸腺腫は50～70歳代に好発し，30歳以下はごくまれである．男女比はほぼ2：1である[2]．

d) 発生部位（分布）

腺腫の分布は手術例の検索では直腸からS状結腸で70～80％，右側結腸で7～25％であり，剖検例の検索では直腸からS状結腸で30～50％，右側結腸で20～60％となり，手術例と剖検例の検索では左右結腸間で腺腫発生頻度が逆転している[2]．熟練した内視鏡医によるtotal colonoscopyの結果も剖検例の分布に類似している[3]．

3) 腺腫の分類と病理形態

腺腫は通常その組織像から，腺管腺腫，腺管絨毛腺腫，絨毛腺腫の3基本型に分類される[5,6]が，そのほか肉眼的ないし組織学的に特殊型ともいえる結節集簇様病変(腺腫)，平坦・陥凹型腺腫，鋸歯状腺腫および単一腺管ないし乏腺管腺腫なども存在する．

a) 腺管腺腫 (tubular adenoma)

軽度に分岐することもある腫瘍性管状腺管の比較的密な増殖からなる．概して，間質の粘膜固有層は狭くなっている．WHO分類[5]では腺腫性管状腺管が腺腫全体の少なくとも80％を占めるものと規定されている．この型の腺腫は腺腫のなかでは最も頻度が高く，75～80％を占めている．男女比は2～3：1で，平均年齢は58歳である[2]．肉眼的には扁平，半球状，無茎性(広基性)，亜有茎性，有茎性など種々であるが，一般に小さなものは扁平，半球状のものが多く，大きくなるにしたがって有茎性のものが増加し，1cm以上では71％が有茎性である．ホルマリン固定標本上では，腺腫は正常粘膜から急峻に隆起し，表面はもろく，半光沢，褐色調で，多数の小溝を有し，脳回様外観や多小葉状を呈する（図2.6）．全体として結節状にもみえる．

一般に腺腫では，中心部の陥凹や平坦化，びらんや潰瘍形成，硬結，脳回様構造の崩壊は肉眼的に癌の存在を示唆する所見である[2]（図2.7, 2.8）．

b) 腺管絨毛腺腫 (tubulovillous adenoma)

腺管腺腫と絨毛腺腫の中間型または混合型の腺腫をいう．中間型のものは従来，乳頭腺腫(papillary adenoma)と呼ばれてきた[3]．WHO分類[5]では腺腫性管状腺管と腺腫性絨毛構造がともに20％を超えるものと定義されている．

しかしながら，武藤[3]は腺腫内で絨毛構造の占める比率が50％以下のものを，喜納[4]は絨毛構造

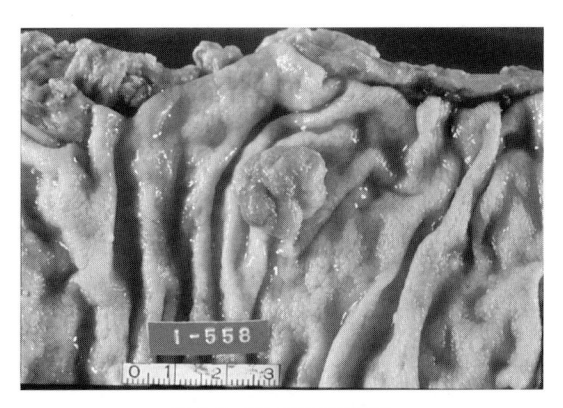

図2.7 腺腫内癌の肉眼像
隆起のほぼ中心部は潰瘍化し，陥凹している．

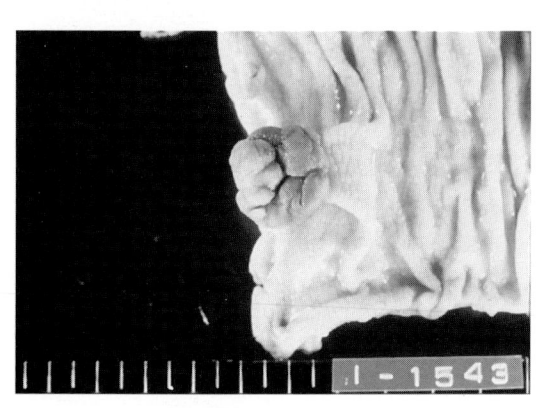

図2.6 腺管腺腫の肉眼像
有茎性で，表面分葉状，褐色調を呈する．

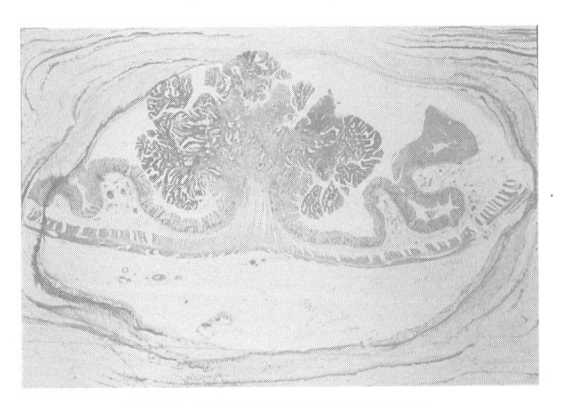

図2.8 腺腫内癌（図2.7）の組織像
中心部に粘膜下層浸潤を示す腺癌があり，両側の粘膜内には腺管絨毛腺腫の像をみる．

が約25～75％の間にあるものを腺管絨毛腺腫と呼んでいる．このように人により定義に若干の差があることもあり，腺管腺腫，絨毛腺腫との境界は判然としたものではない．

この型の腺腫が腺腫全体に占める割合は15～19％である[2]．男女比は1.4：1(イギリス)，平均年齢は約61歳である[3]．直腸に好発する．肉眼的には扁平，無茎性から有茎性のことまである．表面は腺管腺腫よりも不整，粗大顆粒状であるが，部分的に乳頭状外観を有し，半光沢，褐色調を呈する．なお，筆者ら[14]の検索では，結節集簇様病変(腺腫)の70％はこの型の組織像を示している．

c）絨毛腺腫（villous adenoma）

組織学的に絨毛状を呈する腺腫をいう．すなわち，粘膜筋板を底部にして，葉状または指状に表面に向かって真直ぐに伸びた，分岐の乏しい腫瘍性腺管の増殖からなる腺腫である．上皮細胞は高円柱状で粘液に富み，その配列は概して直線的であるが，鋸歯状配列ないし小腺管の分芽を伴うこともある[15]．間質がきわめて狭いことも本腺腫の特徴である（図2.9，2.10）．WHO分類[5]では腺腫性絨毛構造が腫瘍全体の少なくとも80％を占めるものと規定されている．

一方，武藤[3]は絨毛構造が腫瘍の50％以上を占める場合は絨毛腺腫と診断してよいとし，喜納[4]は腫瘍の約25％までは管状腺管構造を含んでい

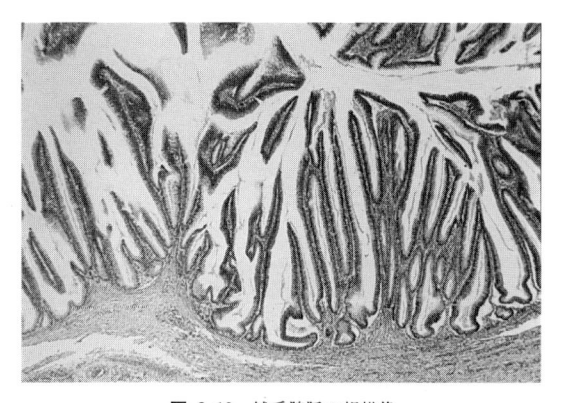

図2.10 絨毛腺腫の組織像
きわめて狭い間質を有し，分岐することなく基底部より櫛状に突出する絨毛突起を示す．

ても，絨毛腺腫と呼ぶことが許されるとしている．なお，飯田ら[16]は，絨毛腺瘍に特徴的なX線・内視鏡所見は，組織学的な絨毛成分が腫瘍全体の約3/4以上を占める症例で高頻度に出現していると報告している．したがって，臨床的診断上も少なくとも75％以上を絨毛状構造が占める腺腫を絨毛腺腫とするのが妥当であろう．

絨毛腺腫は欧米では腺腫の5.6～13.9％，日本では1.3～3.4％を占め，欧米でその頻度が高い．しかし，わが国では最近増加の傾向にある．男女比は1：1の報告が多く，腺管腺腫に比較して女性の頻度が高い．好発年齢は60～70歳代で，平均年齢は62～63歳とやや高齢である．好発部位は直腸からS状結腸，特に直腸である[3,15]．筆者ら[15]の成績では直腸64％，S状結腸23％と両者で約90％を占めている．肉眼的には本腫瘍は概して大きく，広基性で，水平方向に増殖する傾向が強く，腸管全周を占めることもまれではない．表面は絨毛状ないしビロード状の特異な形状を呈する．

d）特殊型腺腫（腺腫のvariant）

（1）結節集簇様腺腫（adenoma with conglomerated nodular surface, creeping adenoma）：通常の扁平腺腫よりもはるかに大腸粘膜を水平方向へ広がる傾向が強い腺腫をいう[4]．肉眼的には，顆粒ないし結節状隆起が集簇し，一部では脳回状を呈し，腸管壁に沿って側方に発育進展する傾向が強い隆起性病変としてとらえられる（図2.11）．筆者ら[14]の59症例61病変の

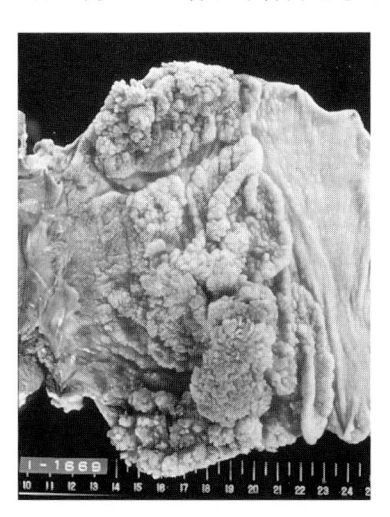

図2.9 直腸絨毛腺腫の肉眼像
境界明瞭な広基性隆起病変で，表面は絨毛状と微細顆粒状を呈する．

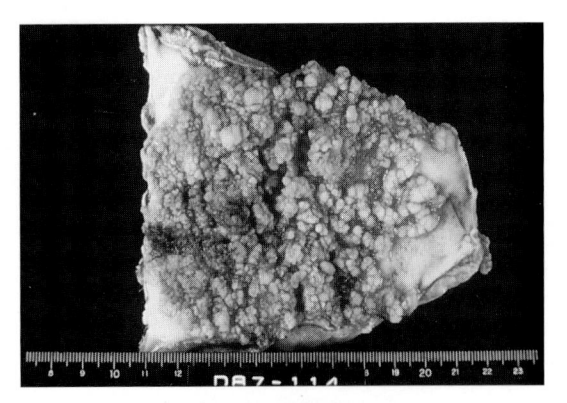

図 2.11 結節集簇様腺腫の肉眼像
顆粒ないし結節状隆起が集簇し,腸管壁に沿って側方に発育進展する傾向が強い広基性隆起病変である.

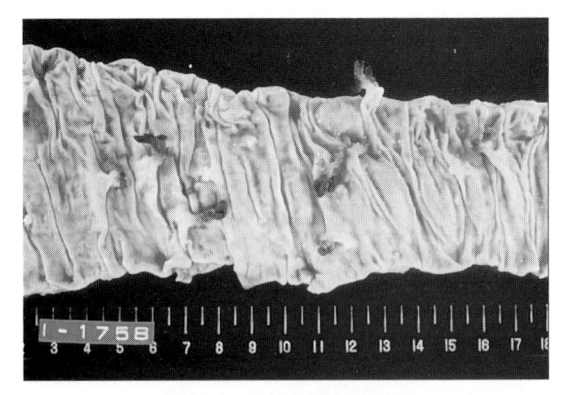

図 2.13 鋸歯状腺腫の肉眼像
有茎性～亜有茎性の隆起病変で,表面は分葉状～トサカ状,褐色調を呈する.

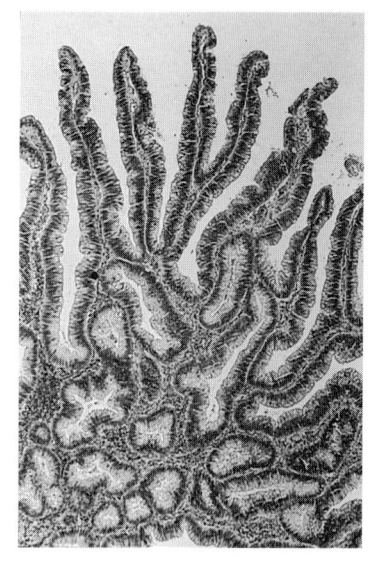

図 2.12 結節集簇様腺腫の組織像
腺管絨毛腺腫の像である.

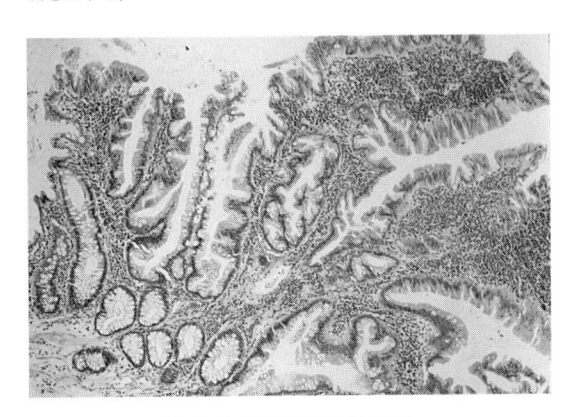

図 2.14 鋸歯状腺腫の組織像
腫瘍腺管の内腔面が鋸歯状を呈する.腫瘍細胞の細胞質は好酸性で,細胞異型は軽い.

成績では,男女比は 1:1.3 でやや女性に多く,平均年齢は 62.4 歳である.直腸 (52.5%) から S 状結腸 (16.4%) に好発する.平均 4.8 cm 大と大きなものが多く,すべて広基性で,淡黄褐色から褐色調を呈するものが多い.組織学的には腺管絨毛腺腫 (図2.12) が 70.5% と多く,腺管腺腫は 29.5% と少ない.なお,同一腫瘍内の癌併存率は 57.4% である.

(2) **鋸歯状腺腫** (serrated adenoma, mixed hyperplastic adenomatous polyp, H 型腺腫): 組織学的に特異な像を呈するまれな腺腫で,一見通常の過形成(化生性)〔hyperplastic (metaplastic)〕ポリープに類似しているため,渡辺らは H 型腺腫と呼んだ[4].腫瘍性腺管上皮内腔面が鋸歯状 (serrated) であるためにこの名称がつけられた[4]が,腫瘍細胞胞体も好酸性で細胞異型もごく軽度のことが多い(図2.13, 2.14).過形成ポリープとの鑑別は,明瞭な境界,腺管が大きいこと,表層でも細胞異型がみられること,しばしば通常の腺管腺腫と共存すること,などを参考にして行う[4].全腺腫中に占める割合は 0.0005% 以下で,大きさは 0.2 cm から 7.5 cm までありり,有茎性のことが多い[1].

(3) **単一腺管腺腫** (single gland adenoma) **と乏腺管腺腫** (oligoglandular adenoma): いずれも顕微鏡的に偶然発見されるような腺腫で,前者は単一腺管から,後者はごく少数の腺管からなる.両者を合わせて微小腺腫 (microadenoma) ともいう.肉眼的にはほとんど認識することがで

きない[4]．これらの病変は腺腫の組織発生を考えるさいに重要となる．中村ら[17]は，単一腺管腺腫がどのように発生するかを，大腸腺腫症手術材料の平坦粘膜の完全連続切片法により検索し，次のような経路であることを解明した．すなわち，分裂能を有する細胞が存在する大腸腺管の中部でbudding（発芽）するごとく腺腫腺管の新生が起こり，この新生腺管が粘膜上皮細胞のサイクルに乗って表層に達し，ここでinfoldingを起こして単一腺管腺腫が形成されるという経路を明らかにした．単一腺管腺腫は発芽により乏腺管腺腫へと発育する．乏腺管腺腫が発芽を繰り返し，やがて肉眼的に認識できる微小腺腫に発展する[4]．しかし，単一腺管ないし乏腺管腺腫がいかなる経路をたどって発育形態の異なる腺管腺腫になったり絨毛腺腫になったりするのかは，いまだよく解明されておらず，今後の課題であろう[3]．

（4）表面平坦型腺腫（superficial flat adenoma, IIb型）**と表面陥凹型腺腫**（superficial depressed adenoma, IIc型）： 腫瘍の高さが周囲粘膜の高さとほぼ同じか，低い腺腫（図2.15）をいう．小さいものが多く，組織学的にはそのほとんどが腺管腺腫である（図2.16）．最近多く発見されるようになった病変である．大腸の平坦型・陥凹型腫瘍は，まず癌として発表され，従来ほとんど知られていなかったこともあって，大きな衝撃を与えた．その陰に隠れてしまったのがこれらの型の腺腫である[4]．このあたりの事情を，喜納ら[4]は「不幸なことに，陥凹型腫瘍が大部分癌のよう

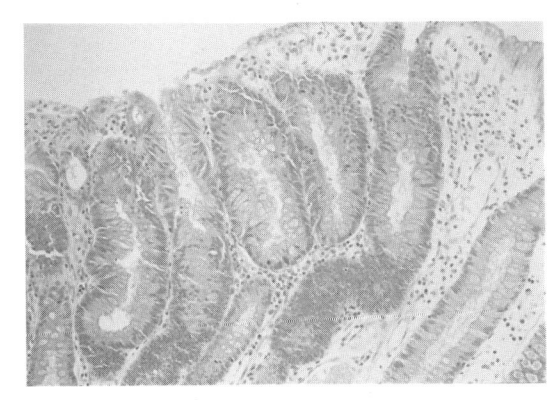

図2.16 表面陥凹型腺腫の組織像
軽度から中等度の異型を示す腺管腺腫である．

な印象を一般に与えたため，病理診断の点から，最初からカオスのような印象を臨床側に与えてしまった．残念ながら，現時点でもこのカオスは続いている」と述懐している．しかしながら，平坦型・陥凹型腫瘍を，従来の隆起型腫瘍と同様に，腺腫，良性悪性境界領域病変，腺癌の3つに分類することは可能であろう[4,8]．従来の隆起型腫瘍の病理組織学的診断基準に従ってそのように分類すると，現在まで発見されている平坦型・陥凹型腫瘍は大部分腺腫とみなされ，残り一部のみが癌または良性悪性境界領域病変と診断される[4]．肉眼的発育形態が隆起型とはまったく異なるという理由のみから，病理組織学的診断基準を簡単に変えてしまってよいものかどうかたいへん疑問である．平坦か陥凹していることのみを根拠にただちに癌とすることはできない[4]．

平坦型・陥凹型腺腫の存在は種々の観点からさらに研究を進める必要がある．このことにより，平坦型・陥凹型癌も正しく浮き彫りにされてくるであろうから．

4）腺腫の癌化（malignant potential）

厳密な意味での腺腫の癌化とは，明らかな腺腫の経過観察中に，その一部に明らかな癌が発生した場合と定義される．しかし，現実には十分に腺腫の経過を観察することは不可能に近いので，組織学的に同一腫瘍塊内に腺腫と癌組織が共存する場合（図2.17）を，腺腫の癌化とみなしている[4]．この定義に従うと大腸腺腫の何％かが癌化することは事実である．問題はこの％であるが，武藤[3]

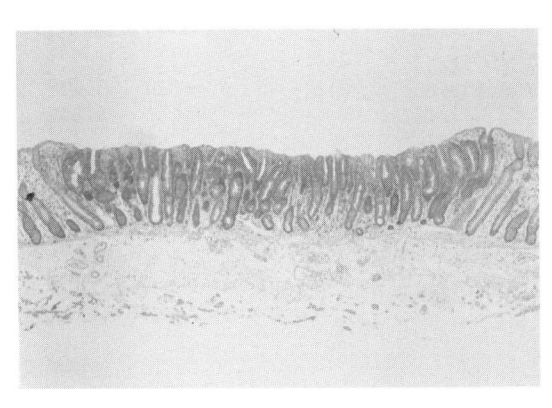

図2.15 表面陥凹型腺腫のルーペ像
腫瘍の高さが周囲正常粘膜の高さよりわずかに低い．

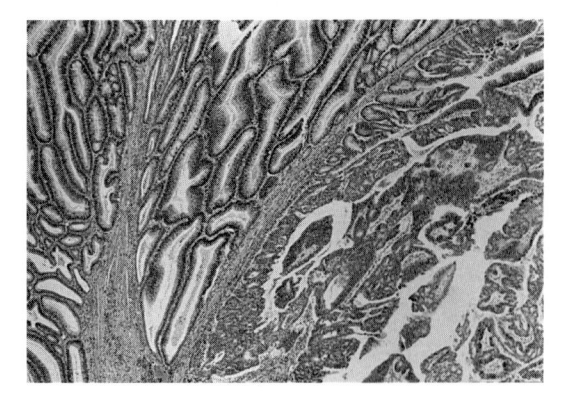

図 2.17 腺腫内癌の組織像
高分化腺癌（右）と中等度異型を示す腺管絨毛腺腫（左）が同一腫瘍内に共存している．

表 2.1 癌の深達度と腺腫-癌の共存の関係

癌の深達度	癌の検索個数	癌と腺腫が共存している数	％
粘膜内	145 (15)	142 (15)	97.9 (100)
粘膜下	76 (12)	43 (8)	56.6 (66.7)
筋層	317 (43)	58 (8)	18.3 (18.6)
漿・外膜	1912 (357)	145 (10)	7.6 (2.8)
全体	2450 (427)	388 (41)	15.8 (9.6)

St. Mark 病院症例（武藤，1993）[3]．（ ）内は九州大学2病理症例（岩下ら，1972）．

の集計によると絨毛腺腫を除く大腸腺腫の癌化率は 1.7〜17.0％ にわたり，絨毛腺腫のそれは 6.2〜75.0％ と報告されている．

同一腫瘍内に腺腫と癌とが共存する仕方には，腺腫の一部に癌がある腺腫内癌（carcinoma in adenoma）（腺腫組織の量＞癌組織の量）と癌腫の一部に腺腫がある癌腫内腺腫（carcinoma with adenoma）（癌組織の量＞腺腫組織の量）とがある．前者では癌は粘膜内に限局することが多く，後者では粘膜下層以下に浸潤していることが多い．そして，両者ともに癌は腺腫の中心部に高頻度である[2]．同一腫瘍内に腺腫と癌が共存する腫瘍の出現率は癌の大きさ，深達度に反比例する（表 2.1）[3]．なお，腺腫組織が粘膜固有層を伴って粘膜下層に逸脱している現象を偽浸潤（pseudoinvasion），偽癌様浸潤（pseudocarcinomatous invasion）と呼ぶが，この現象は腸蠕動などの機械的な力によって腺腫組織の misplacement が起こったもの で，粘膜下層浸潤癌と誤診しないことが大切である[3]．また，きわめてまれに腺腫の一部に扁平上皮様化生を伴うことがあり，これを腺腫内の癌巣と誤診してはならない[3,18]．

腺腫の癌化に影響を与える因子には，腺腫の大きさ，組織型，異型度，性差がある[2,3]．腺腫の大きさ別癌化率は，1 cm 以下は 1.8〜3.6％，1〜2 cm は 19.6〜34.1％，2 cm 以上は 53〜68％ であり，大きさが増すに従って癌化率が高くなる．組織型別では，絨毛腺腫の癌化率が高い．これは主に絨毛腺腫が大きいことに起因しているが，大きさ別に比較しても他の型の腺腫より癌化率が高いので，組織型自身の影響もある．さらに，腺腫の異型度と癌化率とには正の相関がある．この場合も，異型度と大きさとに正の相関関係を認めるが，大きさ別に比較しても異型度の高い腺腫に癌化率は高い[2,3]．性差別では女性の腺腫の癌化率が高率である[3]．

粘膜内に限局する腺腫内癌の治療は，大腸の粘膜固有層にリンパ管が存在しないためリンパ節転移をきたすことはないので[19]，内視鏡的ポリペクトミーで十分である．

以上のように，大腸腺腫には malignant potential があって，その一部に癌化を起こすが，大多数の腺腫は大きくもならず，癌化も起こさず，無害のままにとどまっている．つまり，大多数の腺腫は癌とは無関係の良性の病変であると考えられている[3,20]．

なお，大腸腺腫と癌の因果関係，換言すると大腸癌の組織発生に関しては，大腸癌の大部分は腺腫を発生母地とする説（adenoma-carcinoma sequence 説）[3]，大腸癌の多くは腺腫を発生母地とするよりむしろ正常の大腸粘膜から直接発生するという説（de novo 説）[21]，および腺腫と癌とがほぼ同時期に発生したという説（adenoma-cancer simultaneity 説，canceration by progression 説）[4] などがある．これらは主に，大腸癌組織診断基準の差に起因する[2]．これらの組織発生説に関しては項を改めて詳述されるのでその名称だけにとどめておく．

b. 大腸腺腫症
1) 概　　念

　大腸腺腫症（adenomatosis coli）は常染色体性優性遺伝性疾患で，大腸に多数（通常100個以上）の腺腫が発生し，放置すれば100％大腸癌を合併する疾患である．本症は主として家族性に，ときに非家族性（約1/3）に発生する[2,3]．遺伝は腺腫の発生に関与し癌の発生には関与していない．胃，十二指腸，小腸にも高率に腺腫が発生し，ときに癌を合併することもあるので，胃腸管腺腫症として把握しておく必要がある[22]．従来からの慣習で家族性大腸腺腫症（familial adenomatosis coli, FAC），家族性大腸ポリポーシス（familial polyposis coli, FPC），大腸腺腫性ポリポーシス（adenomatous polyposis coli, APC），家族性腺腫性ポリポーシス（familial adenomatous polyposis, FAP）などとも呼ばれるが[1,3,4]，最近ではWHOの分類[5]でも『大腸癌取扱い規約』の分類[6]でも，大腸腺腫症の名称が用いられる．

　大腸腺腫症に軟部腫瘍，骨腫，歯牙形成異常を随伴するものはGardner症候群，脳腫瘍を随伴するものはTurcot症候群と呼ばれ，通常の大腸腺腫症とは異なるものと考えられていた．しかし，通常の大腸腺腫症でも，骨腫，歯牙形成異常は外見上明らかでなくとも，pantomographyで精査すれば高率にみられることが判明してきた．したがって現在では，臨床的にGardner症候群を呈するか否かは表現型の違いにすぎず，遺伝子的には通常の大腸腺腫症とGardner症候群は同一範疇の疾患と考えられている[2,22]．また，Turcot症候群には，通常の大腸腺腫症に脳腫瘍を伴う型と，常染色体性劣性遺伝形式をとり，腺腫数が100個前後で大型腺腫の比率が高い多発性腺腫に脳腫瘍を伴う型との，2つの型があることがわかってきた[23]．

2) 遺伝形式と遺伝子

　大腸腺腫症はMendelの法則に従い，常染色体性優性遺伝をする．最近，その原因遺伝子は染色体5qに位置するAPC遺伝子であることが明らかにされた[24]．この遺伝子は2843個のアミノ酸からなる巨大な蛋白をコードする遺伝子で，癌抑制遺伝子の性格をもつ．腺腫形成にはこのAPC遺伝子の突然変異と対立遺伝子の欠失の両方の変化が必要であるという[3]．

　遺伝子型を有しながら形質が確認しえないもの（不浸透，non-penetrant）があり，形質が発現される度合（浸透度，penetrance）は0.7～0.8である[25]．患者が正常者と結婚した場合その子どもの半数が本症遺伝子を受け継ぎ，浸透度を0.8とすると，子どもの40％が発病することになる．発病しない遺伝子保有者の子ども（患者の孫）に発病する確率は7％である[26]．本症の自然淘汰率は0.22～0.27で，突然変異発生率は10万の出産に対し0.16～0.38といわれている[2]．

3) 疫　　学

　大腸腺腫症の頻度は，日本0.43～1/1万，アメリカ1.21～1.46/1万，イギリス0.43/1万，スウェーデン1.31/1万であり，国によって大差はない[2,3,22,27]．男女比は1.4～1.7：1で男性に多い[2,22]．発端者でみると，発症平均年齢は男32歳，女25歳で，診断確定平均年齢は男38歳，女30歳である[2]．

4) 分類と病理像

　腺腫の発生密度により密生型（profuse form）（5000個以上，通常1万個以上ある）（図2.18）と非密生型（sparse form）（5000個以下，通常1000～2000個）（図2.19）に分類される[28]．両者の境界は肉眼的観察でポリープ数10個/cm²である．前者は本症の25～40％を占める．20歳以上の患者では，ポリープ数と年齢とに相関はなく，同一家

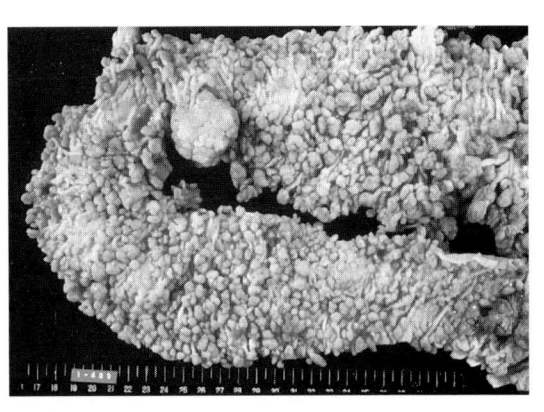

図 2.18 密生型大腸腺腫症の肉眼像
無数の腺腫が密集して発生している．

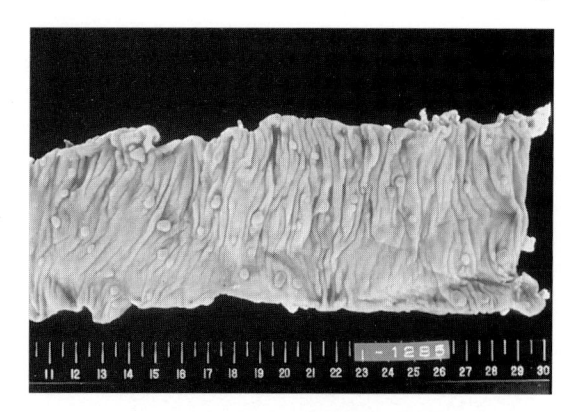

図 2.19 非密生型大腸腺腫症の肉眼像
多数の腺腫が散在性に存在する．

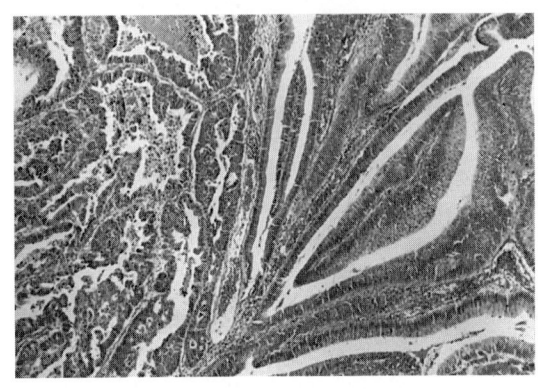

図 2.20 大腸腺腫症の腺腫内癌の組織像
高分化腺癌（左）と中等度異型を示す腺管絨毛腺腫（右）が同一腫瘍内に共存している．

系で密生型と非密生型とが混在することは少ない．癌発生年齢は密生型が平均 35.6 歳，非密生型が平均 41.7 歳である．大腸内での腺腫の分布密度に一定の傾向はない．80％の症例では大きさ 5 mm 以下の腺腫が 90％以上を占める．1.1 cm 以上の腺腫はほとんどの症例で 1％以下の頻度で出現し，その数も少ない[2]．

大腸腺腫症における腺腫の組織所見は孤立性腺腫のそれと本質的な差はない．すなわち，腺管腺腫，腺管絨毛腺腫，絨毛腺腫のいずれもが認められるが，腺管腺腫がほとんどである．本症では扁平腺腫，表面陥凹型腺腫，乏腺管腺腫，単一腺管腺腫などがみられる[2,4]．本症の腺腫の癌化（図 2.20）は孤立性や多発性腺腫の癌化と大差はない．すなわち，筆者らが検索した本症の 7403 個の腺腫の大きさ別癌化率は，1 cm 以下で，0.2％，1〜2 cm で 18.9％，2〜3 cm で 35.7％，3〜4 cm で 64.3％，4 cm 以上で 81.0％と大きいものほど癌化率が高いという結果である．

5）癌との関係

大腸腺腫症患者は放置しておくとほぼ 100％大腸癌を合併し，50 歳以前に死亡する．本症では，大腸癌は，粘膜下層以上の深達度を示すもので 66％，粘膜内癌を含めると 77％もの高率に発生する．しかも，10 歳代や 20 歳代ですでに 50％以上に癌がみられる．若年層でも多発癌の頻度は高く，本症の約 50％は多発癌を有する．本症の癌好発部位は直腸と S 状結腸であり，一般の人の癌好発部と同様である[2]．本症に合併する癌には低分化型腺癌が少ない[3]．

6）大腸以外の随伴病変

大腸腺腫症の主表現形質は多数の大腸腺腫であるが，大腸以外の臓器にも数多くの病変が随伴する[29]．これら随伴病変は若年者で発生し，かつ多発傾向が強い点が特徴である．

胃病変の合併頻度は 62〜90％[3]で，幽門腺領域に発生する腺腫と胃底腺領域に発生する胃底腺ポリポーシスが代表的なもので，そのほか癌，カルチノイドがある[2,3,22]．十二指腸病変の頻度は 90〜100％で，そのほとんどは腺腫である[2]が，傍乳頭部癌は本症に合併する悪性腫瘍のなかでは大腸癌に次ぐ頻度の高い癌として知られている[3]．空腸や回腸にも腺腫が 20〜50％に随伴する[3]．消化管以外の病変としては，骨腫ないし骨腫様病変（78〜93.2％）[22]，軟部腫瘍（desmoid, 類上皮囊胞，線維腫）（28％）[22]などがあり，比較的まれなものでは甲状腺癌（1％以下）[3]，肝芽腫（hepatoblastoma）[3]，脳腫瘍[2]などが報告されている．なお，最近本症患者の両眼の網膜に色素沈着異常[30]が高率（86.4％）[31]に発生することが判明し，非侵襲的な保因者のスクリーニング検査として眼底検査が注目されている．

［岩下明徳］

文献

1) Fenoglio-Preiser CM, Pascal RR, Perzin KH: Adenomas of the colon and rectum. In: Atlas of Tumor Pathology, Second Series Fascicle 27, Tumors of the Intestines, pp 76-150, AFIP, Washington DC, 1990.

2) 渡辺英伸：大腸腺腫と腺腫症．In：外科病理学（石川栄世，牛島 宥，遠城寺宗知編），2版，pp 413-420，文光堂，東京，1990．
3) 武藤徹一郎：大腸ポリープ・ポリポーシス—臨床と病理，医学書院，東京，1993．
4) 喜納 勇：大腸ポリープ，大腸ポリポーシス．In：現代病理学大系，12巻B［消化管II］胃II十二指腸大腸（飯島宗一，石川栄世，影山圭三，ほか編），pp 157-178，中山書店，東京，1994．
5) Jass JR, Sobin LH : Histological typing of intestinal tumours. In : WHO International Histological Classification of Tumours, 2nd ed. Springer-Verlag, Berlin, Heidelberg, New York, London, Paris, Tokyo, Hong Kong, 1989.
6) 大腸癌研究会編：大腸癌取扱い規約，改訂5版，金原出版，東京，1994．
7) Iwashita A, Watanabe H, Enjoji M : Argyrophil and argentaffin cells in adenomas of the colon and rectum. Fukuoka Acta Medica **80** : 114-124, 1989.
8) 山田 豊，岩下明徳：病理からみた微小大腸腺腫—Ki-67，p53および内分泌細胞分化からみた隆起型と表面型腺腫の比較．胃と腸 **30**：1543-1550，1995．
9) Correa P, Duque E, Cuello C, et al : Polyps of the colon and rectum in Cali, Colombia. Int J Cancer **9** : 86-96, 1972.
10) 佐藤栄一，大内明夫：大腸ポリープの病理学的研究—剖検例と外科切除例腺腫の組織学的比較を中心として．癌の臨床 **19**：1159-1167，1973．
11) Bremner CG, Ackerman LV : Polyps and carcinoma of the large bowel in the South Africa Bantu. Cancer **26** : 991-999, 1970.
12) Arminski TC, McLean DW : Incidence and distribution of adenomatous polyps of the colon and rectum based on 1000 autopsy examinations. Dis Colon Rectum **4** : 249-261, 1964.
13) Stemmermann GN, Yatani R : Diverticulosis and polyps of the large intestine ; A necropsy study of Hawaii Japanese. Cancer **31** : 1260-1266, 1973.
14) 岩下明徳，山田 豊，八尾隆史，ほか：大腸の結節集簇様病変の臨床病理学的検索．胃と腸 **27**：409-419，1992．
15) 岩下明徳，飯田三雄，岩下俊光，ほか：大腸 villous tumor の病理診断—生検診断，癌化の問題を含む．胃と腸 **21**：1303-1316，1986．
16) 飯田三雄，岩下明徳，八尾恒良，ほか：大腸 villous tumor の診断—組織所見と切除標本肉眼所見，X線および内視鏡所見との比較を中心に．胃と腸 **21**：1343-1354，1986．
17) 中村真一，喜納 勇，甲田賢治：大腸腺腫の組織発生．特にヒト家族性大腸腺腫症における微小腺腫の発生様式について．胃と腸 **19**：701-709，1984．
18) Kontozoglou T : Squamous metaplasia in colonic adenomata : report of two cases. J Surg Oncol **29** : 31-34, 1985.
19) Fenoglio CR, Kaye GI, Lane N : Distribution of human colonic lymphatics in normal, hyperplastic, and adenomatous tissue. Gastroenterology **64** : 51-66, 1973.
20) Welin S, Youker J, Spratt JS Jr, et al : The rates and patterns of growth of 375 tumours of the large intestine and rectum of served serially by double contrast enema study. Am J Roentgenol **90** : 673-687, 1963.
21) 中村恭一：大腸癌の構造，医学書院，東京，1989．
22) 武藤徹一郎：大腸腺腫症．In：消化器外科病理学（斉藤 建，小池盛雄，山口和克，ほか編），pp 423-429，医学書院，東京，1989．
23) Itoh H, Ohsato K, Kao T, et al : Turcot's syndrome and its mode of inheritance. Gut **20** : 414-419, 1979.
24) Nishisho I, Nakamura Y, Miyoshi Y, et al : Mutations of chromosome 5q21 genes in FAP and colorectal cancer patients. Science **253** : 665-669, 1991.
25) 宇都宮譲二，岩間毅夫，鈴木宏文，ほか：大腸ポリポーシスと遺伝．胃と腸 **9**：1149-1156，1974．
26) 浜口秀夫，宇都宮譲二：遺伝子の立場よりみた家族性大腸ポリポーシス症．日本臨牀 **34**：1424-1429，1976．
27) Murata M, Utsunomiya J, Shirasaka A, et al : Frequency of adenomatosis coli in Japan. Jpn Human Genet **26** : 19-30, 1981.
28) Utsunomiya J : The concept of hereditary colorectal cancer and the implications of its study. In : Hereditary Colorectal Cancer (ed by Utsunomiya J, Lynch HT), pp 3-16, Springer-Verlag, Tokyo, 1990.
29) 飯田三雄：家族性大腸ポリポーシスと Gardner 症候群の大腸外腫瘍状病変に関する研究．福岡医誌 **69**：169-200，1978．
30) Traboulsi EI, Maumenee IH, Krush AJ, et al : Pigmented ocular fundus lesions in the inherited gastrointestinal polyposis syndromes and in hereditary nonpolyposis colorectal cancer. Ophthalmology **95** : 964-969, 1987.
31) 森岡 暁，馬場正三：家族性大腸腺腫症の微小腺腫と随伴病変の検討．日消病会誌 **85**：1490-1500，1988．

2.2 大腸癌の臨床病理

大腸癌の臨床病理を考えるうえでの問題点

大腸癌は一般的に隆起性病変あるいは潰瘍隆起性病変を示す腫瘍として長い間認識されてきた．しかし，1980年代に入り，平坦，陥凹型といった隆起型でない癌が発見され，早期大腸癌も徐々にみつかるようになってきた．さらに，拡大電子スコープなどの内視鏡の発達や色素散布法といった病変の検出法の改良により，今まで認識されていた大腸癌の病態に新たな概念が付け加えられた．それは，平坦型や表面型と呼ばれる大腸癌ないし大腸腫瘍である．これらは，無症状のまま内視鏡的に偶発的に発見されることが多いが，その取り扱いは早期癌が多いだけに慎重を要する．また，これらの腫瘍は組織学的診断基準が確立されておらず，病理医によって癌と診断されたり腺腫と診断されたり，問題が多い．本節では従来の進行大腸癌とともに，これら早期大腸癌の臨床病理にも重点をおくことにする．

a．分 類

1) 早期癌と進行癌

早期大腸癌は早期胃癌と同様に，「壁深達度がm, smの癌で，リンパ節転移の有無を問わない」と定義されている[1]．したがって，リンパ節転移があっても癌の浸潤が粘膜下層までに限局していれば，定義上は早期癌として取り扱う．一方，進行癌は癌が固有筋層より深く進展したものとされている．

2) 肉眼形態

『大腸癌取扱い規約』による進行癌の肉眼形態分類は，胃のそれに準ずるものとなっており[1]，1型（腫瘤型），2型（潰瘍限局型），3型（潰瘍浸潤型），4型（びまん浸潤型），5型（分類不能）に分類されている．一般に肉眼分類と予後との関係はある程度相関がみられ，1型や2型は3型に比べ予後がよい．

早期癌は0型（表在型）として分類されるが，さらに胃癌に準じ，隆起型（I型），表面型（II型），陥凹型（III型）に細分類されている．さらに，大腸の腫瘍にはポリープの形態を示すことが多いため，隆起型が有茎型（Ip），亜有茎型（Isp），無茎型（Is）に亜分類されている．

3) 組織分類

『大腸癌取扱い規約』によれば，大腸癌の組織分類は表2.2のようになっている[1]．粘液癌，印環細胞癌ももちろん腺癌の一種であるが，組織像あるいは生物学的態度に特徴があるので，一般の腺癌とは区別されている．

表 2.2 大腸癌の病理組織学的分類
（『大腸癌取扱い規約』[1]による）

腺癌（Adenocarcinoma）
　　高分化腺癌（Well differentiated adenocarcinoma）
　　中分化腺癌（Moderately differentiated adenocarcinoma）
　　低分化腺癌（Poorly differentiated adenocarcinoma）
粘液癌（Mucinous carcinoma）
印環細胞癌（Signet-ring cell carcinoma）
扁平上皮癌（Squamous cell carcinoma）
腺扁平上皮癌（Adenosquamous carcinoma）
未分化癌（Undifferentiated carcinoma）
その他の癌（Miscellaneous carcinomas）
---

a) 通常型腺癌

大腸癌の大部分はこの通常型の腺癌に分類される．乳頭腺管構造，管状構造を示す腺癌で，分化度によって高分化，中分化，低分化の3段階に分類される．日本の分類では高分化を広くとる傾向があり，大腸癌の70〜80%は高分化腺癌である．低分化腺癌の発生頻度は数%であるが，その大半は右半結腸に発生する．

b) 粘液癌 (mucinous carcinoma)

粘液癌は，細胞外への著明な粘液産生が特徴であり，腫瘍の50%以上が粘液塊で占められることが病理組織学的診断の必要条件である（図2.21）．頻度は，全大腸癌の約20〜30%を占めるとされている．この腫瘍は粘液を産生するだけでなく，種々の特徴が明らかにされている[2]．発生部位は通常のnon-mucinous carcinomaに比べ，右半結腸に

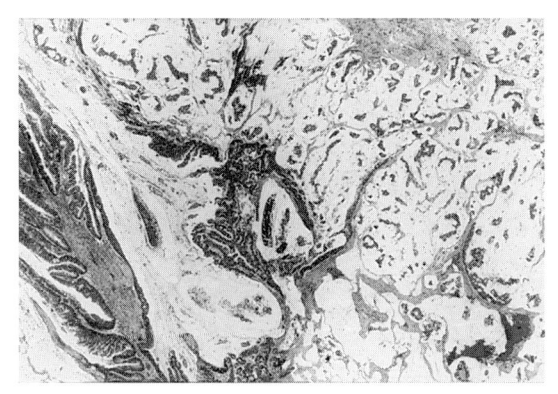

図 2.21 粘液癌の組織像（HE, ×30）
粘液が腫瘍内に著明に貯留している．粘液塊を含む嚢胞状の腺管は腺癌細胞によって裏うちされている（左）．一方，粘液塊のなかに浮遊する癌細胞集塊も認められる（右）．

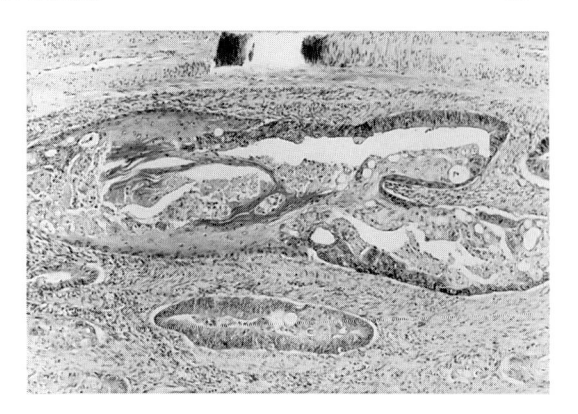

図 2.22 腺扁平上皮癌の組織像（HE, ×160）
腺癌の成分と扁平上皮癌の成分の両者が認められる．

発生する頻度が高い．生物学的悪性度は，non-mucinous carcinomaと変わらないとの報告と予後が悪いとの報告の両者あり，今後の検討課題である．いずれにしても，上行結腸に発生した癌をみたときは粘液癌の可能性を常に考えて肉眼的にも観察する必要がある．さらに，遺伝性非ポリポーシス大腸癌（HNPCC）でも粘液癌の割合が高いとされており興味深い．

c） 印環細胞癌（signet-ring cell carcinoma）

腫瘍細胞は胞体内に粘液が貯留し，印環状を呈する．腺管形成はほとんど認められない．印環細胞癌は全大腸癌の1.1～5.8%を占め，直腸に多くみられる[3,4]．癌の進展は，胃の印環細胞癌と同様にびまん性に浸潤する傾向を有し，腹膜播種を高頻度に起こす．予後は不良で5年生存率は0～13%である．

d） 扁平上皮癌（squamous cell carcinoma）

大腸粘膜から発生することは稀である．肛門管上皮から発生するものは肛門管の扁平上皮癌に分類される．

e） 腺扁平上皮癌（adenosquamous carcinoma）

大腸の腺扁平上皮癌（図2.22）もまれな腫瘍である．腺扁平上皮癌の発生率は，全大腸癌に対して0.05～0.07%であるが，潰瘍性大腸炎を背景とした癌に対しては2.4%と約30倍に増加する[5]．腺扁平上皮癌では，扁平上皮癌の成分が癌の一部でなく，かなりの部分を占める必要がある．

『胃癌取扱い規約』によると，胃の腺扁平上皮癌では扁平上皮癌の成分が少なくとも1/4認められる必要があると定義されている[6]が，『大腸癌取扱い規約』では明確な定義はない[1]．消化器病理の成書にも明確な記載はみられない[7,8]が，扁平上皮癌の成分が比較的びまん性に出現し，しかも少なくとも全体の1/4以上占める必要があると考えられる．また，扁平上皮癌の成分は生物学的に悪性度が高く，転移，増殖が起こりやすい[9]．したがって，上記の定義で腺扁平上皮癌とされない症例でも，腺癌の一部に扁平上皮癌の成分が認められた場合は，その存在を必ず記載すべきである．

f） 内分泌細胞癌（endocrine cell carcinoma），**小細胞癌**（small cell carcinoma）

全大腸癌の約1%程度と頻度は低いが，大腸にも内分泌細胞癌，小細胞癌の発生することがある[10,11]．通常の腺癌にも内分泌細胞が組織学的に散在することはまれなことではないが，腫瘍の60～70%以上の細胞が内分泌細胞から構成されているときは，内分泌細胞癌とする考え方が一般的である．内分泌細胞腫瘍は広いスペクトラムを有し，最も悪性度の高いものが小細胞癌，最も悪性度の低いものがカルチノイドである．内分泌細胞癌と一般にいわれているのは，両者の中間的な腫瘍および小細胞癌であり，通常の腺癌より悪性度が高い．一般的に内分泌細胞癌は，未分化癌，低分化腺癌と診断される機会が多く，脈管侵襲やリンパ節転移の著明なものをみたときは，内分泌細胞癌を疑って病理組織学的検索を進める必要が

ある．そのさい，電顕や免疫染色が有用である．大腸の内分泌細胞癌の臨床的特徴は，平均年齢61〜65歳，男女比は約 3：2，盲腸，直腸に多く，発見時 90％ 以上に転移を認め，3/4 の症例が 2 年以内に死亡しており，予後はきわめて悪い[10,11]．

4) 病期分類

a) Dukes 分類

Dukes 分類は腫瘍の壁深達度とリンパ節転移を同時に反映させたもので，欧米では好んで用いられている．Dukes A は腫瘍の深達度が固有筋層(mp)までにとどまり，リンパ節転移の認められない癌である．Dukes B は腫瘍が固有筋層を越えて（すなわち ss または a_1 以上に達して）いるが，リンパ節転移の認められないものを指す．Dukes C は Dukes B に加え，リンパ節転移が認められたものである．Dukes B と Dukes C が大腸癌の大部分を占める．Dukes D は腫瘍の深達度やリンパ節転移に関係なく，遠隔転移の認められる癌である．

b) TNM 分類

TNM 分類は腫瘍の壁深達度（T），所属リンパ節転移（N），遠隔転移（M）を総合的に判定する病期分類で，0 期からⅣ期の 5 段階に分類されている．TNM 分類は Dukes 分類と大部分は対応している．0 期は粘膜内癌であり，リンパ節転移や遠隔転移は認められないとされている．TNM Ⅰ期，Ⅱ期，Ⅲ期，Ⅳ期はそれぞれ Dukes A, B, C, D に相当する．

b. 予後に関係する因子

大腸癌の予後を決定する因子として，腫瘍の壁深達度，大きさ，組織型，リンパ節転移，遠隔転移，静脈侵襲，リンパ管侵襲，占居部位，性，年齢，p53 蛋白陽性率，遺伝子変化，腫瘍に対する炎症反応の程度などが検討されている（表 2.3）[12,13]．このなかで最も予後を規定する因子は，壁深達度およびリンパ節転移の有無である．Dukes 分類あるいは TNM 分類は，この両因子を同時に反映させたものである．組織型は予後に影響する因子としては比較的弱いものに属する[14]．しかし，組織型では高分化よりも低分化腺癌のほうが，肉眼形態では 1 型よりも 3 型のほうが，p53 蛋白発現では陰性よりも陽性のほうが予後が不良である．

脈管侵襲はリンパ節転移や遠隔転移に直結するため，転帰予測に役立つものと一般に考えられている．しかし，脈管侵襲の程度が予後に与える影響はさほど大きなものではない．たしかに，リンパ管侵襲とリンパ節転移の頻度の間にはある程度相関関係があり，肝転移と静脈侵襲の間にも相関がある．しかし，いずれも脈管侵襲が中等度，高度の場合のみ，転移の高い可能性を予測できる．p53 蛋白の免疫染色結果によると，肝転移を伴う大腸癌のほうが，肝転移を伴わない癌より陽性率が高い．しかし，原発巣と転移巣との間では，陽性細胞率や分布が同じなので，陽性細胞そのものが高い転移能を有しているわけではない[15]．

大きさは，深達度，リンパ節転移につぐ予後因子項目の一つである．実際，肛門管癌の TNM 分類では T 分類に大きさが考慮されている[1]．一般に腫瘍が増大するにつれ，予後は不良になる．しかし，大腸癌はたとえ小さい癌でも，いったん粘膜筋板を越え粘膜下層に浸潤すると，転移の可能性は十分ありうる．1.0 cm 以下の大腸癌ないし癌を含む大腸病変 1818 例（m 癌 1342 例，sm 癌 421 例，mp 癌 22 例，s 癌 1 例，不明 32 例）を検索した報告がある[16,17]．これら症例のなかで，20 例（1.1％）にリンパ節転移が，3 例（0.2％）に肝転移が認められている．これらはすべてが早期癌ではないが，1.0 cm という大きさを考えると，早期に転移を示した症例が存在することを示している．脈管侵襲に関しては，リンパ管侵襲は 117 例（6.4％）に，静脈侵襲は 49 例（2.7％）に認められた．こ

表 2.3 予後に影響を与える因子

壁深達度
リンパ節転移の有無
大きさ
遠隔転移の有無
組織型
静脈侵襲
リンパ管侵襲
p53 蛋白陽性率
占居部位
肉眼形態
遺伝子異常
炎症反応の程度

れらはすべて深達度sm以上の癌であるが，粘膜下層に浸潤した癌はたとえ早期であっても，脈管侵襲の可能性があることを常に考慮する必要がある．

c．早期大腸癌の取り扱い

粘膜内癌は一般に転移しないとされているので，切除断端に腫瘍が認められなければ，局所切除で治療は十分である．しかし，早期大腸癌であっても粘膜下層に浸潤した癌（sm癌）は約10％にリンパ節転移が認められるので，検体の取り扱いは臨床的にも病理組織学的にも慎重にすべきである．

sm浸潤が認められた場合，一般的には追加切除が望ましい．特に，組織学的に脈管侵襲を認めた場合，低分化腺癌の場合，断端あるいは断端近くまで癌が浸潤した場合は，追加切除の必要性が高いと考えられる．追加切除によって癌の残存が確認される症例は比較的低頻度であるが，不必要な手術とは考えられない．ただし，粘膜下層への浸潤度によりリンパ節転移率に差が認められるので，ごくわずかな量のsm浸潤を示す癌（sm_1 特に sm_{1a} の病変）は，追加切除が必要ないとの考え方もある[18]．

臨床的にsm浸潤を診断する場合，大きさおよび肉眼形態は重要な鑑別点となる（表2.4）[19]．有茎型病変は5mm以下では癌の頻度は低いが，5mm以上では癌の併存が認められても，その大部分は粘膜内癌である．一方，無茎型，表面隆起型では5mm以下の癌も認められ，sm癌の占める比率も無茎型で34/75（45％），表面隆起型で15/25（60％）と肉眼形態によって異なる．すなわち，有茎型で長茎を有するものはfocal cancerが認められたとしてもsm浸潤は少ないが，短茎で太い茎を示す場合，無茎型，表面隆起型の場合は，sm癌の可能性を考慮する必要がある．また，壁深達の程度に関して，一般に隆起型ではsm浸潤は軽度であるが，表面型ではsmでも sm_2 以上の深さに浸潤する傾向にある．しかし，実際のところ，ポリペクトミーされた個々の病理組織標本で，追加切除の適応を判断することは困難なことも多い[20,21]．

d．表面型の腺腫ならびに大腸癌

内視鏡の発達により，表面型の大腸腫瘍が数多く発見されるようになってきた（図2.23, 2.24）．表面型は，『大腸癌取扱い規約』によれば，表面隆起型（superficial elevated），表面平坦型（superficial flat），表面陥凹型（superficial depressed）の3種類に分類されている[1]．このなかで今まで発見されにくかった表面陥凹型の病変も，色素散布法や電子スコープを有する拡大内視鏡により，以前とは比較にならないほど発見されるようになってきた．

表面型腫瘍は肉眼的に表面が完全に平坦な場合や中央に小さい陥凹を有する場合などがみられる．拡大内視鏡では腫瘍腺管入口部の構造を反映するピットパターンにより，ある程度腫瘍の性格が診断できる．また，これらの病変は横行結腸，S状結腸での発見率が比較的高いが，内視鏡により検索しやすい部位を反映しているのかもしれない[22]．

表面陥凹型腺腫の組織学的特徴として，腺管密度の高さおよび腫瘍細胞の核細胞質比（N/C比）の高さがあげられる[23]．N/C比の高さは核の腫大によるものではなく，細胞全体が縮小したことによる．換言すれば，陥凹型腫瘍は腺管が密に存在し，しかも相対的にN/C比が高くみえる．したがって，陥凹型腫瘍は悪性と診断されやすく，積極的に悪性と診断している病理医もいる．しかし，この腫瘍の生物学的態度がまだ十分明らかにされていないことや明確な診断基準がないことを考えると，後述するような取り扱いが現時点では最良と考える．

さらに，遺伝子検索による特徴として，表面型腺

表2.4 大腸早期癌の肉眼形態と深達度との関係（新井，喜納，1988）[19]

肉眼形態＼深達度	m	sm	合計
有茎型	21	5	26
無茎型	41	34	75
表面隆起型	10	15	25
合計	72	54	126

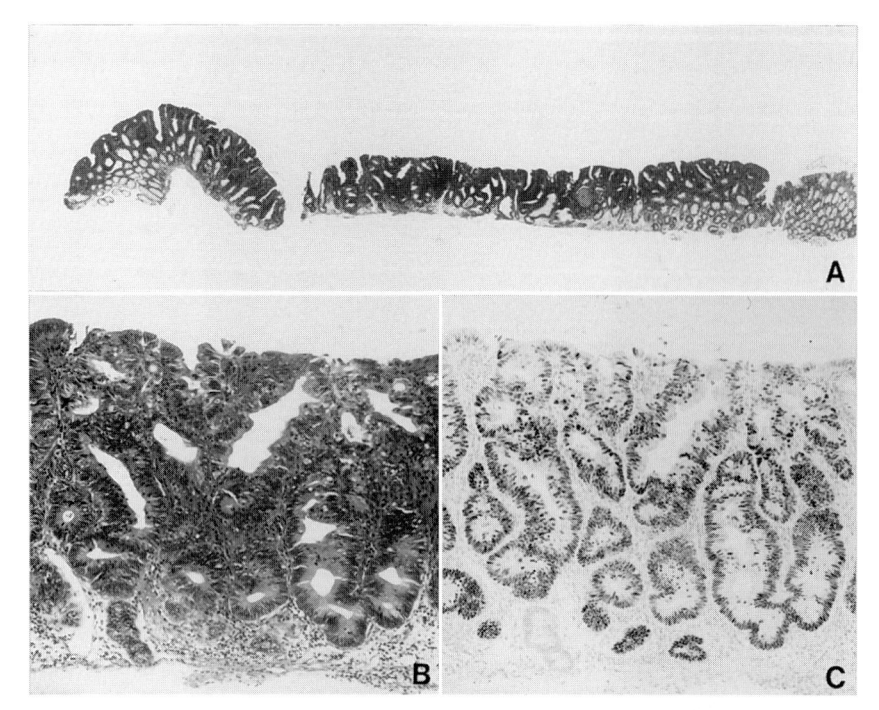

図 2.23 表面平坦型大腸癌の組織像
A：ルーペ像．周囲の正常粘膜の厚さとほぼ同一の癌が粘膜内に認められる．（HE,×20）
B：強拡大像．核は円形化がみられ，配列も乱れている．一部には構造異型も明らかである．（HE,×110）
C：Bの隣接切片のp53免疫染色像．p53陽性像が腺癌細胞の核に一致して認められる．（核染色，ヘマトキシリン,×110）

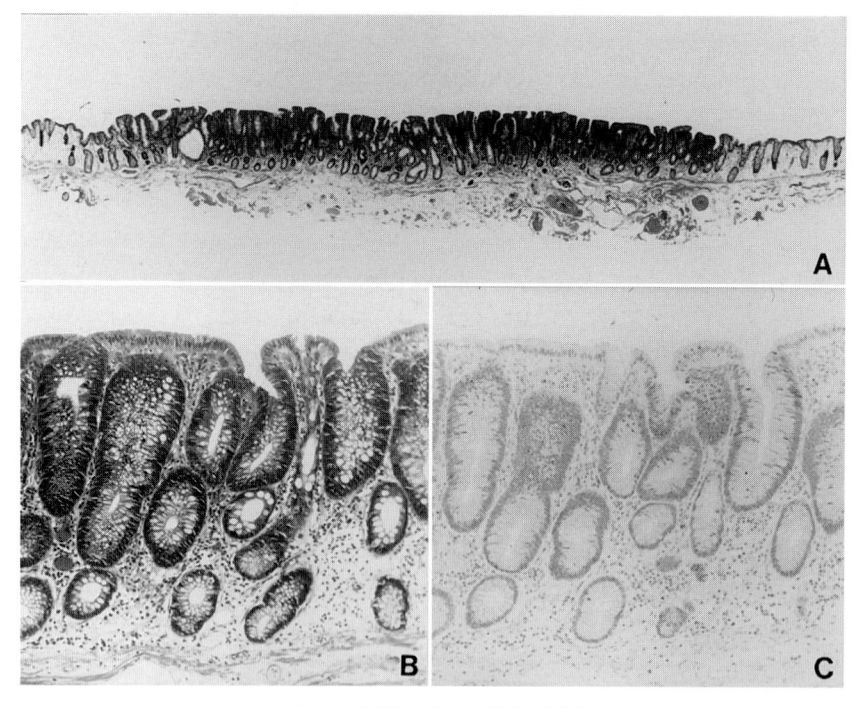

図 2.24 表面隆起型大腸腺腫の組織像
A：ルーペ像．周囲の粘膜よりわずかであるが隆起している．（HE,×20）
B：強拡大像．腺腫細胞の核は胞体のなかほどまで達しているが，基底側に比較的よくそろっている．（HE,×110）
C：Bの隣接切片のp53の免疫染色像．陰性を示す．（核染色，ヘマトキシリン,×110）

腫は通常の隆起型腺腫に比べ K-*ras* 変異率の低いことが知られている[24]．また，表面型腺癌においても K-*ras* 変異率は 17％ であり，通常の腺癌の 50％ に比べ低い結果が報告されている[25]．以上のことより，表面型の腺腫，腺癌は通常の形態を示す腫瘍と発生過程が異なるものと考えられている．

e．良悪性境界病変の取り扱い

表面型腫瘍を含め大腸腫瘍の病理組織診断に関して，その診断基準が病理医によって異なり，同じ病変でも診断する人によって，悪性とされたり，良性とされたりする．本来，癌と腺腫とは鑑別すべき病変であるが，その異型度は連続的なスペクトラムを示し，完全に2極に分けられるものではない．したがって，現時点では診断困難な腫瘍はあえて良悪性を決めず，良悪性境界病変として取り扱い，ある程度の症例を集積した後に，診断，治療について見直すことが現実的かつ誤りの少ない方法と考えられる．

このような考え方をもとに，子宮頸部の CIN (cervical intraepithelial neoplasia) 分類に準じ，喜納は COIN (colorectal intraepithelial neoplasia) 分類を提唱した[26,27]．この COIN 分類では高度異型腺腫と極高分化腺癌を粘膜内境界病変 COIN III としてまとめ，腺腫を I と II に，癌を IV と V に設定した（表 2.5，図 2.25）．わが国の大部分

表 2.5 COIN の分類（喜納による）[26,27]

COIN I	adenoma with mild atypia
COIN II	adenoma with moderate atypia
COIN III	intramucosal borderline neoplasia
COIN IIIa	adenoma with severe atypia
COIN IIIb	very well differentiated adenocarcinoma
COIN IV	well differentiated adenocarcinoma
COIN V	moderately differentiated adenocarcinoma

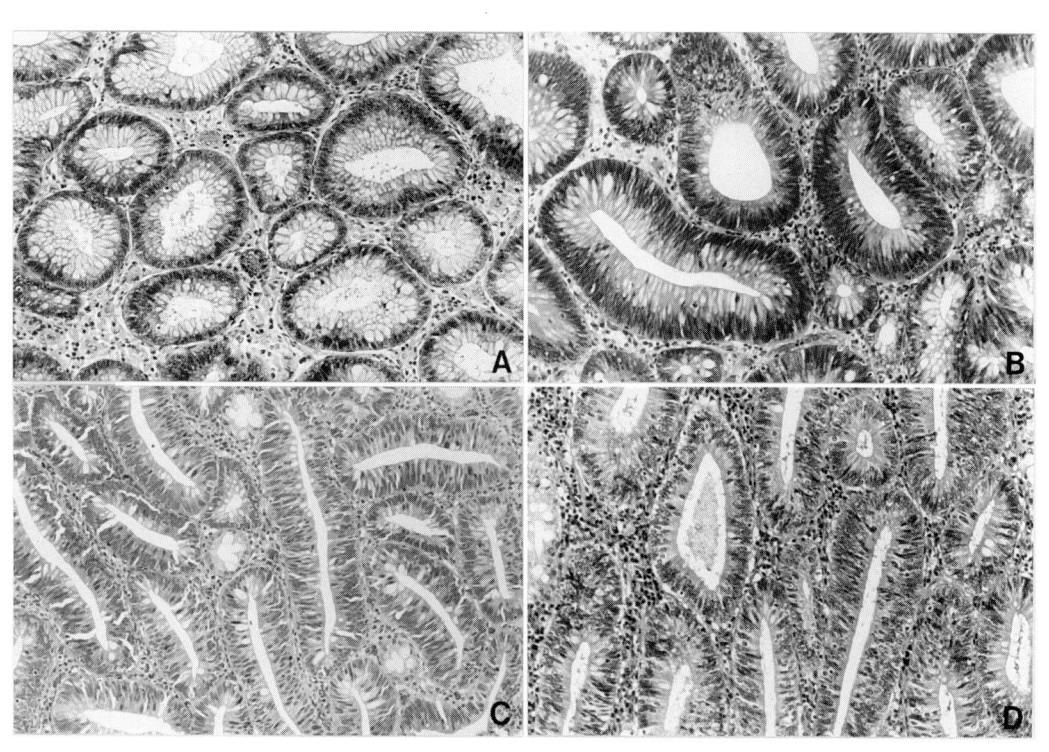

図 2.25 COIN 分類を示す組織像（いずれも HE，×200）
A：COIN I（軽度異型腺腫 tubular adenoma with mild atypia）．核は腺腫腺管の基底側に整然と配列している．腺管密度も低く，腺管構造もよく整っている．
B：COIN II（中等度異型腺腫 tubular adenoma with moderate atypia）．核は腺腫細胞の胞体のなかほどまで達し，腺管もやや密になる．
C：COIN IIIa（高度異型腺腫 tubular adenoma with severe atypia）．核は胞体の内面近くまで達し，腺管密度も増しているが，核異型は強くない．
D：COIN IIIb（極高分化腺癌 very well differentiated adenocarcinoma）．核は丸みを帯び，胞体内面まで及ぶものが出現し，その配列も乱れている．核クロマチンは粗造になり，核小体も明瞭である．腺管密度も高い．

の病理医は良悪性の境界をCOIN IIIaとIIIbとの間においているが，一部の病理医はCOIN IIとIIIとの間においている．一方，欧米やWHOの分類では，粘膜内病変においてはCOIN IVとVとの間に良悪性の境界をおいている．最近出版された『大腸癌取扱い規約』6版では，喜納のCOIN分類と同様の考え方がGroup分類に取り入れられている．一部のoverdiagnosisの傾向にある病理診断を根拠とすると，大腸腫瘍の内視鏡所見，肉眼所見，腫瘍の生物学的態度，病理組織所見の解析結果に乖離がみられることがある．現状では臨床側にも病理側にも多少の混乱が生じているが，いずれ1つの方向に集束していくものと思われる．

おわりに 大腸癌の臨床病理的な事項に関して，研究され尽くされてしまったかにみえる．しかし，それは主として従来の進行癌に関してであり，近年その概念が明らかになってきた平坦型，表面型の癌や早期癌については今後の検討が必要である．また，分子生物学的手法を用いた診断，あるいはある種の遺伝子，蛋白質の変異と癌の生物学的性格との関係，予後との関係など検討すべき課題はまだまだ数多くある． ［新井冨生］

文献

1) 大腸癌研究会編：大腸癌取扱い規約，6版，金原出版，東京，1998.
2) Hanoki C : Is mucinous carcinoma of the colorectum a distinct genetic entity? Br J Cancer **72** : 1350-1356, 1995.
3) Secco GB, Fardelli R, Campora E, et al : Primary mucinous adenocarcinomas and signet-ring cell carcinomas of colon and rectum. Oncology **51** : 30-34, 1994.
4) Sasaki O, Atkin WS, Jass JR : Mucinous carcinoma of the rectum. Histopathology **11** : 259-272, 1987.
5) Michelassi F, Montag AG, Block GE : Adenosquamous-cell carcinoma in ulcerative colitis. Report of a case. Dis Colon Rectum **31** : 323-326, 1988.
6) 胃癌研究会編：胃癌取扱い規約，改訂12版，金原出版，東京，1993.
7) Morson BC, Dawson IMP, et al (eds) : Morson & Dawson's Gastrointestinal Pathology, 3rd ed, Blackwell Scientific Publ, Oxford, 1990.
8) Fenoglio-Preiser CM, Pascal RR, Perzin KH (eds) : Tumors of the Intestines, Armed Forces Institute of Pathology, Washington, 1990.
9) Kontozoglou TE, Moyana TN : Adenosquamous carcinoma of the colon—an immunohistochemical and ultrastructural study. Report of two cases and review of the literature. Dis Colon Rectum **32** : 716-721, 1989.
10) Gaffey MJ, Mills SE, Lack EE : Neuroendocrine carcinoma of the colon and rectum. A clinicopathologic, ultrastructural, and immunohistochemical study of 24 cases. Am J Surg Pathol **14** : 1010-1023, 1990.
11) Saclarides TJ, Azeluga D, Staren ED : Neuroendocrine cancers of the colon and rectum. Results of a ten-year experience. Dis Colon Rectum **37** : 635-642, 1994.
12) Steinberg SM, Barwick KW, Stablein DM : Importance of tumor pathology and morphology in patients with surgically resected colon cancer. Findings from the Gastrointestinal Tumor Study Group. Cancer **58** : 1340-1346, 1986.
13) Bosman FT : Prognostic value of pathological characteristics of colorectal cancer. Eur J Cancer **31A** : 1216-1221, 1995.
14) Bear HD, MacIntyre J, Burns HJ, et al : Colon and rectal carcinoma in the west of Scotland. Symptoms, histologic characteristics, and outcome. Am J Surg **147** : 441-446, 1984.
15) Maruyama K, Tanaka T, Baba S, et al : p53 accumulation in colorectal cancer with hepatic metastasis. Jpn J Cancer Res **87** : 368-376, 1996.
16) 第29回大腸癌研究会編：1.0cm以下の大腸癌ないし癌を含む大腸病変アンケート集計結果．日本大腸肛門病会誌 **42** : 674-683, 1989.
17) 喜納 勇：小さな大腸癌の集計（大腸癌研究会におけるアンケート調査）―大腸癌の組織発生の解明のために．癌の臨床別冊 臓器癌最近のトピックス―第47回日本癌学会総会パネル臓器癌（菅野晴夫編），pp 87-93, 篠原出版，東京，1989.
18) 工藤進英，下田 聰，山本睦生，小山 真，武藤輝一：大腸sm癌のsm浸潤の分析と治療方針―sm浸潤度分類について．胃と腸 **19** : 1349-1356, 1984.
19) 新井冨生，喜納 勇：早期大腸癌の形態的特徴―組織発生の立場から．臨床消化器内科 **3** : 1515-1521, 1988.
20) 丸山雅一，佐々木喬敏，太田博俊，加藤 洋：局所再発からみた大腸早期癌ポリペクトミーの諸問題．癌の臨床別冊 臓器癌最近のトピックス―第47回日本癌学会総会パネル臓器癌（菅野晴夫編），pp 94-108, 篠原出版，東京，1989.
21) Cooper HS : The role of pathologist in the management of patients with endoscopically removed

malignant colorectal polyps. Pathol Annu **23**: 25-43, 1983.
22) Minamoto T, Sawaguchi K, Ohta T, et al: Superficial-type adenomas and adenocarcinomas of the colon and rectum. A comparative morphologic study. Gastroenterology **106**: 1436-1443, 1994.
23) Kubota O, Kino I, Nakamura S: A morphometrical analysis of minute depressed adenomas in familial polyposis coli. Pathol Int **44**: 200-204, 1994.
24) Yamagata S, Muto T, Uchida Y, et al: Lower incidence of K-*ras* codon 12 mutation in flat colorectal adenomas than in polypoid adenomas. Jpn J Cancer Res **85**: 147-151, 1994.
25) Minamoto T, Sawaguchi K, Mai M, et al: Infrequent K-*ras* activation in superficial-type (flat) colorectal adenomas and adenocarcinomas. Cancer Res **54**: 2841-2844, 1994.
26) 喜納 勇:大腸ポリープ,大腸ポリポーシス.In: 現代病理学大系 12 B 消化管II, pp 157-178, 中山書店, 東京, 1994.
27) 喜納 勇,中村真一:大腸腫瘍の病理学的検討—特に境界病変について.Gastroenterol Endosc **37**: 2823-2824, 1995.

2.3 大腸の非腫瘍性ポリープ・ポリポーシス

a. 分類

大腸の非腫瘍性ポリープ・ポリポーシスには,表2.6に示す疾患群がある.ポリープとは,消化管管腔面に向かって肉眼的に突出した限局性隆起の総称であり,腫瘍性・非腫瘍性を問わない.また,その構成成分が非上皮性のものや,粘膜下層(もしくはそれ以深)に主座があるものも含まれる.ポリポーシスはポリープが多発する病態であり,非遺伝性と遺伝性(常染色体優性)とに分けられる.遺伝性ポリポーシスとCronkhite-Canada症候群は全消化管ポリポーシス[2]であり,ポリープの発生は大腸以外の消化管臓器にも及び,消化管外にも異常を伴うことが多い.これら非腫瘍性の全消化管ポリポーシスにおける大腸ポリープの発生は(家族性大腸腺腫症とは異なり)必ずしもびまん性ではなく,その数も数個以下のこともある.ポリポーシス(ポリープ症)の名称は単にポリープが多発するという意味だけではなく,ポリ

表 2.6 大腸の非腫瘍性ポリープ・ポリポーシス (Morson ら, 1990[1] の分類を改変)

	ポリープ	ポリポーシス(ポリープ症)	
		非遺伝性	遺 伝 性
過形成 (成熟異常)	過形成性結節 過形成(化生)性ポリープ	過形成(化生)性ポリポーシス	
過誤腫性	若年性ポリープ Peutz-Jeghers 型ポリープ		若年性ポリポーシス Peutz-Jeghers 症候群 Cowden 病
炎症性	炎症性ポリープ 　偽ポリープ 　肉芽ポリープ 　再生性ポリープ 良性リンパ濾胞性ポリープ 粘膜脱症候群(隆起型) inflammatory myoglandular polyp	炎症性(偽)ポリポーシス 良性リンパ濾胞性ポリポーシス	
その他	混合性ポリープ 腸管嚢胞状気腫症 子宮内膜症 異所性胃粘膜 その他	Cronkhite-Canada 症候群	

b. 非腫瘍性ポリープ

1) 過形成（化生）性ポリープ (hyperplastic polyp, metaplastic polyp)

腺管の延長と上皮の鋸歯状増生を特徴とし（図2.26），大部分は大きさ5mm以下の白色〜灰白色の無茎性隆起を呈する．高齢者の直腸，左側結腸に好発する．その発生機序は，腺管深部増殖帯から表層への細胞移動遅延と細胞寿命の延長であり[4]，それにより細胞数が増加して腺管の延長をきたし，余剰細胞が管腔面に折れ込んで特有な鋸歯状構造を形成する．過形成性ポリープの名称は1934年にWesthuesによりhyperplastischer polypとして初めて記載されたが，1962年にMorsonが化生性ポリープの名称を提唱し，現在両者が併用されている．鋸歯状変化のない，腺管の延長のみによる粘膜隆起は過形成性結節（hyperplastic nodule）と呼ばれる．

過形成性ポリープの粘膜筋板は菲薄化し粗になっていることが多く，上皮腺管が粘膜筋板を通過して粘膜下層に侵入することがある．大量の過形成性腺管が侵入したものは，inverted hyperplastic polypとも呼ばれる．大きさ10mmを超えるものはgiant hyperplastic polypと呼ばれ，有茎・亜有茎性の肉眼形態を示すことがある．同病変は単発例ではきわめてまれ（1%以下）であり，過形成性ポリポーシスに発生することが多い．

2) 若年性ポリープ (juvenile polyp)

正常上皮からなる大小の嚢胞と，軽度〜中等度の炎症細胞浸潤を伴う広い浮腫状（粘膜固有層）間質を特徴とする．嚢胞形成部以外の腺管も拡張し，腺管数の減少や走行の乱れもみられる．間質浮腫はポリープ表層部に強い（図2.27）．嚢胞内に粘液貯留をみることが多いため，貯留性ポリープ (retension polyp) とも呼ばれる．若年性ポリポーシスとの区別のため，孤立性若年性ポリープ（solitary juvenile polyp）と呼ばれることもある．肉眼的には表面平滑，発赤，浮腫状で有茎性のことが多く，びらん・出血がしばしば認められる（図2.28）．直腸とS状結腸に好発する．ポリープの発生機序には過誤腫説，炎症説，外傷説がある．10歳以下の小児に好発するため，1957年Horrilleno

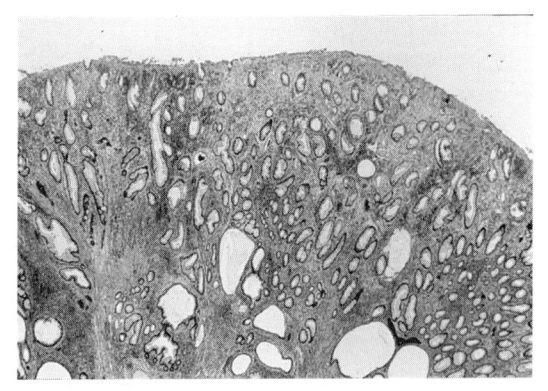

図2.27 若年性ポリープの組織像（×4）
広い浮腫状間質を伴い，大小の嚢胞形成や腺管走行の乱れがみられる．間質浮腫は粘膜表層部に強い．びらん・出血も認められる．

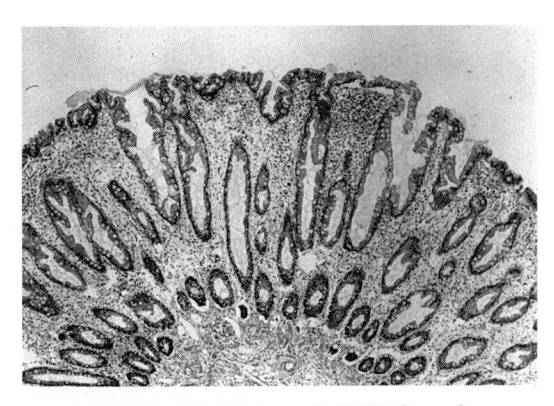

図2.26 過形成性ポリープの組織像（×13.2）
異型のない腺管の延長と鋸歯状構造を呈する．

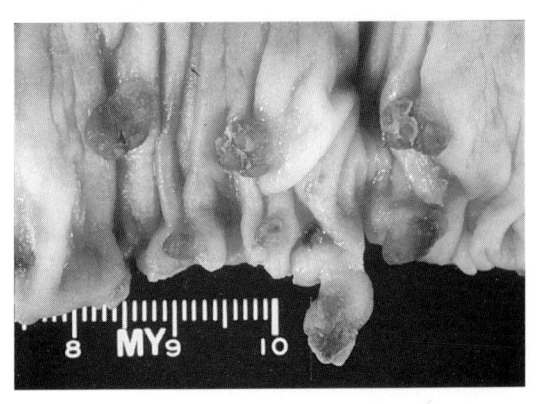

図2.28 若年性ポリポーシスにみられた若年性ポリープの肉眼像（S状結腸）
小さいポリープは無茎性で，大きなものでは有茎性の肉眼形態を呈する．表面にはびらんと強い発赤がみられる．

らにより"若年性ポリープ"と命名された．小児大腸ポリープの90％以上を占めるが，成人以降にも発生し，年齢分布は2峰性を示す[5]．

まれに，ポリープ内に軟骨や骨形成がみられることがある．また，ポリープ形成に粘膜筋板が関与していないため，ポリープ頭部が自然脱落することがある．

3) Peutz-Jeghers型ポリープ（Peutz-Jeghers type polyp）

Peutz-Jeghers症候群と同様の組織像を示すポリープで，症候群にみられる遺伝歴と色素沈着（Peutz-Jeghers症候群を参照）を欠くものを指す．症候群の不完全型か，独立した疾患単位かが問題となっている．通常単発で，ほぼ大腸に限局して発生し，症候群に比べ高齢者に好発する[6]．

Peutz-Jeghers型ポリープおよびPeutz-Jeghers症候群のポリープは，ポリープ内に向かって樹枝状に伸張・分岐した粘膜筋板が異型のない単純過形成上皮の周りを囲む"区画性過形成巣"の集合を特徴とする（図2.29）．小さいポリープは無茎性で，大きくなると有茎性になり，表面は発赤，脳回様で有茎性腺腫に類似する（図2.30）．その形成機序は上皮成分の過形成が本態で，樹枝状粘膜筋板は上皮過形成巣により屈曲・融合されて形成されると考えられている[7,8]．大きいポリープでは非腫瘍性腺管が粘膜下層以深に侵入し（偽浸潤），多量の粘液貯留をきたすことがある（漿膜下層への偽浸潤は，小腸のポリープに多い）．これらを癌の浸潤と誤診しないことが重要であり，同ポリープにみられる，①細胞異型の欠如，②ヘモジデリン沈着と粘液貯留嚢胞の存在（固有筋層偽浸潤部に多い），③腺管周囲に粘膜固有間質が存在する，などの所見が鑑別点になる．

4) 混合性ポリープ（mixed polyp）

大腸ポリープのなかには複数の病変が混合（混在）しているものがあり，混合性ポリープと呼ばれる．混合性ポリープには，若年性ポリープと過形成性ポリープの混在と，腺腫と非腫瘍性ポリープの混在（腺腫と若年性ポリープ，腺腫と過形成性ポリープ）とがある[9]．これらポリープでは，混在する質的に異なる腺管群を組織学的に判別することができる．

[補] mixed hyperplastic adenomatous polyp/serrated adenoma

腺腫と過形成性ポリープの混合性ポリープと類似した概念に，mixed hyperplastic adenomatous polypがある[10]．同ポリープは過形成性ポリープに特有の鋸歯状腺管から構成されるが，細胞学的には腫瘍性に近い異型を示し，腺腫（腫瘍），過形成性ポリープ（非腫瘍）のいずれとも明確に判別できず，診断者に混乱をもたらしてきた．近年，Longacreら[11]はこうした病変を腺腫の一亜型として位置づけ，serrated adenoma（鋸歯状腺腫）の名を提唱している（図2.31）．従来giant hyperplastic polypと診断されてきたポリープの多くがserrated adenomaである可能性もあり，giant hyperplastic polypが多発する過形成性ポリポー

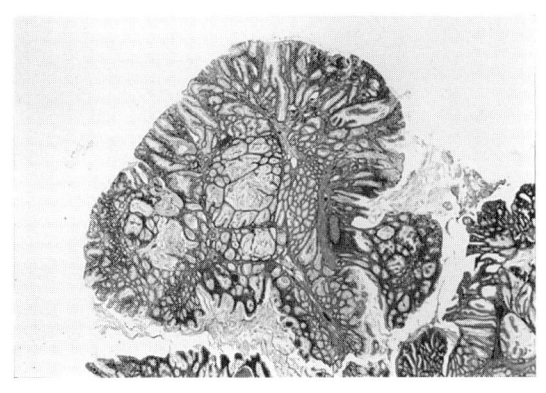

図2.29 Peutz-Jeghers型ポリープの組織像（×2.5）
単純過形成性上皮とその周囲を取りまく粘膜筋板からなる"区画性過形成巣"を特徴とする．

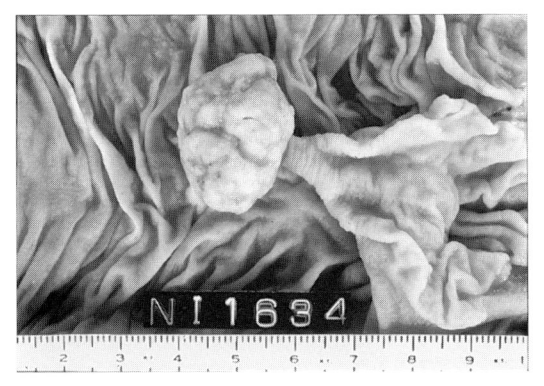

図2.30 Peutz-Jeghers型ポリープの肉眼像（上行結腸，回盲弁直上）
有茎性で表面は脳回様．ところどころ発赤を呈する．

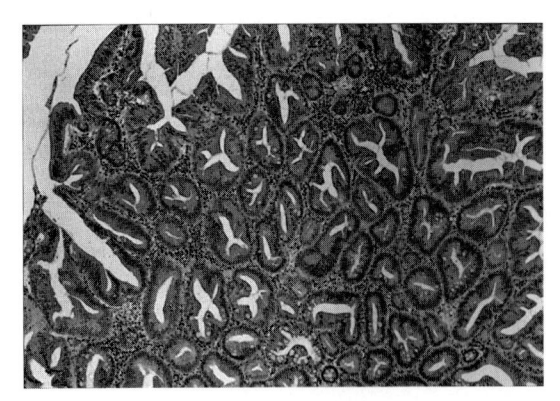

図 2.31 serrated adenoma の組織像（×20）
過形成性ポリープと同様に鋸歯状腺管構造を呈するが，過形成性ポリープに比べ腺管密度が高く，通常の腺腫と同様に紡錘型核の偽重層を示す．

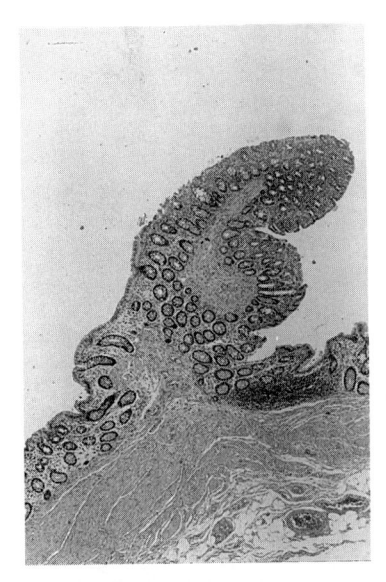

図 2.32 腸結核症にみられた炎症性偽ポリープの組織像（×10）
ポリープ起始部両端の粘膜は再生粘膜で，同部粘膜下層には潰瘍瘢痕（粘膜筋板の消失を伴う線維組織）がみられる．

シスの本態解明（非腫瘍性のポリポーシスなのか，腺腫症の特殊型なのか）のうえでも注目される病変である．

5) 炎症性ポリープ (inflammatory polyp)

炎症性ポリープには，① 炎症により粘膜が脱落（多発潰瘍）したなかの残存粘膜島がポリープ状にみえるもの[3]と，② 炎症の肉芽組織や再生粘膜から構成されるもの[12]，とがあり，各種炎症性腸疾患で形成される．前者は偽ポリープ（pseudopolyp）とも呼ばれ，多発潰瘍治癒過程の瘢痕形成で粘膜が引きつれ，有茎性の肉眼形態をとることが多い（図 2.32）．後者は肉芽ポリープ（granulation polyp），再生性ポリープ（regenerative polyp）とも呼ばれる．肉芽ポリープはときとして巨大になり，腸管の通過障害の原因になることもある．

6) 良性リンパ濾胞性ポリープ (benign lymphoid polyp)

反応性のリンパ組織過形成により形成される．直腸に好発し，rectal tonsil, anal tonsil, benign lymphoid hyperplasia とも呼ばれる．明瞭な胚中心をもつ腫大リンパ濾胞が孤立性または集合性に粘膜下層で増生し，肉眼的には表面平滑な粘膜下腫瘍の形態をとる．大きさは数 mm～30 mm で，20 mm 以下のものが多い．通常単発だが，4～5個まで多発することもある．男性にやや多く，30～40歳代に好発する．良性リンパ濾胞性ポリポーシスとの関連はない．

悪性リンパ腫との鑑別が問題となるが，良性リンパ濾胞性ポリープでは，① 胚中心が存在する，② 異型のない小型リンパ球からなり，濾胞間や病変辺縁部には形質細胞が目立つ，③ 潰瘍形成がない，④ 固有筋層を巻き込まない，ことが鑑別点となる．しかし，MALT type lymphoma との鑑別には問題が残されている．

7) 粘膜脱症候群 (mucosal prolapse syndrome)

直腸の粘膜脱症候群は粘膜脱による虚血性変化が発症原因で，直腸前壁に好発し，平坦型，隆起型，潰瘍型に分けられる[13]．ポリープを形成する隆起型には粘膜肥厚型と粘膜下腫瘍型とがあり，後者には限局型深在嚢胞性大腸炎（colitis cystica profunda）の一部が含まれる．炎症性総排出腔ポリープ（inflammatory cloacogenic polyp）と称されてきた病変も，粘膜脱を原因として形成されると考えられている．

粘膜肥厚型・粘膜下腫瘍型ともに粘膜表層部の内皮細胞腫大を伴う毛細血管の増生・拡張と，（粘膜固有層の）線維芽細胞，平滑筋細胞の増生からなる線維筋症を特徴とする．粘膜肥厚型はさらに腺管上皮の単純過形成が加わりポリープが形成さ

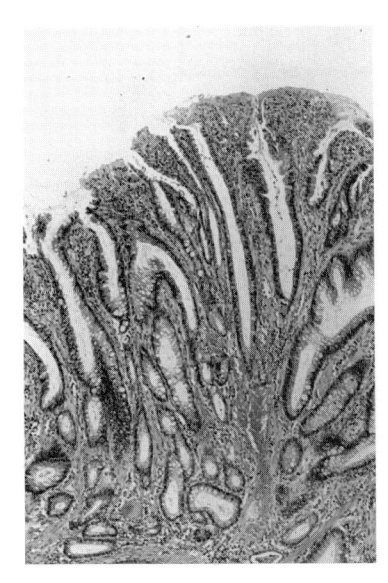

図 2.33 粘膜脱症候群粘膜肥厚型の組織像（×20）
腺管の（腺管絨毛状）単純過形成と粘膜固有層の線維筋症を呈する．粘膜表層部には内皮細胞の腫大を伴う毛細血管増生・拡張とびらんがみられる．

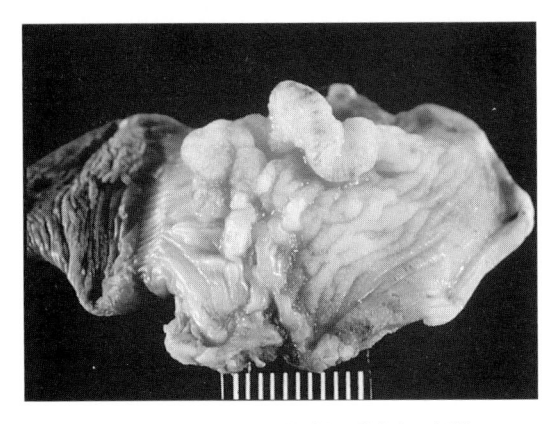

図 2.34 図2.33の肉眼像（歯状線直上の直腸）
隆起起始部はなだらかで，表面発赤・脳回様のイモ虫状隆起を呈する．

れたもので（図2.33），粘膜下腫瘍型は非腫瘍性腺管が粘膜下層に侵入し，増生・嚢胞状拡張をきたしてポリープが形成されたものである[14]．粘膜肥厚型は，表面発赤脳回様の広基〜亜有茎性，イモ虫状隆起で，軽度絨毛状表面性状を呈することもある（図2.34）．通常，歯状線の口側の 3 cm 以内（潰瘍型は 3〜17 cm 以上）に発生する[15]．

粘膜肥厚型は臨床的に，また病理組織診断上も絨毛腫瘍と誤診されることがある．病理組織診断のさいには，①粘膜脱症候群に特有の間質変化，②粘膜肥厚型では腺管密度の増加がないこと，③同，腺管上皮の表層への細胞分化がみられること，などが鑑別所見となる．

8) inflammatory myoglandular polyp

粘膜固有層の高度の炎症細胞浸潤と肉芽組織，豊富な平滑筋組織の増生，および嚢胞状拡張を伴う異型のない腺管の過形成からなるポリープ．単発，有茎性で，主に S 状結腸か左側結腸に発生する．1992年に Nakamura ら[16]により提唱された新しい疾患概念で，粘膜の外傷，粘膜脱などが発生原因として推定されている．

9) 腸管嚢胞状気腫症（pneumatosis cystoides intestinalis）

原因不明の大腸・小腸壁の気体（ガス）貯留による嚢胞形成疾患で，gas cyst とも呼ばれる．大腸にのみ限局する場合は，pneumatosis coli と呼ばれることもある．粘膜下層・漿膜下層に発生し，粘膜下層に発生した場合は，透明感のある粘膜下腫瘍様隆起を形成する．多発すると，粘膜面は cobblestone 様になる[1]．組織学的には，嚢胞周囲の組織球・多核巨細胞の集簇，炎症細胞浸潤・線維化を特徴とするが，嚢胞発生初期には炎症細胞浸潤や線維化はみられない[17]．

10) 子宮内膜症（endometriosis）

子宮内膜が大腸壁に異所性に存在する疾患．直腸，S 状結腸，盲腸，虫垂の順に発生頻度が高い．漿膜下層〜固有筋層に存在することが多いが，管腔面に隆起として突出することがある．大きな腫瘤を形成するものは endometrioma とも呼ばれる．組織学的には，子宮内膜固有の間質所見の存在が，大腸癌との鑑別になる．

11) 異所性胃粘膜（heterotopic gastric mucosa）

大腸の粘膜内もしくは粘膜下層の異所性胃固有腺．きわめてまれ．直腸の異所性胃粘膜は肉眼的に境界明瞭な顆粒状局面を呈するとされる[1]．偽幽門腺化生（炎症性腸疾患などで慢性の炎症刺激が持続するさいに，大腸，小腸にみられる）との鑑別には，胃底腺組織の存在を証明する必要がある[18]．

c. 非腫瘍性ポリポーシス
1) 過形成（化生）性ポリポーシス (hyperplastic polyposis, metaplastic polyposis)

過形成性ポリープが全大腸に多発した状態．若年者に多く，giant hyperplastic polyp が多発するという特徴があり，大腸腺腫・癌の合併頻度が高い[19]．しかし，その診断基準は確立されておらず，独立した疾患単位かどうかや，その本態については検討の余地が残されている（混合性ポリープを参照）．

2) 若年性ポリポーシス (juvenile polyposis)

消化管に若年性ポリープが多発する病態で（図2.28），ポリープの組織像は孤立性若年性ポリープと変わらない．ポリープの発生部位から，①若年性大腸ポリポーシス，②若年性胃腸管ポリポーシス，③胃限局性若年性ポリポーシスの3型に分類されるが，家族歴のあるものを家族性若年性ポリポーシス，2歳未満の発症例を小児若年性ポリポーシスと分類することもある．1964年に McColl らが若年性大腸ポリポーシスを他のポリポーシス症候群とは別個の疾患単位とした．家族性の症例は若年性胃腸管ポリポーシスであることが多く，常染色体優性遺伝と考えられている[20]が，各分類病型間の関連はまだ明確にされていない．大腸癌，胃癌，小腸癌，膵癌を合併することがある．大腸癌の発生頻度は9～23％で，35歳以下で15％[21]，60歳までの累積危険率は68％[22]と報告されている．

大腸には若年性大腸ポリポーシスと若年性胃腸管ポリポーシスでポリープが発生する．その診断には，①直腸/大腸に5個以上の若年性ポリープが発生，②消化管にびまん性に若年性ポリープが発生，③ポリープの数にかかわらず若年性ポリポーシスの家族歴がある，のいずれか1つを満たすこととされている[21]．

3) Peutz-Jeghers 症候群 (Peutz-Jeghers syndrome)

常染色体優性遺伝の疾患で，手，足，口周囲と口腔粘膜に色素沈着を伴い，Peutz-Jeghers 型ポリープと同様のポリープが胃～直腸（小腸に最も多い）に発生する．ポリープは家族性大腸腺腫症のように密生型にはならず，単発例も存在する[6]．家族性大腸腺腫症の約1/5の発生頻度で，消化管ポリポーシスのなかでは2番目に頻度が高い．1921年に Peutz ら，1949年に Jeghers らにより報告された．大腸，小腸，胃，肝，胆，膵臓，乳腺，子宮，卵巣，睾丸，骨などほぼ全身臓器の悪性腫瘍合併の報告がある．そのなかでも小腸癌，大腸癌の合併頻度が高い．

4) Cowden 病 (Cowden's disease)

常染色体優性遺伝の疾患で，皮膚・口腔内病変と，食道～直腸の多発ポリープを特徴とし，multiple hamartoma syndrome とも呼ばれる．食道には glycogenic acanthosis が発生する．胃・大腸に発生するポリープは若年性ポリープ，過形成性ポリープほか，組織学的に多彩な像を示すが，大腸では若年性ポリープの報告が多い[23]．1992年までのわが国の報告例の集計[24]では，73.8％に大腸ポリープが発生している．1963年 Lloyd らにより患者名をとって Cowden 病と命名され，1983年に Salem ら[25]により皮膚病変を主体とした診断基準が提唱されている．約40％で全身諸臓器の悪性腫瘍を合併する（甲状腺癌や乳癌の合併頻度が高い）が，消化器癌の頻度は低い[25]．

5) Cronkhite-Canada 症候群 (Cronkhite-Canada syndrome)

全消化管（食道はまれ）に粘膜全層性浮腫とポリープの多発をきたし，脱毛，爪甲異常（萎縮・変形・脱落）や口周囲，口腔内，四肢末端の色素沈着を伴う疾患．中年以降に発症し，家族歴はなく病因は不明．浮腫状粘膜からの粘液過剰分泌により蛋白漏出が起きる．ポリープは，浮腫と軽度の炎症細胞浸潤により拡大した粘膜固有層間質と，異型のない過形成性上皮およびその嚢胞からなり，肉眼的にびらん，発赤，出血を伴うことが多い．1955年に Cronkhite と Canada が同疾患を初めて報告し，1966年に Jarnum らが Cronkhite-Canada 症候群と命名した．1993年までの全報告例中，わが国の例が3/4を占める[26]．従来，癌の合併はまれと考えられてきたが，近年癌合併例の報告が増加し，わが国の例では13.3％に大腸癌を合併している[27]．

ポリープの組織像は若年性ポリープに近似するが，Cronkhite-Canada症候群のポリープは，①粘膜浮腫がポリープ以外の周辺粘膜にも存在する．②間質浮腫が粘膜全層に及ぶ（若年性ポリープでは浮腫は粘膜表層で著明），③腺管走行の乱れや腺管数の減少が少ない，などの所見から区別されうる[2]．

6) 炎症性ポリポーシス (inflammatory polyposis)

炎症性ポリープのなかの，偽ポリープ（炎症性ポリープを参照）が密集性に多発したもので（図2.35），潰瘍性大腸炎，Crohn病の大腸によくみられる．

7) 良性リンパ濾胞性ポリポーシス (benign lymphoid polyposis)

正常に存在する粘膜内または粘膜筋板近傍のリンパ濾胞のびまん性，反応性腫大で，小児や若年成人の回腸末端部に好発する．(diffuse) nodular lymphoid hyperplasiaとも呼ばれる．大腸では既存のリンパ組織が発達している盲腸と直腸にみられる．肉眼的には大きさのそろった（2～5 mm），黄色～白色調無茎性隆起（回腸では有茎性のものも多い）が密生する．自然消退することが多い．

d. 大腸癌発生のリスク群と癌の発生母地

若年性ポリポーシス，Peutz-Jeghers症候群，Cronkhite-Canada症候群は大腸癌発生のリスク群であり，過形成性ポリポーシス[19]にもその可能性が指摘されている．他の大腸非腫瘍性ポリープ，

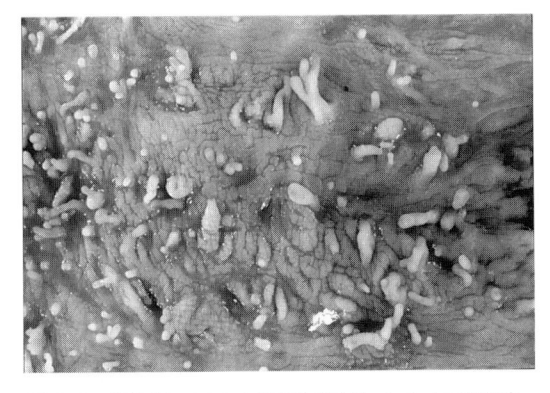

図2.35 腸結核にみられた炎症性ポリポーシス（上行結腸）大小の棍棒状有茎性ポリープの多発からなる．

ポリポーシスは，大腸癌（もしくは悪性腫瘍）発生のリスク群とは考えられていない．

リスク群ポリポーシス患者の大腸癌発生母地には，①非腫瘍性ポリープ自体，②非腫瘍性ポリープ内に発生した腺腫，③非腫瘍性ポリープとは独立して発生した腺腫，④正常粘膜，の4つの可能性がある．大腸では腺腫が前癌病変であり，ポリポーシス患者（特に高齢者症例）の大腸癌には③の経路から発生したものがかなり含まれうる．しかし，Peutz-Jeghers症候群および若年性ポリポーシスの大腸ポリープでは，それぞれ7.8～26.1％[6,8]，6.3％[8]で腺腫の併存があり（腺腫併存率は大きさに従って増大する），Peutz-Jeghers症候群[6]とCronkhite-Canada症候群[28]では，ポリープと腺腫内癌の併存例も存在することから，これらポリポーシスでは，②の経路の発癌も多いと考えられる[2]．過形成性ポリポーシスについては，その診断基準やポリープの本態の同定（非腫瘍性過形成か，serrated adenomaか）にも問題が残されており，癌の発生母地に関する検討は十分になされていない．

［味岡洋一・渡辺英伸］

文献

1) Morson BC, Dawson IMP, et al (eds): Morson & Dawson's Gastrointestinal Pathology, 3rd ed, pp 563-596, Blackwell Scientific Publ, London, 1990.
2) 渡辺英伸：消化管ポリポーシスの現況．胃と腸 28：1261-1267, 1993.
3) 武藤徹一郎：ポリポーシス．In：消化管外科病理学（森岡恭彦，森 亘編），pp 422-438, 医学書院, 東京, 1989.
4) Hayashi T, Yatani K, Apostol J, et al: Pathogenesis of hyperplastic polyps of the colon—A hypothesis based on ultrastructure and in vivo cell kinetics. Gastroenterology 66：347-356, 1974.
5) Roth SI, Helwig EB: Juvenile polyps of the colon and rectum. Cancer 16：468-479, 1963.
6) 須田武保，渡辺英伸，畠山勝康，ほか：特殊な消化管ポリープ (2) Peutz-Jeghers症候群．臨床科学 24：332-340, 1988.
7) 渡辺英伸，味岡洋一：消化管ポリポーシスの病理．In：図説臨床「癌」シリーズ，大腸癌（高山昭三，牛尾恭輔編），pp 135-143, メジカルビュー社, 東京, 1993.
8) 太田玉紀，渡辺英伸：Peutz-Jeghers症候群と若年性

ポリポーシス病変の形態形成機序と腫瘍化. 胃と腸 28：1268-1278, 1993.
9) Williams GT, Arthur JF, Bussey HJR, et al : Metaplastic polyps and polyposis of the colorectum. Histopathology 4 : 155-170, 1980.
10) Urbanski SJ, Kossakowska AE : Mixed hyperplastic adenomatous polyp—An underdiagnosed entity. Am J Surg Pathol 8 : 551-556, 1984.
11) Longacre TA, Fenoglio - Preiser CM : Mixed hyperplastic adenomatous polyps/serrated adenomas. A distinct form of colorectal neoplasia. Am J Surg Pathol 14 : 524-537, 1990.
12) Jass JR, Sobin LH (eds) : Histological typing of intestinal tumours (WHO), 2nd ed, Springer-Verlag, Berlin Heidelberg, 1989.
13) 渡辺英伸, 味岡洋一, 田口夕美子, ほか：直腸の粘膜脱症候群 (mucosal prolapse syndrome) の病理形態学的再検討. 胃と腸 22：303-312, 1987.
14) 渡辺英伸, 味岡洋一：消化管ポリープの定義・分類. 綜合臨牀 42：2399-2408, 1993.
15) 太田玉紀, 味岡洋一, 渡辺英伸：直腸の粘膜脱症候群—病理の立場から. 胃と腸 25：1301-1311, 1990.
16) Nakamura S, Kino I, Akagi T : Inflammatory myoglandular polyps of the colon and rectum. Am J Surg Pathol 16 : 772-779, 1992.
17) Haboubi NY, Honan RP, Hasleton PS : Pneumatosis coli : a case report with ultra structural study. Histopathology 8 : 145-155, 1984.
18) Wolff M : Heterotopic gastric epithelium in the rectum. Am J Clin Pathol 55 : 604-616, 1971.
19) 早川和雄, 山田直行, 福地創太郎, ほか：特殊な消化管ポリープ, ポリポーシス—臨床と本邦症例の集計—化生性ポリープ・ポリポーシス. 日本臨牀 49：2948-2954, 1991.
20) Veale AMO, McColl I, Bussey HJR, et al : Juvenile polyposis coli. J Med Genet 3 : 5-16, 1966.
21) Jass JR, Williams CB, Bussey HJR, et al : Juvenile polyposis—a precancerous condition. Histopathology 13 : 619-630, 1988.
22) Murday V, Slack J : Inherited disorders associated with colorectal cancer. Cancer Surv 8 : 139-157, 1989.
23) Carlson GJ, Nivatovongs S, Snover DC : Colorectal polyps in Cowden's disease (multiple hamartoma syndrome). Am J Surg Pathol 8 : 763-770, 1984.
24) 本間 照, 成澤林太郎, 船越和博, ほか：全消化管にポリポーシスと認め, 細胞性免疫異常を伴ったCowden病の1例. 胃と腸 28：1353-1362, 1993.
25) Salem OS, Steck WD : Cowden's syndrome (multiple hamartoma and neoplasia syndrome). A case report and review of the English literature. J Am Acad Dermatol 8 : 686-696, 1983.
26) 後藤明彦：特殊な消化管ポリープ, ポリポーシス—臨床と本邦症例の集計—Cronkhite-Canada 症候群. 日本臨牀 49：2955-2960, 1991.
27) 木下隆弘, 里見国迪, 松村徹也, ほか：大腸巨大ポリープを切除した Cronkhite-Canada 症候群の1例. Gastroenterol Endosc 37 : 805-811, 1995.
28) Malhotra R, Sheffield A : Cronkhite-Canada syndrome associated with colon carcinoma and adenomatous changes in C-C polyps. Am J Gastroenterol 83 : 772-776, 1988.

2.4　大腸癌の組織発生

　大腸癌がどのような経過をたどって発生するのかという疑問に対して, 1960年代からたびたび論議が繰り返されてきた. この間, 2つの主張, ①腺腫から大腸癌が発生する (adenoma-carcinoma sequence 説) と, ②正常粘膜から直接に大腸癌が発生する (de novo 癌説) が真向から対立してきたといってもよい. しかし, この30年の間に, 検索材料の変化に伴って次々と新しい知見が積み重ねられ, 2つの説の論争点も常に変化してきており, ある一時点での論点にこだわってはいられなくなってきた. 本節では, 大腸癌の組織発生の考え方の時代的変遷を概説することにしたい.

a．外科手術材料の時代：〜1975

　切除標本のなかから早期癌を選び出して組織学的に検索すると, 大多数が腺腫の一部に癌が存在する"腺腫内癌"の状態であり, 腺腫内癌こそは腺腫を母地にして大腸癌が発生することを示唆する最も確実な証拠であると考えられてきた (図2.36). その最も代表的な例は絨毛腺腫に合併した癌であろう (図2.37). 腺腫内に発生した癌は, その母地である腺腫を破壊し置換しながら増殖する

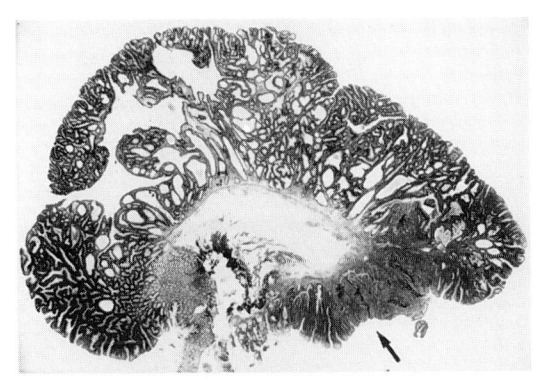

図 2.36 典型的な腺腫内癌（矢印）
腺腫が癌化する有力な証拠である．

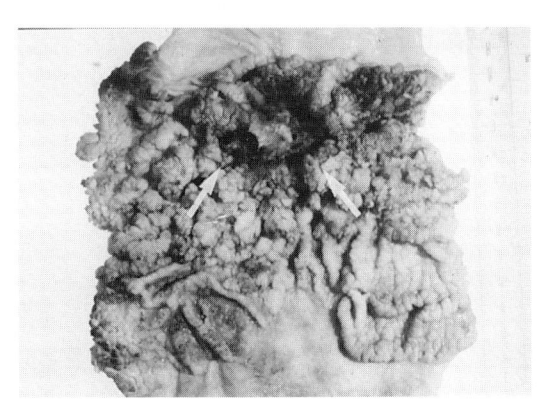

図 2.37 絨毛腺腫の癌化例（矢印）
癌部には潰瘍を伴っている．古典的な adenoma-carcinoma sequence の好例である．

表 2.7 大きさ別の癌化率

大きさ(cm)	腫瘍総数	m癌(%)	sm癌(%)	癌総数(%)
<1	1477	25 (1.7)	19 (1.3)	44 (3.0)
1〜2	579	62(10.7)	55 (9.5)	117(20.2)
≧2	430	52(12.1)	198(46.0)	250(58.1)

St.Mark 病院，1957〜1968

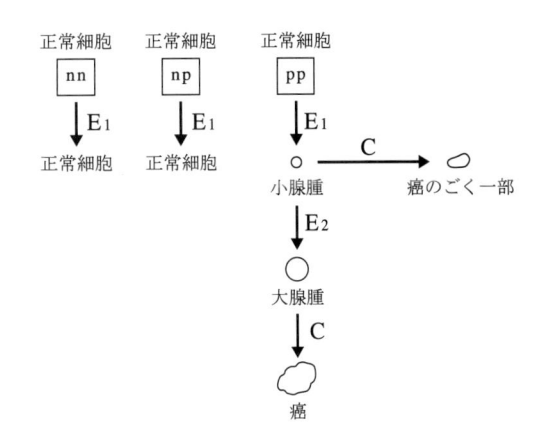

図 2.38 正常粘膜から腺腫，癌への過程（Hill らの仮説）
E_2 は胆汁酸が関与していると考えられている．n：正常遺伝子，p：腺腫遺伝子（劣性）（pp の場合のみ腺腫が発生しうる），E_1：pp の細胞に腺腫を発現させる環境因子，E_2：腺腫を発育させる因子，C：腺腫に癌を発生させる因子．

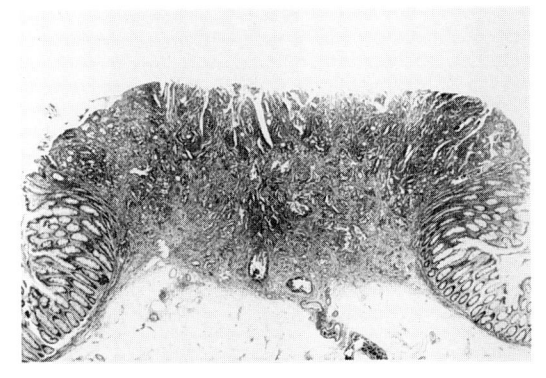

図 2.39 腺腫遺残のない小さな隆起潰瘍型癌（IIa＋IIc）
一般に de novo 癌と考えられているが IIa 型腺腫由来の可能性もある．

ために，癌の深達度が進むにつれて腺腫の遺残が認められる頻度は低くなってくる（表2.1参照）．腺腫が大きいほど癌化している頻度は高く，1 cm 以下の腺腫の癌化率は約 3% にすぎないことも明らかになった（表2.7）．重要なことはすべての腺腫が同様に悪性化のポテンシャル（malignant potential）を有するのでなく，ごく一部の腺腫のみが悪性化するということである．malignant potential に関与する因子としては，大きさのほかに，組織型（絨毛腺腫＞腺管絨毛腺腫＞腺管腺腫），異型度（高度＞中等度＞軽度），性差（女性＞男性）が重要であることが明らかにされた．また，臨床的なデータから，腺腫が癌になるまでの過程は10年以上を要すると考えられた．これらの検索結果に基づいて adenoma-carcinoma sequence の概念が確立されたのである[1]．検索対象が手術標本であったために，早期癌の 61% が 2 cm 以上であり，1 cm 以下の癌にはほとんど注意が払われていなかった．

以上述べた腺腫の malignant potential に関する傾向は，イギリスと日本とに差がないことから[2]，Hill ら[3] は腺腫から癌が発生するに至る過程についての仮説を提唱した（図2.38）．この時期に

おいても，腺腫遺残のない 2 cm 以下の潰瘍型癌が存在することを根拠に de novo 癌の存在が主張されていたが，大腸癌の主経路とは考えられていなかった[4]（図 2.39）．

b. ポリペクトミー材料の時代：～1980～

ポリペクトミーの登場により，小さなポリープが豊富に入手できるようになって，従来の adenoma-carcinoma sequence の概念は一変した．腺腫の癌化率は大きなものほど高いが，実数は 2 cm 以下のものが最多であることが明らかになってきた（表 2.8，図 2.40）．1 cm 以下の小腺腫でも癌の母地になりうること，大腸癌の母地としては 2 cm 以下の腺腫が重要であることが判明したのである．ちなみに，ポリペクトミーで発見された早期癌の 75% が 2 cm 以下の大きさである．有茎性腺腫よりは無茎性腺腫，扁平性腺腫のほうが癌の母地としては重要であり，retrospective study においても初発病変のほとんどすべては無茎性あるいは扁平性であった[5,6]．また，腺腫から癌への全経過は長いものが多いが，癌の発育が始まってから進行癌へ移行するまでの期間は予想外に速いことがあり，1 年以内でこの変化が起こりうることが明らかにされた．さらに，隆起型病変がたしかに潰瘍型病変に変化することも確認された[7]．

この時期に，morphometry を用いた癌判定により，大腸癌の 70～80% が de novo 癌であるという主張が登場し，にわかに de novo 癌説が活気を帯びてきた[8]．

c. flat adenoma の時代：1985～

小さな平坦腺腫 flat adenoma の発見は，大腸癌の組織発生論に新たな波紋を投じた[9]（図 2.41）．flat adenoma は通常 1 cm 以下の表面平坦なわずかな隆起を示す病変である．組織学的にはほとんど腺管腺腫であるが，小さいにもかかわらず癌化率が著しく高く，核 DNA 検索でも aneuploid を示す率が高い（表 2.9）．これらの所見から，flat adenoma は polypoid adenoma より malignant potential が高く，大腸癌の母地として重要であると考えられた．ただ，flat adenoma の自然史はまだ十分に解明されてはいない．粘膜下

表 2.8 ポリープの大きさと異型度（ポリペクトミー）

大きさ(cm)	軽度	中等度	m 癌	sm 癌	総数	癌化率(%)
<1	908	103	40	11	1062	4.8
1～2	103	60	67	15	245	33.5
≧2	8	5	16	7	36	63.9
総数	1019	168	123	33	1343	11.6

東大病院，1972～1989

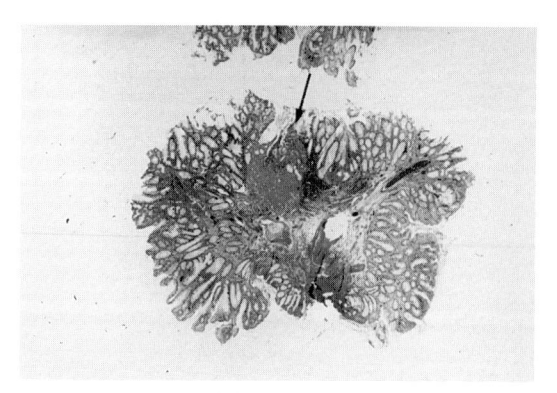

図 2.40 小さな腺腫内癌（7 mm，矢印）
同じ腺腫内癌でも図 2.37 例とはまったく異なる．

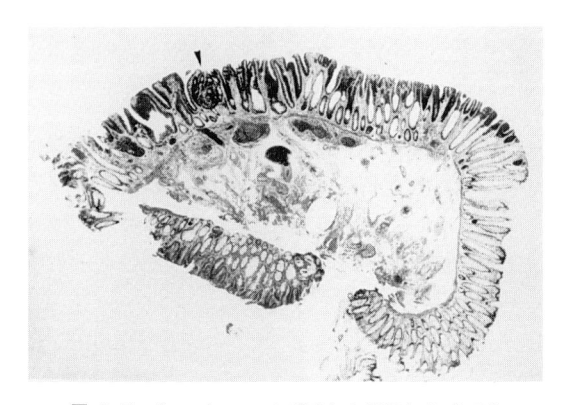

図 2.41 flat adenoma に発生した腺腫内癌（矢頭）

表 2.9 flat adenoma の大きさと癌化率

大きさ(mm)	軽度	中等度	m 癌	総数	癌化率(%)
2～4	43	6	3	52	5.8
5～6	31	6	4	41	9.8
7～8	12	6	6	24	25.0
9～10	5	2	4	11	36.4
総数	91	20	17	128	13.3

（1991 年のデータによる）

の癌浸潤によって一時期は隆起すると推定されるが，それ以後の変化は不明である．

d. 陥凹型腫瘍の時代：1987〜

さらに新しい病変として，陥凹型腫瘍が登場し，大腸癌の組織発生に新しいページが開かれた[10]．わが国ではこれらの非隆起型病変を表面型病変と総称し，それを，①表面隆起型（IIa型＝flat adenoma），②表面平坦型（IIb型），③表面陥凹型（IIc型）に亜分類することになっている．表面型病変における腺腫と癌の判定は難しいので，両者の判別がつくまでは表面型腫瘍という名称が用いられる．

IIc型腫瘍は従来その存在が疑われていた病変であったが，最近では確実に存在することが明らかになった（図2.42）．発見頻度が増えるに従い腺腫の数が増加しており，発見当初に予測されたように，すべてが癌ではないということもわかってきた．IIc型腫瘍の粘膜筋板は薄く疎であるので，容易に癌浸潤が起こると予想されるが，その自然史の実態はまだ明らかではない．現時点では1cm以下で深部浸潤する群と側方へ進展して1cm以上になる群とがあると推定されている．従来de novo癌と考えられていた癌の多くが，表面型病変に由来すると考えるほうが，小さな隆起型病変に由来すると考えるよりは自然であり，わかりやすい．通常の大腸癌の何割が表面型腫瘍に由来するのかはまだ解明されていないが，集積されたデータから判断するかぎりでは，表面型腫瘍由来の

表 2.10 表面型と隆起型の頻度

	腺腫(%)	m癌(%)	sm癌(%)	総数(%)
表面型	494(6.1)	46(11.8)	23(14.9)	563(6.5)
隆起型	7642(93.9)	344(88.2)	131(85.1)	8117(93.5)
総　数	8136(100)	390(100)	154(100)	8680(100)

外科手術，ポリペクトミー例，5施設の集計，1993年．

ものはたかだか15%と推定される（表2.10）．

e. 分子生物学の時代：1990〜

最近の分子生物学の著しい進歩によって，大腸癌発生機構が遺伝子レベルの変化として詳しく解明されるに至った[11]．腺腫の発生にはまず第5染色体長腕上のAPC遺伝子の両方に異常が起こることが必要である[12]．ここにK-rasの異常が加わると腺腫が大きくなり異型度が増す．腺腫が癌化し浸潤する過程ではp53，DCCなどの遺伝子異常が起こってくる．このように，腺腫から癌の発生・発育には複数の遺伝子異常が関与していることが明らかにされたのである（図2.43）．この研究は隆起型腫瘍のみを対象に行われたものであり，表面型腫瘍はまったく対象になってはいない．隆起型癌に関するかぎりde novo癌は遺伝子レベルの変化としては否定されたも同然であるが，表面型腫瘍についてはどうであろうか．興味深いことに，K-ras点突然変異に焦点を絞って隆起型腫瘍と表面型腫瘍とを比較してみると，その頻度が著しく違っていることが判明した[13]（表2.11）．すなわち，表面型腫瘍ではK-ras点突然変異を起こしているものが著しく少ない．特にIIc型腫瘍ではその頻度は10%以下である．この事実は表面型腫瘍，特にIIc型腫瘍が遺伝子レベルでも隆起型腫瘍とは異なった性状を示すことを示唆してお

表 2.11 腺腫の形態とK-ras codon 12の突然変異

形　態	突然変異の頻度		
Ip	21/29 (72%)		
Isp	16/27 (59%)		
Is	27/39 (69%)		
IIa	8/27	10/30 (33%)	
IIb+IIa	2/3		$p<0.5$
IIb	2/17	2/25 (8%)	by Fisher's test
IIc	0/8		
IIc+IIa	1/7 (14%)		

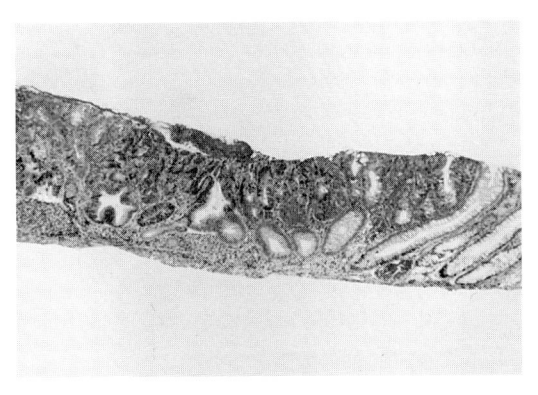

図 2.42 表面陥凹型腫瘍
IIc型腺腫である．

図 2.43 大腸癌発生の遺伝子学的モデル

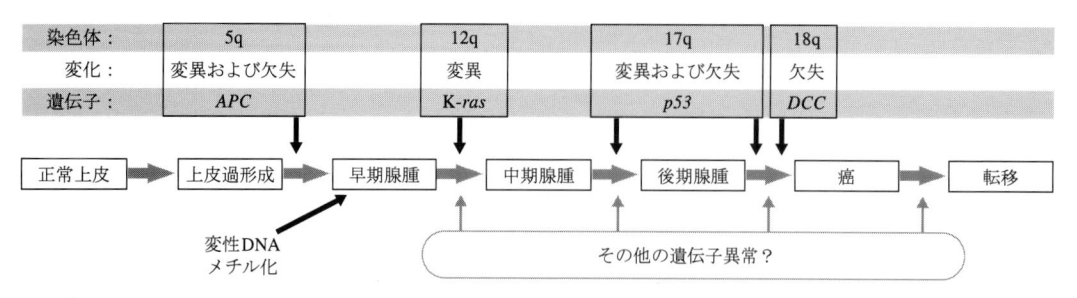

染色体：	5q	12q	17q	18q
変化：	変異および欠失	変異	変異および欠失	欠失
遺伝子：	APC	K-ras	p53	DCC

正常上皮 → 上皮過形成 → 早期腺腫 → 中期腺腫 → 後期腺腫 → 癌 → 転移

変性DNAメチル化

その他の遺伝子異常？

図 2.43 大腸癌発生の遺伝子学的モデル
発癌過程にさまざまな変異遺伝子が関与することを示す．

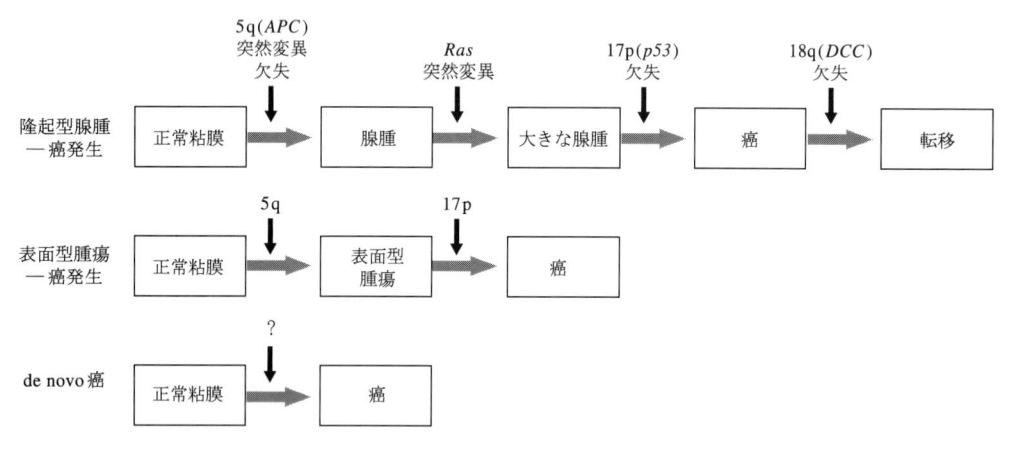

図 2.44 大腸癌発生の新しい遺伝子機構

隆起型腺腫―癌発生：正常粘膜 →[5q(APC)突然変異・欠失]→ 腺腫 →[Ras突然変異]→ 大きな腺腫 →[17p(p53)欠失]→ 癌 →[18q(DCC)欠失]→ 転移

表面型腫瘍―癌発生：正常粘膜 →[5q]→ 表面型腫瘍 →[17p]→ 癌

de novo癌：正常粘膜 →[?]→ 癌

図 2.44 大腸癌発生の新しい遺伝子機構

り，今後さらに研究を進めていくことが必要である．いわゆる de novo 癌も遺伝子レベルの異常として説明されなければならず，小さな腺腫遺残のない癌というだけでは de novo 癌の証拠とはなりえない．今後はいかなる遺伝子異常の集積がいかなる形態の癌を発生させるのかを解明することが肝要である．de novo 癌と呼ばれる癌においては，上述の遺伝子異常が連続して起こって形態変化が生ずる前に癌が発生するために，正常粘膜から直接癌が発生したようにみえるのかもしれない．一方，可能性は少ないと思われるが，未知の遺伝子が正常粘膜から癌を発生させること（真の de novo 癌）も考慮に入れておく必要があろう．これらのことを念頭において，今後の大腸癌組織発生の研究を続けていくことが肝要である（図 2.44）． ［武藤徹一郎］

文献

1) Muto T, Bussey HJR, Morson BC : The evolution of cancer of the colon and rectum. Cancer 36 : 2251-2270, 1995.
2) 武藤徹一郎, 石川浩一, 喜納 勇, ほか：日本と英国の大腸腺腫の差に関する組織学的研究―とくに malignant potential を中心に. 癌の臨床 23 : 465-468, 1977.
3) Hill MJ, Morson BC, Bussey HJR : A etiology of adenoma-carcinoma sequence in large bowel. Lancet 1 : 245-247, 1978.
4) Spratt JS Jr, Ackermanm LV : Small primary adenocarcinoma of the colon and rectum. JAMA 179 : 337-346, 1962.
5) Muto T, Kamiya J, Sawada T, et al : Morphogenesis of human colon cancer. Dis Colon Rectum 26 : 257-262, 1983.
6) 牛尾恭輔, 石川 勉, 笹川道三, ほか：大腸癌, 大腸腺腫の発育経過―X線像による遡及的・経時的検討. 消化器外科 6 : 1362-1376, 1983.
7) 武藤徹一郎, 斎藤幸夫, 安達実樹, ほか：大腸癌の発育過程. 臨放 35 : 1277-1288, 1990.
8) 中村恭一, 渋谷 進, 西沢 護, ほか：大腸癌の組織

発生とその早期における発育過程. 胃と腸 **20**：877-888, 1985.
9) Muto T, Kamiya J, Sawada T, *et al*: Small "flat adenoma" of the large bowel with special reference to its clinicopathologic features. Dis Colon Rectum **28**：847-851, 1985.
10) 工藤進英, 林 俊一, 三浦宏二, ほか：平坦・陥凹型早期大腸癌の内視鏡診断と治療—微小癌の内視鏡像を中心に. 胃と腸 **24**：317-329, 1989.
11) Vogelstein B, Fearon ER, Hamilton SR, *et al*: Genetic alterations during colorectal-tumor development. N Engl J Med **319**：525-532, 1988.
12) Nishisho I, Nakamura Y, Miyoshi Y, *et al*: Mutations of chromosome 5q21 genes in FAP and colorectal cancer patients. Science **253**：665-669, 1991.
13) Yamagata S, Muto T, Uchida Y, *et al*: Lower incidence of K *ras* codon 12 mutation in flat colorectal adenomas than in polypoid adenoma. Jpn J Cancer Res **85**：147-151, 1994.

2.5 炎症性大腸疾患

炎症性大腸疾患は感染症と非感染症に大別される. 前者は結核などの一部を除いては急性の経過を示し, 治癒後は後遺症を残さないことが多い. 後者の代表は潰瘍性大腸炎と Crohn 病であり, 完全治癒が困難で, さまざまな臨床的, 形態学的合併症をきたす. この両者と鑑別すべき疾患として虚血性大腸炎がある. ここではその3疾患の病理形態像の概略を述べることにする.

a. 潰瘍性大腸炎 (ulcerative colitis)

免疫学的異常による疾患と考えられているが, まだその発症メカニズムは解明されていない[1]. 主として若年者に発症し, 病変は直腸から連続性に口側に向かって広がり, 再燃と寛解を繰り返す. 潰瘍は浅く, 原則として UL-II までである. 全結腸を侵すと回腸末端にも軽度の病変を認めることがあるが, それ以外の消化管病変をきたすことはない. その最も軽症型は直腸のみを侵し, 特発性直腸炎と呼ばれる. これを含めると炎症性大腸疾患のうちで最も頻度が高い.

組織学的に炎症はまず粘膜に始まり, 活動期にはプラズマ球と好中球浸潤が強く, 充血により粘膜は赤い. 粘膜の炎症に並行して腺窩の構造が乱れ, 上皮の粘液は減少し, 表層部上皮は扁平化し, 腺窩深部上皮に核分裂像が増加する. 好中球は腺窩周囲に多く, 腺窩上皮間に食い込む (cryptitis). 好中球は拡張した腺窩内に脱落し, 腺窩膿瘍 (crypt abscess) をつくり, 腺窩が破壊される (図

2.45). これが横につながると膿苔の付着したびらん面となる. この時期には炎症が粘膜筋板を越え粘膜下層に及ぶことが多い. 活動性が低下し, 好

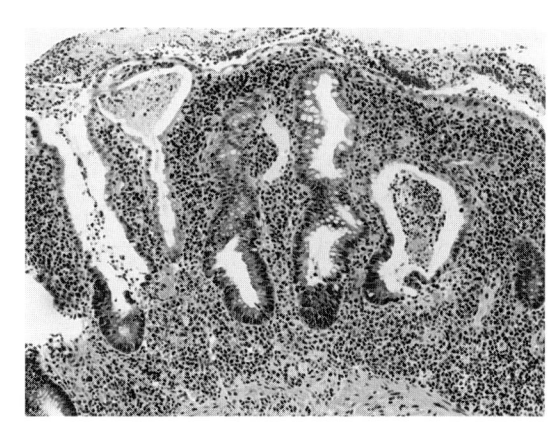

図 2.45 潰瘍性大腸炎活動期の粘膜生検像

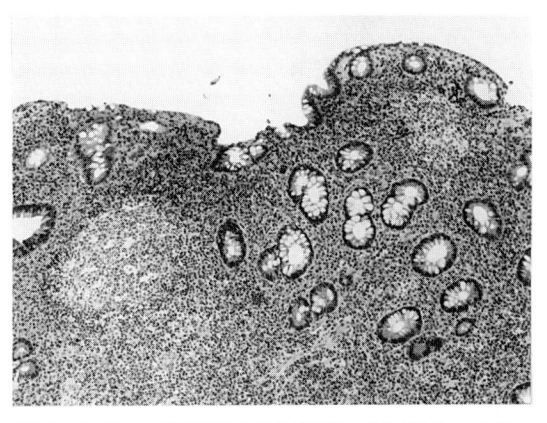

図 2.46 リンパ濾胞形成を伴う活動性のやや低下した時期の粘膜生検像

中球が減少するとともにリンパ球浸潤が高度になり，しばしばリンパ濾胞が形成され，粘液も増加してくる（図2.46）。炎症消退後の再生粘膜の腺窩は分岐し，分布は疎で，腺窩底部は粘膜筋板から離れている（図2.47）。この時期には粘膜下層に炎症はない。やがて完全に正常粘膜になることもあるが，炎症の反復とともにしばしばPaneth細胞が出現する。その間に粘膜は平坦になり，腸管は短縮，狭小化する。しかし，多くの例で粘膜筋板の連続性は保たれ，粘膜下層の線維化は軽度で，筋層の肥大はない。したがって，腸管の短縮・狭小化の主因は粘膜筋板の瘢痕性収縮である。

外科的治療を余儀なくさせられるのは，急性増悪に伴い炎症が粘膜下層に達し，広範な潰瘍が形成される症例である（図2.48）。潰瘍は結腸ヒモ上部に多く，粘膜下層を水平方向に広がる。潰瘍底は肉芽組織形成傾向に乏しく，筋層に近接している。残存する粘膜の腺窩は延長し，急性炎症性ポリポーシスとなる（図2.49）。この時期に炎症細胞浸潤が潰瘍底から漿膜下層まで及ぶこともある。炎症が筋層に及んだ潰瘍性大腸炎の極型が中毒性巨大結腸症（toxic megacolon）である。拡張が高度なのは横行結腸であることが多く，しばしば穿孔する。穿孔部周囲では壁の菲薄化が高度で，筋層平滑筋は引き伸ばされ変性しているが，消化性潰瘍のような組織壊死層はみられない。中毒性巨大結腸症における穿孔は，炎症の筋層波及により脆弱化した大腸壁が，滲出物の腸内貯留による内圧上昇のため，引き伸ばされ裂けたものである。

広範なUL-IIの潰瘍もやがて再生粘膜で覆われる。再生粘膜は薄い瘢痕性線維化層を介して固有筋層の上に貼りついているため，粘膜面から筋層構造が透見できる。その間にサンゴ状の奇怪な形をしたポリープと粘膜橋がある（図2.50）。この慢性炎症性ポリープは粘膜下層を水平に伸びる潰瘍間に残存する粘膜由来であり，ポリープの芯は

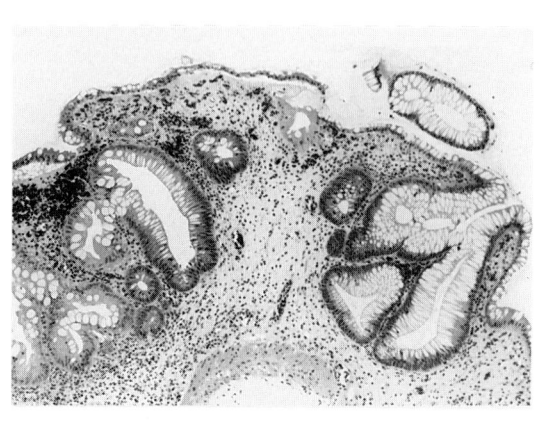

図2.47 寛解期の再生粘膜生検像

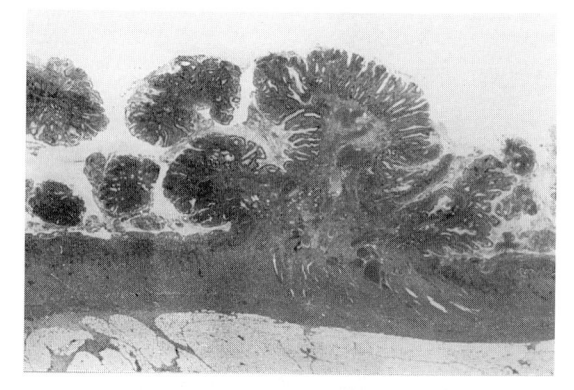

図2.49 図2.48に示した大腸のルーペ像

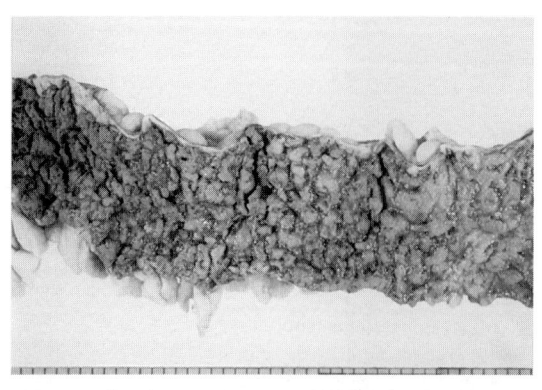

図2.48 多発性UL-IIを認めた活動期潰瘍性大腸炎の肉眼像

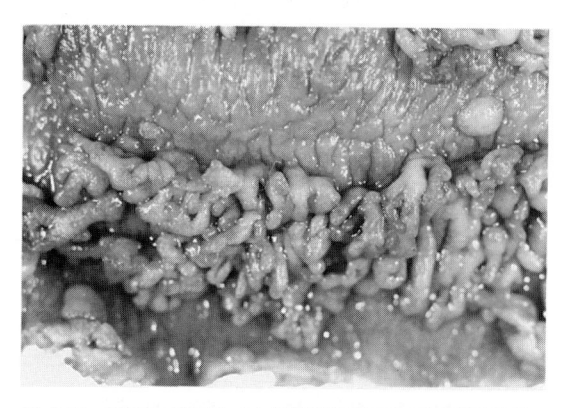

図2.50 結腸ヒモ上部にある筋層構造が透見できる再生粘膜で覆われた潰瘍（瘢痕）とサンゴ状の炎症性ポリポーシス

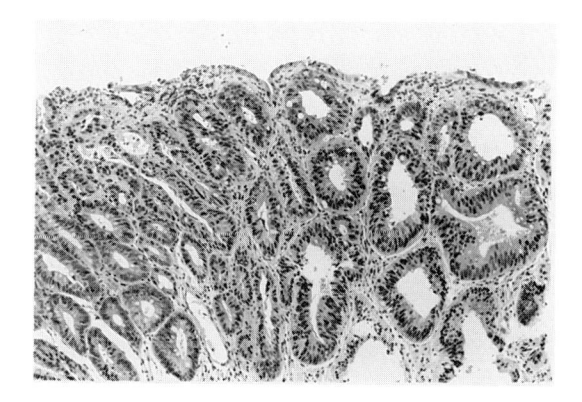

図 2.51 長期経過後の high-grade dysplasia あるいは粘膜内癌

粘膜筋板である．粘膜集中を伴う瘢痕は通常みられない[2~4]．

粘膜の脱落と再生を特徴とする潰瘍性大腸炎では，長期経過後，癌が発生する頻度が高い[5]．癌は直腸に好発し，早期発見の困難な平坦型で悪性度が高いことが多いので，早期発見は臨床上重要である．浸潤癌前期の異型上皮は扁平上皮の異型病変と同様に dysplasia と呼ばれているが，子宮頸部 dysplasia が上皮内腫瘍とみなされるようになったと同様に，その多くは腫瘍であり，high-grade dysplasia は粘膜内癌と同程度の異型を示す（図 2.51）．しかし，再生異型との鑑別が問題となる例では，確定診断のために生検を繰り返すべきである．

b．Crohn 病（Crohn's disease）

潰瘍性大腸炎と同様に免疫学的異常が原因と想定されているが，発症メカニズムはやはり解明されていない．回腸末端，右結腸などのリンパ装置の豊富な部分に主病変があり，原著で回腸末端炎として記載されているように，小腸病変がむしろ主体であるが，大腸炎として発症することも多い．消化管全長を侵し，肝，皮膚，関節，眼などに病変を認めることもある．

Crohn 病の最も特徴的な肉眼所見は小腸腸間膜付着部の縦走潰瘍であり，特徴的組織学的所見は 4 型免疫反応で出現する類上皮細胞性肉芽腫である．肉芽腫は乾酪壊死を欠き，全層性に出現し，リンパ節にも認められる．しかし潰瘍性大腸炎に

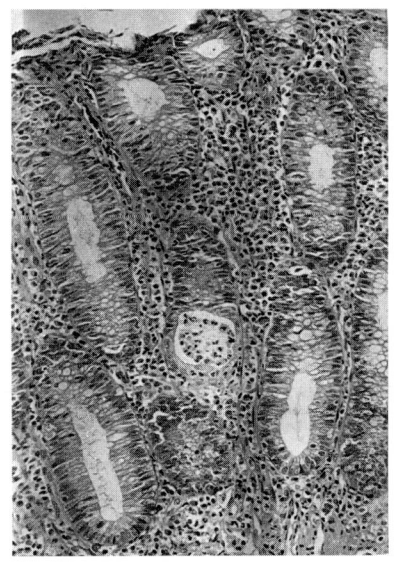

図 2.52 Crohn 病の大腸粘膜に認められた crypt abscess

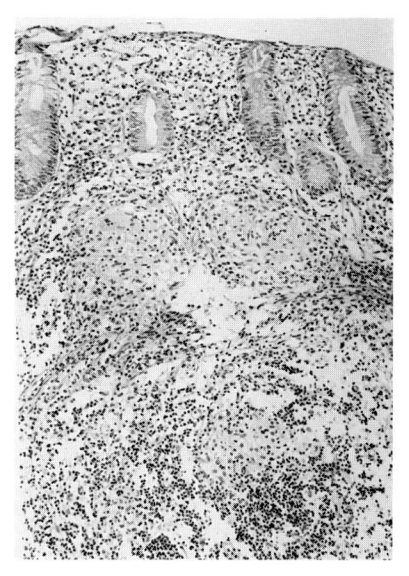

図 2.53 大腸生検に認められた粘膜下層の炎症と 3 個の小さい肉芽腫

特徴的とされる腺窩膿瘍を認めることもまれでないため，大腸生検での鑑別は困難であるが Crohn 病では粘膜炎症が強くても腺窩構造の乱れと粘液の減少が軽度である（図 2.52）．また粘膜下層の炎症が高度である点も特徴であるので，生検で粘膜下層が十分採取されれば，Crohn 病の可能性を示唆することはできる．しかし肉芽腫が認められなければ生検では組織学的確定診断に至らない（図

2.53）．また，潰瘍底，潰瘍周囲に肉芽腫があったさいは結核を否定する必要がある[6]．

肉芽腫の有無以外の潰瘍性大腸炎と Crohn 病の組織像の相違は，炎症に伴う組織破壊方向の相違である．前者では炎症が連続性に水平に広がり，びらん，潰瘍が面を形成するのに対し，後者では炎症は早期から粘膜下層に及び，組織破壊はリンパ路に沿い線状あるいは垂直方向に伸展し，類上皮細胞性肉芽腫を伴う肉芽組織とリンパ濾胞を形成しながら，全層性に漿膜に及ぶ（図 2.54）．この過程でリンパ路が閉塞されるため（図 2.55），粘膜と粘膜下層の浮腫をきたし，壁は肥厚する．

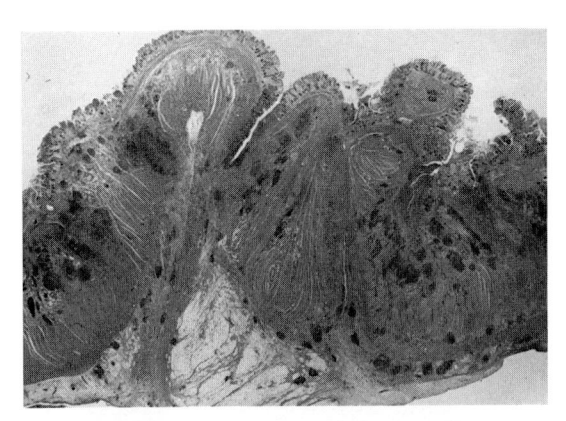

図 2.54 全層性のリンパ濾胞形成と瘢痕化した裂溝を認める典型的小腸 Crohn 病のルーペ像

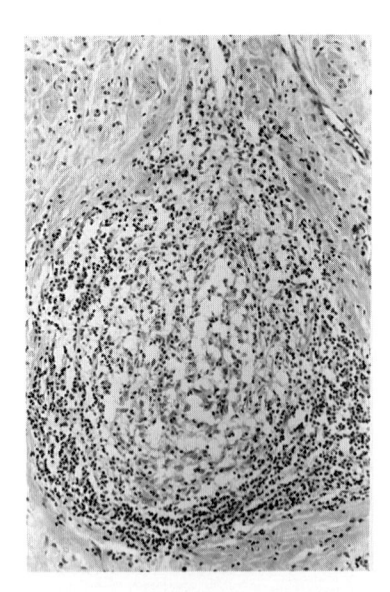

図 2.55 肉芽腫様病変による漿膜下層リンパ管閉塞

この組織学的特徴は回腸末端病変で最も明瞭であるが，大腸病変にも認められ，その肉眼所見に対応する．Crohn 病の特徴とされる玉砂利を敷き詰めたような粘膜面の状態（cobblestone appearance）は，小さい線状あるいは垂直方向への組織破壊巣瘢痕化による粘膜のひきつれとその周囲の浮腫によるものである（図 2.56）．縦方向への壁破壊が筋層に達したものが裂溝（fissura）である．Crohn 病ではこの瘢痕化による粘膜筋板と固有筋層の癒着が多数認められる．裂溝は漿膜下層に達し，周囲との癒着，瘻孔形成の原因となる．

しかし，大腸では筋層内リンパ管に乏しいため，水平方向への広がりが前面に出ていることが多い．その表れが早期病変に認められる潰瘍底の平坦な大きい浅い潰瘍である．この周囲には cobblestone appearance が認められることが多いが，肉芽腫を確認できなければ潰瘍性大腸炎との鑑別は困難である．粘膜を残しながら粘膜下層を水平方向に伸びる組織破壊の結果生じるのが，右結腸に好発することを除けば潰瘍性大腸炎と鑑別の困難な炎症性ポリープである．しかし，活動性炎症を伴う例では，裂溝を形成しながら垂直方向に炎症が波及し漿膜下層に及ぶという Crohn 病の特徴的所見が確認できる（図 2.57）．日本の大腸 Crohn 病はこの形態をとることが多く[7]，潰瘍性大腸炎より粘膜下層の炎症が高度なため，巨大ポリープが形成されることがある（図 2.58）．

直腸を侵さずに区域性病変をきたす潰瘍性大腸炎と，肉芽腫の確認できない大腸 Crohn 病の鑑別

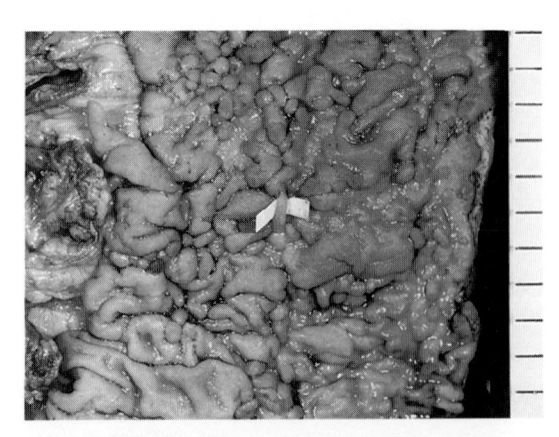

図 2.56 大腸の cobblestone appearance

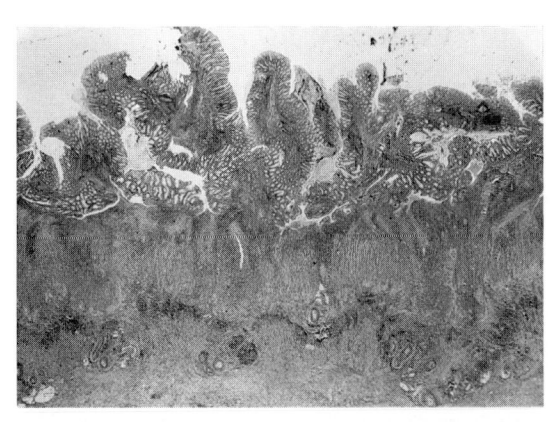

図 2.57 炎症性ポリポーシス部に認められた裂溝形成を伴い漿膜下層に達する垂直性炎症

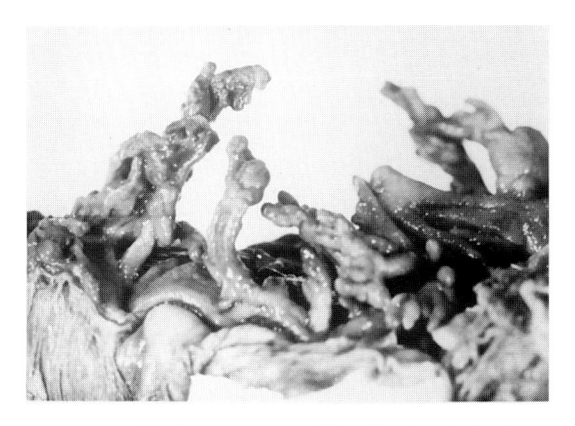

図 2.58 寛解期 Crohn 病の右結腸に認められた炎症性ポリポーシス

が不可能なことがある．このような例は暫定的に中間型大腸炎（intermediate colitis）と診断されるが，経過を追うとほとんどで臨床的に確定診断が可能になる．

[斎藤　建]

文　献

1) MacDermott RP, Stenson WF: Inflammatory bowel disease. In: Immunopathology of the Liver and Gastrointestinal Tract (ed by Targan SR, Shanahan F), pp 459-486, Igaku-Shoin, New York, 1990.
2) Morson BC, Dawson JMP, Day DW, et al: Inflammatory disorders. In: Morson & Dawson's Gastrointestinal Pathology (ed by Morson BC, Dawson JMP, Day DW, et al), pp 477-549, Blackwell Scientific Publications, Oxford, London, Edinburgh, Boston, Melbourne, 1989.
3) Whitehead R: Ulcerative colitis. In: Gastrointestinal and Esophageal Pathology (ed by Whitehead R), pp 522-531, Churchill Livingstone, Edinburgh, London, Melbourne, New York, 1989.
4) 武藤徹一郎：炎症性大腸炎疾患のスペクトル．医学書院，東京，1986.
5) 津田倫樹，望月　衛，若狭治毅：潰瘍性大腸炎と癌化．病理と臨床 **10**：182-185, 1992.
6) 斎藤　建，高橋　敦，小林誠一，ほか：Crohn 病―病理診断における問題点．病理と臨床 **2**：163-172, 1984.
7) 渡辺英伸：炎症性腸疾患の病理形態学的鑑別―肉眼像を中心に．臨放 **25**：789-800, 1980.

2.6　その他の大腸疾患

a．アミロイドーシス（amyloidosis）
1) 原因と発生頻度
a) 多発性骨髄腫を含む単クローン性 γ-グロブリン血症

Tada らによると，30 症例の小腸アミロイドーシスを免疫組織学的に検索すると amyloid A protein（AA）が 20/30 症例（67％），light chain protein（AL）が 8/30 症例（27％），β_2-microglobulin（AH）が 1/30 症例（3％）であった．内視鏡的に粘膜が微細顆粒状パターンを示した症例は AA 症例に多く認められ（$p<0.001$），これは粘膜固有層への顆粒状沈着による．一方，多発性のポリープ様病変は AL 症例にのみ認められ（$p<0.001$），粘膜筋板，粘膜下層，固有筋層に高度の沈着を認めた．

臨床的に下痢，吸収障害，潜血は AA 症例に多く，腸閉塞や慢性偽閉塞症状は AL や AH 症例にみられた．偽閉塞症状を呈した 16 症例のアミロイドーシスを検索したところ，平滑筋に沈着した症例は AL（light chain protein）アミロイドーシスと AH（β_2-microglobulin）アミロイドーシスが多く，もっぱら腸管神経叢に沈着した症例は AA

(amyloid A protein) アミロイドーシスであった.
このように，消化管の偽閉塞症状は平滑筋沈着でも神経沈着でも起こるという[1,2]).

b） 血液透析

Galらは血液透析を受けていた患者の剖検症例20症例で検討したところ，最も病変の強かった臓器は心臓，消化管と肺であった.これらの臓器においては中等大の血管に中等度のアミロイド沈着を認めた.1症例は小腸の血管狭窄によると考えられる小腸穿孔で死亡していた[3]).

c） 炎症性腸疾患

Greensteinらによると，Crohn病の0.9％（15/1709症例）に合併し，潰瘍性大腸炎には0.07％（1/1341症例）であった.Crohn病のアミロイドーシス合併は他の小腸疾患の約4.4倍という.彼らの集積した症例の多くは40歳前後で診断されており，Crohn病発症後約15年前後に相当するという.アミロイドーシスのさいには特に腎，心，肝，脾などに種々の障害を伴っていることが多く，腸管病変が必ずしも致死的とはならないが，約68％（15/22症例）の頻度で腸管に化膿性炎症を併発したという[4]).

d） 膠原病

リウマチ様関節炎に続発した消化器病変として多発性穿孔をきたした症例報告では，アミロイドは主として粘膜下層の小血管に沈着し，潰瘍辺縁の血管には特に強く沈着し，と粘膜下層の線維化も高度であった[5]).

2） 病態生理

消化管のアミロイドーシスは，不定の愁訴や腹痛，背部痛，下痢，麻痺性イレウスなどを呈することがあり，ときに急性腹症として発見されることもある.切除腸管の組織像では動脈壁あるいは粘膜筋板などに高度のアミロイド沈着を認め，アミロイド沈着により血管の弾性が失われることや血流障害がこれらの消化管病変を起こし，ときに腸管穿孔をもきたす.粘膜筋板への高度のアミロイド沈着が粘膜筋板のしなやかな運動を障害し，機械的な粘膜破綻をきたすばかりではなく，しばしば凝固障害を伴っていることから著明な粘膜出血の原因となることもある[6]).

3） 外科診断

アミロイドーシスに特徴的な病変はなく，血清生化学的検査所見が診断に参考となる.

X線所見： 腸管拡張，腸閉塞所見などと多彩で，粘膜腫大，ハウストラの消失，不整形の潰瘍を認める.

内視鏡所見： 粘膜は浮腫状で，びらんや出血，多発性表層性潰瘍を示す.虚血性大腸炎や潰瘍性大腸炎に類似するという.

4） 病理所見

初期には粘膜固有層の小血管壁に淡好酸性不定形物質の沈着を認める.アミロイド沈着の確定にはコンゴーレッド染色をする必要がある.染色後アミロイドはサーモンピンク色の陽性所見を示すことに加えて，偏光顕微鏡でアップルグリーンの重屈折性を示すことから確認することができる（図2.59～2.62）.

カゼイン誘発性のマウスアミロイドーシスでは，肝臓や腎臓に先立って最初に脾臓，ついで消化管に沈着が認められた.消化管では小腸と大腸にほぼ同時に出現し，遅れて胃の腺部に沈着が観察された.粘膜固有層内の小血管壁や上皮の基底膜にまず沈着がみられ，ついで間質に拡大していく.このことは，アミロイドーシス診断確定のさいに広く行われている直腸生検が初期に感度の高い診断法である点で，きわめて有意義であることを実証している[7]).

5） 治療方針，手術適応

貧血や低蛋白血症，低栄養の改善などの対症療法を行いつつ，原疾患の治療が必要となる.基本的には代謝疾患であるので，アミロイドの産生を減少させることと沈着アミロイド物質の溶解排泄促進を目的とする内科的治療が選択される.限局性のアミロイド沈着やイレウスは外科手術の対象となる.

6） 遠隔成績

死因は心不全，腎不全，感染その他である.刺激伝導系の障害による心不全は比較的急激に発現し死に至る.

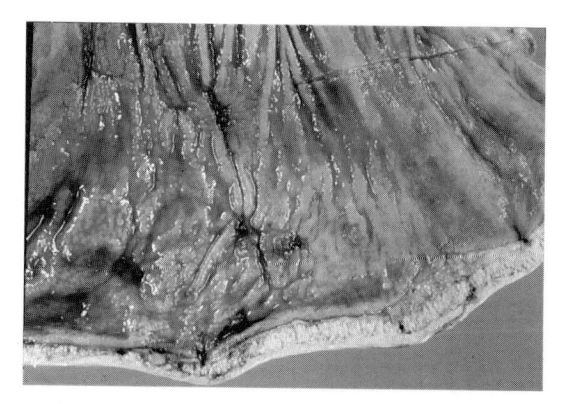

図 2.59 腸管アミロイドーシス（透析アミロイドーシス）
腸管筋層には全周性にアミロイドが沈着し全体に肥厚，硬化している．粘膜は襞が乏しく，本来の繊細さが消失している．割面の固有筋層が一様に黄色調を示している．

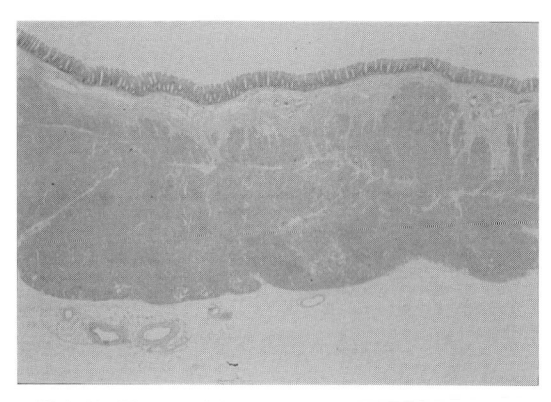

図 2.61 図2.59の組織コンゴーレッド染色標本ルーペ像
固有筋層にほぼ一致してコンゴーレッド強陽性所見を認める．粘膜下層や漿膜下層の小血管壁にも斑な陽性所見を認める．これらは偏光顕微鏡にて重屈折性を示す．

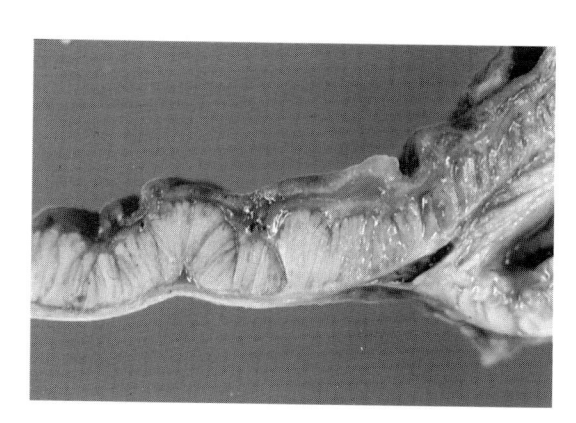

図 2.60 図2.59の割面肉眼像
固有筋層のほとんどに黄色調のアミロイドの沈着を認める．

図 2.62 図2.61の拡大像
粘膜筋板や粘膜下層の血管壁にもアミロイドの沈着を認める．

b. 子宮内膜症 (endometriosis)

1) 発生頻度，病態生理

原因は月経時に子宮内膜組織が卵管を逆流して腹膜に播種することが主因と考えられている．固体発生過程で内膜原基が散布してホルモン活性発現と同時に増生してくる可能性もあるだろう．消化管では直腸とS状結腸が高頻度に侵される．ホルモン依存性の出血と引き続く反応性の線維化を繰り返し，部分的な腸管肥厚や狭窄を起こす．病変は年余にわたり進行していきサブイレウス状態がしだいに悪化していく[8]．

2) 外科診断

術前に正確に診断することは困難で，癌や炎症性腸疾患，憩室炎などを疑い切除されることもある．閉経期前の女性で婦人科的な主訴とともに発症する腸管症候のさいには想定すべき疾患である．子宮内膜の着床部により直腸やS状結腸病変が多く，小腸，虫垂病変は少ない．病変は漿膜側にあり，内視鏡的に粘膜そのものには異常を指摘しがたく，画像診断的に特徴的な所見はない．Sankaranは大腸内視鏡操作について，次のような結果を出している．

⟨grade⟩	⟨痛みの頻度⟩	⟨便通異常の頻度⟩
0：難なく盲腸に到達	71.4%	25.7%
1：困難だが盲腸に到達	20.2%	36.0%
2：困難で盲腸に到達できないが観察可能	4.9%	77.8%
3：困難で盲腸に到達できないし観察不可能	3.5%	100%

痛みや便通異常などの症候をもった54症例の手術内容は骨盤内手術の既往，子宮内膜症，卵巣嚢腫，憩室炎などであった[9]．

3) 鑑別診断

鑑別診断としては原発癌，骨盤内炎症性疾患，憩室炎，炎症性腸疾患，骨盤内膿瘍，ポリープなどがあげられる．直腸の endometriosis は solitary rectal ulcer syndrome と鑑別が必要となることがあり，carcinoembryonic antigen (CEA) の免疫染色が有用である[10]．病変が回盲部に存在しかつ，限局的に強い変化を示す症例では Crohn 病との鑑別を要する[8]．

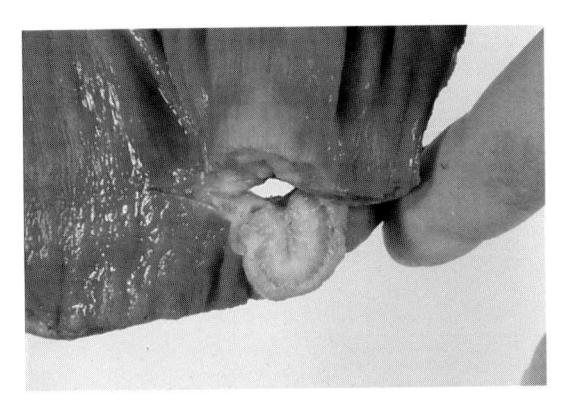

図 2.63 子宮内膜症
切除された腸管の一部に迂曲がある．その部は漿膜側で相互に癒着し，固有筋層も軽度肥厚している．

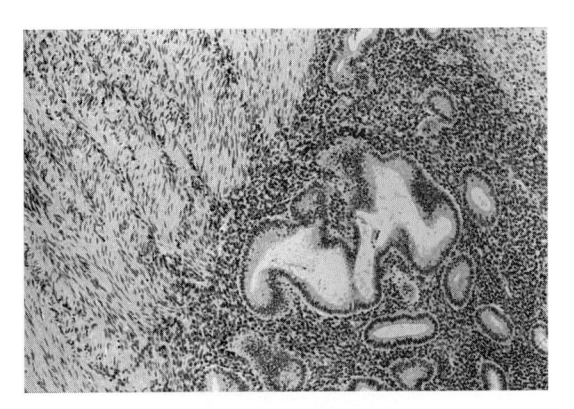

図 2.65 図 2.64 の拡大像
腺管の核の極性は比較的保たれ，周囲に子宮内膜間質を伴っている．

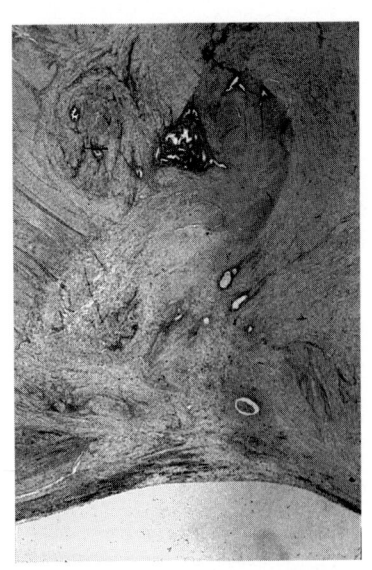

図 2.64 図 2.63 の組織標本弱拡大像
腸管の漿膜側を中心にして，固有筋層内に侵入して腺管が密に増生している．これらの腺管に決定的な異型はない．腺管周囲に子宮内膜間質に相当する細胞が混在して認められる．高分化型の腺癌の浸潤（腹膜播種）を鑑別する必要がある．

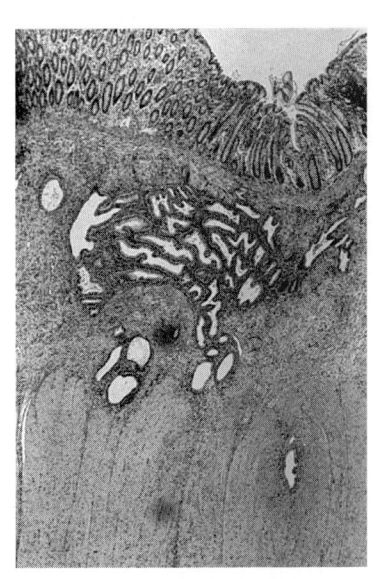

図 2.66 同一症例拡大像
腸管の子宮内膜症は漿膜側の病変が一般的であるが，症例により固有筋層の粘膜側まで病変が達している場合もある．

4) 病理所見

組織学的には子宮内膜組織が腸管漿膜側に疎らに散見される．腺組織は好酸性胞体をもつ高円柱上皮により囲まれ，細胞形態は均一である．核は多形性を欠き，極性がそろっている．高分化型の腺癌との類似性はあるが，腺管周囲にしばしば子宮内膜にあると同様の間質細胞を伴っていることや，ヘモジデリン沈着などの出血の既往を示す所見が随伴することが多い[8]．この間質細胞は常に存在するとはかぎらない．大腸の腺癌との鑑別にはCEAの免疫染色が有用であるという．病変部の粘膜所見では潰瘍，陰窩の構造異常，陰窩膿瘍，炎症性細胞浸潤，陰窩間の平滑筋増生などの所見を認め，炎症性腸疾患に類似する（図2.63～2.66）．

5) 治療方針，手術適応

治療を要するendometriosisは5％，特に腸切除を要するのは0.7％といわれる．治療は病変部分を含む腸管の部分切除と抗エストロゲン治療あるいは卵巣切除がなされる．閉経期以降の女性では子宮切除と卵巣切除，ホルモン療法も有効である[11]．治療は内科的ホルモン療法が選択されるが，局所性で高度の通過障害をきたす場合には外科手術による根治性が高い．

c．虚血性腸炎 (ischemic colitis)

1) 発生頻度

腸管の栄養血管の通過障害に起因し，血管性病変，血栓性病変による．結腸虚血は50歳以上でしばしば起こり，腸間膜動脈による虚血は小腸の広範な壊死をきたすが，結腸虚血は概して良好な経過をとり，持続期間は数日から数か月にわたり多くは無症候に経過するという[12]．非特異的結腸炎には，結腸の虚血による2次的変化である場合が少なからずある．

2) 病態生理

a) 血管性要因

（1）**動脈炎性要因**：多発性結節性動脈炎（polyarteritis nodosa, PN）による虚血性結腸炎は術後の病理学検索によって判明することが多く，術前に診断がつくことはまれである（8％）．また小腸の頻度が高く，大腸病変はまれである[13]．辺縁動脈とともに結腸動脈を結紮すると，大腸のびらんを引き起こす．しかし，結腸動脈単独では粘膜病変をきたさない．腸間膜動脈あるいは中結腸動脈にゲルフォームを注入すると，高頻度に潰瘍を形成し，しばしば穿孔を伴う．血管手術を受けた後，虚血を示した症例の内視鏡所見では，ゲルフォームを注入された実験動物と類似している．大腸の虚血性病変は末梢の動脈の循環障害による[14]．

（2）**静脈性要因**：静脈血流障害が腸管虚血の形成にとってどの程度重要であるかは，意見の分かれるところである．静脈閉塞単独では，起こらないまでも他の条件がそろった特殊な状況では腸管の虚血を引き起こすと考えられる．術後の縫合部近辺には正常の静脈還流が完成するまでの短期間に虚血性腸炎類似組織変化が起こると思われるが，通常重篤な病変とはなりにくい．血管の結紮実験で結腸に潰瘍をつくるには動脈結紮あるいは動脈結紮＋静脈結紮が必要で，静脈結紮をした群は結腸粘膜の浮腫を形成するのみで潰瘍形成に至らなかった[15]．静脈血の還流障害が何らかの形で動脈血流を障害する結果，虚血を引き起こし，その虚血状態の程度，持続期間によって不可逆的循環障害をもたらすと考えられる．

（3）**アミロイドーシス**（別項の腸管アミロイドーシス参照）：アミロイド沈着を伴った血管は壁の肥厚による内腔の狭窄がその循環障害の原因となるが，同時に多量のアミロイドが粘膜筋板に沈着することによって，その運動性障害，硬度増加によって機械的伸展が障害されて破綻をきたし出血することや，虚血性の潰瘍も合併する[6]．

b) anticardiolipin antibody syndrome

Cappellらはanticardiolipin antibody syndromeを呈した症例で十二指腸，小腸，結腸を含む消化管虚血が起きることがあり，臨床的に消化管出血，腹痛を呈し，ときに急性腹症を発症する症例があることを報告している．症例は消化管症状に先立って肺塞栓，右足血栓性静脈炎，右膝窩動脈血栓症などを合併しており，致死的な食道虚血を発症し死亡した．剖検にて食道壊死と穿孔の

ほかに消化管の広範な虚血を伴っていた[16]．直腸に合併した症例報告もある[17]．SLEの剖検症例には大腸潰瘍，大腸出血などの消化器症状を合併していることがある．自験例では19剖検症例のうち6症例（約31.6％）においてS状結腸を中心として潰瘍性病変が認められた．これらの症例の多くには長期にわたるステロイド投与によると思われる動脈硬化があり，消化管以外にも血栓や塞栓の所見を認めた．これらの症例では原因はlupus anticoagulant単独のものとしがたいが，動脈硬化症を伴った高血圧症の男性の剖検例に比べると頻度は高く，lupus anticoagulantが原因となっている可能性は高いと思われる．膠原病，特にこのanticardiolipin抗体の高い症例での消化管合併症の認識すべきであり，さらに外科手術および術後の管理も配慮すべきである．

c） 薬剤性あるいはホルモン

（1） nonsteroidal antiinflammatory drug（NSAID）投与中に部分的な結腸虚血を発症した症例報告もあり，NSAID-associated colitisによるものが推測されている[18]．一般的に，中年以降高齢者に起こり，若年者にはまれである．薬剤性のアレルギー性血管炎によると考えられる虚血性結腸炎の症例報告がある[19]．

（2） グルタールアルデヒドによる結腸炎．内視鏡検査後3か月未満に劇症の急性直結腸炎を発症した症例報告がある．これは内視鏡を消毒したさいのグルタールアルデヒドが残留していたことによると考えられる．このグルタールアルデヒドによる腸炎は組織学的には虚血性腸炎のそれと鑑別は困難であるという[20]．

（3） エストロゲンによる腸管虚血の報告がある．Deanaらは若年者の虚血性腸炎に注目して検討したところ，17～39歳（平均29歳）で，大半が女性であった．いずれの症例も急性腹症として発症し，下血を併発した．内視鏡的には遠位横行結腸6症例，下行結腸5症例，S状結腸7症例であり，部分的な粘膜の充血，脆弱とびらんを認めた．生検では粘膜表層の虚血性壊死7症例，粘膜全層の壊死と再生11症例を認めた．病変部は限局していて前後の結腸粘膜は全症例においてまったく正常．維持療法で全症例回復．疾患継続期間は1～4日で（平均2.1日），半数は避妊薬を常用しており，対照の予測の6倍以上の頻度に相当した．ほかには卵巣切除後の置換療法によりエストロゲンを常用していた[21]．

3） 外科診断

X線所見：　好発部位は脾彎曲部からS状結腸にかけての左半結腸である．初期の急性期にはびまん性の粘膜浮腫，出血，結腸ヒモに沿う浅い縦走潰瘍と偽膜形成を認める．腸管の伸展不良と，粘膜下の浮腫や出血による母指圧痕像が約1週間ほど接続する．狭窄型は腸管壁が瘢痕形成により肥厚し口側が著明に拡張する．

内視鏡所見：　区域性に粘膜浮腫，発赤，出血，びらんの多発を認める．経過とともに結腸ヒモに一致する縦走潰瘍を残して治癒傾向を示す．

4） 病理所見

粘膜深層部の毛細血管や粘膜下層の細血管に，類線維素変性や硝子血栓を認めることがある．瘢痕化すると粘膜下層の線維化や線維筋症を示し，ヘモジデリン沈着を伴うことが多い．腸管梗塞は短時間で病状が進行し，腹膜炎が続発する（図2.67，2.68）．

5） 治療方針，手術適応，手術方法

患者の多くは動脈硬化，高血圧，糖尿病などの基礎疾患を有していることが多く，前述の成因別の要因に関してはそれぞれの対処が必要となる．発症や重篤度を短時間で見極め，一過性であれば対症療法と原因除去改善をする．急性進行性の場合，壊死腸管が全身感染や汎発性腹膜炎の原因となるので，ただちに切除し，人工肛門とし，全身状態改善後に腸管再建をすることになる．狭窄は発症後3～4週間後形成され，軽度のものは経過観察と原因の改善をすることになる．症状が高度の場合は手術の適応となる．高齢者に多くしばしば症状が不顕性であることも多く死亡率が高いので，厳重な観察と見極めが重要である．

2.6 その他の大腸疾患

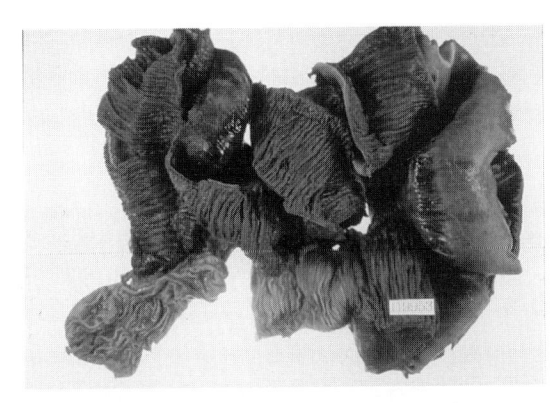

図 2.67 虚血性腸炎（腸間膜血栓症の小腸）
循環障害をきたした腸管部分は暗黒色調を呈している．外科切除は両側断端に健常部を含めてなされる．変色部は腸管全層性の出血で，組織学的に虚血時間に応じて粘膜上皮は種々の程度のネクロビオーシス（necrobiosis）を示す．

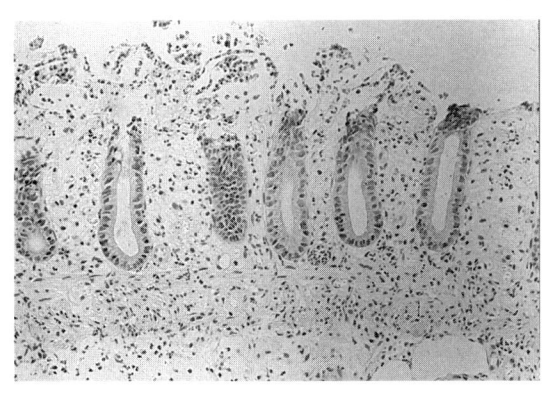

図 2.68 虚血性腸炎
大腸生検などでみられる小範囲の虚血初期病変は図のごとくである．粘膜表層はびらん性でしばしば表面上皮は剥離し，炎症性細胞浸潤や上皮下の間質に血漿の滲出を認める．残存する陰窩上皮には杯細胞を欠いている．

d．深在性嚢胞性大腸炎（colitis cystica profunda）

1) 発生頻度，病態生理

発症は各年齢に起こり，性差はない．症状は肛門出血，粘液排出，下痢，便秘，会陰部痛である．病変は粘液嚢胞が粘膜下層に形成されるもので，重症例では固有筋層から漿膜下層にかけて嚢胞が認められる．潰瘍形成や粘膜固有層に fibromuscular obliteration を認めることがある．

2) 分類

colitis cystica superficialis, colitis cystica profunda, solitary rectal ulcer syndrome と同義で，局在から限局型（直腸に多いタイプ），区域型（S状結腸に多いタイプ），びまん型などに分けられる．このびまん型は原因として先天性と後天性に分けられ，先天性のものは小児や若年者に発症し Peutz-Jeghers 症候群などに合併する．また，後天性としては潰瘍性大腸炎などに合併することが知られている．

3) 外科診断

直腸指診が有効で，直腸壁に肥厚や隆起性病変を触知する．
X線所見： ポリープを示唆する陰影欠損や粘膜浮腫像，ときに輪状狭窄像などを認める．
内視鏡所見： 凹凸のある無茎性のポリープ病変がみられる．

4) 病理所見

粘膜下層から深部にかけて粘液嚢胞が形成される．これは繰り返し起こった潰瘍と再生によるもので，粘膜固有層に過剰の膠原線維や平滑筋細胞がみられる fibromuscular obliteration の像を呈する．嚢胞内面は異型の乏しい単層上皮により被覆されている．一見，浸潤像にみえることから高分化型の粘液癌との鑑別が必要である．

5) 治療方針，手術適応

病変は姑息的処置でよく，食事指導と排便指導をし，いきみをしないようにする．炎症に対してはステロイド療法を考慮する．大量出血や狭窄症状が高度の場合は外科摘除と粘膜脱の修復を行う[22]．

e．腸管気腫性嚢胞症（pneumatosis cystoides intestinalis）

1) 発生頻度，病態生理

腸管の一部にガスを満たした嚢胞が多発性に認められる病態で，小腸，特に回腸末端部に多く発生する．背景疾患として，慢性閉塞性肺疾患，Crohn 病や消化性潰瘍などの消化管疾患，膠原病，ネフローゼ症候群などがあり，長期にわたるステロイド療法の関与が推測されている症例もある．胃十二指腸潰瘍による幽門狭窄に合併することが多い．数 mm から数 cm に至るものがある．嚢胞は漿膜下層に存在することが多い．嚢胞内面は組織球，結合組織，上皮や内皮細胞によって覆われることもある．背景疾患として膠原病に伴う

血管炎を指摘する報告もある．

Levittらによると，pneumatosisの原因として水素を消費するバクテリアが腸管に欠損するために水素が過剰となるという（過剰な水素ガスが発生するメカニズムはまだ説明されていない）．ガスの最初の発生と続いて持続するガス発生メカニズムは別のものと思われる．いずれにせよ，腸管内腔の水素が急速に拡散して腸管壁に気泡が形成されると，血中から窒素，酸素，二酸化炭素が気泡へと拡張し水素が存在するかぎり内腔から壁内に拡張し，維持されると考えられている[23]．

2) 外科診断

X線所見：腸壁に一致してブドウの房状あるいは線状の透亮像を認め，バリウム検査では腸管壁の囊胞の圧排による柊の葉像を呈するのが特徴的である．CTの有用性を指摘する報告が多い．ScheidlerらによるとCTで診断された5症例中4例は胃潰瘍，結腸癌，癌の腸間膜転移，外傷による腸間膜血腫に続発したものであった．腸間膜虚血で腸間膜や門脈にガスがあると予後が悪い[24]．

内視鏡所見：半球形で青白い粘膜隆起あるいは泡状にみえる．

3) 病理所見

組織学的に囊胞は漿膜下に存在することが多い．囊胞内壁は一般に組織球や1層の扁平な内皮細胞，立方上皮細胞に覆われるか結合組織からなる．粘膜側の囊胞は粘膜下組織から粘膜を剝離したような状態で存在する．

4) 治療方針，手術適応

一般に治療を要しない．狭窄などの通過障害があったさいに外科手術の対象となる．高度狭窄部あるいは閉塞部の切除．高圧酸素療法により囊胞内のガスを吸収する試みもある．

f．腸管血管異形成（angiodysplasia）

1) 発生頻度，病態生理

同義語：arteriovenous malformation, vascular ectasis, vascular malformation, arteriovenous fistula.

angiodysplasiaは下部消化管出血の約6.0%を占め，上部消化管出血の約1.2～8.0%を占める（小腸のそれは約30～40%といわれる）．結腸では右側に高頻度に起こるが，その理由は不明．合併頻度の高い疾患は腎不全，von Willebrand's disease，大動脈狭窄症，肝硬変，肺疾患などである[25]．Fouchによる960症例（50～79歳，平均62歳）の自然経過観察では貧血も下血もなかった8症例にangiodysplasiaがあった（prevalence, 0.83%）．通常，病変は小さく（平均4 mm），右結腸に存在し（62%），3年間にわたりヘモグロビンは安定し正常範囲内を示し，明らかな出血のない症例が多かった．結論：①結腸のangiodysplasiaは珍しくなく，②通常小さく，肝弯曲よりも近位側に存在し，③経過は無症候性でほとんど出血しない，④内視鏡的処置も不要[26]．

2) 分類

Mooreらは以下の3型に分類している．

type 1：55歳以上の高齢者で右側結腸に認められるもので，病変は小さい．

type 2：50歳以前に発症し，小腸にみられ，大きく漿膜からも確認できる．

type 3：遺伝性出血性血管拡張症（Osler病）に合併するもの．

発症機序は後天性と考える研究者が多い．腸管の運動や粘膜の虚血に伴って，細血管の循環障害を引き起こし，動静脈吻合が発達するという．

3) 外科診断

X線所見：造影検査は病変が発見できないことが多く意義は少ない．血管造影検査では拡張蛇行した静脈が特徴的とされる．

内視鏡所見：鮮紅色の境界明瞭な発赤斑として観察されることがある．欧米では内視鏡検査の1～6%に認められ，日本では0.5%に認められるという．

4) 病理所見

主として粘膜下層に大小の血管の増生を認める．異様に拡張，蛇行する血管，壁の不均一な血管あるいは微細な血管の密な増生など多彩な血管が認められる（図2.69，2.70）．

5) 治療方針，手術適応

治療はホルモン療法や内視鏡処置であるが，ホルモン療法には限界がある．血管造影後確認され

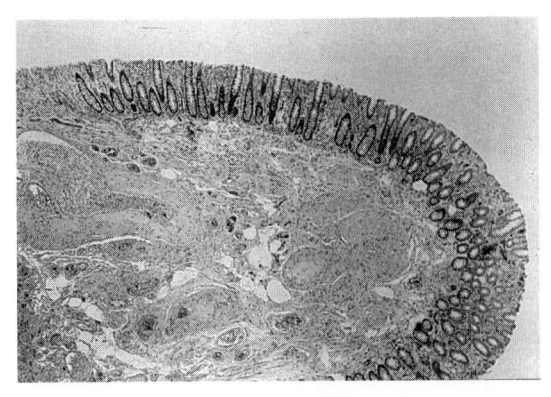

図 2.69 腸管血管異形成
粘膜下層に種々のサイズを示す血管が増生している.粘膜下層にしばしば線維化,ヘモジデリン沈着,脂肪化を認める.増生している血管は静脈様動脈様さまざまであり,区別の困難な血管も混在して認められる.

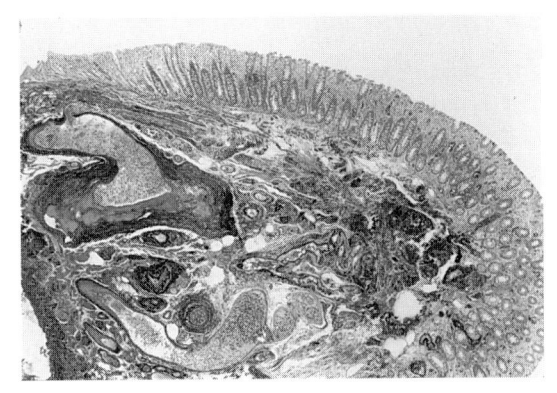

図 2.70 図 2.69 の弾性線維染色
粘膜下層には拡張蛇行する奇異な血管のみならず,より小口径の血管の虚脱による弾性線維の凝集が認められる.

た病変に対して超選択的動脈塞栓術が有効である.現在では,内視鏡療法が主体になってきている.エタノールあるいはエピネフリンの局注,電気凝固療法などがある.Gupta らの報告によると,彼らの治療の内訳は内視鏡的凝固療法を50%,外科切除 12.5%,経過観察 9% で,そのうち,12.5% は再発した.25/28 生存症例の経過観察で内視鏡で凝固療法をされた 5 人と輸血のみの 1 例が再出血した.1 症例は下部消化管の出血により死亡.32 症例の平均年齢は 69.8 歳 (range 29〜86),男性 62.5%.69% は 65 歳以上.凝固障害は 28%,心弁膜障害は 25%.ファイバースコープで診断できたものは 9%,血管撮影では 6%.78% は右結腸に存在[27]した.本疾患は本来高齢者の疾患で,凝固障害があり,しばしば心臓弁膜疾患を有していることが多い.内視鏡的に診断されれば,凝固療法が有効かつ安全で手術の必要はない.

6) 手術成績

以上のような内視鏡処置によっても治療困難な症例につき外科治療が必要となる.Parkes らによると,下部消化管の出血に対して腸切除された 31 症例のうち,19 症例は憩室症で最も多く,9 症例に angiodysplasia を認めた.結腸亜全摘をすれば再出血はほとんどなし.血管造影陽性の部分結腸切除 14%,血管造影陰性の部分結腸切除では 42%.血管造影陰性の結腸部分切除症例では心筋梗塞,ARDS,肺炎,腎不全 (83%) などの合併症が多い.致死率はこの血管造影陰性群に高い (57%) といわれる[28].

[松谷章司]

文 献

1) Tada S, Iida M, Yao T, et al : Endoscopic features in amyloidosis of the small intestine : clinical and morphologic differences between chemical types of amyloid protein. Gastrointest Endosc 40 : 45-50, 1994.
2) Tada S, Iida M, Yao T, et al : Intestinal pseudo-obstruction in patients with amyloidosis : clinicopathologic differences between chemical types of amyloid protein. Gut 34 : 1412-1417, 1993.
3) Gal R, Korzets A, Schwartz A, et al : Systemic distribution of beta 2-microglobulin-derived amyloidosis in patients who undergo long-term hemodialysis. Report of seven cases and review of the literature. Arch Pathol Lab Med 118 : 718-721, 1994.
4) Greenstein AJ, Sachar DB, Panday AK, et al : Amyloidosis and inflammatory bowel disease. A 50-year experience with 25 patients. Medicine Baltimore 71 : 261-270, 1992.
5) Ishikawa Y, Ishii T, Masuda S, et al : Multiple penetrating colonic ulcers in secondary amyloidosis caused by rheumatoid arthritis. Acta Pathol Jpn 43(1-2) : 59-64, 1993.
6) Kaiserling E, Krober S : Massive intestinal hemorrhage associated with intestinal amyloidosis. An investigation of underlying pathologic processes. Gen Diagn Pathol 141 : 147-154, 1995.
7) Kobayashi Y, Shimada Y, Terasawa K : Amyloid deposition in the digestive tract in casein-induced experimental amyloidosis in mice. J Gastroenterol 29 : 6-14, 1994.

8) Bergemann W, Heuer C : Extragenital endometriosis with multiple stenoses of the small intestine. Fortschr Med 110(15) : 281-284, 1992.
9) Sankaran SN : Technically difficult colonoscopy, a non-radiologic sign of sigmoidal obstruction : value of sigmoid colectomy for intractable symptoms. Am Surg 60 : 597-601, 1994.
10) Daya D, O'Connell G, DeNardi F : Rectal endometriosis mimicking solitary rectal ulcer syndrome. Mod Pathol 8 : 599-602, 1995.
11) Borsellino G, Buonaguidi A, Veneziano S, et al : Endometriosis of the large intestine. A report of 2 clinical cases. Minerva Ginecol 45 : 443-447, 1993.
12) Bower TC : Ischemic colitis. Surg Clin North Am 73 : 1037-1053, 1993.
13) 鵜飼晴美, 中田 良, 高田 洋, ほか : 結節性多発動脈炎に合併した虚血性大腸壊死の1例. 日本老年医学会誌 31 : 472-476, 1994.
14) 水島和男, 柴田 好 : 血管閉塞による虚血性腸病変の実験的および臨床的研究. 日本老年医学会誌 31 : 835-848, 1994.
15) 大井秀久 : 旁結腸動脈閉塞による結腸病変の発生—虚血性大腸炎の実験モデルによる検討. 日消病会誌 90 : 1672-1681, 1993.
16) Cappell MS : Esophageal necrosis and perforation associated with the anticardiolipin antibody syndrome. Am J Gastroenterol 89 : 1241-1245, 1994.
17) Reissman P, Weiss EG, Teoh TA, et al : Gangrenous ischemic colitis of the rectum : a rare complication of systemic lupus erythematosus. Am J Gastroenterol 89 : 2234-2236, 1994.
18) Carratu R, Parisi P, Agozzino A : Segmental ischemic colitis associated with nonsteroidal antiinflammatory drugs. J Clin Gastroenterol 16 : 31-34, 1993.
19) Sanchez E, Soravia C, Saraga EP, et al : Segmental ischemic colitis in lymphocytic thrombotic venulitis. Helv Chir Acta 60(1-2) : 65-70, 1993.
20) West AB, Kuan SF, Bennick M, et al : Glutaraldehyde colitis following endoscopy : clinical and pathological features and investigation of an outbreak. Gastroenterology 108 : 1250-1255, 1995.
21) Deana DG, Dean PJ : Reversible ischemic colitis in young women. Association with oral contraceptive use. Am J Surg Pathol 19 : 454-462, 1995.
22) 武藤徹一郎, 鈴木公孝, 洲之内広紀, ほか : 直腸孤立性潰瘍症候群の病態と治療. 日本大腸肛門病会誌 42 : 994-999, 1989.
23) Levitt MD, Olsson S : Pneumatosis cystoides intestinalis and high breath H_2 excretion : insights into the role of H_2 in this condition. Gastroenterology 108 : 1560-1565, 1995.
24) Scheidler J, Stabler A, Kleber G, et al : Computed tomography in pneumatosis intestinalis : differential diagnosis and therapeutic consequences. Abdom Imaging 20 : 523-528, 1995.
25) Foutch PG : Angiodysplasia of the gastrointestinal tract. Am J Gastroenterol 88 : 807-818, 1993.
26) Foutch PG, Rex DK, Lieberman DA : Prevalence and natural history of colonic angiodysplasia among healthy asymptomatic people. Am J Gastroenterol 90 : 564-567, 1995.
27) Gupta N, Longo WE, Vernava AR : Angiodysplasia of the lower gastrointestinal tract : an entity readily diagnosed by colonoscopy and primarily managed nonoperatively. Dis Colon Rectum 38 : 979-982, 1995.
28) Parkes BM, Obeid FN, Sorensen VJ, et al : The management of massive lower gastrointestinal bleeding. Am Surg 59 : 676-678, 1993.

3. 大腸癌発生の分子生物学

癌とはいわば「細胞の病気」であり，正常細胞が何らかの原因で異常をきたし，癌細胞として振る舞うようになると考えられている．細胞が生体内で癌として生き残っていくためには，増殖，浸潤，転移といった性質が必要である．逆説的な言い方をすれば，癌細胞とは異常を起こすことによって，増殖，浸潤，転移といった癌の形質を「獲得」して，正常細胞から「分化」（あるいは特化というべきか）したものであるといえる．つまり，正常細胞が癌細胞となるためには，ただでたらめに機能異常を起こせばよいというわけではなく，癌として生き残れるような異常を起こす必要がある．このように考えると，癌細胞が生まれるさいには何らかの共通した機能異常が関与している可能性がある．近年の分子生物学の進歩により，このような細胞の機能異常を引き起こすのは遺伝情報の異常であり，癌という「細胞の病気」の本態は「遺伝子の病気」であることが明らかになってきた．これにより，さまざまな癌関連遺伝子が発見されており，癌の分子生物学的な解析は急速に進みつつある．そのなかにあって大腸癌は，癌抑制遺伝子，ミスマッチ修復遺伝子といった遺伝子の発見の大きな舞台となっており，発癌の分子生物学的機構が最もよく研究されている腫瘍の一つである．

本章では，これらの遺伝子が発見されてきた背景から，大腸癌で知られている個々の遺伝子異常，および発癌過程における遺伝子異常の蓄積モデルについて概説してみたい．

a. 発癌過程に関わる遺伝子群

現在，癌の発生に関わると考えられている遺伝子は，大きく3つのグループに分類される．

1) 癌遺伝子
2) 癌抑制遺伝子
3) ミスマッチ修復遺伝子

「癌遺伝子」は1980年代前半に，「癌抑制遺伝子」は1990年前後に研究が進み，その後も新たな遺伝子の発見や解析が続けられている．3）のミスマッチ修復遺伝子は，1993年に明らかになったばかりの遺伝子で，一部の大腸癌に関係していることがわかっている．ここではまず，これらの遺伝子の大まかな概念やその発見の経過について簡単にふれてみたい．

1) 癌遺伝子の発見

癌細胞からDNAを取り出して培養線維芽細胞株にとりこませてやると，腫瘍化した細胞が現れてくる．1970年代，このような実験をもとにして，癌を起こす遺伝子がいくつか発見され「癌遺伝子」と呼ばれるようになった．その後の研究で，驚くべきことに「癌遺伝子」は正常細胞にもあることが明らかになり，それらの比較解析の結果，癌細胞の癌遺伝子には変異が起きていることが判明した．変異の内容としては，遺伝情報の一部が変化したり（点突然変異），遺伝子の数が増えたり（増幅），他の染色体上の遺伝子と合体したり（転座）することが知られており，その結果，癌遺伝子の機能は異常に亢進した状態になっていると考えられている．つまり，癌遺伝子は本来正常細胞にあって一定の機能を果たしているが，これに変異が起きて機能が異常亢進することにより癌化に作用するものと考えられる．このように癌遺伝子が変異して機能亢進することを「癌遺伝子の活性化」という（図3.1a）．大腸癌においては，後述するように癌遺伝子の一つKi-*ras*遺伝子に高率に変異が起こり活性化していることが知られてい

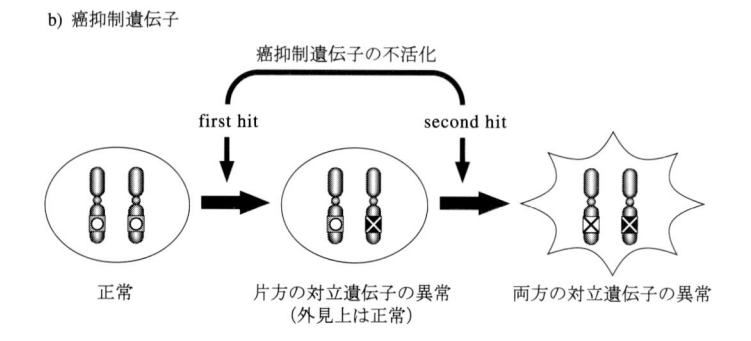

図 3.1 「癌遺伝子」と「癌抑制遺伝子」
a) 癌遺伝子では片方の対立遺伝子が活性化しただけで細胞が腫瘍化する．
b) 癌抑制遺伝子では，両方の対立遺伝子が変異してその機能が不活化されると細胞が腫瘍化する．

る[1,2]．

2) 癌抑制遺伝子の発見

癌細胞を正常細胞と融合させるとヌードマウスに移植しても腫瘍をつくらなくなることから，正常細胞には腫瘍を抑える何らかの因子が存在すると考えられてきたが，その本態は分子生物学の進歩によって初めて明らかにされた．1990年代初めVogelsteinらは，RFLP法と呼ばれる方法で大腸手術標本の正常組織と腫瘍組織のDNAを比較し，正常組織にはあるのに腫瘍で失われているような染色体の断片を検索した．この方法は光学顕微鏡レベルではみることのできない微小な染色体部分欠失を，分子生物学的な手法で検出するものである．その結果，癌組織では2本ある相同染色体のうちの片方のごく一部を失っているものが数多くあることがわかった（図3.2）[1,2]．なかでも，17番染色体短腕（17p），18番染色体長腕（18q）の一部を欠失した癌が多く，これらの部分には何らかの発癌に関係する遺伝子があると考えられた（このように，2本ある相同染色体のうち片方のある領域を失った状態をLOH〈loss of heterozygosity：ヘテロ接合性の消失〉と呼ぶ）．その後の研究により，17pにある発癌関連遺伝子として*p53*遺伝子[3]が同定され，18q上では，*DPC4*[4]，*MADR2*[5]，*DCC*[6]という3つの遺伝子が発癌に関与する遺伝子の候補としてあげられている．また，家族性大腸ポリポーシスの原因遺伝子として発見された*APC*遺伝子は，やはり大腸腫瘍で高率に欠失がみられる5番染色体長腕（5q）にあり[7,8]，大腸発癌に関与していることが明らかとなっている[9]．

では，これらの遺伝子はどのように癌化に関与しているのであろうか？ なぜ癌では染色体の一部が失われ，その上の遺伝子がなくなっているのであろうか？ その機構として考えられているのは次のようなモデルである（図3.1b）（Knudson

の 2-hit theory)[10]．ヒトの細胞は両親から 1 本ずつもらった 22 対の相同染色体をもっているが，その各々に同じ遺伝子が 1 つずつあるので（対立遺伝子），仮に片方に異常が起こってももう片方が正常であれば遺伝子の機能は維持されるはずである．ところが，先にあげた p53 遺伝子を実際の癌で調べてみると，多くの癌では 2 つある対立遺伝子のうち，片方が失われるとともに，残りの片方にも変異が起きていることが明らかとなった[11]．つまり，対立遺伝子の両方に異常が起こることによって遺伝子が機能を失い，「癌化」に作用していると考えられる．ということは，この遺伝子が本来もっている機能は癌の発生を抑制していたことになる．このことから，これらの遺伝子は「癌抑制遺伝子」と呼ばれる．このように，癌抑制遺伝子の両方の対立遺伝子に異常が起こって機能を失うことを「癌抑制遺伝子の不活性化」と呼ぶ．つまり，「癌抑制遺伝子」とは，「遺伝子が変異してその機能が失われることにより癌化にはたらく遺伝子」であるといえる．

3） ミスマッチ修復遺伝子

前段で述べたように，癌抑制遺伝子の異常を知るためには癌細胞に起きた微小な染色体欠失を検出することが有用であるが，その検出法の一つとしてマイクロサテライトマーカーという DNA 配列を用いた方法がある．マイクロサテライトマーカーとは，染色体のあちこちに散在している 2〜4 塩基の DNA の繰り返し配列のことで（例：CACACA……や CAGCAGCAG……など），ヒトの DNA にはこのような繰り返しが 5〜10 万箇所あるといわれる．現在では，各染色体のどの位置にどんなマイクロサテライト配列があるかが調べられていて，染色体上の地図もつくられている．この配列は，相同染色体の同じ位置にあるものでも繰り返しの長さが異なるので，このことを利用して 2 本の相同染色体を区別して調べることがで

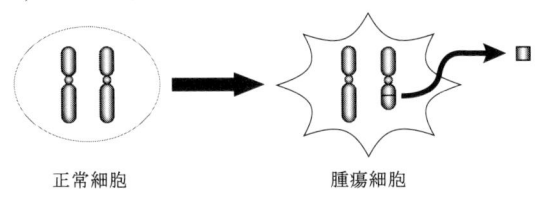

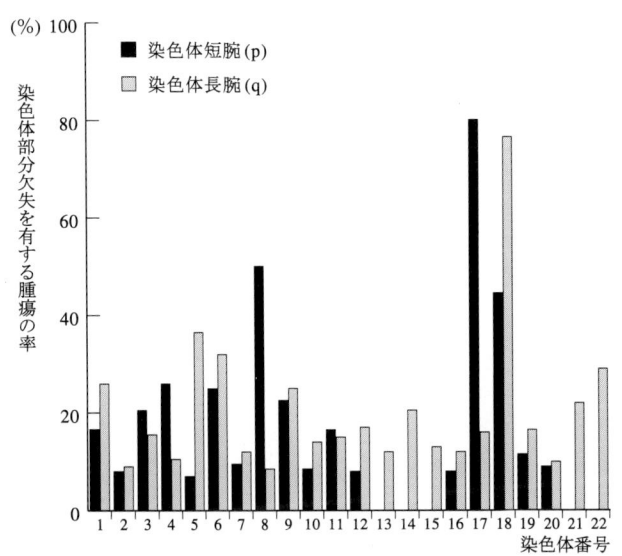

図 3.2
a) 相同染色体とその片方からの染色体部分欠失を示したシェーマ
顕微鏡レベルでは見えないような小さな範囲の部分欠失が DNA 分析で検出可能となった．
b) 大腸癌でみられる染色体部分欠失の頻度（Fearon ら 1990[1]，より改変）
17 番染色体短腕（17 p），18 番染色体長腕（18 q）での欠失の頻度が非常に高いことがわかる．

a) RER(−)の腫瘍でのマイクロサテライトマーカーを用いた染色体部分欠失の判定法

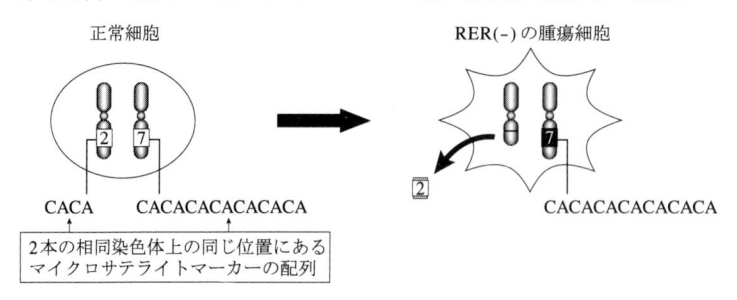

b) RER(+)の腫瘍でみられるマイクロサテライトマーカーの異常を示すシェーマ

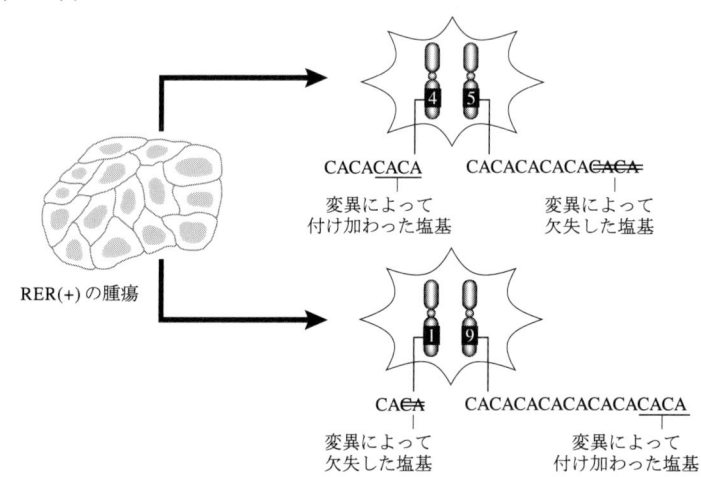

図 3.3 マイクロサテライトマーカーを用いた染色体部分欠失の検索法の原理と，RER（+）の癌でみられるマイクロサテライトマーカーの不安定性

a) マイクロサテライトマーカーを使って，ある患者の癌細胞で特定の染色体のある部分が欠失しているかどうかを調べる場合を考える．たとえば *APC* 遺伝子が存在する5番染色体長腕 5 q 21 を調べるとすると，まずその人の正常細胞で 5 q 21 にあるマイクロサテライトマーカーの長さを調べる．実際のマイクロサテライトの繰り返しの長さは 10〜60 と長いものだが，この図ではわかりやすいように仮に2と7としてある．この繰り返しの長さは，その人が両親から受け継いだそれぞれの5番染色体に固有の長さで，基本的に全身の細胞で同じ長さが保たれている．通常はこの長さはその人の癌細胞でも同じなので，癌組織でこのマーカーを調べて2あるいは7のいずれかのものがなくなっていれば，5 q 21 に微小な欠失が起こっていると判定される．

b) ところが，HNPCC の患者の癌細胞でこのようなマーカーを調べると，その人の正常細胞がもっているマーカーの長さと違ってきていることが明らかになった．実際の検査では，癌組織をひとかたまりに検査するため，いくつかの長さのマーカーの混合として検出される．このような性質を示す腫瘍を RER（+）の腫瘍と呼ぶ．HNPCC ではこの性質が手がかりとなって原因遺伝子が同定された．このほか，通常の sporadic な大腸癌の一部にも RER（+）の腫瘍はみられる．

き，癌組織での染色体の欠失（LOH）を調べる方法として用いられてきた（図 3.3 説明参照）．この方法で癌組織の検索を行うと，一部の癌ではマーカーの長さがばらついていることが明らかとなった[14]．つまり，本来なら細胞から細胞へ代々受け継がれていくはずのマーカーの長さが，一部の癌ではばらばらに変化していたのである．通常は，たとえ癌細胞であってもマーカーの長さはきちんと受け継がれていくので，このようなマーカーの長さに異常のある癌には何か特有の異常が起こっていると考えられた．そしてこの異常は，DNA 複製の修復機構の異常に起因していると考えられ，RER（replication errors）と名づけられた[15]．

興味深いことに，遺伝性大腸腫瘍として知られていた遺伝性非ポリポーシス性大腸癌（hereditary non-polyposis colorectal cancer, HNPCC）

のDNAの解析でRER(+)の腫瘍が多いことが明らかになり[15]，RER(+)の癌とHNPCCに何らかの共通した発癌機構が関与しているのではないかと考えられた．これ以前に，大腸菌や酵母ではマイクロサテライトマーカーの異常を起こす遺伝子としてDNAミスマッチ修復遺伝子という遺伝子が知られており，これに相当する遺伝子をヒトで検索したところ，その1つがHNPCCの家系で変異していることが判明した[16]．このようなDNA修復機構の異常はマイクロサテライトマーカーの異常を起こすだけでなく，同じような繰り返し配列をもつ遺伝子の変異をきたしやすいと考えられ，実際，HNPCC患者の腫瘍ではTGFβレセプター遺伝子などの繰り返し配列部分に高率に変異の起こることが報告されている．

b．大腸癌の発生に関わる遺伝子

ここでは，実際に大腸癌で変異していることが知られている遺伝子について簡単にふれる．

1) *ras* 遺伝子（癌遺伝子）

ras遺伝子は最も早く発見された癌遺伝子の一つで(1981)，Ki-ras，Ha-ras，N-rasの3種類が知られているが，大腸腺腫，大腸癌では，その約半数においてKi-ras遺伝子の変異がみられる[1,2]．遺伝子上での変異の起こる場所は限定されていて，Ras蛋白の12，13，61番目のいずれかのアミノ酸（コドン12，13，61）が置換することが知られている．正常Ras蛋白は細胞膜の内側に局在して，細胞外から伝わった情報を細胞内に伝達するはたらきをしており，変異Ras蛋白があると異常な情報が細胞内に伝えられる．

2) *p53* 遺伝子（癌抑制遺伝子）

この遺伝子は1979年に発見され，蛋白の分子量が53kDであることからこのように名づけられた．Vogelsteinらのグループの研究により，大腸癌で高頻度に検出される17番染色体短腕(17p)の欠失領域にある遺伝子が*p53*遺伝子であることが明らかにされた[3]．先に述べたように，17pの部分欠失により片方の*p53*遺伝子を失っている大腸癌ではそのほとんどで，残ったほうの*p53*遺伝子も変異しており，Knudsonの2-hit theoryに

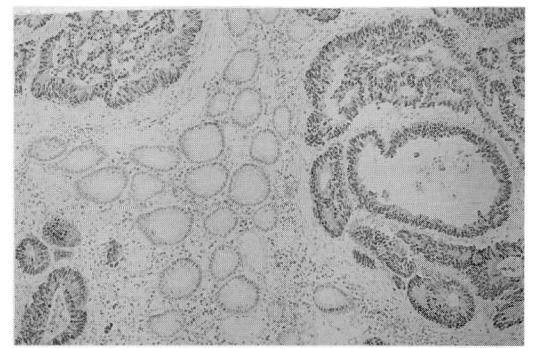

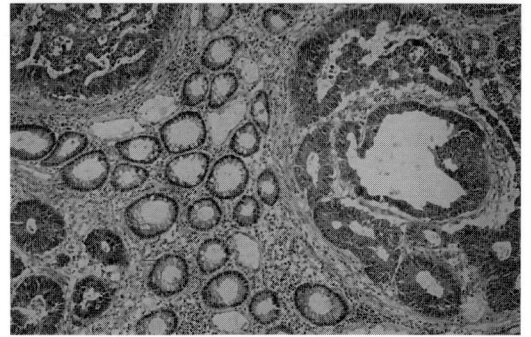

図3.4 大腸癌組織でのp53蛋白の免疫染色
免疫染色ではp53蛋白は癌組織の核に検出されるが，これは変異した異常p53蛋白が貯留するためである．正常細胞では染色はみられない．
上：p53免疫染色(DAB発色，ヘマトキシリン核染)，下：同部のHE染色．

従って発癌に関与する癌抑制遺伝子である[11]．

p53蛋白は核に局在し，さまざまな遺伝子の発現を制御することにより細胞周期を調節している．*p53*遺伝子に異常があると，細胞周期のコントロールに支障をきたし，染色体異常や他の遺伝子異常を起こしやすくなるとされている．免疫染色でみると，正常p53蛋白は半減期が短いため正常細胞にはほとんど検出されない．ところが，変異p53蛋白は半減期が長くなっているといわれ，大腸癌のうち50～70%の例で核内にp53蛋白の貯留がみられる(図3.4)．「癌抑制遺伝子」の蛋白が癌細胞にみられるのは矛盾したようにもみえるが，実際には染色されてみえるのは変異p53蛋白である．

3) *APC* 遺伝子（癌抑制遺伝子）

この遺伝子は，家族性大腸ポリポーシス(FAP)の原因遺伝子として5番染色体長腕(5q)上に1991年に発見された遺伝子で，adenomatous polyposis coli から名づけられた[7,8]. これはアミノ酸2843個, 分子量にして300 kDという大きな分子である. APC蛋白はβカテニンという蛋白の分解を促進することが知られており, *APC*遺伝子に異常のある細胞ではこのβカテニンが異常に蓄積している. βカテニンはカドヘリンに結合して細胞間接着に関与するほか, Wntシグナル伝達系と呼ばれる細胞膜上のレセプターから核にシグナルを伝える経路にも関与しており, *APC*の変異はこのようなβカテニンの機能に異常をきたすと考えられる.

*APC*遺伝子の異常はFAP発症の原因となるだけでなく, 通常の非遺伝性の大腸腫瘍でも腺腫, 癌ともに約60%に変異が検出される. しかも変異を有した腫瘍の半数以上で両方の対立遺伝子に異常があり[9], Knudsonの2-hit theoryに従って不活化する癌抑制遺伝子であると考えられる.

4) *DPC4(SMAD4), MADR2(JV18-1), DCC*遺伝子（癌抑制遺伝子）

これらの遺伝子はいずれも, 大腸癌で欠失の多い18番染色体長腕領域（18 q 21）にあり, 癌抑制遺伝子の候補とされている. DCC蛋白は細胞膜上に存在し, 細胞接着分子に似た構造をもつ[6]. 脊髄の神経細胞にも発現し, 神経軸索の伸長を誘導するnetrinという分子のレセプターであることが明らかになっているが, 大腸粘膜での機能は不明で, 細胞間接着や癌転移との関連が想定されている. *DPC4*および*MADR2*遺伝子は, ともにTGFβ（transforming growth factor beta）を介したシグナル伝達系に関与する*SMAD*と呼ばれる一群の遺伝子に属し, それぞれ一部の大腸癌で体細胞変異がみつかっている. また, *DPC4*については, 家族性若年性ポリポーシス（juvenile polyposis）の家系の一部で胚細胞変異のあることが報告されている[12]. さらに, *DPC4*遺伝子の変異マウスと*APC*遺伝子の変異マウス（つまりFAPのモデルマウス）を交配すると, より悪性度の高い腫瘍が腸管に多発することから*DPC4*の異常が大腸癌の悪性化に関与している可能性がある[13]. 現在のところ, この3つのどれが最も重要なのかははっきりしておらず, それぞれ一部の大腸癌に関与しているのかもしれない.

5) *hMSH2, hMLH1, hPMS1, hPMS2*遺伝子（ミスマッチ修復遺伝子）

これらの遺伝子は, HNPCCでみられるマイクロサテライト配列の異常を手がかりとして1993年から94年にかけて相ついで同定されたDNAミスマッチ修復遺伝子である. 大腸菌では, DNAのミスマッチ修復には3つの蛋白（MutS, MutL, MutH）が共同して機能していることが知られており（図3.5）, そのそれぞれに対応する遺伝子をヒトで検索した結果, *hMSH2*[16], *hMLH1*[17,18] *hPMS1, hPMS2*[19]という4つの遺伝子が発見され, いずれもHNPCCの原因となることが明らかとなった. このなかで, *hMSH2*遺伝子はmutSの, *hMLH1, hPMS1, hPMS2*遺伝子はmutLのヒトでの相同遺伝子である. HNPCCの家系のうち, *hMSH2*遺伝子に変異をもつものが約50%[20], *hMLH1*遺伝子に変異をもつものが約30%[17,18,20], *hPMS1, hPMS2*遺伝子に変異をもつも

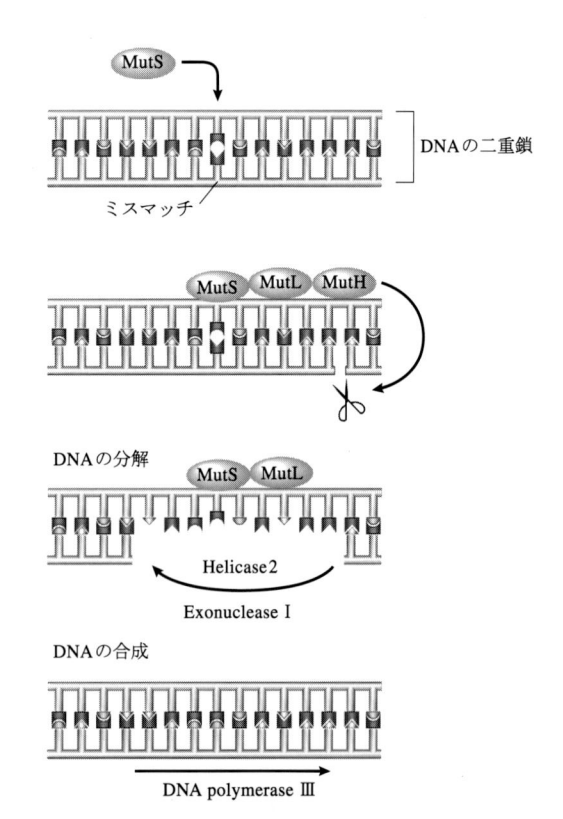

図 3.5 大腸菌のミスマッチ修復系（Service, 1994[24]より改変）MutS, MutL, MutHの3つの蛋白が共同してはたらく.

のが5%[19]と推測されている．

c. 大腸癌のプログレッションと遺伝子異常

これまで述べてきたような遺伝子の異常は，実際の発癌過程では相互にどのように関連しているのだろうか？　ここで注目されるのは，遺伝子によって，腺腫と癌の両方に共通して変異が検出されるものと，癌でのみ高率に変異が検出されるものがあるということである（表3.1）．この表にみるように，Ki-ras, APC遺伝子の変異は腺腫，癌のいずれでも約半数でみられており[1,2]，これらの異常は腺腫の形成には関係しているが，すぐに癌化を引き起こすものではないといえる．これに対して，p53遺伝子の変異は癌では50～60%に認められるが腺腫では0～15%にしか検出されず[11,21]，この異常が「悪性」と呼ばれる形質の獲得に密接に関係していることを予想させる．また，18q上の癌抑制遺伝子については，18qのLOHの頻度でみると，腺腫や粘膜内癌では欠失の頻度が低いのに対し，浸潤癌では高頻度で欠失していると報告されており，発癌過程では遅い時期に起こる変化と考えられる[22]．このように腺腫と癌に共通した遺伝子異常があるということは，これらが同じ背景から発生した一連のものであることを示唆しており，また，癌でのみ変異している遺伝子があるということは，その遺伝子が腺腫からの癌化に関与していることを疑わせる．

このような考え方から，大腸癌はいくつかの遺伝子異常が蓄積していくことによって正常粘膜から腺腫，さらに癌へと進んでいくというモデルが提唱されている（図3.6）[1]．何らかの異常を起こした細胞集団に新たな遺伝子異常が加わって，さらに悪性度の高い腫瘍へと置き換わっていくというモデルは，腺腫性ポリープのなかに癌巣のみられることがあることからも支持される．たとえば，図3.7に示した大腸ポリープの病変では，腺腫性の部分と癌と思われる部分が混在しているが，腺腫の腺管ではp53蛋白が染色されないのに対し，異型度の高い癌化した腺管では変異p53蛋白が異常に蓄積している．もちろん，この所見だけではp53の変異が癌化の原因であるとは断定できないが，何らかの関連があることを示唆している．また，すでに述べたようにFAPモデルマウスにDPC4遺伝子の変異マウスを交配すると，腸管により悪性度の高い腫瘍が発生することからも，遺伝子変異の蓄積が腫瘍の進展に関与していると考えられる[13]．

このほか，最近わが国で得られている知見として，平坦型病変でのKi-ras遺伝子変異がある．ここまで述べてきた大腸癌のプログレッションのモデルは，主にアメリカのVogelsteinらのグループの研究結果によっているが，そこにいう腺腫性病変とはほとんどが隆起性のポリープであると思われる．ところが，腺腫性ポリープではKi-ras遺伝子の変異が50%以上にみられるのに対し，癌では50%以下にしかみられないという報告がいくつかあり，このことから癌には腺腫性ポリープを経ないものがあるのではないかとする指摘があった．近年，わが国では平坦型病変が多くみつかるようになり，その遺伝子解析が進められた結果，平坦型病変では癌であっても腺腫であってもKi-ras遺伝子の変異が有意に少ないという報告がされている[23]．このことから，Ki-ras遺伝子の変異なしに平坦型腺腫から平坦型の癌へと進み，さらに進行癌に至るという経路が考えられる（図3.6下段）．このような経路を経る癌がかなりあるとすると，腺腫性ポリープに比べて癌でのKi-ras遺伝子の変異が少ないということも説明しうる．

表 3.1 現在知られている大腸癌の発生に関わる遺伝子と非遺伝性のsporadicな腫瘍での変異の頻度

	遺伝子	染色体上の位置	変異の頻度		文献
			腺腫性ポリープ	癌	
癌遺伝子	c-Ki-ras	12p	約50%[*1]	約50%[*1]	1, 2
癌抑制遺伝子	p53	17p	0～15%	50～60%	11, 21
	APC	5q	約60%	約60%	9
	DPC4 MADR2 DCC	18q	?[*2]	?[*2]	—

[*1] 平坦型病変では0～20%（Yamagataら, 1994[23]）など．
[*2] FAP患者の大腸腫瘍での18qのLOHを調べた報告では，腺腫で6%，癌で63%に欠失がみられている（Miyaki, 1990）[22]．

腺腫性ポリープからの癌化

APC遺伝子不活化　Ki-ras遺伝子活性化　p53遺伝子不活化　DPC4, MADR2, DCC遺伝子などの不活化

正常大腸粘膜 → 微小な腺腫の形成 → 腺腫の隆起・増大 → 癌巣の形成 → 悪性度の増加, 浸潤・転移巣の形成

平坦型病変の癌化

平坦型病変の形成（Ki-ras遺伝子変異なし）

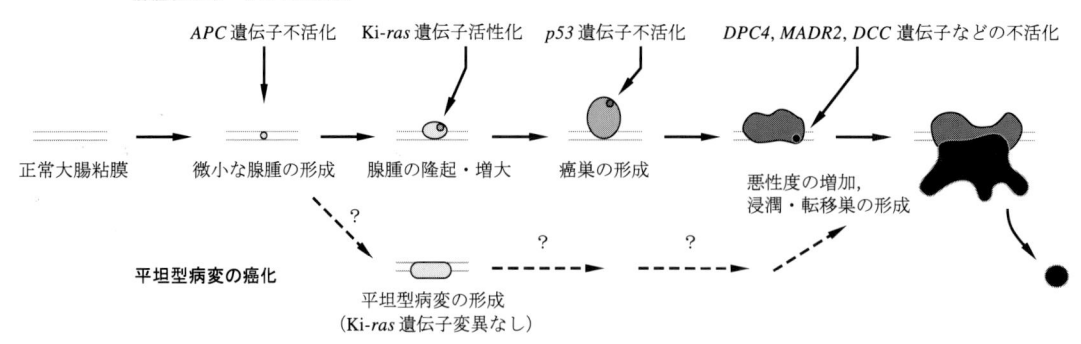

図 3.6　大腸腫瘍のプログレッションと遺伝子変異のモデル
腺腫，および癌で現在知られている変異の頻度からするとこのようなモデルが考えられるが，あくまでその経過の1例と考えたほうがよい．重要なのは腫瘍のプログレッションの過程で，変異が重ねて起こるということである．このほかにも，この図に書かれていない未知の遺伝子がまだ数多く関与しているものと思われる．

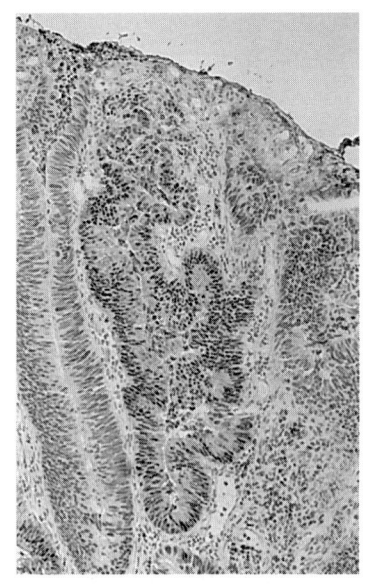

図 3.7　腺腫内にみられた p53 蛋白陽性の癌巣（DAB 発色，ヘマトキシリン核染）
写真左側の腺管では p53 蛋白はほとんど染まらないのに対し，中央の腺管では p53 蛋白が陽性で，異型も強くなっている．

d. 遺伝子からみた FAP の発症モデル

　FAP は APC 遺伝子の変異が原因であることが明らかになったが，ポリポーシスの発生はどのように説明されるだろうか？　先にあげた Knudson の 2-hit theory はもともとは遺伝性腫瘍性疾患を説明するための理論として考えられたもので，FAP のポリポーシスの形成もこれで説明される（図 3.8, 3.9）[10]．

　FAP の患者では全身の細胞で APC の対立遺伝子のうち片方が変異しているが，もう片方が正常なので細胞としての機能はほぼ正常に保たれており，出生時には身体的には明らかな異常は認められない．このように生殖細胞も含めて全身の細胞にある遺伝子変異を胚細胞変異（germline mutation）と呼ぶ．ここで FAP 症例での腺腫形成と APC 遺伝子に異常のない人での sporadic な腺腫形成を比べてみる．sporadic な症例では，大腸粘膜細胞に何らかの刺激が加わり APC の片方の対立遺伝子に変異が起こったとしても残る1つの対立遺伝子が正常なので細胞は変化しない（このように体細胞レベルで新たに加わる変異は体細胞変異（somatic mutation）と呼ばれる）．偶然に，すでに一方の対立遺伝子に異常を起こしている細胞で，さらにもう片方の APC 遺伝子に異常が起こると初めて細胞が変化して腺腫を形成する．これに対して，FAP 患者ではすべての細胞で片方の対立遺伝子に変異があるので，残りの APC 遺伝子に異常が起こっただけで腺腫を形成してしまう．その確率は当然，sporadic な場合に比べてはるかに高いものになり，大腸全体に無数の腺腫を形成することになると考えられる．

おわりに　現在大腸癌で考えられている分子生物学的な発癌モデルについて紹介した．ここに示されたモデルは単に腫瘍化の過程の一部を示したにすぎないとも考えられる．

　最近ではほかにも，遺伝性腫瘍性疾患である

a) 正常の個体でのsporadicな腫瘍化

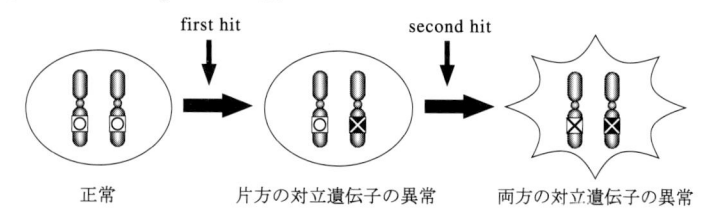

b) germline mutationを有する個体での腫瘍化

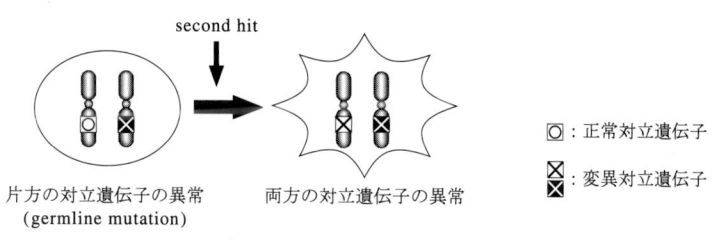

☐：正常対立遺伝子
☒：変異対立遺伝子

図 3.8 Knudsonのモデルによる遺伝性腫瘍性疾患での遺伝子変化

a) 正常の個体では，腫瘍化するには同じ細胞で両方の対立遺伝子が変異により不活化される必要がある．
b) 遺伝性腫瘍性疾患の患者では，すでにfirst hitを受けており，全身の細胞で原因遺伝子の片方の対立遺伝子に変異（germline mutation）があるので，正常なほうの対立遺伝子に変異が起きただけで腫瘍化する．

細胞にとっては変異遺伝子は機能の壊れた劣性のものだが，個体としては変異遺伝子を1つもっているだけで発症するので（図3.9参照），Mendelの法則に従って優性遺伝する．

a) sporadicな腺腫の形成

正常粘膜 片方の対立遺伝子の異常 2つめの対立遺伝子の異常 腺腫の形成
（形態的には正常） (somatic mutation)
(somatic mutation)

b) FAP症例での腺腫の形成

片方の対立遺伝子の異常 2つめの対立遺伝子の異常 多数の腺腫の形成
（形態的には正常） (somatic mutation)
(germline mutation)

☐：正常上皮細胞
▨：片方のAPC遺伝子に異常のある細胞
■：両方のAPC遺伝子に異常のある腫瘍化した細胞

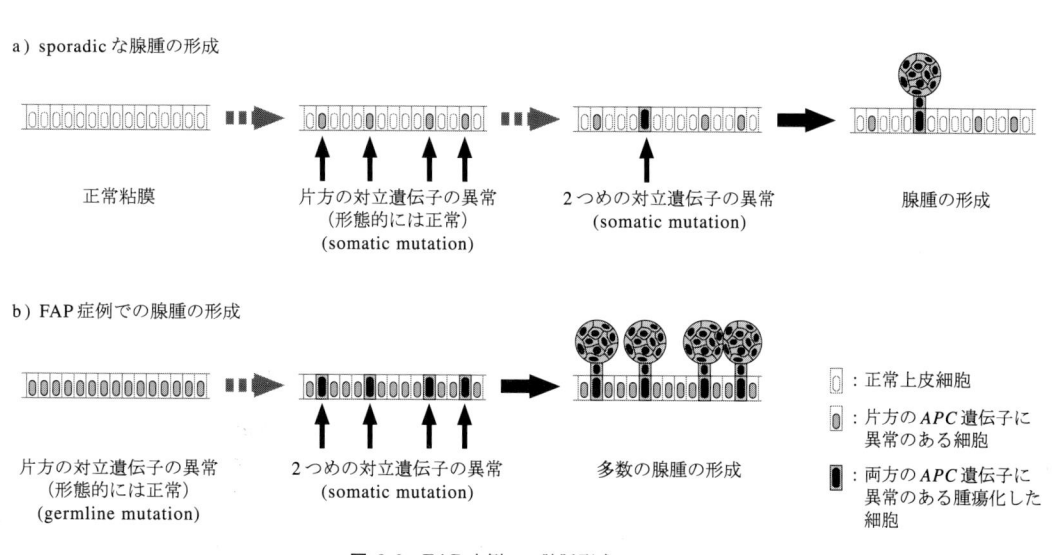

図 3.9 FAP症例での腺腫形成のシェーマ

a) sporadicな腺腫はAPC遺伝子のうち両方の対立遺伝子が偶然同じ細胞で変異してできる．
b) FAPの症例では，すべての細胞が片方のAPC遺伝子に異常をもっているので，もう1つのAPC遺伝子に変異が起きただけで腺腫となる．

Peutz-Jeghers症候群の原因遺伝子 *LKB1*[25]，Cowden病の原因遺伝子 *PTEN*[26] などが相ついで発見されている．これらの遺伝子と発癌との関わりについてはまだ不明だが，ほかにも数多くの遺伝子が発癌過程に関与しているものと考えられる．

今後，平坦型病変などの研究により大腸癌の組織発生の理解が進めばそのシナリオはさらに書き換えられていくであろう．しかし，癌のプログレッションが遺伝子変異の蓄積によるという考え方は変わらないと思われる．

また，これらの分子生物学的な知見を利用して，変異遺伝子の検出による大腸腫瘍のスクリーニングや遺伝性大腸癌の発症前診断，あるいは大腸癌の悪性度や予後判定の試みもなされている．その評価が定まるにはまだ時間がかかりそうであるが，そのうちのいくつかは実用化されるものと思われる．これらの成果が新たな癌治療に役立つことを期待したい．　　　　　　　　　［黒田敏彦］

文　献

1) Fearon ER, Vogelstein B : A genetic model for colorectal tumorigenesis. Cell **61** : 759-767, 1990.
2) Vogelstein B, Fearon ER, Hamilton SR, et al : Genetic alterations during colorectal-tumor development. N Engl J Med **319** : 525-532, 1988.
3) Baker SJ, Fearon ER, Nigro JM, et al : Chromosome 17 deletions and *p53* gene mutations in colorectal carcinomas. Science **244** : 217-221, 1989.
4) Hahn SA, Schutte M, Hoque AT, et al : *DPC4*, a candidate tumor suppressor gene at human chromosome 18 q 211. Science **271** : 350-353, 1996.
5) Eppert K, Scherer SW, Ozcelik H, et al : *MADR2* maps to 18 q 21 and encodes a TGFbeta-regulated MAD-related protein that is functionally mutated in colorectal carcinoma. Cell **86** : 543-552, 1996.
6) Fearon ER, Cho KR, Nigro JM, et al : Identification of a chromosome 18 q gene that is altered in colorectal cancers. Science **247** : 49-56, 1990.
7) Groden J, Thliveris A, Samowitz W, et al : Identification and characterization of the familial adenomatous polyposis coli gene. Cell **66** : 589-600, 1991.
8) Nishisho I, Nakamura Y, Miyoshi Y, et al : Mutations of chromosome 5 q 21 genes in FAP and colorectal cancer patients. Science **253** : 665-669, 1991.
9) Powell SM, Zilz N, Beazer BY, et al : *APC* mutations occur early during colorectal tumorigenesis. Nature **359** : 235-237, 1992.
10) Knudson AJ : Hereditary cancer, oncogenes, and antioncogenes. Cancer Res **45** : 1437-1443, 1985.
11) Baker SJ, Preisinger AC, Jessup JM, et al : *p53* gene mutations occur in combination with 17 p allelic deletions as late events in colorectal tumorigenesis. Cancer Res **50** : 7717-7722, 1990.
12) Howe JR, Roth S, Ringold JC, et al : Mutations in the *SMAD4/DPC4* gene in juvenile polyposis. Science **280** : 1086-1088, 1998.
13) Takaku K, Oshima M, Miyoshi H, et al : Intestinal tumorigenesis in compound mutant mice of both *Dpc4* (*Smad4*) and *Apc* genes. Cell **92** : 645-656, 1998.
14) Thibodeau SN, Bren G, Schaid D : Microsatellite instability in cancer of the proximal colon. Science **260** : 816-819, 1993.
15) Aaltonen LA, Peltomaki P, Leach FS, et al : Clues to the pathogenesis of familial colorectal cancer. Science **260** : 812-816, 1993.
16) Leach FS, Nicolaides NC, Papadopoulos N, et al : Mutations of a mutS homolog in hereditary non-polyposis colorectal cancer. Cell **75** : 1215-1225, 1993.
17) Bronner CE, Baker SM, Morrison PT, et al : Mutation in the DNA mismatch repair gene homologue *hMLH1* is associated with hereditary non-polyposis colon cancer. Nature **368** : 258-261, 1994.
18) Papadopoulos N, Nicolaides NC, Wei YF, et al : Mutation of a mutL homolog in hereditary colon cancer. Science **263** : 1625-1629, 1994.
19) Nicolaides NC, Papadopoulos N, Liu B, et al : Mutations of two PMS homologues in hereditary nonpolyposis colon cancer. Nature **371** : 75-80, 1994.
20) Nystrom LM, Parsons R, Sistonen P, et al : Mismatch repair genes on chromosomes 2 p and 3 p account for a major share of hereditary nonpolyposis colorectal cancer families evaluable by linkage. Am J Hum Genet **55** : 659-665, 1994.
21) Shaw P, Tardy S, Benito E, et al : Occurrence of Ki-*ras* and *p53* mutations in primary colorectal tumors. Oncogene **6** : 2121-2128, 1991.
22) Miyaki M, Seki M, Okamoto M, et al : Genetic changes and histopathological types in colorectal tumors from patients with familial adenomatous polyposis. Cancer Res **50** : 7166-7173, 1990.
23) Yamagata S, Muto T, Uchida Y, et al : Lower incidence of K-*ras* codon 12 mutation in flat colorectal adenomas than in polypoid adenomas. Jpn J

Cancer Res **85**: 147-151, 1994.
24) Service RF: Stalking the start of colon cancer. Science **263**: 1559-1560, 1994.
25) Hemminki A, Markie D, Tomlinson I, *et al*: A serine/threonine kinase gene defective in Peutz-Jeghers syndrome. Nature **391**: 184-187, 1998.
26) Liaw D, Marsh DJ, Li J, *et al*: Germline mutations of the *PTEN* gene in Cowden disease, an inherited breast and thyroid cancer syndrome. Nature Genet **16**: 64-67, 1997.

4. 解　　　　剖

4.1　結　　　腸

a．大腸の区分と長さ

『大腸癌取扱い規約』の大腸の区分は図4.1[1]のようである．各区間の境界は左結腸曲を除いて解剖学的にも必ずしも明瞭ではないが，規約では盲腸と上行結腸の境界は回盲弁の上唇の高さとし，S状結腸の範囲は間膜（S状結腸間膜）が生ずる部分から岬角の高さまでとしている．

大腸の長さは日本人死体においては約160 cmとされ，もちろん個体差は著しいが，性差はほとんど認められない．各区間の長さは，盲腸5 cm，上行結腸20 cm，横行結腸50 cm，下行結腸25 cm，S状結腸45 cm，直腸20 cmが標準と考えておけばよい．もちろん各区間の境界設定の差によって伸縮する．

b．大腸壁の特徴

小腸と大腸を見分ける決め手として結腸ヒモがあげられる．結腸ヒモは縦筋層の分布が不均等で3か所に集中した結果生じる．もしヒモをとりはずすと大腸は1.5倍の長さに伸長するという[2]．いいかえれば，自然の状態ではヒモとヒモの間の大腸壁が膨れ出して結腸膨起を形成する．結腸の表面に脂肪組織が集まり，葉状の黄色い腹膜垂が生じることも大腸の特色である．筆者らの解剖実習17体（1995）による調査では，平均して上行結腸8.7個，横行結腸17.6個，下行結腸9.5個，S状結腸14.8個，計50.7個を数え，横行結腸に多いことが特徴的であった．腹膜垂の意義については不明である．

c．腹　　　膜

1）3つの大きな動脈との関係

腹膜はしばしば間膜を形成しているが，間膜の存在意義は血管を通す導通路である．したがって，腹部消化管の腹膜は3つの大きな動脈と関連づけて考えておくのが望ましい．図4.2に示すように，本来，上腸間膜動脈は中央部の原始腸ループ（小腸＋右半結腸）の支配血管である．一方，上方の腹腔動脈は胃・十二指腸および肝・胆・膵・脾に分布し，また下方の下腸間膜動脈は左半結腸の支配に与かる．以上の3動脈は，消化管の数cm手前でそれに沿って走る辺縁動脈を形成する．上腸間

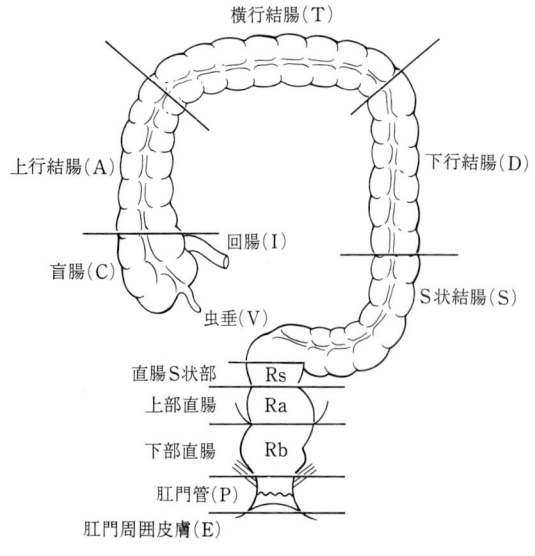

図 4.1　大腸の区分（『大腸癌取扱い規約』）[1]

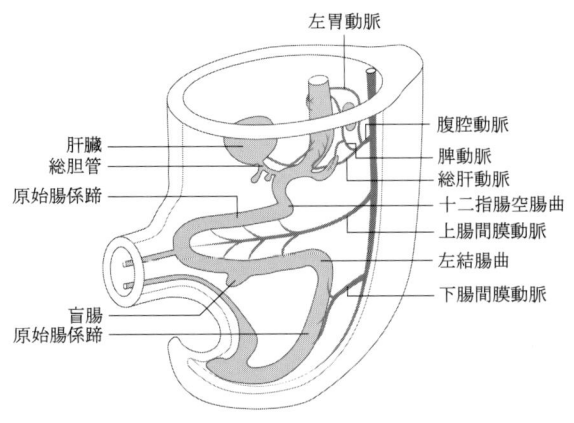

図 4.2 ヒト胎児における腹部消化器と動脈の位置関係

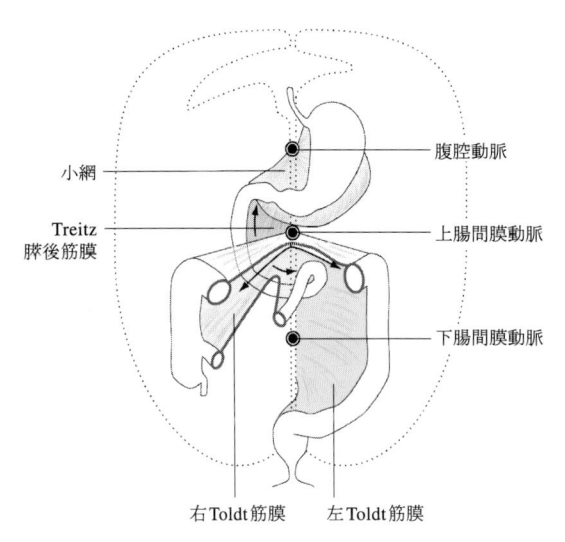

図 4.3 腹膜と主要動脈の関係（佐藤，1984[3]）をもとに作画）
腹腔・上腸間膜・下腸間膜動脈および fusion fasciae. 矢印は，胃と空腸，右半結腸と左半結腸の血管の各連絡路を示す．

a) 立体配置

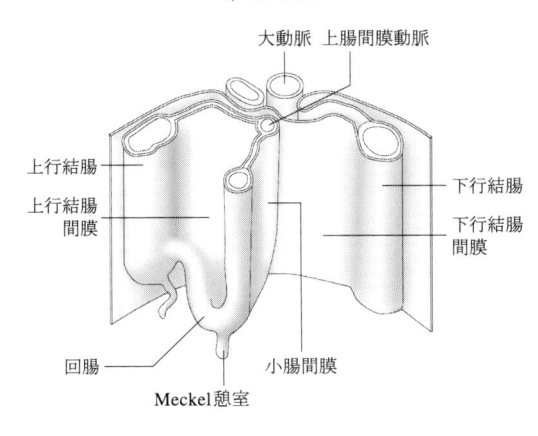

b) 横断図（下から見る）

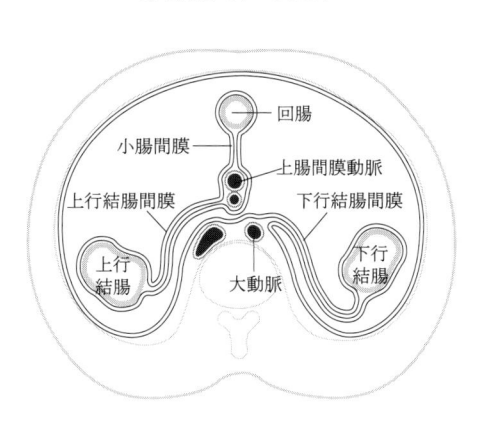

c) 横断図．癒合筋膜の形成（下から見る）

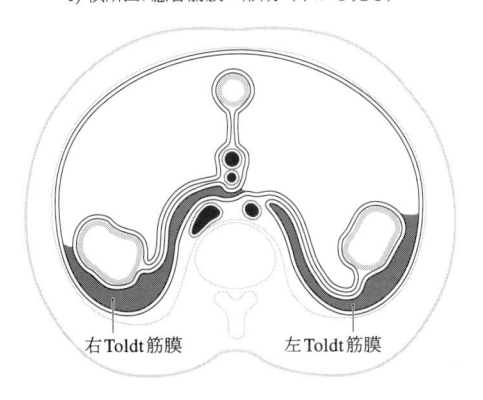

d) 膵頭十二指腸付近の癒合筋膜（下から見る）

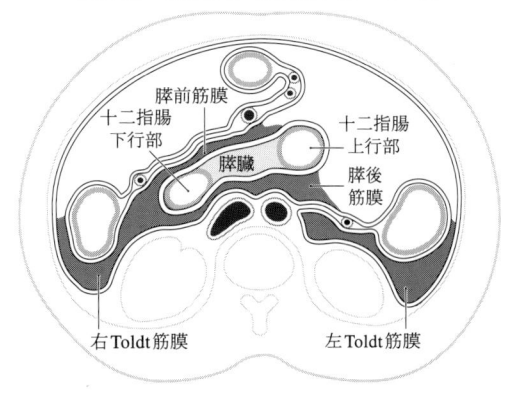

図 4.4 主な fusion fasciae（佐藤，1984[3]）をもとに作画）

膜動脈の辺縁動脈は他の2動脈のそれらと吻合して連続している．腹腔動脈との吻合部位は十二指腸下行部（膵十二指腸動脈弓）であり，また下腸間膜動脈とは左結腸曲のやや右側（Riolan動脈弓）で連続する．後者の部位も，出来上がった腹膜配置（図4.3）でみると，十二指腸空腸曲の上左方に位置し，また上・下両腸間膜動脈の根部も膵と十二指腸水平部のそれぞれ上方と下方に位置を占めている．こうした位置関係から，大腸の腹膜および血管を考える場合には，常に十二指腸と関連させて考えるのが望ましい．

右半結腸と左半結腸の腹膜の連続性について考えておこう．図4.4a，bから明らかなように，小腸と上行結腸は中間で折れ曲がったひとつづきの間膜の両端に位置を占めており，両者に支配枝を送りやすい折れ曲がりかど（図4.5の左側の点線の部分に相当）を上腸間膜動脈が走る．さらにこの断面の高さでは，小腸と上行結腸の間膜が下行結腸間膜と直接の連絡をもたないことも読みとれるであろう．要するに，十二指腸空腸曲と左結腸曲の間の領域における連絡以外に，原則として右半結腸と左半結腸の間に間膜および血管の連絡は存在しない．右半結腸と左半結腸はかなり別個に取り扱ってよいことになる．

2) fusion fasciae

図4.4bでは，腹膜腔の大半が空間のまま残されているが，実際には，腸管の回転と伸長ならびにその他の器官の成長に伴い腹膜腔が込み合ってきて，上行ならびに下行結腸は後腹壁に押しつけられ，可動性を失っていく．その結果，図4.4cのように，両結腸間膜の後面は後腹壁の壁側腹膜と癒合し，結合組織層のいわゆるfusion fascia（癒合筋膜）と化してしまう（右および左Toldt筋膜，図4.5）[4]．fusion fasciaは2つの異なる血管系，すなわち結腸の血管と腎の血管とを分離する隔壁層を形成しており，原則として両血管群の間に連絡路は発達しない．したがって，手術中に剝離を進めて腸管の可動化を図るさいに，安全な劈開面として活用される．

3) 横行結腸間膜と膵臓周辺のfusion fasciae

横行結腸とその間膜は腹部のほぼ中央の高さを横走して腹膜腔を結腸間膜上窩と結腸間膜下窩に二分し，上前方では胃と後胃間膜（大網）と隣接し，下後方では膵頭十二指腸と接しているため，付近にいくつかの癒合筋膜をつくり出している．その概要を図4.4dおよび図4.6[5]を用いて説明する．

図4.4dは膵頭の下部を通る横断模型図であ

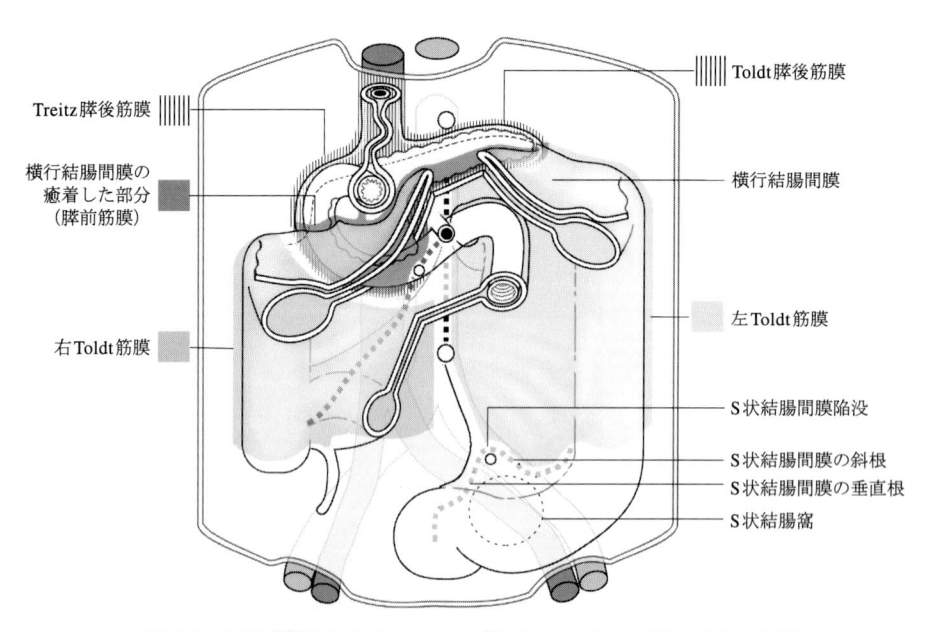

図4.5 大腸に関連したfusion fasciae（Perlemuterら，1975[4]をもとに作画）

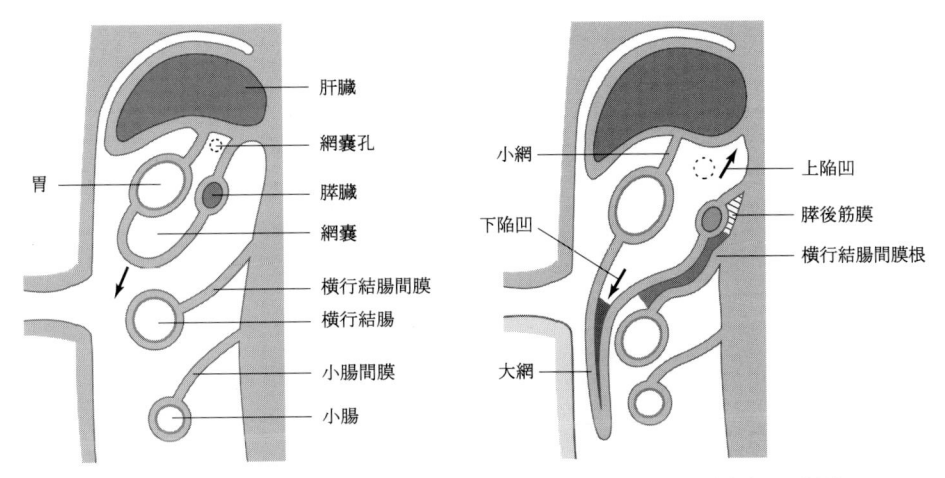

図 4.6　大網と横行結腸間膜の関係（発生学的模型図，Kollmann，1907[5]）をもとに作画）

る．この図は図 4.4 b, c において後腹壁の腹膜と上行結腸間膜との間に膵頭十二指腸を挟みこんで加えた図にほかならない．上行結腸間膜は上方で横行結腸間膜に移行し，膵頭十二指腸の前面の腹膜と癒合して，膵前筋膜を形成する．ふつう横行結腸間膜は膵体下縁の高さで折れ曲がって，横走する間膜根をつくるので，膵前筋膜は膵頭十二指腸の下半分にしか形成されない．

図 4.6 に胎生期における腹膜配置の変遷を示した．後胃間膜のうち，胃と膵の間の区間は網嚢の膨出部として下方へ垂れ下がり，横行結腸の前を越えて大網を形成する（図 4.6 左）．大網の前後両葉の内葉は相互に癒合して，一種の fusion fascia をつくり，癒合部の上端は同時に，網嚢の下陥凹の下端をつくる．また，大網後葉の外葉も横行結腸間膜の前上面に接着する（図 4.6 右）．このように胃と横行結腸とは以上の 2 つの fusion fasciae を介して連絡しているので，大網を反転して挙上すれば，両者とも裏返しされるのである．

後胃間膜は横行結腸間膜と癒合するだけではない．膵臓の後壁をおおう部分も後腹壁の腹膜に癒合して膵後筋膜が形成される（図 4.6 右）．この筋膜は図 4.4 d の横断図からも理解することができよう．上行結腸間膜の fusion fascia は十二指腸下行部の右縁に達すると，ここで前後に分かれ，膵前筋膜と膵後筋膜とに連なっていく．膵後筋膜を剥離して膵頭十二指腸を遊離することが Kocher 授動術にほかならない．なお，膵臓は右側だけで

なく，正中線を越えて膵体・膵尾として左方へ延びているので，膵後筋膜も右と左とに分けられることになる（膵後筋膜は右側では Treitz，左側では Toldt の名を冠して呼ばれる）．

d．動　　脈

結腸の動脈は腸管の数 cm 手前に動脈弓を形成し，そこから腸管に向かって直動脈（vasa recta）を送る．直動脈の数は小腸よりも少ない．動脈弓は相互に連絡しあい，腸管に平行して走る辺縁動脈（marginal artery）を形成する．辺縁動脈は直動脈への側副路を保証していることから，その断続は臨床解剖的に重視される．断続の生じやすい部位は回盲部，左結腸曲，S 状結腸直腸移行部の 3 か所である．一方，辺縁動脈と大動脈を連絡する幹線路は，上・下腸間膜動脈とそれらから起こる数本の結腸動脈にまとめられる（図 4.7）．

上腸間膜動脈は胎生期の原始腸係蹄の区間を守備範囲とし，その主幹は原始腸係蹄の回転軸，すなわち Meckel 憩室の存在すべき箇所に向かって走りながら（図 4.2），主幹から左下方へ空腸・回腸動脈を順次に，また右上方へ数本の右半結腸の動脈を，肛門側に分布するものから順に分枝する（図 4.7）．つまり，上腸間膜動脈は小腸枝と大腸枝を進行方向の左右に振り分けて分枝することが特徴である．

上腸間膜動脈の結腸枝として，回結腸動脈，右結腸動脈，中結腸動脈の 3 枝が区別される（図

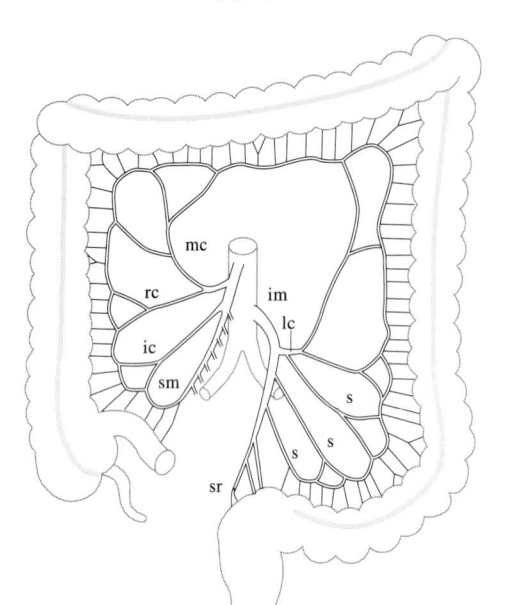

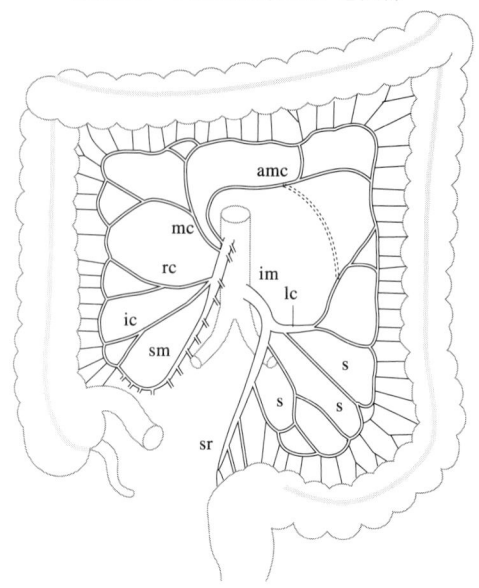

図 4.7 大腸の動脈の2つのタイプ
amc：副中結腸動脈，ic：回結腸動脈，im：下腸間膜動脈，lc：左結腸動脈，mc：中結腸動脈，rc：右結腸動脈，s：S状結腸動脈，sm：上腸間膜動脈，sr：上直腸動脈．

4.7)．

　回結腸動脈は，回盲部ならびに上行結腸を支配する動脈で，回腸枝，上行枝，前後の盲腸枝と虫垂動脈の5枝が区別される．これらの動脈の起始様式はさまざまである．

　右結腸動脈は上行結腸の支配動脈であるが，上行結腸には回結腸動脈および中結腸動脈から起始した辺縁動脈が分布するので，必ずしも右結腸動脈を必要とはしない．このため，右結腸動脈の起始様式は不安定であり，上腸間膜動脈から起始する定型例は1/3にすぎず，回結腸動脈または中結腸動脈と共通幹を形成する場合が少なくない．

　中結腸動脈は横行結腸の支配動脈であり，上腸間膜動脈の第1結腸枝として膵体下縁で上腸間膜動脈の右縁から起こり，時として下膵十二指腸動脈と共通幹を形成する．中結腸動脈は走行方向から大別して3型に分類される．第1は，右結腸曲に向かって走行し，結腸曲の近くで上行結腸と横行結腸に沿う2つの辺縁動脈に分かれる（右結腸曲動脈）．第2は，右結腸曲動脈から，またはその近くで上腸間膜動脈の本幹から直接起こり，横行結腸の中央部に向かって走る（横行結腸動脈）．これら2つが一般に中結腸動脈として扱われる動脈である．第3は，膵体下縁の高さで第1空腸動脈よりもさきに上腸間膜動脈の左縁から起こり，横行結腸の左半ないし左結腸曲を目指して走る動脈で，副中結腸動脈と呼ばれる．この動脈は，下腸間膜動脈から起こる左結腸動脈との間に辺縁動脈より内方で吻合路を形成しやすい．

　下腸間膜動脈の結腸枝としては，左結腸動脈とS状結腸動脈が区別される．

　左結腸動脈は下腸間膜動脈の第1枝として起こり，上行枝と下行枝に分かれ，下行結腸に分布する．上行枝から分かれた枝が下腸間膜静脈に沿って伴走し，副中結腸動脈と近道の吻合を形成することがある．

　S状結腸動脈は，横走する左結腸動脈と下行する上直腸動脈がつくる直角内で，両動脈から数本が起始する．S状結腸ならびにその間膜の長さに応じその本数と分枝形態はさまざまである．

　上下の腸間膜動脈は左結腸曲の辺縁動脈を通じて連絡している．しかし，しばしば副中結腸動脈

の枝と左結腸動脈上行枝の枝とが，十二指腸空腸曲のすぐ左方で吻合し，近道をとった連絡動脈弓を形成することがある（図4.7bの破線部分）．

e. 静　　脈

大腸の静脈のまとまり方はおおむね動脈に準じて考えてよい（図4.8）．動脈と大きく異なる点は，中枢側で，大動脈に併走した下大静脈に注がずに，小網の内部を上行する門脈を通じて腹側の肝に入ることである．そのため，いったん小網の手前にある膵十二指腸の後面に入り込む必要があり，下腸間膜静脈は同名動脈に併走せずに十二指腸空腸曲の左方をまわる経路をとる．

上腸間膜静脈には胃の静脈も注いでいる．すなわち，右胃大網静脈が同名動脈に遡行して上方へ走らずに，膵の前面を下行して上腸間膜静脈の右縁に流入する．ここには中結腸静脈も注いでおり，2つの静脈は上腸間膜静脈に注ぐ手前でしばしば合流し，共通幹を形成する．この静脈幹を胃結腸静脈幹（gastrocolic trunk）という．胃結腸静脈幹は小腸をとび越して胃と結腸の静脈が連絡しているという意味で重要な概念といえる．また，回結腸静脈の流入点から中結腸静脈流入点までの上腸間膜静脈の区間を外科的静脈幹（surgical trunk）と呼ぶ．ここは上腸間膜動脈支配領域のリンパ節郭清の中枢側における要所である．

f. 神　　経

交感神経系は起始細胞が胸髄および腰髄にあり，胸腰系と呼ばれる．腹部臓器の交感神経は胸髄に起こり，胸部の交感神経幹神経節（幹神経節）を通過したのち，横隔膜を貫いて腹腔動脈の周辺部に到達していくつかの神経節に入る．

腹部の交感神経節は，腹大動脈に沿ってその大きな枝の起始部に位置を占める．大きな枝とは腹腔・上腸間膜・腎・下腸間膜動脈であるから，腹腔神経節，上腸間膜動脈神経節，大動脈腎動脈神経節，下腸間膜動脈神経節という．ところで4つ

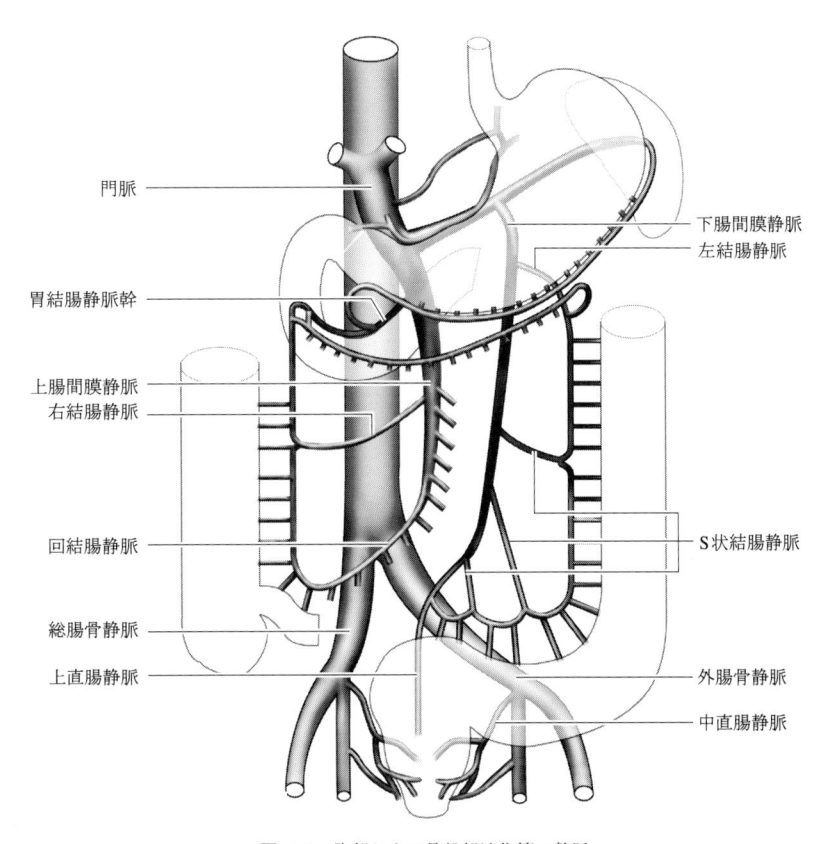

図4.8　腹部および骨盤部消化管の静脈

の動脈の起始部のおおよその高さは，腹腔動脈—第1腰椎（L1）上縁，上腸間膜動脈—L1の中1/3，腎動脈—L1/L2椎間板，下腸間膜動脈—L3の中1/3であり，下腸間膜動脈以外の3動脈の起始部はL1を中心としてごく近接している．したがって，腹腔神経節，上腸間膜動脈神経節，大動脈腎動脈神経節の3対の神経節を含む大きな自律神経叢を腹腔神経叢（太陽神経叢）という（この神経叢には交感神経だけでなく，副交感神経も加わっているので，自律神経叢と捉えておくべきである）．

これらの神経節（大動脈前神経節）に入る節前線維は脊髄神経を去ったのち直接近づいてくるのではなく，幹神経節を通過してから到着する．そこで，この線維群のうち，幹神経節から大動脈前神経節に到達するまでの区間を特に内臓神経と呼ぶ．腹腔神経叢の3神経節に入る内臓神経は第5～第12内臓神経（T5～T12）の高さで出て，斜めに下行したのち横隔膜の脚部を貫いて到達する．これらの内臓神経の種類と神経節の対応関係を図式的に示すと，以下のようになる（図4.9）[6]．

〈内臓神経〉　〈大動脈前神経節〉
大内臓神経　　腹腔神経節　　　　　　⎫
小内蔵神経　　上腸間膜動脈神経節　　⎬ 腹腔神経叢
最下内蔵神経　大動脈腎動脈神経節　　⎭

もちろん，このような対応関係は互いの交通を

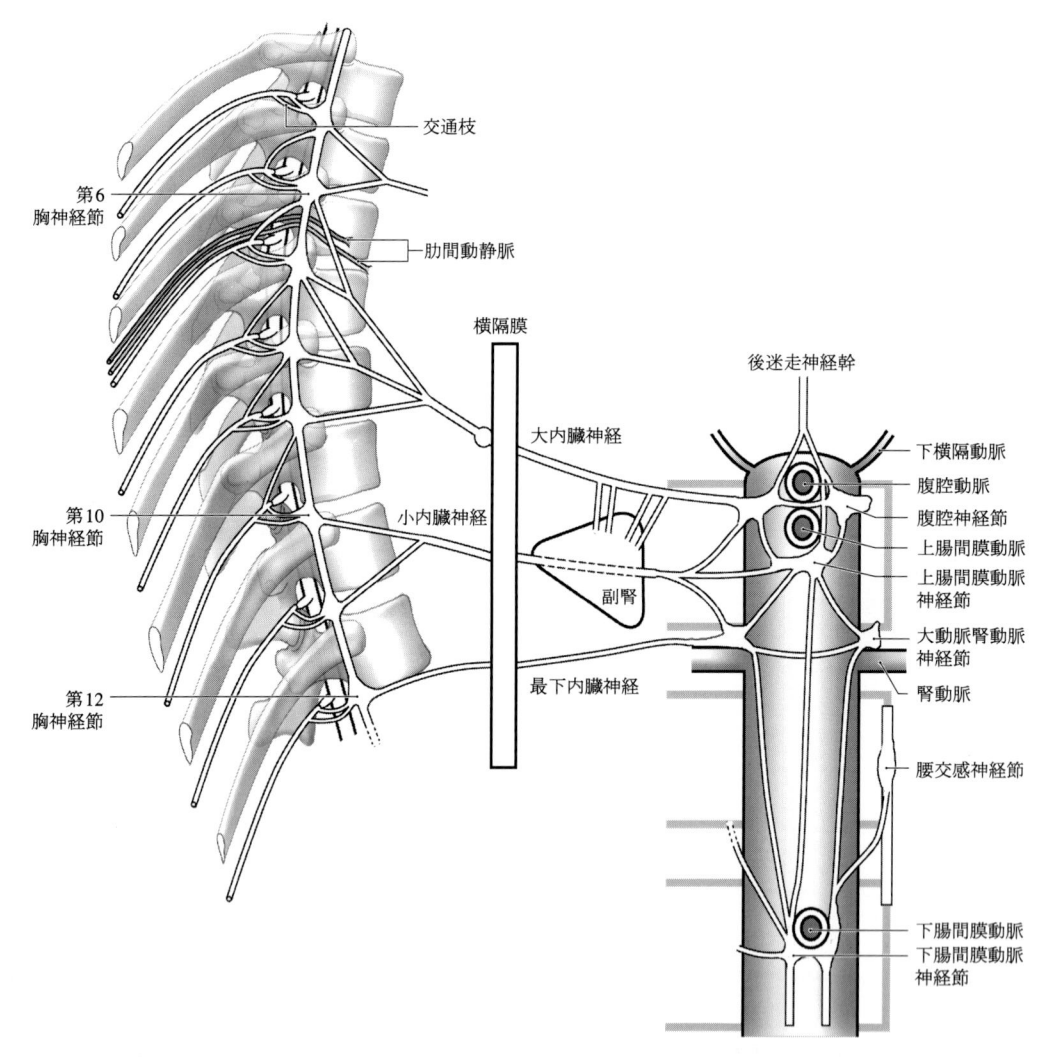

図 4.9　腹腔神経叢・節の構成（佐藤，1993[6]）をもとに作画

切り離したあくまで図式的な関係にすぎないが，大体において，より上方から起こった内臓神経は神経叢のより上方に加わる傾向が認められると考えてよい．

下腸間膜動脈起始部と大動脈分岐部の区間においては腹大動脈神経叢に左右の腰内臓神経が合わさって上下腹神経叢（仙骨前神経）が構成される．左右の第2, 3腰内臓神経が合する位置がほぼ大動脈分岐部に相当する．この区間の大動脈周囲リンパ節の郭清はこれらの自律神経損傷を意味し，射精に関する障害を引き起こす．機能を保持するためには，この領域の郭清に十分な注意が必要である．

1) 右半結腸

右半結腸の自律神経は上腸間膜動脈に伴行してくる．交感神経系では，第5〜11胸神経節から出た大・小内臓神経が横隔膜の脚部を貫いて下行し，腹腔動脈と上腸間膜動脈の根部に神経叢をつくり（図4.9），両動脈の分枝に随行して腸管に達する．

副交感神経の迷走神経については食道，胃に対する到達形態と異なることに注意を要する．迷走神経は食道に沿って下行し，胃の上半にもそのまま到達するのに対し，胃の下半以下では，いったん腹腔動脈と上腸間膜動脈の根部におもむいて腹腔神経叢の形成に参与した後（図4.9），これらの動脈の分枝に随伴して目的地に達し，横行結腸左1/3までの範囲に分布する．迷走神経は，胃に至るまでは器官壁に沿って下行しつつ分布する形式をとる．しかし，この形式では複雑な屈曲を伴って長くなった腸管に随行していくことは不可能である．迷走神経はこのような本来の走行を捨てて，動脈に乗り移って分布するという，いわば交感神経と似た分布形態を開発し，この問題を解決しているのである．

2) 左半結腸

左半結腸と直腸の自律神経支配の要は骨盤神経叢（下下腹神経叢）である（直腸の節で詳述）．骨盤神経叢の枝は骨盤腔の内臓に分布するばかりでなく，下腹神経を逆行して下腸間膜動脈の根部に達し，その枝を介して左半結腸に分布する．また，左半結腸の交感神経には腰神経節からの枝も加わっている．

g．リンパ系

1) 大腸のリンパ系の基本配置

大腸のリンパ系は動脈に準じて把握するのが原則であり，その基本的配置を図4.10に示す[7]．

結腸のリンパ系は辺縁動脈ならびに直腸動脈に沿うリンパ節の存在を考えて，結腸壁在リンパ節

a) 辺縁リンパ系
辺縁リンパ管
リンパ茎
傍結腸リンパ節
壁在リンパ節

b) リンパ管の収束方向
4 大動脈傍リンパ節
2 主リンパ節
1 中間リンパ節

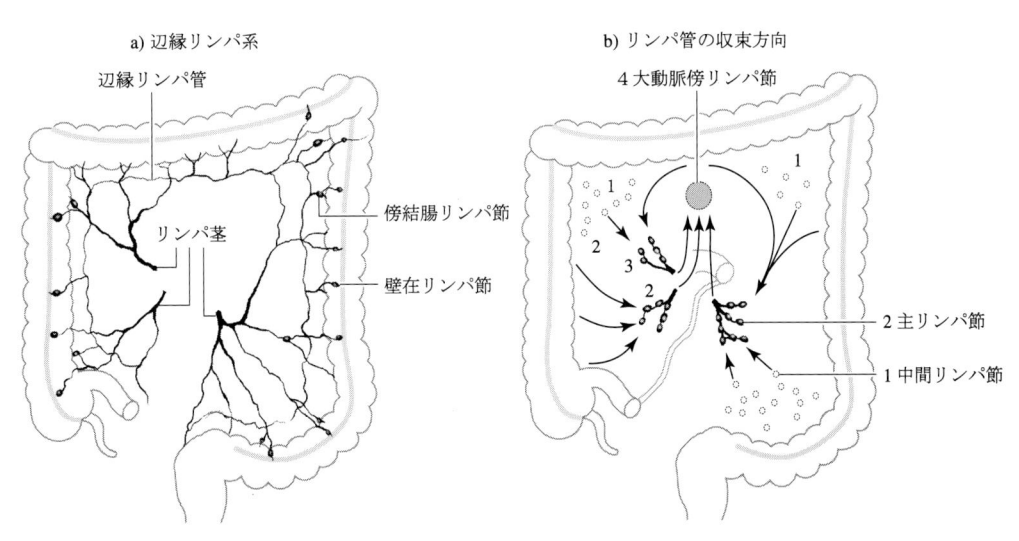

図4.10　大腸のリンパ系の基本配置

(epicolic nodes)と結腸傍リンパ節（paracolic nodes)を区別する．結腸壁在リンパ節は数が少なく，結腸壁から直接，結腸傍リンパ節に流入するのが多い．したがって，結腸傍リンパ節の大半は最前線のリンパ節である．これより中枢側では各結腸動脈に沿って中間リンパ節（intermediate nodes, 動脈幹リンパ節）が介在する．そして，その各結腸動脈の根部には主リンパ節（principal nodes, 動脈根リンパ節）が位置する．

大腸では，右結腸動脈が回結腸動脈または中結腸動脈と共通幹をつくりやすいこと，また左結腸動脈とS状結腸動脈の起始部が近いなどの血管配置から，大腸のリンパ系は図4.10bのように，右下（回結腸動脈起始部），中（中結腸・右結腸動脈起始部）および左下（左結腸・S状結腸動脈起始部）の3か所に収束してから，大動脈周囲リンパ節に連続する．

2) 大動脈周囲リンパ節

結腸のリンパ系が流注する腹大動脈周囲リンパ節（腰リンパ節）は腹大動脈と下大静脈の周囲に散在しており，両大血管に対する位置関係から次の7群に分けられる（図4.11)[8]．

1) 腹大動脈の左側　　　大動脈外側リンパ節
2) 腹大動脈の前　　　　大動脈前リンパ節
3) 腹大動脈の後　　　　大動脈後リンパ節
4) 腹大動脈と下大静脈　大動静脈間リンパ節
   の間
5) 下大静脈の前　　　　大静脈前リンパ節
6) 下大静脈の後　　　　大静脈後リンパ節
7) 下大静脈の右側　　　大静脈外側リンパ節

図4.11 大動脈周囲リンパ節の区割り（『胃癌取扱い規約』, 1993)[8]

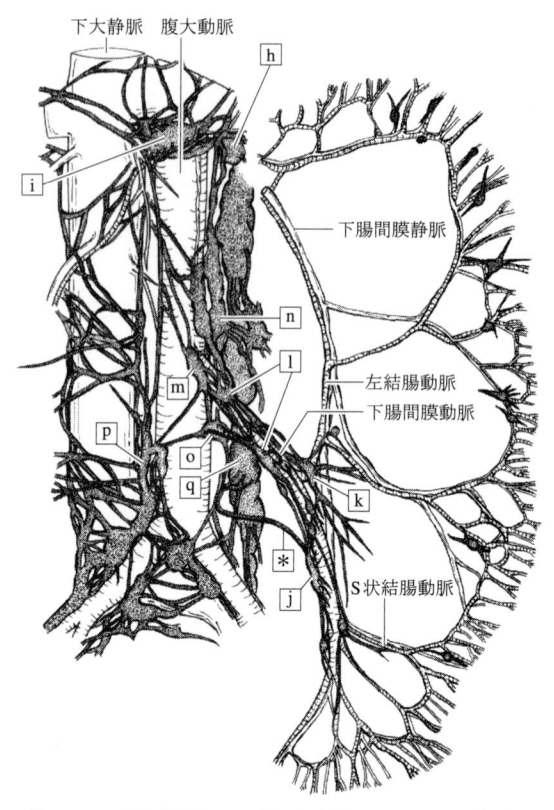

図4.12 大動脈周囲リンパ節と左半結腸のリンパ系（佐藤, 佐藤, 1991)[9]

これらの分類が定型的に当てはまるのは腎動脈より下方である．

図4.12は，左腎静脈より下方の大動脈周囲リンパ節の全体像を示したものである．上腸間膜動脈系に集まったリンパ系は大動脈と左右の腎動脈（左腎静脈）が交差してつくる4つの角に位置した上下左右のリンパ節群（この図ではh, i）に注ぐ．下腸間膜動脈系のリンパ系も大動脈の左右に収束すると同時に下位のものから上位のものへと，しだいに上行しながら結局は上述の左腎静脈下方にある左右のリンパ節（h, i）に達する．これらは右の大動静脈間リンパ節列と左の大動脈外側リンパ節列の最上部リンパ節群である．これらの大動脈外側リンパ節および大動静脈間リンパ節の輸出リンパ管がそれぞれ左右の腰リンパ本幹の主流を形成し，大動脈の後面で大動脈裂孔を通過しながら合一して胸管を形成する．

3) 上腸間膜動脈周囲のリンパ系

解剖した実例を供覧して解説する（図4.13）．この例では上腸間膜動脈からの第1結腸枝として中結腸（横行結腸）動脈，第2枝として右結腸動脈（結腸曲動脈と共通幹をもつ），第3枝として回結腸動脈が起始している．

結腸壁を出たリンパ管の大部分は直動脈や辺縁動脈に沿って走り，ついでリンパ管は血管に沿って結腸傍リンパ節から中間リンパ節へと，しだいにその太さを増しながら進み，主リンパ節に達する．

回盲部からのリンパ管はいったん，回結腸動脈の回腸枝と結腸枝への分岐部に大きなリンパ節(a)を形成したのち，回結腸動脈に沿って数個のリンパ節を介しながら回結腸動脈根部のリンパ節(c)に集合する．このリンパ節は遠位回腸のリンパ節からの輸出リンパ管も受けている．遠位回腸のリンパ管には，上腸間膜静脈の前面に斜めに上行するリンパ管や上腸間膜静脈の右側縁にリンパ節鎖を形成しながら上行するリンパ管群も認められている．いずれも最終的には上腸間膜動脈の右側縁にあるリンパ節(e)に終結している．

上行結腸から横行結腸右半にかけてのリンパ管は右結腸動脈および結腸曲動脈の共通幹周辺のリンパ節(b)に入ったのち，上腸間膜静脈右側縁にあるリンパ節(c)に至る．ここより，リンパ管は上腸間膜静脈前面を横走して上腸間膜動脈前面のリンパ節(e)へと向かう．右結腸動脈に沿ってきたリンパ管群は先述の回盲部からのリンパ管群と合流している．また，中結腸動脈に沿うリンパ管群は，胃結腸静脈幹に沿って胃からくるリンパ管とも連絡している．

これらの右半結腸のリンパ系は大部分が右・中結腸動脈起始部で上腸間膜静脈前面の主リンパ節に集まったのち，上腸間膜静脈前面を通り上腸間膜動脈前面に達し，この動脈の根部に向かう．

上腸間膜動脈の周囲のリンパ節やリンパ管の間には複雑な連絡網が認められる．右半結腸から静脈側に集まったリンパ管も最終的には動脈側に移動したのち，その根部に向かう．しばしば，リンパ管群が上腸間膜動脈と静脈のいずれに沿うのかということが問題となるが，上腸間膜リンパ系に関してはしだいに動脈のほうに集中する傾向にあると考えてよい．

リンパ節(d)は十二指腸第3部（水平部）の前面と上腸間膜静脈の後面に挟まれた位置を占め，上方から膵頭十二指腸のリンパ節が，右側から右半結腸のリンパ管の一部が，下方から回盲部のリンパ管がそれぞれこのリンパ節に到達する．また，リンパ節(d)は左側では小腸の後面のリンパ系を受けており，重要な中継リンパ節となっている．このリンパ節からの輸出リンパ管は上腸間膜動脈右側縁を上行し，その根部にあるリンパ節に連続する．

4) 下腸間膜動脈周囲のリンパ系

同一例（図4.12）で示説する．下腸間膜動脈の第1枝として起こる左結腸動脈が下行結腸に分布している．S状結腸動脈は4本観察され，第3枝は細い．最上枝は左結腸動脈から，他の3枝は下腸間膜動脈から直接起始している．下腸間膜動静脈は通常の経路をとる．辺縁動脈ならびに直動脈に

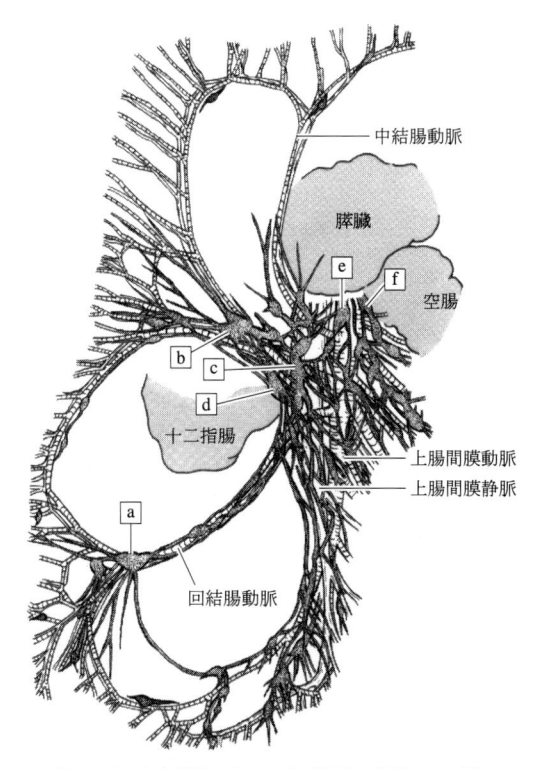

図 4.13 右半結腸のリンパ系（佐藤，佐藤，1991）[9]

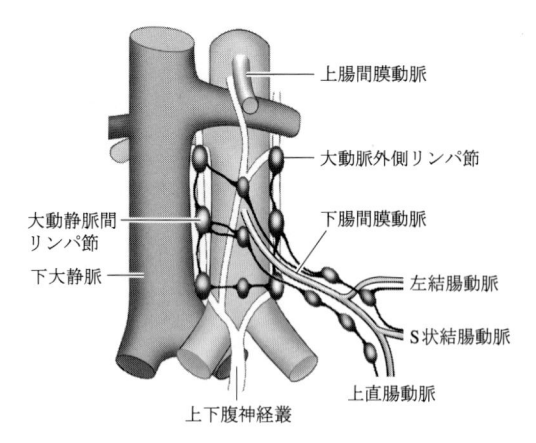

図 4.14 下腸間膜動脈リンパ系の大動脈周囲リンパ節への集合形態（佐藤，佐藤，1991）[9]

沿って結腸傍リンパ節が観察されるが，その数は少ない．左結腸動脈と各S状結腸動脈に沿う中間リンパ節は発達していない．下行結腸のリンパ系は左結腸動脈起始部に集まっている．

下腸間膜静脈に沿って上行したのち，膵下縁で上腸間膜動脈系に注ぐリンパ路はわれわれの所見においては否定的であった．この上下腸間膜動脈の吻合動脈弧が存在する場合，この区間が上下の腸間膜動脈リンパ系の分水嶺となっている．

下腸間膜動脈根部には多数のリンパ節が観察される．下腸間膜動脈周囲のリンパ節から大動脈周囲リンパ節へ至る経路として上下左右の4方向の到達路が観察される（図4.14）[10]．

右方系と上方系は根部周囲の大動脈前リンパ節（図4.12のm）を介したのち，大動脈外側リンパ節と大動静脈間リンパ節の最上部リンパ節 (h, i) に達している．

左方系は動脈の根部まで到達せずに，途中の下腸間膜動脈根部リンパ節 (l) から水平に右走し大静脈前リンパ節 (o) を介したのち，右は大動静脈間リンパ節 (p)，左は最下部の大動脈外側リンパ節 (q) に連絡している．さらにこの進路よりも下方で，上直腸動脈起始部にあるリンパ節 (j) からの輸出リンパ管（＊）が，下腸間膜動脈起始部の下方にあるリンパ (q, o, p) に到達している．

ここに示した上下左右の4方向のうち，一般に横方向よりも上下方向の連絡が顕著である．上方優位型では大動静脈間リンパ節の最上部のリンパ節 (i) が，下方優位型では最下部のリンパ節 (p, q) が郭清上問題となると考えられる．下行結腸は上方優位型，直腸は下方優位型，S状結腸はその中間系を占める傾向がある．

下方優位型では下腸間膜動脈根部リンパ節を介さないで大動脈周囲リンパ節に達する短絡路（＊）が存在する．この短絡路は下腸間膜動脈根部リンパ節を介さない経路と考えられる．癌のリンパ節転移における臓器のリンパ系が，辺縁動脈（1次）リンパ節，動脈幹（2次）リンパ節，動脈根部（3次）リンパ節，そして最終的な大動脈周囲（4次）リンパ節，という具合に必ずしも順次に段階を踏んで転移をきたすとは限らないことを示している．

［佐藤達夫］

文　献

1) 大腸癌研究会（編）：大腸癌取扱い規約，5版，pp 1-3, 14-20，金原出版，東京，1994.
2) Lineback PE: Studies on the musculature of the human colon, with special reference to the taeniae. Am J Anat 36: 357-383, 1925.
3) 佐藤達夫：外科医のための局所解剖―大腸（直腸を除く）その1. 手術 38: 449-458, 1984.
4) Perlemuter L, Waligora J: Cahiers d'anatomie, 4 ed, Tome 2, Masson, Paris, 1975（佐藤達夫ほか訳：臨床解剖学ノート，腹部編II．中央洋書，東京，1980）.
5) Kollmann J: Handatlas der Entwicklungsgeschichte des Menschen. Teil 2, Figs. 419-422, Gustav Fischer, Jena, 1907.
6) 佐藤達夫：消化器の局所解剖学―食道・胃，pp 269-282，金原出版，東京，1993.
7) 出来尚史，佐藤達夫：外科医のための局所解剖―大腸（直腸を除く）その3. 手術 38: 721-733, 1984.
8) 胃癌研究会（編）：胃癌取扱い規約，12版，p 41，金原出版，東京，1993.
9) 佐藤健次，佐藤達夫：結腸のリンパ路．手術 45: 1341-1353, 1991.
10) 佐藤達夫：大動脈周囲リンパ節の局所解剖．日臨外会誌 55: 3005-3011, 1994.

4.2 直腸

a. 直腸の形態と区分

直腸という用語から連想するのは，まっすぐな腸管である．たしかに四足動物の直腸はその名にふさわしいが，ヒトの直腸はかなり屈曲している．横からみると（図 4.15 a），仙骨と尾骨の彎曲と一致して後方に凸の彎曲（仙骨曲）および肛門挙筋のループに対応した前方に凸の彎曲（会陰曲）の2つの彎曲が存在する[1]．前後方向にみても（図 4.15 b），やはり2, 3個の軽い側方への彎曲が認められる．その成因として，縦走筋層の分布が全周に一様でなく，前後両壁でやや密であり，左右で比較的疎なことが考えられる．側方への屈曲は同時に，内面に直腸横ヒダ（Houston弁）の形成をもたらす．腹膜反転部の高さで，通常右側に現れるヒダはKohlrauschヒダと呼ばれ，診療上の一つの目印として役立つ（図 4.15 b）．

腹膜反転部の後端はほぼ直腸の仙骨曲に一致し（図 4.15 a），ここより下方がいわゆる直腸膨大部をなす．一方，上方すなわちS1・S2の高さでは，腸管は短いながらも間膜を保有している．この区間を直腸とS状結腸のいずれと考えるべきか，それが1つの問題である．

b. 直腸とS状結腸の移行部

S状結腸と直腸の間には明確な境界線を引きにくい．左結腸曲のような鋭い屈曲も，回盲弁のような明瞭なくびれも見当たらないからである．『大腸癌取扱い規約』（以下，規約）[2]は，岬角から第2仙椎下縁までの腸管に rectosigmoid (Rs) という名称を与えている．この区間において，結腸はその特有の形態をしだいに失い，徐々に直腸の形態に変化していく．具体的に次のような推移が進行する．① 結腸間膜が短くなり，腸管は骨盤後壁に接していく．② 縦走筋層が全周をとり囲むように配置し，結腸ヒモが消失する．ヒモと共存していた結腸膨起も消え，また腹膜垂も認められなくなる．③ 内腔では，ヒダが消失してなめらかになっていく．④ はじめは間膜内部で腸管の後面を走っていた上直腸動脈が腸管を左右から抱くように2分岐し，その左右を下行するように変わる．

このような移行的区間を rectosigmoid として把握することは当を得たことであり，直腸S状結腸移行部（または移行帯）と訳すことが本来は望ましい．しかし，この区間が上直腸動脈の枝を受けるなど，脈管系が固有の上部直腸（Ra）と同じ

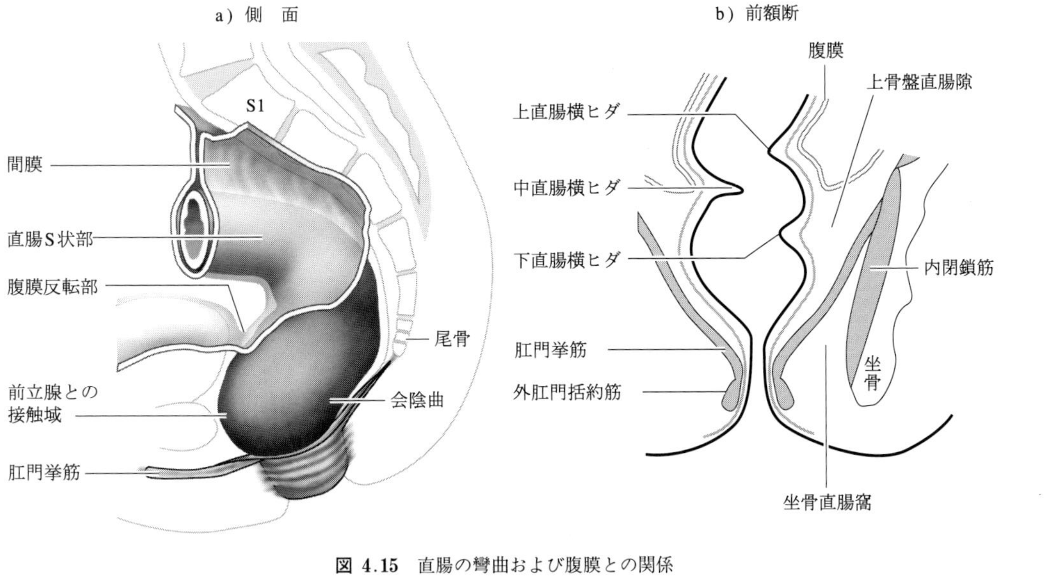

a) 側面 b) 前額断

図 4.15 直腸の彎曲および腹膜との関係

こともあって，規約では直腸S状部（Rs）と呼び，直腸の範囲として扱っている．

c．直腸と肛門管の移行部

直腸と肛門管の境界づけについては，大別して2つの考え方がある（図4.16）[3]．第1は歯状線である．この線は胎生初期の排泄腔膜が破れて原始腸管と肛門窩が開通した痕跡を示し，上方の内胚葉性上皮と下方の外胚葉性上皮の境界線でもあることから，この線をもって肛門直腸接合線とすることがある．歯状線は胎生学的意義をもつのみならず，脈管・神経の臓性系と体性系の分水嶺を示す構造物であり，理論的に境界設定の場にふさわしい線といえる．歯状線を境界線とした場合には，この線から肛門縁に至るまでの区間が肛門管となる．このように設定された肛門管を解剖学的肛門管あるいは肛門上皮性肛門管（高野）と呼び，長さは約1.8cmである．

第2はMorgagni柱の上端を通る横線（Hermann線）であり，恥骨直腸筋の付着部の上縁に相当する．ここより上方では腸管は拡張して膨大部をなすのに対し，下方ではこの筋と外肛門括約筋が円筒をつくっており，内腔は管状に狭小化する．したがって，肛門指診で明確に認知できるし，括約筋の機能と関連させて理解しやすい．また直腸癌の部位（下縁）は肛門挙筋との距離で把握するほうが，括約筋温存術式に都合がよい．外科ではこの線をもって肛門直腸接合線とし，この線と肛門縁の間の約3.0cmの区間を外科学的肛門管または括約筋性肛門管（高野）[3]と呼ぶ．

d．骨盤壁

骨盤底筋は骨盤に付着をもつから，まずはじめに骨盤の側壁そのものについて考えておくことが望ましい．

寛骨を横から眺めると8の字形にみえる（図4.17a）．次に，腸骨に仙骨を連接させると，坐骨と仙骨の間に深い切れ込みができる．これを仙坐切痕という．仙骨と坐骨結節の間に大きな仙結節靱帯が張ると，仙坐切痕は楕円形の坐骨孔にかわる．坐骨孔はさらに，仙骨と坐骨棘を結ぶ仙棘靱帯により上方の大坐骨孔と下方の小坐骨孔に分けられる．

大坐骨孔は大きく開いたままではない．この孔の大部分は，梨状筋が通過することによって埋められ，筋の上下に隙間が残される．梨状筋上孔と梨状筋下孔といい，骨盤腔と殿部との連絡孔である．2つの孔を比べると，高位の梨状筋上孔よりも低位の梨状筋下孔のほうが，下肢や会陰に近い位置にある．そこで，梨状筋上孔は殿部との連絡路に使われるにすぎないが，梨状筋下孔は殿部に加えて，大腿後面と会陰への通路に活用されるのである．梨状筋下孔を通過後，そのまま下行するものとして人体最大の神経の坐骨神経があるし，また再び小坐骨孔をくぐり前方へ向かうものとして陰部神経がある（図4.17b）．

e．骨盤底筋

骨盤底筋は直腸肛門管ならびに尿生殖排泄孔の周囲に集中して配置しており，骨盤隔膜と会陰筋に分けられる．

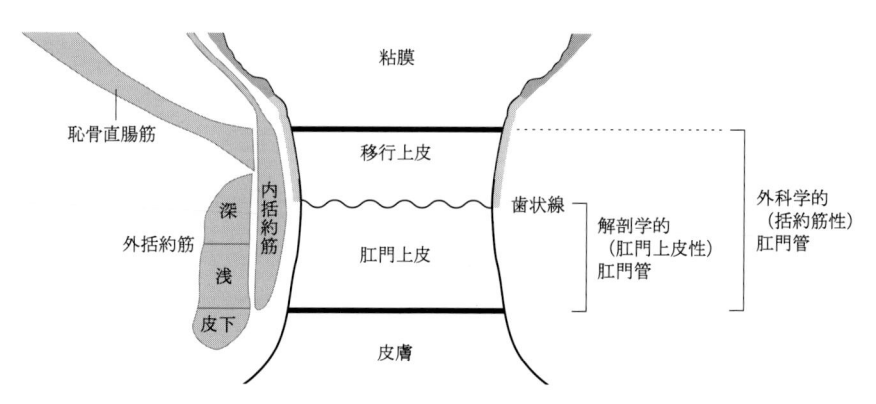

図4.16 外科学的肛門管と解剖学的肛門管（高野，1978[3]）をもとに作画）

4.2 直腸

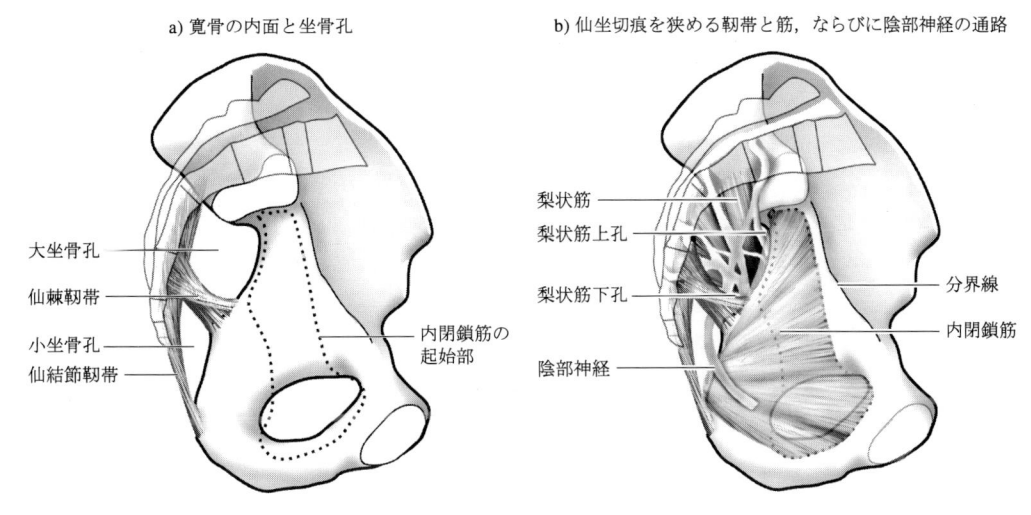

a) 寛骨の内面と坐骨孔

大坐骨孔
仙棘靱帯
小坐骨孔
仙結節靱帯
内閉鎖筋の起始部

b) 仙坐切痕を狭める靱帯と筋，ならびに陰部神経の通路

梨状筋
梨状筋上孔
梨状筋下孔
陰部神経
分界線
内閉鎖筋

図 4.17 骨盤壁と靱帯，神経

尿生殖裂孔
肛門裂孔
閉鎖筋膜
坐骨結節
仙結節靱帯（切断端）
直腸前筋束
恥骨直腸筋
恥骨尾骨筋
腸骨尾骨筋
坐骨棘
尾骨尖
尾骨筋
肛門挙筋

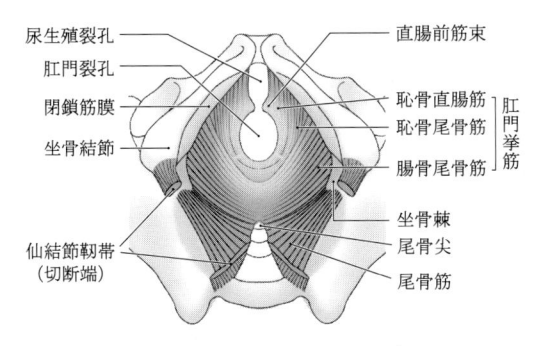

図 4.18 肛門挙筋（会陰側からみる）
（Toldt ら，1927[4]）をもとに作画）

1) 骨盤隔膜

肛門挙筋と尾骨筋から成る（図 4.18）[4]．坐骨から起こる部分（坐骨尾骨筋）は，ヒトではかろうじて残存した尾骨へ着き，仙棘靱帯の内面に尾骨筋をつくる．一方，恥骨から腸骨にかけて起始した部分は，後方の筋束が尾骨の尖端から直腸の間で左右が合一して，正中部に縫線を形成する（恥骨尾骨筋 pubococcygeus と腸骨尾骨筋 iliococcygeus），前方の筋束は直腸下端につき恥骨直腸筋（puborectalis）と呼ばれ，直腸の後ろで左右が合して筋ループ（anorectal sling）をつくる．この筋ループは直腸下端を前方へ引き寄せ会陰曲（図 4.15 a）を形成するので，肛門禁制機構の重要な要素となっている．以上の腸骨と恥骨から起こる 3 筋部を合せて肛門挙筋と呼ぶのである（図 4.18）．また左右の恥骨直腸筋の前内側縁の間には尿生殖孔が残されるが，筋の一部は前立腺尖に接するので，前立腺挙筋（levator prostatae）と呼ばれる．

2) 会 陰 筋

排泄腔周辺の筋群を会陰筋といい，前後 2 群 5 筋に再分される．会陰腱中心は後会陰筋（外肛門括約筋）と前会陰筋との間に介在し，両方の筋群さらに恥骨直腸筋が付着する点で，会陰のかなめとなる構造物である．

後会陰筋は外肛門括約筋である．この筋は結合組織性の中隔により皮下・浅・深の 3 部に区分されているが，実際の剖出例で 3 部を分けることはかなり難しい．

前会陰筋は球海綿体筋，坐骨海綿体筋，浅・深会陰横筋の 4 つの筋からなる．深会陰横筋は，左右の恥骨直腸筋の間に生じた尿生殖裂孔を塞いで，尿生殖隔膜を形成し，正中後方では会陰腱中心に着き，尿道括約筋を形成する．また，筋の前端と恥骨弓靱帯との間には間隙があり，陰茎背部との連絡路を提供している．

3) 神 経 支 配

骨盤底筋群の支配神経は仙骨神経叢 L 4～S 4 の下部（S 2～S 4）の前面から起こる．この高さの神経が集まってつくられた陰部神経は，梨状筋下孔で大坐骨孔を抜け出たのち仙棘靱帯のうしろを

回って,再び小坐骨孔を通り(図4.17b),Alcock管(陰部神経管)に包まれて坐骨直腸窩を前進する.

陰部神経の特徴は骨盤隔膜より下方を通ることである.したがって,陰部神経は外陰部の皮下に分布し,会陰の筋に支配枝を与える.第1枝の下直腸神経は肛門周囲に分布するほか外肛門括約筋を支配する.第2枝の会陰神経は数枝よりなり,会陰および陰嚢(大陰唇)の後半部に分布し,さらに前会陰筋群の諸筋と外肛門括約筋の前半部を支配する[5,6].第3枝の終枝は陰茎(陰核)背神経となって終わる.

骨盤隔膜の神経,すなわち肛門挙筋神経と尾骨筋神経もほぼ同じ高さ(S3・S4)から起こる.しかし,筋の上面をはって進むところが陰部神経と異なる.なお,肛門挙筋の直腸付着部には外面から会陰神経の枝が分布するし,また後述のように,前内側縁部には骨盤神経叢から出た自律神経枝が進入しており,神経支配が複雑である.

f. 動　　脈
1) 直腸の動脈の供給源

腸管の動脈は大動脈から前方に向かって不対性に起こるのが原則である.直腸では,下腸間膜動脈の続きとして下行する上直腸動脈がこれに当たる(図4.19).骨盤では大動脈の直接の続きである正中仙骨動脈は非常に細く,直腸への血液供給源としてはほとんど意味をもたない.それにかわって,左右両側に発達した内腸骨動脈が骨盤内臓器へ動脈血を供給している.

内腸骨動脈の直腸枝には2種がある.ひとつは骨盤隔膜の上方を走る中直腸動脈である.他のひとつは陰部神経に伴行して骨盤隔膜の下方を走る下直腸動脈である.3動脈のうち主役はあくまでも下行走路をとる上直腸動脈であり,他の動脈が欠損した場合にも全域をカバーする能力をもっている.また,3動脈相互間ならびに左右の動脈の間にも豊富な吻合があり,程度の差はあれ代償関係が成立する.

2) 上直腸動脈

上直腸動脈は直腸膨大部の主要動脈であり,下腸間膜動脈から起こり,左総腸骨動脈の前面を交叉して骨盤内に入り,正中線のやや左方で直腸の後ろを下行し,第3仙椎の高さで左右の終枝に分れる.右枝は直腸膨大部の右後外側面に,左枝は螺旋状にまわって前面に達する.この2枝のほかにしばしば右枝の近位部から分れ後面を下行する後直腸動脈(a. dorsale du rectum)が認められる.

3) 中直腸動脈

きわめて変異に富む動脈である.この動脈は内腸骨動脈の本幹または内陰部動脈から起こり,肛門挙筋のやや上方で直腸の外側部に達する(図4.20)[7].ここは前立腺,精嚢,膀胱あるいは腟に近接しているので,中直腸動脈は直腸以外にもこれらの臓器への枝も分枝する.中直腸動脈と周囲の結合組織群は,いわゆる直腸の外側靱帯を形成するとされているので,近時,直腸癌根治手術にとって,この動脈は重視されるようになった.しかし,われわれの剖出経験では出現率は約20%にすぎず,恒常性に乏しく,またきわめて変異に富む動脈である[8].

4) 下直腸動脈

坐骨棘のやや前方で内陰部動脈から起こる.2,3枝に分れて坐骨直腸窩を同名神経に併走して走り,外肛門括約筋に達したのち,さらに筋を貫いて肛門管上皮に至る.

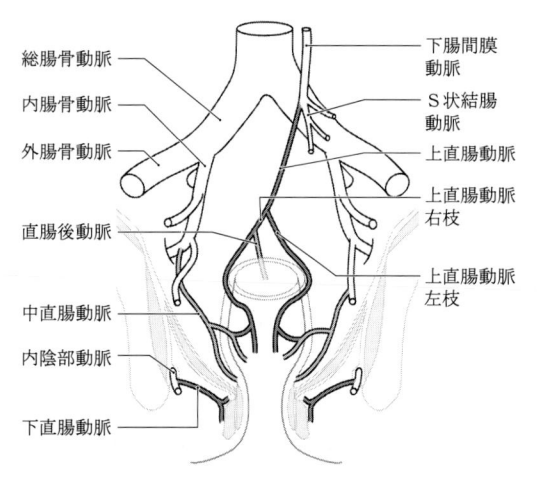

図4.19　3つの直腸動脈

図 4.20 中直腸動脈の剖出例（女性）（佐藤，坂本，1995）[7]
b：膀胱，ii：内腸骨動脈，mr：中直腸動脈，pn：骨盤内臓神経，pp：骨盤神経叢，pt：岬角，r：直腸，S1：第1仙骨神経，ut：子宮，v：腟．

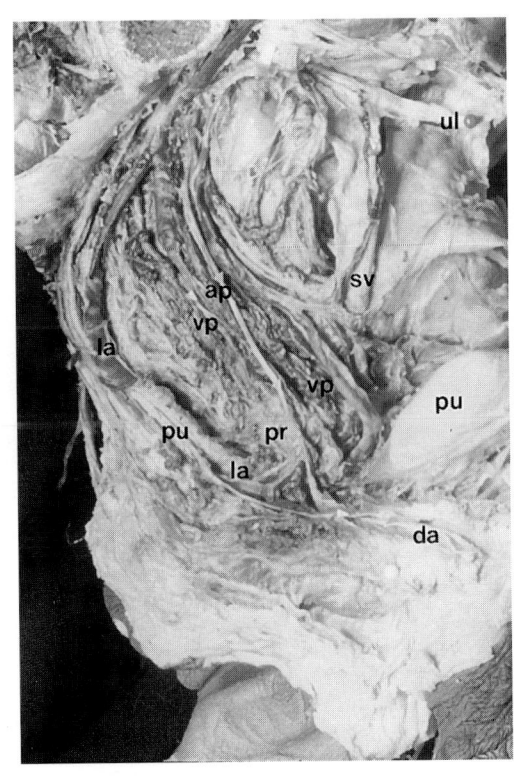

図 4.21 直腸・膀胱・前立腺側方の静脈叢
ap：副陰部動脈，da：陰茎背動脈，la：肛門挙筋，pr：前立腺，pu：陰部神経，sv：上膀胱動脈，ul：臍動脈索，vp：膀胱前立腺静脈叢．

g．静　　脈

　直腸肛門管は静脈叢に富み，また門脈系と大静脈系の接点としても重視される．直腸静脈叢（痔静脈叢）は層的には粘膜下に広がる内腸骨静脈叢と筋層外の外直腸静脈叢からなり，図式的には上・中・下に分れて3つの直腸動脈に沿って遡行する．

　上直腸静脈は Morgagni 柱域の粘膜下静脈叢に始まり，左右2本の静脈にまとまったのち，結局一本化して同名動脈に沿って上行し，下腸間膜静脈に続き，門脈に達する．

　中直腸静脈は肛門挙筋付着部のやや上方の壁外静脈叢から始まり，前方で精嚢前立腺静脈叢（子宮腟静脈叢）と交通する．この静脈は図式的には同名動脈に沿って流れて内腸骨静脈叢に注ぎ，動脈とともに直腸の外側靱帯の構成に関与するとされている．ただし出現率はやはり20％程度にすぎない[8]．

　下直腸静脈は歯状線より下方の肛門管と外肛門括約筋から血液を集め，一部は陰嚢（大陰唇）と大腿の境界溝に沿って前走し，大腿三角で伏在静脈に注いで大腿静脈に入る．この経路から，肛門管のリンパの一部が浅鼠径リンパ節にも流れることを予想できる．他方，大部分の静脈血は下直腸動脈に沿って後外側へ流れ，通常，内陰部静脈に注ぎ内腸骨静脈に達する．

　直腸から膀胱・前立腺の側方にかけて発達した静脈叢（いわゆる Santorini 静脈叢）があり，これはうしろでは内腸骨静脈に連なり，前方では恥骨結合と肛門挙筋の隙間を通り，内陰部静脈に連絡している（図 4.21）．

h．自律神経

　骨盤内臓は交感神経と副交感神経から二重支配を受ける．交感神経系は起始細胞が胸髄および腰髄にあり，胸腰系と呼ばれる．骨盤に収まった直腸の交感神経分布を考えるには，腰部からの交感神経系の下行経路の種類が問題となる．次の3種

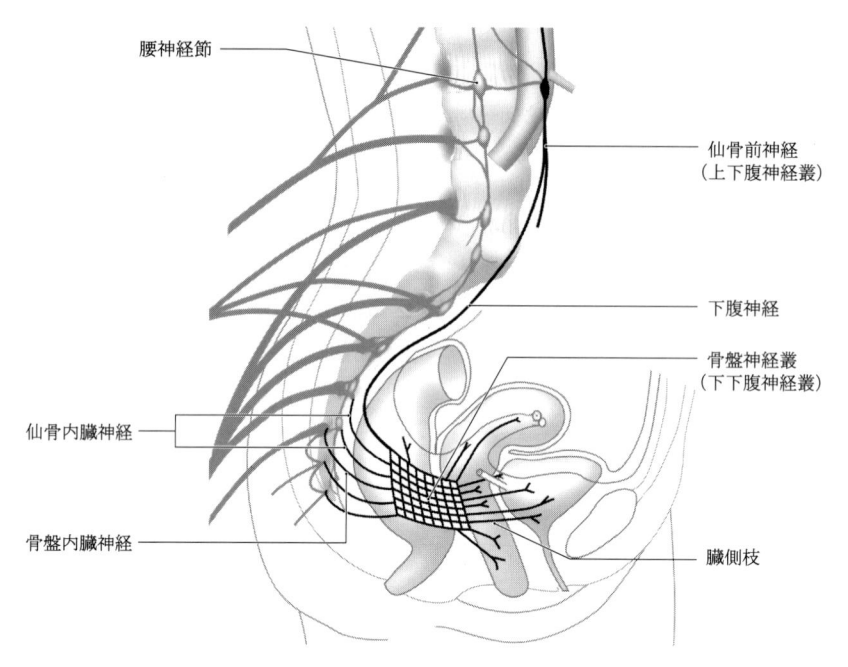

図 4.22 骨盤神経叢（女性）（Lazorthes, 1971[9]）をもとに作画）

を考慮しておけばよい．

1) 下腸間膜動脈に沿う経路：腹大動脈神経叢が下腸間膜動脈の枝のS状結腸動脈と上直腸動脈に沿って下行する経路である．

2) 大動脈分岐部から内腸骨動脈に沿う経路：左右の腰内臓神経が腹大動脈の前で合し，骨盤腔に下行するもので，主要経路である．

3) 交感神経幹を下行する経路：交感神経幹を腰部から仙骨部へ下行し，ついで仙骨神経節から内臓へ向かう経路である．

一方，副交感神経系は頭仙系と呼ばれているが，直腸では"仙"部だけを考慮すればよい．副交感神経系"仙"部は骨盤内臓神経として，仙骨神経叢の下部から起始する．

1) 骨盤神経叢（下下腹神経叢）の構成

直腸および周辺臓器の神経支配については，上直腸動脈に随行する神経叢の関与も無視できないが，主力はあくまで骨盤神経叢と考えてよい．

骨盤神経叢は前後約40 mm，上下約25～30 mmの四角形の網目状扁平な神経叢で，正中部の内臓，上方の腹膜反転部ならびに下外側の肛門挙筋でかこまれた空間（上骨盤直腸隙）の腹膜外結合組織のなかで，直腸の側方に埋もれて存在する．

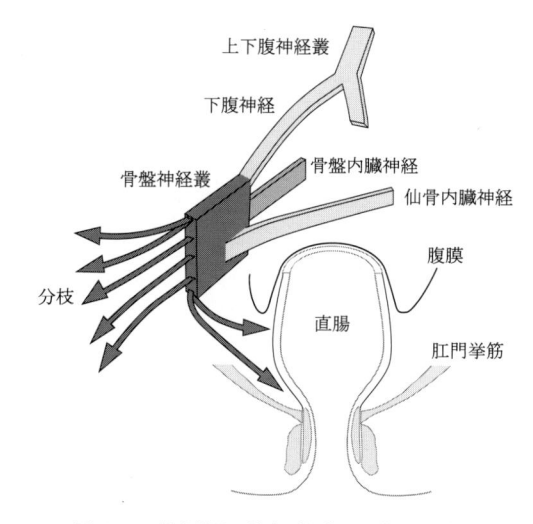

図 4.23 骨盤神経の構成（佐藤，佐藤，1984）[10]

この神経叢は，骨盤の側壁を下行する内腸骨動静脈よりも内側に位置を占めるので，この動静脈の臓側枝は，神経叢と交叉せざるをえない．いいかえると，内腸骨動静脈の臓側枝に対して，この神経叢は内臓の側方に衝立のように立ち塞がった配置をとっているのである（図4.22）[9]．

骨盤神経叢の構成根としての神経は，以下の3種である（図4.23）[10]．

交感神経系
　上下腹神経叢（仙骨前神経）
　仙骨内臓神経
副交感神経系
　骨盤内臓神経（勃起神経）

上下腹神経叢：　腹大動脈神経叢が下方へ続いたものと考えられがちだが，主力は左右の第2～4腰神経節から出た腰内臓神経である．この神経叢は幅5mmほどの紐革状の神経束であり，左右の腰内臓神経がほぼ大動脈分岐部の高さで合して形成され，さらに約4cm下行して左右の下腹神経に分岐する（図4.24）[11]．一般に，正中線よりもやや左方を走るので，上直腸動脈神経叢と交通枝を交換する（図4.25）[12]．ついで，左右の下腹神経に分かれ，内腸骨動脈の内側を下行し，骨盤神経叢の上後角へ入る．左・右下腹神経への2分岐点のほうが大動脈分岐部よりも低いことを考慮すれば，下腹神経と総/内腸骨動脈の位置関係は容易に理解できよう．

仙骨内臓神経：　仙骨部交感神経幹ないし神経節から起こる細い神経である．一般に，第4仙骨神経節から起こり，直接にまたはS4に起こった後述の骨盤内臓神経に合流したのち，骨盤神経叢の下後角に入る．仙骨交感神経幹が前仙骨孔より内側に位置しているので，仙骨内臓神経も起始部において骨盤内臓神経よりも内側を走る．

骨盤内臓神経：　（S2）S3・S4から数本以上の細枝として起こり，骨盤隔膜上を前走して骨盤神経叢の下後角へ入る．この神経群は陰部神経および肛門挙筋神経よりも内側かつ腹側に位置をとるので，骨盤内手術操作を加えるさいに損傷を受けやすいと予想される．

2）骨盤神経叢の内臓枝

内臓枝は一般に骨盤神経叢の前上角，前縁および前下角から起始する．

a）膀胱，前立腺枝

骨盤神経叢の前上角，前縁からかなり多数（10本以上）の小枝として起こる（図4.26）[7]．大半は経過の途上で精囊のわきを走り，それにも細枝を与えている．膀胱神経叢の一部は尿管口より上方へ，大半はそれより下方に分布する．膀胱，前立

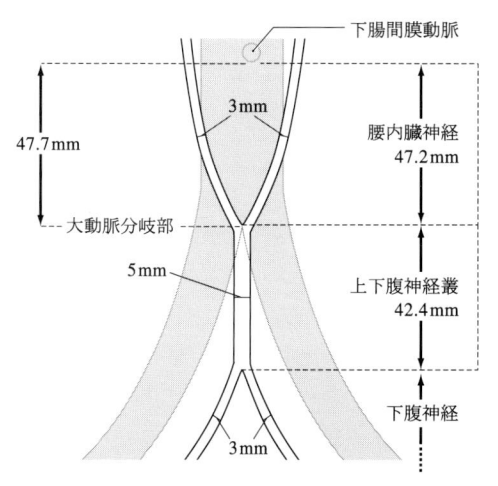

図4.24　上下腹神経叢の大動脈などに対する位置関係からみた計測値の平均（84体）（佐藤，佐藤，1989）[11]

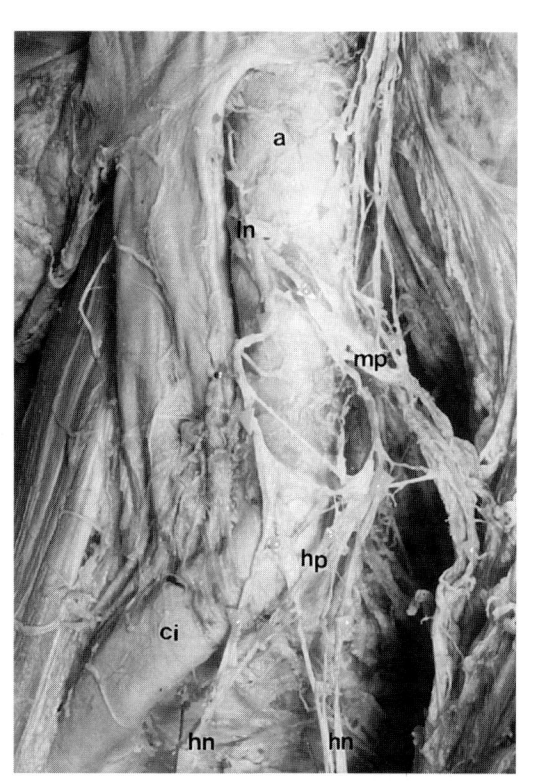

下腸間膜動脈
3mm
47.7mm
腰内臓神経 47.2mm
大動脈分岐部
5mm
上下腹神経叢 42.4mm
下腹神経
3mm

図4.25　上下腹神経叢（女性）（佐藤ら，1996）[12]
上腹部から下行する交感神経線維群は主として下腸間膜動脈神経叢へ続き，上下腹神経叢（hp）へ加わる成分は少ない．hpの主構成成分が腰内臓神経であることが明らかである．また，本例のhpは図4.23のような紐革状をなさず，左右が交叉している．
a：腹大動脈，ci：総腸骨動脈，hn：下腹神経，hp：上下腹神経叢，ln：腰内臓神経，mp：下腸間膜動脈神経叢．

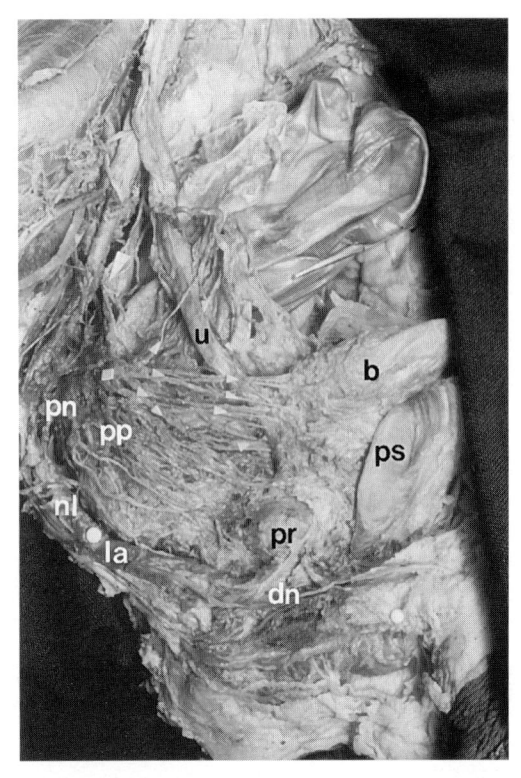

図 4.26 骨盤神経叢の剖出例（男性）（佐藤, 坂本, 1995）[7]
b：膀胱, dn：陰茎背動脈, la：肛門挙筋, nl：肛門挙筋神経, pn：骨盤内臓神経, pp：骨盤神経叢, pr：前立腺, ps：恥骨結合, u：尿管.

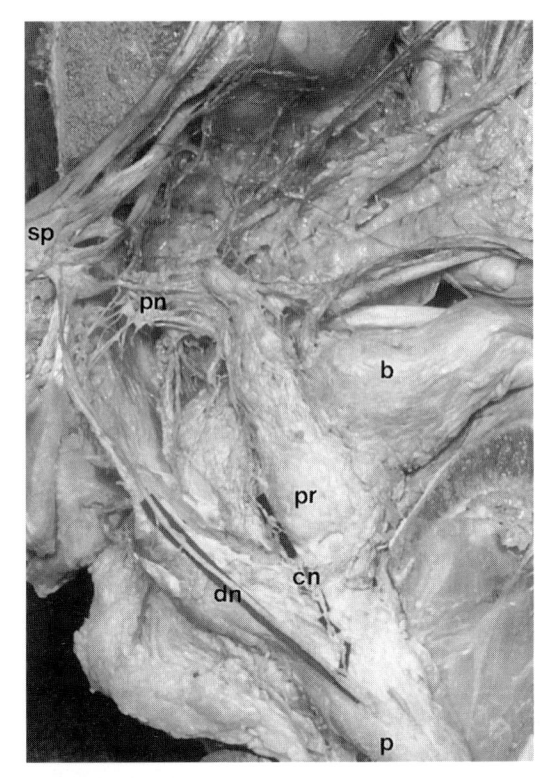

図 4.27 陰茎海綿体神経の剖出例（男性）（佐藤, 1992）[13]
b：膀胱, cn：陰茎海綿体神経, dn：陰茎背神経, p：腹膜, pn：骨盤内臓神経, pr：前立腺, sp：仙骨神経叢.

腺を通じて，骨盤神経叢前縁のより高位から起こる枝がより高位に分布する傾向が認められる．

b）陰茎海綿体神経

骨盤神経叢から出た内臓枝の最も低い枝は前立腺と直腸の間の溝を下行したのち，恥骨結合と肛門挙筋前端部の間をすり抜けて陰茎背部に達し（陰茎海綿体神経），ここで，陰部神経の枝で肛門挙筋より下を前進してきた陰茎背神経と連絡している（図4.27）[13]．

c）直腸枝

直腸枝は，進入点の所在位置から，一般に，腹膜反転部のやや下方に進入する上群と歯状線のやや上方に進入する下群とに分けられる．もちろん中間的高さに進入する枝もあるが，あまり多くない．下群の進入点は肛門縁より 2～4 cm，すなわち歯状線からその上方 2 cm 以内に限局している．また，上群はほぼ腹膜反転線からその下方 2 cm 以内の高さに限局する傾向が認められる．このうち下群の直腸枝は大部分が縦筋層に進入したのち，これを貫いて内肛門括約筋に達し，樹枝状に分枝を出しながら下行し，これに分布する．また，一部の枝は連合縦走筋の流れに沿って下行し，括約筋間溝に達して肛門の上皮下にも分布している．

i．リンパ系

直腸のリンパ経路には，主要リンパ経路の上直腸動脈に沿う上方向路のほかに，中直腸動脈に沿う側方向路，肛門管から会陰部皮下を通り浅鼠径リンパ節に向かう下方向路，正中仙骨動脈に沿って大動脈分岐部へ上行する後方向路，ならびに後方向路と側方向路の中間的な，内腸骨動脈起始部の内側に達する経路が認められる．

リンパ節は動脈に準じて区分されるのが一般である．ところが，中直腸動脈は今まで考えられていたよりは出現率が低いし，各動脈の起始位置に

もかなりの変異が認められる．したがって，個々の血管に準じてリンパ系を考えにくい．

側方向のリンパ管は，支配動脈に沿ってその起始部にたどり着くとは限らない．途中で血管と併走するか否かは別として，内腸骨動脈をまたいで骨盤壁に到達する経路がむしろ優位と思われる．その場合，基本的な集合部位として総腸骨動脈の内外腸骨動脈への分岐部（腸骨動脈間リンパ節）と大動脈分岐部直下（大動脈分岐下リンパ節）の2か所が骨盤部の重要なポイントだと捉えておく必要がある（図4.28）[14]．

1) 上方向リンパ経路の剖出（女性，図4.29）[14]

下腸間膜静脈は通常の経路をとらずに左結腸動脈に併走しつつ上行し，辺縁動脈に沿ったまま，門脈に向かっている．そのほかに左結腸静脈ならびに上直腸静脈から起こった細い静脈（※）が下腸間膜動脈に沿って上行し，この動脈の起始部近くで腹大動脈前面をまたぎ下大静脈に流入している．

左結腸動脈およびS状結腸動脈起始部にあるリンパ節（A）から出たリンパ管は下腸間膜動脈に沿ってその起始部に達するが，起始部に収斂するのではなく，その少し上下左右の4方向に分散し

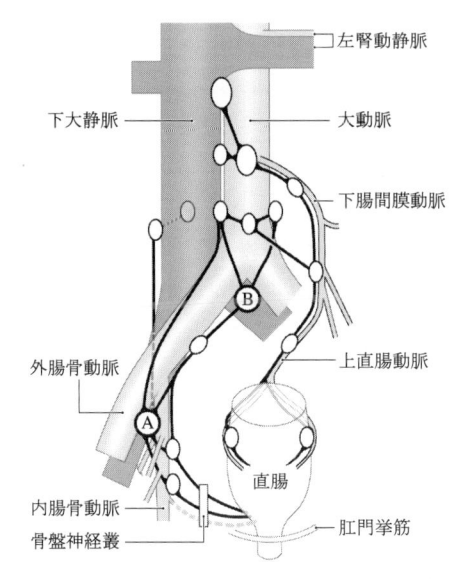

図4.28 直腸の上方向および側方向リンパ経路
Ⓐ 腸骨間リンパ節（閉鎖リンパ節），Ⓑ 大動脈分岐部リンパ節（佐藤，佐藤，1993）[14]

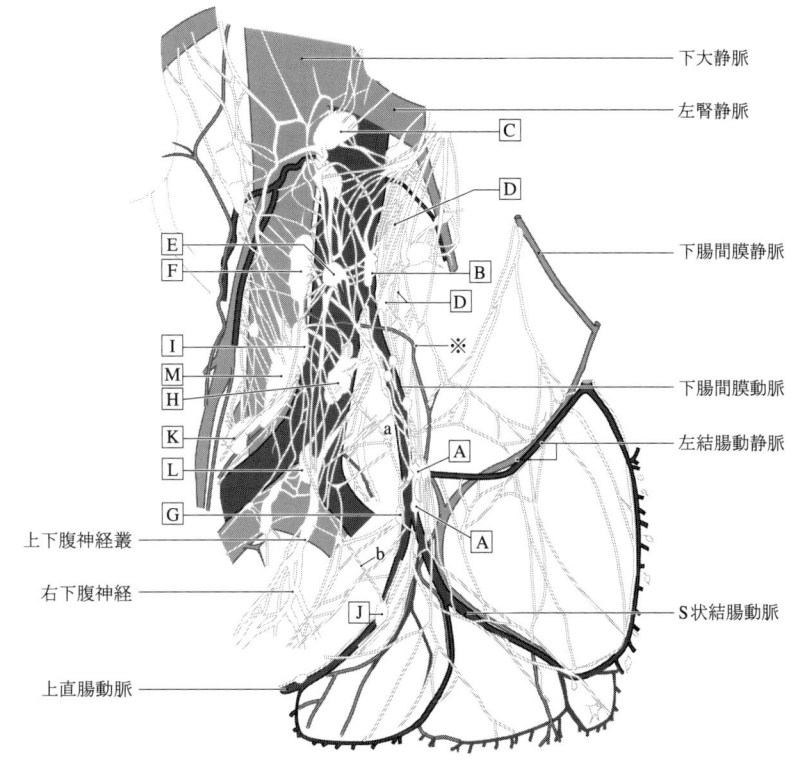

図4.29 下腸間膜動脈に沿うリンパ系の大動脈周囲リンパ節への連絡形態の剖出例（女性）（佐藤，1993[14]をもとに作画）

て大動脈周囲のリンパ節に到達している．4方向のうち，下方向系と右方向系が直腸のリンパ経路を考える場合の主体と考えてよい．この例で特徴的な所見として，上記の下方向経路よりもさらに低位で，上直腸動脈起始部付近に位置したリンパ節（J）の輸出リンパ管（b）が，動脈から離れて右斜め上行し，骨盤神経叢からの上行枝ならびに上下腹神経叢と交叉したのち，大動静脈間リンパ節（I）に連続していることがあげられる．

大動脈の前面では，大動脈神経叢とその周囲に発達したリンパ管は錯綜しており，自律神経叢の網目や大動脈の前面にリンパ節が見出される．下腸間膜動脈起始部と大動脈分岐部の間の高さでは，左右の腰内臓神経が合して上下腹神経叢が形成されるから，下腹神経の機能を残して大動脈周囲のリンパ節を郭清しようとするとき問題となる．

2） 腸骨リンパ節

3つの腸骨動静脈に沿うリンパ節は血管と同じ名称，つまり総・外・内腸骨リンパ節と呼ばれる（時として総および外腸骨リンパ節をそれぞれ上および下腸骨リンパ節と称することがある）．これらのリンパ節は血管の外側，前，内側に鎖状に連なっているが，相互の間に，また前面のみならず後面にも連絡リンパ管が認められる（図4.30）[12]．

a） 外腸骨リンパ節

外腸骨動脈周囲のリンパ節群のうち，特にその内側群は静脈の内側下方に沿い，骨盤壁にもたれ，閉鎖神経の内方に位置する．外腸骨リンパ節は本来は下肢のリンパ節鎖であるが，骨盤側壁の上端に位置を占めるのであるから，骨盤内のリンパも受け入れることができる．

b） 内腸骨リンパ節

「内腸骨リンパ節」という概念は広義にも狭義にも用いられる．それは，骨盤内臓器の大半が内腸骨動脈の枝の支配下におかれている事実と関連がある．広義には，内腸骨動脈の本幹のみならず分枝に沿うリンパ節も含める．一方，狭義では，内腸骨動脈の本幹ならびにその壁側枝に沿い，かつ骨盤内側壁に存在するものを指す．骨盤外科が精緻さを増してきている現状では，「内腸骨リンパ節」を狭義に解釈し，動脈枝に沿うリンパ節はその動脈名に準じて呼ぶ（たとえば，中直腸動脈に沿う中直腸リンパ節）のが適当であろう．

c） 総腸骨リンパ節

外側群は，右では大静脈外側リンパ節に，左では大動脈外側リンパ節へ連なる．内側群のうち最上位のリンパ節は左右の総腸骨動脈に挟まれ，左総腸骨静脈の前面とL5の下部ないし椎間板にのっている．こうした位置関係から，岬角リンパ節とか大動脈下リンパ節，あるいは大動脈分岐下リンパ節，大動脈分岐部リンパ節（『大腸癌取扱い規約』）と呼ばれる．このリンパ節群は，正中および外側仙骨動脈に沿う仙骨リンパ節の最上群と解釈することも可能である．しかし，ここに注ぐリンパ管の量から判断して，総腸骨リンパ節の最上群と考えるのが自然であろう．

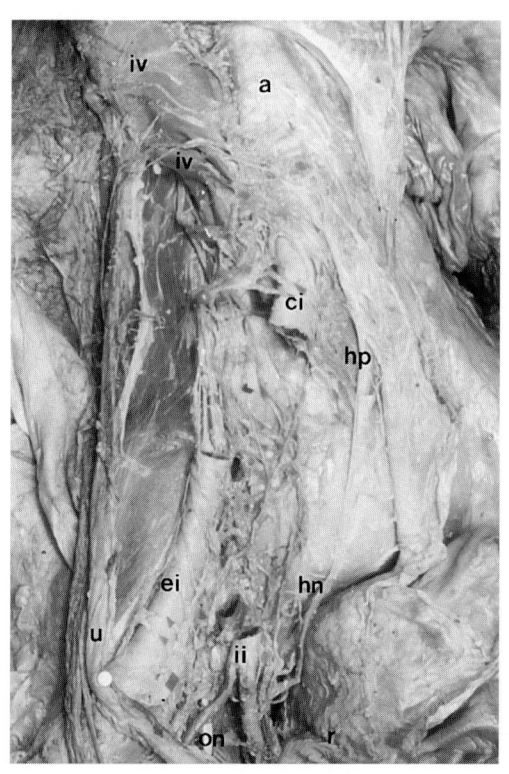

図4.30 腸骨リンパ系の剖出例（男性）[12]
総，外および内の3腸骨動脈の結合部を中心に血管を一部除去し，その後ろを通るリンパ管を示した．
a：腹大動脈，ci：総腸骨動脈，ei：外腸骨動脈，hn：下腹神経，hp：上下腹神経叢，ii：内腸骨動脈，iv：下大静脈，on：閉鎖神経，u：尿管．

3) 側方向リンパ経路の剖出（女性，図4.31）[14]

大腿から上行したリンパ管群の大半 (a) は，総腸骨動脈の内および外腸骨動脈への分岐部の下方にあって閉鎖神経の内側に接したリンパ節（腸骨動脈間リンパ節，A）と交通を営んでいる．外腸骨動静脈の内側ないしは後ろに沿うリンパ管群 (b) は閉鎖神経の外側の大きなリンパ節 (B) に連なっている．閉鎖神経周囲は内外の腸骨動脈リンパ系が最も発達している領域である．

骨盤内臓器から発したリンパ管は前方の臓器ほど内腸骨動静脈の上部に，後方の臓器ほど下方に向かって走る．膀胱から上膀胱動脈に沿うリンパ管 (c) はこの動脈の起始部を乗り越えて骨盤壁のリンパ節 (A, B) に達している．下膀胱動脈に沿うリンパ管 (d) は動脈に沿って走り，この動脈の起始部付近で内腸骨動脈下端にあるリンパ節 (C) に達している．このリンパ節から出た輸出リンパ管はいくつかのリンパ節を介し，閉鎖動静脈を横切りながら閉鎖神経周囲のリンパ節 (A, B) に達する．また子宮動脈に沿うリンパ管 (e) も同動脈起始部でこれを乗り越えたのち，閉鎖静脈の前面で腸骨動脈間リンパ節 (A) へ連続している．

直腸からのリンパ管について述べると，側方向リンパ系の主経路の芯とされる中直腸動脈は認められないが，細い中直腸静脈が存在する．直腸のリンパ系は発達度が低く，中直腸静脈周囲にはリンパ節が検出されず，わずかに静脈に沿う細いリンパ管 (f) が骨盤神経叢の外側付近から認められる．このリンパ管は，内腸骨動脈の最下端の後縁に位置したリンパ節の内側群 (C) に達している．輸出リンパ管は動脈の後縁を上行し，内腸骨動脈リンパ節，総腸骨リンパ節の内側群を介したのち，大動脈分岐部リンパ節に到達する．しかし，内腸骨動脈の最下部からのリンパ管の大半はいくつかの連絡リンパ節を介しながら骨盤壁を上行し，前述の腸骨動脈間リンパ節 (A) に達する．

従来，骨盤内臓器のリンパ管系は内腸骨動脈の分枝に沿い遡行してその根部に達したのち，この動脈の本幹に沿い上行すると考えられがちであった．実際には，忠実に本幹に随行するのではなく，途中で分枝から離れて外側に走り，骨盤壁の外腸骨動静脈の内側の最上部，すなわち総腸骨動脈の分岐角で内外の腸骨動脈に挟まれた位置にあるリンパ節に達する傾向がみられる．

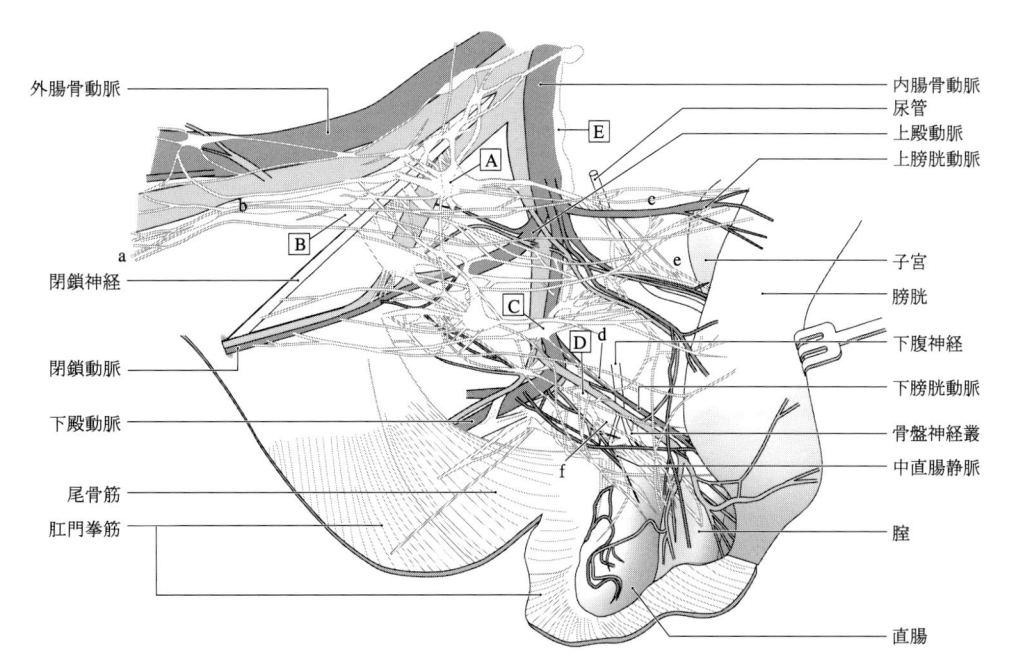

図4.31 骨盤腔リンパ系の剖出例（女性，右半）（佐藤，佐藤，1993[14]）をもとに作画）
肛門挙筋に割りを加え，臓器を左へ引き寄せたので，臓器と腸骨動静脈の間の領域がよくみえるようになった．A〜E：リンパ節，a〜f：リンパ管．

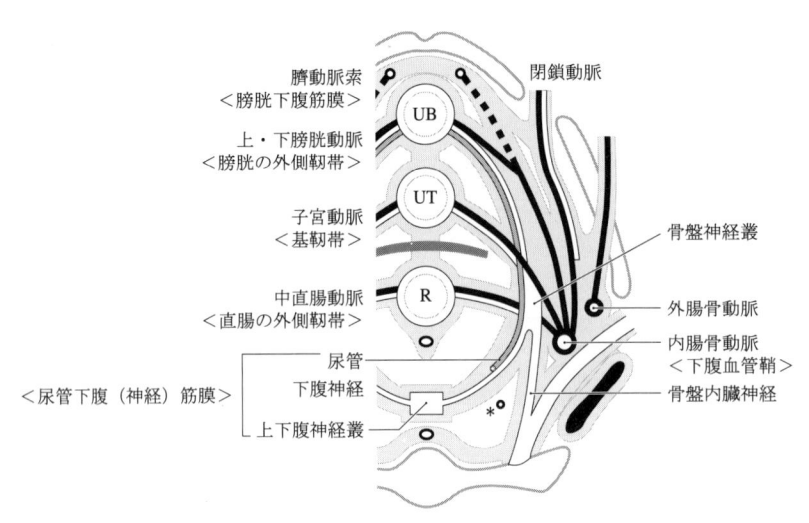

図 4.32 骨盤内部の筋膜配置（佐藤ら，1996）[12]
UB：膀胱，UT：子宮，R：直腸

腸骨動脈間リンパ節から出たリンパ管がとる経路は2つある．ひとつは，内および総腸骨動脈を斜め内側に横切って内腸骨動脈後縁を上行して大動脈分岐部リンパ節に達する．他のひとつは外腸骨動静脈を斜め外側に横切り，総腸骨動脈の外側後方で大腰筋の内側縁に沿って上行し，右では，下大静脈右側の大静脈外側リンパ節あるいは後面の大静脈後リンパ節，左では大動脈外側リンパ節あるいは大動脈後リンパ節に連続する．

j．筋　　膜

骨盤腔内部の疎性結合組織は，比較的かたい壁をもった構造物の周囲で大なり小なり凝結してfasciaeをつくる傾向がみられる．これに骨盤側壁や骨盤隔膜の内面に張る壁側筋膜と，内臓，血管周囲を取り囲む臓側筋膜とを分ける．

臓側筋膜は図4.32[12]のような横断模型図で大腿の配置をつかんでおくとよい．正中部には管腔臓器が前後に並んでいる（a）．最外側には内腸骨動脈の切り口がみえる（c）．そして（a）と（c）の中間には両者を連絡する動脈（b）が横走している．（a），（b），（c）の各構造物とその周囲には形成される筋膜（鞘または靱帯・索）は表4.1のように分類される．

図4.32には内腸骨動脈のほかに，その内方に尿

表 4.1 骨盤の臓側筋膜

	(a)	(b)	(c)
内臓	固有内臓筋膜（臓器鞘）	外側靱帯（外側索，側方靱帯）	血管鞘
臍		膀胱下腹筋膜	
膀胱	固有膀胱筋膜	膀胱下腹筋膜	下腹血管鞘（内腸骨血管鞘）
子宮		基靱帯	
直腸	固有直腸筋膜	直腸の外側靱帯	

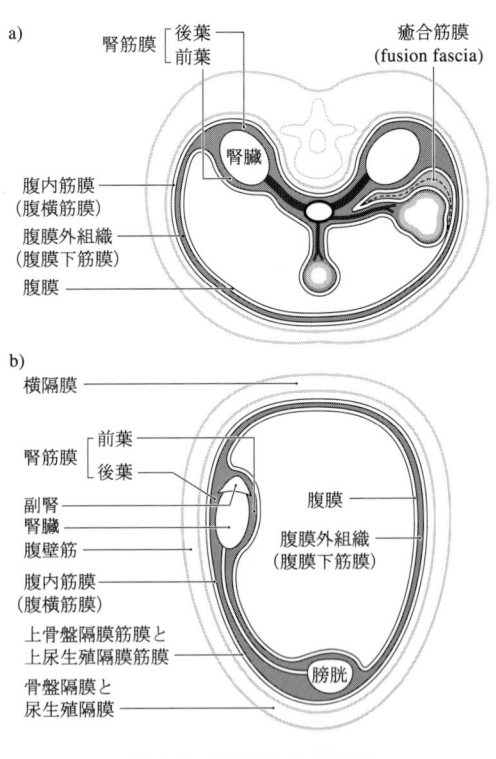

図 4.33 腎筋膜とその連続性

管の断面が描かれ，その周囲にも筋膜の存在が示唆されている．この両者を包む筋膜の類似性と差異は腹部の腎筋膜と関連させて理解すべきである．横方向で腎は腹大動脈・下大静脈（以下，大動静脈）と太い血管で連絡している．したがって，左右の腎筋膜（Gerota筋膜）は大動静脈と腎動静脈をも包含して正中で連絡している（図4.33a）．一方，縦方向にみると大動静脈は骨盤部では総腸骨動静脈を介して内外の腸骨動静脈へ連なっている．大動静脈を包む腎筋膜が外腸骨血管鞘と内腸骨血管鞘へ連続することは容易に理解できるであろう．しかし，腎筋膜は腸骨血管鞘に続くだけではない．腎は尿管を仲立ちとして膀胱に連なっている（図4.33b）．したがって，上方で腎と大動静脈を包む腎筋膜は骨盤部では後外方の腸骨血管鞘と前内方の尿管筋膜に分離するのである（図4.34）[11]．

大動脈周囲に発達し骨盤腔へ下行する自律神経系は腎筋膜とどのような関連をもつであろうか．下腸間膜動脈起始部の少し下方で大動脈の前面に形成された上下腹神経叢は大動脈分岐部の下方で左右の下腹神経に分かれ，骨盤神経叢に入る．図4.34では左右の尿管を包む筋膜層を連絡させてその後ろへ鉗子を入れて示したものである．これにより下腸間膜動脈より下方では腎筋膜が大動静脈の筋膜層と尿管の筋膜層とに分離できたことが示されたわけである．そして，この図をよくみると左右の尿管を包む筋膜層の内部に上下腹神経叢と下腹神経が包含されていることに気がつくのである．したがって，図4.32では下腹神経が尿管とひとまとめにして描かれている．これは以下のように表示できよう．

　　　＜腹　部＞　　　　　　　　＜骨盤腔＞
腎筋膜（腎・尿管・大　　　（前内方）尿管下腹（神経）筋膜
動脈・大静脈を含む）　（後外方）下腹血管鞘

尿管下腹（神経）筋膜（urethrohypogastric fascia）（仮称）は，下腹神経が骨盤神経叢に入るので，この神経叢も包み，その枝の周囲，すなわち外側靱帯に連続する．また，尿管下腹（神経）筋膜と下腹血管鞘の間には骨盤内臓神経（勃起神経）とその周囲鞘があり，この筋膜も骨盤神経叢周囲に続いている．したがって，直腸の外側靱帯は骨盤神経叢を境に内側部と外側部に区分され，内側部では血管と神経がひとまとめに走っているが，外側部では前外側の血管成分と後内側の神経成分とに区分され，その間（図4.32の＊）に上下に指を挿入することが可能なのである．

以上をふまえて，尿管下腹（神経）筋膜，外側靱帯としての膀胱下腹筋膜，直腸の外側靱帯などについて剖出所見を示説する．

1）尿管下腹（神経）筋膜の剖出例（男性，図4.34）

消化器と腹膜を取り去り，腹膜後器官を残した．図の左上隅にみえる右腎が腎筋膜で包まれている領域では腎筋膜は腎のみならず尿管，大動脈，下大静脈，精巣動静脈も包含している．しかし下行するにつれ，この筋膜は前後2層に分かれる．後層は大動脈，下大静脈および腸骨動静脈の血管鞘

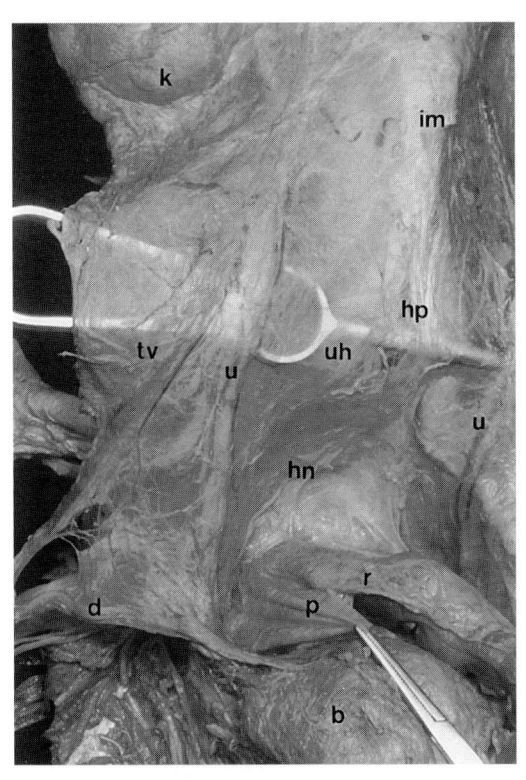

図4.34 尿管下腹神経筋膜の剖出例（男性）（佐藤ら，1996）[12]
b：膀胱，d：精管，hn：下腹神経，hp：上下腹神経叢，im：下腸間膜動脈，k：腎臓，p：腹膜，r：直腸，tv：精巣動静脈，u：尿管，uh：尿管下腹筋膜．

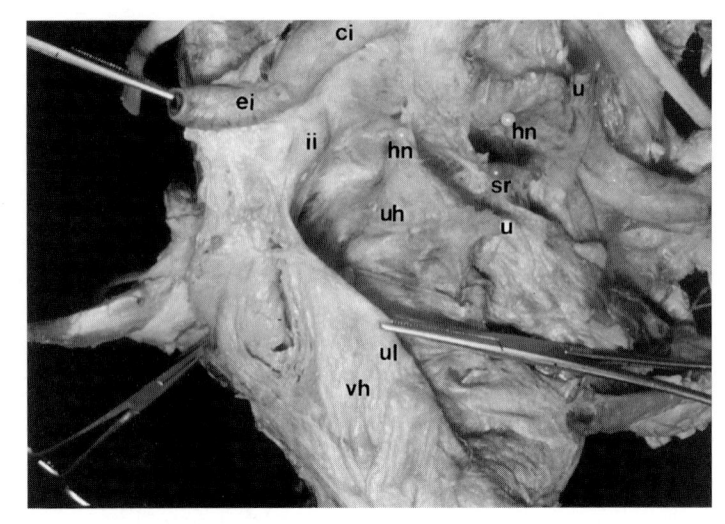

図 4.35 膀胱下腹筋膜の剖出例（男性）（佐藤，佐藤，1984）[10]
hn は下腹神経，u は尿管であり，両者を含む筋膜（尿管下腹神経筋膜）は膀胱下腹筋膜より内方にある．
ci：総腸骨動脈，ei：外腸骨動脈，hn：下腹神経，ii：内腸骨動脈，sr：上直腸動脈，u：尿管，uh：尿管下腹筋膜，ul：臍動脈索，vh：膀胱下腹筋膜．

に続き，前層は尿管および精巣動静脈を含みながら骨盤腔へ入ってゆく．図では，岬角の高さで前層と後層の間に鉤を挿入して前層を強調して示した．この前層の正中部を剖出すると上下腹神経叢も包含されていることがわかる（尿管下腹〔神経〕筋膜とでも呼んで強調しておきたい）．この筋膜は直腸の後外側へ連続していることがわかる．

2) **膀胱下腹筋膜の剖出例**（男性，図4.35）[10]

内腸骨動脈から起こり臍に達する臍動脈索（生後は途中まで上膀胱動脈として活用される）周囲の結合組織群は，あたかもロープに吊るしたシーツのように垂れ下がっており，膀胱下腹筋膜と呼ばれる．下腹動脈（内腸骨動脈の古い名称）から膀胱のわきへ延びた筋膜という意味である．この筋膜を剖出していくと骨盤神経叢が現れる．下腹神経（黄ピン）と尿管（白ピン）を包む筋膜については図4.34を参照されたい．

3) **直腸の外側靱帯の剖出例**（男性，図4.36）[10]

前方から膀胱，前立腺および陰茎に正中断を加えて左右に分けて直腸の前面に到達した．鉗子が腹膜反転部の高さを示している．それより下方で直腸前壁の筋膜も縦切りして直腸の筋層を露出した．直腸の側方に，脈管・神経を含んだ外側靱帯

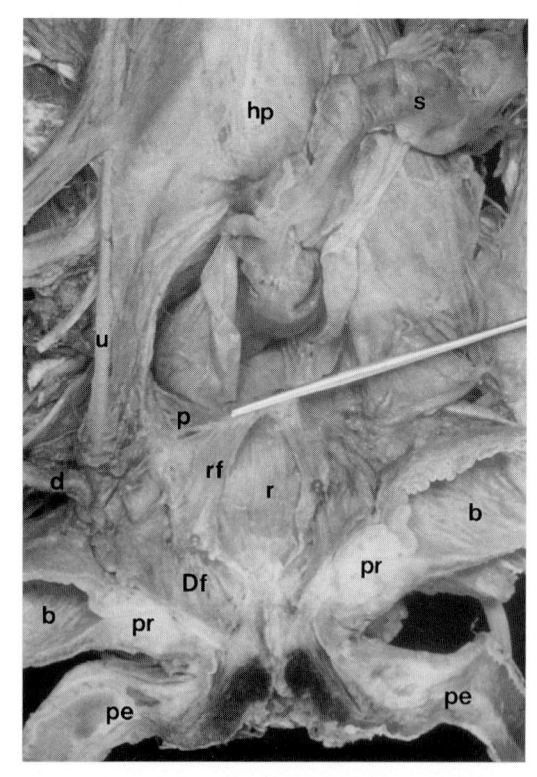

図 4.36 直腸の外側靱帯の剖出例（男性）（佐藤，佐藤，1984）[10]
b：膀胱，d：精管，Df：Denonvilliers筋膜，hp：上下腹神経叢，p：腹膜，pe：陰茎，pr：前立腺，r：直腸，rf：直腸筋膜，s：S状結腸，u：尿管．

がみえている．

4) Denonvilliers 筋膜

これまで述べたタイプの筋膜とは異なる筋膜としてDenonvilliers筋膜についてふれておく（図4.37）[10]．

この筋膜は膀胱・精嚢・前立腺（腟）と直腸との間に介在する膜性隔壁であり，Denonvilliers (1837) が前立腺腹膜筋膜(aponévrose prostato-péritonéale) と呼んだことに由来する．筋膜は性別に応じて直腸膀胱中隔ならびに直腸腟中隔あるいは両性共通の直腸生殖中隔とも呼ばれる．筋膜は，胎生期において精嚢・前立腺（腟）と直腸の間に陥没して入り込んでいた腹膜の鞘状の盲嚢が，これら臓器の拡張後もその場におきざりにされたまま閉塞して生じた，いわば漿膜の対向面どうしのfusion fasciaと考えられている．したがっ

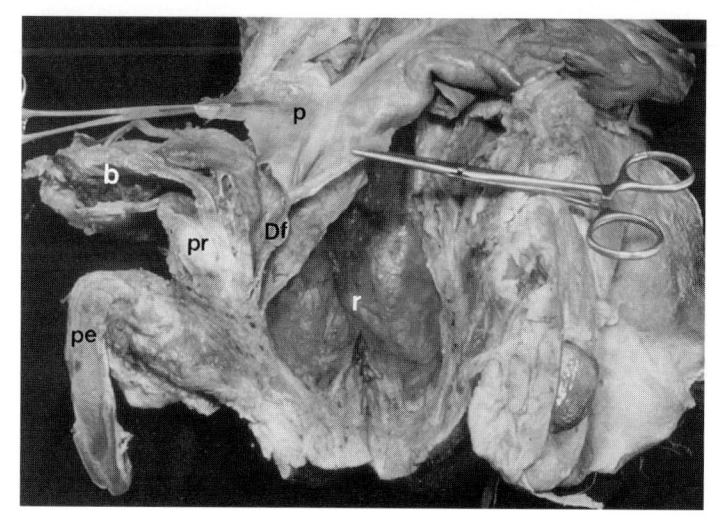

図 4.37 Denonvilliers筋膜の剖出例（男性）（佐藤ら，1996）[12]
亀頭から直腸前壁に達するまで正中断を加えてD筋膜を内側からみた．
b：膀胱，Df：Denonvilliers筋膜，p：腹膜，pe：陰茎，pr：前立腺，r：直腸．

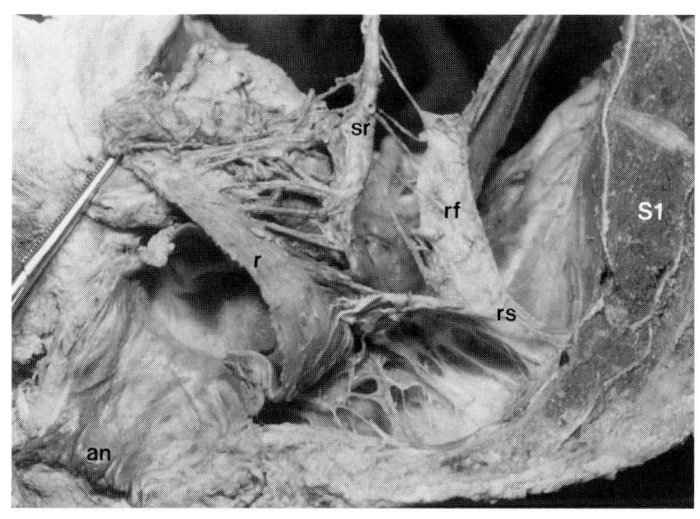

図 4.38 直腸仙骨筋膜の剖出例（男性）（Sato, Hashimoto, 1984）[15]
正中断標本の右半を内側からみる．
an：肛門，r：直腸，rf：直腸筋膜，rs：直腸仙骨筋膜，S1：第1仙骨神経，sr：上直腸動脈．

て，この筋膜はDouglas窩の腹膜に密着して始まり，下方に延びて会陰腱中心に達している．前後に位置する精嚢・前立腺（腟）と直腸はそれぞれ固有の筋膜でおおわれており，Denonvilliers筋膜との間に2つの潜在的間隙，すなわち前立腺後隙（腟後隙）ならびに直腸前隙が認められる．

5) 直腸仙骨筋膜

仙骨前面と直腸の間にも水平間膜状の連絡路が存在しうる．図4.38では側方からみた筋膜を示した．実際に仙骨と直腸の間を剖出してみると，第3仙椎の高さにおいて，膜状の連絡が検出される（図4.38）[15]．この筋膜の剖出をすすめると，細い血管が認められることがあり，この筋膜は直腸の後方靱帯（posterior ligament）ともいうべき構造物と思われる．　　　　　　　　　　［佐藤達夫］

文献

1) 佐藤達夫：外科医のための局所解剖，直腸—その1) 区分・骨盤出口筋・血管．手術 **38**：829-838, 1984．
2) 大腸癌研究会（編）：大腸癌取扱い規約，5版，pp 1-3，金原出版，東京，1994．
3) 高野博文：肛門管の定義とその測定値．日本大腸肛門病会誌 **31**：226-229, 1978．
4) Toldt C, Hochstetter F : Anatomischer Atlas. Vol 2, 13 ed, p 534, Urban & Schwarzenberg, 1927.
5) Takahashi M, Sato T : Innervation of the anterior perineal muscles and its morphological consideration. Anat Anz **158**：65-78, 1985.
6) 佐藤健次：外肛門括約筋，肛門挙筋および尾骨筋の神経支配の形態学的解析．解剖誌 **55**：187-223, 1980．
7) 佐藤達夫，坂本裕和：腹腔神経叢と骨盤神経叢（目で見るシリーズ/臨床解剖 16）．臨床リハ **4**：1004-1007, 1995．
8) Sato K, Sato T : The vascular and neuronal composition of the lateral ligament of the rectum and the retosacral fascia. Surg Radiol Anat **13**：17-22, 1991.
9) Lazorthes G : Le système nerveux périphérique, 2 ed, pp 471-481, Masson, Paris, 1971.
10) 佐藤健次，佐藤達夫：外科医のための局所解剖，直腸—その2) 神経．手術 **38**：951-960, 1984．
11) 佐藤健次，佐藤達夫：下腸間膜動脈周囲のリンパ系ならびに上下腹神経叢（仙骨前神経）の構成について．日本大腸肛門病会誌 **42**：1178-1192, 1989．
12) 佐藤達夫，坂本裕和，平馬貞明：直腸の局所解剖（示説）．臨外 **51**：961-968, 1996．
13) 佐藤達夫：排尿・性機能に関する自律神経（男）（目で見るシリーズ/マクロ解剖 1）．臨床リハ **1**：578-579, 1992．
14) 佐藤健次，佐藤達夫：直腸癌の手術に必要な局所解剖—とくにリンパ系について．外科 **55**：400-408, 1993．
15) Sato T, Hashimoto M : Morphological analysis of the fascial lamination of the trunk. Bull Tokyo Med Dent Univ **31**：21-32, 1984.

5. 生　　　　理

5.1　結　　腸

　結腸は小腸とは異なりほとんど酵素を分泌しない管腔臓器で，その主な機能は糞便の形成と輸送，さらに水および電解質の吸収である．これらの機能は，哺乳類が進化しこの地球上で生き残っていくうえで大腸の重要な性質であったともいわれている．すなわち，水分の吸収により乾燥した環境に適応し，糞便をコントロールすることにより自分たちの縄張りを誇示することができたからである．

　一般に，大腸の生理的機能は 3 部に分けて考えられてきた[1]．すなわち，第 1 の分岐点は横行結腸の口側 1/3 のところにある Cannon-Boehm 点で，第 2 のそれは，S 状結腸と直腸との接続部にあたる骨盤直腸括約部である（図 5.1）．2 つの分岐点で区分される部位は，口側の盲腸側結腸が吸収部結腸，肛門側の遠位結腸は送便部結腸，さらにS 状結腸，直腸は蓄便部大腸と呼ばれてきた．吸収部結腸では，主に水分と電解質の吸収が行われ軟らかい糞塊が形成されると送便部結腸に入り直腸へと運ばれる．

　結腸の生理学的な機能を，腸管の運動，吸収，分泌，腸内細菌から述べる．

a．運　　動

　結腸の運動機能を観察するために，造影剤による透視撮影，各種の器具を利用した内圧測定，筋電図などの検査が用いられてきた．しかし，人体における大腸運動は，運動周期が長く持続的に観察することが困難であるため，現在も十分な知見は得られていない．

　大腸の運動は小腸と基本的には変わらないが，小腸運動に比べて基本的固有律動が遅く，かつ不規則となる傾向にある．運動の種類には，大別すると分節運動と蠕動運動がある．分節運動は局所的な収縮で腸内容物の攪拌には都合がよいが，輸送の役割はほとんど果たさない．蠕動運動は小腸のそれよりは弱く，1～3 分間に 1 回くらいの割合で起こっているが，盲腸から Cannon-Boehm 点までの部位では，ときに弱い逆蠕動を認めることがある．また胃に食物が入ると胃腸反射により大腸に強力な大蠕動が起こる．この運動により結腸は広い範囲において輪状筋が収縮し，腸壁は細い

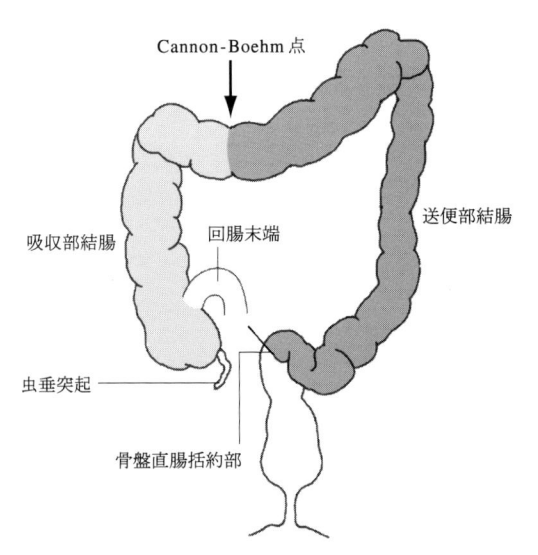

図 5.1　機能別にみた大腸の区分（川上，1977[1]をもとに作画）
大腸は吸収部結腸，送便部結腸，蓄便部大腸とに分けられる．

図 5.2 電気生理学的にみた結腸（Sandersら，1989[2]）をもとに作画）
2つの異なるペースメーカーが粘膜下と縦走筋にある．
LM：縦走筋，CM：内輪筋，SM：粘膜下層．

索条となり，腸内容物を一挙にS状結腸，直腸まで送り出す．

電気生理学的にみると，ペースメーカーとなる細胞は2つの群に分かれており，1つは粘膜下の細胞群，もう1つは内輪筋やや内側，あるいは縦走筋のなかにある細胞群と考えられている．前者は筋電図によると徐波（slow wave）として観察でき，後者はmyenteric potential oscillationと呼ばれるより振動の速い波としてとらえられる．大腸の内輪筋の収縮は，この2つの電気的刺激が複合して起こるものと思われる（図5.2）[2]．

これらの運動は腸管内の筋組織，神経，さらにホルモンにより調節されているが，薬剤の投与，肉体の運動，食事などによっても影響を受ける．

b．吸　収

糖質，蛋白質，脂肪，電解質，ビタミンなどは，大部分が小腸で吸収されるが，一部分は大腸でも吸収される．水の吸収も小腸で95％行われ，大腸では全体の4％程度である．水と電解質の吸収は，その浸透圧の差によって行われるため，腸内容物の浸透圧が血漿のそれより低いときは水の吸収はされやすくなる．ナトリウムの吸収は水の動きと方向は同じであり，糖，重炭酸塩，アミノ酸などの濃度に影響は受けない．クロールの吸収は腸管内の濃度が24 mmol/l以下になるまで受動的に行われる．これは重炭酸塩イオンとの交換で進められる（図5.3）[3]．

胆汁酸は大腸から1日300〜350 mg吸収されている．胆汁中の胆汁酸の大部分は回腸下部から再吸収されて肝に戻るので，大腸で吸収される量

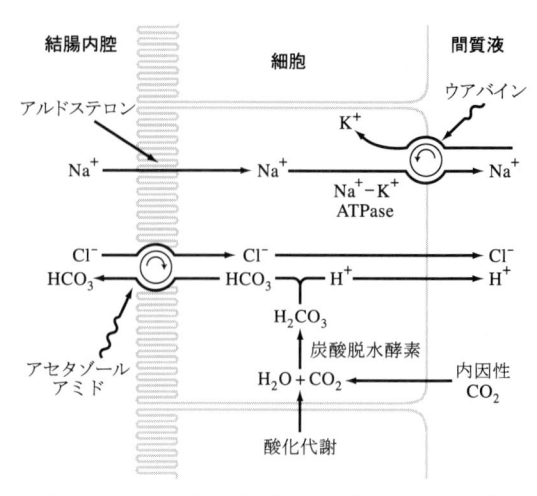

図 5.3 結腸における電解質の動き（Kerlinら，1983）[3]

は全体の5〜10％にしかすぎない．

腸内のガスも大腸より吸収される．二酸化炭素が最も吸収されやすく，硫化水素，酸素，水素，メタンの順に吸収される．

c．分泌および排泄

結腸では消化酵素の分泌はないが，杯細胞から大量の粘液の分泌がある．これにより大腸粘膜は保護され，糞便が通過しても損傷されないようになっている．この粘液分泌機能に対しては，交感神経は抑制的に，副交感神経は促進的に作用する．さらに，精神的刺激やストレスが加わると，結腸の粘液分泌は運動とともに一過性に亢進しやすく，著明になると粘液疝痛として認められる．

大腸粘膜は，カルシウム，リン酸塩などの鉱物，鉄，マグネシウム，マンガン，水銀などの金属，さらにモルヒネ，アトロピンなどの薬剤を排泄する．

d．腸内細菌

消化管内の細菌の99.9％は大腸内に存在する[4]．大腸の内容を培養すると，嫌気性菌ではBacteroides属，ウエルシュ菌（Clostridium welchii），破傷風菌（Clostridium tetani）などが認められる．好気性菌では大腸菌が最も多く，アエロゲネス菌（Bacillus lactis aerogenes），プロテウス菌（Bacillus proteus vulgaris），アルカリ性糞便

菌（*Bacillus faecalis alcaligenes*），緑膿菌（*Pseudomonas aeruginosa*），肺炎桿菌（*Bacillus pneumoniae*），枯草菌（*Bacillus subtilis*），*Candida* 属，真菌などが認められる．

これらの常在菌の生理的なはたらきは十分に明らかにはされていないが，基本的には腸管内の環境は菌と宿主の間で安定しており，これら以外のものが侵入してきても，ただちに排除される機構があり，感染を防ぐ機序に貢献している．また，腸内容の発酵や腐敗とも密接に関係しており，特に糖質の分解を促進する．さらに，ビタミン類，アミノ酸あるいは脂肪酸などが合成，利用され，逆にビタミン B_1，ビタミン C，ビタミン B_{12} などの分解酵素を出すことが知られている．

5.2 直腸，肛門

直腸と肛門のはたらきは便の貯留と排泄である．このうち便の貯留は，いくつかの要素が複雑に絡み合って維持されている．すなわち，内外肛門括約筋のはたらき，骨盤底筋群により形成される直腸肛門角，いわゆる flap and flutter valves，そして直腸肛門部の感覚などが重要と考えられてきた．排便には，レセプター，中枢神経，腹圧などが関与している．

a．continence の維持
1）内肛門括約筋と外肛門括約筋

内肛門括約筋と外肛門括約筋の生理学的作用は，多くの場合内圧検査か筋電図により評価されてきた．2つの筋肉の活動を別々に測定するには，内圧検査よりも筋電図のほうがよりすぐれている[5]．

内肛門括約筋は肛門管において，主に安静時肛門内圧に関与しており，内圧の 50％ 以上はこの括約筋が作用している[6]．安静時肛門内圧で最も高い圧を示すのは肛門縁から 1～3 cm の範囲であり，圧は 60～100 mmHg であるが，この値は年齢と性別により異なり，特に 60 歳以上では著しく低下する[7]．

外肛門括約筋の活動は，収縮時の肛門管内圧に反映される．臨床的には患者に肛門を強く締めてもらったときの肛門管の圧を測定する．収縮時肛門内圧は脊髄の損傷，筋弛緩薬の投与，陰部神経の遮断などにより消失する[8]．また，外肛門括約筋は安静時においては肛門内圧のうちの 20％ にしか影響を及ぼさない[9]．

2）直腸肛門角

直腸肛門角は肛門管の長軸と直腸の後壁に沿って引いた直線あるいは直腸の長軸とのなす角度である（図 5.4）[10,11]．この解剖学的指標は側方からの X 線撮影により得られるが，これには種々の方法と造影剤が使用されてきた．正常人の直腸肛門角は報告者により異なるが約 60～105 度であり，主に恥骨直腸筋により保たれている．便失禁の患者は一般にこの直腸肛門角は鈍角になるといわれ，外科的治療の1つである post anal repair はこの直腸肛門を鋭角にする目的で行われるとされてきた[12]．

3）flap and flutter valves

直腸肛門角と同様に直腸と肛門の連結部において continence を維持する機構として2つの仮説的な理論がある．1つは 1965 年に Phillips と Edwards により提唱された "flutter valve" 効果と呼ばれるもので，直腸肛門連結部を前後像とし

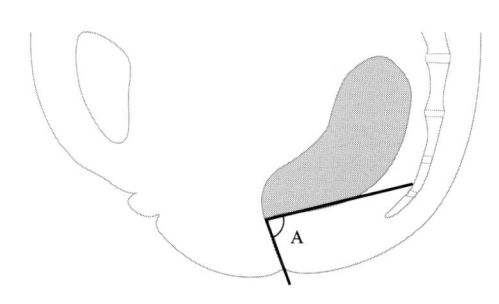

図 5.4 直腸肛門角
下部直腸と肛門管のなす角度（A）を意味する．
図は肛門管と直腸後壁との間の角度を示す．

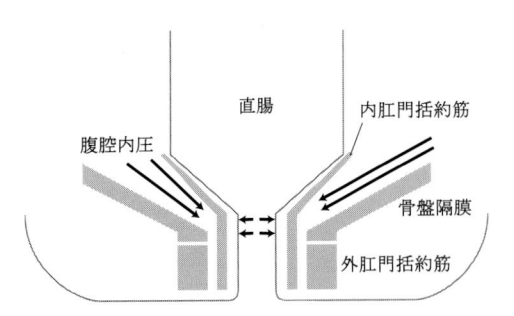

図 5.5 flutter valveの原理（Phillipsら，1965）[13]
直腸肛門連結部において外部からの圧力により'valve'ができる．

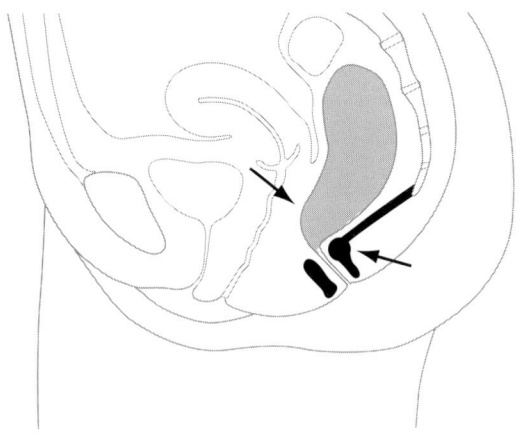

図 5.6 flap valveの原理（Parksら，1966[14]をもとに作画）
直腸前壁の粘膜が肛門管にかぶさり，さらに腹圧が加わって矢印の部位が閉じる．

てみると約 0.5 cm の長さの「くびれ」としてとらえられ，造影剤がすぐに通過する．これは外部からの圧力により押しつぶされるため valve のようなはたらきをすると考えられている（図5.5）[13]．また，第2の説は 1966 年に Parks らが提唱した"flap valve"効果である[14]．すなわち，恥骨直腸筋の収縮により肛門管直上の直腸前壁の粘膜が肛門管にかぶさり，さらに腹圧が加わることによってこの部位がより固く閉じられるという理論である（図5.6）．この2つの説は continence を説明するうえで重要視されてきたが，今日 defecography がさかんに行われるようになり，実際にこのようなメカニズムがはたらいているかどうか疑問視する報告もある．

4）直腸感覚

直腸粘膜と直腸壁は，一般的には刺激に対しては無感覚であるが，直腸の拡張に対しては感覚を有している．この感覚は直腸に特徴的なものであり，結腸内よりもはるかに小さな圧を直腸では感じることができる[15]．通常直腸内にバルーンを挿入し 20 ないし 30 ml の空気を入れると直腸内で感じる．しかし，この感覚は一時的なものであり，バルーンをそのままにしていても感覚はしだいに消失し（threshold volume）[16]，直腸内バルーンを増加させていくと通常 80～200 ml ぐらいで便意を常に感じるようになる（constant sensation）．さらにバルーン内に空気を送り込むと，会陰部に痛みを感じたり我慢できずにバルーンを排泄してしまう（maximum tolerated volume）．

直腸の感覚で特記すべきことは，直腸内の便とガスを区別できることである．この識別は単に圧の違いによるものかもしれない．つまり直腸内でバルーンを膨らませると初めはガスとして感じられるが，さらに膨らませると便として認識される．Duthie と Bennett はこのような識別は肛門管上部の粘膜内にあるレセプターによってなされると述べている[17]．すなわち，便またはガスにより直腸が拡張すると，直腸肛門反射により肛門管圧は減少し直腸内容物が肛門管上部の粘膜に接触することにより便とガスを識別できるという説である．

5）その他の要素

直腸の容量とコンプライアンスも continence の維持に重要な要素である．手術による直腸切除，放射線療法あるいは疾患により容量は減少し，それに伴ってコンプライアンスも低下する．これらは臨床的には urgency と排便回数の増加として現れる．

直腸肛門反射は，直腸の拡張に伴い肛門内圧が一過性に低下する現象である．直腸内にバルーンを挿入し膨らませた場合，その拡張が大きいほど肛門管内圧の低下の程度と時間的な長さも大きくなる（図5.7）[18]．この反射により直腸内容が肛門管上部に sampling される形となり内容物の識別が可能となる．

便の性状と量も continence に影響を与える．下痢を伴った incontinence を訴える患者のなかには，止痢薬の投与のみで症状が改善されるものも

5.2 直腸，肛門

することができる．

1) レセプター

continence の維持と同様に，排便においても直腸肛門部のレセプターは重要なはたらきをしている．便が直腸内に運ばれると，直腸粘膜の動きあるいは直腸の拡張によりこのレセプターが刺激される．すると，内反射により粘膜の刺激が Meissner 神経叢から Auerbach 神経叢に伝えられて内肛門括約筋が弛緩する[19]．また，直腸の伸展により反射的に直腸壁が緊張し Meissner 小体―骨盤神経求心路を経て仙髄に入り，一部は視床を経て大脳皮質の知覚域に達し，便意を感じる（図5.8）．一方，同じ刺激は脊髄の排便中枢（$S_2 \sim S_4$）へ伝わり，脊髄反射として Auerbach 神経叢を刺激し，内反射同様の肛門括約筋の弛緩が起こり，排便される．

このレセプターの存在部位はいまだに議論の分かれるところであるが，臨床的には種々の直腸括約筋温存手術にさいし，粘膜皮膚移行部から少なくとも6cm残っていれば完全な排便機能を維持できると報告されている[20]．

2) 中枢神経

排便反射の中枢は延髄および脊髄に存在する．上位中枢は延髄の第4脳室底にあり，便意を催す．また，意識的に排便を抑制し直腸壁の弛緩により便意を消失させることも可能である．下位の排便中枢は前述のように，仙髄の2～4節にあり，排便反射をつかさどっている．この部位が損傷すると，肛門括約筋は緊張を失い麻痺性の便失禁をきたす．下位排便中枢より中枢部における脊髄損傷でも便失禁をみる．

3) 腹　　圧

上位の排便中枢が刺激されると意志による排便動作にはいる．まず声門を閉じ，横隔膜を下降させ，さらに腹筋を収縮させて腹圧を上昇させる．直腸内圧は高められ，排便反射を助長する．

4) 骨盤底の動き

実際の排便時の骨盤底の動きを defecography で観察することができる．一連の動きは，肛門括約筋の収縮時と比較するとわかりやすい（図5.9）[21]．安静時には恥骨直腸筋により直腸肛門角

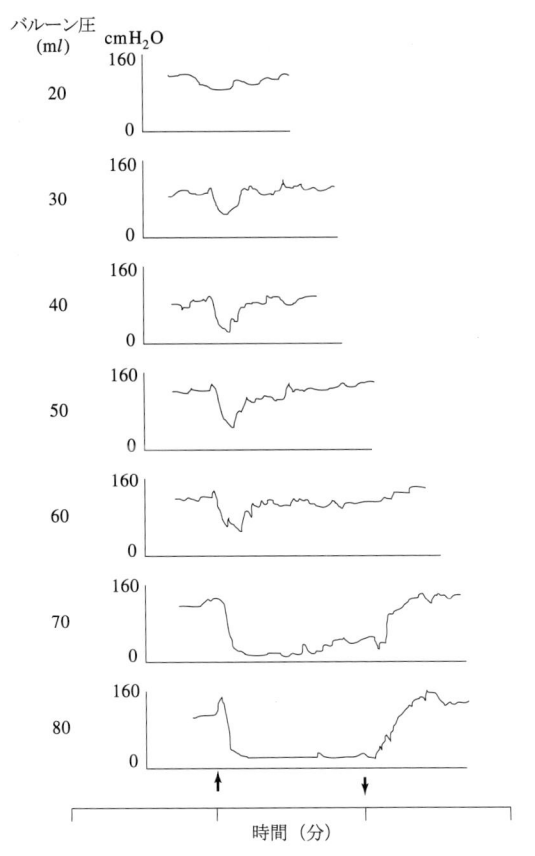

図 5.7　直腸肛門反射（Read ら，1985）[18]
直腸の拡張に伴い肛門内圧が低下する．肛門内圧の低下の程度と長さは直腸内のバルーンの大きさにより増大する．

いる．一般的に，直腸肛門機能に異常がある場合は，水様の便より硬い便のほうが continence を維持するのは容易である．しかし，水様の便が多量に直腸に流れ込むと，たとえ肛門機能が正常であっても continence の維持は困難となる[13]．

b．排便機構

健康な人の正常な排便回数は3日に1回から1日に3回といわれている．排便はS状結腸の腸内容物が直腸に送られた時点から始まる．このとき直腸壁は伸展し内圧が高まる．すると反射的に便意を催し，直腸の蠕動が起こり内および外括約筋が弛緩して排便が行われる．これは排便反射と呼ばれる．これらの排便の機能には直腸肛門部のレセプター，中枢神経，腹圧などが関与しており，その一連の骨盤底の動きは defecography で観察

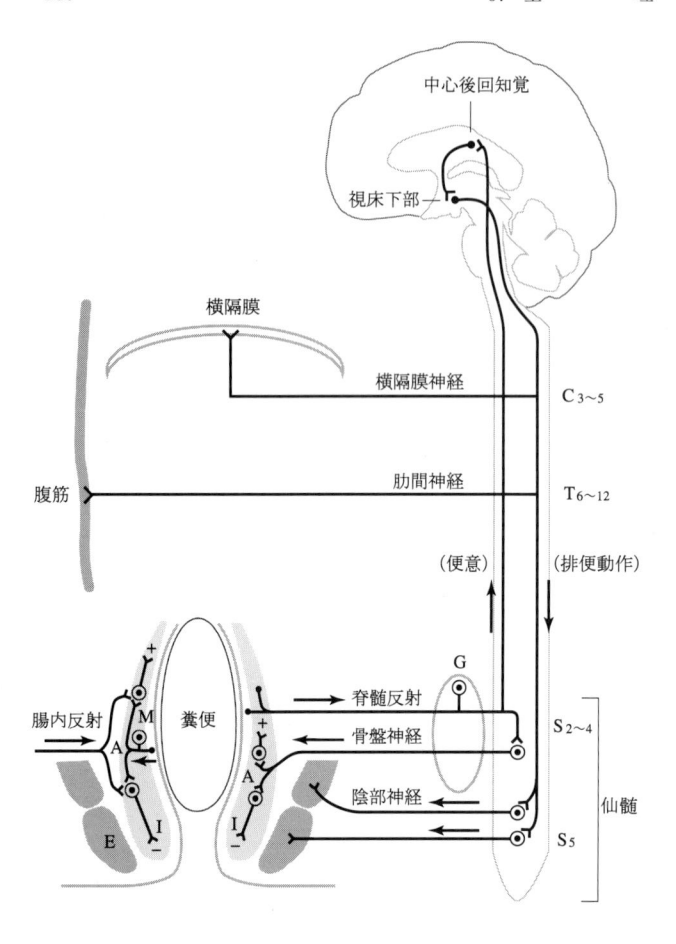

図 5.8 腸内と脊髄の反射経路(中山, 1981[19])をもとに作画)
A : Auerbach 神経叢
M : Meissner 神経叢
G : 骨盤神経叢
E : 外肛門括約筋
I : 内肛門括約筋
L : 肛門挙筋
＋ : 促進効果
－ : 抑制効果

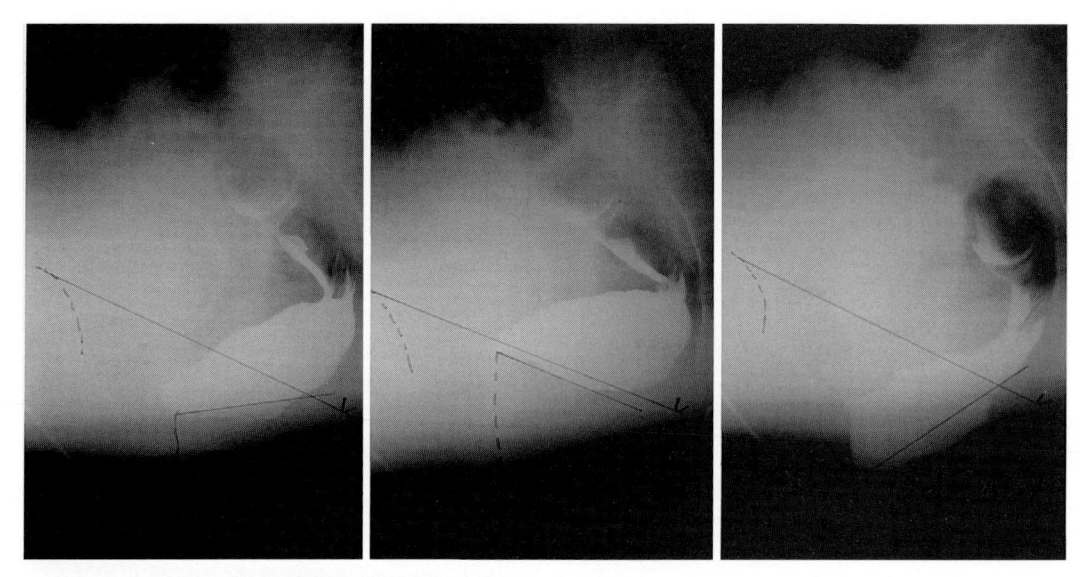

図 5.9 defecography でみた正常な骨盤底の動き (吉岡, 1993)[21]
左：安静時, 中：肛門括約筋収縮時, 右：排便時.

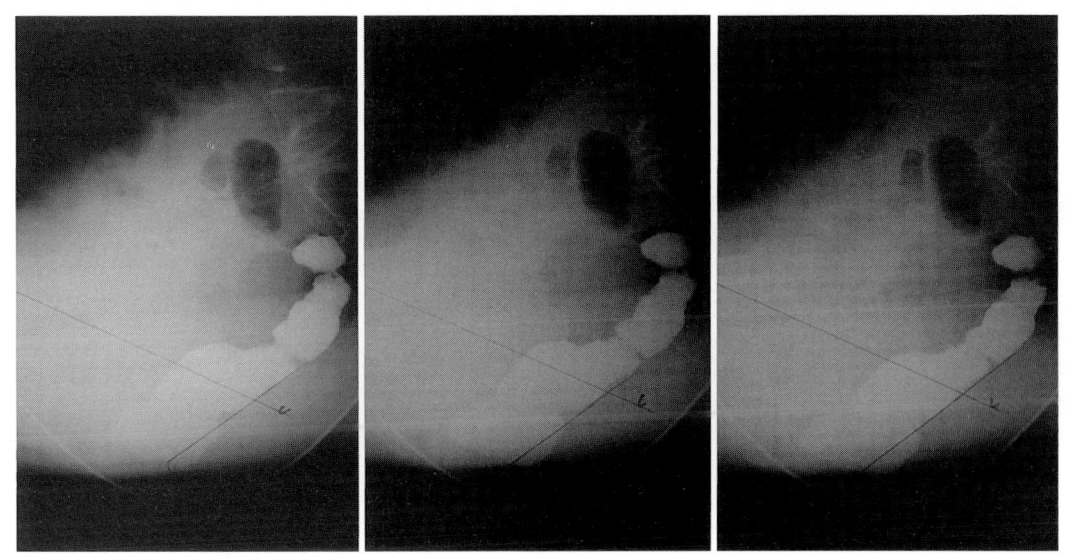

図 5.10 defecography でみた脊髄損傷の患者の骨盤底の動き（吉岡, 1993）[21]
まったく動きがみられない.
左：安静時, 中：肛門括約筋収縮時, 右：排便時.

が十分に保たれている. 肛門括約筋収縮時には, 骨盤底全体が上昇し, 直腸肛門角はより鋭角となる. しかし, 排便時には直腸肛門角は一気に直線化し, 骨盤底全体が下降する. ところが前述したような中枢神経の損傷による排便障害などでは, この一連の動きはまったくみられない（図5.10）.

排便後は, いわゆる closing reflex により, 肛門括約筋は収縮し, 恥骨直腸筋にもとの緊張が回復する[22]. さらに, 骨盤底はもとの位置にまで上昇し, 直腸肛門角も回復する. ［吉岡和彦］

文献

1) 川上 澄：大腸の機能. In：大腸疾患—その診かたと対策（松永藤雄編）, pp 11-19, 南江堂, 東京, 1977.
2) Sanders KM, Smith TK: Electrophysiology of colonic smooth muscle. In: Handbook of Physiology, pp 251-271, American Physiology Society, 1989.
3) Kerlin P, Phillips SF: Absorption of fluids and electrolytes from the colon: with reference to inflammatory bowel disease. In: Inflammatory Bowel Diseases (ed by Allan RN, et al), pp 43-53, Churchill Livingstone, New York, 1983.
4) Gorbach SL, Nahas L, Weinstein L: Studies of intestinal microflora. The microflora of ileostomy effluent: a unique microbial ecology. Gastroenterology 54: 874-880, 1967.
5) Waylonis GW, Powers JJ: Clinical application of anal sphincter electromyography. Surg Clin North Am 52: 807-815, 1972.
6) Bennett RC, Duthie HL: The functional importance of the internal anal sphincter. Br J Surg 51: 355-357, 1964.
7) Matheson DM, Keighley MRB: Manometric evaluation of rectal prolapse and faecal incontinence. Gut 22: 126-129, 1981.
8) Wheatley IC, Hardy KJ, Dent J: Anal pressure studies in spinal patients. Gut 18: 488-490, 1977.
9) Duthie HL, Watts JM: Contribution of the external anal sphincter to the pressure zone in the anal canal. Gut 6: 64-68, 1965.
10) Bartram CI, Mhieu PHG: Radiology of the pelvic floor. In: Coloproctology and the Pelvic Floor (ed by Henry MM, Swash M), pp 151-186, Butterworths, London, 1985.
11) Muzzio PC, Pomerri F, Locatelli R, et al: Defaecographic and tonometric aspects in idiopathic anorectal constipation. J Belge Radiol 67: 87-91, 1984.
12) Parks AG: Anorectal incontinence. Proc Roy Soc Med 68: 681-690, 1975.
13) Phillips SF, Edwards DAW: Some aspects of anal continence and defaecation. Gut 6: 396-406, 1965.
14) Parks AG, Porter NH, Hardcastle JD: The syndrome of the descending perineum. Proc Roy Soc Med 59: 477-482, 1966.
15) Goligher JC, Hughes ESR: Sensibility of the rectum and colon. Lancet 1: 543-548, 1951.

16) Bennett RC: Sensory receptors of the ano-rectum. Aust New Zeal J Surg **42**: 42-45, 1972.
17) Duthie HL, Bennett RC: The relation of sensation in the anal canal to the function anal sphincter ; a possible factor in anal incontinence. Gut **4**: 179-182, 1963.
18) Read NW, Bannister JJ: Anorectal manometry : techniques in health and anorectal disease. In : Coloproctology and the Pelvic Floor (ed by Henry MM, Swash M), pp 65-87, Butterworths, London, 1985.
19) 中山 沃：消化管運動の神経性調節. In：消化管—機能と病態（織田敏次編），pp 270-274，中外医学社，東京，1981.
20) Goligher JC: The functional results after sphincter-saving resections of the rectum. Ann R Coll Surg Engl **8**: 421-439, 1951.
21) 吉岡和彦：便秘のメカニズム. 外科 **55**：20-24, 1993.
22) Porter NH: A physiological study of the pelvic floor in rectal prolapse. Ann R Coll Surg Engl **31**: 379-404, 1962.

6. 検査, 診断

6.1 X線検査, 内視鏡検査

　大腸疾患の検査として, X線検査と内視鏡検査は両大関格といってよい. 今後はますます内視鏡検査の占める割合が多くなろう. 一般的には, X線検査を行って異常があればその確認のために内視鏡検査が行われることが多い. 各検査の技術面については専門の参考書にゆずるとして, 本節ではその要点のみを述べるにとどめた. 問診, 症状, 経過などから, 検査を行う前にどのような病変をみつけようとするかが定まっていることが大切であり, 検査を成功させるコツであることを強調しておきたい.

a. X線検査
1) 腹部単純写真
　腸管内のガスの所見により腸管の拡張や閉塞の有無, 位置異常などを把握する. 大腸では, 次のような疾患のさいに腹部単純X線写真により多くの情報を得ることができる. 器質的疾患としては, 大腸癌による腸閉塞, S状結腸軸捻転, 潰瘍性大腸炎の中毒性巨大結腸症, 腸管嚢胞状気腫など, 機能的疾患としては特発性巨大結腸症, 慢性または急性偽性腸閉塞症などである.

2) 経口大腸造影
　経口的に服用した造影剤が直腸に至るまでを, 経時的にみる方法である. 胃十二指腸造影に引き続き行われることが多い. 大腸の器質的疾患の診断にはほとんど無力であるが, 大腸の位置異常や, 大腸における腸内容物の移動の速さなどの機能をみることができる. 経口造影法は, 大腸より小腸の器質的疾患の診断に有用な検査方法である.

3) 注腸造影
　注腸造影は, 歴史的には充盈法に始まり, 粘膜法, 二重造影法[1~3]と進歩してきた. 現在では, 腸洗浄を行わない前処置で, 全大腸を二重造影[4,5]で描出する方法が行われている.

a) 前処置
　検査前日の低残渣, 低脂肪食に塩類下痢, 接触性下痢を組み合わせた前処置が一般的である (Brown変法). 前処置の説明用紙を患者に手渡すことにより, 前処置の徹底を図る. 便秘の傾向にある症例や, 以前の検査で前処置が不十分であったことのわかっている症例では食事や下剤に工夫を要する. 検査当日に排便を促す坐薬は使用してもよいが, 浣腸は行わないほうがよい.

b) 前投薬
　よい二重造影像を得るためには, 大腸の蠕動を抑制しておくことが必要である. 通常, 鎮痙薬は抗コリン薬を使用する. 緑内障や不整脈, 前立腺肥大などのために抗コリン薬を使用できない場合は, グルカゴンを使用する.

c) 造影剤
　適温に暖めた60~70%のバリウム300~400 ml を使用する. 消泡剤を加えておく.

d) ルーチンの注腸造影の手技
　ルーチンの注腸造影では, 一定の精度をもって左側大腸および右側大腸の両方, すなわち大腸全体が描出されなければならない. "一定の精度"は注腸造影検査に何が求められているのかにより,

6. 検査，診断

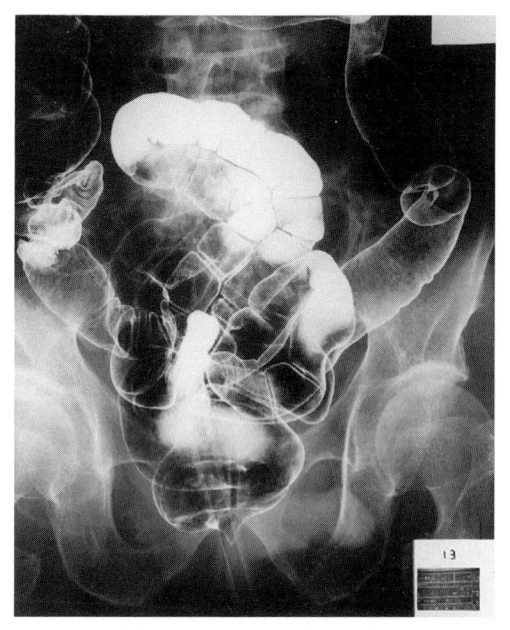

図 6.1 回腸へのバリウムと空気の逆流により，S状結腸の読影が不能となっている．

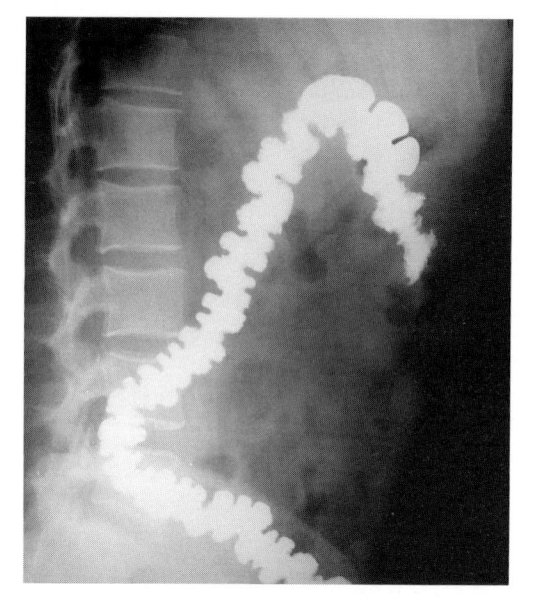

図 6.2 バリウムの注入量の目安

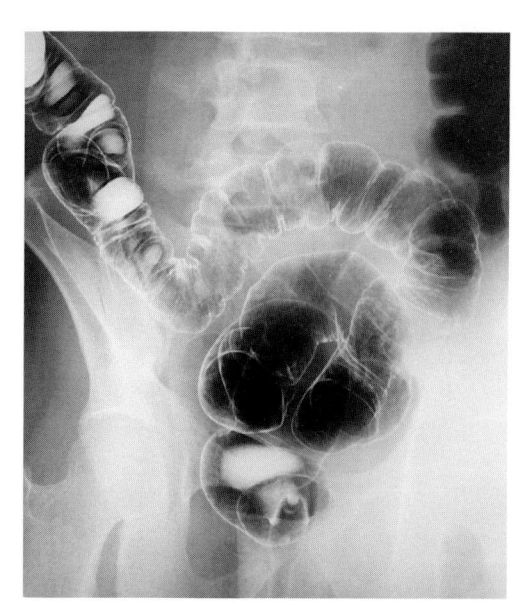

図 6.3 腹臥位正面像（直腸—S状結腸）

表 6.1 注腸二重造影法の手順

1) 鎮痙薬筋注後，左側臥位，ついで腹臥位にてバリウムを横行結腸中央まで注入（約300 ml）（図6.2）．
2) 腹臥位半立位とし直腸のバリウムを回収．
3) 頭低位左側臥位にて下行結腸がわずかにふくらむ程度に送気．
4) 腹臥位—左側臥位—背臥位—左側臥位—腹臥位を2～3回繰り返す．この操作で直腸からS状結腸および下部下行結腸全体がバリウムの抜けたきれいな二重造影となる．
5) 腹臥位・背臥位正面・第1，第2斜位にて直腸・S状結腸を撮影（図6.3～6.6）．左側臥位にて直腸を撮影（図6.7）．
6) 腹臥位—右側臥位—背臥位とし上行結腸にバリウムを集め，立位にて盲腸を充盈する．
7) 水平位にて2～3回回転させ右側臥位にて盲腸が拡張するまで十分に送気．
8) 頭低位背臥位にて横行結腸・回盲部・下行結腸中央部を撮影（図6.8～6.10）．右側臥位にて直腸を撮影（図6.11）．
9) 半立位とし肝脾彎曲部を撮影（図6.12，6.13）．回腸に造影剤を移動．
10) 必要に応じ回盲部の圧迫像を撮影．

施設間で相違がありうる．回腸への造影剤の逆流により，S状結腸の読影ができない状況（図6.1）にならないように，かつ右側大腸への造影剤の移動が不十分にならないように工夫されるべきである．

以下に示す注腸造影の手技は，少なくとも大腸の進行癌を見逃さないことに主眼をおいた検査手技である（表6.1，図6.2～6.13）．この方法の特徴は，右側大腸に造影剤を移動する前に直腸およびS状結腸を完全な二重造影で撮影する点にある．このため表6.1の2)に示すバリウムの回収操作を行い，4)の左側を中心とする回転運動により，直腸からS状結腸の完全な二重造影像が得られる．この時点で，回収されていないバリウムは下行結腸から脾彎曲部に存在する．ついで，このバリウムを6)の手順で右側大腸に移動させ，横行結

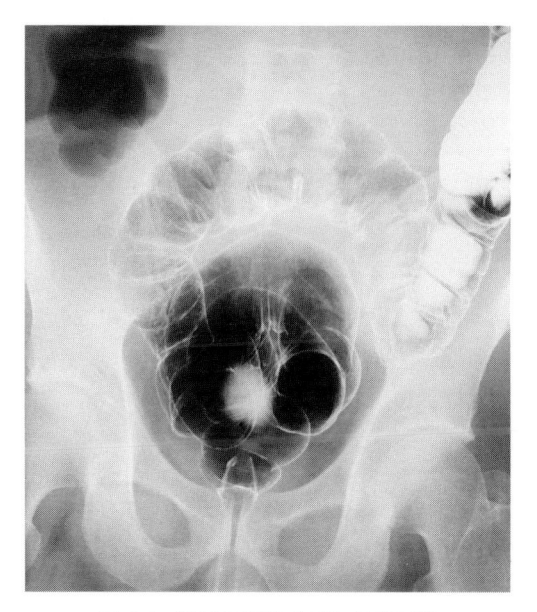

図 6.4 背臥位正面像（直腸—S状結腸）

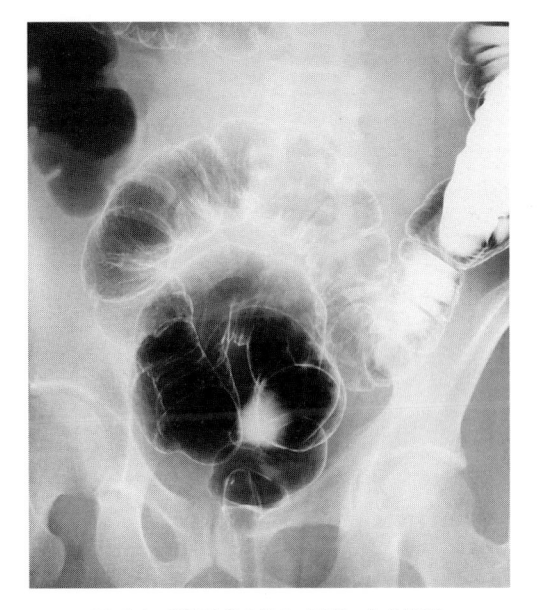

図 6.6 背臥位第2斜位（直腸—S状結腸）

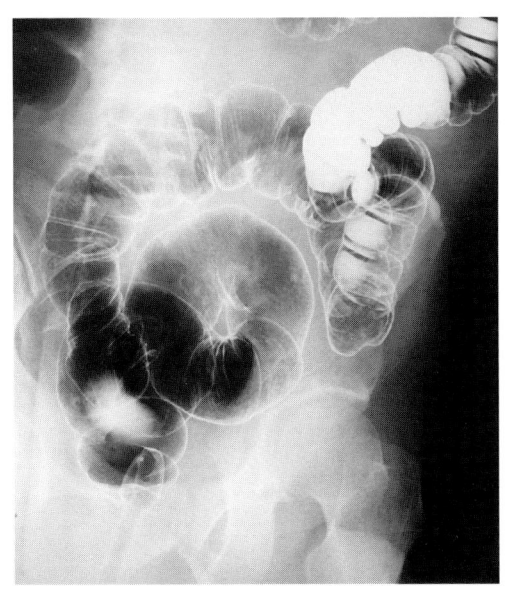

図 6.5 背臥位第1斜位（直腸—S状結腸）

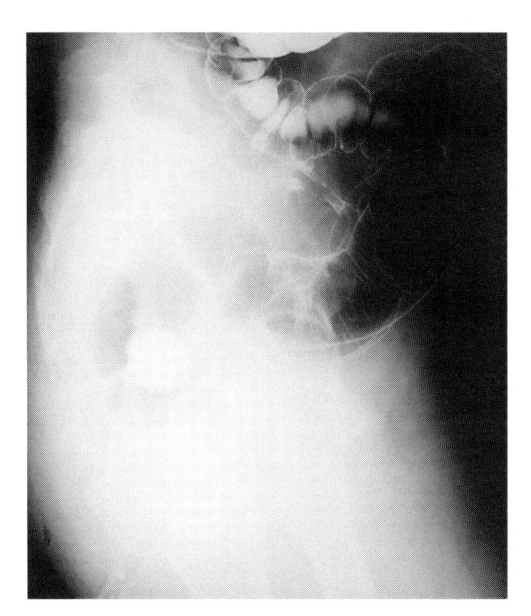

図 6.7 左側臥位（直腸）

腸から盲腸の造影を行うわけである．この方法の欠点は，左側の二重造影を先行させるため右側大腸に造影剤が達する前に空気が先行する可能性が高いことにある．しかし，必ずしも大量の空気が右側大腸に先行するとはかぎらず，空気が先行していたとしても体位変換によりバリウムを腸壁に付着させることは可能である．左側の造影が完了しているため，残存しているすべてのバリウムを右側大腸に移動させたうえで，回腸への造影剤の逆流を懸念することなく十分な体位変換が可能なのである．

e）留意点

大腸は直腸から盲腸まで連続した1本の管であるとの認識が注腸造影実施に際し重要である．撮影している部位およびその二重造影の質について常に頭でチェックしながら検査を行い，必要に応

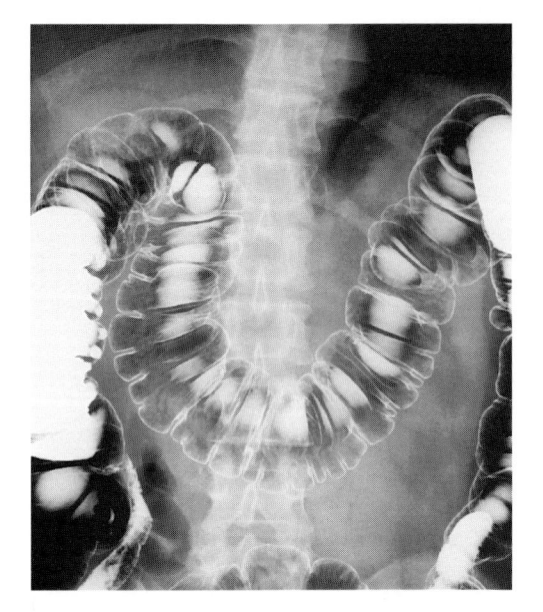

図 6.8　頭低位背臥位正面像（横行結腸）

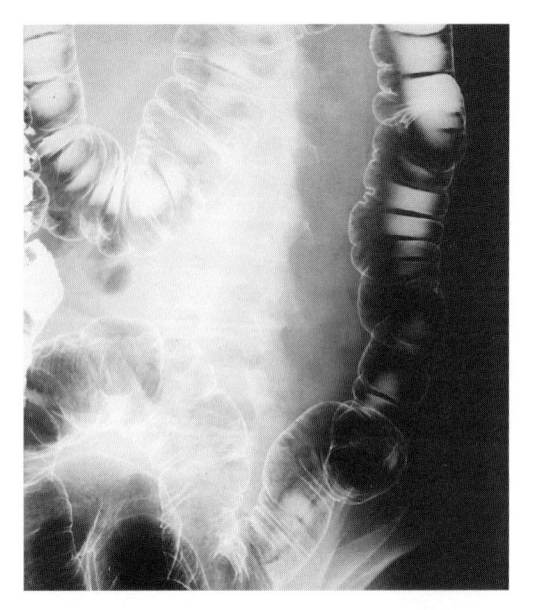

図 6.10　頭低位背臥位第 2 斜位（下行結腸）

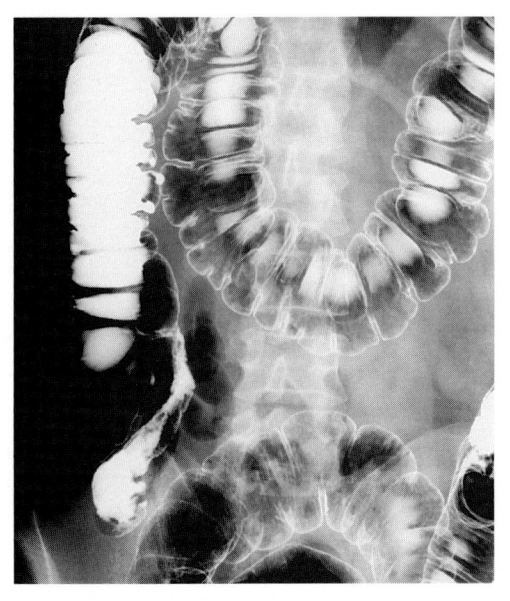

図 6.9　頭低位背臥位第 1 斜位（回盲部）

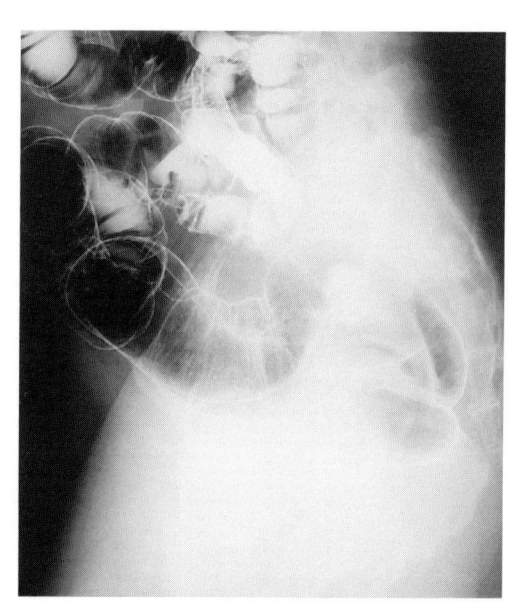

図 6.11　右側臥位（直腸）

じ撮影を追加し，不十分な二重造影の部位では体位変換，空気量を工夫する．未熟な検者による注腸造影の写真をみると，苦労せずに二重造影で撮影できる部位の写真ばかりが多く，その他の部位は最後まで二重造影にならないか，他の部位をねらって撮影したフィルムに偶然二重造影として撮影されているという具合のものが多い．

　大腸の解剖学的位置関係の理解は，造影剤を無駄なく移動させるためにも必要であるが，病変を見逃さない撮影方向の設定に重要である．直腸，下行結腸，上行結腸は体の背側に存在し，S状結腸，横行結腸は腹側にある．背側から腹側，腹側から背側への移行部では腸管は必ず前後方向へ走行することになる．腸管が前後に走行する部分の診断には斜位ないし側方向からの撮影が不可欠である．特に直腸はほかのどの部分の腸管よりも長

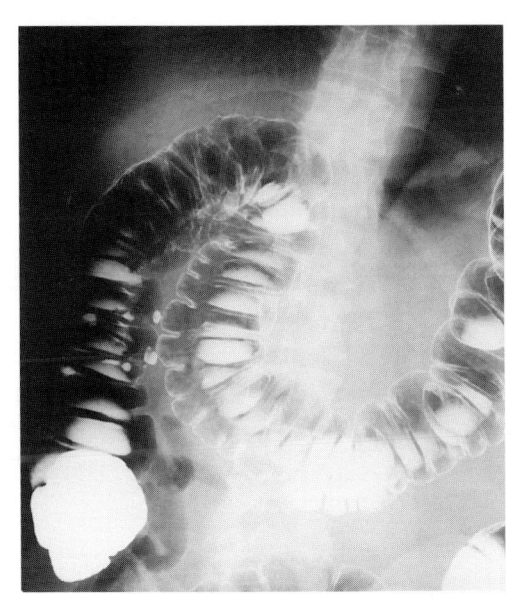

図 6.12　半立位第1斜位（肝彎曲）

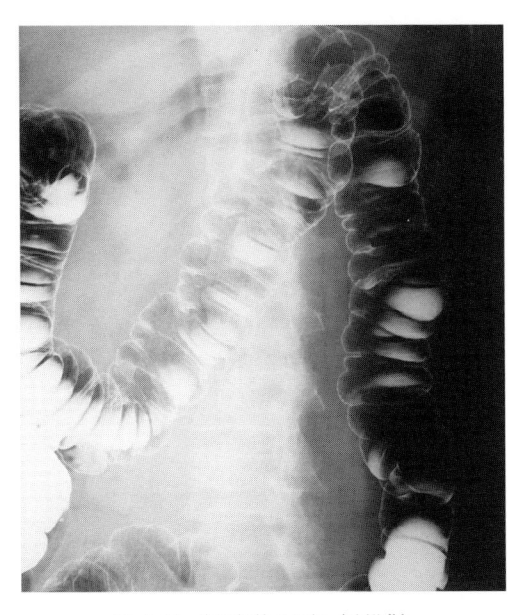

図 6.13　半立位第2斜位（脾彎曲）

く前後方向に走行するため，正面像のみでは進行癌ですら容易に見逃される恐れがある．

　バリウムのひび割れは検査が長時間に及ぶと生ずるが，いったん送気して拡張させた腸管の収縮・再拡張によっても生ずる．したがって，送気を加えた後は，すみやかに撮影を行い，検査を終了する．

　検者は，検査を受けようとする患者の注腸造影検査の目的を理解しておくべきである．すでにS状結腸までの内視鏡検査が終了しており，深部大腸の検索が注腸造影の目的である場合は，あえて直腸S状結腸の二重造影にこだわる理由はない．

f) 読　影

　進行癌が見逃された注腸造影をみると，癌の一部が造影されていることが多い．写真の質が悪くとも，ほんの一部でもフィルムに描出されている癌を見逃すことは許されない．読影の精度，熱心さにより注腸造影検査の価値が決まる．

　十数枚のフィルムを懸けることのできるシャウカステンを使用し，複数の眼による読影が望ましい．大腸は直腸から盲腸まで連続した1本の管であるとの認識は注腸造影の読影においても重要である．直腸から盲腸まで連続的に腸管の走行を確認しながら読影する．まず，腸管壁のラインを追い，変形・圧迫の有無をみる．ついで2本の腸管壁のラインに囲まれた腸管内腔を読影する．注腸造影に映し出される線は基本的には，腸管よりみて外に向かう凸の曲線と，大腸ヒダによる腸管の長軸方向に直交するほぼ直線の線からなる．ほかに，結腸ヒモによる腸管軸方向の縦の線と回盲弁による斜めの線がある．これらの線以外の線，たとえば腸管の内腔へ向かう凸の線は病変の存在を示唆する．

　1枚のフィルムのみでは，腸管どうしの重なりやバリウムの残存により，十分な読影がなされない部分が必ずある．どの部分が読影可能で，読影不可能であるのかをチェックしながら作業を進め，すべてのフィルムを総合しても読影が十分にできない部分が残れば，その注腸造影は不完全な検査であったことになる．再検査を行うか，内視鏡の検査を追加することになろう．みずから施行した検査の質を，読影の過程で常にチェックしておきたい．

b．内視鏡検査

　大腸の内視鏡検査は，硬性直腸鏡とフレキシブルな大腸内視鏡の2つに大別される．硬性の直腸鏡は，排便後であれば肛門から10〜15 cmは前処置なしで観察可能である．初診患者の直腸病変の

スクリーニングに有用である．肛門指診に引き続き直腸鏡検査を行うことにより，潰瘍性大腸炎と直腸癌の多くはただちに診断される．

フレキシブルな大腸内視鏡には，ファイバースコープと電子スコープがある．画像の鮮明度，解像力は電子スコープがすぐれている．以下に，深部大腸の検査を目的とした大腸内視鏡検査について述べる．

1) 前処置

経口腸管洗浄液（polyethylene glycol-electrolyte lavage solution, ニフレック®）を使用する方法が一般的である．この方法のすぐれている点は，検査前日の食事の制限が不要で，腸における水・電解質の移動がなく，自宅でも行うことができ，洗浄効果が高いことなどである．通常，検査開始3時間くらい前より，1～2時間かけて洗浄液2 l を服用，排便内容が有形便を含まない黄色透明になったことを確認し前準備完了とする．有形便を含んでいたり，透明にならない場合は，洗浄液の服用を追加するか，浣腸を追加する．

腸閉塞や中等症以上の炎症性疾患の場合には，経口の腸洗浄は行わない．全周性の大腸癌でも，狭窄の程度が軽く排便の認められる症例では通常の前処置が可能である．

2) 前投薬

鎮痛薬は必要としない場合が多い．もし使用する場合は，検査中および検査後の被検者のバイタルサインをチェックする人員と設備が必要である．鎮痛薬使用下では，患者が疼痛を訴えないため，無理な挿入をする恐れがあるので注意する．憩室症例や，収縮の強い場合は鎮痙薬（抗コリン薬またはグルカゴン）を使用する．

3) 挿　入

挿入法として，2人法と1人法がある．2人法では，1人がスコープのアングルを両手で操作し，他の1人がスコープの挿入と引き戻しを行う．1人法はアングル操作を左手で行い，右手でスコープの挿入・引き戻し・回旋を行う．両方法とも長所があるが，特に近年の大腸内視鏡検査の需要の増加，微小化を含む対象病変の変化に鑑み，1人法が有利である．

挿入は左側臥位で行う．過度の送気にならないよう注意する．しかし，ある程度の送気をしないと粘膜の観察は不可能である．挿入・引き戻しを繰り返し，大きなループをつくらないように心がける．腸管の曲がり角では，内視鏡先端が正面の腸壁にぶつからないように，少し手前でアングル操作または回旋操作により次の管腔へ進むようにする．脾彎曲に達するまで右手は内視鏡から離すことなく，アングル操作は左手のみで行う．α-ループで下行結腸に達した場合は，その時点でS状結腸のループを解消する．N字型で下行結腸に内視鏡先端が挿入された場合，そのままの挿入は大変な疼痛を伴う．内視鏡を時計回りに回旋しながら引き戻し，S状結腸のN字を解消し直線化する．大腸が短縮直線化された場合，約40 cmで脾彎曲に到達する．直線化できていても，横行結腸への挿入が困難な場合は，臍下部正中と左側腹部を，内視鏡を挟み込むように圧迫することで解決できる．肝彎曲部から上行結腸への挿入のさいにも，腹部圧迫（右上腹部）は有効である．挿入法の詳細は成書[6,7]，ビデオなどにゆずる．

4) 観　察

全大腸の観察が目的の場合は，虫垂口と回盲弁の確認が必要である（図6.14）．深部挿入の必要がないと判断された場合は，その理由と検索された範囲を明確にする．

異常所見として，発赤，びらん，潰瘍，隆起，陥凹，瘢痕，狭窄，圧迫などがある．これらの所

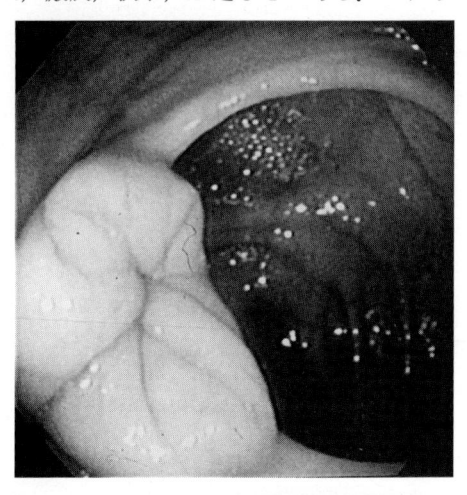

図 6.14 回盲弁の確認

見について部位，連続性，多発性，方向性，病変部および周囲の粘膜性状などを観察することにより，病変の質的診断がなされる．観察は内視鏡抜去時のほうが容易であるが，挿入時のほうが観察しやすい部分もある．

5) 生　検

病変の種類，生検の目的により生検方法が異なる．よい方向性をもった切り出しがなされるように，採取した生検材料の切離面を濾紙に貼りつける．

上皮性の腫瘍性病変の場合は，管腔側に露出している部分より採取する．後述するポリペクトミーや粘膜切除の適応と考えられる腫瘍に対しては，生検を施行しないほうがよい．粘膜下腫瘍の場合は腫瘍表面を覆う粘膜に腫瘍が露出していないかぎり，生検により腫瘍組織を証明するのは困難である．

潰瘍性大腸炎の疾患範囲の決定は，内視鏡的所見だけでなく，生検組織所見をもってなされる．内視鏡的に左側結腸炎型にみえても，生検結果は全大腸炎型のことがある．潰瘍性大腸炎の癌化を早期に捉えることを目的とするサーベイランス内視鏡では，現在のところ盲腸から直腸まで，ランダムに10か所以上の生検を採取する方法が推奨される．

潰瘍性病変は潰瘍辺縁の粘膜を含む生検を行う．Crohn病が疑われる場合は，正常にみえる部分からも生検を採取しておく．

病理医に，的確な臨床情報および生検部位に関する情報を伝えておくことが重要である．

6) ホットバイオプシー

5～6mmの比較的小さな腫瘍性病変の摘除生検に用いる．IsまたはIIa病変の摘除生検に適している．ホットバイオプシー用鉗子内の組織は凝固電流による変性を受けず，鉗子からはみ出た部分の腫瘍部分は，凝固電流により壊死に陥る．

腫瘍を鉗子で把持し，管腔側へ持ち上げ，正常粘膜の茎をつくる（図6.15左）．ついで凝固電流を流し腫瘍を摘除する．正常粘膜の茎が白く変色するところで通電を止める（図6.15右）．凝固電流の通電時間が長くなりすぎないように注意する．茎をつくらずに腸管壁に押しつけたまま通電したり，通電時間が長すぎると穿孔の危険がある．

7) スネアーポリペクトミー

隆起性病変の摘除に施行される．Ip, Ispは腫瘍の基部にスネアーワイヤーをかけ切除する．茎部側の正常粘膜を取りすぎないように注意する．適当なスネアー絞扼の強さと通電時間を体得するにはかなりの経験が必要である．内視鏡の視野が安定していること，腫瘍が視野の右下に捉えられて

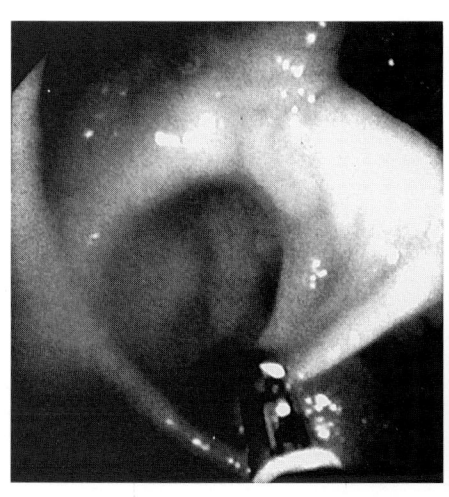

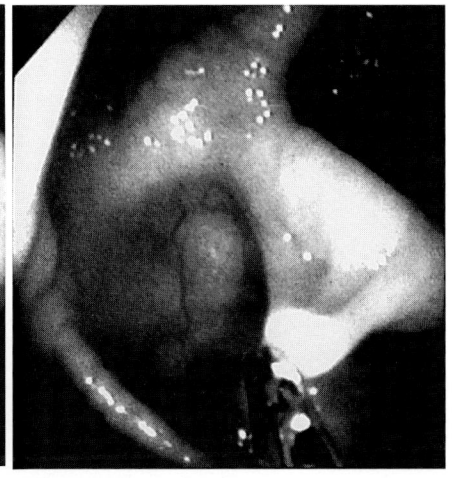

図 6.15　ホットバイオプシー
左：腫瘍を把持し，管腔側へ持ち上げ，茎をつくる．
右：茎の部分が白く変色したところで通電を止める．

いることは，安全かつ正確なスネアーポリペクトミーの必須条件である．

8) 留置スネアーによるポリペクトミー

茎の太い，頭部の大きな有茎性のポリープの摘除に用いる．吸収性の材質でつくられた留置スネアーによりポリープの茎を結紮し，後出血を防ぐ方法である．

ポリープの切離予定部より約5mmの距離をおきポリープの茎に留置スネアーを置き，通常のスネアーによるポリペクトミーを腫瘍側で行う（図6.16）．

9) 内視鏡下粘膜切除術（endoscopic mucosal resection, EMR）

平坦な腺腫または粘膜内癌に対し，通常のスネアーポリペクトミーでは病変全体を一括切除できないと判断された場合，またはスネアーが病変に

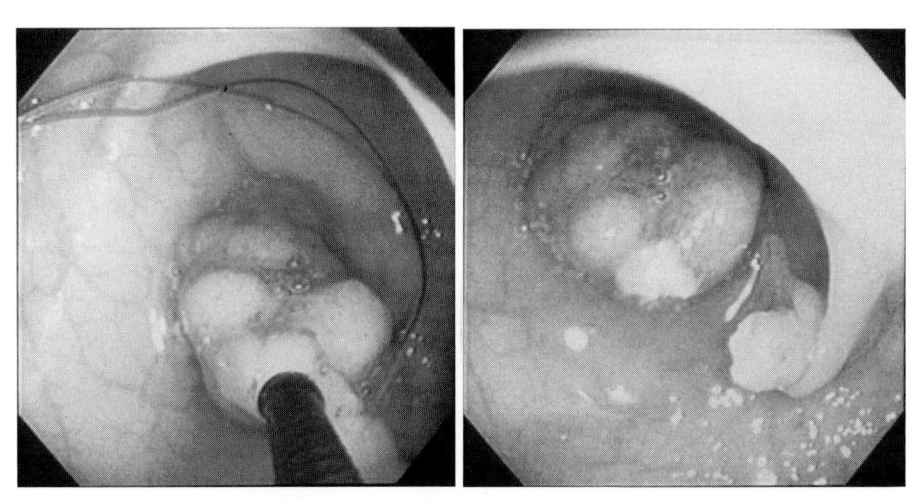

図 6.16 留置スネアーを使用したポリペクトミー
左：腫瘍切離予定部より腸管壁側に留置スネアーがかかっており，その腫瘍側に通常のスネアーワイヤーがかかっている．
右：ポリープを切断したところ．

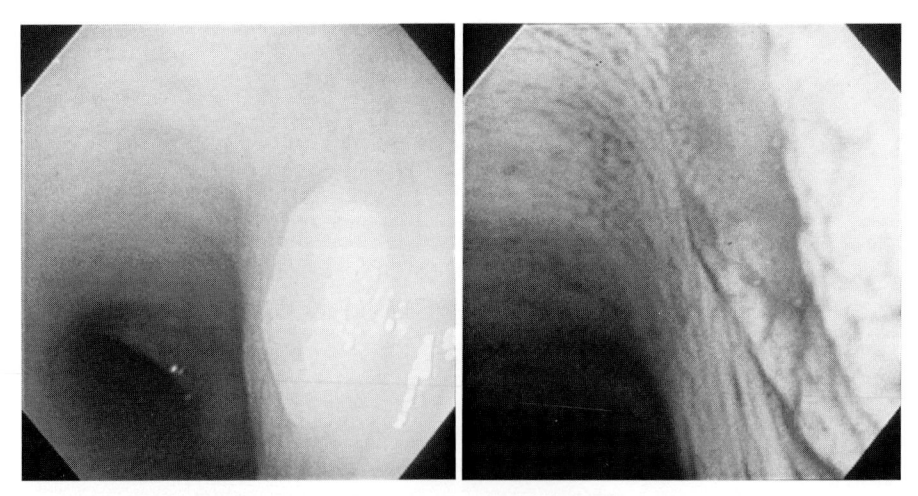

図 6.17 色素内視鏡（非拡大観察）
左：中央に陥凹のある扁平な隆起性病変．
右：インジゴカルミン（4倍希釈）散布後．近接観察により，陥凹部分に過形成性ポリープと思われる腺孔形態が観察された．

かからない場合に用いる．病変周囲の粘膜下に生理食塩水をその病変の大きさに応じて1mlないし3ml注入し，病変全体を粘膜下より浮かせた状態でスネアーにより切除する．

10) 色素内視鏡検査法

通常観察では捉えにくい，わずかな凹凸不整や，腺管開口部の形態を観察する目的で色素散布または色素による染色を行う方法である[8]．散布用色素は腸粘膜からの吸収されないインジゴカルミン希釈液を，染色用色素は0.5～1%メチレンブルー液を使用する．染色法に使用する薬剤の安全性に十分留意する．インジゴカルミン色素散布のみでも腺管開口部の観察は可能である．

色素法はわずかな凹凸を視覚化することにより，特にII型腫瘍の存在診断，質的診断に有用である(図6.17)．上皮性腫瘍の腺管開口部の形態と組織学的所見との関連は，色素拡大内視鏡の導入とともに今後論争を呼ぶことになると思われるが，現在のところ腺管開口部の形態の統一した分類基準がなく，また拡大内視鏡検査はルーチン検査としていまだ一般的ではない．　　　［斉藤幸夫］

文　献

1) Fischer AW: Uber eine neue rontgenologische Untersuchungsmethode des Dickdrms; Kombination von Kontrasteinlauf und Luftaufblahung. Klin Wchschr **2**: 1595, 1923.
2) Welin S: Modern trends in diagnostic roentgenology of the colon. Br J Radiol **31**: 453, 1958.
3) Welin S: The double contrast examination of the colon experiences with the Welin modification. Georg Thieme Publishers, Stuttgart, 1976.
4) Brown GR: A new approach to colon preparation for barium enema; Preliminary report. Univ Mich Med Bull **27**: 225, 1961.
5) 牛尾恭輔：大腸疾患診断の実際．In：注腸二重造影(市川平三郎，山田達哉監修), pp 14-38, 医学書院, 東京, 1988.
6) Shinya H: Colonoscopy; Diagnosis and Treatment of Colonic Diseases, Igaku Shoin, New York, Tokyo, 1982.
7) 岡本平次：プラクティカルコロノスコピー——挿入から治療まで，医学書院，東京，1995.
8) 工藤進英：大腸内視鏡検査法．In：拡大電子スコープと実態顕微鏡, pp 48-57, 医薬ジャーナル社, 大阪, 1993.

6.2　CT，MRI

消化管疾患の画像診断は従来は消化管造影がほとんどを占め，形態的診断の大部分が消化管造影と内視鏡検査によりなされていた．しかし近年，超音波，CT，MRIなどが次々に登場し，そのめざましい進歩により消化管疾患にも応用され現在では多くの疾患において診断・治療方針の決定などに非常に重要な役割を果たしている．特に，結腸癌，直腸癌はわが国でも食生活の変化とともに増加傾向にあり，ますますCT，MRIを中心とした画像診断に期待が寄せられるところである．

a．CT，MRIの役割

結腸・直腸疾患において，その粘膜病変の評価については主に消化管造影や内視鏡検査によりなされるのが通常であり，CTやMRIが大きく診断に寄与することは少ない．これに対し，CTやMRIは腸管壁の変化(病変がある程度以上進行している場合)，腹腔内，後腹膜を含む腸管壁外の変化の検出にすぐれており，悪性腫瘍では壁内の深達度，他臓器を含む周囲への進展，リンパ節・遠隔転移の検索などの病期診断，治療の効果や再発のチェックに有用である[1]．良性疾患，特に炎症性疾患では炎症の程度とその壁内外での進展範囲(膿瘍形成の有無)の評価が主な役割である．MRIは一般に撮像時間が比較的長いため，動きのある消化管の検査には不適とされているが，直腸においては動きが少ないうえ，直腸の解剖学的特徴に適した矢状断，冠状断を含む任意の断面での撮影が可能であり，局所診断ではCTよりもすぐれている[2~4]．また，直腸癌の術後あるいは放射線照射

後の再発の評価にはCTよりもMRIがすぐれている[5~9]．

b．検査法
1）CT
検査前は禁食とし，検査40~60分前に2~3%に希釈したガストログラフィンを300~400ml飲ませておく．膀胱との関係が重要な場合には膀胱壁の評価のために検査前の排尿を禁止し，膀胱内に尿を貯留させておいたほうがよい．検査直前にはブスコパンあるいはグルカゴンを筋注し，蠕動を抑制しておく．また，水，空気など（直腸の場合はオリーブ油もよい）を注腸し，腸管壁を伸展させておく．水やオリーブ油を注腸した場合は，その後適宜体位変換を用い，病変部位を中心に充満させるようにするとよい．通常の検査では上腹部から骨盤部までを1cm間隔で造影剤を静注（インジェクターの使用が望ましい）しながら撮影する．あらかじめ重要な位置がわかっている場合はその部分をさらに薄い間隔で撮影してもよい．

2）MRI
検査前は禁食とし，グリセリン浣腸を行い，検査直前にはブスコパンあるいはグルカゴンを筋注する．また，直腸壁を伸展させると同時に壁と内腔のコントラストをつける目的で経直腸的に空気やバルーンカテーテル，硫酸バリウムなどを注入あるいは挿入しておくのが通常である[3,10~12]．通常は全身用コイル（あるいはphased array coil）を用い，spin echo法でT_1およびT_2強調像の横断像（厚さ5~10mm，間隙0~3mm程度）を基本とし，浸潤の疑われる方向により矢状断像や冠状断像（厚さ4~6mm，間隙0~2mm程度）を追加する．Gd-DTPA静注による造影T_1強調像（以下，単に造影T_1強調像とする）では一般に腫瘍部分が増強され，正常組織との区別がつきやすくなるうえ，腫瘍の深達度診断にも有用である．また，後述するが最近臨床応用がなされてきている体腔内コイルすなわち経直腸コイルを用いれば，さらに鮮明な直腸周囲の像が得られる[13,15,16]．

c．結腸・直腸疾患の画像所見
1）大腸癌
大腸の壁はよく伸展された状態で6mm以上あれば異常とされている．大腸癌はCT，MRIで腸管壁の局所的あるいは全周性の不整な肥厚として描出され（図6.18），ときに大きな腫瘤を形成する．腫瘍は単純CT，MRI T_1強調像にて筋肉と同程度のほぼ均一な濃度/信号であるが，T_2強調像では不均一な高信号を呈する．造影CT，造影T_1強調像では不均一に増強される．深達度診断はCTでは正常部分の腸管の各層構造を描出することが困難であるため，腫瘍の形態と周囲脂肪織の所見から判定するのが通常である．腸管の外壁が整で周囲脂肪織に余分な構造が認められなければ漿膜を越える浸潤はなく，腫瘍の外壁側に不整な突出や周囲脂肪織に向かう線状・索状の構造が認められれば漿膜面を越える浸潤があると判定する[14]（図6.19上）．これはMRIでも同様であり，T_1強調像にて高信号を呈する周囲脂肪織内に認められるやや低信号の構造として描出される．ただしこれらの所見は浸潤部周囲の炎症反応や大腸周囲の拡張した血管などをみている場合もあり，深達度の過大評価の原因となる．また，MRIでは造影T_1強調像やT_2強調像にて腸管壁内の固有筋層を低信号の線として認識可能とされており，筋層浸潤はこの線の断裂により判定できる．特に直腸領域では，最近臨床応用がなされてきている経直腸コイルを用いると，造影T_1強調像やT_2強調像にて，正常腸管壁の各層を鮮明に描出することができ，正確な深達度診断が可能である（図

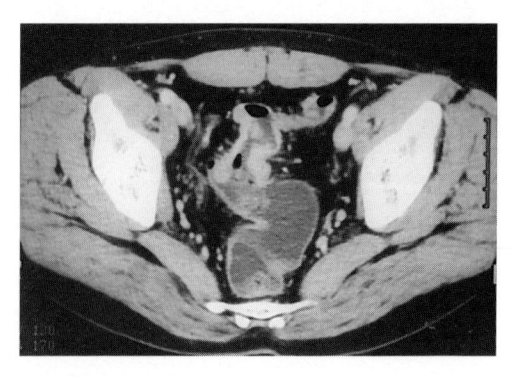

図6.18 S状結腸癌：水を注腸後の造影CT像
S状結腸の両側壁にわたる不整な肥厚が認められる．

6.20)[15,16].

周囲臓器への浸潤については大腸癌のなかでは主に直腸，S状結腸の病変において子宮，腟，膀胱，尿管，前立腺，精嚢などの骨盤内臓器や骨盤壁の筋肉などとの関係が問題になることが多い．ときに結腸癌の症例で肝臓，脾臓，膵臓，胃，腎臓などとの関係も問題となることがある．浸潤の有無はCT，MRIのT_1強調像では病変と各臓器間の脂肪組織が保たれているかどうかが重要で，これが消失している場合は浸潤を疑う[14]．これに加え腫瘍が他臓器内に不整に突出していたり，腫瘍が接する部分の他臓器内の濃度や信号強度の変化が認められる場合には浸潤ありと診断する（図6.21）．このさい，より正確な診断のためには腫瘍と浸潤の疑われる臓器との位置関係を適切に描出するために任意の断面を撮影することのできるMRIが非常に有用であり，適宜矢状断や冠状断その他の断面を撮影することが必要である（図6.19下）．リンパ節転移の診断は通常はMRIは骨盤部の検査が中心であるため上腹部などの検索はCTにて行うことが多い．一般に，径10 mm以上のものを転移と診断している場合が多いが，MRIのT_2強調像にて不均一な信号強度を示すものはさらに転移の可能性が高いといわれている．10 mm以下のものについては，3個以上集簇している場合は転移の可能性が高いという報告もある[17]が，一般に反応性のリンパ節との正確な鑑別はまだ困難である．

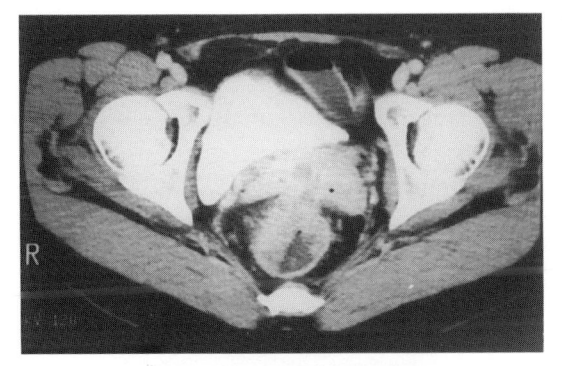

2) 直腸癌局所再発

直腸癌の局所再発は術後の吻合部やその周囲より発生し，しばしば腸管壁外中心に発育するため

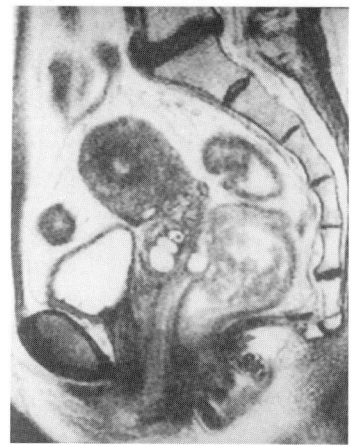

図6.19 直腸癌
CT像にて直腸前壁を中心とする著明な壁肥厚が認められる．周囲脂肪組織内に索状の構造がみられ，浸潤が疑われる（上）．また，前方の子宮への浸潤も疑われたが，MRIにて腫瘍と子宮の間の脂肪は高信号に保たれており，浸潤はないと診断できる（下）．

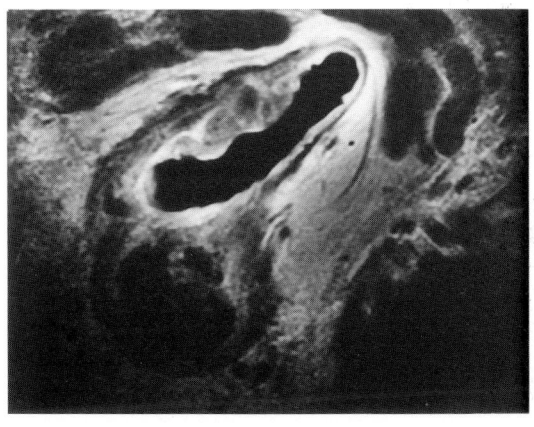

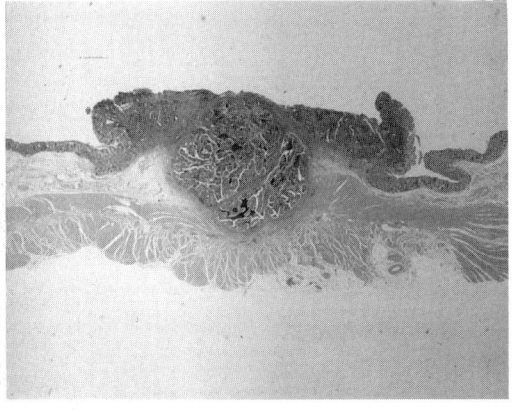

図6.20 直腸癌（mp癌）：経直腸コイルを用いたMRI造影T_1強調像（左），同部位の病理組織像（右）癌は内輪筋層の表層部分にのみ浸潤．（慶應義塾大学放射線診断科 今井 裕先生のご厚意による）

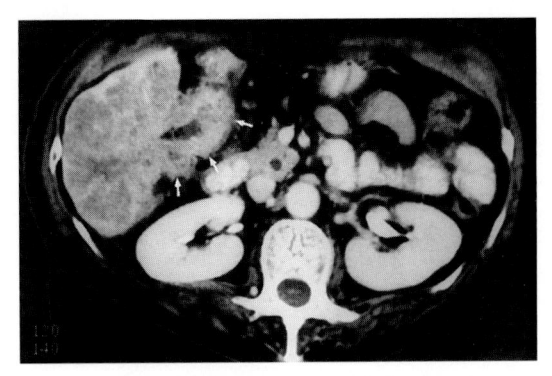

図 6.21 横行結腸癌の肝への直接浸潤
結腸壁は全周性に肥厚しており（矢印）肝下部との境界は不明瞭となっている．この部位を中心に肝に不均一な低濃度域が広がっており，癌の肝への直接浸潤であった．

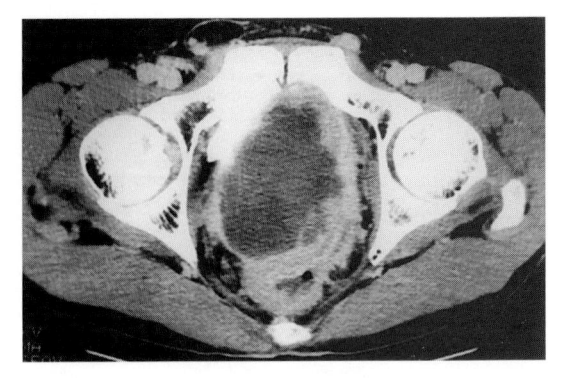

図 6.22 直腸平滑筋肉腫
直腸の前右方に接し，卵円形の大きな腫瘍が認められる．辺縁は不均一に増強されており，内部は壊死・出血のため低濃度を示している．

注腸造影や内視鏡検査のみでは進展範囲の診断が不十分となりやすく，CT, MRI が有用である．しかし，吻合部周囲や仙骨前面の軟部組織の評価についてはCTでは再発と術後や放射線照射後の線維化との鑑別が困難である[5]．これに対し，MRIのT_2強調像では腫瘍再発は壊死，浮腫などにより高信号を示すことが多いが，線維化は低信号を示すため鑑別が可能であるとされている[6,7]．しかし，再発腫瘍に対する反応性の線維化が強い場合には再発があるにもかかわらず低信号を示すため，T_2強調像にて低信号を示していても必ずしも再発を否定できるとはいえない[8]．最近，dynamic MRI にて早期に増強されるものは再発腫瘍の可能性が高いという報告もある[9]．

3) その他の大腸腫瘍，炎症性疾患など

腸管の悪性リンパ腫は回腸末端から盲腸に最も多く，直腸にもみられる．CT, MRI 所見では腸管壁の全周性の肥厚が多く，長軸方向に長い傾向があるが腫瘤性の像を示すこともある．癌に比べると，腫瘍内部は均一で辺縁も平滑なことが多い．腸間膜や後腹膜のリンパ節腫大を伴っている場合が多い[1]．大腸の平滑筋腫瘍は直腸に好発する．特に，平滑筋肉腫では結腸発生はきわめてまれである．平滑筋腫は一般に小さく，辺縁平滑で内部は均一で造影剤の使用により均一に中等度に増強される．これに対し，平滑筋肉腫は大きく，辺縁は平滑あるいは凹凸不整で内部に出血・壊死を伴い，不均一な像を示すことが多い（図6.22）．

カルチノイドは虫垂に多く直腸，盲腸にも発生するが結腸にはきわめてまれである．腫瘍が小さいと辺縁平滑な粘膜下腫瘍として描出されるが，大きくなると腸管壁肥厚を示し，腸間膜に浸潤し desmoplastic reaction を起こすため腸間膜内に放射状に伸びる索状の構造が認められる[18]．脂肪腫は大腸の非上皮性腫瘍のなかでは最も頻度が高く大部分が近位結腸に発生する．通常，辺縁平滑な粘膜下腫瘍として描出され，内部はCTで均一な脂肪濃度を示すため診断は容易である（図6.23）．MRIを施行した場合は脂肪はT_1強調像で著明な高信号，T_2強調像で淡い高信号を示し，脂肪抑制法を用いると信号強度の低下がみられ，鑑別に有用である．

Crohn病は腸管壁の全周性の肥厚を特徴とし

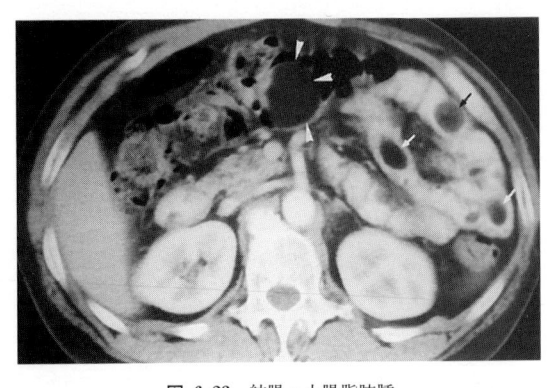

図 6.23 結腸・小腸脂肪腫
横行結腸内に直径約4cmの均一な脂肪濃度を示す腫瘤が認められる（矢頭）．その他，小腸内にも数個の同様の病変が認められる（矢印）．

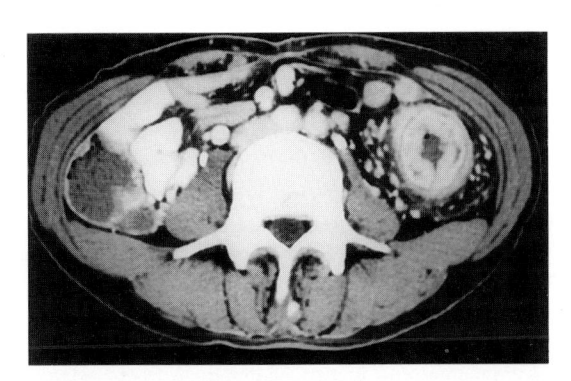

図 6.24　Crohn病
下行結腸に著明な全周性の壁肥厚が認められ，壁の厚さは比較的均一で同心円状の層構造がみられる．

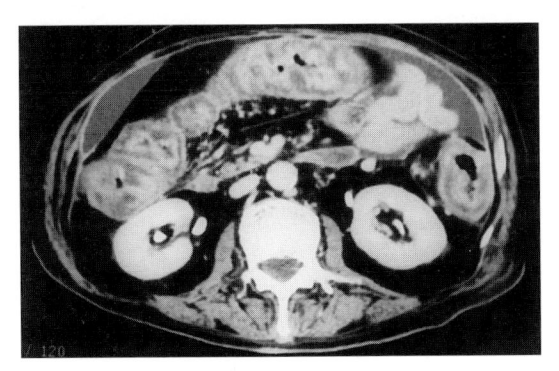

図 6.25　偽膜性腸炎
横行結腸から下行結腸に広範な壁肥厚が認められる．壁の厚さは比較的均一である．

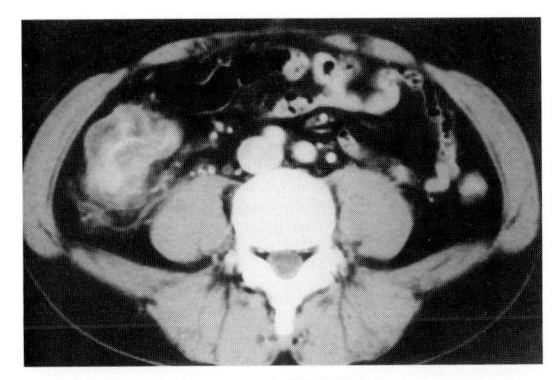

図 6.26　上行結腸憩室炎
上行結腸の壁は著明に肥厚しており，背側から内側の脂肪組織内の索状の濃度増加と外側円錐筋膜の肥厚が認められる．

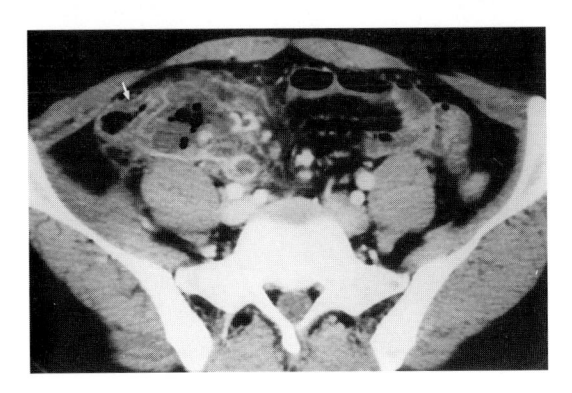

図 6.27　虫垂炎穿孔膿瘍
盲腸（矢印）の内側に広範な膿瘍形成があり，図中央付近に空気の混入が認められる．

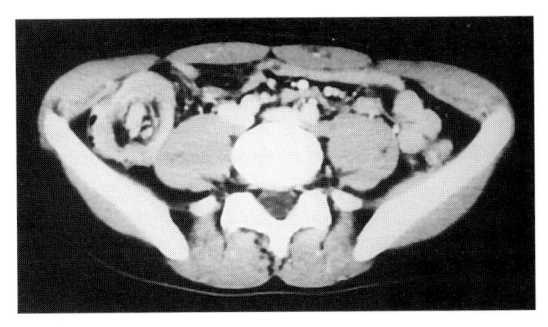

図 6.28　盲腸―上行結腸の腸重積
内部に脂肪濃度を含むリング状の像を呈している．

（図 6.24），周囲に炎症が波及すると索状の構造や周囲脂肪濃度の上昇が認められる．また，非連続性の病変分布を示すこと，瘻孔や膿瘍を形成しやすいことも特徴である．

その他の炎症性疾患（潰瘍性大腸炎，虚血性，結核性，感染性（図 6.25），放射線性など）には特異的な像は少ないが腫瘍による腸管壁肥厚と異なる点は一般に長軸方向に長いこと，壁の厚さは 10 mm 以内，比較的均一で全周性のことが多いこと，腸管壁に同心円状の層構造が認められる場合があることなどがあげられる[1]．虫垂炎や憩室炎が穿孔した場合，CT では限局した腸管壁の肥厚と炎症波及を示す周囲脂肪織の濃度上昇や索状構造の増加，近傍の腹膜や Gerota 筋膜の肥厚などが認められる（図 6.26）．膿瘍を形成すると辺縁に増強される被膜様構造を有し，内部に辺縁不整な低濃度領域を示す不整形の腫瘤様の像を呈する（図 6.27）．虫垂炎の場合，上記の所見に加え石灰化（虫垂石）が認められれば診断は確定的である．憩室炎は S 状結腸，上行結腸に多く，後者の場合は虫垂炎との鑑別が問題になる場合がある．鑑別には正常虫垂の同定が重要であるが CT では困難なことも多い．腸重積は陥入した腸管壁とその周

りに付着している腸間膜により横断像では特徴的な内部に一部脂肪濃度を含む2重〜3重のリング状の像を呈する(図6.28).腸管の腫瘍が腸重積の原因となっている場合には,腸重積の先進部に腫瘍が描出されることもある.

[道下宣成・板井悠二]

文　献

1) Balthazar EJ : CT of the gastrointestinal tract. AJR **156** : 23-32, 1991.
2) Butch RJ, Stark DD, Wittenberg J, et al : Staging rectal cancer by MR and CT. AJR **146** : 1155-1160, 1986.
3) Guinet C, Buy JN, Sezeur A, et al : Preoperative assessment of the extension of rectal carcinoma. J Comput Assist Tomogr **12** : 209-214, 1988.
4) Thoeni RF : Colorectal cancer. AJR **156** : 909-915, 1991.
5) Freeny PC, Marks WM, Ryan JA, et al : Colorectal carcinoma evaluation with CT : Preoperative staging and detection of postoperative recurrence. Radiology **158** : 347-353, 1986.
6) Gomberg JS, Friedman AC, Radecki PD, et al : MRI differentiation of recurrent colorectal carcinoma from postoperative fibrosis. Gastrointest Radiol **11** : 361-363, 1986.
7) Ito K, Kato T, Tadokoro M, et al : Recurrent rectal cancer and scar : differentiation with PET and MR imaging. Radiology **182** : 549-552, 1992.
8) Lange EE, Fechner RE, Wanebo HJ : Suspected recurrent rectosigmoid carcinoma after abdominoperineal resection : MR imaging and histopathologic findings. Radiology **170** : 323-328, 1989.
9) Müller-Schimpfle M, Brix G, Layer G, et al : Recurrent rectal cancer : diagnosis with dynamic MR imaging. Radiology **189** : 881-889, 1993.
10) Lange EE, Fechner RE, Edge SB, et al : Preoperative staging of rectal carcinoma with MR imaging : surgical and histopathological correlation. Radiology **176** : 623-628, 1990.
11) Okizuka H, Sugimura K, Ishida T, et al : Preoperative local staging of rectal carcinoma with MR imaging and a rectal balloon. JMRI **3** : 329-335, 1993.
12) Panaccione JL, Ros PR, Torres GM, et al : Rectal barium in pelvic MR imaging : initial results. JMRI **1** : 605-607, 1991.
13) Chan TW, Kressel HY, Milestone B, et al : Rectal carcinoma : staging at MR imaging with endorectal surface coil. Radiology **181** : 461-467, 1991.
14) Thoeni RF : CT evaluation of carcinoma of the colon and rectum. Radiol Clin North Am **27** : 731-741, 1989.
15) Imai Y, Kressel HY, Saul SH, et al : Colorectal tumors : an in vitro study of highresolution MR imaging. Radiology **177** : 695-701, 1990.
16) 今井　裕,樋口順也,湯浅祐二,ほか:MRIの大腸疾患への応用.画像診断 **13** : 195-201, 1993.
17) Balthazar EJ, Megibow AJ, Hunick D, et al : Carcinoma of the colon. AJR **150** : 301-306, 1988.
18) Picus D, Glazer HS, Levitt RG, et al : Computed tomography of abdominal carcinoid tumors. AJR **143** : 581-584, 1984.

6.3　経直腸超音波検査

経大腸超音波検査は大腸癌局所の進展を正確に診断し,それに応じて過不足のない治療を行ううえで欠かせないものである[1].特に,直腸癌の治療には多数の選択肢があり,腫瘍の広がりに応じて適切な治療法を使い分けなければならない[2].過大な切除は不必要な排便,排尿,性機能の障害を生み,過小な切除は不必要な再発を生む.また,最近研究されつつあるchemoradiationなどの補助療法の適応決定にも正確な腫瘍の進展の評価が重要である.このような理由から,経直腸超音波検査を用いた術前病期診断は直腸癌の検査としては欠かせないものの一つになりつつある.

一方,結腸癌においては,これまで直腸癌ほど治療法の選択肢に幅がなく,結腸用のよい超音波検査装置もなかったことから,超音波検査の研究は遅れていた.しかし近年,腹腔鏡手術や腹腔鏡補助下手術などの治療上の選択肢が増え,また,検査装置の性能が向上してきたことから,超音波検査の新たな展開がみられている.

さらに,経大腸超音波検査は骨盤内再発癌,カ

ルチノイド，肛門周囲膿瘍，痔瘻，便失禁などの診断にも応用されつつある[1]．

a．検査の方法
1）装　　置
経大腸超音波検査には，①blindまたは直腸鏡を用いて挿入する硬性プローブ，②内視鏡の先端に超音波プローブのついた超音波内視鏡，③通常の大腸内視鏡の鉗子孔を通して挿入するミニチュアプローブなどが用いられる．走査法としては，ラジアル，リニア，コンベックス，セクターなどがある．得られる断層像は横断像，縦断像，斜断像などである．周波数としては7.5～20 MHzが用いられる．また，走査法，断層面，周波数などの切り替えができる装置もある．現在，多種多様な装置があり，それぞれに一長一短があるので，用途に応じた機種の選択が必要である．

2）検　査　法
硬性プローブはblindで挿入するか，直腸鏡を利用して挿入する．径の太いプローブならばそのまま直腸壁に密着させ超音波像を観察できる．径の細いプローブではプローブに装着したバルーン内に脱気水を満たしacoustic contactを得る．

超音波内視鏡の挿入手技は，通常の大腸内視鏡のそれと同様である．内視鏡観察をしながら，病変部の口側まで先端を進める．先端のプローブ周囲のバルーンを脱気水で膨らませるか，腸管内に脱気水を注入してacoustic contactを得る．

ミニチュアプローブは通常の大腸内視鏡を病変部まで挿入した後に鉗子孔を通して挿入する．通常，脱気水を腸管内に注入して，超音波像を観察する．

いずれの装置も，プローブを出し入れないし回転させながら，腸管および周囲臓器の連続的な断層像を観察することができる．直腸用プローブでは直腸，肛門，および周囲の骨盤内諸臓器を観察することができる．また，結腸用プローブを用いれば，結腸およびその周囲臓器を観察することができる．

また，硬性の直腸用プローブには超音波ガイド下針生検の可能な装置もある．超音波断層像を観察しながら，目的とする病変に正確に生検針を刺入することが可能である．このため，質量ともに病理組織診断に十分な標本を得ることができ，確定診断に役立つ[1]．

b．直腸癌の病期診断
直腸癌は一般に比較的緩徐に進展するので，進行癌であっても十分なsurgical marginをもって切除すれば治癒の可能性が高い．一方，直腸近傍には肛門，排便・排尿・性機能を支配する自律神経系，さらに泌尿生殖器があるので，これらの機能を温存しようとすると切除範囲が制限される．したがって，根治性と機能温存を最大限に両立させるには，腫瘍の広がり（病期）に応じた正確な切除を行う必要がある．このためには，腫瘍の広がりの正確な診断が必須である．また，最近研究されつつあるchemoradiationを術前補助療法として使用するさいにも，不必要な補助療法を避けるために広がり診断が必要である．

直腸癌の病期診断は深達度診断とリンパ節転移診断からなる．従来の直腸指診，注腸造影，内視鏡検査では深達度に関する情報しか得られなかったが，経直腸超音波，CT，MRIなどはリンパ節転移の診断にも役立つ．とりわけ，経直腸超音波検査は，簡便で精度が高く，現在実用化している方法のなかでは最も有用性が高いと考えられる[3～5]．

1）深達度診断
正常直腸壁は超音波像上，内腔面より高エコー（U1），低エコー（U2），高エコー（U3），低エコー（U4），高エコー（U5）の5層構造を示す．各層はそれぞれ，U1＝粘膜表層，U2＝粘膜深層＋粘膜筋板，U3＝粘膜下層＋粘膜下層固有筋層間の境界エコー，U4＝固有筋層－粘膜下層固有筋層間の境界エコー，U5＝漿膜，漿膜下層，直腸周囲脂肪に対応する（図6.29，6.30）．直腸癌は低エコーのsolid patternを示し，この腫瘍像と層構造との関係から深達度を診断する（図6.29，6.30）．腫瘍像により不整に層の幅が狭くなる場合には，当該層の浸潤が疑われ，層構造が腫瘍により断裂する場合には，当該層およびその1つ外側の層の

6. 検査，診断

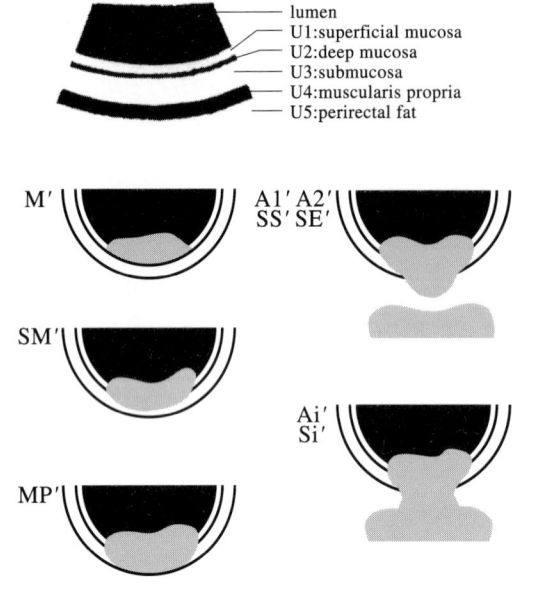

- lumen
- U1:superficial mucosa
- U2:deep mucosa
- U3:submucosa
- U4:muscularis propria
- U5:perirectal fat

M′　　A1′A2′
　　　SS′SE′
SM′
　　　Ai′
　　　Si′
MP′

図 6.29　正常直腸壁の経直腸超音波像の模式図(上)と経直腸超音波検査による直腸癌の壁深達度診断の模式図(下)

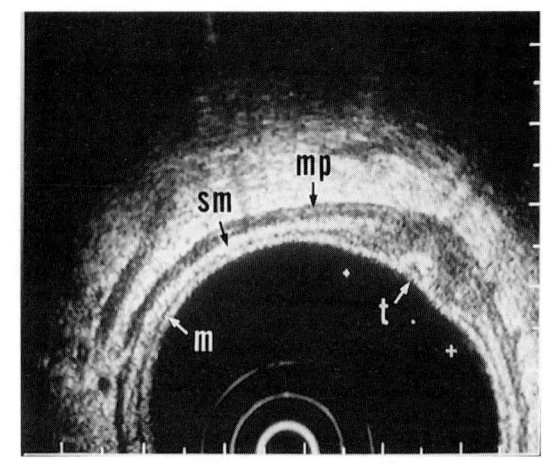

図 6.30　直腸癌は超音波像上低エコーを示す．本症例では，粘膜層，粘膜下層の断裂，固有筋層の肥厚が認められ，壁深達度 MP′ と診断され，病理組織学的にも深達度 mp であった．
t：腫瘍，m：粘膜層，sm：粘膜下層，mp：固有筋層．

浸潤が疑われる．また，腫瘍像と隣接臓器の間の高エコーの脂肪層が消失する場合には，隣接臓器の浸潤が疑われる（図6.29）．

診断成績を表6.2に示す．上の3報告は M′，SM′，MP′，A 1′－A 2′/SS′－SE′，Ai′/Si′ の5段階評価のもので，下の5報告は T 1, T 2, T 3, T 4 の4段階評価のものである．全体の正診率は5段階評価のもので82～84%，4段階評価のもので78～92% であり，実用上良好な成績であるといえる．また，腫瘍の病理学的深達度別にみても，mp癌の診断成績がやや悪い以外は良好な成績である．

mp 癌の深達度診断が難しい理由は，固有筋層と腫瘍の echogenicity に差がなく，固有筋層内の腫瘍浸潤の状態が明瞭に描出されないためであろうと考えられる．また，誤診の約2/3は過大評価であるが，その原因としては，腫瘍先進部の炎症細胞浸潤，線維性組織の増生，腫瘍血管の増生などが腫瘍の浸潤と区別しがたい点があげられる[13]．過小評価の原因としては，わずかな浸潤の描出が不可能である，腫瘍の形状や大きさによっては最深部の観察が困難である，などの点があげら

表 6.2　直腸癌の病理学的深達度別の深達度診断正診率

報告者	症例数	m	sm	mp	a_1, a_2, ss, se	ai, si	全体	装置	周波数(MHz)
斎藤ら[6]	280	72% (26/36)	67% (12/18)	70% (42/60)	94% (144/154)	92% (11/12)	84% (235/280)	Olympus GF-UM1, 2, 3, CF-UM3, Sonoprobe	7.5, 12, 15, 20
赤須ら[1]	209	78% (18/23)	78% (14/18)	67% (30/45)	90% (100/111)	75% (9/12)	82% (171/209)	Olympus GF-UM3	7.5, 12
井上ら[7]	82	25% (1/4)	100% (9/9)	57% (8/14)	94% (50/53)	50% (1/2)	84% (69/82)	Olympus CF-UM3	7.5
Yamashita ら[8]*	122		100% (6/6)	50% (6/12)	83% (75/90)	57% (8/14)	78% (95/122)	Aloka SSD-520	7.5
Herzog ら[9]*	118		95% (19/20)	85% (17/20)	89% (67/75)	67% (2/3)	89% (105/118)	Bruel & Kjaer Type 1846	7
Katsura ら[10]*	112		96% (25/26)	86% (18/21)	100% (52/52)	62% (8/13)	92% (103/112)	Aloka SSD-520	7.5
Glaser ら[11]*	86		80% (12/15)	77% (20/26)	100% (36/36)	89% (8/9)	88% (76/86)	Bruel & Kjaer Type 1846	7
Orrom ら[12]*	71		71% (12/17)	69% (18/26)	92% (24/26)	100% (2/2)	79% (56/71)	Bruel & Kjaer Type 1846	7

* m癌とsm癌を1つのカテゴリーに診断

表 6.3 大腸早期癌の病理学的深達度別の深達度診断正診率

報告者	症例数	m~sm$_1$	sm$_2$~sm$_3$	装置	周波数(MHz)
清水ら[14]	85	80%(45/56)	76%(22/29)	Olympus CF-UM3, 20	7.5
芦原ら[15]	58	85%(41/48)	70%(7/10)	Olympus CF-UM3, 20, UM-1W	7.5
斎藤ら[16]	45	91%(29/32)	54%(7/13)	Olympus GF-UM1, 2, 3, CF-UM3, Sonoprobe	7.5, 12, 15, 20

れる[13]．また，ラジアル走査を用いた場合，肛門管近傍，腸管の屈曲部やヒダの上の病変では，腸管壁に垂直な断層像が得にくい[13]．このような理由から，現在の装置での正診率は表6.2に示された値が限界であろう．

それでは，超音波診断は他の診断法に比べよりすぐれているだろうか．Glaser[11] は術前深達度診断における超音波と直腸指診の正診率を比較し，それぞれ88%，77%で超音波の精度が高かったと報告している．これ以外の多くの報告も超音波が直腸指診より正確であるとしている[3]．また，CTやMRIと超音波を比較した報告では，全体の正診率では超音波の精度が最も高く，周囲臓器浸潤の診断精度はMRIが最も高いとしている[4]．したがって，経直腸超音波検査はルーチン検査に用いることが勧められる．しかし，超音波でAi'が疑われるような症例に対してはMRI検査を追加するのがよい．

大腸早期癌の深達度診断では，m~sm$_1$とsm$_2$~sm$_3$の鑑別が重要である．その理由は，m癌は転移せず，sm$_1$の転移リスクは低く，sm$_2$~sm$_3$になると転移リスクが増すからである．したがって，通常M'~SM$_1$'では内視鏡的摘除ないし経肛門的摘除，SM$_2$~SM$_3$'では腸管切除が行われ，患者に対する負担が深達度により大きく異なる．

大腸早期癌の超音波検査による深達度診断成績をみると表6.3に示すように良好である．とりわけ，m~sm$_1$の正診率は高い．したがって，内視鏡的摘除ないし経肛門的摘除の適応を決定するうえで，経直腸超音波検査は有用であるということができる．

2) リンパ節転移診断

経直腸超音波検査ではリンパ節は円形ないし楕円形の低エコー域を示す(図6.31)．健常人では傍直腸リンパ節が描出されることはなく，リンパ節腫大が認められれば，何らかの異常があると考えてよい．しかし，リンパ節の腫大が転移性のものか，反応性のものかを正確に鑑別できるような診断基準は確立されていない．転移の有無に関与する因子としては，これまで，リンパ節の長径，短径，短径/長径比，形状，境界の性状，内部エコーの性状，内部エコーの不均一性，リンパ節門反射の有無などがあげられている．

Hulsmansら[17] は in vitro の実験結果から，単変量解析では短径，内部エコーの不均一性，リンパ節門反射の有無が有意にリンパ節転移に関与し，多変量解析では後2者が有意であるが，これらの因子を用いてもなお転移の有無を明確に区別することは難しいと報告した．また，Hildebrandtら[18] は，in vitro および in vivo の実験から，反応性の腫大リンパ節と転移性のそれでは有意に attenuation coefficient が異なり，高エコーのリンパ節は反応性腫大であり，低エコーのリンパ節は転移陽性である可能性が高いと報告した．また，リンパ節が検出できない場合には転移陽性である

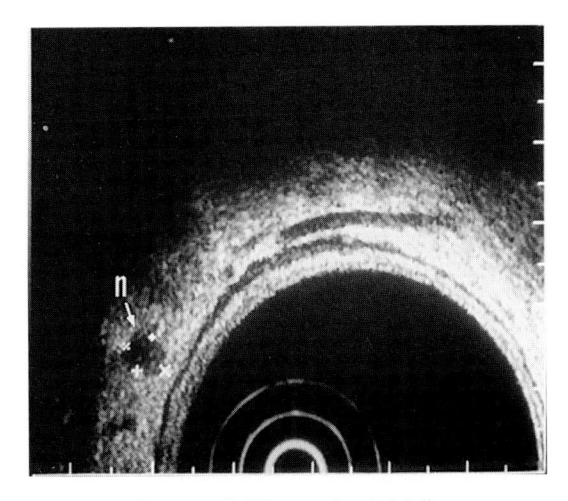

図 6.31 傍直腸リンパ節の超音波像
本症例では病理組織学的にも転移陽性であった．
n：転移陽性リンパ節．

表 6.4 直腸癌のリンパ節転移診断精度

報告者	症例数	sensitivity	specificity	正診率	装置	周波数(MHz)
Saitoh ら[19]	88	95%(52/55)	42%(14/33)	75%(66/88)	Olympus GF-UM1, 2	7.5
Herzog ら[9]	111	89%(42/47)	73%(47/64)	80%(89/111)	Bruel & Kjaer Type 1846	7
Beynon ら[20]	95	88%(38/43)	79%(41/52)	83%(79/95)	Bruel & Kjaer Type 1846	5.5, 7
Glaser ら[11]	73	79%(26/33)	80%(32/40)	79%(58/73)	Bruel & Kjaer Type 1846	7
赤須ら[1]	209	76%(74/97)	77%(86/112)	77%(160/209)	Olympus GF-UM3	7.5, 12
Hildebrandt ら[18]	113	72%(31/43)	83%(58/70)	79%(89/113)	Bruel & Kjaer	7.5
井上ら[7]	79	59%(22/37)	74%(31/42)	67%(53/79)	Olympus CF-UM3	7.5
Rifkin ら[21]	102	50%(13/26)	92%(70/76)	81%(83/102)	Bruel & Kjaer	7

表 6.5 直腸癌のリンパ節転移診断基準

報告者	リンパ節転移陽性診断基準
Herzog ら[9]	hypoechoic node
Glaser ら[11]	hypoechoic node
Hildebrandt ら[18]	hypoechoic node
Beynon ら[20]	球または楕円球形の hypoechoic node
Rifkin ら[21]	直径 3 mm 以上の hypoechoic node
井上ら[7]	直径 5 mm 以上の球形の hypoechoic node
赤須ら[1]	短径 5 mm 以上の hypoechoic node

可能性は低く,エコーパターンが不均一な場合はどちらともいいがたいので転移陽性ととらえるべきであると報告した.

表6.4に,リンパ節転移の有無に関する診断成績,表6.5に,各報告者の診断基準を示す.理論的に,転移の診断基準があまければ感度が高く,特異度が低くなり,転移の診断基準が厳しければ感度が低く,特異度が高くなる.表6.4と表6.5をみ比べると実際にそのとおりになっている.そして,興味深いことに全体の正診率はほぼ80%付近に集まっている.したがって,リンパ節転移の有無に関しては約80%の精度で診断できると考えてよい.80%の精度でリンパ節転移の有無が予測できれば,治療方針決定上有用であると考えられる.

各種診断法による直腸癌のリンパ節転移の有無の診断精度の比較では,直腸診,経直腸超音波,CT,MRIの正診率はそれぞれ52%,77%,78%,66%であり,経直腸超音波とCTの精度が高いとの報告[1]もあり,超音波診断に基づいた治療方針決定は妥当なものということができる.しかし,転移リンパ節の位置や個数の正確な診断や側方転移の診断は難しく,今後の課題である.

c. 結腸癌の病期診断

結腸癌では,直腸癌ほど治療法の選択肢に幅がない.進行癌では通常 D_3 リンパ節郭清が行われ,それに伴う機能障害や後遺症もほとんどない.しかし,早期癌の治療においては内視鏡的摘除を行うか,腸管切除を行うかの決定は患者のQOLを考えた場合きわめて重要である.また,最近,腹腔鏡補助下手術が試みられるようになり,新たな選択肢が増えた.本術式の適応については現在検討段階にあり,明言は避けなければならないが,明らかな転移のない sm〜mp 程度の癌がこれらの術式のよい適応であると推測される.したがって,結腸癌においても術前病期診断の重要性が今後増すものと考えられる.

結腸癌の深達度診断は直腸癌のそれと基本的に同じであるが,従来の超音波診断装置での結腸への挿入は困難であった.しかし,近年,結腸への挿入の容易なミニチュアプローブの開発が進み,性能が向上してきており,結腸癌の術前病期診断の精度向上への貢献が期待される.

d. 直腸癌局所再発の診断

直腸癌手術後の骨盤内再発に対して最も有効な治療法は,外科的切除である.有効な切除が行われるには,再発巣を早期に発見し,完全に切除することが必要である.したがって,画像診断の役割は再発の早期診断と正確な広がり診断にあるといえよう.また,再発の有無の確定診断にも画像を応用した生検が役立つ.

局所再発の経直腸超音波検査の方法は,前述の原発性直腸癌のそれとほぼ同様である.しかし,癒着や再発による腸管の屈曲や狭窄のために十分

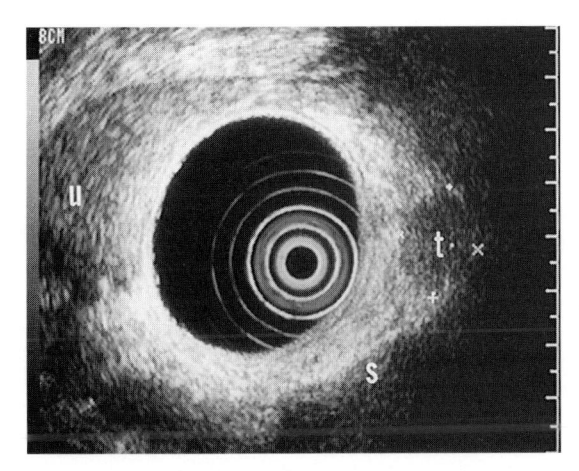

図 6.32 直腸癌低位前方切除後の局所再発
仙骨左前面に球形の hypoechoic mass が認められる．手術所見でも仙骨左前面に局所再発巣が認められた．
t：再発腫瘍，s：仙骨，u：子宮．

な観察ができない，瘢痕や肉芽組織が腫瘍と鑑別しにくい，手術操作による骨盤内の解剖の変化や clip や staple などの存在が診断を妨げる，などの障害がある[1]．したがって，原発性腫瘍に比べ，より注意深い観察が必要である．

　再発巣の多くは超音波像では低エコーを示す（図 6.32）．形態は膨張性発育を示すものからびまん性浸潤型までさまざまである．経時的な観察で進展がみられたり，超音波ガイド下経直腸針生検で癌細胞が証明されれば，診断が確定する．

　再発癌の早期発見に関して，Mascagni ら[22]は，進行直腸癌手術後に定期的に経直腸超音波検査を行うことにより，切除可能な無症状期の局所再発巣の早期発見が可能であったと報告した．また，斎藤ら[23]は直腸癌局所再発の高危険群を設定し，超音波，CT，MRI を用いた経過観察を行い，治癒切除可能な局所再発の早期診断が可能であったと報告した．

　広がり診断に関して，DiPierro ら[24]は直腸癌術後局所再発巣の広がり診断において，経直腸超音波は 75％ の正診率で骨盤内臓器の浸潤を診断でき，CT よりも正確であったと報告した．しかし，超音波診断は直腸腔近傍の再発巣の広がりに関しては正確だが，骨盤壁再発や腹膜播種では過小評価が多いとの報告[1]もある．これは超音波の減衰のために，直腸から離れた臓器の描出が困難なた

めである．したがって，経直腸超音波検査は局所再発の早期診断や直腸近傍の再発巣の広がり診断には有用であるが，骨盤壁再発の広がり診断には向かず，骨盤壁再発に対しては CT や MRI での評価が必要である．また，瘢痕や肉芽組織と再発巣の鑑別は超音波像のみからは難しいが，両者の鑑別には超音波ガイド下針生検が有用である[1,22]．

e．直腸カルチノイドの病期診断

　直腸カルチノイドは比較的まれな腫瘍であるが，直腸の悪性腫瘍としては腺癌についで多くみられる．近年，大腸検診の普及に伴い，直腸カルチノイドの発見が増加してきている．直腸カルチノイドの外科治療は内視鏡的摘除から直腸切断術まで幅が広く，進展の程度に応じた治療の選択が望まれる．

　直腸カルチノイドの転移頻度は腫瘍径と密に関係するため，これまで治療法の選択は主に腫瘍径に基づいてなされてきた[25]．腫瘍径が 1 cm 未満，1～2 cm，2 cm 以上の場合，転移頻度はそれぞれ 2～3％，10～11％，74～82％ である[25,26]．これらに対し，それぞれ内視鏡的摘除または経肛門的局所切除，広範囲局所切除，低位前方切除または直腸切断術が選択されるのが通例である．局所切除の場合，切除標本の病理学的検索により追加腸切除を行うか否かが決定される．

　このような治療方針は合理的であるが，切除生検後の再切除は部位の特殊性から必ずしも容易ではなく，小さな原発巣でもリンパ節転移を伴うことがある，などの問題もある．そこで，近年，より正確な術前病期診断を目指して，経直腸超音波検査を用いる試みがなされている[1,27,28]．表 6.6 および表 6.7 に経直腸超音波を用いた深達度診断およびリンパ節転移診断の成績を示す．症例数は少ないが，いずれも高い正診率を示しており，直腸カルチノイドの治療方針決定に経直腸超音波検査が有用である可能性が示唆される．

f．肛門周囲膿瘍・痔瘻の診断

　従来，肛門周囲膿瘍・痔瘻の診断および治療は

表 6.6 直腸カルチノイドの病理学的深達度別の深達度診断正診率

報告者	症例数	sm	mp	a_1, a_2, ss, se	全体
Yoshikane ら[27]	17	94%(15/16)		100%(1/1)	94%(16/17)
Akasu ら[28]	15	100%(14/14)	100%(1/1)		100%(15/15)
合計	32	95%(19/20)	100%(1/1)	100%(1/1)	97%(31/32)

表 6.7 直腸カルチノイドのリンパ節転移診断

報告者	症例数	感度	特異度	正診率
Yoshikane ら[27]	17	100%(2/2)	100%(15/15)	100%(17/17)
Akasu ら[28]	15	100%(3/3)	100%(12/12)	100%(15/15)
合計	32	100%(5/5)	100%(27/27)	100%(32/32)

視触診および指診所見に基づいてなされてきた．しかし，より正確で客観的な診断を目指して，最近，経肛門超音波検査やMRIなどの画像診断が用いられるようになってきた．

いずれの超音波検査装置を用いても肛門部の解剖は描出されるが，肛門専用プローブ（Bruel & Kjaer社，Type 1846（7 MHz）など）を用いると良好な画像が得られる．プローブを一度直腸内に挿入し徐々に引き抜いてくると，直腸の固有筋層に連続して内肛門括約筋が幅広い均一な低エコーの層として描出される．その外側には内外括約筋間組織の高エコーの層があり，さらにその外側に不均一で内括約筋に比べややエコーレベルの高い外括約筋の層がみられる（図6.33）．

肛門周囲膿瘍は低エコー域として描出され，solid patternないしcystic patternを示す[29,30]．痔瘻の瘻管は線状の低エコー域を示し，内口は粘膜および粘膜下層の断裂部として描出される[29,30]．これらの膿瘍，瘻管，内口と既存の臓器との位置関係から膿瘍および瘻孔の広がりを診断する．

肛門周囲膿瘍全体の存在診断の正診率は75〜100%であり[29,30]，表在性および括約筋間膿瘍は100%描出される．また，瘻管の描出率も92%と高く，馬蹄型痔瘻などもきれいに描出される[29,30]．このように，超音波検査を用いると，膿瘍腔および瘻孔が正確に描出され，従来の方法では診断の困難な複雑痔瘻の診断にも有効であると報告されている[29,30]．しかし，内口の描出率は28〜67%とやや低く[29,30]，超音波の届きにくい挙筋上膿瘍や

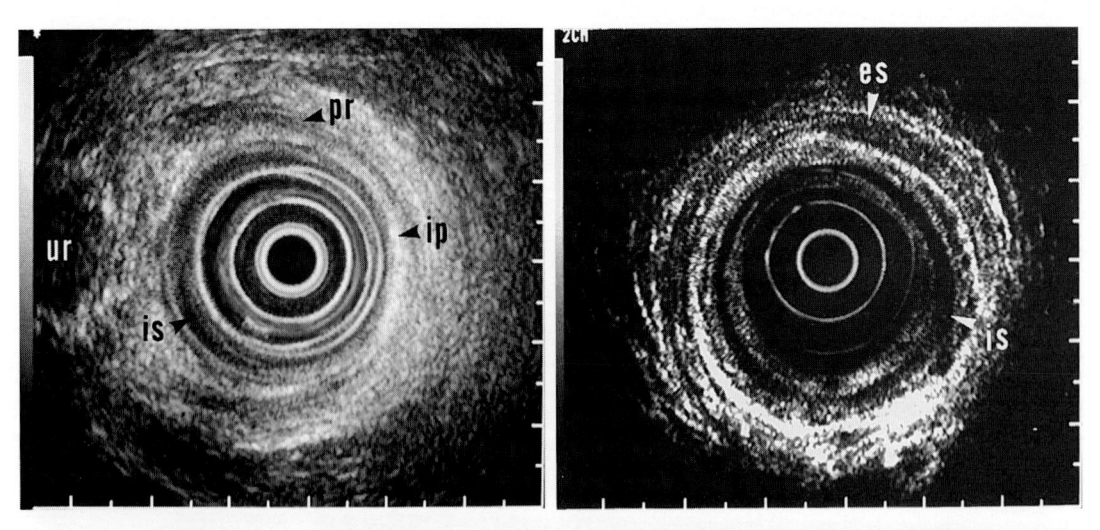

図 6.33 恥骨直腸筋のレベルの肛門管の経肛門超音波断層像（左）とさらに肛門側の肛門管の経肛門超音波断層像（右）
pr：恥骨直腸筋，ip：内外括約筋間組織，is：内肛門括約筋，ur：尿道，es：外肛門括約筋，is：内肛門括約筋．

坐骨直腸窩膿瘍の描出は難しい[29]ため，膿瘍と括約筋の位置関係の正診率は全体で63%である[30]．また，術後の膿瘍の再発の診断にも有用であるが，膿瘍，肉芽組織および瘢痕組織の鑑別診断は難しいことがある[29]．一方，痔瘻の診断において，超音波検査に比べMRIの診断能のほうがすぐれているという報告も最近みられ，今後，各種診断法のprospectiveな比較検討が必要であろう．

このように，経肛門超音波診断は万能ではなく，従来の診断法にかわるものでもないが，超音波診断を加えることにより，より緻密な治療計画が可能となろう．

g．便失禁の診断

前述のように，超音波検査を用いると肛門括約筋が明瞭に描出される（図6.33）．したがって，超音波を用いた括約筋形態の観察は便失禁の診断にも有用である可能性がある．Lawら[31]は，肛門専用プローブ（7 MHz）を用いて便失禁患者の括約筋の形態を観察し，内外括約筋の断裂部の診断が可能であること，断裂がなくても内括約筋が薄い場合には肛門静止圧が低いこと，内括約筋の厚さは肛門静止圧と直線関係にあることなどを報告した．また，Sultanら[32]は，分娩時の肛門括約筋損傷について検討し，超音波検査で内括約筋の断裂が認められる場合には分娩後6週間目の肛門静止圧が有意に低下していること，超音波像上外括約筋の断裂が認められる場合にはsqueeze pressureが有意に低下していること，超音波像で括約筋の断裂が認められる場合には有意に便失禁症状の頻度が高いことを示した．また，Tjandraら[33]は括約筋欠損部の診断において経肛門超音波検査，needle EMG，3-D computerized vector manometryの診断能を比較し，精度および非侵襲性の点で超音波が最もよいと報告した．

このように，従来の指診，内圧検査，電気生理学的検査などを補うものとして本診断法の今後が期待される．

おわりに

今後，大腸癌の治療においては，患者のQOLの向上がいっそう重要になると考えられる．したがって，腫瘍の広がり診断の精度の向上および広がりに応じた適切な治療法選択の体系の構築が必要である．このため，簡便で非侵襲的で診断精度の高い経大腸超音波検査の重要性が今後ますます増すものと考えられる．また，経大腸超音波検査は大腸癌以外の種々の大腸肛門疾患の診断にも応用可能であり，その治療計画に有益な情報を与えてくれるものと考えられる．しかし，超音波には物理的な制約があり，その診断能にもおのずと限界がある．超音波検査の長所を生かし，その短所は他の診断技術で補い，より正確な診断を目指したいものである． ［赤須孝之］

文献

1) 赤須孝之：超音波診断．In：実地医家に役立つ肛門疾患の知識—proctologyの理論と実際，pp 77-92，永井書店，大阪，1995.
2) Akasu T, Moriya Y : Abdominopelvic lymphadenectomy with autonomic nerve preservation for carcinoma of the rectum : Japanese experience. In : Surgery for Gastrointestinal Cancer : A multidisciplinary approach(ed by Wanebo HJ), pp 667-680, Lippincott-Raven, Philadelphia, 1996.
3) Rosch T, Classen M : Colorectal carcinoma. In : Gastroenterologic Endosonography, Thieme Medical Publishers, pp 170-185, New York, 1992.
4) 斎藤典男，更科広実，新井正夫，ほか：直腸内超音波法，CTおよびMRIによる直腸癌壁深達度診断の検討．日本大腸肛門病会誌 **41**：120-127，1988.
5) 赤須孝之，杉原健一，森谷宜皓，ほか：直腸pm癌の超音波内視鏡診断：直腸診，注腸，CT，MRIとの比較検討．胃と腸 **27**：1293-1302，1992.
6) 斎藤典男，佐野隆久，布村正夫，ほか：直腸癌の深達度診断：超音波・CT・MRI．胃と腸 **28**：1191-1198，1993.
7) 井上雄志，村田洋子，林 朋之，ほか：直腸癌の進展度診断に対する超音波内視鏡検査の有用性と問題点．Gastroenterol Endosc **36**：1711-1718，1994.
8) Yamashita Y, Machi J, Shirouzu K, *et al* : Evaluation of endorectal ultrasound for the assessment of wall invasion of rectal cancer, report of a case. Dis Colon Rectum **31**：617-623, 1988.
9) Herzog U, von Flue M, Tondelli P, *et al* : How accurate is endorectal ultrasound in the preoperative staging of rectal cancer? Dis Colon Rectum **36**：127-134, 1993.
10) Katsura Y, Yamada K, Ishizaka T, *et al* : Endorectal ultrasonography for the assessment of wall invasion and lymph node metastasis in rectal

cancer. Dis Colon Rectum **35** : 362-368, 1992.
11) Glaser F, Schlag P, Herfarth CH : Endorectal ultrasonography for the assessment of invasion of rectal tumours and lymph node involvement. Br J Surg **77** : 883-887, 1990.
12) Orrom WJ, Wong WD, Rothenberger DA, et al : Endorectal ultrasound in the preoperative staging of rectal tumors : a learning experience. Dis Colon Rectum **33** : 654-659, 1990.
13) Akasu T, Sugihara K, Moriya Y, et al : Limitation and pitfalls of transrectal ultrasonography for rectal cancer staging. Dis Colon Rectum **40** : S 10-S 15, 1997.
14) 清水誠治, 斉藤隆也, 吉田訓子, ほか : sm 浸潤度細分類に基づく早期大腸癌の EUS 深達度診断. 胃と腸 **29** : 1271-1278, 1994.
15) 芦原 亨, 趙 栄済, 中島正継, ほか : 内視鏡的超音波断層法 (EUS) による大腸腫瘍の深達度診断 : sm 癌の浸潤度診断能を中心に. Gastroenterol Endosc **36** : 1561-1567, 1994.
16) 斎藤典男, 更科広実, 布村正夫, ほか : 治療方針から見た大腸早期癌の検討. 日本大腸肛門病会誌 **46** : 160-168, 1993.
17) Hulsmans FH, Bosma A, Mulder PJJ, et al : Perirectal lymph nodes in rectal cancer : in vitro correlation of sonographic parameters and histopathologic findings. Radiology **184** : 553-560, 1992.
18) Hildebrandt U, Klein T, Feifel G, et al : Endosonography of pararectal lymph nodes : in vitro and in vivo evaluation. Dis Colon Rectum **33** : 863-868, 1990.
19) Saitoh N, Okui K, Sarasina H, et al : Evaluation of echographic diagnosis of rectal cancer using intrarectal ultrasonic examination. Dis Colon Rectum **29** : 234-242, 1986.
20) Beynon J, Mortensen NJM, Foy DMA, et al : Preoperative assessment of mesorectal lymph node involvement in rectal cancer. Br J Surg **76** : 276-279, 1989.
21) Rifkin MD, Ehrlich SM, Marks G : Staging of rectal carcinoma : prospective comparison of endorectal US and CT. Radiology **170** : 319-322, 1989.
22) Mascagni D, Corbellini L, Urciuoli P, et al : Endoluminal ultrasound for early detection of local recurrence of rectal cancer. Br J Surg **76** : 1176-1180, 1989.
23) 斎藤典男, 更科広実, 布村正夫, ほか : 直腸癌術後局所再発における早期発見の試み. 日消外会誌 **24** : 2542-2549, 1991.
24) DiPierro J, Milsom JW, Fazio VW, et al : The value of endoluminal ultrasonography in assessing visceral pelvic invasion in recurrent rectal cancer. Dis Colon Rectum **36** : Meeting abstract p 28, 1993.
25) Naunheim KS, Zeitels J, Kaplan EL, et al : Rectal carcinoid tumors : treatment and prognosis. Surgery **94** : 670-676, 1983.
26) Bates HR Jr : Carcinoid tumors of the rectum : a statistical review. Dis Colon Rectum **9** : 90, 1966.
27) Yoshikane, H, Tsukamoto Y, Niwa Y, et al : Carcinoid tumors of the gastrointestinal tract : evaluation with endoscopic ultrasonography. Gastrointest Endosc **39** : 375-383, 1993.
28) Akasu T, Sugihara K, Moriya Y, et al : Transrectal ultrasonography of carcinoid tumors of the rectum. Gastroenterology **106** : A 366, 1994.
29) Law PJ, Talbot RW, Bartram CI, et al : Anal endosonography in the evaluation of perianal sepsis and fistula in ano. Br J Surg **76** : 752-755, 1989.
30) Cataldo PA, Senegore A, Luchtefeld MA : Intrarectal ultrasound in the evaluation of perirectal abscess. Dis Colon Rectum **36** : 554-558, 1993.
31) Law PJ, Kamm MA, Bartram CI : Anal endosonography in the investigation of fecal incontinence. Br J Surg **78** : 312-314, 1991.
32) Sultan AH, Kamm MA, Hudson CN, et al : Anal-sphincter disruption during vaginal delivery. N Engl J Med **329** : 1905-1911, 1993.
33) Tjandra JJ, Malson JW, Schroeder T, et al : Endoluminal ultrasound is preferable to electromyography in mapping anal sphincter defects. Dis Colon Rectum **36** : 689-692, 1993.

6.4 直腸・肛門機能検査

　直腸・肛門には, 結腸から輸送されてくる糞便を適切な場所・時刻にまとめて排泄できるように, 内容を一時的に保持する貯留能, 内容の不随意の漏出を防ぐ括約能, 便とガスとを判別する識別能, 糞便を一時にまとめて排泄する排泄能が備わっている. 直腸・肛門機能検査はこれらの機能を客観的・定量的に評価するための検査法である.

　直腸・肛門機能検査は, Hirschsprung 病の診断や鎖肛手術後の肛門機能評価を目的として小児外

科領域で主に発達してきた[1]．しかし近年では，便失禁，soiling，便秘，直腸脱，粘膜脱症候群など直腸・肛門の機能異常が深く関与する疾患の病態の解明と治療方針の決定や，低位前方切除術や回腸嚢肛門吻合術などの術後に生じる排便障害の病態の解明のために，成人外科領域でも広く施行されるようになってきている．

直腸・肛門の機能検査は，マノメトリーなどの内圧学的検査，バルーン拡張刺激などを用いる感覚検査，defecography（排便造影）などの動的形態検査，筋電図などの神経学的検査，その他の検査に大別されるが，これらについて順次述べる．

a．直腸・肛門マノメトリー

肛門括約筋のトーヌスや収縮力を定量的に評価する方法である．圧の変動をセンサーで検出し，transducer で電気信号に変換し，amplifier で増幅し，chart recorder で波形として記録する．圧センサーとしては open-tip, microballoon, microtip transducer の 3 種類が現在用いられているが，それぞれ長所と短所を有する（表 6.8）．

1) 通常の直腸・肛門マノメトリー（図 6.34）

a) 内肛門括約筋の機能の評価

内肛門括約筋は直腸の内輪状筋の最も遠位側が肥厚したもので，平滑筋，不随意筋である．肛門管の安静時トーヌス（直腸指診のさい，指先が肛門を通過するときに感じる抵抗がこれに当たる）の 85% は内肛門括約筋によって形成されている[2]．

圧センサーを直腸内に挿入し，肛門の力を抜くように指示したうえで，用手的に，または自動引き抜き装置を用いて圧センサーを徐々に引き抜いてくる．圧センサーが，トーヌスを有する区域すなわち肛門管昇圧帯（high pressure zone, HPZ）

表 6.8 3 種類の圧センサーの比較

	open-tip	microballoon	microtip transducer
圧変動への感応	やや不良	良好	良好
絶対圧測定	可能	困難	可能
便による閉塞	多い	ない	少ない
指向性	強い*	ない	強い
位置のずれ	多い	少ない	多い
携帯性	ない	ない	ある
価格	安価	安価	非常に高価
耐久性	よい	やや悪い	よい
自作	容易	容易	不可能
セットアップ	やや時間がかかる	やや時間がかかる	簡単

* 側孔のセンサーを用いるとき

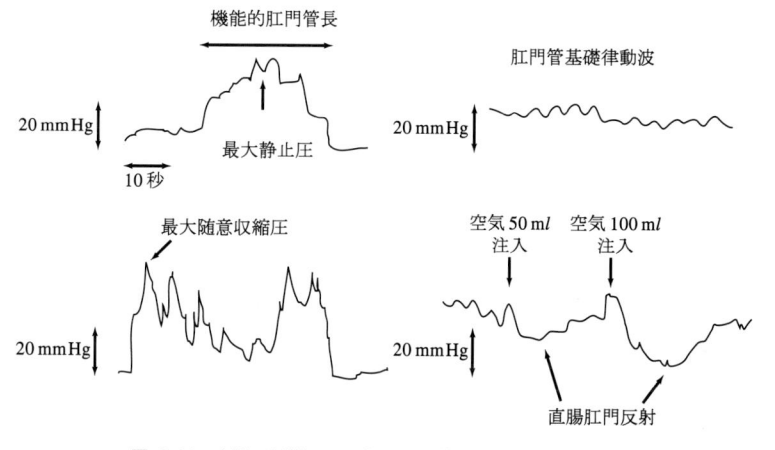

図 6.34 直腸・肛門マノメトリーで計測されるパラメーター

に入ると，安静時でも圧の上昇が観察される．HPZ内で安静時に記録される圧の最大値が最大静止圧（maximum basal pressure, MBPまたはmaximum resting pressure, MRP）であり，HPZの腸管長軸方向の長さが機能的肛門管長（length of high pressure zone）である．また，HPZ内で圧センサーを停止させて記録した圧変動が肛門管基礎律動波（basic rhythmic wave）で，正常では，内肛門括約筋の安静時の活動を示す約15サイクル/分の規則的な圧変動（slow wave）が記録される．

低位前方切除術や回腸嚢肛門吻合術の術後早期には内肛門括約筋の機能が低下することが多く，その場合には最大静止圧の低下，機能的肛門管長の短縮，基礎律動波の減弱や周波数減少が観察される[3]．反対に，痔核患者や慢性裂肛患者では内肛門括約筋のスパスムによって最大静止圧が上昇している例が多い[4]．

b） 外肛門括約筋の機能の評価

外肛門括約筋は横紋筋，随意筋であり，直腸が糞便で拡張するさいに強く収縮して糞便を一時的に保持したり，体位変換時や咳などによる腹圧上昇時に反射的に収縮して便の流出を防ぐ機能を有する．外肛門括約筋の機能が高度に低下すると便失禁が生ずることになる．

最大随意収縮圧（maximum squeeze pressure, MSP）は，外肛門括約筋の収縮力を示す指標で，圧センサーをHPZ内で移動させながら，肛門を最大限に収縮するように指示して測定した内圧の最大値である．分娩外傷・高位痔瘻手術などによる外肛門括約筋の損傷や，外肛門括約筋の支配神経である陰部神経の障害では最大随意収縮圧が低下する．

c） 直腸肛門反射（rectoanal inhibitory reflex）

拡張バルーンを直腸内に，圧センサーをHPZ内に留置したうえで，バルーンを50 ml程度の空気で拡張させると，数秒後に比較的急激な内圧下降を生じ，しだいに送気前の値に回復する．送気量を多くすると圧は下降したままになる．本反射の本質は，腸管の壁在神経叢を経由しNOを伝達物質とする局所的な弛緩反応と考えられており[5]，本反射によって直腸内容が肛門管の感覚領域に接触し，その性状の識別がなされると推測されている．

Hirschsprung病では壁在神経叢のaganglionosisにより本反射が欠如している．内肛門括約筋機能の高度障害や，直腸切除術後症例でも陰性となる場合がある．圧変動記録中の圧センサーの位置のずれによる偽陽性・偽陰性にも注意しなければならない．

2） microdigitrapperを用いる長時間内圧測定

圧センサーとしてmicrotip transducerを用い，圧変動をデジタル化してmicrodigitrapperに記録することにより，食事，睡眠などの日常生活動作を行っている状態での長時間内圧測定が可能となった．この方法を用いて，回腸嚢肛門吻合術後症例のsoilingのメカニズムなどが検討されている[6]．

b． 直腸・肛門の感覚検査

1） 直腸感覚，容量，コンプライアンスの測定

直腸内に挿入したバルーンを徐々に送気拡張していくとき，初めてガスの貯留を感じる量が直腸感覚閾値（threshold volume）で，この感覚はやがて消失する．その後も送気を続けると，直腸内にガスまたは便の貯留を持続的に感じるようになるが，このときの送気量が直腸持続感覚量（volume of constant sensation）である．さらに，送気を続け，強い便意や不快感のためにそれ以上の送気が不可能となる量が直腸最大耐容量（maximum tolerable volume）である．また，これらを測定するさいに，直腸内に圧センサーを留置し，送気による直腸内圧の変化を計測すると，送気量の増分/直腸内圧の増分から直腸コンプライアンスが計算される．

低位前方切除術などの直腸切除術後の排便障害は，直腸膨大部の切除による直腸容量の低下が主たるメカニズムであると考えられている[3]．また，過敏性腸症候群の患者では直腸の拡張に対する疼痛閾値の低下が認められている[7]．一方，慢性

便秘症例やmegarectum症例ではこれらの指標が異常高値を示すことがある[8]．

2) 肛門管感覚閾値の測定

歯状線の口側0.5～1.5cmまでの肛門管すなわちanal transition zoneには，感覚器官や神経自由終末が豊富に分布しており，この部への刺激は陰部神経の感覚線維などを経由して知覚される．肛門管感覚は，前述の直腸肛門反射と相まって，便とガスの識別を行いcontinenceの繊細な調節を行っていると考えられている．

この肛門管感覚を客観的，定量的に評価する指標として，定常電流刺激に対する感覚閾値（anal mucosal electrosensitivity）が計測されている[9]．便失禁症例では肛門管全長で感覚閾値は上昇（感覚鈍麻）しているが，これは陰部神経障害によると考えられている．また，内痔核症例では上部肛門管粘膜の感覚閾値が上昇しているが，これはanal transition zoneよりも口側の感覚の鈍い粘膜が下降してくることによると考えられている[9]．一方，低位前方切除術後早期には感覚閾値が低下することが報告されている[10]．

c．排便造影（defecography）

肛門括約筋群の随意的収縮や便排泄のさいの骨盤底および直腸・肛門部の動態を観察するためのX線検査法である．

通常の注腸造影剤に線維性物質などを加えて便に近い性状にして肛門から注入し，安静時，肛門括約筋群の最大収縮時，造影剤の随意的排泄時の直腸肛門部の側面像を撮影する．X線透視を併用した坐位での検査が標準的で，透視台の足台にポータブルの便座を乗せ，その上に水を満たしたタイヤチューブを置く設定で，直腸・肛門部の良好な画像が得られる．

defecographyで計測されるパラメーターを図6.35に示す．便失禁，直腸脱，会陰下降症候群など骨盤底の弛緩を伴う疾患では，肛門管長の短縮，直腸肛門角の鈍角化，骨盤底位置・会陰位置の下降が観察される．また，数値的パラメーター以外にも，直腸瘤，直腸内重積などの形態的異常や外肛門括約筋群の排泄時の奇異性収縮（アニスムス）

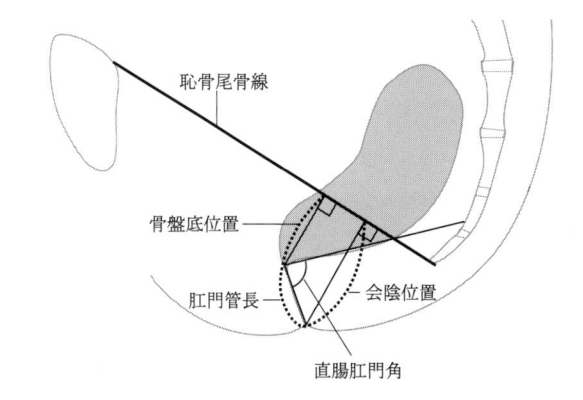

図6.35 defecographyで計測されるパラメーター
会陰下降：会陰位置の安静時といきみ時（排便時）の差．

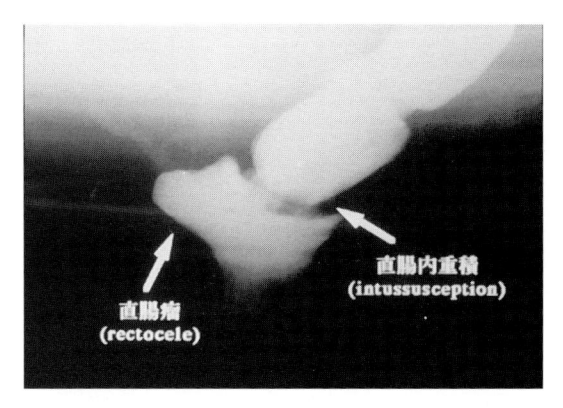

図6.36 defecographyの実例（65歳女性，排泄時）
大きな直腸瘤と直腸内重積が認められる．

の有無や，注入された造影剤の排泄能も重要な所見である[11]（図6.36）．

d．神経学的検査法
1) 肛門括約筋筋電図

外肛門括約筋の筋力低下が筋原性であるか神経原性であるかの鑑別，外肛門括約筋の欠損部の同定，随意的排泄時の恥骨直腸筋の奇異性収縮（アニスムス）の有無の判定などを目的に施行されることがある．表面筋電図による方法はアニスムスのbiofeedback trainingに活用されている[12]．

2) 陰部神経終末伝導速度（pudendal nerve terminal motor latency, PNTML）の測定

示指に専用のプローブを装着して肛門内に挿入し，指先端の刺激電極で左右の陰部神経終末を刺激し，指根部の電極で外肛門括約筋の収縮を感知

するまでの潜時 latency を計測し,神経伝導速度を計算する.外肛門括約筋の筋力低下の原因の鑑別に有用であり,遷延分娩や習慣性いきみによる陰部神経の伸展損傷がある場合,PNTMLが延長している[13].

e. その他の機能検査法
1) transit time

排便障害特に便秘を訴える症例で,大腸通過時間の延長の有無をみるために行われている.X線不透過マーカーを用いる方法が簡便で,マーカーを経口投与してX線撮影で追跡する.多種類のマーカーを時刻をずらして投与すれば,拘束時間の短縮と放射線被曝の軽減が可能である[14](図6.37).

また,RIを用いてシンチグラムで大腸各区域の通過時間を詳細に測定することも試みられている[15].

2) 直腸生検,肛門括約筋生検

Hirschsprung 病の確定診断のための直腸全層の生検や便失禁患者の肛門括約筋生検などはいわゆる機能検査ではないが,直腸肛門機能異常に対する検査の一つである.

おわりに 機能検査は注腸造影や大腸内視鏡検査とは異なり,病変を直接的に診断するものではなく,現在施行しうる検査によって直腸・肛門の機能が100%評価できるわけでもない.したがって,機能検査で何らかの異常が認められても,それが患者の愁訴の原因であると即断せず,他の一般検査の所見を含めて総合的に判断すべきである.

現時点では,検査設備やマンパワーなどの制約から,機能検査を施行できる施設は限られている.しかしながら,QOL を重視する最近の大腸肛門外科において機能検査はその重要性を増し,多くの施設で施行されるようになることが予想される.その場合,個々の症例の検査成績を多施設で共有するために,検査法の標準化が必要となろう[16].

［大矢正俊］

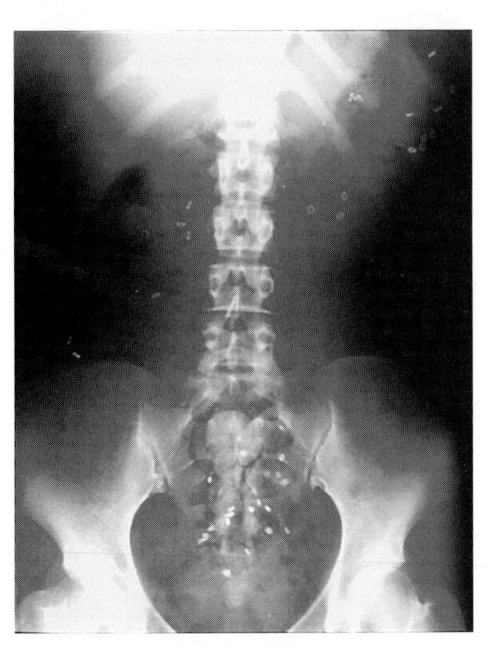

図 6.37 大腸 transit study の例 (21 歳女性)
特発性便秘症の例で,3種類のX線不透過マーカーを5日前,3日前,1日前に20個ずつ経口投与した後の腹部単純写真.多数のマーカーが左側大腸からS状結腸直腸に残存している.

文 献

1) 葛西森夫:消化管内圧測定の歩み.In:消化管内圧測定法(葛西森夫監修), pp 1-2, 医学書院, 東京, 1983.
2) Frenckner B, Euler CV: Influence of pudendal block on the function of the anal sphincters. Gut **16**: 482-489, 1975.
3) 黒水丈次:下部直腸癌に対する肛門括約筋温存術式の術後肛門機能に関する研究.日本大腸肛門病会誌 **42**: 10-22, 1989.
4) Hancock BD, Smith K: The internal anal sphincter and Lord's procedure for haemorrhoids. Br J Surg **62**: 833-836, 1975.
5) Stebbing JF, Brading AF, Mortensen NJ McC: Nitric oxide and the rectoanal inhibitory reflex: retrograde neuronal tracing reveals a descending nitrergic rectoanal pathway in a guinea-pig model. Br J Surg **83**: 493-498, 1996.
6) Ferrara A, Pemberton JH, Hanson RB: Preservation of continence after ileoanal anastomosis by the coordination of ileal pouch and anal canal motor activity. Am J Surg **163**: 83-89, 1992.
7) Whitehead WE, Engel BT, Schuster MM: Irritable bowel syndrome: physiological and psychological differences between diarrhea-predominant and constipation-predominant patients. Dig Dis Sci **25**: 404-413, 1980.
8) Shouler P, Keighley MRB: Changes in colorectal

function in severe idiopathic chronic constipation. Gastroenterology **90**: 414-420, 1986.
9) Roe A, Bartolo D, Mortensen NJ McC: New method for assessment of anal sensation in various anorectal disorders. Br J Surg **73**: 310-312, 1986.
10) Komatsu J, Oya M, Ishikawa H: Quantitative assessment of anal canal sensation in patients undergoing low anterior resection for rectal cancer. Surg Today **25**: 867-873, 1995.
11) 朝比奈 完: Videodefecographyによる排便障害の形態的研究. 日本大腸肛門病会誌 **47**: 381-392, 1994.
12) Nogueras JJ, Heymen S: Biofeedback for paradoxical puborectalis contraction. In: Constipation. Etiology, Evaluation and Management (ed by Wexner SD, Bartolo DCC), pp 223-231, Butterworth-Heinemann Ltd, Oxford, 1995.
13) Kiff ES, Swash M: Slowed conduction in the pudendal nerves in idiopathic (neuropathic) faecal incontinence. Br J Surg **71**: 614-616, 1984.
14) 大矢正俊, 石川 宏, 河野信博, ほか: 慢性機能性便秘症例における3種類のX線不透過マーカーを用いた大腸通過時間の検討. 日本大腸肛門病会誌 **47**: 393-400, 1994.
15) Krevsky B, Malmud LS, D'Ercole F: Colonic transit scintigraphy. A physiologic approach to the quantitative measurement of colonic transit in humans. Gastroenterology **91**: 1102-1112, 1988.
16) Keighley MRB, Henry MM, Bartolo DCC, *et al*: Anorectal physiology measurement: report of a working party. Br J Surg **76**: 356-357, 1989.

7. 集団検診

　大腸癌はわが国の癌のなかでも頻度の高いものの1つであり，日常の臨床で遭遇する機会がきわめて多い．診断，治療の進歩により予後が良好となりつつあるも，いまだ死亡率は減少していない．

　大腸癌の年齢調整死亡率の推移は戦後年々上昇している．たとえば，結腸癌の年齢調整死亡率1950年に人口10万人当たり男性2.9人，女性3.3人が1995年には男性14.8人，女性9.9人とそれぞれ5.1倍，3.0倍と増加が明らかである．

　増加する癌対策としては1次予防が理想的であるが，方法論の未確定ゆえ実践化できない現状では，早期発見につながる2次予防に期待が寄せられる．日本消化器集団検診学会では早くより大腸集検方法について答申していたが，平成4年度より老人保健法に大腸癌の集検が組み入れられて以降，急速に全国に普及しつつある．

a. 集団検診の条件

　癌のマススクリーニングを有効に行う条件としてはその癌の頻度が高く，かつ死亡率が高いこと，致命的な癌の予後を改善しうる時期に早期に発見できるスクリーニングテストが存在すること，発見した癌の有効な治療法が確立していること，の3つがあげられる．わが国の大腸癌の罹患率，死亡率の増加は疫学の項で述べられているように明らかであり，また外科的治療法の進歩は早期癌はもちろんのこと，進行癌でもDukes Aでは手術でほぼ治癒せしめうることができ，また術後成績も良好である．問題はスクリーニング法である．直腸鏡，大腸ファイバースコープ，内視鏡とX線検査法の併用などがフィールドワークや臨床の場で試みられたが，簡易にマススクリーニングへの対処ができず，いずれも一般的普及のための十分な合意を得られるまでに至らなかった．

　大腸癌スクリーニングの条件としては，①信頼性の高い検査法である（false negative, false positiveが少ないこと），②簡便に大集団に適応できる，③被験者に苦痛などの害を与えない，④検査費用が安いこと，などが求められる．形態診断からのアプローチでは大集団に対処できず，簡便に大集団に適応できる信頼性の高い検査法が求められる．

　また，スクリーニングの目標設定のレベルにより選択すべきスクリーニング検査法は異なる．スクリーニング検査の精度は感度，特異度，陽性適中度で評価される．感度は病変を有する者での検査の陽性率であり，特異度は病変を有しない者での陰性率であり，感度，特異度がともに高い検査がスクリーニング検査として望ましい．しかし，感度，特異度がともに100％の検査はない．感度を上げ見逃しを避けると偽陽性が増え特異度は低下する．偽陽性を少なくするため特異度を上げると感度は低下する．したがって，設定した目標病変に応じたスクリーニング法の選択が大切である．

b. スクリーニング検査法

　スクリーニングとして最も手短なのは問診である．進行癌は便柱狭小，血便，体重減少の症状がみられるが，早期癌，ポリープ群と正常者群との比較では，便通，糞便の状態や腹部症状に差はみられず，筆者の教室の問診に関しての検討からは早期癌やポリープの拾い出しは困難であった．CEAが一時スクリーニングのマーカーになるのかとの希望がもたれたが，早期癌やDukes Aの進行癌での陽性率が低く，現在では主として術後の

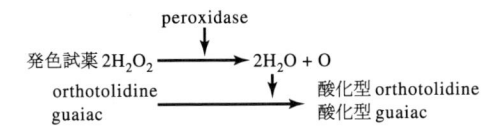

図 7.1 化学的潜血検査（peroxidase 反応原理）

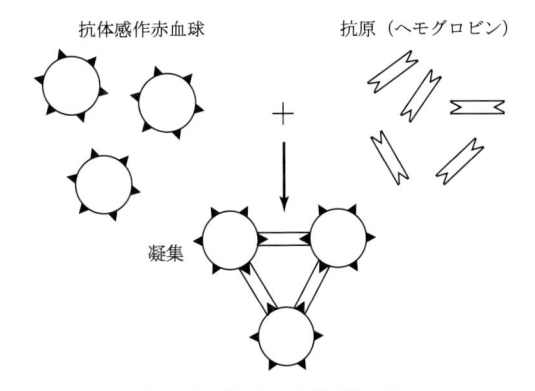

図 7.2 逆受身赤血球凝集反応

表 7.1 市販の免疫潜血反応キット

RPHA 法	イムディア Hem SP®
EIA 法	FECA-EIA®
	チェックメイト・ヘモ®
	スティック EIA®
免疫発色法	モノヘム®
ラテックス凝集法	OC ヘモディア栄研®
	ヘモテスタ®
	イムノカルト®
	LA ヘモチェイサー®
	ヘモスクリーン®
ラテックス凝集抑制法	ヘアトロヘムチェック®

follow-up や化学療法のマーカーとして位置づけられているのみであり，集検には不適である．

大腸内視鏡検査は診断が確実であり，ポリペクトミーで初めて癌と診断されるような1cm以下の病変の発見も容易であるなどの長所がある．ちなみに，直腸と下部S状結腸のみ観察可能な直腸鏡検査を一般市民を対象に2112名施行したところ，3例（0.14%）の癌を発見したが，長大な大腸の一部のみの観察結果であり，これをもってすべては語れない．さらに内視鏡検査をマススクリーニングに応用するに当たっては，前処置，器種の選択，検査による合併症，検査のコストなど問題点が山積みしており実用化は困難である．

1960年代に peroxidase 反応による化学的潜血検査であるグアヤック法を用いた便潜血反応が商品（ヘモカルト）として開発以来，便潜血反応を用いての大腸癌早期発見の検診体制確立の模索がなされた（図7.1）．筆者の教室では昭和55〜59年にグアヤック法で64837名に行い31例（0.05%）の癌を発見している．グアヤック法はヒトのヘモグロビンに特異性がなく，動物性および植物性食品中のヘム蛋白にも反応し，偽陽性が高くなる．^{51}Cr をラベルした赤血球の投与によるヘモカルトテストの検討では陽性率が低率であり，その理由としてはある種の腸内細菌によるヘムのポルフィリンへの転換が考えられている．すなわち，感度が低いヘモカルトテストは疾病の見逃しが多く，ヒトのヘモグロビンに特異性がないなどの多くの問題点が浮かび上がり，マススクリーニングの場での有用性は低い．

グアヤック法の限界から潜血テストの改良が試みられ，その主な流れが免疫便潜血検査の開発へと進んだ．Songster らは SRID（single radical immunodiffusion）による方法でのスクリーニングの有望性を報告した．斎藤らは，counter immunoelectrophoresis（CIEP）を行い，その有用性と免疫学的方法の基礎的問題点を指摘し[1]，ついで逆受身赤血球凝集法（RPHA法）による実用的な免疫潜血検査を開発した[2]．RPHA法は，抗ヒト HbAo 抗体を精製した特異抗体の感作血球で糞便のヘモグロビンを半定量的に検出する方法（図7.2）である．本法とグアヤック法での大腸集検での比較では，癌発見効率，感度ともにRPHA法がすぐれており，現在わが国では，ほかにEIA法，ラテックス凝集法などによる免疫潜血法など，合わせて11種類のキットが発売されており（表7.1），最近のスクリーニングはほとんど免疫法が採用されている．

アメリカでもグアヤック法から免疫法と方法を変えながら潜血反応による大腸癌のスクリーニング法の開発と臨床応用への研究が行われている．Schwartz らは，消化管のヘムがポルフィリンに変換されるが，これを蛍光分光光度計で測定する方法を開発し（Hemo Quant®），感度の高さから

臨床上およびスクリーニングとしての有用性を示しており，NIH がスクリーニング法としての価値を検討しており，近い将来にその結果が報告されるだろう[3]．

潜血反応での欠点は，大腸病変が存在するも出血のない時期や，痔核からの出血，出血があるも血液が混じっていない部位からのサンプリングでは偽陰性となる．このような問題を解決するため厚生省の研究班[4]や日本消化器集団検診学会で検討がなされている．

c. 実際と成績

前述の検査法の改良の結果検討は，フィールドワークでも検討されながら集検法の確立に努力がなされた．免疫法が臨床応用される以前の昭和60年に日本消化器集団検診学会は大腸集検方式について答申しているが，それによる検診方法はグアヤック3日または3回連続採便法であり，1～2回陽性なら2次便潜血反応を厳重な食事制限下に行うこととしている．しかし免疫法が臨床に広く利用されるようになったことや，免疫法がグアヤック法よりすぐれている報告がみられるようになり，平成元年の前記集団検診学会の大腸集検方式の答申では免疫法での検診を推奨することとなった（表7.2）[5]．

対象年齢は原則として40歳以上としたのは加齢による疾病の増加を考えると論をまたない．検診方法は免疫便潜血検査で1日法を行うとしているが，2日法が1日法より感度が高く，特異度はあまり低下しないことよりコンプライアンス，コストなどの問題が解決されれば2日法が望ましい．

潜血検査での偽陽性例の検討では，癌進行度が早期のものほど高率であるが，逐年検診による発見は早期癌が多く，進行癌は逐年検診を待たずに症状が出現し診断される．大腸癌の自然史，特に早期癌から進行癌への時間的因子が不明な現在，偽陰性例の対策として検診間隔を逐年としたのは妥当であろう．

スクリーニングを受けた要精検者の対策は大腸集検の質を高めるうえでも重要である．精密検査は「シグモイドスコープで観察したのち，注腸X線検査（二重造影）を行う．全大腸内視鏡検査，または注腸X線検査だけでもよい」と答申されている．部位別発生頻度の推移では右側大腸癌の増加も指摘されており，深部大腸の注意深い検索も不可欠である．胃集検と異なり大腸検診のスクリーニングは腸管からの出血病変の存在に対する警鐘があるのみであるため，長大な大腸の全部位の観察が求められるが，注腸X線検査・全大腸内視鏡検査の専門病院での診断のレベルに関しては問題はない．潜血反応によるスクリーニングは手軽なため急ピッチで検査例数が増加しており，今後は精検処理能の不足が問題になると思われる．精密検査での処理能の量的拡大を妨げている原因としては，検査前の大腸内の糞便の除去のための前処置，大腸の検査手順が複雑かつ検査手技の習得が困難なことなどがあげられる．前処置ではポリエチレングリコール（PEG）による経口洗腸法の普及化，検査手技の習得に関しては消化器内視鏡学会での実技ワークショップや各種のセミナーなどで手技の伝達・普及化が行われており，精検施設の増加によりこの問題の解決が期待される．

平成4年度より老人保健法に大腸癌の集検が組み入れられ，全国的に普及しつつありその成績が報告されている．平成3年度の全国集計では105万人余の受診者が数えられている[6]．以下全国集計の成績を紹介する．

表7.2 大腸集検法（吉田ら，1990）[5]

1) 対象年齢
   原則として40歳以上とする．
2) 検診間隔
   逐年検診とする．
3) 検診方法
   スクリーニングは免疫便潜血検査を用いる（注）．
   1日法を行う．ただし，コンプライアンス，コストなどの施行特性に関わる諸条件が整った場合，感度の点からは2日法が推奨される．
4) 精密検査
   シグモイドスコープで観察したのち，注腸X線検査（二重造影）を行う．
   全大腸内視鏡検査，または注腸X線検査だけでもよい．

注) 採便はなるべく便の表面と内部の2か所から行うのが望ましい．
付記：各項目は今後の研究の進展，新技術の開発などにより改訂されるべきものである．

スクリーニング法は化学的方法を用いているところは1か所のみで，ほかはすべて免疫潜血反応が使用されている．精査方法は全大腸内視鏡検査のみで行っている施設は10%にも満たず，多くは注腸法または注腸法と内視鏡検査を併用しており，今後内視鏡検査による精査のさらなる普及が望まれる．

平成3年度の大腸検診の総受診者数は105万人余で，要精検率は6.07%であり発見大腸癌数は1317例（0.13%）であった（表7.3）．発見大腸癌のうち，早期大腸癌の割合は50.5%（665例）と早期癌の発見率が高く，集検の有効性が示唆される．

一方，欧米での集検例の検討では，便潜血検査としてはいずれも化学的方法であるヘモカルトテストを使用している．代表的なMinnesota study[7]では，study群として逐年検診群と隔年検診群，それと検診を行わないcontrol群を対象として無作為対照比較試験を行った（表7.4）．それによると逐年検診は13年間の累積大腸癌死亡率を33%減少させたが，隔年検診では対照と差がなく逐年検診の有用性を報告している．しかし，ほかのヘモカルトによる報告ではいずれも死亡率減少効果は報告されていない．これらの結果の乖離は感度の低い化学的潜血検査を使用していることや検診不応者が多いことなどに起因していることも考えられ，今後のさらなる追求が求められる．

d． 集検発見癌の特徴

大腸癌の発見率は病院受診例でも加齢とともに増加するのが一般的であり，集検例でも同様である．平均発見率は0.13%であるのに対し70歳代ではその3倍くらいの発見率であり，集検の効率化のみを考えると対象年齢層を切り上げるのも一策である．しかし，発見癌での早期癌の割合をみると（図7.3），若年群特に35～39歳までの年齢層にピークがみられ，50歳代から加齢とともに減少している．すなわち，年齢の若い群ほど救命率の高い癌の発見頻度が高く，現在の対象年齢を原則として40歳以上とする答申に理がある．

表7.3　大腸集検全国集計

1)	受診者数	1052583
2)	要精検者数	63868
	2)÷1)　(%)	(6.07)
3)	精検受診者数	37106
	3)÷2)　(%)	(58.1)
4)	大腸癌患者数	1317
	4)÷1)　(%)	(0.13)
5)	早期癌	665
	5)÷4)　(%)	(50.5)

（平成3年度全国集計より）

表7.4　Compliance with Screening and Diagnostic Protocols and Results of Examinations, According to Study Group (Mandelら, 1993)[7]

Variable	Annual Screening	Biennial Screening
Percent of screenings completed*	75.2	78.4
	c/c of group	
Participants completing ≥1 screening	90.2	89.9
Participants completing ≥50% of screenings	77.2	82.4
Participants completing ≥75% of screenings	69.4	76.5
Participants completing 100% of screenings	46.2	59.7
Follow-up of patients testing positive		
Examination at the study clinic	75.0	73.8
Colonoscopy	80.9	81.7
Complete bowel examination	82.7	84.0
	c/c of examinations	
Findings		
Colorectal cancer	1.9	2.7
Polyps	27.5	29.5

* Calculated by dividing the total number of screenings completed by the total number of eligible screenings.

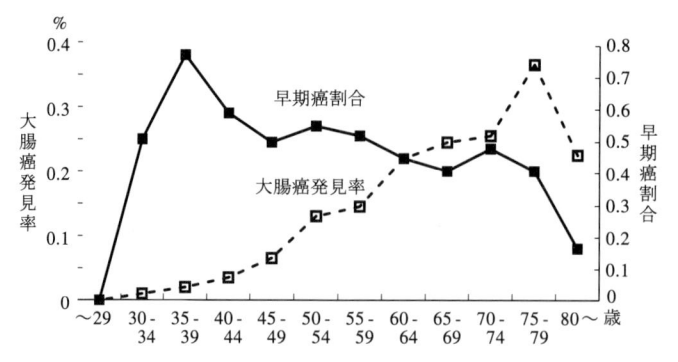

図 7.3 大腸検診の大腸癌発見率および早期癌割合（地域，職域，個人，男女計，平成 3 年度）（平成 3 年度全国集計より）

表 7.5 癌病巣の部位（男女計，平成 3 年度）

部 位	例 数
肛 門 管 （P）	2 （ 0.2）
直 腸 （R）	333 （29.1）
S状結腸 （S）	513 （44.8）
下行結腸 （D）	69 （ 6.0）
横行結腸 （T）	89 （ 7.8）
上行結腸 （A）	112 （ 9.8）
盲 腸 （C）	27 （ 2.3）
計	1145 （100％）

（平成 3 年度全国集計より）

表 7.6 進行大腸癌の肉眼分類（男女計，平成 3 年度）

1 型	68 （16.9）
2 型	287 （71.2）
3 型	43 （10.7）
4 型	3 （ 0.7）
5 型	2 （ 0.5）
計	403 （100％）

（平成 3 年度全国集計より）

表 7.7 早期大腸癌の肉眼分類（男女計，平成 3 年度）

Ip	398 （59.4）
Is	158 （23.6）
IIa	56 （ 8.4）
IIa＋IIc	31 （ 4.6）
IIb	0 （ 0 ）
IIc	4 （ 0.6）
III	3 （ 0.4）
その他	20 （ 3.0）
計	670 （100％）

（平成 3 年度全国集計より）

発見大腸癌の占居部位（表 7.5）は，S 状結腸が最も多く 513 例（44.8％）で，ついで直腸の 333 例（29.1％），以下上行結腸 112 例（9.8％），横行結腸 89 例（7.8％），下行結腸 69 例（6.0％）の順であった．近年直腸癌の相対頻度が減少傾向にあるとはいえ，手術例など[8]に比し直腸癌の少なさと S 状結腸癌の頻度の高さが目立つ．

進行大腸癌の肉眼分類では 2 型が 287 例（71.2％）と最も多く，ついで 1 型，3 型の順（表 7.6）であり，手術例と比し肉眼型では差はみられない．早期癌では Ip 型が 398 例と約 60％ を占めており，ついで Is，IIa の順であり IIc は 4 例（0.6％）のみであった（表 7.7）．集検発見癌の特徴は予想されるように早期癌の比率が高く，Dukes 分類での Dukes C の頻度は少なかったが，肉眼型では特徴的な差はなかった．

e．今後の課題

大腸集検は広く普及するにつれ今後の課題も浮かび上がってきている．スクリーニングが簡便な潜血反応であるための急激な受診者の増加に伴い，精密検査の処理能とその精度が問題となっている．診断精度の高い total colonoscopy では，検査のための繁雑な前処理や術者が検査手技を習得するに時間を要するなど，今後解決すべき点かと思う．また受診者にとって前処置のほかに，検査に伴う苦痛や検査時間がかかるなどのため精検受診率が低いなど，社会的啓蒙と同時に技術的向上が望まれる．

前述の問題を解決するにはより感度，特異度の高い 1 次スクリーニング法の開発が望まれる．直

腸粘液中のT抗原[9]や糞便中のK-*ras*の検出[10]などが試みられているが,効率的な1次検診法がいまだ開発されていない.今後は*p53*や*APC*遺伝子などの効果的,効率的検出方法により陽性適中率が高く偽陽性率が低く精検に負担をかけない1次スクリーニング法の開発が期待される.

[棟方昭博]

文献

1) 斎藤 博,土田成紀,藤田 浩,ほか:Counter immunoelectrophoresisを応用した免疫学的便潜血反応に関する研究.日消病会誌 **79**:1944-1949,1982.
2) 斎藤 博,土田成紀,福士道夫,ほか:逆受身血球凝集法による大腸癌集団検診のための免疫学的便潜血試験.日消病会誌 **81**:2831,1984.
3) McGill DB: Screening for gastrointestinal disease in the United States. 日消集検誌 **86**:101-110, 1990.
4) 久道 茂:適正な大腸集団検診制度の確立と精度の向上に関する研究.厚生省がん研究助成金,平成2年度報告,pp 5-10,1991.
5) 吉田 豊,ほか:[会告]大腸集検法.日消集検誌 **86**:10,1990.
6) 日本消化器集団検診学会全国集計委員会:平成3年度消化器集団検診全国集計資料集,pp 341-348,1993.
7) Mandel JS, Bond JH, Church TR, *et al*: Reducing mortality from colorectal cancer by screening for fecal occult blood. N Engl J Med **328**: 1365-1371, 1993.
8) 高橋 孝,太田俊博,上野雅資:腸癌.日本臨牀 **51**(増刊):751-765,1993.
9) 多田正夫:便潜血検査の新しい動向.In:大腸癌検診ガイドブック,pp 35-40,金芳堂,京都,1992.
10) Sidransky D, Tokino T, Harmilton SR, *et al*: Identification of ras oncogene mutations in the stool of patients with curable colorectal cancer. Science **256**: 102-105, 1992.

8. 術前・術後管理

　各種大腸疾患に対する外科手術に当たっては，一般的な開腹手術に対する術前・術後管理と同様に全身状態を評価し，管理しておくことに加えて，特に術後感染症を防ぐために術前処置として大腸内の糞便除去および大腸内の細菌数を減少させることが重要である．また，大腸疾患に対する外科的治療は，人工肛門など，術後のQOLに深く関わる問題を含んでいる場合があるので，患者の精神状態をよく把握するとともに，術後の機能回復の状況について十分な説明を怠らないようにすることも必要である．

a．術前管理

　全身状態を改善するためのものと，腸管に対するものについて述べる．

1) 全身状態の術前管理

　一般的開腹手術と同様に，①心疾患，②呼吸器疾患，③脳血管障害，④高血圧，⑤肝機能障害，⑥閉塞性黄疸，⑦腎機能障害，⑧副腎皮質機能低下，⑨血液疾患，⑩糖尿病，⑪肥満，⑫低栄養・低蛋白血症，⑬脱水症，⑭酸塩基平衡異常，⑮電解質異常，⑯妊娠，⑰ショック状態，⑱高齢者の各項目についてチェックをする．特に術前に問題となる全身状態は下記に記す．

a) 低栄養，電解質異常，脱水

　直腸・肛門病疾患の多くは排便異常，出血，下痢，発熱，粘膜のびらんや潰瘍面よりの体液喪失があるので，栄養状態は特に注意が必要である．消化管の安静を保ちながら栄養補給を行う手段として，①中心静脈栄養法，②成分栄養の2法がある．近年，外科栄養管理の進歩から輸液に関する処置は，既製の高カロリーセットを用いると容易にできるようになった．

b) 貧血の改善策とそのさいの注意点

　術前のHBは10g/dl以上は術中，術後の循環動態の安定のためにも保っておくことが必要である．輸血は一種の移植であり，移植同様の副作用がある．拒絶反応や宿主移植片反応（GVHD）の問題もあり，できるだけ輸血は避ける．やむなく輸血を行う場合は使用前に放射線を照射した照射血を使用する．術中出血があらかじめ1000ml以上予想されるときは術前に自己血を採血しておき，これを術中あるいは術後に体内に戻しておく．このさいに注意すべき点は，輸血に伴う重篤な急性循環器不全の発生であるが，高齢者への輸血は特に慎重でなければならない．

c) 腸閉塞

　イレウス管を挿入して閉塞部位の口側腸管を減圧しておく．腸閉塞時には前述の低栄養状態，電解質異常，脱水を伴うことが多いので，これらを術前に補正しておく．イレウス管によって口側腸管の減圧が十分でないときには緊急手術も考慮する．

2) 腸管に対する術前処置

　糞便には1g当たり10^{10}〜10^{11}個の細菌が含まれているが，前処置は，いかに腸管内の糞便を除去し細菌数を減少させるかにかかっている．前処置としては，①機械的処置（mechanical preparation），②抗細菌性前処置（antibacterial preparation），③狭窄，閉塞のある患者に対する処置があり，それぞれに患者の状況に応じて行う必要がある[1]．

a) 機械的前処置

　下剤と浣腸，大量の水分の摂取で物理的に大腸内腔を洗い流す方法であるが，術前2日前，1日前，当日と段階を追って大腸の安静を妨げないよ

うに注意して行う[2]．特に，潰瘍性大腸炎，Crohn病などは強力な高圧浣腸により急性増悪が引きこされることがあるので注意する．

まず1〜2日前に糞便量を減らすため，低残渣食（low residue diet）を摂取する．低残渣食としては市販のボンコロン，各種elemental diet食品などがあるが，1日1200〜1600kcal程度のものが望ましい．ついで前日には硫酸マグネシウム（マグコロール）を投与し，糞便をできるかぎり除去する．次に，前日夕方には浣腸を施行し，左側大腸の内容物を除去するが，浣腸を施行するさいにはまず直腸膨大部近くに硬い糞便がないかなど，大腸下部の通過性を確認した後に行う必要がある．浣腸には微温湯，石鹸，生食水が用いられる[3]．これらの方法は時間的余裕があるときに行われる方法であるが，これに対して大量の水分を経口的あるいは経鼻挿管により胃内に注入して短時間で全腸管を洗浄する方法もある[4]．

b） 抗細菌性前処置

大腸内細菌は，好気性菌よりも嫌気性菌のほうが10^3〜10^5倍多く生息しており，しかも病原性をもつものも多いことから，嫌気性菌，特に*Bacteroides*属の滅菌に注意を払う必要がある．好気性，嫌気性菌に対して殺菌力のある抗生物質の選択が必要であるが，抗生物質を用いることは菌交代現象を起こすこともあるので，術前にはいたずらに投与しない．

筆者らの施設での術前処置を表8.1に示す．

c） 狭窄，閉塞がある患者に対する術前処置

狭窄の場合には，程度に応じて上記の方法を加減しながら施行し，糞便量を減少させていくが，腸管の閉塞がある患者に対しては上記2点の方法は困難であるので別途の方法を考慮する必要がある．この場合にはまず閉塞部位の口側にて人工肛門造設術を施行し，その後に状況を観察のうえ，2期手術を施行する．

b． 術後管理

術後合併症の予防について，低位前方切除術と直腸切断術における術後管理の留意点について述べる．

1） 起こりうる合併症

① 出血，② 肺炎，③ 吻合不全，④ 腸閉塞，⑤ 骨盤膿瘍，⑥ 創感染，⑦ 排便障害，排尿障害．

2） 合併症の発見と予防の留意点

a） 合併症発見のための注意点

術後の理学所見，白血球数，脈拍数，ドレーン浸出液の性状，胸部X線，腹部X線

b） 合併症予防のための留意点

1) 術中の正確な止血，吻合
2) 喀痰排出の促進
3) 適切なドレナージを施す．
4) 壁側腹膜の無漿膜領域をできるだけ少なくする．腸管を愛護的に扱う．
5) 創部に腸管やその内容物が触れないように注意する．創部をタオルなどで覆っておく．
6) 神経温存術では神経の走向をよく確認し，術中操作でこれらの神経を誤って損傷しないように注意する．

3） 合併症に対する治療方針

1) 少量の出血に対しては経過観察，必要となれば輸血．大量の出血に対しては再開腹止血を考慮する．
2) 肺炎に対しては喀痰排出の促進，体位ドレナージ，抗生物質の投与を行う．
3) 吻合不全に対しては造影を行って縫合不全の部位，膿瘍腔の大きさ，膿瘍のドレナージが十分か否かをチェックする．その結果，保存的療法（禁食，中心静脈栄養）か，手術療法（ドレナージ，一時的人工肛門造設）かを選択する．
4) 腸閉塞に対しては，まず腸管の減圧と保存

表 8.1 結腸・直腸癌患者の術前処置

	食事	機械的前処置
手術2日前	低残渣食（ボンコロンまたは各種elemental diet）全粥食	
手術前日	流動食	13時 マグコロール250 ml ラキソベロン10 ml 20時 微温湯浣腸 500〜1000 ml
手術当日	禁食	

療法により経過をみる．必要があれば手術．

5）骨盤膿瘍に対しては，ドレナージ，洗浄．

6）創感染に対しては，創を開いて開放ドレナージを施す．

7）排便排尿機能障害に対しては術前から術後に予想される機能障害に対して理解を得ておくこと（informed consent）が大切である．障害が遷延する場合には，肛門機能検査や urodynamic study を行って障害の原因を探る．それに対応した処置を行う．

4）合併症に対する処置

a）術後出血

術当日および翌日に起こる．ドレーンからの出血や出血性ショックの状態にて明らかとなる．全身状態をみながら，必要ならば輸血を行う．輸血速度が時間 100 m*l* を超えるときは再開腹を行う．術後早期の出血の原因はほとんどが術中の止血操作が不完全であった場合である．内腸骨動脈を切離するさいはその中枢側を 2 重結紮，1 本は transfixing suture にする．内腸骨静脈を処理するさいには 1 本 1 本結紮処理していく．術後数日して起こる出血は他の合併症に併発して起こることが多いので併存する合併症を探り，他の合併症と並行して治療に当たる．術後肛門から出血をみることがある．手術時の腸管内に溜まったものがただ排泄された場合もあるが，腸管からの出血をみることもある．多くは一過性の虚血によるといわれており，保存的に改善するが大量の出血は吻合部の問題によるものが考えられ，再手術も考慮する．

b）肺炎

術後の喀痰排出障害がもとで起こる．咳をさせるように努める．胃管も喀痰排出の障害となるので，排ガスがあり，胃管の排液量が少なくなれば（筆者らは 1 日 300 m*l* 以下を指標として）早期に抜去する．早期離床を図る．

c）吻合不全

術後 3 日〜1 週間ほどで起こることが多い．発熱，頻脈腹部の圧痛，ドレーンの状態などに注意する．発熱のみのこと，頻回の下痢，殿部の違和感などの症状を伴うこともあり，1 週間前後に患者の異常所見がみられたときはまずこの合併症を念頭におき，対処する．白血球増加，CRP 上昇なども参考になる．予防は正確な吻合がまず大切である．留意点の詳細は文献[5,6]に譲るが，器械吻合では吻合口側と肛門側の腸管の漿膜面とが stapler で正確に縫合されるように十分注意すること，吻合部に緊張がかからないようにすることおよび吻合局所の良好な血流を保つことである．正確な巾着縫合，吻合後のリングの確認やリークテストによる吻合の確認はいうまでもなく，腸管を切離するさい，吻合部に相当すると思われる部位の漿膜を損傷しないように配慮することも重要である．吻合局所の血流を保つためには，腸管の処理に当たって不用意に辺縁動静脈を損傷しないように十分注意することも大切である．低位前方切除術や超低位前方切除術の対象となる下部直腸癌では下腸間膜動脈根部リンパ節 253 番に転移のみられることは比較的少ない．したがって，術中所見や術中迅速病理診断で 253 番に転移陰性であれば，吻合腸管のよりよい血流を保つために左結腸動脈を温存することも可能である．超低位前方切除術では吻合に際して以上の配慮のほかに吻合部の口側腸管の減圧のためのドレーン（筆者らは材質の軟らかい多孔式ドレーンを用いている）を肛門から吻合部を通して口側腸管まで入れておく．このドレーンは一時的な腸管内減圧を目的としたものであり，発熱，白血球数や理学所見を参考にしながら問題なければ術後 5〜7 日で抜去する．

また，浸出液が吻合部近傍に溜まらないように術中に図 8.1 に示すように適切な位置にドレーン

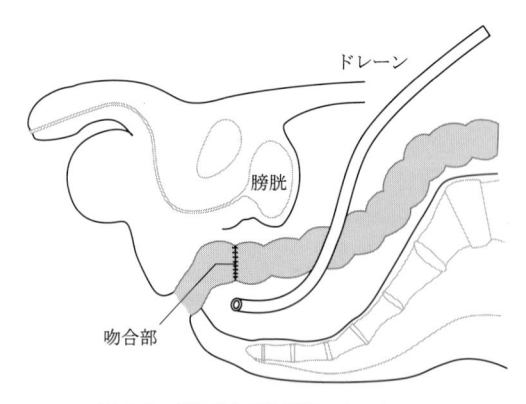

図 8.1 低位前方切除術後のドレナージ

の先端を留置し，$-10～-14\,cmH_2O$ で持続吸引する．ドレーンから便臭のある浸出液をみたり，臨床症状から吻合不全が疑わしいときは肛門からガストログラフィンを用いて，吻合部に圧をかけないように留意しながら造影を行い，吻合部の状態および膿瘍腔の大きさを検討する．縫合不全が minor なものであれば禁食，中心静脈栄養による全身管理で改善する場合もある．しかし，造影で明らかな leakage のみられるとき，および膿瘍腔の大きいときは，横行結腸に双孔式の人工肛門を造設する．そして，濃瘍腔のドレナージが不十分であれば新たにドレナージを施す．特に超低位前方切除術後に縫合不全が発生したときに起こる骨盤底膿瘍は肛門機能を廃絶させることになりかねないので，躊躇せず横行結腸に一時的人工肛門を置いたほうが賢明である．術中に吻合に問題が残り，術後縫合不全の危険性が高いと診断された場合にも，同様に横行結腸にも人工肛門をつくっておいたほうが安全である．そして，3 か月後に人工肛門を閉鎖する．

d） 術後イレウス

機械的イレウスと麻痺性イレウスとがある．術後の腸管麻痺による麻痺性イレウスは，術後数日で胃管による減圧などにより保存的に改善する．傍大動脈郭清を行った後などでは十二指腸水平脚および上部小腸の腸管麻痺がさらに 2～3 日遷延することがあるが，これもほとんどが保存的に改善する．問題は機械的イレウスであり，これらは主に小腸が骨盤底や腹壁創部に癒着して起こる．この予防には閉腹時に腹腔内の腹膜の欠損部をできるだけ少なくしておく配慮が必要である．骨盤底の腹膜はできるだけもとの状態にしておく（re-peritonealization）のが望ましいが，このさい，縫合部の間から小腸が入り込まないように細かく縫合しなければならない．閉腹時に大網を正中創直下に誘導して，小腸を大網で覆うように配慮すると，正中創に小腸が癒着するのを防ぐのに役立つ．一度機械的イレウスが起これば，まずイレウス管を挿入し，腸管の減圧を図りつつ閉鎖部位を検索する．中心静脈栄養を行って栄養，電解質，水分のバランスなどを管理しつつ全身状態を保つ．数日保存的に経過を観察し，改善傾向がみられないときや急激な白血球増加（後に白血球減少をきたすので注意しなければならない）のみられるときは（絞扼性イレウスに陥った可能性が高い）腸管が壊死に陥らないうちに再開腹をして修復する．

e） 創感染

低位前方切除術のみならず大腸の手術後では，一般に他の部位の手術に比較して創感染を合併することが多い．直腸手術は準汚染手術であることを念頭におき，創縁ガーゼやタオルによって腸管切除のさいの腸管断端および内容物による創部の汚染を防止する．誤って創部を汚染させたときは創を十分に洗浄した後に腹壁の筋膜と腹膜のみを閉鎖し，皮膚は数日遅れて縫合を行う delayed suture にするか，皮下にフラットドレーンを入れて創を一時的に閉鎖する．後者の場合には創部の発赤あるいは浸出液のみられるときは，創を開放し感染が広がるのを防止する．問題なければ 3 日後にフラットドレーンを抜去する．創感染の可能性の高いときおよび再手術のときにも，上記のような配慮は役に立つ．

f） 骨盤膿瘍

直腸切断術後の骨盤膿瘍に対しては全身状態に留意しながら腹膜炎の有無を検索する．続いて適切なドレナージを施す．ドレーンから造影を行い，膿瘍腔の大きさとドレーンの位置を確認する．膿瘍腔が小さいときはドレーンの洗浄でよい．しかし，膿瘍腔が大きいときは会陰の創部を開いて洗浄を行う．その後，週に一度の割合で膿瘍腔の造影を行い，治療が適切に行われているか，否かを検索する．

g） 排便回数過多，排尿障害

低位前方切除術後は排便回数が一般に多い．多いものでは 10 回前後であり，特に超低位前方切除術後は 20 数回に及ぶこともある．この合併症の問題点は，頻回の下痢と肛門部皮膚のただれと，こんなはずではなかったという不満である．下痢に対しては止痢薬（ロペミン，タンナルビン，アドソルビンなど）の内服にて対処するが，回数の多いときにはアヘンチンキを処方する．肛門部皮膚のただれに対しては人工肛門に使うカラヤゴムを

肛門部皮膚に貼付し便流をブロックすると，かなり症状が軽減する．排便後の肛門部洗浄も有効である．要は術前から患者に術当初は便の回数が多いことを十分説明しておくことが必要である．排便回数は3～6か月で5～6回に落ち着く．

排尿障害は手術時の自律神経温存の程度と関係がある．自排尿可能となるおおよその目安は自律神経全温存の場合は1週間以内，部分温存の場合は2週間程度である．神経因性膀胱では腹圧をかける練習をしたりして自排尿を促すが，必要があれば自己導尿を指導する．これについても手術前に十分説明しておくことが大切である．

[洲之内廣紀]

文　献

1) 小山　真, ほか：大腸手術前後の栄養管理. 手術 35：1355, 1981.
2) 小山　真, 相場哲朗：低残渣食. 医学のあゆみ 120：409, 1982.
3) Panton ONM, Atkinson KG, Crichton EP, et al：Mechanical preparation of the large bowel for elective surgery：Comparison of whole－gut lavage with the conventional enema and purgative technique. Am J Surg 149：615-619, 1985.
4) Ernstoff JJ, Howard DA, Marshall JB, et al：A randomized blinded clinical trial of a rapid colonic lavage solution（Golytely）compared with standard preparation for colonoscopy and barium enema. Gastroenterology 84：1512-1516, 1983.
5) 武藤徹一郎：直腸癌に対する低位前方切除術. 消化器外科 16：1747-1758, 1993.
6) 沢田俊夫, 洲之内廣紀, 武藤徹一郎：小腸, 大腸吻合術における器械吻合法の手技と留意点. 手術 47：1008-1015, 1993.

第 II 部
各　　論

1. 良性腫瘍，腫瘍様病変

　注腸，内視鏡検査の普及に伴い，大腸の良性腫瘍が発見される頻度は近年増加傾向にあり，診断ならびに治療面で，その臨床的取扱いが問題となる機会が増えてきた．『大腸癌取扱い規約』によると，大腸良性腫瘍は上皮性と非上皮性に大別され，前者には腺腫が，後者には平滑筋腫，神経鞘腫および神経線維腫，脂肪腫および脈管性腫瘍などが含まれるとされている．さらに同規約には，腫瘍様病変と称される疾患群が規定されており，Peutz-Jeghers 症候群，Cronkhite-Canada 症候群，若年性ポリープ，過形成ポリープ，良性リンパ濾胞性ポリープなどが，これに分類されている．

　本章では，これらのうちで代表的なものについて概説することとする．

1.1 良性上皮性腫瘍

　大腸粘膜に発生する腫瘍で，良性の性格を有するものは腺腫（adenoma）である．

a. 腺　　腫

　ここではまず，polyp と adenoma の語源について述べる．Polyp の語源はラテン語の"polypodus"（poly＝many, podus＝feet）に由来し，many feet を意味したものであったが，しだいに消化管内腔に突出した隆起性病変を総称する用語として使われるようになってきた．一方，adenoma はギリシャ語で gland（腺）を意味する"adenos"と腫瘍を意味する"oma"を組み合わせた語で，腺構造を有する腫瘍，腺組織由来の腫瘍を指しているが，しだいに腺上皮に由来した境界明瞭な良性腫瘍を意味するようになってきた．消化管病理学において，大腸ポリープを系統的に分類したのは，Westhues と Schmieden（1934）が最初である．Westhues は，臨床的に無害なポリープを hyperplastischer Polyp として腺腫（Adenom）から分離した．hyperplastischer Polyp は，化生性ポリープ（metaplastic polyp, Morson）または，過形成性ポリープ（hyperplastic polyp, Lane）に相当する．さらに Westhues は，腺腫を Gruppe 1, 2, 3 と良性から悪性にかけて 3 段階に分け，その臨床的意義を明らかにした．この考え方は今日の adenoma の異型度分類の基礎となった．adenoma は肉眼的にしばしばポリープ状を呈するので adenomatous polyp という名称が用いられてきたが，近年平坦ないし陥凹型の形態をとる腺腫が存在することが明らかとなってきたので，adenoma（腺腫）という用語はあくまでも病理学的診断名として使うべきであろう．

1) 発生頻度

　大腸腺腫の剖検例における頻度は，0～61％ にわたっている（表 1.1）[1]．この差の原因は民族差（アフリカバンツー一族と欧米人）によるものが大きいが，検索方法の違いによるところも少なくないと考えられる．拡大鏡を用いた検討では，数腺管からなる病変も検出できるので，頻度は高くなるのは当然である．大腸腺腫の男女比はおおよそ 2：1 である．好発年齢は 50 歳から 70 歳代である．大腸癌と大腸腺腫の平均年齢の間には数年の

1. 良性腫瘍，腫瘍様病変

表 1.1 大腸腺腫の発生頻度（剖検例）（武藤，1993）[1]

報 告 者	%	検索数		報 告 者	%	検索数	
Bremner (1970)	0	14000	South African Bantu	Mayo (1942)	16.0	100	col. & rect.
荒川 (1969)	1.3	4000		日野 (1940)	16.6	700	adenoma
Lawrence (1936)	2.8	7000	col. & rect.	Feyrter (1931)	21.4	1800	
Stewart (1931)	4.2	1800		原 (1973)	30.4	500	≧57 歳
Correa (1972)	5.4	1499	col. & rect. adenoma 拡大鏡使用	Arminski (1964)	33.0	1000	col. adenoma≧20 歳
				Blatt (1961)	38.8	446	≧30 歳
Susman (1932)	6.0	1100	col. & rect.	Chapman (1963)	51.0	443	≧10 歳
Swinton (1946)	7.0	1843	col. & rect.	Stemmermann (1973)	61.0	202	adenoma 拡大鏡使用 ハワイ日系人
Helwig (1947)	9.5	1460	col. & rect. adenoma				
佐藤 (1973)	9.5	1000	adenoma 拡大鏡使用	Castro (1951)	2.4	12,000	直腸鏡検査
大内 (1973)	10.3	816	adenoma	Rider (1954)	5.1	55,876	直腸鏡検査報告例の集積
Ekelund (1963)	12.5	3041	col. & rect.				

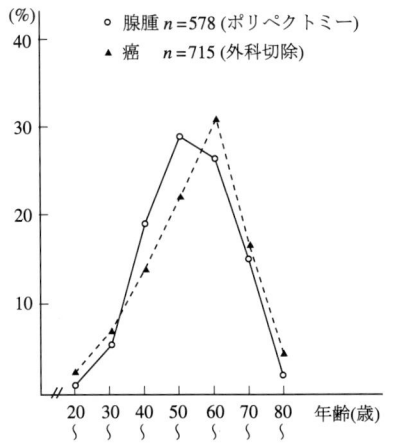

図 1.1 腺腫と癌の年齢分布（東大第一外科）（武藤，1993）[1]

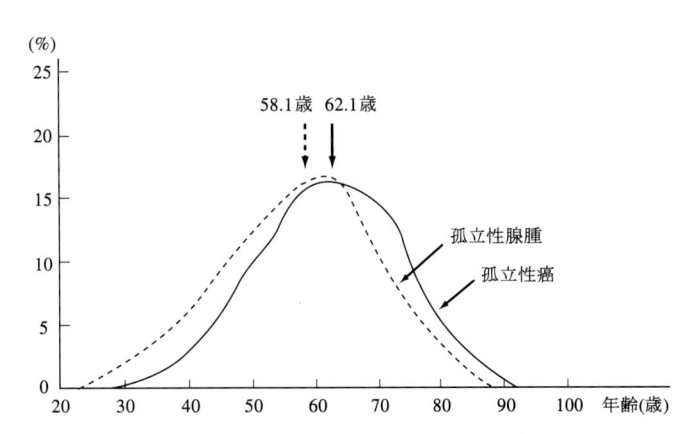

図 1.2 腺腫と癌の年齢分布（武藤，1993）[1]

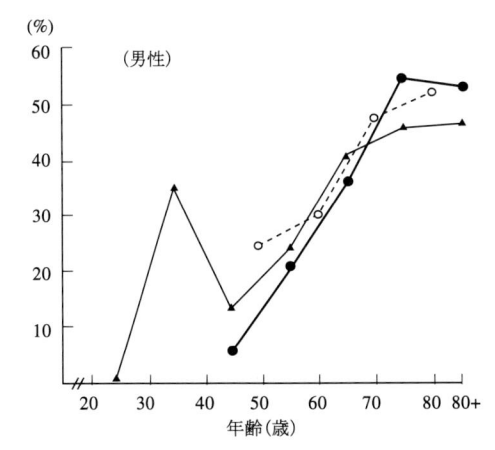

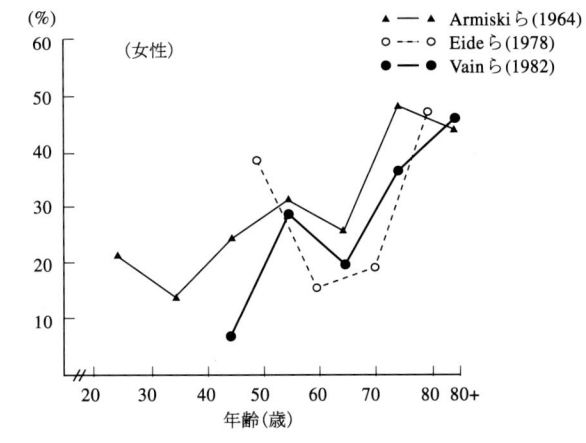

図 1.3 腺腫の年齢別頻度（武藤，1993）[1]

表 1.2 大腸癌とポリープの合併率
（剖検例以外は手術例）（武藤, 1993）[1]

報告者	%	検索数（癌）	
Bremner (1970)	0	94	Bantu, 剖検
遠城寺 (1970)	3.3	180	
Buser (1950)	7.9	478	
田中 (1975)	8.9	304	
間島 (1967)	11.0	355	
David (1940)	13.0	128	
Bockus (1961)	13.2	211	
西 (1975)	14.1	156	
矢沢 (1975)	15.0	273	
Mider (1946)	17.0	191	剖検
武藤 (1975)	17.9	212	
中村 (1975)	18.5	880	
Thomas (1948)	19.5	473	
Spratt (1958)	21.8	243	
Garlock (1962)	22.0	1887	
Berge (1973)	22.2	960	
Shepherd (1971)	24.5	656	
Lahey (1952)	25.0	3000	
Swinton (1947)	25.1	195	剖検
Ekelund (1963)	25.6	180	剖検
Stewart (1931)	26.6	79	剖検
Lawrence (1936)	27.1	67	剖検
Mayo (1942)	34.1	334	剖検
Susman (1932)	44.0	34	剖検
Helwig (1947)	52.0	25	剖検
Blatt (1961)	52.9	17	剖検
Dukes (1926)	75.0	33	

表 1.3 大腸腺腫の大きさ別の癌化率（手術例）
（St. Mark 病院, 1957〜1968）（武藤, 1993）[1]

	腫瘍総数	m 癌(%)	sm 癌(%)	総計(%)
<1 cm	1477	25(1.7)	19(1.3)	44(3.0)
1〜2 cm	579	62(10.7)	55(9.5)	117(20.2)
≧2 cm	430	52(12.1)	198(46.0)	250(58.1)

$p < 0.05$

表 1.4 大腸腺腫の大きさ別の癌化率
（東大第一外科 内視鏡的ポリペクトミー例）

	腫瘍総数	m 癌	sm 癌
<10 mm	1386	41(3.0%)	12(0.9%)
10〜19 mm	408	80(19.6%)	22(5.4%)
>20 mm	76	30(39.5%)	14(18.4%)
	1870	151(8.1%)	48(2.6%)

表 1.5 大腸腺腫の組織型別の癌化率（手術例）
（St. Mark 病院, 1957〜1968）（武藤, 1993）[1]

	腫瘍総数	m 癌(%)	sm 癌(%)	総計(%)
腺管腺腫	1877	79(4.2)	90(4.8)	169(9.0)
腺管絨毛腺腫	383	37(9.6)	86(22.5)	123(32.1)
絨毛腺腫	243	27(11.1)	99(40.7)	126(51.8)

$p < 0.05$

表 1.6 大腸腺腫の異型度と浸潤癌共存の関係（手術例）
（St. Mark 病院, 1957〜1968）（武藤, 1993）[1]

異型度	総 数	浸潤癌共存数(%)
Mild	1734	99(5.7)
Moderate	549	99(18.0)
Severe	223	77(34.5)

差があることが指摘されており[2]，それが腺腫から癌になるのに要する時間的間隔を示唆していると考えられている（図1.1, 1.2）．腺腫の頻度は男女とも年齢とともに増加する（図1.3）．

2) 病理，病態生理

大腸癌にポリープ（腺腫）がしばしば合併することから，両者の密接な関係が示唆されてきた．合併率は 0〜75% と報告者により差がみられるが，大腸癌の罹患率の高い欧米人に高率に合併する傾向がある（表1.2）[1]．一方，摘除された大腸腺腫の詳細な病理学的検索から，大腸腺腫の malignant potential に関係する要因は，腺腫の大きさ，組織型，異型度であることが明らかになった[2]．

（1） 大きさと malignant potential： Muto らの切除標本における検討では，1 cm 以下の腺腫で m 癌が1.7%，sm 癌が1.3%と低頻度であったのに比べ，2 cm 以上の腺腫では，m 癌が 12.1%，sm 癌が 46.0% ときわめて高頻度であった．1〜2 cm の病変では，ちょうど中間の値となっており，これらの結果から，腺腫が大きくなるに従って一部に癌巣を共存する頻度が増すことが明らかとなった（表1.3）．当科における内視鏡的ポリペクトミー症例での検討でも，まったく同様の傾向がうかがわれる（表1.4）．

（2） 組織型と malignant potential： 絨毛腺腫は腺管腺腫に比べて，malignant potential が高い．また腺管絨毛腺腫の癌化率は両者の中間の値をとる（表1.5）．

（3） 異型度と malignant potential： 腺腫の異型度が増すに従い，sm 癌を共存する頻度が高くなる（表1.6）．

3) 分　　類

大腸腺腫は腫瘍腺管の配列のパターンにより，

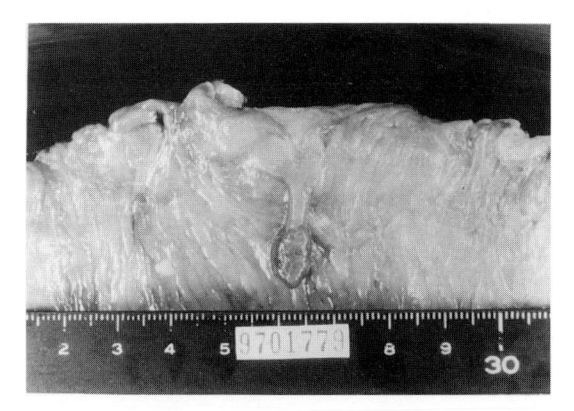

図1.4 腺管腺腫のマクロ所見

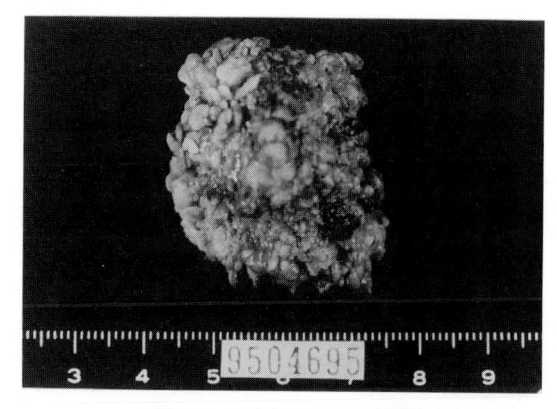

図1.6 絨毛腺腫のマクロ所見

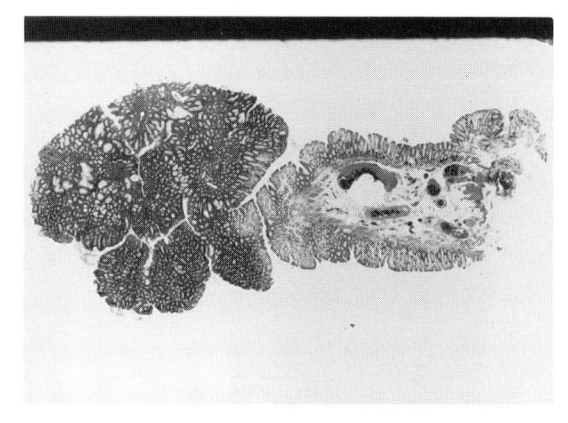

図1.5 腺管腺腫のミクロ所見
種々の異型を示す腺腫性腺管が，管腔をつくりながら屈曲増生している．

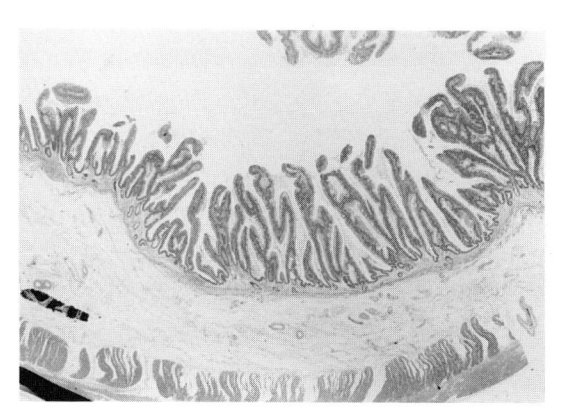

図1.7 絨毛腺腫のミクロ所見
内腔に向かって真直ぐに延びた分岐に乏しい無数の腫瘍性腺管の増生からなる．

腺管腺腫，絨毛腺腫，腺管絨毛腺腫の3つに分けられる[3]．

（1）腺管腺腫(tubular adenoma)：腺腫のなかでは最も頻度が高く，約75％を占めている．小さいものは半球状のものが多いが，大きくなると短茎性，長茎性のものが増えてくる（図1.4）．扁平なものもある(flat adenoma，後述)．組織学的には種々の異型を示す腺腫性腺管が管腔をつくりながら屈曲し増生している（図1.5）．

分岐することは比較的少ない．小さなものは臨床症状を呈することはないが，大きくなると下血，出血をきたすことがある．

（2）絨毛腺腫(villous adenoma)：欧米では腺腫の約10％を占めるが，わが国では約1.3％と極端に頻度が低かったが，最近では増加している．通常大きくて無茎性で，表面はビロード状の外観を呈する（図1.6）．直腸に好発し，触診上非常に柔らかい．組織学的には，腸内腔に向かって真直ぐに延びた分岐に乏しい無数の腫瘍性腺管の増生からなる（図1.7）．間質が非常に狭く，腺管の基底膜側は互いに近接している．大きな絨毛腺腫の一部にはほとんど必ず腺管腺腫，腺管絨毛腺腫の組織像を呈する部分が混在している．この事実が，これら3つの組織型が本質的には同じものであり，発育パターンの差の表現にすぎないという考えの根拠の一つになっている．villous adenomaの特徴として，癌化率が高いことも忘れてはならない．諸家の報告によると，sm浸潤率は11.7～75％と腺管腺腫，腺管絨毛腺腫に比してかなり高率である[1]．

（3）腺管絨毛腺腫(tubulo-villous adenoma)：腺管腺腫と絨毛腺腫の中間型ないしは混合型を指す．腺腫全体に占める頻度は15～20％程度であり，わが国と欧米諸国の間に著明な差はな

1. 良性腫瘍，腫瘍様病変

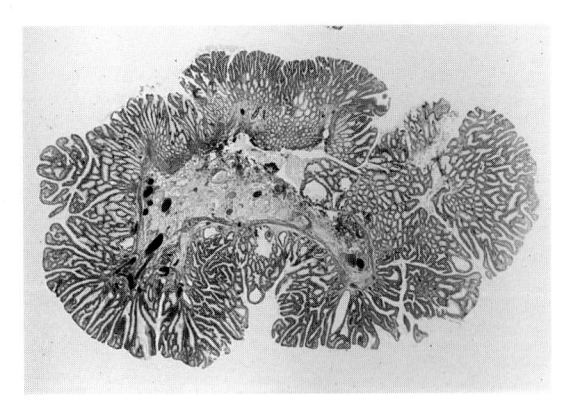

図 1.8 腺管絨毛腺腫のミクロ所見
腺管腺腫と絨毛腺腫の所見が混在する．

い．乳頭状に分岐した粘液に富む腺管の増生がみられ，間質は絨毛腺腫に似て少ない（図1.8）．いわゆる結節集簇様病変はこの組織型をとる．

補足：平坦腺腫（flat adenoma）について

武藤らによる小さな平坦腺腫の発見は，adenoma-carcinoma sequence による大腸癌の組織発生論に新たな経路を付け加えることとなった[4,5]．隆起型病変の発見を目標にする通常の内視鏡検査では見逃されていた IIa 型病変で，ほとんどすべてが 10 mm 以下であるにもかかわらず，高度異型腺腫，腺腫内癌が高率に含まれていると報告した．その後の電子スコープの登場により，発見される病変の大きさがより小さく，異型度も軽いものが多くなってきているために，最近の統計では m 癌が 8％，sm 癌が 2％ 程度である．さらに工藤らは IIc，IIb，IIc＋IIa などの平坦陥凹型腺腫および癌が大腸にも存在することを報告し[6]，大腸癌発生の初期において，これらの表面型病変の果たす役割について，臨床病理学的のみならず遺伝子学的にも検討がなされるようになった．

4）外科診断

良性腺腫と腺腫内癌（m 癌，sm 微小浸潤癌（sm_1））の鑑別は，病変の一部分を検査するだけの鉗子生検では不可能である．また，注腸検査，内視鏡検査，超音波内視鏡検査のいずれをもってしても，現時点では困難といわざるをえない．病変全体を摘除し，病理組織検査の結果によるしかないので，内視鏡的ポリペクトミーが摘除生検（excisional biopsy）の意味でなされることになる．

表 1.7 内視鏡的摘除された大腸ポリープの組織型
（東京大学第一外科，1972〜1991）

	個　数	頻度（％）
腫瘍性ポリープ	1463	81.2
腺腫	1293	71.8
軽度異型	1101	
中等度異型	192	
癌	170	9.4
m 癌	130	7.2
sm 癌	40	2.2
非腫瘍性ポリープ	337	18.7
化生性ポリープ	96	
炎症性ポリープ	40	
若年性ポリープ	34	
Peutz-Jeghers 型ポリープ	27	
カルチノイド	11	
過形成性結節	7	
脂肪腫	4	
平滑筋腫	4	
大腸粘膜	98	
その他	16	
総　数	1800	100

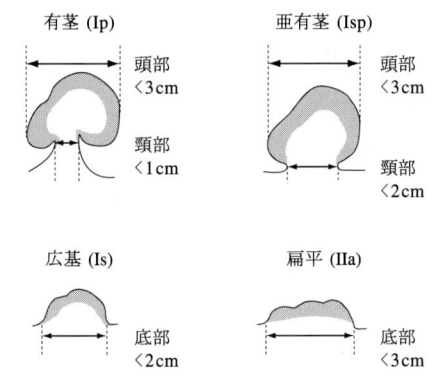

図 1.9 内視鏡的ポリペクトミーの基準（沢田・武藤，1986）[7]

東京大学第一外科において内視鏡的摘除された大腸ポリープの約 80％ は腫瘍性ポリープであり，そのうちの約 90％ は良性腺腫，約 8％ が粘膜内癌（m 癌），約 2％ が粘膜下浸潤癌（sm 癌）であった（表 1.7）．

5）治療方針

技術的に可能であれば，内視鏡的摘除で治療が完了する．図 1.9 は内視鏡的切除の基準を示しているが，ポリープの形態と大きさによって適応が異なっている[7]．

1）Ip，Isp 型では，頭部が 3 cm 以下で，頸部

が1～2cm以下であれば，安全にポリペクトミーできる．

2）Is, IIa型では，基底部が2～3cm以下であればポリペクトミーできる．この場合，EMR (endoscopic mucosal resection, 内視鏡的粘膜切除術)が有用である．

3）piecemeal polypectomyは，病変の深達度診断が困難になるので，癌化が少しでも疑われる場合には避けるべきである．良性であることが，まず間違いない場合にのみ行ってよいと考えている．

4）術後の癒着で屈曲が強い部位や回盲弁に乗っかる病変に対しては，開腹術か腹腔鏡下手術を選択する．

絨毛腺腫ならびに結節集簇様病変の治療：最大径が3cmをこえるような大きな腺腫には，絨毛腺腫ないし結節集簇様病変が多い[8]．直腸に好発し，粘膜内癌を伴っていることが多いので，外科的局所切除の対象となる．手術法としては，経肛門的切除，経仙骨的切除，経括約筋的切除があるが，直腸早期癌の治療法の節で述べられるので割愛する．また内視鏡外科手術として，TEM (transanal endoscopic microsurgery) の技術が導入され，肛門縁から20cmまでの上部直腸の病変で，外科的局所切除が困難な症例も治療できるようになってきた．本法は，ドイツのBuessにより開発された，特殊な硬性直腸鏡を用いる内視鏡下手術であり，視野がよく十分なsurgical marginを確保でき，切除欠損部の縫合閉鎖もできる点で，今後利用価値が高まっていくであろう[9,10]．ところで，大腸腺腫にはmalignant potentialがあるので，発見されれば摘除するのが一応の原則とされてきた．しかし，前述したように腺腫のmalignant potentialは一様ではなく，病変の大きさ，組織型，異型度に相関がある．さらに，生検で良性腺腫と診断された多数例のポリープを，摘除せずに長期間にわたって経過観察した西澤らの報告によると，ほとんどの病変は大きさも異型度も変わらないことが明らかになってきた[11]．洋の東西を問わず，医療におけるcost effectivenessが問題となってきている現状で，内視鏡的ポリペクトミーの適応および検査間隔の設定にも変革が求められている．ここで問題となるのは，大腸腺腫のなかで約8%の頻度でみられる腺腫内癌の診断が，生検のみでは必ずしも容易でないということである．発見された病変をすべて摘除するという方針のもとでは，摘除標本の病理学的検索で腺腫内癌と判明した時点で治療も完了していた．生検のみで経過観察する場合，いったい何年おきに検査すれば安全であるかについては，いまだコンセンサスは得られておらず，今後に残された課題である．

6）ポリープ摘除術（ポリペクトミー）

ここでは，内視鏡的ポリペクトミーの手技について概説する．

（1）スネアーポリペクトミー（図1.10）：

i）スネアーループをポリープ茎部にかけ絞扼する．絞扼の位置が基部に近すぎると穿孔の危険，頭部に近すぎると取り残しの危険があるので，慎重に行う必要がある．

①長茎性ポリープ：茎の中間部または頭部に近い部位で絞扼する．摘除後に長い茎が残ることがあるが差し支えない．

②短茎性ポリープ：スネアーループを絞扼しながら上方へ引っ張り，頭部の基部で絞扼する．

③広基性ポリープ：スネアーのチューブの先端をポリープの基部に押しつけながら絞扼し，スネアーを上方に引っ張り絞扼点を腸壁から離すようにする．

④扁平性ポリープ：以前はポリープ自体に吸引をかけてpseudo-pedicleをつくり，スネアーをかけていたが，最近ではEMRで対処するようにしている．局注針を用いて生理的食塩水をポリープ周囲に局注するが，最初にポリープの口側から行うようにしている．最初にポリープの肛門側に局注してしまうと，病変の口側端が見づらくなってしまい，摘除範囲を誤る危険性がある．

ii）通電に先立って，ポリープ頭部が腸壁に接触していないか，ポリープとスコープ先端とが1cm以上離れているか，電気系統の配線が完全かなどを確認する．

iii）凝固電流を1～2秒間断続的に通電する．絞扼部が白色に変色するのを確認しながら，スネ

a) 長茎性ポリープ

b) 短茎性ポリープ

絞扼しつつ
ワイヤーを上方へ引っ張る

茎の中間で絞扼
頭部を腸壁から離す

頭部の基部で絞扼

c) 広基性ポリープ

チューブ先端をポリープ基部に
押しつけながら絞扼

基部で絞扼．
チューブを上方へ引っ張り
絞扼点と腸壁の距離をもたせる

d) 扁平性ポリープ

ポリープ周囲に
生理的食塩水を局注し
病変を浮き上がらせる

通常のスネアーポリペクトミー
を行い，摘除する

図1.10 ポリペクトミーの手技

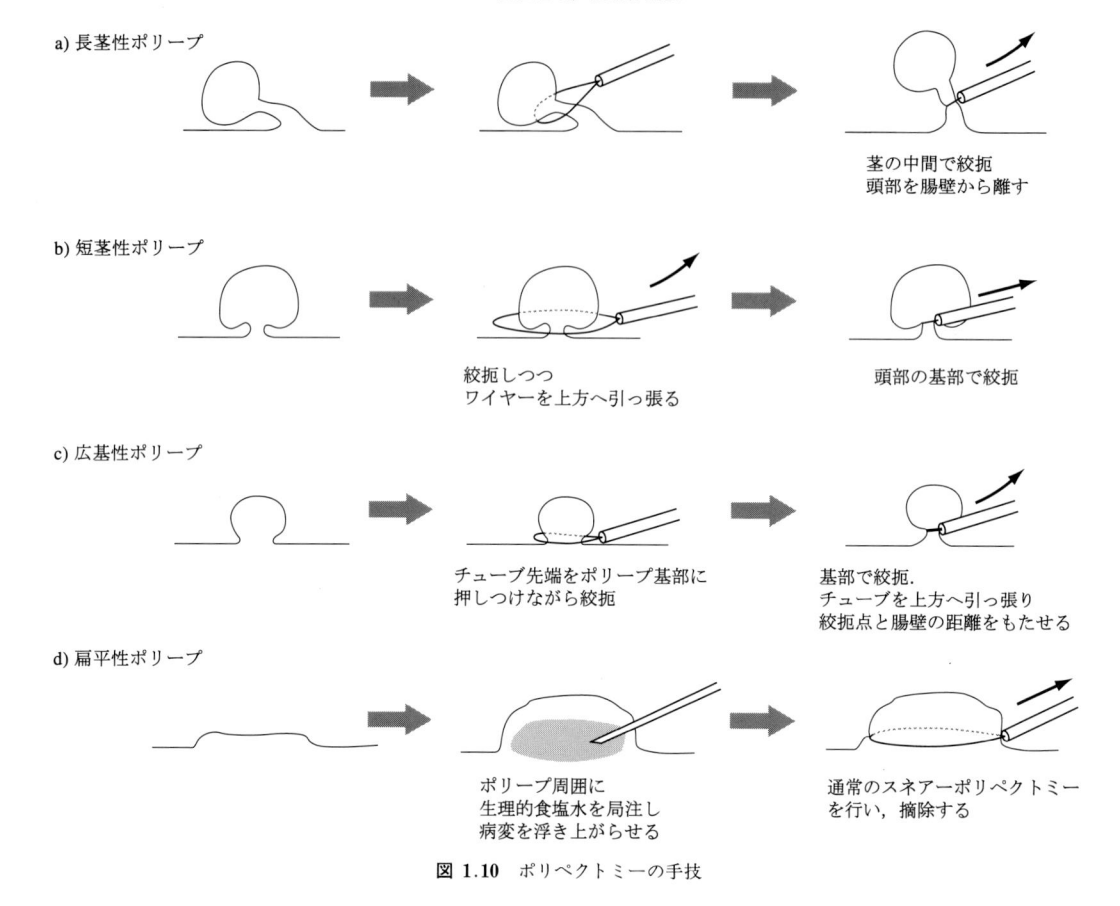

アーの絞扼を強めていき，ポリープを切断する．

 iv) 切断が完了したら，高周波電源スイッチを切り，切断面を観察する．

 v) 摘除ポリープの回収を行う．

（2） ホットバイオプシー： 5 mm 以下の小さいポリープの摘除にはホットバイオプシーを行う．

 i) ホットバイオプシー鉗子でポリープ頭部の中央をつかむ．

 ii) 鉗子を引っ張ってポリープの茎部に pseudo-pedicle をつくる．

 iii) 凝固電流による通電1回（スネアーポリペクトミーの場合より高電位で始めてよい）．

 iv) ポリープ茎部が白色に変色したのを確認してから，鉗子を抜去する．鉗子内の組織は生検として提出し，ポリープ基部に取り残された部分はいずれ壊死脱落する．

7） ポリペクトミーの合併症

ポリペクトミーに伴う合併症としては出血と穿孔が主なものであり，各々の発生頻度は 0.3〜2.3 %（平均1.5%）および0.1〜1.2%（平均0.3%）程度と報告されている（表1.8）．腸内ガス爆発がマンニトールによる前処置後に起こった症例報告が過去になされているが，ゴライテリーが前処置の主流になった昨今では腸内ガス爆発の報告は見当たらず，まず起こらないと考えてよいであろう．

8） 治 療 成 績

大腸腺腫摘除後の再発・サーベイランスの問題について述べる．

（1） 腺腫摘除後の再発： 1回の内視鏡的ポリペクトミーで摘除された大腸腺腫が，局所再発をきたすことはまずない．問題となるのは，大きさが3 cm 以上になるような villous tumor や結節集簇様病変で，piecemeal EMR でかろうじて摘除できた場合や，経肛門的切除ないし経仙骨的

表 1.8 内視鏡的ポリペクトミーの合併症（武藤，1993）[12]

発表者	ポリープ数	出血(%)	穿孔(%)	ガス爆発	その他	死亡
Berci (1974)	901	6 (0.6)	3 (0.3)	0		0
Berci[*1] (1974)	850	10 (1.2)	10 (1.2)			
Overholt (1975)	3793	35 (0.9)	9 (0.2)			1
Silvis (1976)	6214	106 (1.7)	20 (0.3)	0	11	
Smith (1975)	9238	71 (0.7)	39 (0.4)		8	1
竹本 (1974)	326	1 (0.3)	2 (0.6)	0	0	0
竹本 (1976)	653	9 (1.4)	3 (0.4)			
常岡 (1976)	1910	45 (2.3)	3 (0.1)		5	
Myren[*2] (1976)	2085	19 (0.9)	8 (0.4)			1
並木[*3] (1984)	18668	67 (0.4)	37 (0.2)	0	11	3
計	44638	369 (1.5)	134 (0.3)	0	35 (0.08)	7 (0.01)

[*1] 報告例の集計，合併症は3,282例の大腸内視鏡検査を含む．　[*2] 西ドイツ14施設の集計．　[*3] 697施設の集計．

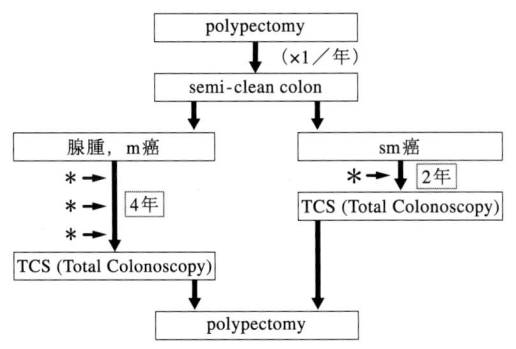

図 1.11 大腸ポリープ摘除後のサーベイランス（新基準）
semi-clean colon とは，Total Colonoscopy (TCS) で5mm以上の病変を認めない状態を指す．

```
            polypectomy
                ↓ (×1/年)
          semi-clean colon
          ↓              ↓
    腺腫, m癌          sm癌
    *→              *→ ↓ 2年
    *→ 4年           TCS (Total Colonoscopy)
    *→              
    TCS (Total Colonoscopy)
                ↓
            polypectomy
```

* : FOBT(+)→ TCS or SCS*+Ba-enema or Ba-enema
SCS* : Sigmoid Colonoscopy

切除が限られた視野のなかで行われた場合に高率に局所再発をきたす[8]．再発に対しては，内視鏡的ポリペクトミーないし局所切除で対処できることが多い．

（2） ポリペクトミー後のサーベイランス：
腺腫を摘除した後の患者は，術後新たに腺腫または癌を発生しやすいとされている．新生する腺腫を早期に発見し摘除することにより，異時性大腸癌の発生を減らす目的で，定期的な検査を行うように勧められてきた．以前は，年1回の大腸内視鏡検査を推奨する施設もあったが，施設の検査処理能力や医療費の問題などから，検査方法や間隔の見直しが求められるようになってきた．腺腫の発育進展に関する知見の集積に伴い，図1.11に示すような新しいサーベイランスの基準が提唱されている（平成8年度厚生省がん助成金による樋渡班班会議）．新基準の骨子は，サーベイランスで発見すべき対象を5mm以上の病変としたこと，大腸内視鏡検査の間隔を，腺腫・m癌では4年に1回，sm癌では2年に1回とし，年1回の便潜血検査をその間に行うとしたことである．

1.2 腫瘍様病変

a．化生性（過形成性）ポリープ

腺腫が腫瘍性であるのに対し，化生性ポリープ (metaplastic polyp) は悪性化の可能性のない非腫瘍性ポリープである．歴史的には，Westhues (1934) が正常腺管の過形成 (hyperplasia) によって生じる小ポリープを hyperplastischer Polyp と呼んだのが最初で，その後 Morson (1962)，Lane (1971) らにより詳しい病理学的検索がなされた．

1) 発生頻度

大腸ポリープのなかでは，腺腫についで多くみられる（内視鏡的ポリペクトミー症例の約5%）ポリープである．化生性ポリープは年齢とともに頻度が増加する．Alterspolypen（老人に多発する）

I型		円形（正常pit）
II型		星芒状・乳頭状
IIIs型		正常pitより小型の管状・類円形
IIIL型		正常pitより大型の管状・類円形
IV型		溝紋状・樹枝状・脳回転状
V型		不整・無構造（pitの消失）

図 1.12 大腸腫瘍の pit pattern の分類（工藤ら，1990）[13]

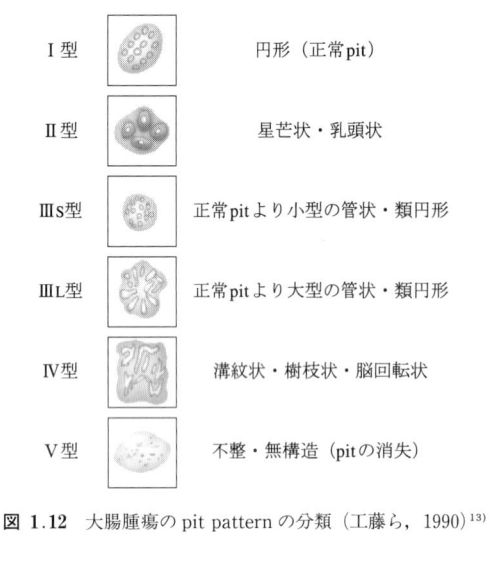

図 1.13 化生性ポリープのミクロ所見
異型性のない腺管が鋸歯状の凹凸（saw-tooth appearance）を呈するのが特徴である．

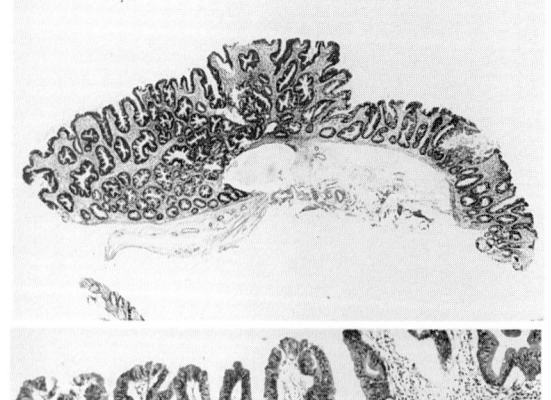

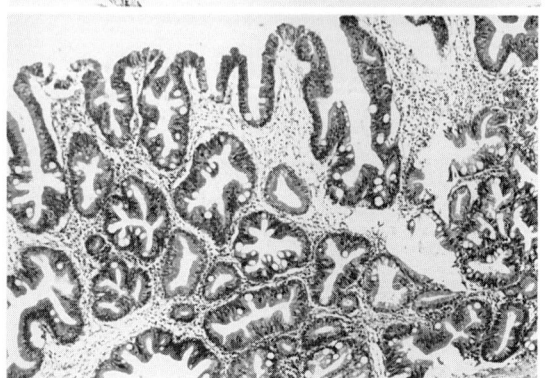

図 1.14 serrated adenoma のルーペ像（上）：化生性ポリープに類似した鋸歯状の腺管から構成されている．serrated adenoma のミクロ像（下）：個々の細胞には異型がみられ腫瘍性と考えられる．
（新潟大学第一病理学教室のご好意による）

とも呼ばれるゆえんである．ほとんど常に多発し直腸に好発するが，結腸にも発生しうる．

2) 病態生理

通常5mm以下の半球状の隆起で，表面平滑な，光沢がある白色調のポリープである．淡色でやや光沢を欠く腺腫との鑑別はおおむね可能であるが，まれには1cmに達する大きなものや，大きく扁平なものがあり，両者の鑑別に困難を感じることがある．この場合には，色素散布による pit pattern の違いが参考になる．化生性ポリープでは工藤分類[13]のII型（星芒状）pit，腺腫ではIIIL（管状），IIIs（小型類円形），IV（脳回転状）pit が特徴的である（図1.12）．

このポリープの最大の組織学的特徴は，腺管の上半部にみられる鋸歯状の凹凸（saw-tooth appearance, serrated）である（図1.13）．腺管には分岐はほとんど認められず，腺管腔は正常腺管より拡張している．胚細胞数は正常腺管より減少している．腺管を構成する細胞に核異型は認められない．細胞動態面の研究から，化生性ポリープの腺管の cell turnover は正常より遅く，細胞は hypermature の状態にあることがわかっている[14]．

3) 治療方針，手術適応

化生性ポリープには malignant potential はなく，合併症を起こす危険性もないので，摘除する必要はまったくない．

補足：serrated adenoma

化生性ポリープに類似して鋸歯状の腺管から構成されるが，個々の細胞には異型がみられ腫瘍性と考えられる病変がごくまれに経験される（図1.14）．以前より mixed hyperplastic adenomatous polyp と呼称されてきたが，Longacre らにより serrated adenoma と命名された[15]．その組織発生については，未だ解明されていない．癌化例も報告されており，malignant potential を有すると考えられること，従来過形成性ポリポーシスとして報告されてきたものが serrated adenoma syndrome である可能性があることなどが最近指摘されている．

b．若年性ポリープ（juvenile polyp）

幼児，小児の直腸・直腸S状部に好発する非腫瘍性ポリープで，下血および肛門からのポリープ脱出が主症状である．まれに成人に発生することがある．

1）発生頻度

小児の好発年齢は2～4歳で，約60％は男性である．約1/3は成人（平均年齢20歳代）にみられる．

2）病態生理

組織学的には，粘液が貯留したために囊胞状に拡張した腺管が浮腫状間質の中に散在しているのが特徴である（図1.15）．retention polyp とも呼ばれる．腺管上皮に異型性はない．表層上皮は剥離し，びらんを生じている．そのために出血しやすく，内視鏡的には発赤が強い（図1.16）．成因としては，粘膜固有層の過誤腫という考えと，炎症が原因という考えがある．

3）治療方針，手術適応

悪性化をきたすことはないが，出血や肛門からの脱出などをきたした場合には摘除の必要がある．

c．Peutz-Jeghers 型ポリープ

皮膚粘膜色素沈着を伴わずに，Peutz-Jeghers 症候群にみられるポリープと同様のポリープが大腸に単発性に発生することがあり，Peutz-Jeghers 型ポリープと呼ぶ．

1）発生頻度

Peutz-Jeghers 型ポリープの好発年齢や性差などについては，よくわかっていない．

2）病態生理

粘膜筋板が樹枝状に増生し，それに伴って腺管が増生しているが，腺管には異型性はみられない（図1.17）．厳密にみると，粘膜筋板の増生のパタ

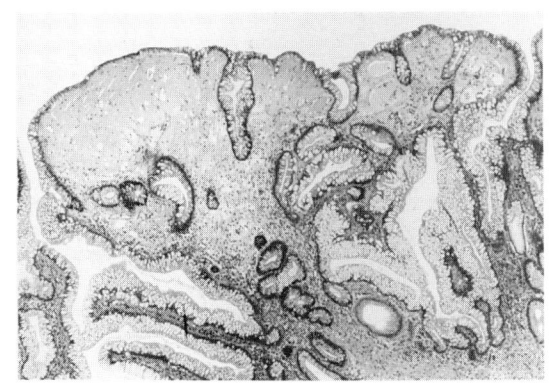

図1.15 若年性ポリープのミクロ所見
異型性のない腺管が拡張し，浮腫状間質の中に散在している．

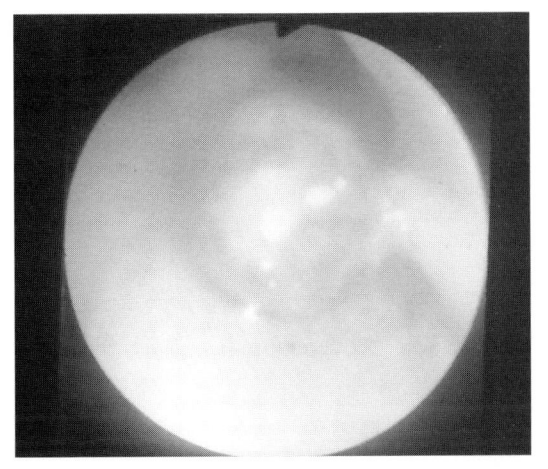

図1.16 若年性ポリープの内視鏡所見
ポリープの表面に発赤が目立つ．

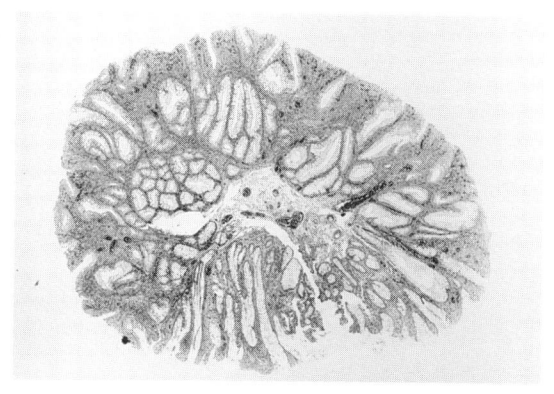

図1.17 Peutz-Jeghers 型ポリープのミクロ所見
異型性のない腺管が，樹枝状に分岐した粘膜筋板に伴って増生している．

ーンはPeutz-Jeghers症候群のポリープにみられる典型像とは異なっている．悪性化することはないが，まれにポリープの一部に腺腫性腺管が混在することがあり，Peutz-Jeghers型ポリープを母地に発生したものと考えられている．

3) 治療方針，手術適応

内視鏡的に腺腫と鑑別することが容易でないために，内視鏡的ポリペクトミーされてから，組織診断により診断が確定することが多い．本来は悪性化のリスクがないので，症状のあるものにのみ摘除を行えばよい．

1.3 非上皮性腫瘍

大腸にみられる非上皮性良性腫瘍は，平滑筋由来，脂肪組織由来，血管系由来，リンパ組織由来，神経組織由来など多種多様であり，必ずしも術前診断は容易ではない．ここでは，臨床上遭遇する頻度の高いものについて述べる．

a．平滑筋腫（leiomyoma）
1) 発生頻度

大腸に発生する平滑筋腫は消化管平滑筋腫の約10%にすぎない．直腸に多く結腸に少ない．男女差はなく，50〜60歳代に好発する．

2) 病態生理

通常は固有筋層から発生するが，粘膜筋板から発生することもあり，小さなものはポリペクトミーできることもある（図1.18）．大きくなると中央に潰瘍を形成したり，囊胞性変化や内出血をきたすことがある．組織学的には，平滑筋細胞が束状に規則正しく配列している．

3) 分類

発育の仕方により，①管内性，②壁内性，③管外性，④管内外性（dumbbell）の4つの型がある．

4) 診断

平滑筋肉腫との鑑別には核分裂像の数が参考になる．Evansによると，200倍の鏡検下10視野で10個以上の核分裂像があれば平滑筋肉腫と診断できるという．

5) 治療方針，手術適応

断端陽性にならないように注意しながら外科的に切除する．

b．脂肪腫（lipoma）
1) 発生頻度

大腸の良性非上皮性腫瘍のなかでは，平滑筋腫についで頻度が高い．男女差はなく，40〜60歳代に好発する．右側結腸にできることが多い．

2) 病態生理

無茎ないし有茎性で，黄色調を帯びる．組織学的には脂肪組織の増生からなる（図1.19）．

3) 治療方針，手術適応

出血や腸重積症をきたすような症例では外科的に摘除する．

c．血管腫（hemangioma）
1) 発生頻度

大腸の血管腫はまれであり，報告例は200例に満たない．

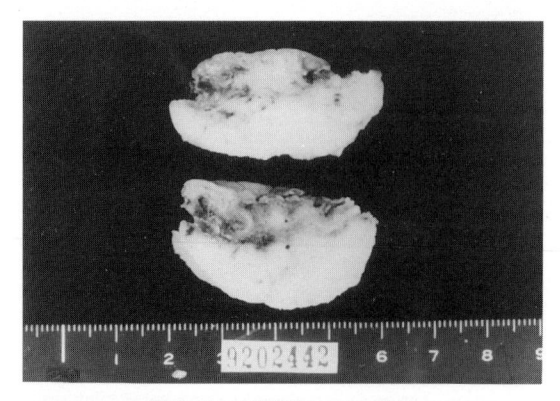

図1.18 平滑筋腫のマクロ所見
固有筋層から発生した腫瘍（白色調の部分）が主に壁内性に発育している．

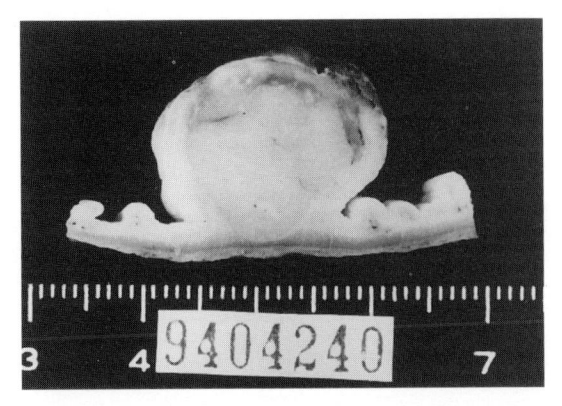

図 1.19 脂肪腫のマクロ所見
亜有茎性に発育したポリープで，粘膜下層に脂肪組織が増生している．

2) 病態生理

血管腫は先天性の過誤腫で，海綿状血管腫(cavernous hemangioma)と毛細血管性血管腫(capillary hemangioma)に大別される．

3) 診　断

内視鏡的には暗赤色の粘膜下腫瘍として認められる．海綿状血管腫はしばしば腹部X線写真で静脈結石(phlebolith)を示す石灰化像を呈することがあり，診断に有用である．

4) 治療方針

消化管出血(潜出血のこともあるし，大量出血のこともある)をきたすものは外科的に切除する．小型の海綿状血管腫や毛細血管性血管腫は，術中に腸管を触診しても，まず病変の部位はわからない．むしろ視診で，漿膜面のわずかな血管腫性変化を見落とさないように注意するほうが重要である．びまん性の海綿状血管腫は外科的に切除することが困難なことがあり，放射線照射が出血のコントロールに有効な場合がある．しかし，晩発性に発癌をきたす危険性も指摘されている．

［正木忠彦］

文　献

1) 武藤徹一郎：大腸ポリープの統計および疫学. In：大腸ポリープ・ポリポーシス―臨床と病理，pp 106-115，医学書院，東京，1993.
2) Muto T, Bussey HJR, Morson BC：The evolution of cancer of the colon and rectum. Cancer 36：2251-2270, 1975.
3) Morson BC, Dawson IPM：Gastrointestinal Pathology, 3rd ed, Blackwell Sci Publ, Oxford, 1990.
4) Muto T, Kamiya J, Sawada T, et al：Small "flat adenoma" of the large bowel with special reference to its clinicopathological features. Dis Colon Rectum 28：847-851, 1985.
5) 武藤徹一郎，上谷潤二郎，沢田俊夫，ほか：大腸の小さな扁平隆起性病変(small "flat elevation")の臨床病理学的検討．胃と腸 19：1359-1364, 1984.
6) 工藤進英，武藤輝一：大腸IIc型早期癌の検討．Gastroenterol Endosc 28：2811-2813, 1986.
7) 沢田俊夫，武藤徹一郎：内視鏡的大腸ポリープ摘除術―その適応と限界．医学のあゆみ 151：37-40, 1989.
8) 正木忠彦，武藤徹一郎：大腸の大きな腺腫(3 cm以上, villous tumor, 結節集簇様病変を含む)の取り扱いと経過・予後―外科の立場から．胃と腸 30：1571-1575, 1995.
9) Buess G, Kipfmuller K, Hack D：Technique of transanal endoscopic microsurgery. Surg Endosc 2：71-75, 1988.
10) 金平永二，Buess G, Raestrup B：Buess式直腸鏡を用いた経肛門的内視鏡下マイクロサージェリー．消化器内視鏡 5：557-562, 1993.
11) 西沢　護，稲田正之，加茂章二郎，ほか：大腸腺腫の経過観察―特に大腸m癌との関係．胃と腸 30：1519-1530, 1995.
12) 武藤徹一郎：VI. 内視鏡的ポリープ摘除術の実際. In：大腸ポリープ・ポリポーシス―臨床と病理，p 236，医学書院，東京，1993.
13) 工藤進英，三浦宏二，高野征雄，ほか：微小大腸癌の診断―実体顕微鏡所見を含めて．胃と腸 25：801-812, 1990.
14) Hayashi T, Yatani R, Apostol J, et al：Pathogenesis of hyperplastic polyps of the colon：A hypothesis based on ultrastructure and in vitro cell kinetics. Gastroenterology 66：347-356, 1974.
15) Longacre TA, Fenoglio-Preiser CM：Mixed hyperplastic adenomatous polyps/serrated adenomas. A distinct form of colorectal neoplasia. Am J Surg Pathol 14：524-537, 1990.

2. ポリポーシス

2.1 家族性大腸腺腫症

　家族性大腸腺腫症（familial adenomatous polyposis；Mendelian Inheritance in Man, MIM 175100）は家族性大腸ポリポーシスなどとも呼ばれているが，世界的に統一された用語としては familial adenomatous polyposis（FAP：直訳的には家族性腺腫性ポリポーシス）が使われる（図2.1）．FAP は『大腸癌取扱い規約』改訂5版，1994 によると，臨床的には「多発性腺腫と腺腫症との区別は腺腫の個数をもって明確にすることは必ずしも可能ではないが，約100個をその指標とする」として規定される．これはもともと Bussey[1] により提唱されたもので，一般の散発性ポリープは 100 個をこえるものはほとんどなく，逆に FAP のポリープはほとんどが 100 個よりはるかに多く認められるのが根拠である．

　FAP の原因遺伝子が5番染色体長腕上に APC 遺伝子として特定されたため[2]，原因による定義が可能となった．すなわち，「APC 遺伝子変異を原因として，大腸に多発性腺腫性ポリープを発症する優性遺伝性疾患」と定義される．ポリープの希薄な型 attenuated type などの例外を除いてこの2つの定義はほぼ一致するので，臨床上の問題は少ない．また，FAP に良性の骨腫およびデスモイド，皮様嚢胞あるいは脂肪腫などの随伴病変を伴うものを Gardner 症候群と呼ぶこともあるが，原因は同じく APC 遺伝子変異によるものであり，随伴病変の有無は表現型の多様性によるものである．

　大腸に多発性ポリープを発生する状態は FAP 以外にも存在するが，Woodward JJ が 1881 年潰瘍性大腸炎によるものを pseudo-polypi という用語を用いて真性のポリポーシスと区別した．そして，腺腫と過誤腫の区別が一般に普及し始めたのは，ここ 30 年ほど前からのことである．Cripps H が 1882 年 FAP の同胞例を報告したのが家族性を示した最初だといわれている．癌の合併例は 1887 年 Smith T により示唆され，1890 年 Hand-

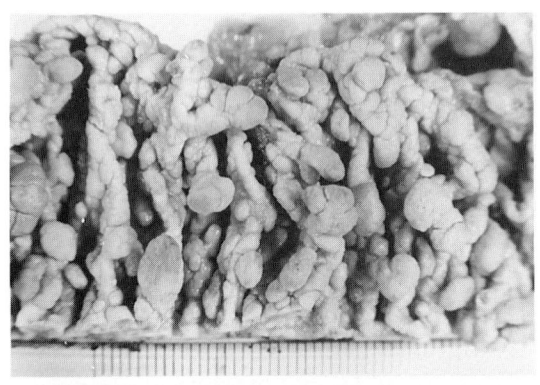

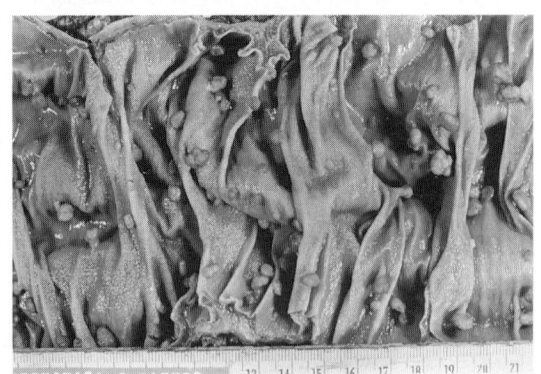

図 2.1　上：24 歳女性，密生型，下：67 歳男性，非密生型．

ford H により初めて報告された[1]. 癌を重視してFAPの治療について系統的に研究を行ったのは，St. Mark's病院のLockhart-Mummery父子であり，彼らの手術術式を含む治療思想は現在に至るもなお正しいものと考えられている[3]. それと同時に病理学者のDukes CE, およびVeale AMOらの大きな業績によりFAPの病態が飛躍的に明らかになった[1]. Gardner EJは1951年，FAPの随伴病変に注目した. 日本におけるFAPと思われる最初の報告は松倉三郎（1928）により行われた. 宇都宮らは胃多発性ポリープ（1974）および潜在する下顎骨腫（1975）がFAPに特有な形質であることを証明し，続いて九州大学のグループも（1976）十二指腸腺腫が高率に合併することを明らかにした. このような成果は，上部消化管に対する診断技術がわが国において十分蓄積されていた結果である. 宇都宮らにより1980年に報告された回腸J型便貯留嚢（Jパウチ）による回腸肛門吻合術などをきっかけに，近年FAP大腸に対する手術療法の選択幅が大きく広がった.

1986年，Herrera Lが1人のFAP患者について5番染色体に光学顕微鏡的に欠失があることをみて報告して以来，FAPについての分子生物学的成果は目を見張るものがあり，1991年中村祐輔，Vogelstein BらによりAPC遺伝子が特定されたことはまだ記憶に新しい[2]. 現在APC蛋白の機能が次々と解明されている.

a. 発生頻度

発生頻度はアメリカにおいては1/8000, ヨーロッパでは1/10000〜20000とされており, 日本では1/17000と計算されている（表2.1）. FAP患者は一般集団より早く死亡するので，人口当たりのFAP患者の割合はこれより少なくなる. 1982年のデンマークにおいてはFAP罹患者は10万人当たり2.6人であり，40歳以下の大腸癌患者でみると，その5%がFAP患者であった（表2.1の文献3）. 日本においても同じような状況と考えられる. 男女比は女1に対し男1.09でほぼ同じと考えられる.

表2.1 FAPの発生頻度

1)	アメリカ	1/8300
2)	イギリス	1/23800
3)	北ヨーロッパ	1/10000
4)	日本	1/17400

1) Reed TE: Am J Hum Genet 7: 236-263, 1955. 2) Veale AMO: Intestinal polyposis. Eugenics Laboratory Memoirs, XL: 1-90, 1965. 3) Bülow S: Ann Med 21: 299-307, 1989. 4) Murata M: Jpn J Hum Genet 26: 19-30, 1981.

b. 病態生理

FAPの病態には, 大腸の多発性腺腫および大腸癌によって引き起こされる「主要な病態」と，大腸外の腫瘍性病変によってひき起こされる「その他の病態」とがある. 大腸病変については, 理論的には3つの病期に分けられる.
1) 潜伏期
2) 腺腫期（無症状期, 有症状期）
3) 癌期（早期癌, 進行癌）
である.

1) 症　状

FAPが発見される契機となった初発症状のうち最も多いものは, 出血 (31%), 下痢 (27%), 腹痛 (15.3%), 貧血 (4.2%) であった. これらは多発性ポリープによるものと癌によるものとがともに含まれている. 特に症状がなく検査発見されるのは約10%であった.

2) ポリープの発生と変化

同胞全部が検査を受けた53同胞群117例（発端者を除く）の年齢別累積罹患率を調べると5〜10歳ですでに30〜40%にFAPが発見される（期待値は50%）ので, ポリープは10歳頃には発生すると考えられる（図2.2右）. また他の研究によると, FAP 137例中最初陰性であったポリープが次回陽性となった34症例の検討から, 10歳で陰性であってもまだポリープの発生する可能性はあるが, 14〜20歳で陰性であればもはやポリープの発生する確率は非常に低くなるとしている（図2.2左）. 最も若年では3歳からすでに腺腫を発生しているものがある[4].

牛尾ら[5]は思春期から20歳頃まではポリープの数と大きさは増加するが, それ以降は大きな変

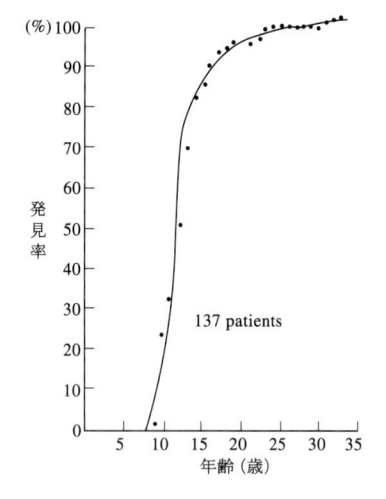

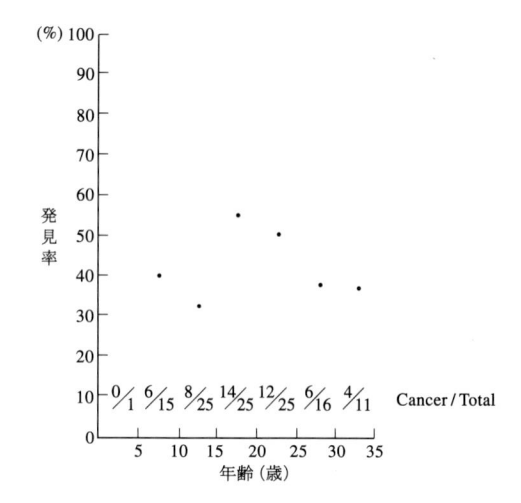

図 2.2 左：初回検査陰性であった FAP 患者における年齢による，直腸鏡での陽性診断率（Murday V：Cancer Surveys 8：135, 1989）
右：すべての同胞が検査を受けた同胞群の年齢別陽性率（発端者をのぞく）（Utsunomiya J, 1980）

表 2.2 大腸腺腫症各病期の診断時平均年齢

	例　　数	平均年齢
腺腫のみ*	438	28.9
早期癌	103	32.0
進行癌	507	39.9
死亡時年齢**	397	42.7

*癌不明例を含む．**すべての死因を含む．

化は認めなかったと述べている．急に異型度が進んで，階段状に大きさや数が増す時期があるものと思われる．FAP の特徴は，何歳で切除された大腸標本をとっても，数のうえで主体をなすポリープは 5〜10 mm であることである．多くの腺腫で細胞の分裂と分化脱落がこの大きさで平行しているためと思われる[6]．また，最終的なポリープ密度はその家系すなわち遺伝子変異によってほぼ決まる[6〜8]が，まったく同じ APC 遺伝子変異をもっていても，ポリープ密度には個人差が大きいことも事実である．

3）癌　　化

1990 年までの集計症例で，各病期の診断時平均年齢と死亡時年平均齢をみると表 2.2 のごとくで，腺腫と進行癌との間には 10 年の差を認めた．早期癌と進行癌との差が 8 年と大きいのは，早期癌に粘膜内癌が多く含まれているためと思われる．

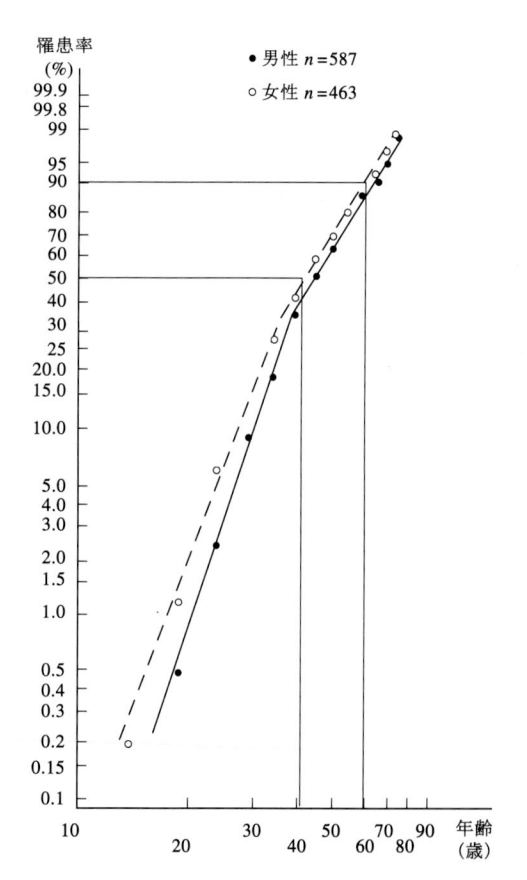

図 2.3 累積大腸癌発生率（Iwama ら，1993）[34]
Weible 確率紙にプロットしたもの．女性で早く発生する．傾きが若年と 35 歳以上で異なる理由は不明．

FAP患者における大腸癌の累積罹患率をみると，40歳をこえると50％が大腸癌に罹患し，60歳までに90％が罹患する確率となる（図2.3）．一般に，日本人が大腸癌で死亡する確率は90歳まで累積して男で約6.5％，女で4.5％程度である．したがって，FAP患者では大腸癌に対する予防的手術が適応となることは明らかである．家族検査を行わず放置した場合に比べて大きな改善が認められる[9]．

c．外科診断

　多くの場合，下痢，血便，腹痛，および貧血を主訴として受診する．ポリープが小型で，正常粘膜の中に散らばってみられるような状態では無症状である．胃の多発性ポリープ，デスモイド腫瘍などFAPに随伴する病変がきっかけで発見されたものも1％程度存在する．このようなFAPに特異的な状態をみたら大腸検査が必要である．FAPに対する主な検査項目とその目的は別に列挙して示した（表2.3）．大腸内視鏡検査によればFAPを診断することは容易であるが，小児の場合はポリープが2〜3mm以下と非常に小型である場合が多いので，注意深く観察する必要がある．それら検査の評価の中心となるものは，

1) 大腸癌の有無
2) ポリープ病変の程度（密生型；正常粘膜がポリープが占める面積より少ない，非密生型：十分正常粘膜が認められ，その中にポリープが散在する．1〜2mmのごく小さなポリープも含めて数えると5000[6,7]を境とするが，1000を境とするものもある）
3) 随伴病変

の3点である．これらの病態を総合的に判断することによって当面の治療方針が決定される．また，その家系の癌発生の特徴（大腸癌発生年齢，デスモイド腫瘍および十二指腸乳頭部癌など大腸外腫瘍の発生などの特徴）を知るためにも，疾患についての家族歴の詳しい聴取が必要である．

　遺伝子診断については技術的には可能となったが，その目的を明確にし，利点と欠点を理解して行わなければならない．遺伝子診断は患者を省いていきなり家族に行うことは効率的でも望ましくもないのであり，また家族歴をよく検討して必要な家系員を特定しなければならない．また出生前診断などは今後の検討課題であるといえる．

　遺伝子診断が可能な場合は別として，実際上の大きな問題は，患者の子または同胞を検査して，ポリープが陰性であった場合どう判断したらよいかである．FAP患者のおよそ75％は初回の検査で診断されている[10]．したがって，注意深い内視鏡検査によって大腸ポリープが陰性であった場合，それでもなおFAPである確率は最大13％（半数はFAPでないので）とかなり低いものになる．受診者には罹患する確率は低いことを説明したうえで，確認のため1〜2年後に同様な検査を行うべきであると説明する．ポリープは20歳頃までにほとんど出そろってしまうので，30歳までに複数回の信頼できる内視鏡検査を行って陰性ならば，患者ではないと考えてよい．胃十二指腸ポリープ，顎の潜在骨腫，歯牙異常，先天性網膜色素上皮肥大[11]など大腸外の所見も参考にする．

表2.3　FAP患者の検査（遺伝子検査を除く）
（岩間ら：外科58：165-170，1996）

大腸内視鏡
　　存在診断，組織診断，悪性病変の発見（注腸造影と内視鏡診断とは1セットとして行われるが存在診断には内視鏡が優先する）
注腸造影
　　ポリープの分布，大腸癌の部位深達度診断．ポリープが小さく散発性の場合には見逃しに注意
胃十二指腸内視鏡
　　胃のほかに必ず十二指腸腺腫，特に十二指腸乳頭部の腫瘍に注意，組織診断
上部消化管造影
　　胃底腺部ポリープ，幽門洞部腺腫性ポリープ，十二指腸乳頭部腫瘍描出
触診
　　頭蓋骨腫，体表軟部腫瘍などを，自分で気づいていないか問診しながら触診する．女性では甲状腺腫瘍（癌の場合が多い）にも注意
眼底検査
　　先天性網膜色素上皮肥大の検索．存在すれば，家系員の検査に有効．視力には影響しない．この有無は遺伝子変異部位と関連するといわれる
顎パントモグラフィー
　　顎の潜在骨腫，埋没歯，過剰歯などの発見．臨床的意味は眼底異常と同様

d. 治療方針

FAPに対する手術治療が一般の消化器癌やポリープの治療と大きく異なる点は，その疾患自体を根治させることができない点である．すなわち，一般の消化器癌治療の考え方からの発想の転換が求められる．したがって，治療の目標にすべきものは，大腸癌やその他の悪性腫瘍を早期発見して最小の侵襲により治療することで，良好なQOLのもとに一般と遜色ない長期生存を得ることである．この認識を医師側と患者側で共有することが治療の成功につながる．なお，FAPに対するcyclooxygenase (COX) 阻害薬などによる薬物治療はいまだ実用化の域には達しておらず，ここでは省略する．

このような観点から，現在の外科的治療方針は
1) 大腸癌の根治的手術，ないし大腸癌の予防的治療（家族歴の調査と家族の検査）
2) 機能温存手術ないし低侵襲手術
3) 術後デスモイド腫瘍の予防，早期発見
4) 術後二次癌の予防，早期発見（特に十二指腸，十二指腸乳頭部癌，回腸嚢内への癌発生）

にまとめることができる．

1) 手術適応，手術時期

大腸の手術適応はあるが，その手術時期が問題となる．年齢を問わず発見した時点において手術適応になると考えられるのは，次のような場合である．
1) 大腸癌が存在する場合
2) 下痢・貧血・腹痛などのポリープによる明らかな症状がある場合
3) ポリープが正常粘膜を覆うほど密生する場合（癌の潜在と癌の若年発生を考慮）

これらに当てはまるような例は症状を有して受診した発端者（FAP家系内で独立に診断された患者）の場合が多く，大腸癌を有する率は60％をこえる．この発端者をきっかけに家系員（第1度近親；患者の親，子，同胞）の検査によってFAPが発見された場合は，上に述べた条件に当てはまらない場合が多く，手術時期についてしばしば判断に迷う．同じFAPといえども病態の発現程度は個人や家系によりさまざまで[7,8]，一様な基準は設けがたいが，その目安となるいくつかの判断基準を示す．

1) その時点で25歳以上ならば例外を除いて，発見された時点で手術適応とする．特に30歳以上は危険である．その理由は30歳から40歳にかけて急速に癌発生が増加し40歳で50％をこえるためである．
2) ポリープが大小多彩であり，数も1視野においても容易には数えられない程度であれば短期間ならば経過観察をしてもよいが，20歳を目安とする．その理由はそのようなポリープ状況では癌化した病変をすべて検査所見上に把握することは困難であり，長期の経過観察はきわめて危険だからである[12]．
3) ポリープが5mm前後と小型であり，1視野に容易に数えられる程度のポリープしかないような場合は，長期的継続的に定期的観察

表 2.4 FAP患者1050例中死亡例414例の死因

死因	死亡者数				死亡時年齢
	男	女	合計	(％)	平均±SD
胃癌	7	5	12	(2.8)	48.3±13.9
乳頭部，十二指腸または小腸の癌	6	5	11	(2.7)	44.6±10.8
大腸癌	194	141	335	(81.0)	42.0± 3.7
デスモイド腫瘍	2	6	8	(1.9)	30.9± 6.2
卵巣癌，子宮癌		3	3	(0.7)	41.2±12
他の悪性腫瘍	4	5	9	(2.2)	60.6±17.7
事故自殺	8	3	11	(2.7)	41.2±11.4
その他の疾患，不明	16	9	25	(6.0)	48.9±20.2
			414	(100)	

(Iwama T: Ann Surg 217: 101-108, 1993 より一部改変)

とする.

FAPは大腸癌のみならず生命予後に関係する種々の大腸外腫瘍を発生しやすい状況にある（表2.4）．したがって，患者の治療方針については，きわめて長期的な視野が必要である．常に大腸内外の新しい腫瘍の発生に注意を払う必要があるが，特に表2.4の中の腫瘍および甲状腺癌は重要である．

e. 手術方法

大腸については，大きく分けて3つの標準的手術方法があり，大腸病変の状況，家系内の癌やデスモイド腫瘍の発生状況，および患者の生活状況などを総合的に判断して決められる（図2.4）．

1) 結腸全摘および回腸直腸吻合術
2) 大腸全摘および回腸瘻造設術
3) 結腸全摘，直腸粘膜切除（または大腸全摘），および回腸肛門吻合術

である．これらには種々の変法や移行型が施行され，腹腔鏡補助下の手術も行われるようになった[13]．

術前処置：術前の腸管処置は一般の大腸手術と同様であるが，特に腸管内が十分に洗浄されていることが必要である．ストーマを造設する場合は，術前にストーマ位置を決定しておく．

結腸遊離の注意点：腹腔内デスモイド腫瘍が発生するおそれがあるので，強い牽引や必要以上に広範囲な剥離は行わないよう，愛護的な手技に心がける．大腸癌が存在しない場合は大網は可能ならば残す．

1) 回腸直腸吻合術

この術式はLockhart-Mummery[3]によって提唱された方法である．①十分な術後追跡で直腸癌発生は27例中1例と少ない，②ストーマをつくらないので検査治療を拒否することがない，③ストーマは社会的に不利，などをこの術式の利点としている．ただし，術後一生にわたる直腸ポリープに対する定期的観察と治療が必須だと述べている．

回腸は回腸末端ぎりぎりで切離して，胆汁酸吸収障害を予防する．回腸末端部のリンパ濾胞による所見を腺腫と誤って，回腸末端部を長く切除し

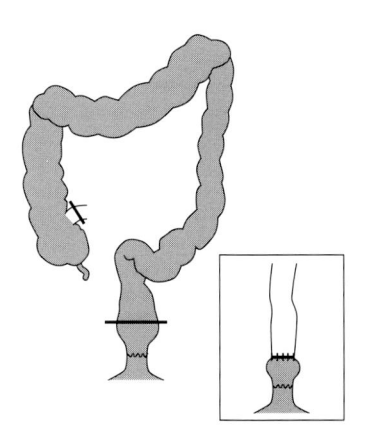

1) 結腸全摘，回腸直腸吻合術
<長所>
　排便機能良好
　手術が容易
　患者が受入れやすい
<短所>
　直腸癌発生の可能性を残す

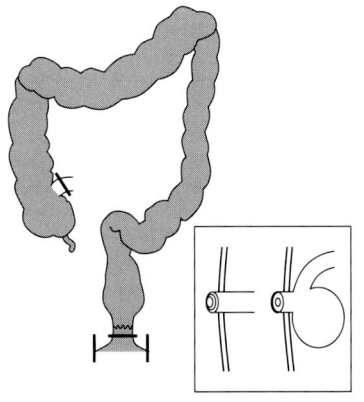

2) 大腸全摘，回腸ストーマ造設術
　大腸癌完全予防

　ストーマは特に若年者に受入れがたい

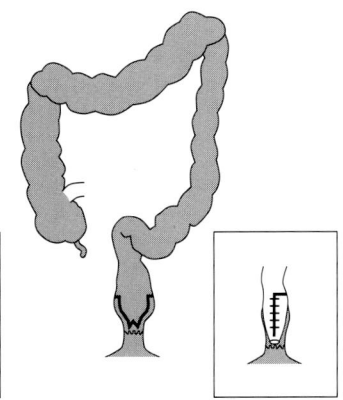

3) 大腸全摘（直腸粘膜切除）回腸肛門吻合術
　大腸癌予防とともに自然肛門機能温存

　手術が複雑，治療完了まで時間を要する，合併症が多く排便機能が不安定

図 2.4 FAPに対する標準的手術法とその長所，短所

てはならない．腰部内臓神経および下腹神経叢に切り込まないように注意しつつ剝離を進める．直腸の剝離は腹膜反転部を越えて行い，吻合部は腹膜反転部あるいはそれより下部とする．吻合はいわゆる double stapling 法による端端吻合が便利である．腹膜反転部のやや下方までであれば，回腸と直腸の端端吻合は十分可能である．残存直腸が少ない場合は後に述べる回腸 J パウチを作成し，これを直腸と吻合するやり方もある．

2) 大腸全摘および回腸瘻造設

すでに癌が直腸下部にかかって発生している場合には，骨盤内の郭清が必要であり，大腸全摘の適応となる．

回腸瘻の作成は通常 Brooke 式[14]を用いる．社会的活動が活発で continent ileostomy についての動機がはっきりしている患者については Kock 式パウチによるストーマも選択できるが，その得失を患者に十分説明したうえで理解してもらう必要がある．

a) Brooke 式回腸瘻（図 2.5）

術前にストーマ予定位置を検討し決定しておく．皮膚切除は 10 円硬貨（24 mm）から 500 円硬貨（27 mm）程度の大きさとする．皮下脂肪は切除しない．最も注意すべきは筋膜の切開である．2 指がやっと通過すれば十分である．筋膜と腸管は縫合しない．いったん筋膜に大きな切開を加えてしまえば，後で筋膜と腸管，あるいは筋膜と筋膜などを補強縫合しても，ストーマ傍ヘルニアや脱出を予防する保証にはならない．腹直筋は縦に分ける．腹直筋を横切する方法もあるが，ただでもストーマ側の腹壁は弱く突出気味になるので，それは採らない．このように作成されたストーマには示指がゆったり入り，ヘルニアも起こさず，また肥満した場合も筋膜と腸管の瘢痕固定に引きずられてストーマ周囲が陥凹することがない．

b) ループ式回腸瘻（Turnbull）

基本的に Brooke 法とまったく同じである（図 2.6 a, b）．ループの折り返しを肛門側に寄せて作

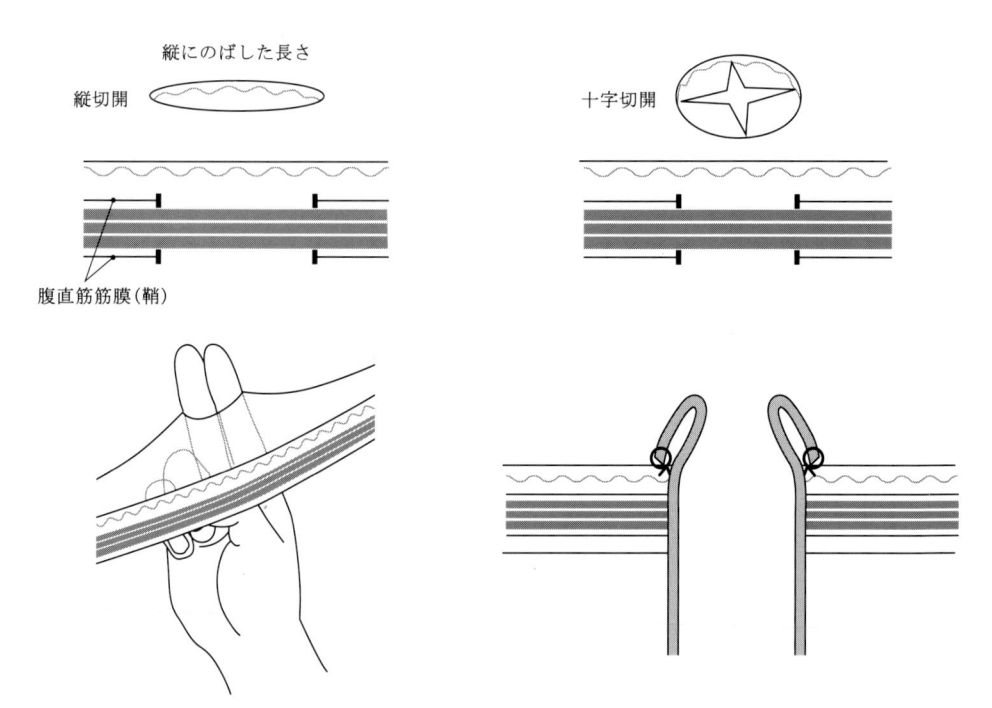

皮膚切除：10 円硬貨（径 24 mm）〜500 円硬貨（径 27 mm）の間．
筋膜切開：1) 縦切りの場合：円形皮膚切開を縦にのばした長さをこえない．
　　　　　2) 十字切開の場合：皮膚切開の直径をこえない．
腹直筋：縦に分けるのみ．

図 2.5

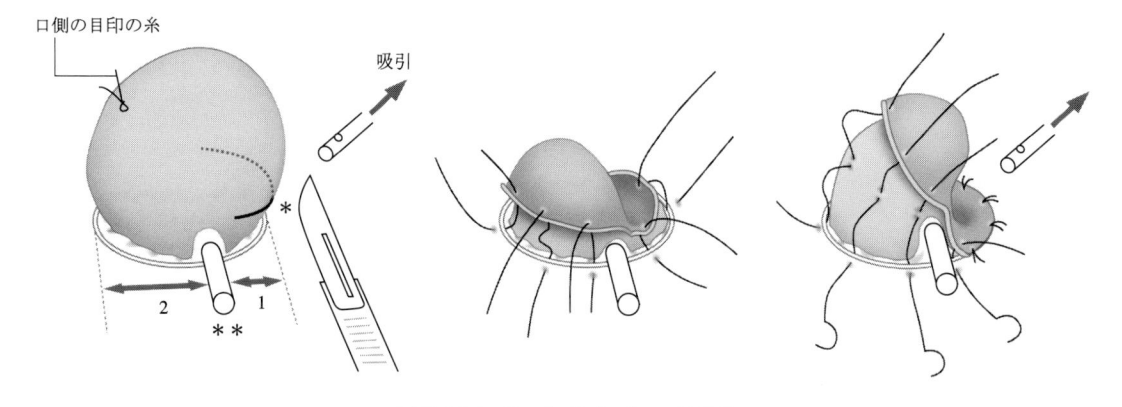

図 2.6(a) Turnbull 式ストーマ造設術
＊：腸の半周切開，＊＊：ネラトンは縫合後抜去．口側を 2 に対し肛門側を 1 とする．

成すると，一見 Brooke 式と区別できないようなでき上がりとなる．

c) Kock 式回腸瘻 (continent ileostomy)

Kock 式は，便を体内に貯留させて排便の随意性を得ようとするものであり，パウチと逆流防止弁とからなる（図 2.7）．排便は 1 日 4 回ほどカテーテルを挿入することにより行う．早期合併症として，手技の複雑性による感染と瘻孔形成および弁の血行不全があり，晩期合併症としては弁の非対称的脱重積 (dessusception) に原因するカテーテル挿入不能によるイレウスと弁の機能不全による漏れが主なものである．これは早期から起こることもある．図 2.8 に示したような工夫によってもなお 5～20% に脱重積によるカテーテル挿入困難が発生する．そのような場合は内視鏡の補助によるカテーテル挿入を行う．

3) 回腸肛門吻合術

Ravitch は 1948 年，回腸肛門吻合術を 2 例の潰瘍性大腸炎に適応して報告した[15]．その後も諸家によってときに試みられたが，結局あまり成功しなかった．それにもかかわらずこの術式に対する挑戦は行われ回腸の便貯留嚢の工夫もなされた．以下のパウチの記述は図 2.9 によって理解されたい．柳田ら[16]は 1971 年，イヌでの実験の後，逆蠕動による側側吻合によるパウチ 5 例を報告した．Fonkalsrud は 1978 年側側吻合によるいわゆる H パウチを報告した．Parks が 1978 年に開発した S パウチ 21 例の結果は，排便回数は 1 日 4～5

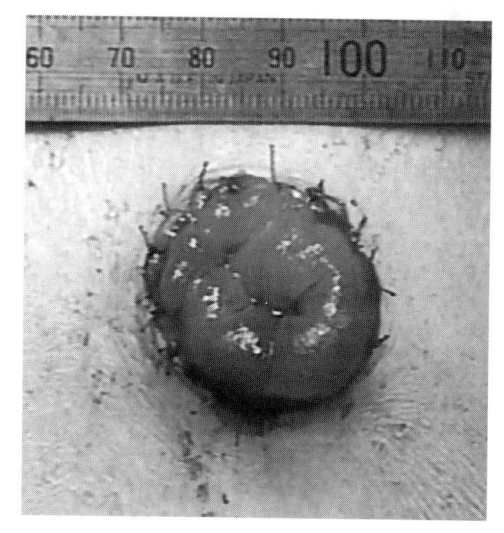

図 2.6(b) ループストーマのでき上がり

回と良好であったが，10 例（48%）には排便にカテーテル挿入を必要とした[17]．これらの方法はいずれも手技的に複雑であったが，宇都宮ら[18]は 1980 年，回腸末端を J 字に折り返して側側吻合とした J パウチを作成し，これを粘膜切除された直腸筋筒内を通して肛門に吻合する術式を報告した．この方法はパウチ作成が容易で，そのうえ血行を上腸間膜動脈と回結腸動脈とから二重に受け，吻合部を肛門まで安全に引き下ろすのに都合がよく，合理的で画期的な術式であった．さらに，2 重に U 字腸管を重ねる W 型パウチ[19]も報告された．また吻合器による回腸肛門吻合術 (double stapling 法) および腹腔鏡補助下の手術の報告が

多くなされるようになった[13,20~22]．

実際の吻合法には，図 2.10 のように肛門管近くまで直腸の全層を切除し回腸と直腸最下部を吻合する術式[23]と，下部直腸は粘膜のみを切除し，直腸筋層を温存し回腸と肛門とを吻合する術式とがある[18]がその長短は表 2.5 に示した．回腸を肛門まで引き下ろすには腸間膜に緊張がかかり腸間膜血管の処理が必要な場合がある（図 2.11, 2.12）．Mayo Clinic の 1789 例の回腸肛門吻合術で月 4 例（4.1%）に吻合が断念されたが，うち半数近く（全体の 1.8%）が技術的理由によるものであった[24]．

直腸粘膜切除術（図 2.13）：① 砕石位で大腸亜全摘を先行する場合と ② ジャックナイフ位で直腸粘膜切除を先行する場合とがある．前者では，大腸亜全摘を前立腺が露出するまで行っておけば経肛門的粘膜切除範囲は約 4 cm と少なくてす

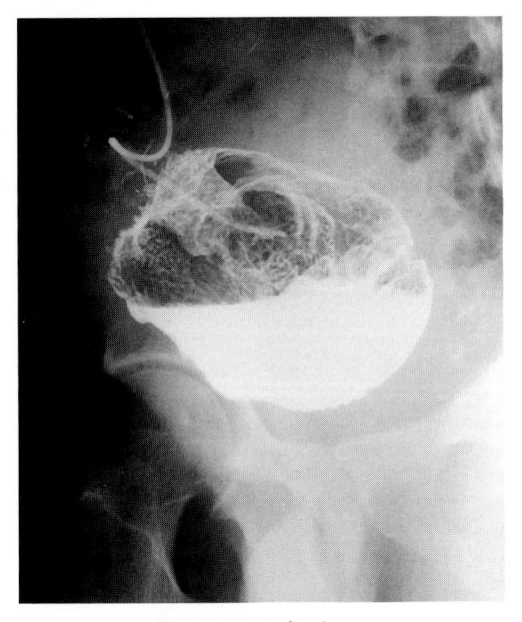

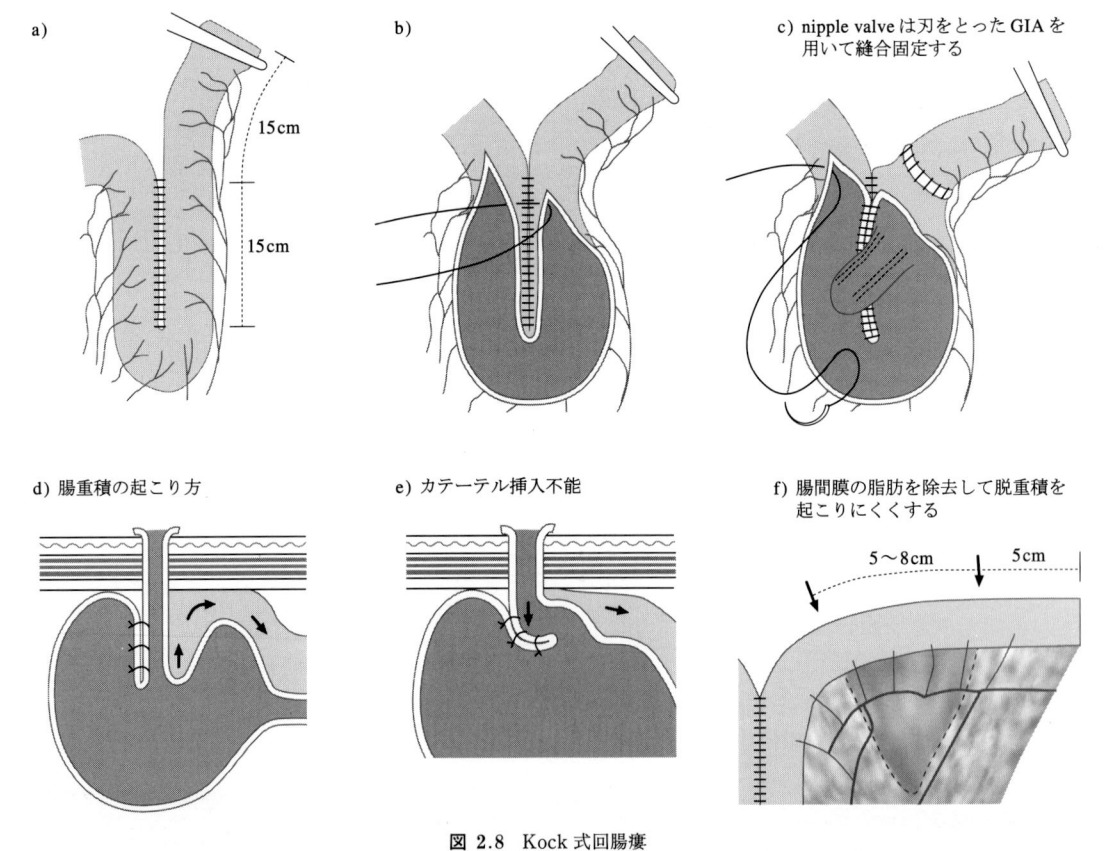

図 2.7 Kock 式ストーマ

a)

b)

c) nipple valve は刃をとった GIA を用いて縫合固定する

d) 腸重積の起こり方

e) カテーテル挿入不能

f) 腸間膜の脂肪を除去して脱重積を起こりにくくする

図 2.8 Kock 式回腸瘻
（岩間：イレオストミーとその管理．In：炎症性腸疾患の外科，医学教育出版，1994 をもとに作画）

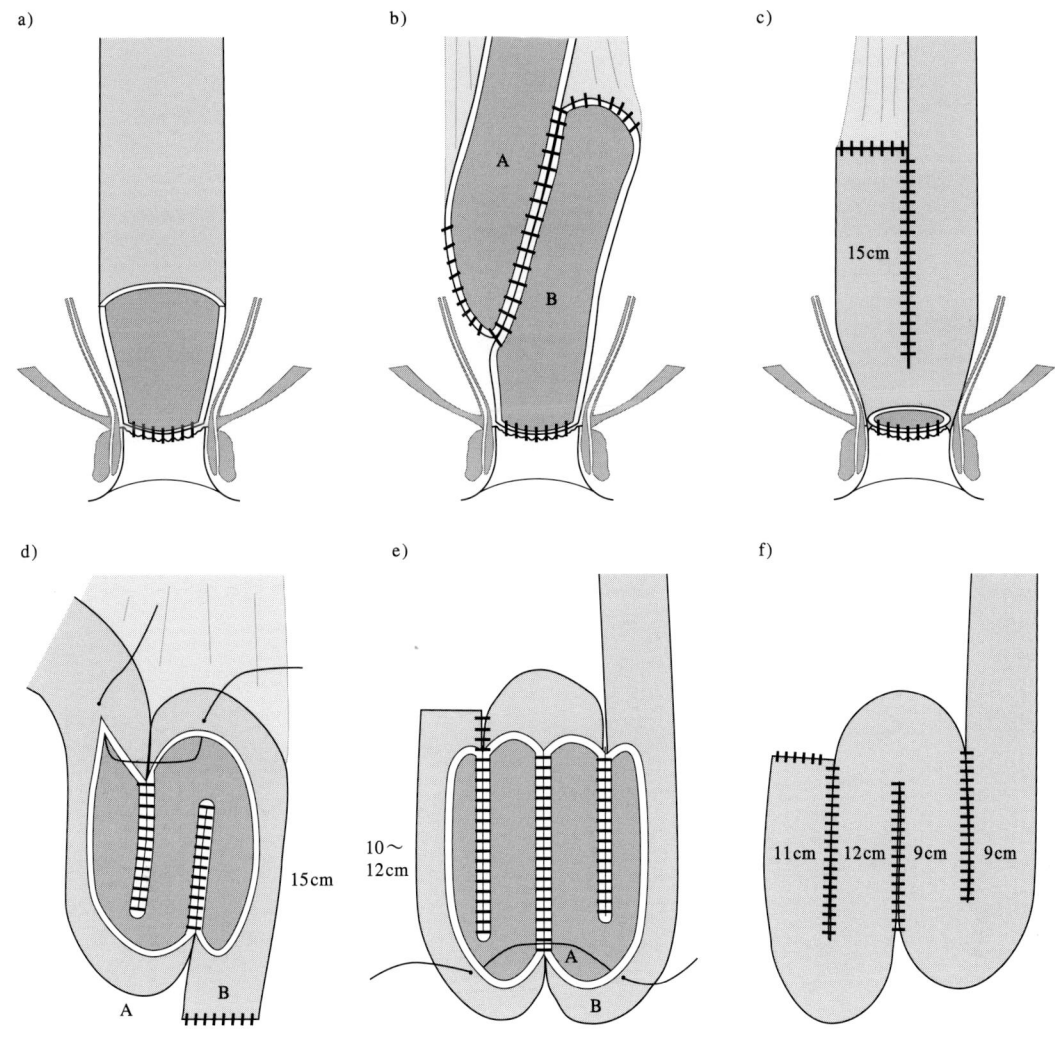

a) パウチなし．(Ravich, 1948[15]；Johnston D: Br J Sarg 68：874-878,1981)
b) Hパウチ，AとBとを側々吻合する．B脚は順または逆蠕動．(柳田ら，1971[16]；Fonkalsrud EW: Am J Surg 136：113-120, 1978)
c) Jパウチ．(Utsunomiyaら，1980)[16]
d) Sパウチ．Bはなるべく短くして肛門に吻合する．器械吻合ではAの部分で吻合する場合がある．(Parks AG: Br Med J 2：85-88, 1978)
e) Wパウチ．部位Bで肛門と吻合するが部位Aを利用する方法もある．(Nicholls, 1985)[19]
f) Wパウチ（変法）．Jパウチの中枢側のたるみを利用した方法．(Harms BA: Surgery 101：234-237, 1987)

図 2.9　パウチの種類（それぞれの文献をもとに作画）

表 2.5　直腸肛門部の処理

	直腸下部粘膜切除	直腸全層切除（主としてdouble stapling法）
1)	回腸肛門吻合に適する	回腸直腸下端部吻合となる
2)	直腸粘膜残存は極少量理論上あり	少量の直腸粘膜残存
3)	手技的に煩雑で細かい，時間を要する	外科的一般手技をもって行える．時間を要しない
4)	骨盤内臓神経直腸枝の損傷がない	骨盤内臓神経直腸枝は切離される
5)	内肛門括約筋損傷が起こりやすい	肛門管への神経，括約筋への損傷が起こりにくい

む．後者では，粘膜の長さで14 cm以上（筋層で7 cm）切除しておくと，砕石位へ変換した後の操作が容易である．また粘膜切除の視野は後者のほうがよいので①の術式を選ぶ場合は，なるべく肛門近くで直腸を切離（断端開放）しておくと有利である．

どちらの術式でも肛門括約筋を愛護的に弛緩させる．ついで殿部の皮膚と肛門周囲の皮膚とに8

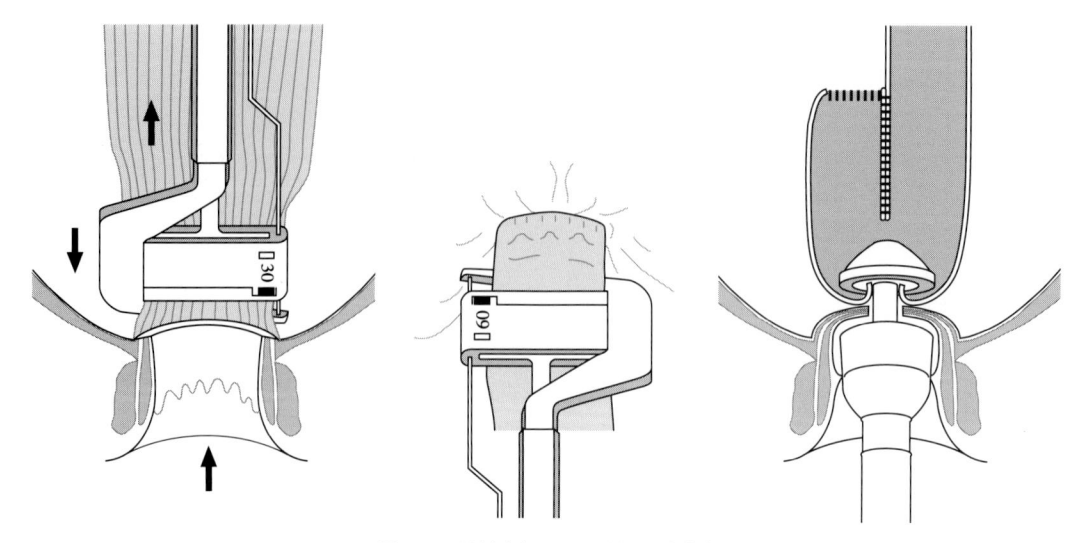

図 2.10 器械吻合による回腸肛門吻合術
左:(Sugerman HJ: Ann Surg 213: 606-619, 1991; Kmiot ら, 1989[20])をもとに作画)
中央:(Mowschenson PM: Surg Gynecol Obstet 177: 17-26, 1993; 藤田:手術 44:1231-1234, 1991 をもとに作画)
右:(Lerch ら, 1989[28])をもとに作画)　↑ 力を加える方向

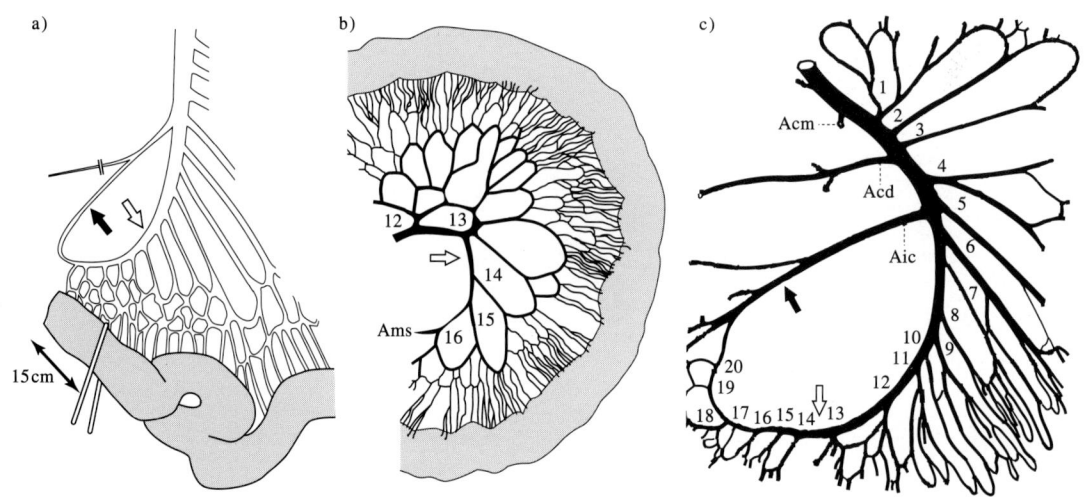

Jパウチ端が肛門部にとどかない場合.
上腸間膜動脈の末梢寄りで副血行路が良く延長が得られる部位の切離 ⇨ または回結腸動脈を ➡ で切離.
上腸間膜動静脈をより中枢で切離しても安全という報告があるが, 仮に遮断して血行をみるなどの慎重な対応
を要する　(Marter Ph: DisColon Rectum 41: 862-867, 1998)

図 2.11 回腸肛門吻合術における腸管の下方延長のための血管処理
(b), c) は Beaton and Anson: Quart Bull, Northwestern Univ M School, 16: 114-122, 1942 をもとに作画)

か所針糸を通して均等に牽引する. この操作は視野をよくするのにきわめて有効である. パークスの肛門鏡を掛ける. パークスの肛門鏡は徐々に回転させつつ使用すればよく, 広げすぎて括約筋を損傷しないようにする. 粘膜剝離は歯状線上縁から始めるため, 20万倍アドレナリン加生理食塩水を23ゲージ注射針でごく浅く粘膜下に注入する. 通常は白色の浮腫が境界明瞭に広がるが境界が不明瞭な場合は筋層に注入された可能性がある. ここに電気メスで切開を加える. 粘膜を粘膜摂子で

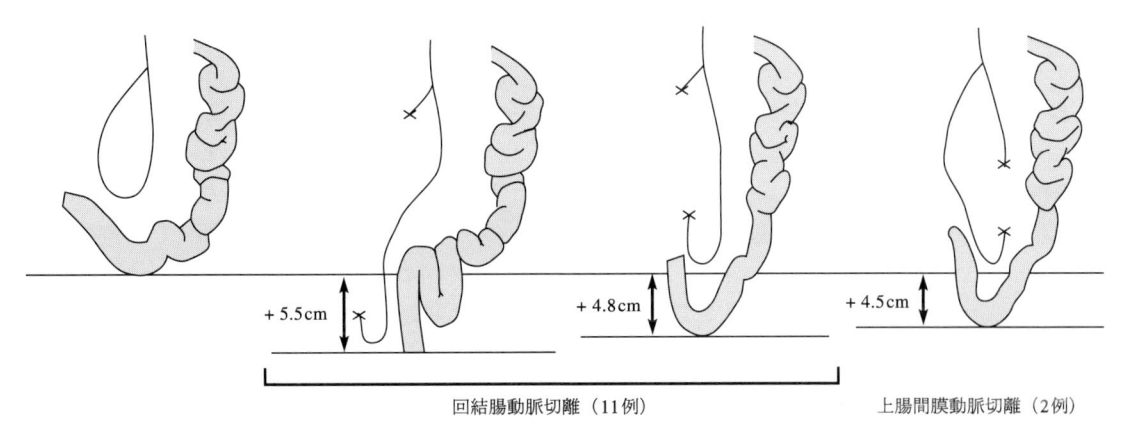

図 2.12 血管切離部位と腸管の下方への延長
ICA：回結腸動脈，SMA：上腸間膜動脈．
（Cherqui D : Dis Colon Rectum **30** : 365-371, 1987 をもとに作画）

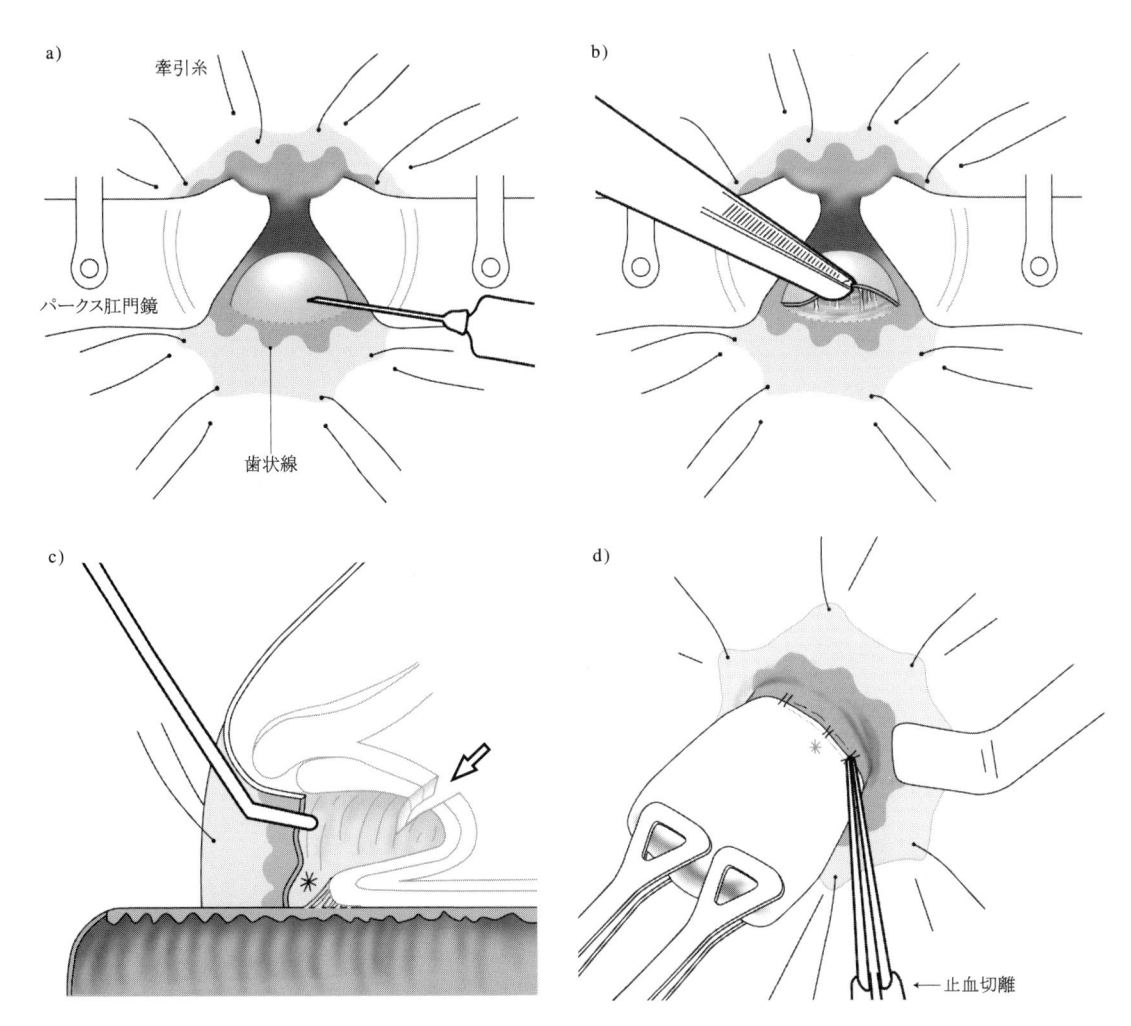

図 2.13 直腸粘膜切除術
白矢印：腹部操作を先行する場合，下部直腸で切離しておくと経肛門的直腸粘膜切除の距離が少なくてすむ．

把持し浮腫状になった粘膜下組織を分けつつ数mm単位で進むが，索状の血管は電気メスあるいはバイポーラ剪刀で切離する．1cmほど剝離が進んだらパークスの肛門鏡を回して他の場所に移り同様の操作を繰り返す．粘膜の長さで約3〜4cm剝離された状態とする．一部粘膜損傷が起こってもあわてることなく他の場所に移り，再びもとの場所に戻る．最初の3〜4cmの粘膜剝離がこの手術で最も重要な部分であり，時間を使って筋層を保護する．術式①を選択した場合はここですでに直腸切離部に行き当たるので粘膜切除の操作が終了する（図2.13c）．術式②を選択した場合は，全周を剝離したら肛門鏡をはずし，アリスの粘膜鉗子で粘膜の全周を把持し軽く牽引すると，剝離部分がちょうど肛門管の入口に引き出されてくる（図2.13d）．第2助手は剝離する方向の肛門管に鉤を掛け，軽く引いて視野をより良好に保つ．術者は輪状筋を見ながら徐々に粘膜下の血管を凝固しつつ剝離する．筋層にして3〜4cmの剝離が進めば後は筋層損傷があってももはや排便機能に影響はないので剝離が容易となり進行が急に早くなる．粘膜の長さで14cm（筋層にして6〜7cm）を剝離しておくと，腹側からの操作が容易である．

ここまで終了したら粘膜を結紮して内容のもれをふせぎ，ガーゼをタンポンとして直腸筋筒内に挿入して，先の肛門周囲の牽引糸を切っておく．ここで体位を砕石位とし，前に述べた腹部操作に入るとともに抗菌薬を点滴静注する．パウチと肛門の吻合のさいは，もう一度肛門周囲に牽引糸を掛ける．回腸は全層，肛門皮膚へは筋層に掛からないよう4-0吸収糸で密に1層に縫合する．肛門内に30号チューブを挿入しておく．ループ式回腸瘻を作成して終了する．

f．手 術 成 績
1) 術後早期合併症

回腸肛門吻合術は合併症が多いことと，安定した排便機能を得にくいことの2点が問題となる．表2.6と2.7に多数例を経験した諸家による早期合併症と，排便機能を示した．最も問題となる合併症は吻合部不全あるいは骨盤内感染であり，排便機能を確実に障害する．この予防，緩和策としてループ式回腸瘻術中抗菌薬投与が有効である．

2) 排 便 機 能

排便機能に関係する要素には3つがある．
1) 内肛門括約筋機能（肛門管静止圧，および

表2.6 回腸肛門吻合術の早期合併症の割合（%）（潰瘍性大腸炎＋FAP）

報告者の症例数	1) 84例	2) 325例	3) 100例	4) 101例	5) 460例	6) 36例	7) 1005例
合併症なし	64				42		72.5
手術死亡		0	0 (晩期2)	0	0 (晩期0.4)		0.4
骨盤感染	15	4	2	5	5.0	2.6	8.2
吻合不全		12	0		3.0	5.2	2.9
直腸腟瘻(他瘻孔)			2				4.2(5.2)
出血				1			3.8
イレウス	10		13	1	20	5.2	25.3
パウチ縫合不全	4	3			5.7瘻孔	5.2	
パウチ壊死	4					0.1	
吻合狭窄	2		6		8.7	10.5	14
ストーマ再造設	4	4.7	5		3.5		3.4
ストーマ閉鎖せず					3.2		1.1
impotence		2*			1.2		
逆行性射精	5	3*					

（含晩期：イレウス〜ストーマ閉鎖せず）

腹壁創感染は表中より除く，空欄は記載なし，各項目は厳密には同じものではない．数字は%
1) Pescatori : Br J Surg **75** : 321, 1988.
2) Cohen : Ann Surg **216** : 506, 1992.
3) Coran : Ann Surg **212** : 242, 1990.
4) 山村：外科診療 **33**：1735, 1991.
5) Marecello : Arch Surg **128** : 500, 1993.
6) Mowschenson : Surg Gynecol Obstet **177** : 17, 1993.
7) Fazio : Ann Surg **222** : 120-127, 1995.
* Dozois : Ann Surg **210** : 268, 1989.

表 2.7 回腸肛門吻合の肛門機能

報告者（年）	n*	パウチの型	追跡（月）	排便回数 1日　夜間	失禁なし（％）	pouchitis（％）
1) Dozois (1989)	94 (94 FAP)	91 J 2 S	36	4.5　1.0	昼87　夜70	7 (FAP) 22 (UC)
2) Marcello (1993)	460	434 J 24 S	3～60	6　<1	90	18
3) Wexner (1991)	15 (3 FAP)	J	3～16	5　0.6	91(10/11)	
4) Mowschenson (1993)	38 (2 FAP)	J	1～30	4.7　0.4	95(21/22)	13
5) Gozzetti (1994)	48	J	>6	5.0　1.0	56.2	11.6
6) Fazio (1995)	1005 (58 FAP)	675 J 330 S	～120	6(1～20)	昼71　夜53	23.5

*全症例，（ ）内はFAP症例，他は潰瘍性大腸炎．
同腸肛門吻合；1)～2) 手縫い，3)～5) 機械吻合，6) 両者．
1) Ann Surg 210: 268, 1989.
2) Arch Surg 128: 500, 1993.
3) Dis Colon Rectum 34: 487, 1991.
4) Surg Gynecol Obstet 177: 17, 1993.
5) Am J Surg 168: 325, 1994.
6) Ann Surg 222: 120, 1995.

吻合部の瘢痕硬化の有無）
2) 便の貯留能力
3) 排泄能（貯留した量の何％が1回短時間で排泄されるか）
である．

これらの因子の重要性については，相反するさまざまな意見がある．測定する背景および方法が異なるためと思われる．

肛門管最大静止圧の影響については，重要であるとする意見[25,26]と，関連しないという意見[27]がある．筆者はその経験から，排便機能には内肛門括約筋機能すなわち肛門管最大静止圧が保たれることが最も重要と考えている．縫合不全や骨盤内感染による肛門管の瘢痕硬化がないことが条件である．パウチの形態と機能については，多くの論文がパウチの容量と排便回数は逆比例の関係にあると述べている[26,28]．しかし1年以上経過すると，SパウチとWパウチあるいは長さ30 cm以上のJパウチなど容量の多いパウチでは徐々に排便回数が増加し，逆に容量の少ないもの（12～20 cm）は徐々に回数が減って，ついに逆転する[29]ことにも注意せねばならない．パウチの容量やパウチの種類による失禁などの排便機能の差は少ないとする意見が多い[26,30,31]．また，パウチのない吻合でも機能的によいとする報告がみられる[32～34]ことから，大きいパウチが必ずしも望ましいものではないことを示している．これら諸家の報告は一見互いに矛盾するようであるが，排便機能はいたずらに容量に頼るよりも，内肛門括約筋機能温存，そして縫合不全および骨盤内感染の予防により多くの重点をおくべきことを示している．したがって，空置的ループ型回腸瘻は作成するようにしている．

直腸粘膜切除による回腸肛門吻合術と器械吻合による回腸肛門管吻合術（回腸-直腸下端部吻合）とでは，機能的に差がないとするもの[21]と，器械吻合がよい[35]とするものがある．いずれにしても手術経験により機能が改善する傾向にあり，肛門管近傍の損傷や感染が少なくなることによるものと考えられる．肛門管最大静止圧が50 cmH$_2$O（理想的には60 cmH$_2$O以上）で，昼間は腸液の漏れがなく，かつ夜間の漏れも毎日でなく少量ならば回腸瘻を閉鎖しても良好な機能が得られると予測できる[25]．パウチのバリウム造影で漏れがなくバリウムをトイレで排便できることも目安となる．機能が悪いと判断された場合は回腸瘻は閉鎖しない．

3) 回腸嚢炎（ileal pouchitis）および癌発生

パウチ作成による回腸肛門吻合術に特異的な問題点として，パウチ内の炎症pouchitisがある．症状は水様下痢（失禁），出血，腹痛，発熱，および体重減少である．内視鏡的には粘膜のびらん，膿苔，出血，潰瘍形成を認める．病理所見では強い急性炎症のほか特異的なものは認めない．臨床症状のあるものは別として，内視鏡や病理所見でど

の程度のものを pouchitis として採るのか諸家によって差がある[36]. この炎症の原因としては2種類が考えられている. すなわち, ①パウチ内の便の貯留と細菌叢の異常により発生する blind loop syndrome と同様な機序によるもの, および②潰瘍性大腸炎に合併した回腸炎 backwash ileitis である. この2つは検査所見からは区別することは難しい. pouchitis は潰瘍性大腸炎には約20％に起こるとされ, FAPにおいては数％と考えられる(表2.6, 2.7). パウチを作成しない吻合ではほとんど発生をみない. 治療法としては, FAPで軽度の場合はメトロニダゾール300 mg/日の投与が有効である. 重症の場合は絶食, 経肛門的パウチ内ドレナージによるパウチの安静, ステロイドによる洗腸およびTPN(中心静脈栄養)などを必要とする. 長期経過症例では回腸内への腺腫あるいは癌発生に注意する[37].

g. 遠隔成績
1) 大腸癌

FAP全国登録例について1992年に行った追跡調査の結果は図2.14のごとくであった. 大腸全摘術(回腸肛門吻合術を含む)は354例(癌192例, 54％), そのうち120例(63％)は直腸癌であった. 直腸温存術式は320例(癌105例, 32％)であった. 両者に年齢差はなく, 温存直腸の長さは平均10.3 cmであった. 最初は直腸癌の多い全摘術で生存率が下がり, 7年で両者の生存率の差は最も大きくなるが, まもなく平行となり, 11年以降では逆に直腸温存例の生存率が低下し16年以降ではほとんど差を認めなくなる. これは主として残存直腸への癌発生による影響であった[38].

Lockhart-Mummery法による直腸温存術後の残存直腸に癌が発生する危険度は施設によって異なるが, 温存する直腸の長さ, 手術時年齢, ポリープ密度, 追跡方法が異なるためと考えられる(表2.8). 温存直腸の長さをほぼ腹膜反転部に当たる7 cm以下とすると, 癌発生危険率は7 cmより多く直腸を残した場合の1/5程度となる(少数のため有意差には至らないが; $P<0.1$)ので, 直腸を温存する場合は腹膜反転部以下とする(表2.9 a). また, 密生型は非密生型の2倍($P<0.001$)の危険率になるので, ポリープが密生するものは直腸を切除(表2.9 b)すべきである. また, 定期的検査を行うことによって癌発生の危険を低く押さえることができる[1,3].

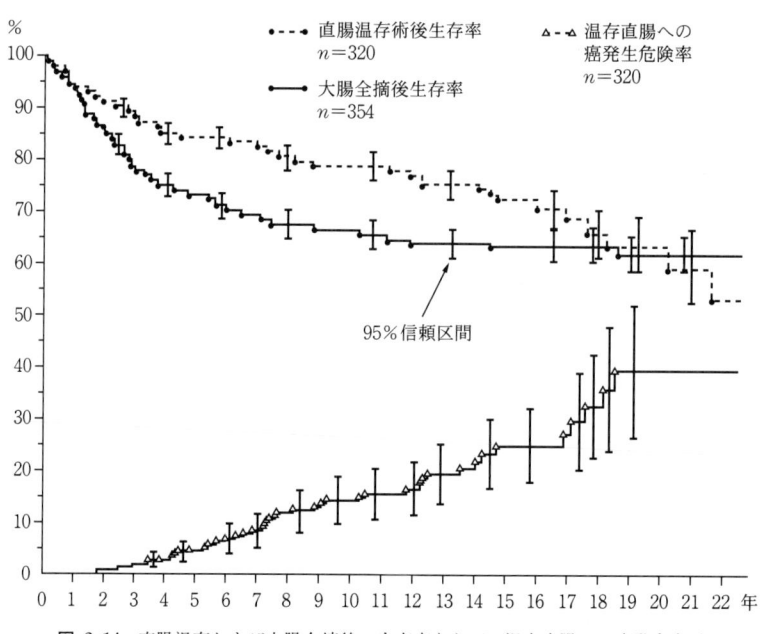

図2.14 直腸温存および大腸全摘後の生存率ならびに温存直腸への癌発生率[34]

表 2.8 施設別にみた温存直腸の癌発生率

施 設	術後経過年による直腸癌累積発生率			
	5年	10	15	20
1) St. Mark's H.	1.5(%)	3.6	3.6	3.6
2) Scandinavia	4.5	5.7	9.4	13.1
3) Mayo Clinic	5	13	25	42
4) Polyposis C.	4.0	12.8	24.2	

施 設	年齢による直腸癌累積発生率		
	40歳	50	60
5) St. Mark's H.	5(%)	10	29

1) 文献1)
2) LCPG : Br J Surg 79 : 1372-1375, 1992.
3) Moertel : Cancer 28 : 160-164, 1971.
4) Iwama : Dis Colon Rectum 37 : 1024-1026, 1994.
5) Nuget : Br J Surg 79 : 1204-1206, 1992.

表 2.9 FAP 直腸温存術後の直腸癌発生危険度の因子別比較

a) 温存直腸の長さと直腸癌発生

温存直腸の長さ	直腸癌	
	癌発生数	期待値*
≦7 cm $n=62$	2	6.01
>7 cm $n=161$	27	22.99

*Log-rank テスト，カイ二乗法，3.37 ($P<0.1$).

b) ポリープ密度と直腸癌発生

	直腸癌	
	癌発生数	期待値*
密生型 FAP $n=114$	25	14.57
非密生型 $n=208$	19	29.43

* Log-rank テスト，カイ二乗法＝11.2 ($P<0.001$).
(Iwama : Dis Colon Rectum 37 : 1024-1026, 1994)

大腸癌に対する予防的手術治療の効果については，死亡率でみると大きな改善はみられるものの一般人と同じ程度には改善していないとする報告がある[9]（図2.15）．しかし，発端者症例に比べて大きな改善が認められることは明らかである．

2) 大腸全摘後の病態生理と注意点

大腸はナトリウム，クロールおよび水分の吸収臓器として重要である．カリウムについては腸管内の濃度が 10 mEq/l をこえないかぎり正常大腸では分泌相に傾いているため，これを切除してもカリウムの不足が起こることは少ない[39,40]．また，カルシウムの排泄量が増加することはなく，マグネシウムも一定の傾向を示さない[40]．したがって，水分とナトリウムの不足，すなわち脱水状態に注意する．下痢（多量排泄）が続く場合は早めに電解質輸液を受け，また夏の日光の下での長時間の運動は控えるようにするなどの注意を与える．また，尿量の減少と尿中 pH が酸性に傾くことが原因で，尿酸結石がきわめて発生しやすくなるが[41]，尿路結石を認めたならば，水分を補い炭酸水素ナトリウム（重炭酸ソーダ）を1日 2.0～3.0 g，2週間程度服用することによって結石は速やかに消失するので試みるべきである．胆汁酸代謝を乱さぬようにするためには，回腸末端を極力温存す

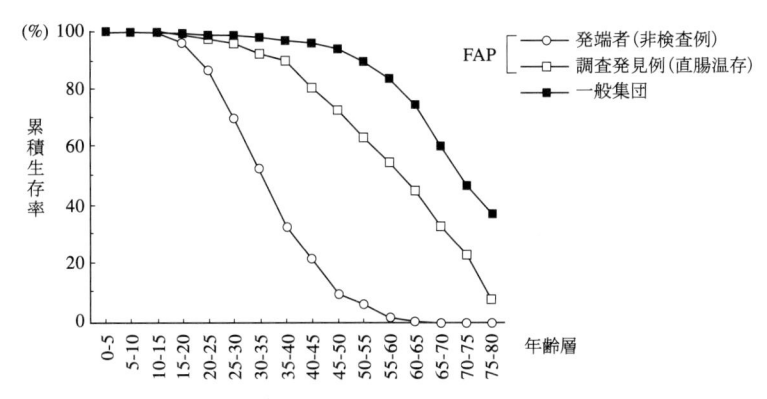

図 2.15 生存率からみた FAP のスクリーニング（家族の検査）による大腸手術の効果．一般集団およびスクリーニングなしの症例と比較して（Nuget ら，1999[8]）より改変）

る．回腸末端のリンパ濾胞によるポリポーシス様所見を腺腫と誤って，回腸末端部を切除してはならない．

h．重要な随伴病変とその治療

FAPの重要な徴候はまとめて図2.16に示した．デスモイド腫瘍は浸潤性に発育する線維腫である(図2.17)．契機がなくとも発生するが，最も多いのは術後であり，腹壁手術創および腸間膜に，多くは術後2年以内に発生し，頻度は術後約8%である．経過は自然消失するものから，巨大化し主要臓器に浸潤し死亡に至るまでさまざまである．完全切除以外には証明された有効な治療法はないが，非ステロイド性抗炎症薬 sulindac（COX阻害薬），および抗エストロジェン薬 tamoxifenの長期投与は試みられてよい[42]．胃のポリープについては約67%に認められ，胃底部から体部にかけて発生する胃粘膜の過形成性ポリープと幽門前庭部に発生する腺腫とがある[43]．胃癌の発生頻度は一般集団よりやや高い程度である[38]．十二指腸腺腫は90%に[44]，また剖検例でみると小腸ポリープも約50%に存在する[45]．十二指腸癌の危険率は一般人口の250倍であり[38]予後決定因子となる．

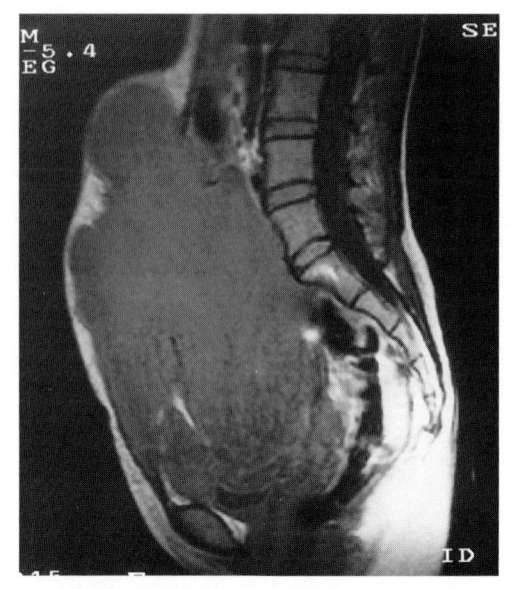

図 2.17 腹壁から腹腔へ広がるデスモイド腫瘍

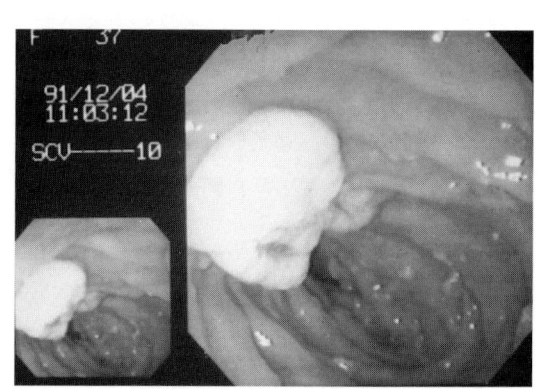

図 2.18 十二指腸乳頭癌
これは局所切除され7年後特に再発を認めない．

乳頭部に発生するものが最も多いので(図2.18)，早期発見がなされれば，局所切除による治療が可能と考えられる[46]．最小治療による最大効果をはかり QOL を保ちつつ長期生存を得ることができる．甲状腺その他の部位にも腫瘍が発生する危険性はあり，ほぼ一生にわたる健康管理が重要である．

Turcot 症候群

Turcot 症候群（# MIM 276300）は大腸の多発性腺腫性ポリープに中枢神経腫瘍（astrocytoma系）を合併するものとして報告された[47]．大腸のポリープは家族性大腸腺腫症（FAP）に比べ大型で，数は数個から100個前後と比較的少なく，皮膚に

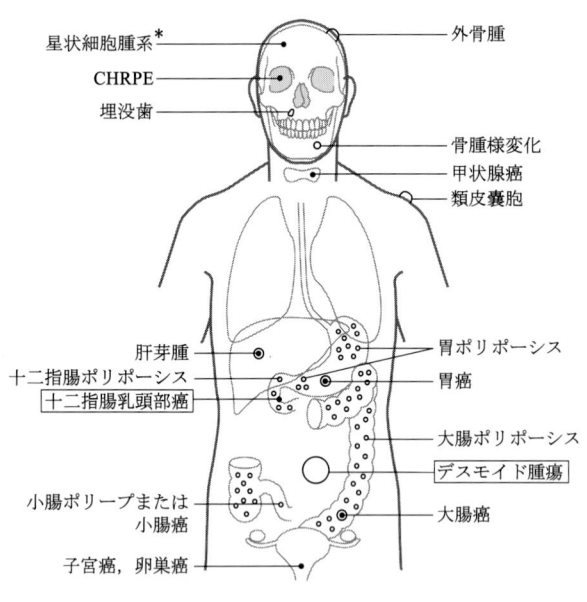

図 2.16 FAPの徴候
* Turcot 症候群
CHRPE：先天性網膜色素細胞腫大
(Utsunomiya J, Iwama T: Asian Med J **21**: 76-96, 1978)

カフェオーレ斑を有するなどの特徴を示す．大腸癌，および astrocytoma 系の腫瘍は 10〜20 代と非常に若年で発生する．いとこ婚などが多く，伊藤ら[48]の研究によって常染色体性劣性遺伝性であることが確実なものとなった．一般に，劣性遺伝性の疾患は優性のものよりも病態が重いといわれており，その点でも伊藤らの結論は信頼できる．

非常にまれな疾患であり，治療法は確立していないが，大腸については結腸全摘＋回腸直腸吻合術が最初に適応になるものと思われる．また，FAP あるいは遺伝性非腺腫症性大腸癌に偶発的に中枢神経系の腫瘍が合併する場合も考えられるが，前に述べたような臨床遺伝学的特徴および遺伝子診断などによって鑑別する必要がある．

2.2 Peutz-Jeghers 症候群

Peuts-Jeghers 症候群（PJ：MIM 175200）は，① 口唇，口腔粘膜，指趾に多発する特有な色素斑，② 消化管の多発性ポリープ，などを特徴とする常染色体性優性遺伝性疾患である（図 2.19）．Peutz[49]によって 1 家系が報告され，Jeghers[50] によって独立疾患とされた．Peutz は「ポリープを構成する腺窩は規則的円柱状で核は正常な形と大きさである（過誤腫 hamartoma）」ことを指摘するとともに（図 2.20），ポリープによっては癌に近い核の増大と染色性の増加および配列の乱れを示す部分があることをすでに指摘している．

a．発生頻度

発生頻度については明らかになっていないが，家族性大腸腺腫症について頻度が高い．原因遺伝子には 19 番染色体短腕上にある serin/threonin kinase をコードする遺伝子であることが判明した[51]．PJ 型のポリープのみを発生するもの，あるいは口唇色素沈着のみを認めるものの報告があり，不完全型 PJ とされることがあるが，原因が異なる類似の疾患の可能性がある．

b．病態生理

診断時年齢の最頻値は 15 歳前後である[52]．ポリ

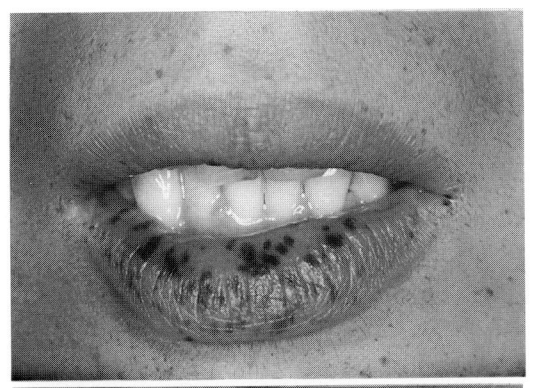

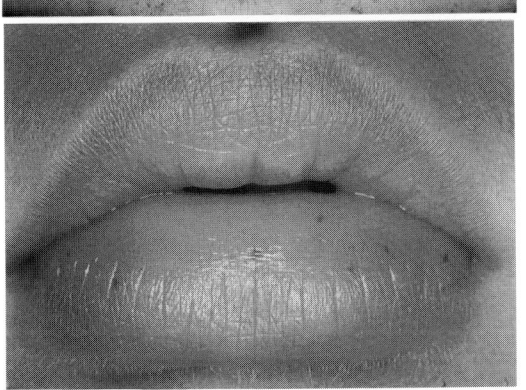

図 2.19 母子の口唇色素沈着
上：母，34 歳，下：子，4 歳．

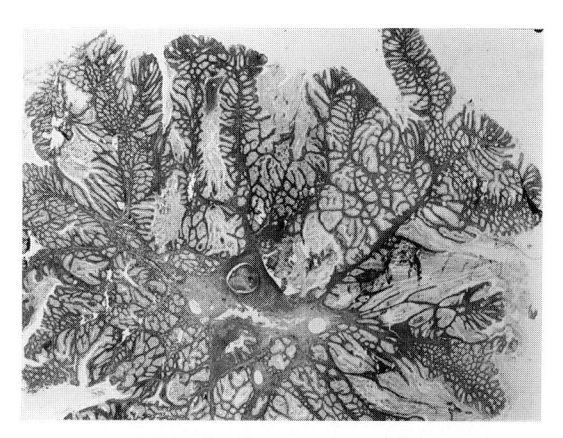

図 2.20 PJ ポリープルーペ像
樹枝状の粘膜筋枝の分枝を示す粘膜過形成が特徴的である．

ープ分布は胃から直腸までにわたって散在性に分布する．そのうち小腸ポリープは特に腸重積症を起こしやすく（図2.21），全体の77％がイレウスを含めた腹部疝痛をきっかけに診断される．また，ポリープの肛門からの脱出によって診断された症例の67％は5歳以下である．

口唇色素は下口唇に強く乳児期には目立たないが思春期以降に目立つようになる．優性遺伝性であるが，家族性を認める割合は半数以下であり，また家族性大腸腺腫症と比べ家系の規模は小さいがその理由は不明である．PJは長期的にみると癌の危険性が強く，一般人口の18倍である[53]．須田[54]の観察によると，ポリープの癌化率は1 cm以下で0％，1～3 cmで1.6％，3 cm以上で15％であり，3 cm以上の大きなポリープには癌の可能性がある．

日本の文献から集積したPJ症例420例で検討すると[52]，消化管悪性腫瘍（早期癌を含む）は75例（17.9％）に認めた．その平均年齢は34.4歳と若く，その分布を進行癌20例でみると57.5％が大腸癌であるが，十二指腸，小腸癌も22.5％と高率であった．その組織型が明らかなものをみると，低分化腺癌ないし粘液癌を含むものは13/20（65％）と高率であり，特に大腸では10/13（77％）が粘液癌ないし低分化腺癌を含むものであった．

消化管外悪性腫瘍は20例（4.8％）に認めた．その平均年齢は41.2歳と若く，そのうち子宮癌が9例（45％）と最も多かった．しかも一般には，まれな子宮頸部腺癌と診断されたものがそのうち6例（67％）と多く，きわめて特徴的であった．一方，子宮頸部腺癌16例を調べた結果2例（12.5％）がPJであったというYoungらの報告[55]からみても，子宮頸部腺癌はPJに特異的な悪性腫瘍といえる．この癌は組織学的には分化度が高く細胞診でも診断が困難といわれるが，進行した癌が多く画像診断が有用である．卵巣の性索腫瘍（ovarian sex cord tumor）も同様にPJに特有な腫瘍として知られている[56]．その他には膵癌，胆嚢癌，肺扁平上皮癌など多彩な癌の合併の報告があるが，一般と比較してどの程度多いかは不明である．

c．診　　断

幼児では肛門からのポリープ脱出および出血が診断のきっかけとなる．しかし，ほとんどの症例は腸重積による腹部疝痛を主訴として受診する．診断は特有な色素沈着と，過誤腫性の消化管ポリープによって容易である（図2.19, 20）．家族歴も参考になる．色素沈着とポリープのうちどちらかの徴候を欠くものを不全型PJということもあるが，原因が異なる可能性もある．胃から大腸にわたる消化管造影，上部および下部の内視鏡検査およびポリープ切除による組織検査によって確定する．腸重積症は超音波検査により診断できる場合がある．ポリープは大小さまざまで，ブロッコリーに似た乳頭状を示す．比較的大きなものは短い有茎状を示すことが多い．組織学的所見は樹枝状に延びた間質と発生母地粘膜組織の過形成を示す．まれに粘膜下組織や，筋層にまで腺管組織がみられる（misplacement, pseudo invasion）ことがあるが，癌の浸潤との鑑別と治療方針が問題となる（図2.22）．女性では腟分泌が多い場合には，子宮についての検査が重要である．

d．治療方針，手術適応

上部および下部消化管については，内視鏡を駆使してポリープを切除する．すべての腸管に対してできるだけ保存的に治療することが基本である．1回に数個～10数個程度ずつ，数か月～1年の間隔で長期的にポリープ切除を繰り返す．思春期まではポリープは急速に大きくなることがあるの

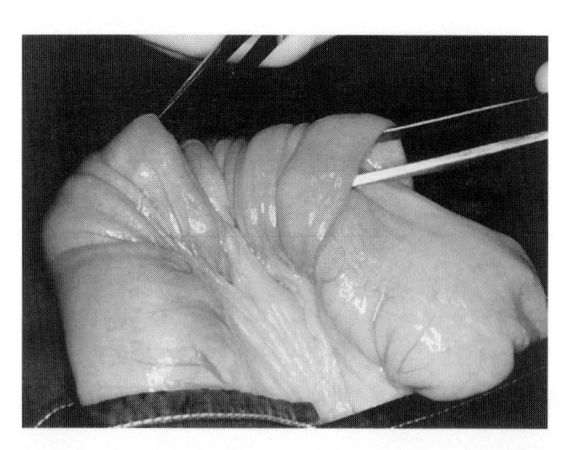

図2.21　PJポリープによる腸重積

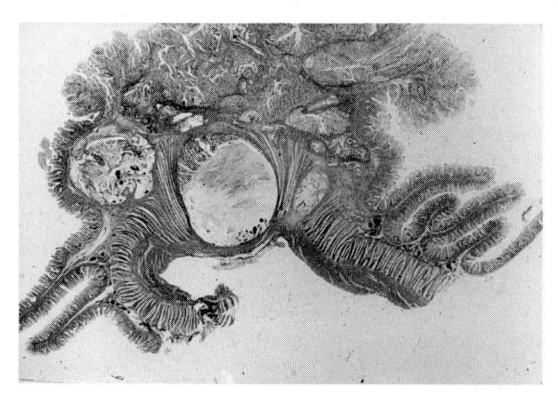

図 2.22 小腸腫瘍
良悪性の鑑別が問題となる.

で，短期間にポリープのすべてを切除することに大きな意味はない．30歳以降ではポリープの増加や増大よりも悪性疾患の発生に注意を向けて小さい病変も切除し，婦人科受診も行う．

腸重積症，癌発生などは外科的治療の適応となる．手術では腸管切除を避けつつ，できるだけ多くの小腸ポリープの切除を行う．

e. 手術方法

開腹手術は長期的には1回では済まない場合がある．したがって，開腹して治療する場合は，腸管を乾燥させたり，こすったりする操作を極力避けて愛護的に扱って腸管癒着を予防する．粘膜下から筋層への misplacement が存在する場合があるので，2～3 cm 程度の大きな亜有茎性のポリープの場合は，基部において全層を切除する必要がある．癌が疑われる場合は，所属血管の腸間膜を含め腸切除するが，一般的には腸切除は極力避ける．

1) 触診法

まず，愛護的触診法で全小腸を触診する．1 cm をこえるものは触診可能で，注意すれば 5 mm 以上のポリープまでを触診できる．

2) 内視鏡の利用

腸切開を少なくしたい場合や詳しい観察には術中内視鏡を用いるが，5 mm 以下のポリープまですべて切除する必要はない．無理な内視鏡操作で腸管漿膜を傷つけてはならない．

3) 腹腔鏡補助下切除

開腹創を小さくする目的では，腹腔鏡補助下に触診法や内視鏡法を適用することができる．今後は最も標準的治療法になると予測される．

f. 手術成績，遠隔成績

PJ の腸重積は慢性に経過する場合が多く，腸重積に対する手術成績は良好である．PJ の生存率は家族性大腸腺腫症に比較して良好である（図2.23）．しかし，30歳以降では大腸癌を中心とする

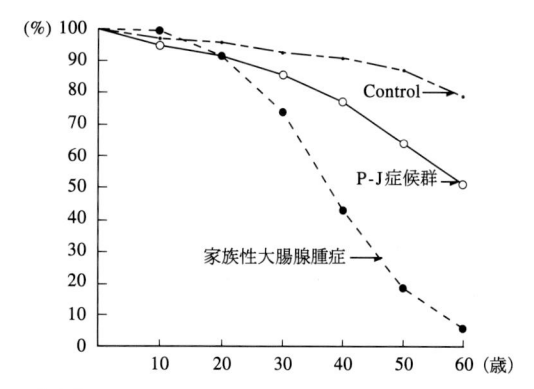

生存率	95.0%	91.5%	86.2%	78.9%	64.3%	61.5%
死亡/全体	95/100	75/82	50/58	30/38	18/28	8/13

図 2.23 P-J 症候群の生存率（102例）
(Utsunomiya J: Johns Hopkins Med J **136**: 71-82, 1975)

消化管癌，および子宮頸部癌，卵巣癌を中心とする癌によって死亡するものが60%を占めるので，症状がなくなっても消化管および子宮に関する定期的検査を重点として追跡する．患者には消化器癌，子宮癌の危険性が一般より高いことを知らせておく必要がある． ［岩間毅夫］

文献

1) Bussey HJR: Familial polyposis Coli. Johns Hopkins University Press, Baltimore, 1975.
2) Kinzler KW, Vogelstein B, Nakamura Y, et al: Identification of *FAP* locus genes from chromosome 5 q 21. Science **243**: 661-665, 1991.
3) Lockhart-Mummery HE, Dukes CE, Bussey HJR: The surgical treatment of familial polyposis of the colon. Br J Surg **43**: 476-481, 1956.
4) 日江井賢，杉藤徹志，梅田隆司，ほか：3歳で癌化した家族性大腸腺腫症の1例．消化器外科 **14**: 357-361, 1991.

5) 牛尾恭輔, 志真泰夫, ほか：大腸腺腫症における大腸腺腫および随伴病変の推移. 胃と腸 19：609-620, 1984.
6) 岩間毅夫：大腸腺腫症の病理形態学的研究. 日外会誌 79：10-24, 1979.
7) Nagase H, Mioshi Y, Nakamura Y, et al : Correlation between the location of germ-line mutation in the APC gene and the number of colorectal polyps in familial adenomatous patients. Cancer Res 52 : 4055-4057, 1992.
8) Curia MC, Esposito DL, Aceto G, et al : Transcript dosage effect in familial adenomatous polyposis: model offered by two kindreds with exon 9 APC gene mutations. Hum Mutat 11 : 197-201, 1998.
9) Nugent KP, Spigelman AD, Phillips RKS : Life expectancy after colectomy and ileorectal anastomosis for familial adenomatous polyposis. Dis Colon Rectum 36 : 1059-1062, 1993.
10) Slack J: The probability of developing familial polyposis. In: Hereditary Colorectal Cancer (ed by Utsunomiya J, Lynch H), pp 75-80, Springer-Verlag, Tokyo, 1990.
11) Iwama T, Mishima Y, et al : Association of congenital hypertrophy of the retinal pigment epithelium with familial adenomatous polyposis. Br J Surg 77 : 273-276, 1990.
12) 丸山雅一, 佐々木喬敏, ほか：家族性大腸腺腫症の経過観察におけるポリープの形態学的変化. 胃と腸 19：639-658, 1984.
13) 瀧口修司, 丸山博英, 大橋秀一, ほか：家族性大腸腺腫症に対する腹腔鏡補助下大腸全摘術の1例. 日臨外会誌 59：724-727, 1998.
14) Brooke BN, Camb MC: The management of an ileostomy including its complication. Lancer 2 : 102-104, 1952.
15) Ravitch MK: Anal ileostomy with sphincter preservation in patients requiring total colectomy for benign conditions. Surgery 24 : 170-187, 1948.
16) 柳田謙三, 渥美和郎, 吉雄敏文, ほか：大腸全摘出の新術式, 自然肛門保存術式. 東邦医会誌 18：428-436, 1971.
17) Parks AG, Nicholls RJ, Bellveau P: Proctocolectomy with ileal reservoir and anal anastomosis. Br J Surg 67 : 533-538, 1980.
18) Utsunomiya J, Iwama T, Imajo M, et al : Total colectomy mucosal proctectomy and ileoanal anastomosis. Dis Colon Rectum 23 : 459-466, 1980.
19) Nicholls RJ, Pezim ME: Restorative proctocolectomy with ileal reservoir for ulcerative colitis and familial adenomatous polyposis: a comparison of three reservoir designs. Br J Surg 72 : 470-474, 1985.
20) Kmiot WA, Keighley MRB: Totally stapled abdominal restorative proctocolectomy. Br J Surg 76 : 961-964, 1989.
21) McIntyre PB, Pemberton JH, Beart RW, et al : Double-stapled vs. handsewn ileal pouch-anal anastomosis in patients with chronic ulcerative colitis. Dis Colon Rectum 37 : 430-433, 1994.
22) Cohen Z, McLeod RS, Stephen W, et al : Continuing evolution of the pelvic pouch procedure. Ann Surg 21 : 506-512, 1992.
23) Chaussade S, Verdulon A, Hautefeuille, et al : Proctocolectomy and ileoanal pouch anastomosis without conservation of a rectal muscular cuff. Br J Surg 76 : 273-275, 1989.
24) Browning SM, Nivatvongs S: Intraoperative abandonment of ileal pouch to anal anastomosis —The Mayo Clinic experience. J Am Coll Surg 186 : 441-446, 1998.
25) 松尾 聰：全結腸切除, 直腸粘膜切除, 回腸肛門吻合術後の直腸肛門機能. 日外会誌 82：1366-1376, 1981.
26) Nasmyth DG, Johnston D, Godwin PGR, et al : Factors influencing bowel function after ileal pouch-anal anastomosis. Br J Surg 73 : 469-473, 1986.
27) Lindquist K : Anal manometry with microtransducer technique before and after proctocolectomy: Sphincter function and clinical correlataions. Dis Colon Rect 33 : 91-98, 1990.
28) Lerch MM, Braun J, Harder M, et al : Postoperative adaptation of the small intestine after total colectomy and J-pouch-anal anastomosis. Dis Colon Rectum 32 : 600-608, 1989.
29) Stelzner M, Fonkalsrud EW, Lichtenstein G: Significance of reservoir length in the endorectal ileal pull through with the reservoir. Arch Surg 123 : 1265-1268, 1988.
30) Heppel J, Pelliveau P, Tailefer R, et al : Quantative assessment of pelvic ileal reservoir emptying with a semisolid radionuclide enema : A correlation with clinical outcome. Dis Colon Rectum 30 : 81-85, 1987.
31) Pescatori M, Mattana C, Castagneto M : Clinical and functional results after restorative proctocolectomy. Br J Surg 75 : 321-324, 1988.
32) Coran AG : A personal experience with 100 consecutive total colectomies and straight ileoanal endorectal pull-throughs for benign diseases of the colon and rectum in children and adults. Ann Surg 212 : 243-247, 1990.
33) Emblem R: Straigh ileoanal anastomosis with preserved anal mucosa for ulcerative colitis and familial polyposis. Scand J Gastroenterol 23 : 913-919, 1988.

34) 岩間毅夫, 今城真人, 三島好雄：家族性大腸腺腫症に対する回腸肛門吻合術後に妊娠出産した3例の経験. 日消外会誌 **27**：2600-2604, 1994.
35) Gemlo BT, Belmonte C, Wiltz O, *et al*：Functional assessment of ileal pouchi-anal anastomotic techniques. Am J Surg **169**：137-142, 1995.
36) Fozard BJ, Pemberton JH：Results of pouch surgery after ileo-anal anastomosis：The implications of pouchitis. World J Surg **16**：880-884, 1992.
37) Herbay A, Stern J, Herfarh C：Pouch-anal cancer after restorative proctocolectomy for familial adenomatous polyposis. Am J Surg Pathol **20**：995-999, 1996.
38) Iwama T, Mishima Y, Utsunomiya J：The impact of familial adenomatous polyposis on the tumorigenesis and mortality at the several organs. Ann Surg **217**：101-108, 1993.
39) Devroede GJ, Phillips SF：Conservation of sodium, chrolode and water by the human colon. Gastroenterology **56**：101-109, 1969.
40) 今城真人：全結腸切除, 直腸粘膜切除, 回腸肛門吻合術後の病態生理—小腸通過時間と腸内容の変動について. 日外会誌 **82**：546-565, 1981.
41) 岩間毅夫, 今城真人, 三島好雄：大腸全摘後の尿酸結石についての検討. 日消病会誌 **83**：66-71, 1986.
42) Tsukada K, Church J, Jagelman DG, *et al*：Noncytotoxic drug therapy for intraabdominal desmoid tumor in patients with familial adenomatous polyposis. Dis Colon Rectum **35**：29-33, 1992.
43) Utsunomiya J, Maki T, Iwama T：Gastric lesions of familial polyposis coli. Cancer **34**：745-754, 1974.
44) Iida M, Yao T, Itoh H：Natural history of duodenal lesions in Japanese patients with familial adenomatous coli (Gardner's syndrome). Gastroenterology **96**：1301-1306, 1989.
45) 渡辺英伸：家族性大腸腺腫症—剖検例からみた大腸外病変について. 新潟県医師会報 **864**：3-17, 1980.
46) Iwama T, Tomita H, Kume S, *et al*：Indication for local excision of ampullary lesion associated with familial adenomatous polyposis. J Am Coll Surg **179**：462-464, 1994.
47) Turcot J, Depres JP, Pierre F：Malignant tumors of the central nervous system associated with familial polyposis of the colon. Dis Colon Rectum **2**：465-466, 1959.
48) Itoh H, Ohsato K, Yao T, *et al*：Turcot syndrome and its mode of inheritance. Gut **20**：414-419, 1979.
49) Peutz JLA：[A very peculiar familial polyposis of the mucous membrane of the digestive tract and the nasopharynx together with peculiar pigmentation of the skin and mucous membranes. (Dut)] Ned Maandschr v Geneesk **10**：134, 1955（岩間毅夫訳：古典を読んで, 月刊外科症例 **2**：645-648, 1978）
50) Jeghers H, Mckusic VA, Katz KH：General intestinal polyposis and melanin spots of the oral mucosa, lip and digits. N Engl J Med **241**：993-1005, 1031-1036, 1949.
51) Hemminki A, Markie D, Tonlinson I, *et al*：A serin/theronin kinase gene detective in Peutz-Jeghers syndrome. Nature **391**：184-197, 1998.
52) Iwama T, Ishida H, Imajo M, *et al*：The Peutz-Jeghers syndrome and malignant tumor. In：Hereditary Colorectal Cancer (ed by Utsunomiya J, Lynch HT), pp331-336 Springer-Verlag, Tokyo, 1989.
53) Giardiello FM, Welsh SB, Hamilton SR, *et al*：Increased risk of cancer in the Peutz-Jeghers syndrome. N Engl J Med **316**：1511-1514, 1987.
54) 須田武保, ほか：特殊な消化管ポリープ (2) Peutz-Jeghers症候群. 臨床科学 **24**：332-340, 1988.
55) Young RH, Scully RE：Mucinous ovarian tumors associated with mucinous adenocarcinoma of the cervix. A clinicipathological analysis of 16 cases. Int J Gynecol Pathol **7**：99-111, 1988.
56) Srivatsa PJ, Keeney GL, Podratz KC：Disseminated cervical adenoma malignum and bilateral ovarian sex cord tumors with annular tubules associated with Peutz-Jeghers syndrome. Gynecol Oncol **53**：256-264, 1994.

2.3 若年性ポリポーシス

　McCall[1]らにより大腸ポリポーシス症例のなかから抽出され, 若年性大腸ポリポーシス (juvenile polyposis coli, JPC) として1964年に報告されたまれな遺伝疾患である. わが国では1972年に長谷川ら[2]らにより初めて報告され, 武藤ら[3]により病理像が明確に記載されて以来, 65例が報告されている. ポリープの組織像は過誤腫に属し, 従来は癌化と関連がないと考えられていた[4]. そ

の後の症例の集積に伴い，近年では癌の高危険群に属する疾患であることが明らかになってきた．

a．発生頻度

1993年までに，欧米文献では272例が報告され[5]，わが国では65例が報告されている．わが国における平均年齢は22.7歳（6か月〜65歳）で，発症年齢は記載が明らかなものに限れば，平均18.7歳（1か月〜65歳）である．男女比は1.2：1で差がない．

b．病理，病態生理

症状は下血が最も多く，貧血，ポリープの脱出，腹痛，腸重積，下痢，低栄養状態，発育障害などである．先天異常として腸回転異常，水頭症，知能低下，口蓋裂，多指症，心疾患，肺動静瘻，泌尿生殖器奇形，Evans症候群などが報告され，ばち状指，母斑症，視神経腫瘍などの合併もみられており，腸管外合併症の頻度は11〜20％とされている[6]．

本邦報告65例における発生部位は大腸のみが28例（43.1％），胃・大腸が27例（41.5％），胃のみが10例（15.4％），小腸のみが1例であった（表2.10）．胃・大腸例のうち11例で十二指腸・小腸にもポリープが認められている．

癌の併存は24例（36.9％）で，平均年齢は34.8歳（17〜65歳）であり，内訳は胃＋大腸癌2例，胃癌12例，大腸癌9例，乳癌1例であった．家系に若年性ポリポーシスをみる症例はsporadicなものに比べて著しく癌化率が高いとされている．

大腸若年性ポリープの組織像は孤立性のものと差はなく，異型のない腺管の増生と囊胞状拡張，炎症性細胞浸潤と浮腫を伴う間質の増生が特徴的所見である（図2.24）．胃・小腸のポリープも基本的に同様の所見を示す．若年性ポリープは過誤腫に属し，従来は癌とは関係のない病変と思われていた．症例の集積にしたがい，若年性ポリポーシスにさらされた消化管の中に癌や腺腫が発生する頻度が高いことが知られ，癌の高危険群であるこ

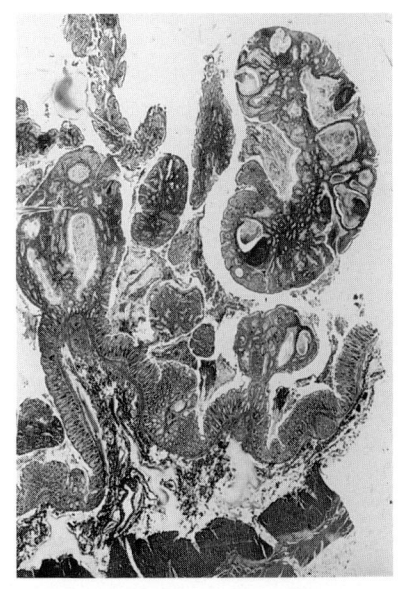

図 2.24 若年性ポリポーシスの組織像

表 2.10 若年性ポリポーシスの臨床像（本邦報告65例）

	JPC （28例）	JPV （10例）	GJGP（27例）
平均年齢	19.1	24.4	25.7
男：女	18：10	4：6	14：13
若年性ポリープ内病変			
癌	—	1（胃）	4_1（胃）*・2_1（大腸）*
腺腫	7（大腸）	1（胃）	2（胃）・2（大腸）
併存癌	7_3（大腸）*	5（胃）	2（胃＋大腸）・7（胃） 2_1（大腸）*・1（乳）
併存腺腫	9（大腸）	1（胃）・ 1（大腸）	1（胃＋大腸）・4（胃）・ 6（大腸）
ポリポーシス家族歴			
あり	7	5	7
なし	13	3	12
不明	8	2	8

＊下つき数字は腺腫内癌

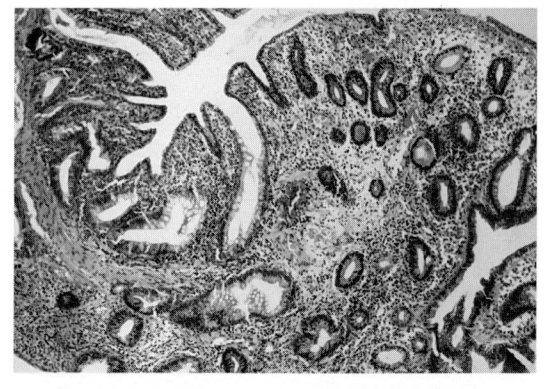

図 2.25 若年性ポリポーシスに合併した腺腫

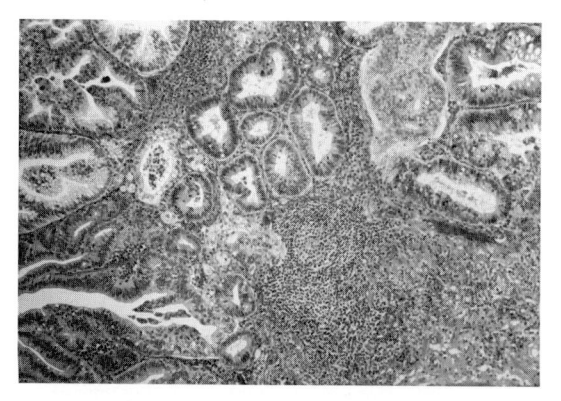

図 2.26 若年性ポリポーシスに合併した癌

とが明らかになってきた．さらに，1個のポリープの中に若年性ポリープ成分と腺腫や癌の成分が共存した症例も散見されており，癌化の一過程として興味深い（図 2.25, 2.26）[8〜12]．また，腺腫，癌のほかに Peutz-Jeghers 型のポリープの併存が認められ，mixed juvenile polyposis と呼ぶべき症例も報告されている[13]．

c．分　　類

本症に類するポリポーシスとして，ポリープの分布が胃・小腸に及ぶ症例あるいは胃のみの症例が報告され，それぞれ若年性胃腸管ポリポーシス（generalized juvenile gastrointestinal polyposis, GJGP）[14]，若年性胃ポリポーシス（juvenile polyposis ventriculi, JPV）[15,16]と呼ばれている．また，乳幼児期に発症し重篤な出血・栄養障害をきたして早期死亡するものを juvenile polyposis of infancy として分離する考えもある[17]．これらの疾患相互の関連について明確には解明されておらず，若年性大腸ポリポーシスの亜型として，すべてを若年性ポリポーシスとして一括しておくのが現状では妥当であろう．

d．外科診断

ポリープの肉眼形態は孤立性の若年性ポリープと差はなく，有茎ないし亜有茎性の数 mm から 2 cm 大までのものが多いが，ときには広基性であったり，数 cm 大に至ることがある（図 2.27）．分布は，特定の部位に多発し，ほかは散在性のことが多い．胃ポリポーシスでは小半球状粟粒大のも

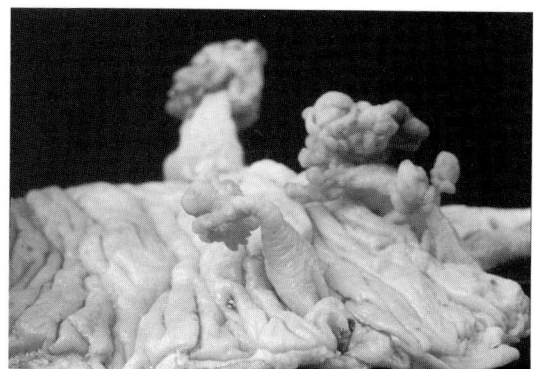

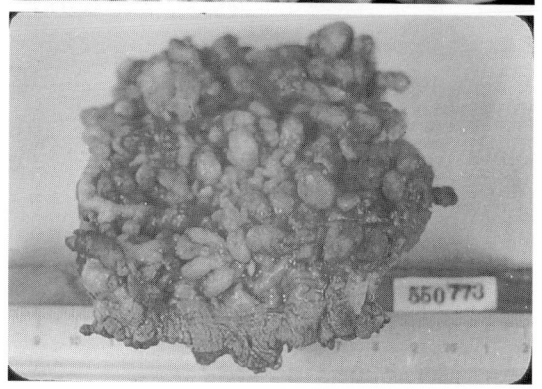

図 2.27 若年性大腸ポリポーシス切除標本

のが密生して認められることもある．表面の色調は発赤し，平滑なことが多いが，大きなものでは顆粒状を呈し，分葉することもある．ときには表面に白苔を帯ぶ．ポリープ周囲にはしばしば白斑が認められる．

大腸または胃内視鏡検査で多発性に若年性ポリープが認められた場合には，ポリープの総数を把握し，全消化管を精査する必要がある．若年性大腸ポリポーシスの診断基準となるポリープの数は明確には規定されていないが，本症と考えられる症例の大腸ポリープ数は 30〜300 のことが多い[1]．

また，若年性ポリポーシスは常染色体優性遺伝形式をとると考えられており[2]，詳細な家族歴の聴取が必要である．家族の本症や消化器癌の有無以外に，消化管ポリープ治療歴の有無も診断の根拠となりうる．

e．治療方針，手術適応

若年性ポリポーシスは基本的には良性疾患であ

るので，大きめのポリープを逐次内視鏡的摘除するのが原則である．開腹手術の適応は，出血や蛋白漏出がコントロールできない例，腸重積例，浸潤癌合併例および内視鏡的摘除困難例に限られる．

f．手術方法

大腸全体に密生する場合には全大腸切除＋回腸嚢肛門（管）吻合術を，直腸に寡発する場合には亜全大腸切除＋回腸直腸吻合術を行う．胃ポリポーシスの場合には，ポリープの分布に従い幽門側胃切除か胃全摘術を選択するが，近年流行の（噴門・幽門）機能温存胃切除術を行うのもよい．浸潤癌を合併する場合にはリンパ節郭清を追加する．また，腹腔鏡下手技による消化管部分切除術やポリープ切除術も症例を選んで選択の余地がある．乳幼児では広範胃切除術が発育に影響を及ぼすことや癌化のリスクが高くないことから，可能なかぎり内視鏡的治療に専念すべきである．

g．手術成績

本邦報告をみるかぎり手術に伴う重篤な合併症はみられておらず，適切な治療がなされれば予後は良好である．病巣切除後であっても残存消化管にポリープが新生してくるのが常であり，ポリープの癌化や腺腫・癌の発生が高頻度に認められるので定期的な追跡検査（サーベイランス）が必要である[17]．ポリープ残存例では半年に1回，非残存例では1年に1回の割合で上部・下部消化管内視鏡検査を行うのがよい．特に若年性胃腸管ポリポーシス，癌併存例，癌家族歴陽性例では厳重に経過観察を行う必要がある．サーベイランスからの脱落を防ぐために患者に本症に関する知識を提供することと，血縁者のスクリーニングが必要である．患者の子どもについては，家族性若年性ポリポーシスであることが判明している場合や下血，下痢，発育障害をきたしている場合には早期に，さもなくば思春期までに検査を行うのがよい．

［安達実樹］

文献

1) McColl I, Bussey HJR, Veale AMO, el al : Juvenile polyposis coli. Proc R Soc Med **57** : 896-897, 1964.
2) 長谷川正義, 後藤洋一, 高杉信夫, ほか : Juvenile polyposis coli の1例. 北海道外会誌 **16** : 104, 1972.
3) 武藤徹一郎, 原　宏介, 堀江良秋, ほか : 若年性大腸ポリポーシス（Juvenile polyposis coli）の1例. 胃と腸 **10** : 491-497, 1975.
4) Veale AMO, McColl I, Bussey HJR, et al : Juvenile polyposis coli. J Med Genet **3** : 5-16, 1966.
5) Hofting I, Pott G, Stolte M : Das Syndrom der juvenillen Polyposis. Leber Magen Darm **23** : 107-112, 1993.
6) Desai DC, Neale KF, Talbot IC, et al : Juvenile polyposis. Br J Surg **82** : 14-17, 1995.
7) 赤木純児, 近藤紀孝, 井出勝彦, ほか : 若年性ポリープ様の像を呈した多発性小腸（回腸）ポリープの1例. 消化器外科 **15** : 235-238, 1992.
8) 沢田俊夫, 武藤徹一郎, 草間　悟, ほか : 兄弟に発生した若年性大腸ポリポーシス（juvenile polyposis coli）の1家系・2症例の報告—とくに腺腫内癌の併存例について. 胃と腸 **13** : 1411-1421, 1978.
9) 栗原陽一, 佐藤宏明, 五十嵐　勤, ほか : 胃・大腸にみられた家族性若年性ポリポーシスの1例. 臨放 **25** : 1389-1395, 1980.
10) Jass JR, Williams CB, Bussey HJR, et al : Juvenile polyposis—a precancerous condition. Histopathol **13** : 619-630, 1988.
11) 斉藤裕輔, 池延東男, 早川尚男, ほか : 若年性胃腸管ポリポーシスの1例. 胃と腸 **25** : 349-359, 1990.
12) Kachula ROC : Mixed juvenile, adenomatous and intermediate polyposis coli : Report of a case. Dis Colon Rectum **14** : 368-374, 1971.
13) 山際裕史, 吉村　平, 鈴木　聡 : 腺腫, 癌, 過形成, Peutz-Jeghers 型ポリープなどをともなった Mixed juvenile polyposis の1切除例. 外科治療 **48** : 654-657, 1983.
14) Sachatello CR, Pickren JW, Grace JT : Generalized juvenile gastrointestinal polyposis. A hereditary syndrome. Gastroenterology **58** : 699-708, 1970.
15) Watanabe A, Nagashima H, Motoi M, et al : Familial juvenile polyposis of the stomach. Gastroenterology **77** : 148-151, 1979.
16) 平田一郎, 安達岳以, 林　勝吉, ほか : 大腸癌と乳癌を併発した若年性胃腸管ポリポーシスの1例. 胃と腸 **28** : 1363-1372, 1993.
17) Sachatello CR, Hahn IS, Carrington CB : Juvenile gastrointestinal polyposis in a female infant : report of a case and review of the literature of a recent syndrome. Surgery **75** : 107-114, 1974.
18) 石田秀行, 今城眞人, 大久保　靖, ほか : 長期経過観察しえた若年性胃腸管ポリポージスの1例. 消化器内視鏡の進歩 **34** : 255-529, 1989.

2.4 Cronkhite-Canada 症候群

Cronkhite-Canada 症候群は 1955 年に Cronkhite と Canada[1] により最初に記載された，下痢を主症状として全消化管ポリポーシス，脱毛，爪甲萎縮，皮膚色素沈着をきたす疾患である．成因として感染，ビタミン欠乏，免疫低下，消化管粘膜の消化吸収障害などがあげられているが，精神的・肉体的ストレスが誘因とみられる症例も少なくない[2]．ポリープの組織像は過誤腫に属し，他の過誤腫性ポリポーシスにみられるような遺伝性はない．1967 年の DaCrutz[3] の報告，1971 年の笹川ら[4] の報告以来，内外で大腸癌や胃癌の合併の報告が相ついでおり，近年では癌好発疾患として注目されている．

a．発生頻度

1995 年までに世界で約 300 例の報告があり，わが国の報告は 1958 年の大北ら[5] の報告に端を発し，226 例に達している．わが国における多発は民族的影響や文献検索の言語的制約に加えて，後藤ら[6~9] の啓蒙によるところが大きいと考えられる．

b．病理，病態生理

発症年齢は 20〜85 歳で，60 歳代が最も多く，ついで 50 歳代，70 歳代の順になっている．男女比は 2.3：1 で男性に多い．

症状は下痢，味覚異常が最も多く，約 90％ にみられる[8]（図 2.28）．ほかに腹痛，食欲不振，体重減少，易疲労感，口渇，知覚低下を伴うことが多い．脱毛は 98％，爪甲異常（萎縮・脱落・変形）は 96％，色素沈着は 82％ に認められている（図 2.29）．

血液検査では 88％ が低蛋白血症（血清総蛋白 6.0 g/dl 以下）を示し，蛋白漏出試験陽性の頻度が高い．また，消化吸収試験では，糖，脂肪，ビタミン B_{12} の吸収障害が報告されている．低カルシウム血症を呈する症例が少なからずあり，低リン血症，低マグネシウム血症も報告されている．

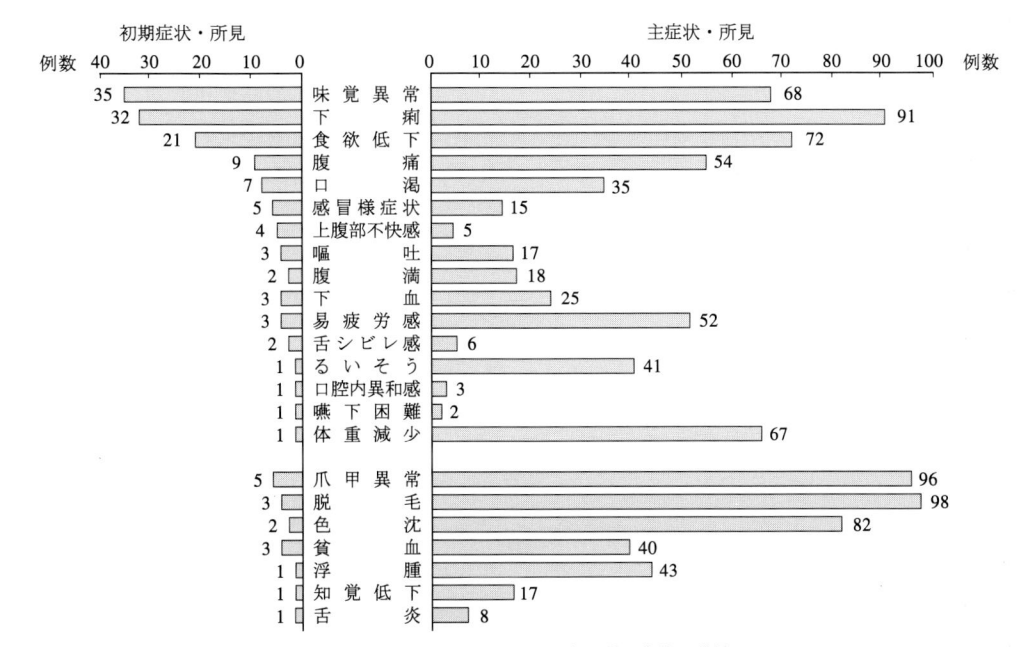

	初期症状・所見	主症状・所見
味覚異常	35	68
下痢	32	91
食欲低下	21	72
腹痛	9	54
口渇	7	35
感冒様症状	5	15
上腹部不快感	4	5
嘔吐	3	17
腹満	2	18
下血	3	25
易疲労感	3	52
舌シビレ感	2	6
るいそう	1	41
口腔内異和感	1	3
嚥下困難	1	2
体重減少	1	67
爪甲異常	5	96
脱毛	3	98
色沈	2	82
貧血	3	40
浮腫	1	43
知覚低下	1	17
舌炎	1	8

図 2.28 Cronkhite-Canada 症候群の症状・所見

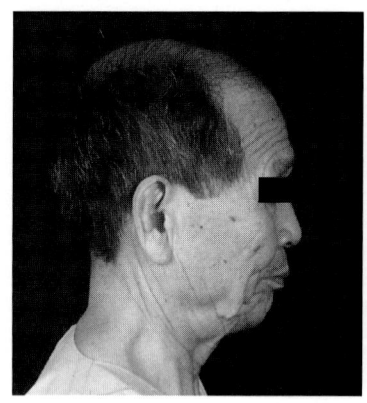

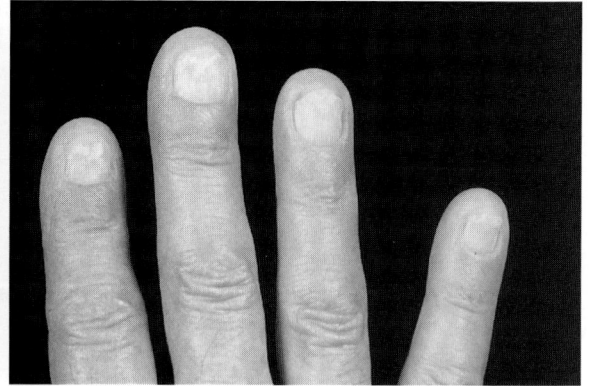

図 2.29 Cronkhite-Canada 症候群の随伴病変
脱毛と爪甲萎縮.

表 2.11 Cronkhite-Canada 症候群における大腸癌合併症例（本邦報告 34 例）

平均年齢	63.0 歳（48～78 歳）						
男：女	31：3						
部位	盲腸	上行結腸	横行結腸	下行結腸	S状結腸	直腸	不明
	1	1	4	1	8	16	3
組織型	高分化腺癌	中分化腺癌	低分化腺癌	腺癌	不明		
	10	6	1	3	14		
腺腫併存	21 例						
治療	大腸全摘	亜全摘	定型切除	内視鏡的摘除	手術	化学療法	非手術
	3	2	21*	4	2	1	1
転帰	癌死	他病死	生存	不明			
	10	7	14	3			

*．内視鏡的摘除後に腸切除したものを含む．

血中免疫グロブリンの低値を示すこともある．

既往疾患として胃潰瘍，高ガストリン血症，高血圧症，糖尿病，リウマチ，気管支喘息，甲状腺機能低下症，強皮症，SLE などが報告されており，ほかに漢方薬や鎮痛薬の長期服用，大腸手術，放射線治療，妊娠・分娩の後に発症した症例もみられている[9]．

併存病変として癌が認められた症例はわが国の報告は 226 例中 47 例（20.8%）に達し，大腸癌 34 例，胃癌 14 例，食道癌 1 例，肺癌 1 例であり，2 例に重複癌（胃癌＋大腸癌，胃癌＋食道癌＋肺癌）がみられている[10,11]．大腸癌の分布は直腸 16 例，S状結腸 8 例，横行結腸 4 例，盲腸 1 例，上行結腸 1 例，下行結腸 1 例，不明 3 例であり，直腸・S状結腸に多い（表 2.11）．わが国における消化器癌の発生頻度を考慮すれば，癌発生の頻度が高く，特に大腸癌のリスクはきわめて高いと考えられる．

ポリープの組織像は，胃では過形成性ポリープに，大腸では若年性ポリープに類似することが多い（図 2.30）．異型のない腺管の増生と不規則な蛇行と囊状拡張，浮腫状の間質におけるリンパ球，形質細胞浸潤が特徴的所見であり，炎症による再生性過形成を示唆する変化と考えられる．大腸においては，腺腫の併存が少なからず認められており，特に大腸癌症例では 34 例中 21 例と高頻度である（図 2.31）．ポリープの一部に腺腫や癌が認められた症例も報告されており，ポリープ自体が腫瘍の発生母地となりうることから，Cronkhite-Canada 症候群を癌好発疾患と認識しておく必要がある[12~16]．

c．外科診断

ポリポーシスは胃，十二指腸，小腸，大腸に発生し，食道に発生することはまれである．数 mm 大の発赤した無茎性隆起がびまん性に分布することが多く，"イクラを巻き散らしたような外観"と

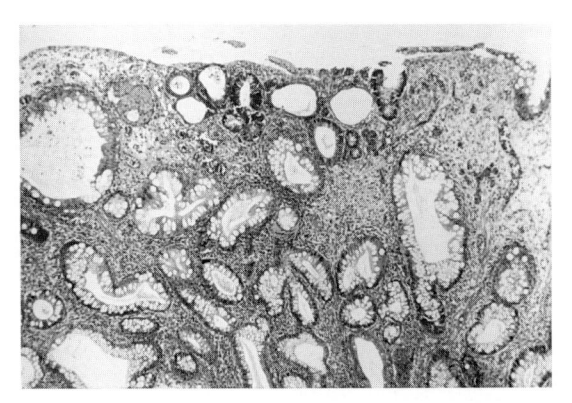

図 2.30 Cronkhite-Canada 症候群の病理組織像
cystic dilatation, edema が特徴. juv. polyp に類似. しかしこの所見が平坦粘膜にもみられる点が異なる. 表層の数腺管に腺腫性変化がみられる.

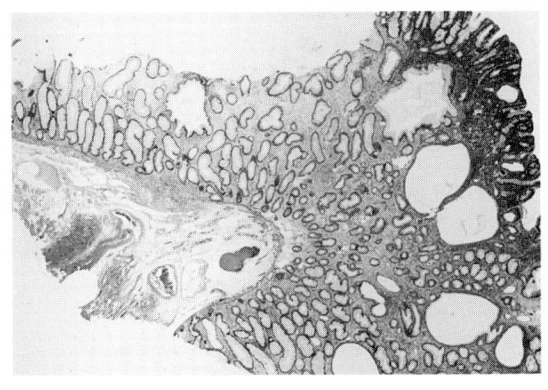

図 2.31 C-C polyp の表層部に腺腫性変化がみられる. 癌はこの部分に発生すると考えられる.

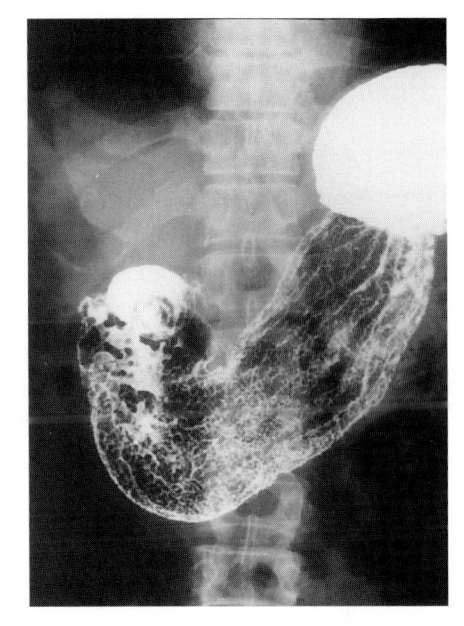

図 2.32 Cronkhite-Canada 症候群の胃 X 線像

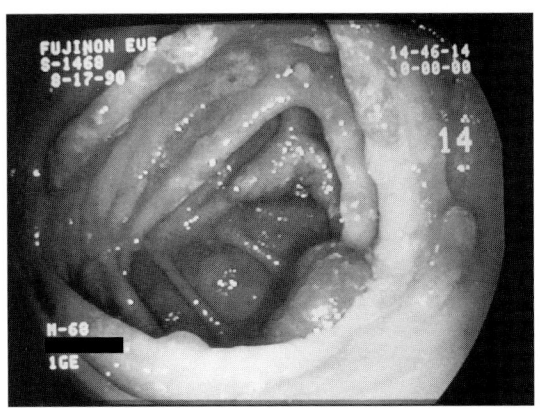

図 2.33 Cronkhite-Canada 症候群の大腸内視鏡像

表現されることがある(図 2.32, 2.33). 有茎性に発育することは少ない. ポリープの間に介在する粘膜も浮腫状で発赤が強く, びらん性である.

他の消化管ポリポーシスのうち, 組織学的に類似性がある若年性ポリポーシスや Cowden 病が鑑別上問題となるが, Cronkhite-Canada 症候群では有茎性ポリープが少ないことと介在粘膜の炎症所見が顕著なことから肉眼的に鑑別しうる. また, 高齢者に多いこと, 遺伝性がないこと, 特徴的な外表所見を考慮すれば鑑別は容易である.

d. 治療方針, 手術適応

原則として内科的治療を行う. 消化管安静と栄養管理のために高カロリー輸液, 成分栄養療法を行うとともに, 整腸剤, 副腎皮質ホルモン, 抗プラスミン薬を投与する. 多くはこれらの併用治療で軽快する. 蛋白同化ホルモンの併用もしばしば有効である. 味覚障害に対して亜鉛投与が有効であったとする報告もある[17]. ポリープ消失まで数年を要する症例や再燃緩解を繰り返す症例がしばしば報告されており, 症状が軽快・消失しても副腎皮質ステロイドの少量維持療法の継続を推奨する報告もみられる[18].

外科的治療は内科的治療無効例, ポリープ脱出例, 急性腹症例(イレウス, 消化管穿孔など), 浸潤癌症例に限って行う. 手術治療のみで症状が軽快することもなくはないが, しばしばステロイド投与や栄養療法の補充が必要である.

e．手術方法

癌の併存がない場合には原則として内科的治療に不応な範囲の切除にとどめるのがよい．癌が併存する場合には根治性を考慮して切除範囲を決定する．再建法は患者の栄養状態や腸管の状況を充分に考慮して選択し，吻合に不安があれば人工肛門の造設を行う．

f．手術成績，遠隔成績

以前は本症に対して胃切除術や結腸切除術などの病巣切除がしばしば行われていたが，手術成績は必ずしも良好ではなかった．

Daniel ら[12]の1982年の報告では55例中24例に手術が施行され，7例が術後早期に死亡している．近年は内科的治療法や内視鏡的診断・治療法の進歩と手術適応の限定によって，手術成績は向上してきている．わが国における大腸癌併存34例における術式は大腸全摘～亜全摘5例，定型切除21例，内視鏡的摘除4例，不明手術2例，非手術2例であったが，入院死と思われるものは3例（イレウス，心筋梗塞，膿胸）のみであり，術後合併症の頻度は必ずしも高くはないようである．

今村ら[19]の検討によれば，多くの症例で治療によるポリープの消失ないし縮小が認められ，縮小に至る平均観察期間は胃で15.5か月，大腸で9.3か月，消失までは胃で31.8か月，大腸で30.2か月であった．従来は本症の予後は不良とされてきたが，治療法の進歩により軽快例が増加してきている．後藤[8]による死亡例の検討によれば，前期（1955～1975），中期（1976～1986），後期（1987～1992）における死亡率はそれぞれ79.2％，29.2％，24.7％であり，時代の変遷とともに減少傾向にある．前期，中期における死亡はCronkhite-Canada症候群の増悪によるものが多く，後期では癌の進展によるものが優勢を占めている．

本症では胃・大腸癌の発生頻度が高いことから厳重な消化管のサーベイランスが必要である．内科的治療によるポリポーシス消退後に腫瘍性病変が露見してくることがあるので，臨床症状が消失した時点での検査を怠らないようにすべきである．

［安達実樹］

文献

1) Cronkhite LW Jr, Canada WJ: Generalized gastrointestinal polyposis. An unusual syndrome of polyposis, pigmentation, alopecia and onychotrophia. N Engl J Med 252: 1011-1115, 1955.
2) 後藤明彦：Cronkhite-Canada症候群—Observation of 180 cases reported in Japan. 日本臨牀 49: 2955-2960, 1991.
3) DaCrutz GMG: Generalized gastrointestinal polyposis. An unusual syndrome of adenomatous polyposis, alopecia and onychotrophia. Am J Gastroenterol 47: 504-510, 1967.
4) 笹川 力, 木村 明, 高橋剛一, ほか：直腸ポリープの悪性化を伴ったCronkhite-Canada症候群の1例. 胃と腸 6: 627-633, 1971.
5) 大北速男, 奥野巍一, 中嶌 功：Melanosisを伴えるpolyposisの1例. 日本臨牀 16: 1486-1491, 1958.
6) 後藤明彦, 下野達広, 鈴木 剛, ほか：Cronkhite-Canada症候群—とくにPeutz-Jeghers症候群との異同について. 内科 32: 742-747, 1973.
7) 後藤明彦, 渋谷智顕, 松波英一：Cronkhite-Canada症候群の検討. 消化器外科セミナー15 大腸外科の進歩, pp 111-143, 中外医学社, 東京, 1984.
8) 後藤明彦：Cronkhite-Canada症候群における本邦報告204例の検討. 羽島市民病院紀要 3: 1-25, 1994.
9) 後藤明彦：消化管症候群 Cronkhite-Canada症候群. 日本臨牀別冊巻（領域別症候群）6: 23-26, 1994.
10) 杉村春日, 深沢達也, 鈴木 丹, ほか：Cronkhite-Canada症候群の一症例. 日大医誌（会議録）43: 327-328, 1984.
11) Kaneko Y, Kato H, Watanabe Y, et al: Triple carcinomas in Cronkhite-Canada syndrome. Jpn J Clin Oncol 21: 194-202, 1991.
12) Daniel ES, Ludwig SL, Lewin KJ, et al: The Cronkhite-Canada syndrome. An analysis of clinical and pathologic features and therapy in 55 patients. Medicine 61: 293-309, 1982.
13) Katayama Y, Kimura M, Konn M: Cronkhite-Canada syndrome associated with a rectal cancer and adenomatous change in colonic polyps. Am J Surg Pathol 9: 65-71, 1985.
14) Malhotra R, Sheffield A: Cronkhite-Canada syndrome associated with colon carcinoma and adenomatous change in C-C polyps. Am J Gastroenterol 83: 772-776, 1988.
15) 板橋道朗, 山中 茂, 白鳥常夫, ほか：Cronkhite-Canada症候群に大腸癌を合併した1例. 日本大腸肛門病会誌 46: 123-128, 1993.
16) 後藤明彦, 下川邦泰：Cronkhite-Canada症候群における癌合併例の検討—とくに癌発生母地について. J Jpn Soc Cancer Ther 29: 1767-1777, 1994.
17) 吉田晋也, 冨田 寛：味覚異常を主訴とし亜鉛投与で改善を認めたCronkhite-Canada症候群の1症例.

18) 片倉重弘, 佐竹儀治：Cronkhite-Canada 症候群. 消化器内視鏡 5：1357-1362, 1993.
19) 今村哲理, 村島義男, 須賀俊博, ほか：Cronkhite-Canada 症候群の消化管ポリープの経過最近 10 年間の本邦経過観察例の文献的考察を含めて. 胃と腸 28：1295-1303, 1993.

2.5 Cowden 病

1963 年に Lloyd と Dennis ら[1]がアデノイド顔貌, 口蓋脊椎形成異常, 口腔内乳頭腫症, 甲状腺腫, 乳腺線維囊胞症, 肝・骨囊胞様症変, 中枢神経異常などをきたしたまれな症例を報告し, 家系内における類似患者の存在から本症を遺伝性疾患と考え, 患者の姓をとって Cowden 病と命名した. 1972 年, Weary ら[2]は特徴的な皮膚・粘膜病変を伴って三胚葉諸臓器に過誤腫性病変が多発することから multiple hamartoma syndrome という概念を提唱した. 1983 年, Salem[3]は本症報告例を集積し, その皮膚・口腔病変に基づいた診断基準（表 2.12）を提起するとともに, 高頻度に乳腺線維囊胞疾患, 甲状腺腫, 消化管ポリポーシス, 卵巣囊腫の併存や悪性腫瘍の発現が認められることを報告し, 本症を multiple hamartoma and neoplasia syndrome と呼称した. 以来, 経年的に報告例が増加している.

a. 発生頻度

1995 年までに欧米文献では約 150 例が報告されている. わが国では 1980 年に Yuasa ら[4]により英文報告され, 1983 年に生野ら[5], 深山ら[6]により胃ポリポーシス・大腸腺腫内癌切除歴を有し, 卵巣癌を併存した症例が報告されて以来, 1995 年には 66 例に達している. Starink ら[7]のレビューによれば, 平均年齢 39 歳（4～75 歳）, 男女比は 32：51 であり, 女性にやや多い. 本邦報告 66 例では平均年齢は 42.5 歳（21～68 歳）で, 男女比は 31：35 で性差は少ない.

b. 病理, 病態生理

本症患者の受診の動機は皮疹・軟部腫瘤が 32％, 消化器症状が 30％, 検診が 24％であり, 咽頭違和感, 嗄声, めまい, 頸部腫瘤, Cowden 病家族精査が各 1～2 例である. 消化器症状では腹痛, 下痢, 下血, 心窩部不快, 嘔吐, 嚥下時異物感などがしばしば重複してみられている.

本邦報告 66 例における諸臓器病変の頻度を表 2.13 に示す. 皮膚病変は顔面・四肢を主体とした角化性丘疹や毛根鞘腫が多く, 口腔内乳頭腫症とともにほとんど例外なく発生する. 消化管ポリポーシスも約 95％ の症例にみられ, 発生頻度は食道 79％, 胃 86％, 十二指腸 46％, 小腸 45％, 大腸 81％ である. 甲状腺病変は 75％ にみられ, 多くが腺腫で癌は 4 例報告されている. 乳腺病変（癌, 線維腺腫, 乳管乳頭腫, 乳腺症, 囊胞など）は女性の約 60％ であり, そのうち 70％ が癌であった. 生殖器病変では子宮筋腫, 卵巣囊腫が多く, 癌は 2 例のみであった. 骨・軟部腫瘍は約 60％ に合併し, 脂肪腫, 血管腫, 動静脈奇形, 骨腫などがあげられる. ほかに実質臓器の血管性病変や囊胞性疾患, 胆囊ポリープ, 胸腺腫, 副甲状腺腫, 脳・髄膜腫瘍, 知能低下などが報告されている. 欧米文献にみられるような小口症, 高口蓋などの骨形成異常

表 2.12 Cowden 病の診断基準（Salem ら, 1983）[3]

1. Major clinical criteria
   a. Cutaneous facial papules
   b. Oral mucosal papillomatosis
2. Minor clinical criteria
   a. Acral keratoses
   b. Palmoplantar keratoses
3. Family history of Cowden's disease
   Definite：1a+1b
   　　　　　(1a or 1b)+(2a or 2b)
   　　　　　(1a or 1b)+3
   　　　　　2a+2b+3
   Probable：1a or 1b
   　　　　　(2a or 2b)+3
   Possible：2a and/or 2b

表 2.13 Cowden 病における諸臓器病変（本邦報告 66 例）

	あり	なし	記載なし
皮膚病変	61	2	3
口腔病変	57	6	3
消化管ポリポーシス	61（詳細不明 5 例）	3*	2
食道	44	12	5
胃	50	8	3
十二指腸	22	24	15
小腸	22	27	12
大腸	46	11	4
甲状腺病変	44	15	7
乳腺病変	20	14	1
生殖器病変			
子宮・卵巣	12	22	1
精巣	2	29	0
骨・軟部病変	30	16	20
悪性腫瘍	27**	38	1

* 1〜2 個のポリープを含む.
** 乳癌 14，甲状腺癌 4，胃癌 3，大腸癌 3，子宮癌 2，腎癌 2，肝癌 1，肺癌 1，卵巣癌 1，扁桃癌 1，精上皮腫 1，直腸カルチノイド 1，腹膜肉腫 1（症例による重複あり）.

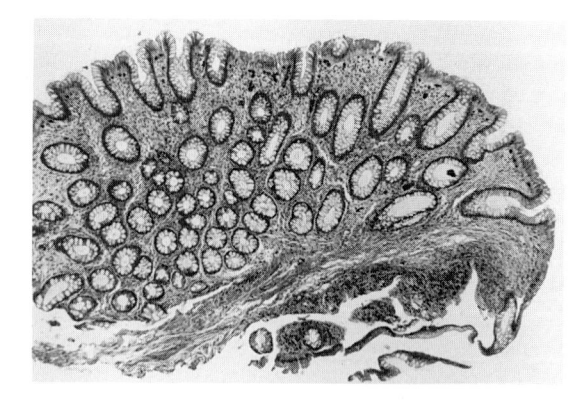

図 2.34 大腸ポリープの病理組織所見

はわが国ではまれである．

　癌の併存は約 42% と高頻度に認められるが，乳癌が 14 例，甲状腺癌 4 例，大腸癌 4 例，胃癌 3 例であり，消化器癌はそれほど多くない．そのほかに子宮癌，腎癌，精上皮腫，Sertori 細胞腫，直腸カルチノイドなどが報告されている．癌症例の約 30% が重複癌で，両側乳癌も少なくない．2 親等以内の癌家族歴を 24 例が有し，家族歴記載がない 23 例を癌家族歴なしとみても 36% に達している．内訳は胃癌 14 例，乳癌 6 例で，他の癌は 1〜2 例である．家族内同症は 13 例であるが，本症が巷間に知られて検索が進めば，その頻度はより増加するものと思われる．

　病理組織学的には multiple hamartoma (and neoplasia) syndrome と呼ばれるように諸臓器に過誤腫性（〜様）病変が多発する．消化管においては，食道では過角化症，乳頭腫，胃から大腸では過誤腫性ポリープが多発することが多い．胃・大腸ポリープの組織像は腺管の延長，囊胞状拡張，粘膜固有層の線維筋性肥厚を呈し，従来から知られているポリープとは異なる趣を有している（図 2.34）．過形成性ポリープとした報告のなかには，腺管の延長すなわち粘膜過形成を過形成性ポリープ（化生性ポリープ）と誤用しているものがあり，混同しないよう注意を要する．少数ながら inflammatory fibroid polyp，炎症性ポリープ，神経線維腫，神経節神経線維腫，リンパ管腫，脂肪腫なども報告されている．大腸では腺腫の併存が 11 例と多く，1 例に腺腫内癌が認められている[8]．

　Cowden 病は家系調査から常染色体優性遺伝形式をとるとされているが，原因遺伝子は特定されていない．9 番染色体の異常や HLA-A 2 抗原との関連が認められたとする報告もあるが，特異性に欠け，解明にはほど遠い現状にある[9〜11]．過誤腫性病変が発現する類似疾患として結節性硬化症（顔面の血管線維腫，てんかん，精神遅滞）や Lhermitte-Duclos 病（小脳神経細胞過誤腫）などがあり，これらの疾患との関連も含めて成因が検討されているが，結論は得られていない[12〜16]．発癌に関しては，細胞性免疫能の低下や乳癌における HER-2/neu, ras, pS-2 遺伝子異常が指摘されている[9,10,17]．

c．外科診断

　皮膚病変は角化丘疹ないし疣贅状形態を示し，顔面・頸部のほかに手掌・足底を含む四肢に多発する（図 2.35）．口腔粘膜には敷石状隆起が多発し，これら皮膚・口腔病変がそろえば Salem ら[3]の診断基準（表 2.12）をもとに診断は容易である．

　食道では白色扁平隆起が多発し，胃・大腸では山田 I 〜 II 型の数 mm 大のポリープが多発することが多い（図 2.36〜2.38）．文献記載では各消化管における分布は明らかではないが，胃では全域

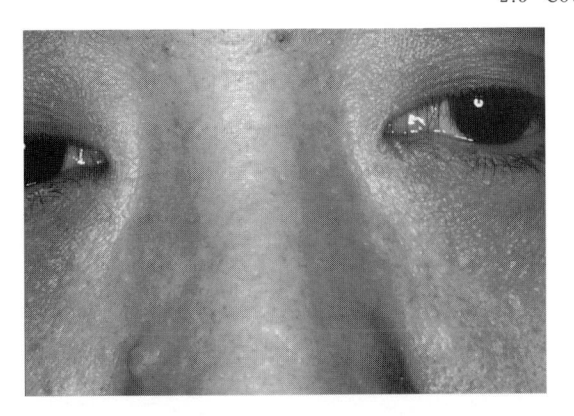

図 2.35 Cowden 病の皮膚病変

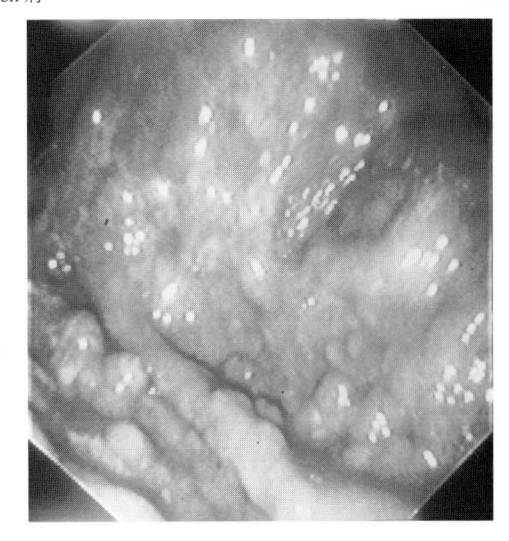

図 2.37 胃内視鏡所見

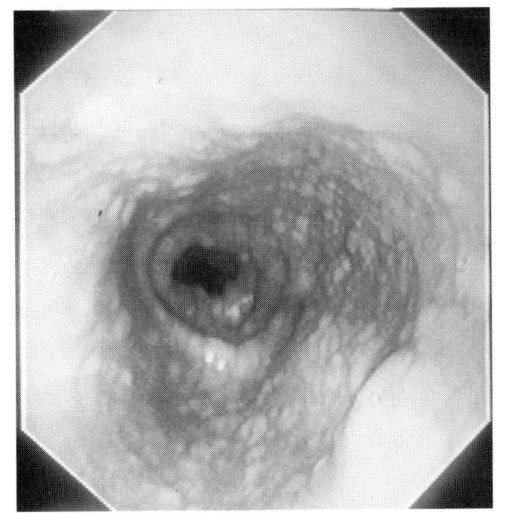

図 2.36 食道内視鏡所見

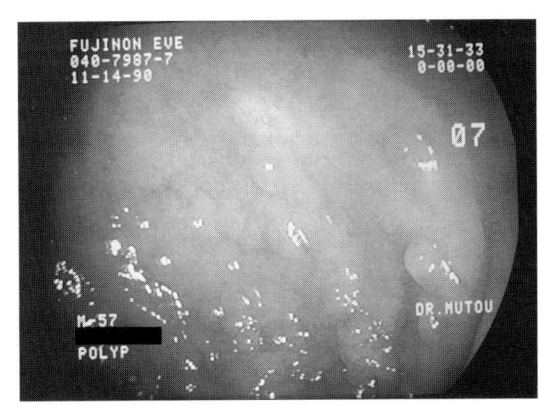

図 2.38 大腸内視鏡所見

に，大腸ではS状結腸～直腸に多いようである[18,19]．ポリープの数は無数～多数とする表現が多く，数百～数千に及ぶと考えられる．

患者が皮膚病変を訴えず，消化管精査でポリポーシスが確認された場合には，食道病変の有無が他のポリポーシスとの鑑別に有用である．そのうえでいくつかのポリープから生検を行い，過誤腫性ポリープであることを確認するのがよい．また，甲状腺や乳腺をはじめ，体表を含めて全身諸臓器の検索を行うとともに，詳細な家族歴の聴取が必要である．

d．治療方針，手術適応

Cowden 病におけるポリープは小さなことが多く，無症状のことが少なくない．基本的には症状がなければ放置してよいが，併存した胃・大腸ポリープの癌化の報告があるので大きめのポリープを逐次摘除するのがよい．開腹手術を浸潤癌が併存したり，腸重積症やイレウスを併発した場合に限って行う．乳腺では癌の頻度が際立って高いことから，予防的切除が推奨される[17]．

e．手術方法，成績

浸潤癌がある場合にはリンパ節郭清を含む定型的な胃腸管切除を行う．多発癌がないかぎり予防的広範腸管切除の必要はない．術中に触知可能な小腸ポリープがあれば重積予防のために切除しておく．内視鏡的摘除は1cmをこえるものや出血の原因とみられるものについて行う．乳腺手術では両側乳腺全摘を行うのがよい．手術成績は通常

手術と変わらない．内視鏡的摘除後に同一部位にポリープの再発をみることがある．口腔内乳頭腫症や小口症により気管内挿管が困難な場合があり，麻酔および術後管理のさいには注意を要する．

f．遠隔成績

消化管ポリポーシスが予後に与える影響はほとんどない．予後に関する詳細な調査報告はないが，併存する悪性腫瘍が致命的となるものが多いようである．本症が癌好発疾患であることを念頭において，乳腺を主体として，甲状腺を含む全身諸臓器の定期的な検査が必要である．また，患者に本症に関する知識を提供し，皮膚病変を有する血縁者の重点的なスクリーニングを行い，癌の早期発見に努めるのがよい． ［安達実樹］

文献

1) Lloyd KM, Dennis M：Cowden's disease. A possible new symptom complex with multiple system involvement. Ann int Med **58**：136-142, 1963.
2) Weary PE, Gorlin RJ, Gentry WC, et al：Multiple hamartoma syndrome (Cowden's disease). Arch Dermatol **106**：682-690, 1972.
3) Salem OS, Steck WD：Cowden's disease (multiple hamartoma and neoplasia syndrome). A case report and review of the English literature. J Am Acad Dermatol **8**：686-696, 1983.
4) Yuasa T, Hanano M, Ohshima F, et al：The association of myasthenia gravis with multiple hamartoma syndrome (Cowden's disease). Ann Neurol **7**：591-592, 1980.
5) 生野麻美子，羽田俊六，溝口藤雄，ほか：Cowden's disease. 臨皮 **37**：9-19, 1983.
6) 深山正久，滝沢登一郎，二瓶善郎，ほか：Cowden症候群の1剖検例．病理と臨床 **1**：144-149, 1983.
7) Starink ThM, van der Veen JPW, Arwent F, et al：The Cowden syndrome：a clinical and genetic study in 21 patients. Clin Genet **29**：222-233, 1986.
8) 鈴木文子，小川滋彦，竹田康男，竹田亮祐：特殊な消化管ポリープ，ポリポーシス—臨床と本邦症例の集計．Cowdon病．日本臨牀 **49**：2932-2937, 1991.
9) 小森 貴，徳田紀九夫，川島愛雄，ほか：Cowden's diseaseの3症例．耳喉 **57**：1009-1012, 1985.
10) 岩部千佳，遠藤 仁，林 直諒，ほか：骨盤腔内動静脈奇形を合併したCowden病の1例．Gastroent Endosc **36**：1237-1242, 1994.
11) Starink ThM：Cowden's disease：analysis of fourteen new cases. J Am Acad Dermatol **11**：1127-1141, 1984.
12) Deveroede G, Lemieux B, Masse S, et al：Colonic hamartomas in tuberous sclerosis. Gastroenterology **94**：182-188, 1988.
13) Padberd GW, Schor JDI, Jan Vielvoye G, et al：Lhermitte-Duclos disease and Cowden disease：a single phakomatosis. Ann Neurol **29**：517-523, 1991.
14) Albrecht S, Haber RM, Goodmann JC, et al：Cowden syndrome and Lhermitte-Duclos disease. Cancer **70**：869-876, 1992.
15) 檜沢一興，飯田三雄，八尾隆史，ほか：Cowden病と結節性硬化症における臨床像と消化管病変．胃と腸 **28**：1279-1293, 1993.
16) Vital A, Vital C, Martin-Negrier ML, et al：Lhermitte-Duclos type cerebellum hamartoma and Cowden disease. Clin Neurol **13**：229-231, 1994.
17) Williard W, Borgen P, Bol R, et al：Cowden's disease. A case report with analysis at the molecular level. Cancer **69**：2969-2974, 1992.
18) Carlson GJ, Nivatvongs S, Snover DC：Colorectal polyps in Cowden's disease (multiple hamartoma syndrome). Am J Surg Pathol **8**：763-770, 1984.
19) 牛尾恭輔：大腸ポリポーシスの特徴像と鑑別診断．臨放 **35**：1231-1244, 1990.

3. 悪性腫瘍

3.1 大腸早期癌

わが国では，大腸早期癌は胃癌と同様に粘膜層あるいは粘膜下層に限局した癌でリンパ節転移の有無は問わないと定義されている．粘膜層に限局した大腸癌（m癌）はリンパ節転移や血行性転移をきたすことはなく臨床的には良性であることから，欧米ではこのような病変を"adenoma with severe dysplasia"と診断していることが多い．一方，粘膜下層に浸潤した癌（sm癌）では低頻度ではあるがリンパ節転移や血行性転移がみられるため，その治療法の選択に関して論議が多いところである．

a. 発生頻度

大腸早期癌の発生頻度を明らかにすることはやや困難である．大腸癌全体のなかにおいて早期癌が占める割合に関しては，ある程度明らかにすることができる．しかし，多くの大腸早期癌が内視鏡的に摘除されるので，全大腸癌に占める早期癌の割合を求めるには内視鏡的摘除と手術的摘除の全症例の合計でなければならない．

大腸癌全国登録では主として手術例および内視鏡的摘除の両者が対象となっているが，手術例に重点がおかれている傾向がある．大腸癌全国登録のデータを表3.1に示した．その結果では早期癌の占める割合は年々増加する傾向があり，1990～1993年のデータではおよそ15～20％であった．

b. 病態生理

大腸早期癌のうち粘膜内にとどまっている病変では，リンパ節転移も肝転移もきたすことがなく，病変のみの摘除によって完全な治療となる．組織学的な検索によると，大腸壁のリンパ管は粘膜下層から粘膜筋板には存在するが粘膜固有層には存在しないとされており，この事実が粘膜内に限局した癌では，転移をきたさないという理由であろうかと考えられる．

一方，粘膜下層に浸潤した癌（sm癌）では5～10％の頻度でリンパ節転移を認め，5％以下の頻度で肝転移を認める．適切な治療を施行すれば，sm癌では再発をきたすことはまれである．

c. 分類

1) 大腸早期癌の形態分類

近年，わが国における内視鏡検査の発展に伴い，大腸における早期癌の形態には，従来から検討されてきたポリープ状に隆起した病変（隆起型病変）のみならず，扁平，平坦，あるいは陥凹性の形態をとる病変（表面型病変）が存在することが明らかとなってきている．後者の形態を示す病変を発

表 3.1 大腸早期癌の頻度

	1985年	1986年	1991年	1992年
早期癌	393 (8.6%)	464 (10.1%)	821 (14.4%)	1056 (18.4%)
進行癌	4136 (91.4%)	4108 (89.9%)	4878 (85.6%)	4694 (81.6%)

大腸癌全国登録 (Multi-Institutional Registry of Large Bowel Cancer in Japan), Japanese Society for Cancer of the Colon and Rectum.

3. 悪性腫瘍

表 3.2　早期癌の形態分類

a)	隆起型	1) 有茎型 (Ip)
		2) 亜有茎型 (Isp)
		3) 無茎型 (Is)
b)	表面型	1) 表面隆起型 (IIa)
		2) 表面平坦型 (IIb)
		3) 表面陥凹型 (IIc, IIc+IIa, IIa+IIc)
c)	潰瘍型	

見するためには，内視鏡検査において十分な前処置と注意深い観察が必要である．早期癌の肉眼型は，表 3.2 のように分類されている．

a) 隆起型病変

形態的には，有茎 (Ip)，亜有茎 (Isp)，無茎 (Is)，などの形態に分類されている．筆者の経験した内視鏡的摘除によって得られた腫瘍性病変（腺腫および早期癌）における早期癌の頻度を形態と大きさ別に表 3.3 に示した．

一般的に報告されているのと同様に，病変が大きくなるに従って，癌の割合が増加する傾向が認められる．1 cm 以上の病変では，有茎性病変と比較して亜有茎や無茎性病変における癌の割合が高く認められる．このように，大きさと形態によって，癌の頻度に差がある[5]．

隆起型病変で粘膜層に限局した癌の多くは，組織学的には腺腫の中に癌が存在するいわゆる腺腫内癌の所見を呈する（図 3.1）．通常の内視鏡所見から腺腫と m 癌（腺腫内癌など）とを鑑別することは困難である．

隆起型の形態を示す sm 癌は，内視鏡所見から sm 癌であることを判定することがある程度は可能である[6]．ポリープ状病変において，その表面にびらんや潰瘍形成がある場合や表面の凹凸不整や内視鏡的硬さを認める場合にも sm 癌を疑う（図 3.2）．隆起の中央に明らかな陥凹や潰瘍形成を呈する病変は，深達度は sm でありしかも粘膜下層深層に浸潤が及んでいることが多い．また，この形態を示す病変のなかには 2 型の進行癌に類似した形態を呈する場合もあり，このさいは小さくても固有筋層に浸潤が及んでいることが多い．

b) 表面型病変

従来から大腸の腺腫や早期の癌は，ポリープ状に隆起した病変であると考えられてきた．1984年，武藤らが大腸の小さな扁平隆起性病変（small "flat elevation"）を報告[8]して以来，従来から考えられてきたポリープ様病変と異なった形態の病変が早期大腸癌の一形態として注意されるようになった．ついで，1987 年頃より平坦型の病変があ

表 3.3　形態と大きさからみた早期癌の頻度—隆起型病変

	0～4 mm	5～9 mm	10～14 mm	15 mm～	計
Ip	0/9 (0%)	1/37 (2.7%)	6/33 (18.8%)	8/29 (27.6%)	15/108 (13.9%)
Isp	2/46 (4.45%)	4/118 (3.4%)	7/29 (24.1%)	4/11 (36.4%)	17/204 (8.3%)
Is	1/405 (0.3%)	5/155 (3.2%)	4/17 (23.5%)	5/10 (50.0%)	15/587 (2.5%)

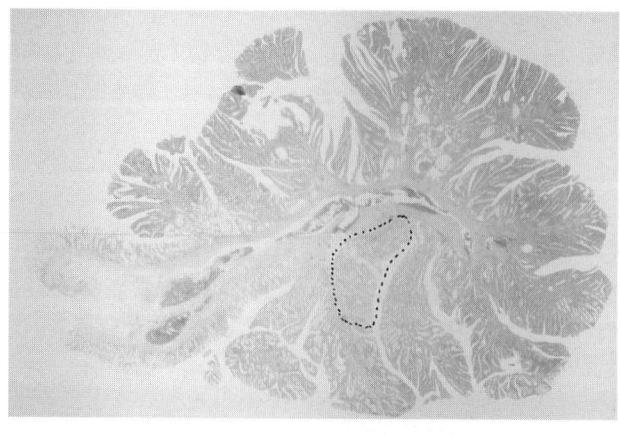

図 3.1　腺腫内癌．点線の部分が癌の部分

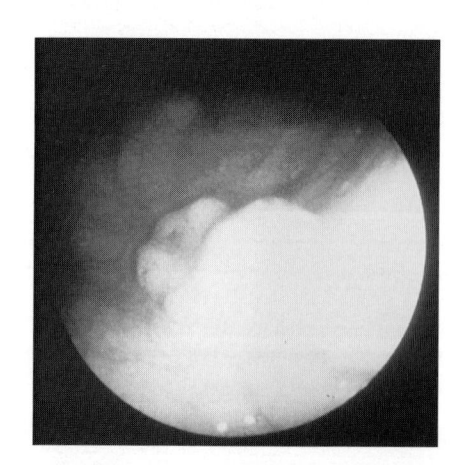

図 3.2　中心陥凹を示す sm 癌

いついで報告され，1989年に至って工藤らによって数多くの平坦陥凹型の病変が報告された．これらは表面型病変と呼ばれており，その特徴としては，小さいにもかかわらず癌である頻度が高く，腺腫の場合では異型度が高い傾向があり，また病変が小さくても粘膜下層に浸潤している傾向があることなどがあげられる．

i) 表面型腫瘍の定義

大腸の表面型腫瘍は，"粘膜面よりわずかに隆起，陥凹またはその組み合わせの形態を示す病変で隆起は粘膜面と平行な扁平な隆起であること"と定義される．上記の定義に加えて，組織学的に粘膜層において垂直に平行して走行する腺管構造を示し粘膜層に沿って横方向に発育しているという特徴がある．これに対して，隆起型病変では腺管はしばしば屈曲分枝を示して腸管の内腔側に隆起して増殖する傾向がある．

ii) 表面型腫瘍の形態分類（図3.3）

（1） 表面隆起型病変（IIa）： 表面隆起型病変（図3.4, 3.5）は，正常粘膜の厚さの2倍，あるいは，1〜2mm以内といった定義が報告されている．筆者は正常粘膜との相対的な厚さによって規定するほうがより客観的な基準となることから粘膜層の1.5倍から2倍以内が妥当な基準であろうと考えている．拡大内視鏡や実体顕微鏡による観察では，腺口形態は楕円形や細長い形状を示す．

扁平な隆起性病変以外に，隆起を主体とし中心にわずかな陥凹を呈する数mm以下の小さな病変をしばしば経験する．工藤らは，このような病変をIIa+dep (depはdepressionの略)と名づけている．この種の病変では，隆起部分の外側の辺縁まで腫瘍性腺管が認められ，多くの病変は組織学的には中等度以下の異型を示す腺腫である．このような病変は，腺口形態からはIIaと同様の病変に分類される．

（2） 表面陥凹型（IIc, IIc+IIa, IIa+IIc）： 病変の中心部の厚さが周辺の正常粘膜層の厚さより薄い病変が表面陥凹病変である（図3.6, 3.7）．この病変ではしばしば周辺の隆起が認められる．表面型腫瘍では腫瘍性腺管が粘膜層に沿って水平方向に伸展するので，表面陥凹型病変が進展するにしたがって辺縁部で粘膜を押上げるようにして隆起を形成するのであろう．この周辺隆起

図3.3 表面型腫瘍の形態分類

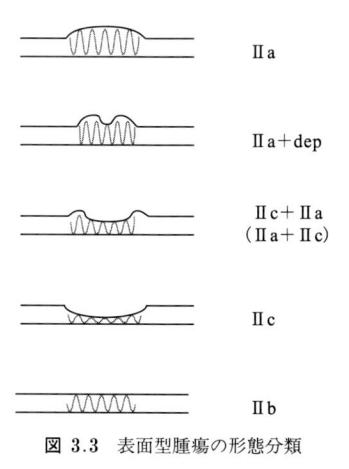

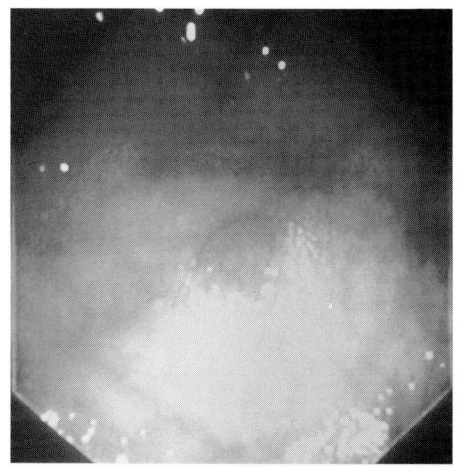

図3.4 IIa型の早期癌

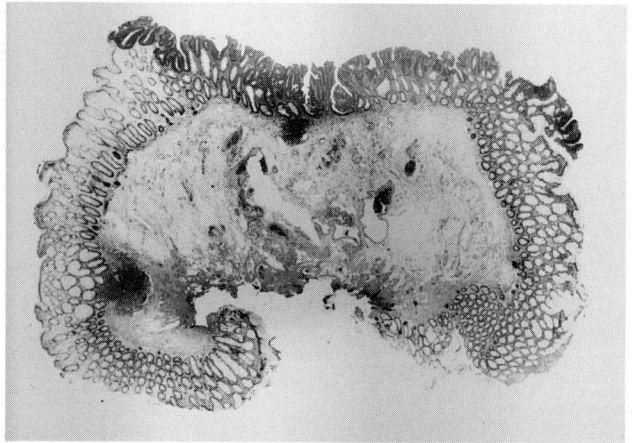

図3.5 図3.4の組織像

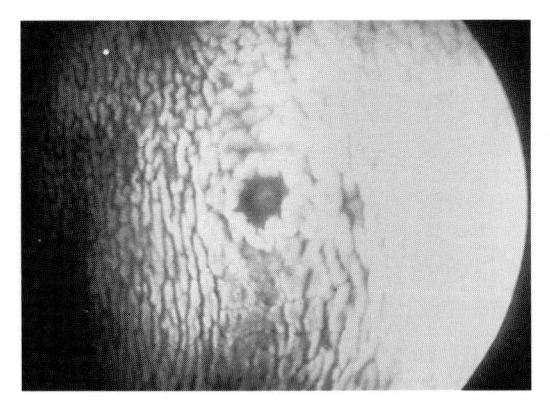

図 3.6 IIc+IIa 型の早期癌

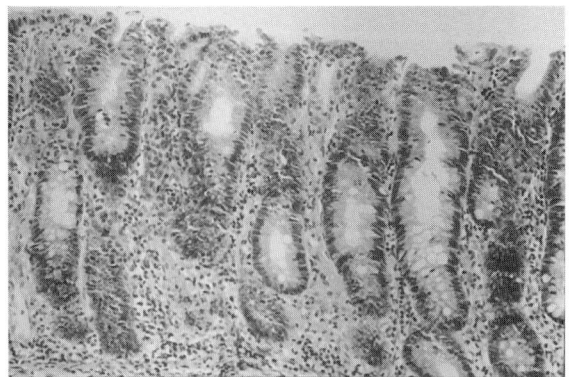

図 3.7 図 3.6 の組織像

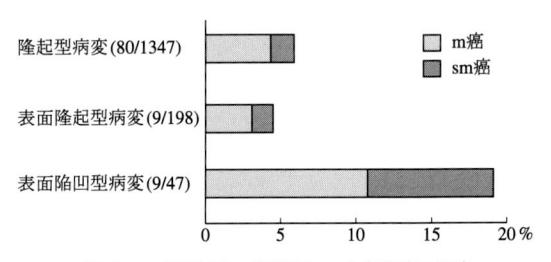

図 3.8 表面型癌の形態別にみた早期癌の頻度

部は正常腺管と腫瘍性腺管が入りくんで接しているので，組織切片上周辺隆起部の頂部まで腫瘍性腺管が存在する場合とそこまで腫瘍性腺管が及んでいない場合とがある．筆者らは，周辺隆起部に腫瘍性病変があるかないかによって IIc+IIa と IIa+IIc に分ける必要はないと考える．むしろ，陥凹が主体か隆起が主体かによって IIc+IIa と IIa+IIc を分類するべきであると考える．

中心は陥凹しているが粘膜下層への浸潤によって病変全体が隆起し，周辺隆起部分は非腫瘍性粘膜で覆われた所見を呈する病変がある．このタイプの病変は一見隆起性病変にみえるが，本質的には陥凹型病変に分類される．

（3） 表面平坦型病変（IIb）：まったく平坦な病変を表面平坦型病変と呼ぶが，このような病変はきわめて少ない．表面平坦型の多くはわずかに周辺隆起を伴い陥凹性病変様にみえるが，病変部が周辺粘膜とほぼ同等の厚さを示す病変である．

iii） 表面型病変における癌の頻度

われわれの経験では表面型病変を表面隆起型と陥凹型（陥凹を主体とする病変）に分けると，癌の割合は前者でおよそ 8％ 程度であるが，表面陥凹型病変では 18％ と高く（図 3.8），このことは諸家の報告によっても明らかである．大きさ別に検討すると，IIa 型では 10 mm 以下の病変が多く，この大きさでは癌の頻度は低率であるが 10 mm をこえると高率となる．IIc+IIa などの陥凹型では，大きさ別の癌の頻度は IIa 型と比較して明らかに高率である（表 3.4）．

これら表面型病変における癌の割合は，隆起型（ポリポイドタイプ）病変よりも高いことも一般的な事実であろうと考えられる．

工藤らは，早期癌 272 例を大きさと形態別に分けて報告している．5 mm 以下の微小癌では，平坦-陥凹型が 39.7％，表面隆起型が 35.6％ と両者で 75.3％ を占めていたと報告している[10]．しかし，早期癌，特に sm 癌の実数を比較すると隆起型が圧倒的に多い．

癌と腺腫の異型度の組織学的判定は，病理医によって異なる点があることを考慮にいれてこの数値を検討しなければならないが，注意深い観察に

表 3.4 形態と大きさからみた早期癌の頻度―表面型病変

	0～4 mm	5～9 mm	10～14 mm	15 mm～	計
IIa, IIa+dep	1/49(2.0%)	2/36(3.0%)	4/8(50.0%)	2/3(67.0%)	9/96(8%)
IIc+IIa, IIc (IIa+IIc)	0/13(0%)	1/8(13.0%)	1/2(50.0%)	5/5(100%)	7/28(25%)

表 3.5　結節集簇様病変における大きさ別の癌の割合

	10〜19 mm	20〜29 mm	30 mm〜
腺腫	24	14	2
早期癌 (m癌+sm癌)	5 (17%)	6 (30%)	5 (70%)

よってこのような微小な表面型の腫瘍性病変が少なからず発見できることが明らかにされている．

c) 結節集簇様大腸腫瘍

種々の大きさの結節状の隆起や脳回様の隆起を形成しつつ水平方向に伸展する病変は結節集簇様大腸腫瘍と呼ばれている．ときに 7〜8 cm もの大きな面積を有する病変として発見される．結節の大きさは 2〜3 mm から 7〜8 mm 以上とさまざまである．発生部位は，直腸に多く，ついで盲腸や上行結腸にも認められる[11]．

病理組織学的には，管状構造かそれに加えて乳頭状あるいは部分的に絨毛状の突出した構造を有する腺管腺腫あるいは腺管絨毛腺腫の像を呈する．われわれが経験した粘膜層に限局した直腸の典型的な結節集簇様病変の内視鏡像を図 3.9 に示した．絨毛状の細い微細な突出した組織学的構造が大部分を占める純粋な絨毛腺腫はまれである．

結節集簇様病変内に癌が存在する頻度は高いが，多くは腺腫内癌の状態であり，粘膜下層以下に癌浸潤を認める病変は大きさからすると比較的少ない．粘膜下層への浸潤を疑う所見としては病変内の大きな結節の存在や潰瘍形成などである．自験例における大きさと癌の割合を表 3.5 に示した．

2) 早期癌全体における各形態の占める割合

われわれの経験では，内視鏡的に診断され摘除された早期癌の形態の内訳は図 3.10 に示すようであった．隆起型が 75%，表面隆起型が 8%，表面陥凹型が 8%，結節集簇様が 8% であった．工藤らの内視鏡摘除標本を対象とした報告では，隆起型 68.3%，表面隆起型 8.4%，表面陥凹型 12.4%，結節集簇様 10.2% であり，われわれの結果と比較して表面型癌の占める割合がやや多くなっている．

また，われわれの症例をまとめた手術切除例も含めた sm 癌の形態別の割合を表 3.6 に示した．隆起型由来の病変が約 70% を占めていた．

d) 潰瘍型病変

このタイプの早期癌は 2 型進行癌に類似した肉

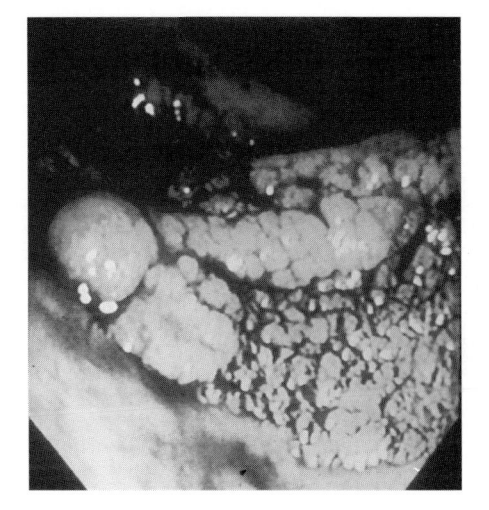

図 3.9　結節集簇様病変の内視鏡像

図 3.10　早期癌における各形態の病変が占める割合 (%)

表 3.6　sm 癌の形態分類

sm 癌	95 病変
隆起型, 隆起型由来	73 (76.8%)
Ip	21
Isp	34
Is	18
表面型, 表面型由来	18 (19%)
IIa	7
IIa + IIc (IIc + IIa)	10
IIs	1
潰瘍型	4 (4%)

眼型を呈し，固有筋層に近い粘膜下層深部まで浸潤していることが多い．隆起型由来のものと表面型由来のものがある．内視鏡的摘除の対象とはならず手術的に摘除される．

d. 外科診断

1) 内視鏡診断

内視鏡的に小さな表面型早期癌を発見するには，十分な前処置と綿密な内視鏡検査が必要とさ

a) 前処置

ポリエチレングリコール（polyethylene glycol-electrolyte solution, PGE）による全腸管洗浄法が粘膜面の微細な病変を発見するために有効な前処置法である．PGE の服用には 2 時間を要する．外来患者では来院後 PGE を服用することが多いが，自宅で服用し前処置終了後に来院して検査を受けることもできる[11]．

b) 色素法

微細な病変特に表面型早期癌を発見するためには，色素法が有効である．色素散布法でコントラストをつけることによってわずかに隆起あるいは陥凹した病変の輪郭や表面構造を明瞭にすることができる（図 3.11）．通常，わずかな発赤所見によって微細病変の存在を疑い，その部位に 0.2% インジゴカルミンを散布して病変の存在とその性状を検索する．

全大腸にインジゴカルミンを散布する方法や，検査前にインジゴカルミンを経口的に投与して，全大腸に色素を塗布した状態で大腸内視鏡検査を施行する試みもある[9]．

c) 拡大内視鏡検査

従来は，切除標本の実体顕微鏡で腺管の開口部の所見（腺口形態，pit pattern）を観察していたが，最近では色素散布を行い拡大内視鏡によって腺口形態を観察することが可能となり，その形態によって病変の組織学的な所見を推定することが可能となっている．

楕円形の横長の腺口形態は隆起型腺腫や表面隆起型腫瘍に特徴的であり，小さな円形の腺管開口の形態は表面陥凹型腫瘍に特徴的であり，異型の高い腺腫や粘膜内癌である頻度がより高い．小さな星型の腺口形態は過形成性ポリープに特徴的所見である．脳回様の腺口形態は絨毛状腺腫に特徴的である（図 3.12）．浸潤癌では腺口形態は破壊されて不明瞭となる．

2) 超音波内視鏡検査による深達度診断

術前検査による大腸癌の深達度診断は，治療方針を決定するうえに重要な判断基準となる．すなわち，内視鏡的切除，直腸病変の局所切除，直腸癌における括約筋温存手術や自律神経温存手術，などの適応を決定するさいに術前に癌の深達度診断を正確に行うことが必要である．従来は，内視鏡，X 線などの所見によって深達度の診断が行われてきたが，これらの検査に加えて，最近では大腸腔内に探触子を挿入して超音波により病変部を直接走査する方法が行われるようになった．この方法によると，大腸壁の解剖学的層構造を描出できるので，より正確な深達度診断を行うことが可能である[14]．

大腸癌の多くは，限局型の浸潤様式を示し，びまん性浸潤を示すことはまれである．したがって，癌の浸潤により大腸壁の各層は，順次その連続性

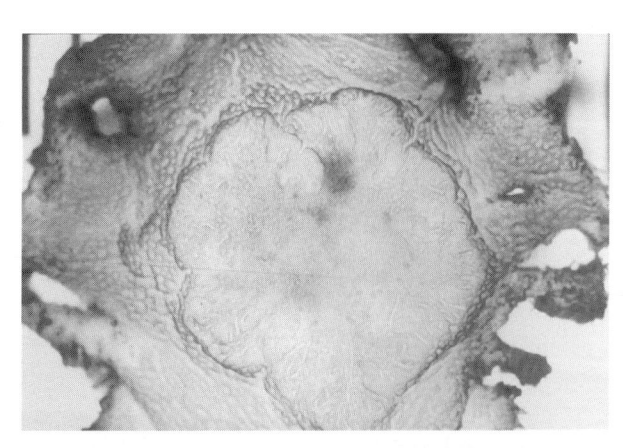

図 3.11 陥凹型早期癌に特徴的な小型腺口形態（実体顕微鏡）

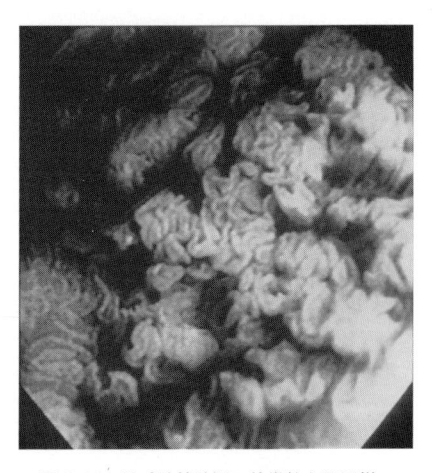

図 3.12 絨毛腺管腺腫に特徴的な脳回様の腺口形態

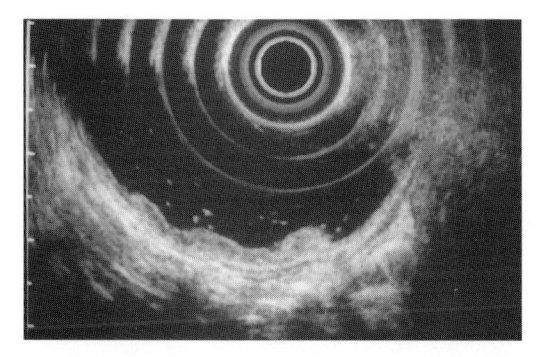

図 3.13 粘膜層に限局した結節集族様病変の超音波内視鏡像

が断たれてゆくので，大腸癌における壁深達度診断は，大腸壁の層構造の描出が明瞭であれば，比較的容易に行うことができる[15]．粘膜に限局している病変であれば第1層の肥厚像として描出され第3層の粘膜下層を示す高エコーの層は変化を受けない（図 3.13）．粘膜下層に浸潤すると高エコーの第3層の菲薄化として描出される．第3層が完全に断裂していれば癌浸潤は固有筋層に達していると判定される．超音波内視鏡によって粘膜下層への浸潤の程度を判定することはしばしば困難である．われわれが施行した超音波内視鏡による深達度診断の結果を表 3.7 に示した．正診率は，全体で 81.6% であり，各深達度別には差を認めなかった．他施設の報告においても同様の結果が報告されている．

表 3.7

	組織学物所見			正確率
	m〜sm slight	sm massive 〜mp	ss, ai	
I 群 M〜SMslight	15	2	0	88%
II 群 SMmassive〜MP	4	38	7	77%
III 群 SS, AI	0	7	36	83%

e. 治療方針
1) 粘膜に限局した癌（m 癌）

粘膜層に限局した癌であれば，隆起型病変であっても表面型病変であっても，リンパ節転移や血行性転移をきたすことはないので病変部の局所的な摘除で完全な治療となる．

a) 内視鏡的摘除

多くの場合病変は内視鏡的に摘除されるが，摘除標本の病理組織学的検索によって粘膜内に限局した癌であることが確認され，かつ切除断端に癌組織が及んでいなければ治療は完了したと判断される．

切除断端の粘膜層に癌組織が及んでいる場合には，繰り返して生検を行って追跡する．このさい，摘除部付近に墨汁やクリップにてマーキングして瘢痕の位置を確認しやすくする．癌組織が遺残しており内視鏡的な再切除が困難であれば，手術的治療を考慮する．

b) 手術的治療

病変の大きさや形態から内視鏡的摘除が困難である場合は手術的に摘除する．また，内視鏡的摘除が不完全であった場合に手術的に摘除することがある．手術方法については次項に述べるが，開腹手術，腹腔鏡的手術，直腸病変に対する局所的切除などがある．

2) 大腸 sm 癌の治療方針

粘膜下層に浸潤した癌におけるリンパ節転移の頻度は，報告によって 5〜10% 程度である．腫瘍の組織学的所見によって，リンパ節転移の頻度がある程度高く手術的に腸管を切除することが必要となるものと，内視鏡的摘除などの局所的な摘除のみでほぼ完全な治療となる病変をある程度分けることができると考えられている．大腸 sm 癌の

表 3.8 大腸 sm 癌の内視鏡的ポリペクトミー（局所切除）後に腸管切除が施行された症例におけるリンパ節転移率

	症例数	追加腸切除施行例	リンパ節転移症例	リンパ節転移率
Nivatvongs (1978)	23	7	2	8.7%(2/23)
Morson (1984)	60	14	0	0%(0/14)
Richard (1987)	80	44	6	13.6%(6/44)
Chiristie (1988)	106	11	0	0%(0/11)
Sugihara (1988)	25	18	1	5.6%(1/18)
Nivatvongs (1991)	295	151	13	8.6%(13/151)
Kyzer (1992)	42	28	1	3.6%(1/28)
Kikuchi (1995)	97	23	0	0%(0/23)

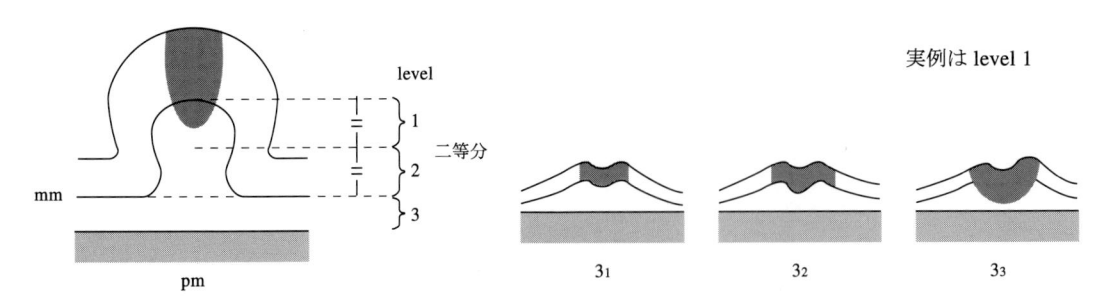

図 3.14 sm 浸潤度分類（武藤による）

内視鏡的ポリペクトミー後に腸管切除が施行された症例におけるリンパ節転移率のデータを表3.8に示した.

リンパ節転移の危険因子としては，粘膜下層への浸潤度が軽度か中等度（sm_2, sm_3）であること，組織学的分化度が中分化から低分化であること，またリンパ管侵襲などの脈管浸潤があること，などがあげられている. 癌浸潤先進部における低分化傾向化もリンパ節転移の危険因子と考えられている. 粘膜下層への浸潤程度の分類には異なった分類方法があるが，ここでは武藤らの提唱した分類を用いた（図3.14）.

粘膜下層への浸潤度 level 1 で上記のリンパ節転移の危険因子がなければ，腸管切除とリンパ節郭清は必要ないと考えられる. 上記の危険因子は互いに関連して陽性となる傾向がある. これらの因子のうち脈管侵襲や組織学分化度などは明らかな危険因子であるが，粘膜下層への浸潤程度に関しては sm_2 であっても，ほかに危険因子がなければリンパ節転移が存在することは少なく，このような病変は内視鏡摘除のみで経過をみてよいか否かが今後の問題点と考えられる. 危険因子が2つ以上ある場合には，それだけ転移のリスクも高くなると考えられる.

また，sm 癌のリンパ節転移のほとんどが第1群に限局しており，第2群リンパ節に転移を認めることはまれである.

f. 治療方法
1) 内視鏡的摘除
a) 適応

大腸の腺腫や早期の癌は，内視鏡的に摘除されることが多い. 実際には，摘除生検として行ったポリペクトミーの組織検査によって一定の割合で早期癌が見出され，m 癌の場合には同時に治療も完結することになる. 大腸の粘膜内に限局した癌（m 癌）は，内視鏡的ポリペクトミーなどの局所的摘除を施行して切除断端に腫瘍組織が及んでいなければ完全な治療となる. また，sm 癌であってもその組織所見によっては局所的摘除で十分な治療と判断できることがある. したがって，大きさや形態から内視鏡摘除が技術的に可能でかつ適切であると判断されれば，大腸の早期癌は内視鏡的に摘除される.

具体的には有茎性や亜有茎性の隆起型の病変では大きさ2〜3 cm までの病変が内視鏡的摘除の適応となる. また，無茎性病変，結節集簇様病変では，一括切除を原則とするならば，2 cm までが適応であろう. また，表面型病変では，1〜1.5 cm までが一括切除の限界であろう. 内視鏡的に一括切除が困難である場合には piece meal に摘除されることもあるが，この方法では完全に摘除されたか否かの病理組織学的判定が困難である. 内視鏡的に施行する piece meal resection の妥当性については，今後再発率などの検討に基づいた評価が必要であろう.

明らかな潰瘍形成をきたしている場合は，深達度が粘膜下層深部に及んでいることが予想されるので，内視鏡的摘除は試みずに手術的に腸管の切除を施行する方針とすべきであろう.

b) 手技
i） スネアーポリペクトミー

従来から行われている手技であり，スネアーワイヤーを内視鏡の鉗子孔から出して，病変の頸部

にかけて締め電気焼灼によって切断して摘除するという比較的単純な手技である.

ii) 内視鏡的粘膜切除 (endoscopic mucosal resection, EMR)

すでに述べたように，平坦陥凹型の病変が最近注目されており，このような形態の病変や広基性隆起性病変，結節集簇様病変では，通常の内視鏡的ポリペクトミーの手技では，病変全体を一塊として摘除することが困難である.このような場合，粘膜下層に局注針にて生理食塩水を注入して病変を浮き上がらせた後に，スネアーワイヤーをかけて病変を摘除するいわゆるEMRの手技によって完全に摘除する（図3.15）[13]．EMRのこつは，生食水が分散するのを防ぐ目的で注入速度を上げて粘膜の膨隆を十分に形成することである．また，スネアーワイヤーにて絞扼する前に，若干の空気を吸引し病変を中心とした粘膜面をスネアーの輪の中に引き込むことが病変全体を絞扼するためのこつである．工藤らは，EMRにさいして，スネアーワイヤーが滑らないようにするために，スネアーワイヤーに針がついた針付スネアーが有用であると報告している．

止血の目的，あるいは，創面の閉鎖の目的でクリップを用いることもある．

c) 病変部のマーキング

内視鏡的摘除後その標本の病理組織学的検索にて粘膜下層への浸潤があり，その所見から腸管切除を要すると判断された場合には，内視鏡的摘除を施行した病変部位を手術中に確認できるように内視鏡的に病変部のマーキングを行う．マーキングには，クリップを2～3本摘除部付近に掛けるかあるいは滅菌した墨汁0.5 mlを2～3か所に置いて粘膜下層に注入しておく．前者は術中に手で触れることができるが，墨汁によるマーキングのほうが確実であり，また特に後に述べる腹腔鏡的結腸切除術の場合には墨汁によるマーキングが有用である．

2) 手術方法

内視鏡的な摘除が不可能である大きさや形態を示す病変，また粘膜下層に浸潤した早期癌で内視鏡的に摘除された標本の病理組織所見より，腸管切除とリンパ節郭清が必要とされた病変に対しては手術的な切除がなされる．

a) 開腹，腸管切除

リンパ節郭清の範囲は術前の深達度診断によるが，通常D_1-D_2のリンパ節郭清が施行される．粘膜層に限局した癌ではリンパ節転移はないが，深達度の組織学的判定は切除標本の組織学的検索の結果明らかとなるので，手術にさいしてはD_1-D_2のリンパ節郭清を施行する．粘膜下層に浸潤していることが明らかである場合には，その浸潤度にもよるが，D_2までのリンパ節郭清を施行することが必要である．

b) 腹腔鏡補助下結腸切除術

近年，腹腔鏡下手術の進歩により，結腸の切除も腹腔鏡補助下にて施行することが可能となってきている．早期癌では，前項に述べたようにD_1-D_2のリンパ節郭清を施行することになり，この程度の郭清は腹腔鏡補助下においてもさほど困難性なく施行することができる．通常，腹腔鏡操作によって病変部結腸を剥離し，小開腹創より腸管を壁外に出して切除吻合を行う（図3.16）．直腸に近いS状結腸や直腸S状結腸部の病変ではdouble stapling法にて腹腔内で吻合する．腹腔鏡補助下

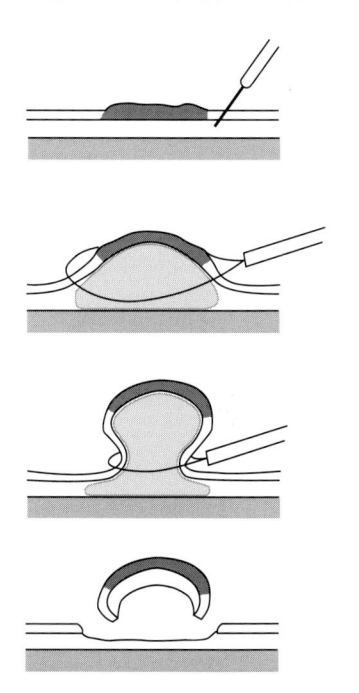

図3.15 内視鏡的粘膜切除（EMR）の手技

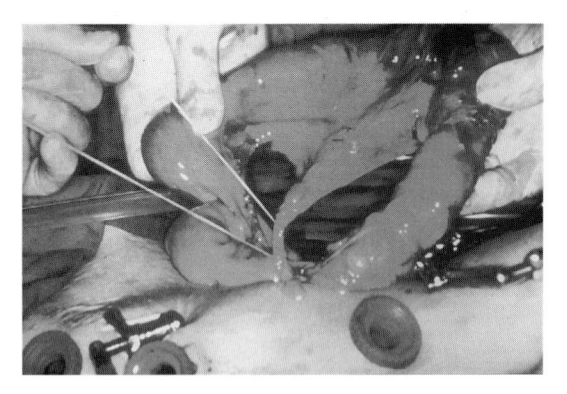

図 3.16 腹腔鏡補助下結腸切除術—体腔外切除,吻合法

手術では,術後の疼痛が軽い,術後の回復が早い,術創が小さいなどの利点がある.一方,手術時間が長い,高度の技術を要するなどの欠点もある.

c) 直腸早期癌の局所切除

内視鏡的摘除が困難である大きさや形態の下部直腸の早期癌に対しては,局所的な切除が施行されることがある.局所切除の適応を決定するさいには,術前の深達度診断と肛門縁からの病変の位置の判定が重要である.術前の深達度診断には直腸指診と超音波内視鏡検査が,また病変の位置の判定には直腸指診と注腸造影が有用である.局所切除の方法には,経肛門的,経仙骨的,経括約筋的切除があり,病変の大きさと位置によって術式が選択される.

i) 適 応

局所切除の適応となる病変の部位は,病変の口側縁が肛門縁から約 10 cm 以内の位置である.より高位にある病変を,経括約筋的あるいは経仙骨的手術にて切除することは,技術的にかなり困難である.肛門縁から 10 cm 以上の上部直腸にまで病変が存在する場合には,開腹して前方切除によって切除する.

適応となる病変は,内視鏡的ポリペクトミーの適応とならないような大きさと形態の早期癌で,術前の直腸指診や超音波内視鏡などの諸検査により粘膜層あるいは粘膜下層の一部に留っていると判断されるものである.明らかな潰瘍形成を伴う病変では,2～3 cm 以下であっても粘膜下層の深層以下にまで浸潤していることが多いので,局所切除の適応からは除外するのが妥当であろうと考える.

また内視鏡的ポリペクトミーがすでに施行されており,摘除標本の病理組織学的検索の結果 sm 癌で切除断端までの距離が短い場合に,壁内遺残の可能性を考えてポリペクトミー部位を中心に局所的に直腸壁全層を追加切除する場合もある.

ii) 深達度診断

病変の深達度を診断する方法としては,経験をつんだ検者による直腸指診が有効である.主として病変の可動性によって,深達度が判断される.また,病変全体が柔らかいときには,粘膜内に限局した病変と判断され,硬い部分があれば,粘膜下層以下に浸潤していると判断される.York Masonは,病変の可動性によって,深達度を4つに分類し(Clinical Stage(CS)I-IV),CS IとCS IIを局所切除の適応としている[5].CS IIは,固有筋層に浸潤した癌であり,この深達度では,リンパ節転移が約 20% の頻度で存在するため,われわれやわが国の多くの施設では,局所切除の適応からは除外している[6].超音波内視鏡あるいは直腸用の硬性の探触子によって直腸内病変を内腔から走査する.詳細は,超音波内視鏡検査のところですでに述べた.

iii) 術式の選択

局所切除の方法は,経肛門的切除,経仙骨的切除,経括約筋的切除の3つの方法がある.経肛門的切除は,主として病変が小さく肛門管近くに存在する場合に適応となる.腫瘍が肛門管上縁からやや離れている場合には,経仙骨的切除の適応と考える.また,肛門管上縁に腫瘍の下縁が及ぶような比較的大きな腫瘍の場合には,経括約筋的切除を施行する.

iv) 手術方法

(1) 経肛門的切除[8,9]: 体位は,prone jack-knife position にて行うが,後壁の病変では,砕石位でも可能である.視野は,前者のほうが良好であり,この体位では場合によっては,経仙骨的あるいは経括約筋的切除に変更することも可能である.開肛器を挿入して視野を広げる.病変の位置によっては,開肛器を掛けないほうが病変を引き出

すことが容易となる場合もある．腫瘍を確認したのち，腫瘍から5mm以上離して，腫瘍の周囲に4〜5か所針糸を掛けてマーキングを行う．剪刀か電気メスを用いて行い，このマーキングの糸を含めて切除する．切除後の組織の欠損部は，3-0の吸収糸にて1層の結節縫合を行う．

（2） 経仙骨的切除（図3.17）[1]： 腹臥位のジャックナイフ体位で行う．視野をよくするために，殿部皮膚を絆創膏にて左右に牽引しておく．術者は，開いた患者の両下肢の間に入って手術操作を行う．

通常，仙尾関節のやや上部から仙骨縁に沿い，坐骨結節との間を通り，肛門縁付近に至る8〜10cmの斜の切開をおく．経仙骨的切除の場合には，尾骨と肛門との間の横切開でもよいが，この切開では，途中で経括約筋的切除に変更することは困難である．

皮下脂肪を切離すると，上方にて大殿筋の下縁が露出してくるのでこの一部を切離する．皮下脂肪層の下に肛門挙筋が露出してくる．肛門挙筋の

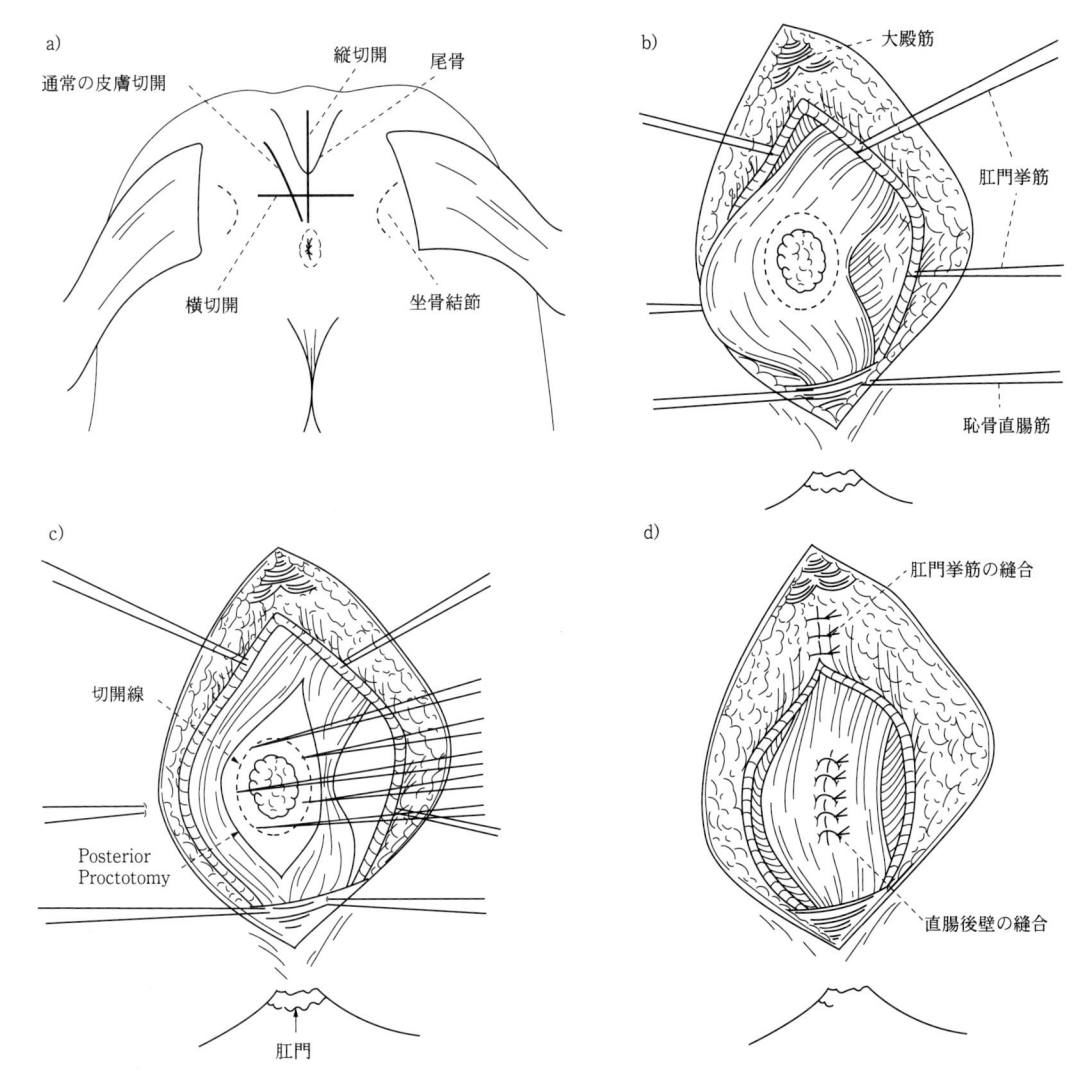

図 3.17 経仙骨的局所切除
a） 体位および皮膚切開，b） 後壁や側壁の病変の切除，
c） posterior proctotomy による前壁病変の切除，d） 直腸壁および肛門挙筋の縫合閉鎖．

予定切離線に沿って，約3対のマーキング用の糸を掛ける．この糸の間で肛門挙筋を切離する．視野を良好にするために尾骨を切除することもある．

肛門挙筋を切離すると臓側筋膜に包まれた傍直腸の脂肪組織が露出されてくる．臓側筋膜を直腸側につけて直腸壁の後面を周囲の組織から剝離する．病変がやや上方にある場合には，仙骨前面と直腸後壁との間を鈍的に剝離する．病変が側方にある場合や腫瘍が大きい場合には，側方から前方にかけての剝離が必要となる．直腸前方の剝離はやや困難であり，剝離にさいして直腸壁を損傷することがあるから注意を要する．

病変が前壁にある場合には，直腸後壁に切開をおく (posterior proctotomy)．このさいにもマーキングの糸を2～3対掛けてから切開する．病変が肛門管上縁近くにまで及んでいる場合には，肛門側の視野を良好にするために，恥骨直腸筋の一部またはすべてを切離すれば，肛門管に対する十分な視野が得られる (図 3.17)．したがって，後述する経括約筋的切除の適応はきわめて少なくなったと考えられる．

腫瘍が前壁にある場合には，直腸後壁の切開を

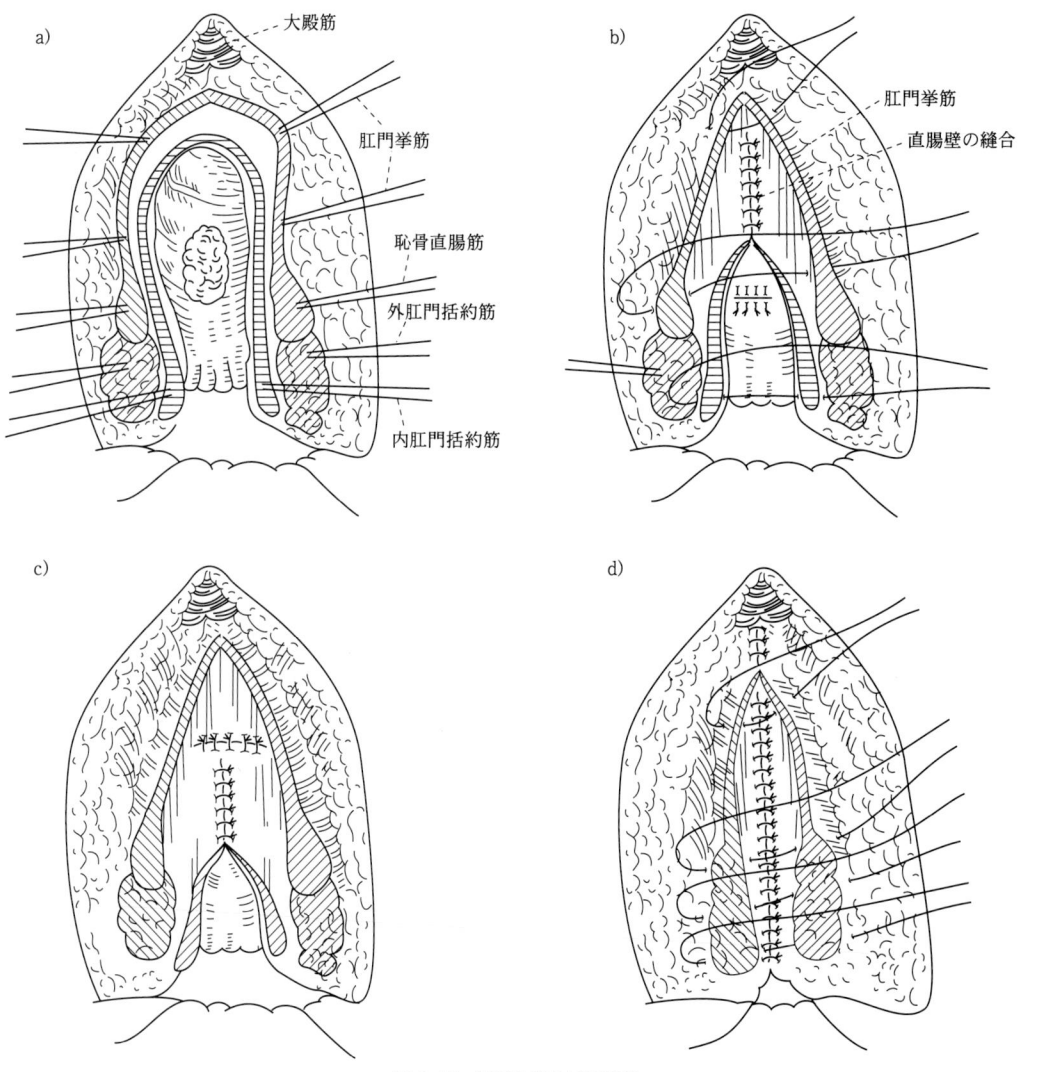

図 3.18 経括約筋的局所切除
a) 内・外括約筋および直腸後壁の切開，b) 前壁病変の切除および直腸後壁の縫合閉鎖，
c) 直腸後壁の縫合閉鎖，d) 肛門挙筋，恥骨直腸筋，外肛門括約筋の縫合閉鎖．

通して内腔側から腫瘍を摘除することになる.また,腫瘍が後壁や側壁にある場合には,直腸壁の切開線と腫瘍の切開線が連続することとなる(図3.17b).このさい,経仙骨的切除では,後壁の切開線をどのように置くかを決めるために直腸内腔に指を入れて病変の位置を確認しながら切開する.いずれにせよ,直腸内腔が開放された後,腫瘍から約1cm離してマーキングのためのstay sutureを置く.腫瘍の切除は,このマーキングの糸が切除側に含まれるように行う.

結節集簇様病変の場合で術前の超音波内視鏡検査や触診などで粘膜下層への浸潤がないと判断された場合には,粘膜下層で剥離して腫瘍を切除することもあるが,このさいは,粘膜下層に1/20万ボスミン生食水を注入し,腫瘍を浮き上がらせる.容易に浮き上がれば粘膜下層への浸潤はないであろうと考えられる.

前壁の腫瘍を切除した場合には,前壁の腫瘍切除線は通常横方向に,後壁の切開線は切開方向(縦方向)に縫合閉鎖する.腫瘍が側壁や後壁にあって,腫瘍切除線と後壁の切開線が連続している場合には,縫合線が横や斜,あるいは,T字型になったりする.

(3) 経括約筋的切除(図3.18)[10]: 病変が肛門管近くにまで及んでいる場合には,経仙骨的アプローチでは視野が不十分であるため,括約筋を切除し直腸と連続して肛門管を開放する必要がある.恥骨直腸筋,外肛門括約筋などを切開しても,病変を摘除した後,これらの筋層を再縫合しておけば,術後便失禁などをきたす心配はない.

体位は,経仙骨的切除と同様である.皮膚切開は仙尾関節のやや頭側から斜めに,肛門縁までおく.外肛門括約筋,恥骨直腸筋にマーキングの糸を掛けてから切除する(図3.18).このさい,マーキングの糸は,筋肉の種類によって色を変えておくと,後に再建するときに便利である.恥骨直腸筋の切開をさらに頭側に延して肛門挙筋を切開する.このさいも肛門挙筋にマーキングの糸を置く.次に,肛門縁より内肛門括約筋と肛門管の皮膚粘膜を切開して肛門管を開放し,さらに頭側に切開巣をのばして直腸後壁を切開して直腸内腔を開放する.このさい,内肛門括約筋にもマーキングの糸を掛けて切開する.

病変の摘除は,経仙骨的切開の場合と同様である.経括約筋的切除では,切開した外肛門括約筋,恥骨直腸筋を縫合するが,このさい,切開時に置いたマーキングのための縫合糸が目印となる.

d) transanal endoscopic microsurgery (TEM)

最近,肛門より手術用の直腸鏡を挿入し,この直腸鏡を用いた内視鏡下手術にて直腸の早期癌を摘除する方法TEMがドイツから導入された.この方法は熟練を要するが手術的局所切除より侵襲がさらに軽度であり,しかもさらに口側の病変の摘除も可能であるなどの利点がある.

g. 手術成績,遠隔成績

大腸早期癌のうち粘膜層に限局した癌(m癌)は,リンパ節転移も血行性転移もきたさないので局所的摘除によって完全な治療となる.しかし,局所的摘除が不完全であり粘膜層内に癌組織が遺残した場合には再発をきたすこともある.内視鏡的摘除において明らかに取残しがあると判断された場合には,内視鏡的再切除や手術的切除などによって追加治療がなされることが多い.また,組織学的に粘膜層断端に癌組織が及んでいても実際には遺残癌組織がないことが多く,m癌の再発症例はまれである.

sm癌に関しては,内視鏡的摘除後の壁内遺残やリンパ節転移の遺残,また,少数例ではあるが血行性転移や広範囲なリンパ節転移をきたす症例があり,そのような症例では治療後の再発をきたすことがある.

古澤らは,多施設調査によって内視鏡的摘除が施行されたsm癌患者の遠隔成績を報告している[16].その結果では,内視鏡的摘除のみを施行した94例中7例が再発し5年生存率は87.8%であった.一方,内視鏡的摘除後腸管切除を施行した126例中再発は2例で5年生存率は93.1%であった.この報告では内視鏡的摘除のみにて経過をみた症例のなかに粘膜下層へのmassive invasionやリンパ管浸潤例が含まれており,特にmassive invasion の症例のなかに再発例を認めている．

われわれの経験では sm 癌 122 例中，内視鏡的摘除のみにて経過を追った 17 例では再発例を認めず，手術的治療を施行した 105 例中 6 例 (6.6%) にリンパ節転移を認めた．これら 105 例においても再発を認めていない．上記の 122 例以外に 2 例の特殊な症例があった．1 例では，内視鏡的摘除の標本にて sm の断端付近への massive な invasion を認め追加腸管切除の適応であったが，社会的理由にて手術を施行しなかったところ 3 年後に局所および肺転移再発をきたして死亡した．他の 1 例では，内視鏡的摘除時すでに Virchow リンパ節に転移を認め手術適応はなかった．この症例は sm massive, 粘液癌，ly 3 であった．これらの特殊な 2 症例を除くと，われわれの sm 癌症例では再発例や癌死例は認められていない．

〔小西文雄〕

文献

1) 大腸癌研究会編：大腸癌取扱い規約，改訂 5 版，金原出版，東京，1994．
2) 小西文雄，Morson BC：内視鏡的に摘除された大腸腺腫および早期浸潤癌の臨床病理学的研究—St. Mark's Hospital における症例の検討．日本大腸肛門病会誌 **35**：103-111, 1982．
3) 武藤徹一郎，上谷潤二郎，沢田俊夫，ほか：大腸の小さな扁平隆起性病変（small flat elevation）の臨床病理学的検討．胃と腸 **19**：1359-1364, 1984．
4) 工藤進英，三浦宏二，高野征雄，ほか：微小大腸癌の診断—実体顕微鏡所見を含めて．胃と腸 **25**：801-812, 1990．
5) 長廻 紘：大腸の微小な腫瘍の肉眼分類．胃と腸 **29**：42-43, 1994．
6) 平田一郎，森川 浩，杉本憲治，ほか：表面型大腸腫瘍内視鏡診断の問題点．胃と腸 **27**：903-909, 1992．
7) 多田正大，望月福治，小越和栄，ほか：結節集簇様大腸病変の臨床的取扱い—内視鏡治療の適応と限界．胃と腸 **27**：421-427, 1992．
8) 石川 勉，牛尾恭輔，宮川国久，ほか：結節集簇様大腸病変の画像診断とその経過．胃と腸 **27**：389-398, 1992．
9) 小西文雄，富樫一智：表層拡大型大腸腫瘍—私はこう考える．胃と腸 **31**：192-193, 1996．
10) Kudo S, Kashida H：Superficial types of colon cancer — Focus on the differences between depressed carcinoma and so-called "flat adenoma". Dig Endosc **8**：87-92, 1996．
11) 富樫一智，小西文雄，岡田真樹，ほか：在宅で行う腸管洗浄液（PEG-ELS）による大腸内視鏡検査前処置法の検討．日本大腸肛門病会誌 **47**：622-627, 1994．
12) 富樫一智，小西文雄，佐藤知行，ほか：大腸微小病変の発見を目的とした経口的色素散布による大腸内視鏡検査の有用性．Prog Dig Endosc **45**：172-173, 1994．
13) 工藤進英：早期大腸癌—平坦陥凹型へのアプローチ 5．拡大電子スコープ，pp 70-75，医学書院，東京，1993．
14) Konishi, F, Ugajin H, Ito K, et al：Endorectal ultrasonography with a 7.5 MHz linear array scanner for the assessment of invasion of rectal carcinoma. Int J Colorectal Dis **5**：15-20, 1990．
15) 清水誠治，磯 彰格，大塚弘友，ほか：大腸癌に対する超音波内視鏡検査の意義．Gastroenterol Endosc **31**：2395-2402, 1989．
16) 岡田真樹，小西文雄，岡本 朋，ほか：超音波内視鏡診断に基づく直腸癌治療方針選択の妥当性についての検討．Gastroenterol Endosc **38**：1355-1362, 1996．
17) Sugihara K, Muto T, Morioka Y：Management of patients with invasive carcinoma removed by colonoscopic polypectomy. Dis Colon Rectum **32**：829-834, 1989．
18) Kikuchi R, Takano M, Koichi T, et al：Management of early invasive colorectal cancer. Dis Colon Rectum **38**：1286-1295, 1995．
19) 武藤徹一郎，西沢 譲，小平 進，ほか：大腸 sm 癌アンケート集計報告—sm 癌のリスクファクターをもとめて．胃と腸 **26**：911-918, 1991．
20) 多田正弘，ほか：strip-off biopsy の開発．Gastroenterol Endosc **26**：833, 1984．
21) Konishi F, Nagai H, Kashiwagi H, et al：Laparoscopic assisted colectomy with extracorporeal anastomosis. Dig Endosc **6**：52-58, 1994．
22) 渡辺昌彦，大上正裕，寺本龍生，ほか：早期大腸癌に対する低侵襲手術の適応．日消外会誌 **26**：2548-2551, 1993．
23) Peters WR, Bartels TL：Minimally invasive colectomy：Are the potential benefits realized? Dis Colon Rectum **36**：751-756, 1993．
24) 武藤徹一郎，ほか：経括約筋的および経仙骨的切除術．手術 **41**：815-822, 1987．
25) Whiteway J, et al：The role of surgical local excision in the treatment of rectal cancer. Br J Surg **72**：694-697, 1985．
26) Mason AY：Rectal cancer：The spectrum of selective surgery. Proc Roy Soc Med **69**：1-8, 1976．
27) 小西文雄，金澤暁太郎：局所切除．手術 **44**：391-398, 1990．
28) 古澤元之助：内視鏡的ポリペクトミーが行われた大腸 sm 癌患者の予後．胃と腸 **20**：1087-1094, 1985．

3.2 結腸癌（進行癌）

a. 右側結腸癌

右側結腸癌（right sided colon cancer, proximal colon cancer）は欧米では時代とともに増加しており，わが国においても食生活の欧米化および高齢化社会を反映して，近年増加する傾向にある[1]。

1) 発生頻度

厚生省の人口動態統計によると，大腸癌の年齢訂正死亡率は，1985年に男女ともに人口10万人当たり約10人である．大腸癌の占拠部位からみた頻度は，盲腸が5〜10％，上行結腸が5〜10％，横行結腸が5％程度であり，大腸癌の15〜25％が右側結腸癌である．

2) 病態生理

右側結腸癌は高齢者や女性に多くみられ，貧血や体重減少などの非特異的な徴候から発見されることが多い．腹部に鈍痛があったり腫瘤を触知することもあるが，左側結腸癌や直腸癌と異なり，肛門出血や排便異常を主訴とすることは少ない．虫垂炎の診断で開腹されて初めて発見されることもある．

右側結腸は管腔が広く腸内容が流動物であるため，腸閉塞を生じることは少ないといわれている．しかし，右側結腸癌は進行して発見されることが多く，しばしば内腔に突出する大きな腫瘤を形成するため，ときに機械的に閉塞を生じる．

なお，遺伝性非ポリポーシス性大腸癌（hereditary non-polyposis colorectal cancer, HNPCC）では，右側結腸癌の頻度が高いことが知られており，右側結腸癌では特に家族歴に留意する．

3) 分類

肉眼型や組織型は，大腸癌取扱い規約に従って分類される．肉眼型は，腫瘤型（1型）や潰瘍限局型（2型）が多く，びまん浸潤型（4型）はまれである．組織型は，多くは高分化腺癌もしくは中分化腺癌であり，粘液癌もしばしばみられるが，低分化腺癌や印環細胞癌は非常に少ない．

4) 外科診断

診断には注腸造影と大腸内視鏡が重要である．右側結腸の場合，注腸造影検査でも病変の見落としが起こることがあり注意を要する[2]．内視鏡検査（total colonoscopy）は直視下に生検が行えるので病変の診断はより確実である．なお，盲腸や上行結腸のびまん性の伸展不良をみたときには，わが国では大腸癌のほかに胃癌の浸潤・転移も疑うべきである．

右側結腸癌はより進行した状態で発見されることが多く，肝転移や腹膜播種の頻度が高い．したがって，局所での広がりや遠隔転移の有無を術前に把握することは重要であり，腫瘍進展の精査にはCT検査が欠かせない．腎盂造影や超音波検査で尿路系への浸潤や水腎症の有無をみておくことも大切である．さらに，肝彎曲部の大きな腫瘍では，十二指腸浸潤を念頭においた十二指腸造影や内視鏡検査を行っておくのがよい．

腫瘍マーカーには，CEAとCA 19-9が一般に用いられる．血中の値は腫瘍の進行度を反映しており，特にCEAは肝転移と，CA 19-9はリンパ節転移と相関するといわれている．早期発見やスクリーニングには適さないが，病期の予測や術後のフォローアップに有用であり，再発の早期発見に役立つ．

5) 治療方針

臓器転移や腹膜播種がない場合には，腸切除およびリンパ節郭清により治癒が期待される．腫瘍の局所進展からは，OW・AWに加えてEWを十分にとり，剝離面に腫瘍が露出しないよう注意する必要がある．術中操作によって腫瘍組織が散布されないように心がけるべきであり，no-touch isolation technique[3]が推奨される．

リンパ節郭清に関しては，腸管に沿った水平方向のリンパ節転移の広がりが10 cmをこえることはまれであり[4]，腫瘍縁より口側・肛側ともに10 cmまでの腸管を切除すれば十分である（結腸

壁在リンパ節 epicolic nodes および結腸傍リンパ節 paracolic nodes）．一方，主幹動脈に沿った垂直方向の広がりは重要である．盲腸癌では回結腸動脈，上行結腸癌では右結腸動脈，横行結腸癌では中結腸動脈周囲のリンパ節（中間リンパ節 intermediate nodes，第2群リンパ節）を完全に郭清することが必要である．さらに症例によっては，それぞれの結腸動脈起始部のリンパ節（主リンパ節 main nodes，第3群リンパ節）の郭清も重要である．

第35回大腸癌研究会（平成3年7月20日，東京）では，右側結腸癌（進行癌）に対するリンパ節郭清は，右半結腸切除による D_3 郭清が標準であるとされた．しかし，上腸間膜動静脈本幹，胃結腸静脈幹（gastrocolic trunk），surgical trunk を十分に露出し，上腸間膜動脈から分枝する根部で結腸動脈を切離するような D_3 郭清を，すべての症例に対して施行するか否かについては，施設によって認識や姿勢が異なっていた．

われわれが行った右側結腸癌57例の検討では[5]，リンパ節転移は陰性が29例，n_1 が16例，n_2 が7例，n_3 が2例，n_4 が3例であり，$n_0 \cdot n_1 \cdot n_2$ が91%を占めていた．しかも腫瘍死のほとんどが肝・肺転移や腹膜播種であり，不十分なリンパ節郭清が原因で死亡したと考えられる症例は，1例のみ（$N_2/R_2/n_3$）であった．これらの結果からは，右側結腸癌の全例に D_3 郭清を行う必要はなく，ほとんどの症例では D_2 郭清を完全に行えば十分であると考えられる[6]．

なお，進行癌のなかでも比較的小さく，浸潤が固有筋層までにとどまり，リンパ節転移陰性と判断されるような症例に対しては，腫瘍縁より5cmまでの腸切除および主幹動脈周囲までのリンパ節郭清（D_2）でよいとされている[7]．このような症例は，今日急速に普及しつつある腹腔鏡下手術（laparoscopic surgery）の適応とも考えられる．

肝転移や肺転移に対しては，手術手技の向上や周術期管理の進歩により，最近では積極的に外科切除を行うようになった[8]．肝転移では転移巣の部位や大きさ・個数によって切除術式や患者予後は異なる．肝転移巣を完全に切除できない症例では，リザーバーの埋込みによる抗癌薬の持続動注療法が有効とされている．ただし，平均生存期間の延長が認められるものの，長期生存や5年生存率の向上には満足すべき結果は得られていない．

一方，腹膜播種や周囲組織への浸潤が高度で切除不可能な場合には，回腸結腸側々吻合などのバイパス手術も施行される．

6）手術方法

a）右半結腸切除（right hemicolectomy）

右側結腸癌に対する標準手術とされる右半結腸切除について述べる[9,10]．患者は仰臥位とし，皮膚切開は正中切開もしくは右傍腹直筋切開で開腹する．肝転移，腹膜播種，広汎リンパ節転移がなく治癒切除可能であることを確認する．創感染防止のためには開腹創にリングドレープを用いるのが

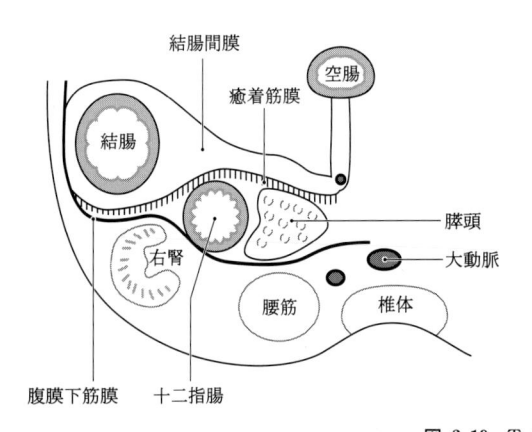

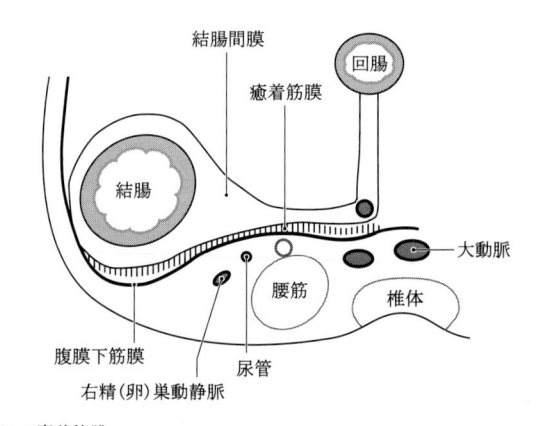

図 3.19 Toldt の癒着筋膜
左：膵頭十二指腸部，右：盲腸〜上行結腸部．

よい．

　下回盲腹膜陥凹から上方へ上行結腸外側において Monk の white line で切開し，右側結腸の授動を始める．ついで結腸間膜後葉が壁側腹膜と癒着した Toldt の癒着筋膜 (fusion fascia) と腹膜下筋膜の間で後腹膜の剝離を進める (図 3.19)．この層で剝離すれば出血は少なく，尿管や精巣もしくは卵巣動静脈を損傷することもない．肝彎曲部に至り，横隔結腸間膜，肝結腸間膜を切離すると，十二指腸下行部，水平部や膵頭下部が露出する．このとき原発巣を柄つきガーゼで被覆し，腫瘍の口側および肛側の腸管を辺縁動静脈 (marginal vessels) とともにテープで縛り，さらに主要動静脈を結紮すれば，術中操作に伴う腫瘍細胞の散布が防止できる (Turnbull[3] の no-touch isolatin technique) (図 3.20)．この後，大網を切開し胃結腸間膜を切離して，横行結腸を遊離しておく．

　ここで回腸終末を GIA で切離し，結腸間膜を左手で把持し進展させる．回結腸動脈の走行を確認しながら間膜前葉を鋭的に切開する．上腸間膜静脈の前面を露出するよう慎重に剝離し，まず回結腸動静脈を 2 重結紮・切離する．さらに中枢側へ剝離を進めていくが，上腸間膜動脈はしだいに上腸間膜静脈の左側へ離れていくので注意する．次に右結腸動静脈を 2 重結紮・切離するが，本血管はバリエーションが多いので，そのさいは適宜処理する．surgical trunk をさらに上方まで剝離し，Henle の胃結腸静脈幹に至ったところで中結腸静脈を結紮・切離する (図 3.21)．膵下縁において中結腸動脈右枝を結紮・切離し，横行結腸を GIA で切離すれば右半結腸切除となる (このとき中結腸動脈右枝を温存すれば右側結腸切除となり，中結腸動脈根部で切離すれば拡大右半結腸切除となる)．

　再建は術野の汚染に気をつけながら，回腸と横行結腸の端々吻合を行う．以前にはしばしば側々吻合が行われていたが，盲囊症候群 (blind pouch syndrome) を生じることがあるので，端々吻合がよい．吻合法は Albert-Lembert 縫合が一般的であるが，Sweet の層々縫合 (layer to layer) や Gambee の 1 層縫合 (single layer) も用いられている．縫合には 3-0 もしくは 4-0 の吸収糸が使用され，通常は結節縫合である．結腸の吻合部は血行障害をきたしやすく縫合不全の原因となるので，直動脈 (vasa recta) の走行や腹膜垂の損傷に注意し (図 3.22)，不用意な腸間膜の剝離や，強すぎる結紮は慎むべきである．最近では GIA や EEA を用いた器械吻合も試みられており，さらに

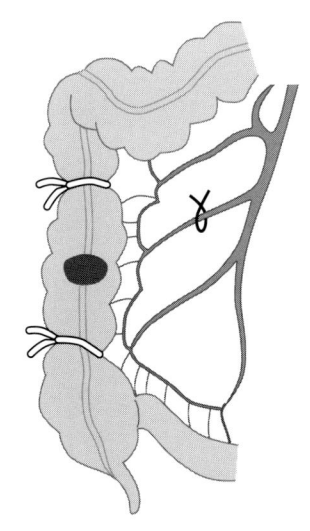

図 3.20　no-touch isolation technique
開腹後できるだけ早い時期に腫瘍の両側と主幹動静脈を結紮する．

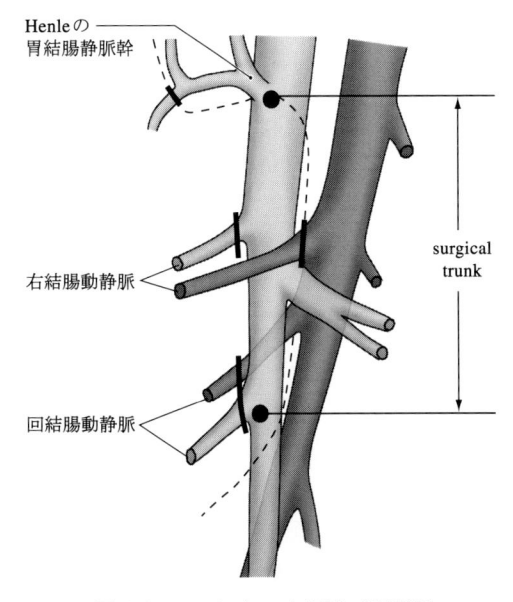

図 3.21　surgical trunk 周囲の郭清範囲

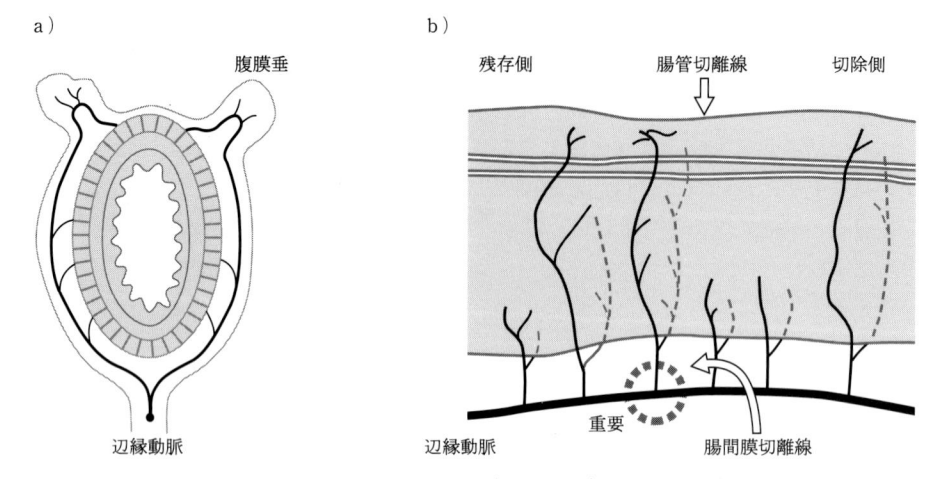

図 3.22 直脈動（vasa recta）
a) 直動脈長枝，b) 直動脈と腸管切離．

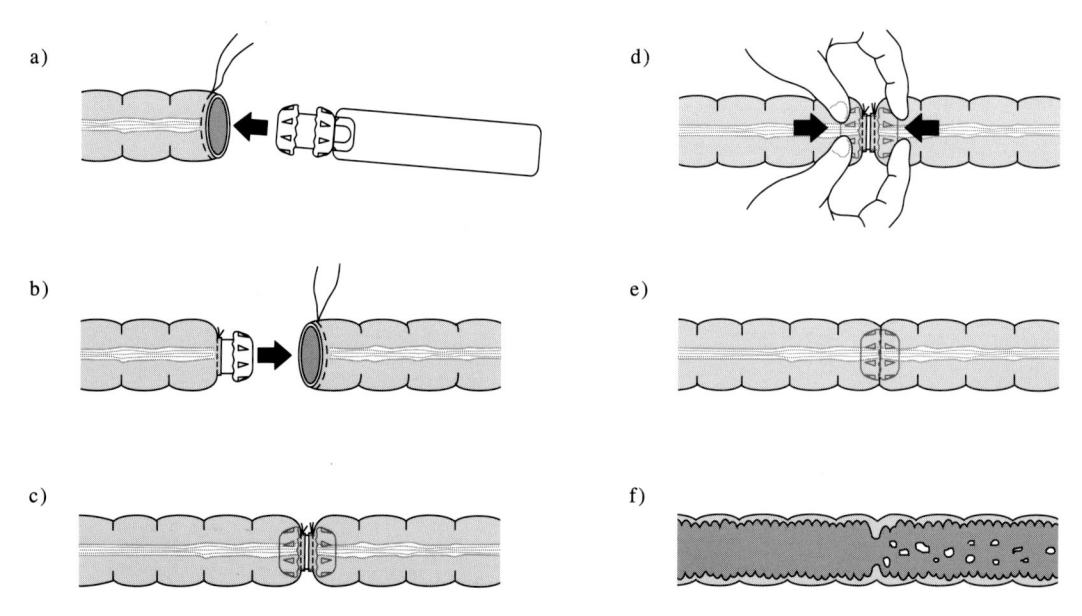

図 3.23 Valtrac を使用した結腸端々吻合

Valtrac などの無縫合・圧挫式のリング状吻合器（biofragmental anastomosis ring, BAR）[11] も使用されている（図 3.23）．

吻合が終われば止血を確認し，温生食水で腹腔内を十分に洗浄する．右側腹壁より上行結腸切除部にペンローズドレーンを 2 本留置し，腹壁は 3 層に閉鎖する．術後創感染の予防には，オキシドールやイソジンによる創の消毒よりも，生食水で物理的に洗浄し，細菌叢を希釈するほうが効果がある．

抗生物質は術前から静脈内投与し，術後は数日で終了する．術後感染予防には術前の腸管処理（preparation）も重要であり，低残渣食や下剤もしくはポリエチレングリコールを用いて機械的に腸管を洗浄する．大腸菌や嫌気性菌に対する抗菌薬の内服も行うが，右側結腸には腸内容の残ることが多く，また最近では術後 MRSA 感染の頻度が増加するとの報告もある．

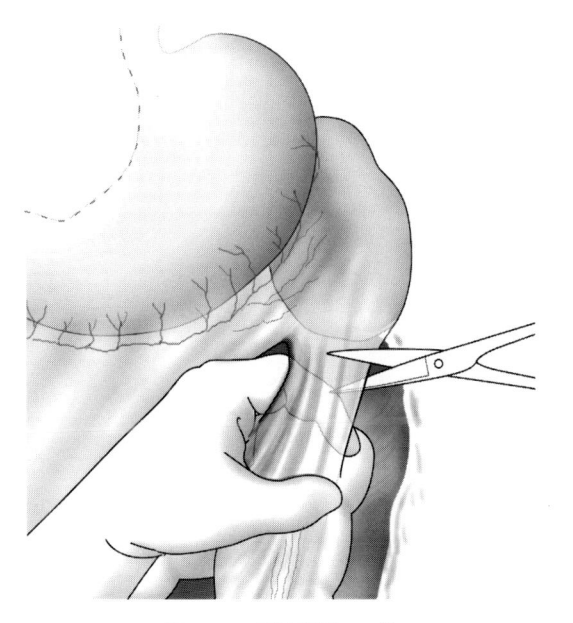

図 3.24 脾結腸間膜の切離

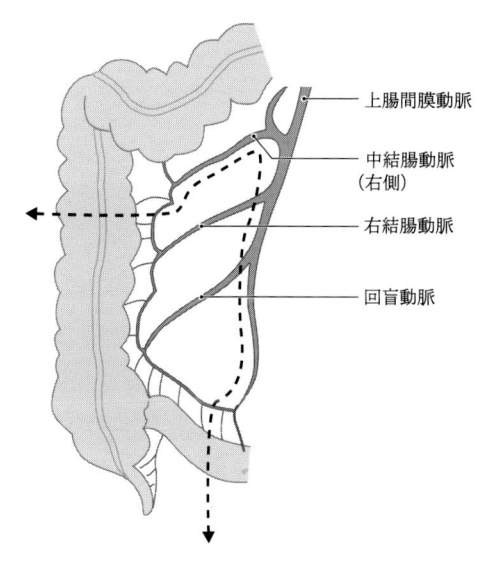

図 3.25 回盲部切除術の範囲（破線の範囲）

b) 横行結腸切除 (transverse colectomy)

上腹部正中切開で開腹する[12]．まず，上行結腸の中央から上方に Toldt 筋膜を剝離し，上行結腸を授動する．ついで大網を左方に結紮・切離し，横行結腸を遊離する．さらに，下行結腸も中央から上方に向かって Toldt 筋膜を剝離していく．このさい，脾臓を損傷しないよう注意し，脾結腸間膜を切離する（図3.24）．

中結腸静脈が胃結腸静脈幹に合流するところで，結紮・切離し，中結腸動脈は膵下縁で上腸間膜動脈から分枝するところで結紮・切離する．再建は端々吻合で行うが，吻合部に緊張がかからないよう留意する．

c) 回盲部切除 (ileocecal resection)

正中切開もしくは右傍腹直筋切開で開腹する[13]．口側は回腸断端の血行に注意して回盲弁より 10 cm のところで切断する．肛側は上行結腸を後腹膜より遊離させた後，その中央で切断する．回結腸動静脈を 2 重結紮・切離するが，腫瘍の占居部によっては右結腸動静脈も結紮・切離してリンパ節郭清を行う（図3.25）．端々吻合にて再建するが，結節縫合を均等に行えば腸管の口径差は特に問題にはならない．

7) 手術成績

術後合併症としては，出血や吻合不全，創感染，腹腔内膿瘍，イレウスなどがあり，高齢者では肺炎や尿路感染のほかにせん妄や不整脈もみられる．絶飲食の期間が長かったり，腸閉塞を生じて緊急手術になった場合は，感染症の頻度は高くなる．しかし，通常の右側結腸癌の手術では，合併症は少なく術死はまれであり，手術成績は良好である．

8) 遠隔成績

大腸癌研究会による全国統計では，結腸癌の 5 年生存率は男性 57.3%，女性 56.5% であり，東京大学第 1 外科の統計では，治癒切除された結腸癌の 5 年生存率は 67.6% である[14]．

癌研究会病院外科の結腸癌症例では，壁深達度別の 5 年生存率は，pm で 86.7%，ss・a_1 で 79.7%，s・a_2 で 70.1%，si・ai で 56.3% である[15]．またリンパ節転移別の 5 年生存率は，n_0 で 82.1%，n_1 で 71.7%，n_2 で 59.0%，n_3 で 38.1% である．

Dukes 分類による病期別に結腸癌手術後の生存率をみると，癌研究会病院外科の 5 年生存率は，Dukes A が 96.1%，Dukes B が 79.2%，Dukes C が 63.9% であり[15]，東京大学第一外科の 10 年生存率は，Dukes A が 74.5%，Dukes B が 53.9%，Dukes C が 48.0% である（図3.26）[14]．

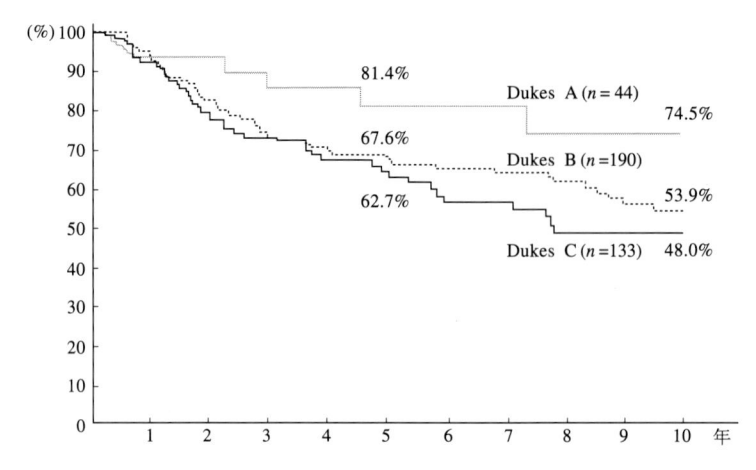

図 3.26 Dukes 分類別結腸癌手術症例の生存率（東京大学第一外科，1963〜1990 年）

表 3.9 部位別 5 年生存率
（癌研外科，高橋ら，1993）[15]

	部　位	5 年生存率 (%)
結腸癌	C	35/46 (76.1)
	A	61/89 (68.5)
	T	36/51 (70.6)
	D	25/31 (80.6)
	S	270/345 (78.3)
直腸癌	Rs	72/96 (75.0)
	Ra	181/300 (60.3)
	Rb	301/443 (67.9)
	P	87/149 (58.4)

表 3.10 右側結腸癌におけるリンパ節郭清の程度と予後
（根治手術施行 45 例について）（Adachi ら，1994）[5]

リンパ節郭清	予　後		
	無再発生存 (36 例)	他病死 (6 例)	癌　死 (3 例)
D_1 (7 例)	7	0	0
D_2 (27 例)	20	5	2[a]
D_3 (11 例)	9	1	1[b]

[a] 腹膜播種による．[b] 肺転移による．

　腫瘍の占居部位別に 5 年生存率をみると，右側結腸癌は，盲腸癌が 76.1%，上行結腸癌が 68.5%，横行結腸癌が 70.6% であり，下行結腸癌の 80.6% や S 状結腸癌の 78.3% に比べて生存率が低く，直腸癌の 66.0% に近い（表 3.9）[15]．右側結腸癌の手術成績が不良である原因としては，まず第一に右側結腸癌に進行した症例が多いことがあげられる．さらに右側結腸癌は高齢者が多いことや，貧血があり輸血が必要な症例が多いことなども手術成績に影響していると推測される．
　われわれの教室で手術した右側結腸癌 57 例のうち，45 例（79%）に治癒切除が施行された．D_1 郭清が 7 例，D_2 郭清が 27 例，D_3 郭清が 11 例に行われ，36 例（80%）が健在であったが，6 例（13%）が他病死，3 例（7%）が腫瘍死であった（表 3.10）．非治癒手術 12 例の理由は，肝転移が 7 例（58%），腹膜播種が 2 例（17%）であり，腫瘍死の原因も，大部分が肝転移（54%）と腹膜播種（23%）であった（表 3.11）．
　一方，手術成績の年次的推移に関しては，全国がんセンター協議会加盟施設および大腸癌研究会全国登録の調査がある．この集計によると，結腸癌の 5 年生存率は時代とともに徐々に向上しつつあり，特に stage III，IV では 5 年生存率の有意な向上がみられる[16]．癌研究会病院外科の症例でも，5 年生存率は 1960 年代で 68.8%，1970 年代で 76.5%，1980 年代で 80.4% であり，結腸癌の手術成績は年代とともに改善している（表 3.12）[15]．この背景には診断技術の進歩による早い時期での発見，および根治的リンパ節郭清の概念と手技があるとされている．
　予後因子としては，壁深達度とリンパ節転移の有無が最も重要である．この 2 つの因子を組み合わせた Dukes 分類は，提唱から 60 年経過した今日でもなお "gold standard" として欠かすことができない[17]．Dukes C 症例に関しては，いくつかの亜分類が提唱されている．原発巣の壁深達度に

表 3.11 右側結腸癌における非根治術および癌死の理由（Adachiら，1994）[5]

	例数（%）
非根治手術（12例）	
肺転移	7(58)
腹膜播種	2(17)
リンパ節転移	2(17)
肺転移	1(8)
癌死（13例）	
肝転移	7(54)
腹膜播種	3(23)
リンパ節転移	2(15)
肺転移	1(8)

表 3.12 年代別5年生存率（癌研外科，髙橋ら，1993）[15]

年　代	結腸癌	直腸癌
1946～1949	68.8(%)	47.0(%)
1950～1959	77.4	56.1
1960～1969	68.8	56.9
1970～1979	76.5	70.2
1980～1985	80.4	69.1

表 3.13 右側結腸癌57例におけるリンパ節転移陽性例と陰性例の比較（Adachiら，1994）[5]

	リンパ節転移		p 値
	陰性（29例）	陽性（28例）	
年齢（平均）	68	68	NS
性（男/女）	16/13	15/13	NS
血清CEA値（ng/ml）			
平均値	3.5	9.3	$p<0.01$
<3/>3	22/7	8/20	$p<0.01$
部位			
盲腸/上行/横行	11/10/8	15/5/8	NS
腫瘍径（平均cm）	6.2	6.0	NS
肉眼型			
限局/浸潤	21/8	21/7	NS
組織型			
高分化/その他	18/11	6/22	$p<0.01$
漿膜浸潤			
なし/あり	15/14	10/18	NS
リンパ管侵襲			
なし/あり	23/6	10/18	$p<0.01$
静脈侵襲			
なし/あり	22/7	12/16	$p<0.05$
根治度			
治癒/非治癒	24/5	12/16	$p<0.05$
予後（5年率）	86%	48%	$p<0.01$

NS：有意差なし．

よる分類（pmまでとpmをこえるもの），リンパ節転移のレベルによる分類（regional nodesとapical nodes），リンパ節転移の個数による分類（4個以下と5個以上）などが主なものである．臨床的には，主幹動脈を処理したところに相当する切除標本先端のリンパ節apical nodesに転移があるか否かが，リンパ節郭清の評価および患者予後の推定に重要と考えられる[18]．

このほかの予後因子としては，リンパ管侵襲や静脈侵襲があり，血中CEA値はリンパ節転移の有無や患者の予後を推測するうえで参考になる（表3.13）[5]．

なお最近では，Turnbullが1967年に提唱したno-touch isolation technique[3]は，実際には術後生存期間に影響せず，治療成績向上のための臨床的意義はないとする報告がある[19]．また，欧米における左側結腸癌の術式の検討では，segmental colectomyとhemicolectomyで手術成績に差異のないことが明らかにされている[20]．さらに，S状結腸癌や直腸癌の手術で下腸間膜動脈を起始部で結紮・切離することの意義についても否定的意見が多い[21]．右側結腸癌の手術に関しても，今後は画一的な右半結腸切除を行うのではなく，症例によってはsegmental colectomyなどの縮小手術を選択できると思われる．

9) 遺伝子学的にみた右側結腸癌の特徴

HNPCC（hereditary non-polyposis colorectal cancer）は，ミスマッチ修復に関与する遺伝子の異常で発症することが明らかとなった．一方，通常の大腸癌でも10%前後にDNAミスマッチ修復異常が起こるといわれている．ここで注目すべきことは，その頻度が左側結腸よりは右側結腸に有意に高い点である．また右側結腸癌のみについてみると，DNAミスマッチ修復異常のある症例は，ない症例に比し，管外性発育を示し，腫瘍径が大きく低分化傾向を示し，粘液産生が多く，$p53$変異が少ない[22]．また，癌遺伝子であるK-rasのコドン12,13の変異についてみても，70歳以下の男性の右側結腸癌では，ほとんど変異がないのに対し，左側結腸癌では約4分の1に変異がある．さらにこのK-rasの変異は70歳以上では右側結腸，左側結腸ともに約1/2にみられることからK-rasの変異には年齢，性，占居部位が関与するこ

とが示されている．このように，同じ大腸癌でも左側と右側の間に遺伝子レベルでも本当に差があるか否か，今後さらに詳細な検索を要する問題である．　　　　　　　　　　　　　　〔森　正樹〕

文献

1) Cady B, Stone MD, Wayne J : Continuing trends in the prevalence of right-sided lesions among colorectal carcinomas. Arch Surg **128** : 505-509, 1993.
2) Goodman D, Irvin TT : Delay in the diagnosis and prognosis of carcinoma of the right colon. Br J Surg **80** : 1327-1329, 1993.
3) Turnbull RB Jr, Kyle K, Watson FR, Spratt J : Cancer of the colon : the influence of the no-touch isolation technic on survival rates. Ann Surg **166** : 420-427, 1967.
4) 髙島茂樹，富田富士夫，秋山高儀，ほか：右側結腸癌のリンパ節転移様式の検討—癌腫占居部位および血管分枝状況との関連性．日消外会誌 **26** : 2784-2792, 1993.
5) Adachi Y, Mori M, Matsushima T, et al : The distribution of lymph node metastases in right-sided colon cancer. J Clin Gastroenterol **19** : 210-213, 1994.
6) 杉平宣仁，松本好市，多田豊治，ほか：右側結腸癌症例におけるリンパ節転移の検討．日本大腸肛門病会誌 **47** : 331-335, 1994.
7) 中島　厚，木村幸三郎，馬島　享，ほか：右側大腸癌の手術方針．臨外 **47** : 1139-1144, 1992.
8) Mori M, Tomoda H, Ishida T, et al : Surgical resection of pulmonary metastases from colorectal adenocarcinoma : special reference to repeated pulmonary resections. Arch Surg **126** : 1297-1302, 1991.
9) 松本好市，由本純二，鈴木宏志：大腸癌に対する手術の要点—右半結腸切除術，横行結腸切除術，拡大右半結腸切除術．手術 **45** : 1383-1390, 1993.
10) 寺本龍生，渡邊昌彦，北島政樹：右側結腸癌におけるリンパ節郭清のコツ．手術 **47** : 2159-2163, 1993.
11) 望月英隆，別宮慎也，藤本　肇，ほか：結腸手術における器械吻合．手術 **48** : 1493-1500, 1994.
12) 山村卓也，及川　博，松崎弘明，ほか：横行結腸癌に対するリンパ節郭清のコツ．手術 **47** : 2165-2169, 1993.
13) 田澤賢次：大腸癌に対する手術の要点—回盲部切除術．手術 **45** : 1377-1382, 1991.
14) 渡辺聡明，沢田俊夫，武藤徹一郎：小腸・大腸疾患の治療—結腸癌．外科治療 **68** : 826-830, 1993.
15) 高橋　孝，太田博俊，上野雅資：本邦臨床統計集—腸癌．日本臨牀 **51** : 751-765, 1993.
16) 小山靖夫，国武健二郎：大腸癌治療成績の現況．臨外 **47** : 1123-1129, 1992.
17) Deans GT, Parks TG, Rowlands BJ, Spence RAJ : Prognostic factors in colorectal cancer. Br J Surg **79** : 608-613, 1992.
18) Malassagne B, Valleur P, Serra J, et al : Relationship of apical lymph node involvement to survival in resected colon carcinoma. Dis Colon Rectum **36** : 645-653, 1993.
19) Wiggers T, Jeekel J, Arends JW, et al : No-touch isolation technique in colon cancer : a controlled prospective trial. Br J Surg **75** : 409-415, 1988.
20) The French Association for Surgical Research : Curative resection for left colonic carcinoma : hemicolectomy vs segmental colectomy. A prospective, controlled, multicenter trial. Dis Colon Rectum **37** : 651-659, 1994.
21) Pezim ME, Nicholls RJ : Survival after high or low ligation of the inferior mesenteric artery during curative surgery for rectal cancer. Ann Surg **200** : 729-733, 1984.
22) Kim H, Jen J, Vogelstein B, Hamilton SR : Clinical and pathological characteristics of sporadic colorectal carcinomas with DNA replication errors in microsatellite sequences. Am J Pathol **145** : 148-156, 1994.

b．左側結腸進行癌

結腸を右側と左側に二分する場合，横行結腸をどちらに帰属させるかについては，いまだ統一された見解は得られていない．またS状結腸についても，これを左側結腸の一部とみなすべきか，あるいはこれを独立した部位とみなし，結腸を三分割すべきかといった点に関しても一定の見解は得られていない．『大腸癌取扱い規約』[1]にもこの点についての明確な記載はなく，したがって慣例に沿った分割の方法が用いられているのが実情である．欧米では横行結腸を左側に含め，S状結腸は別途にあるいは直腸S状部と一括して記載されることが多いようである[2]．一方，わが国においては，S状結腸を左側結腸に含める点に関してはおおよその合意が得られているが，横行結腸については右側とするもの[3]，左側とするもの[4]，あるいは中央で区分して右と左に分けるもの[5]など，さまざまである．

ここでは，左側結腸を左結腸曲からS状結腸下端までの範囲と定義し，この部位に発生した結腸

進行癌の病態や臨床病理学的特徴，ならびに治療法や治療上留意すべき点，遠隔成績などにつき解説を試みた．

1) 発生頻度

わが国の大腸癌研究会による1980〜1985年までの全国大腸癌登録調査報告書による全国集計では，全大腸癌22608症例のうち上記の定義による左側結腸癌は6393例28.3%を占め，横行結腸を含む右側結腸癌の21.3%よりも多かった．これを年度別にみると，全大腸癌に占める結腸癌の割合は近年増加しているが増加の程度に左右差はなく，左側と右側の差はほとんど変化していない(表3.14)．教室における経験でも同様で，1978〜1993年までの結腸進行癌初回手術例534例についても，左側結腸癌は294例であり，右側結腸癌の240例よりも多く，これは期間を前後期に区分した場合でも同様であった．

一方，アメリカでの結腸癌の年度別推移を表3.15に示したが，結腸癌全体に占める左側結腸癌の割合は減少し，逆に右側，特に盲腸・上行結腸癌の占める割合が増加して，わが国と異なった傾向を示している[6,7]．

2) 病理，病態生理

結腸癌の特徴に関する検討は，従来より結腸癌全体，あるいは右側結腸癌での分析が多く，下行結腸とS状結腸からなる左側結腸癌のみを取り上げたものはたいへん少ない．ときに散見されるものでも右側結腸癌の検討における対照としてのものがほとんどである[5]．ここでは，大腸癌研究会による全国大腸癌登録調査報告書による全国集計(1980〜1985)，ならびに自験例(1978〜1993)での検討から得られた結果を織り混ぜながら，左側結腸進行癌の特徴について概説する．

a) 臨床像

(1) 症状： Goligher[8]は左側結腸癌での代表的な症状として便秘，宿便性下痢，血便をあげている．高橋らも左側結腸癌542例の検討から，排便時の顕性出血が最も高頻度(54%)で，ついで便秘や宿便性下痢などの便通異常(29%)，さらには腹部膨満や腹痛といった腹部症状(25%)が比較的高率に認められることを指摘している[9]．左側結腸は右側結腸に比較して腸管径がもともと小さいこと，肛門近くに位置することから，これらの症状が高頻度に出現するものと考えられる．

(2) イレウスの合併： 左側結腸癌ではイレウスを生じやすいことが指摘されてきた[10]．表3.15にみるように，古い症例では左側結腸癌のイレウス合併率は確かに高頻度である．しかし，最近の本邦報告例[11,12]ではイレウス発生頻度は左側結腸癌において必ずしも高率ではなく，自験例においても右側結腸癌との間に差を認めなかった．その原因として，左側結腸癌では顕性出血に気づき比較的早い時期に診断される例が増えつつあることが関与しているものと考えられる．事実，後にも述べるように，右側結腸癌に比べ左側結腸癌では腫瘍の最大径や環周度が一般にやや小さく，左側結腸癌では比較的早期に診断されていること

表 3.14　わが国における大腸癌占居部位年次別比較
（大腸癌研究会による全国大腸癌登録調査）

年　次	1980〜1981	1985〜1986	1991〜1992
大腸癌全症例数	5826 例	9302 例	6048 例
結腸癌	2784 (47.8%)	4751 (51.1%)	3460 (57.2%)
右側結腸	1179 (20.3%)	2016 (21.7%)	1508 (24.9%)
左側結腸	1605 (27.5%)	2735 (29.4%)	1952 (32.3%)
直腸癌	3042 (52.2%)	4551 (48.9%)	2588 (42.8%)

表 3.15　結腸癌占居部位年次別比較（アメリカ）

	1971[6]	1985[7]	1988[7]
全結腸癌	38621 例	9589 例	22130 例
右側 C+A	11047 (28.6%) 　(44.8%)	3599 (37.6%) 　(46.9%)	8777 (39.7%) 　(48.4%)
T	6240 (16.2%)	889 (9.3%)	1923 (8.7%)
左側 D+S	20477　(53.0%)	4309　(44.9%)	9405　(42.5%)
他	857	89	288
不明		703	1737

表 3.16 左側結腸進行癌の臨床像(右側結腸癌との比較)

		右側結腸癌	左側結腸癌
イレウスによる救急手術施行率			
Goligher[8])	(1957)	n=255 28%*	n=445 40%*
Wolmark[2])	(1977〜81)	n=313 12%†	n=227 23%†
貞広ら[11])	(1971〜87)	n=89 11%	n=117 15%
高林ら[12])	(1977〜88)	n=233 12%	n=291 16%
自験例	(1978〜93)	n=240 18%	n=294 17%
閉塞性大腸炎合併		n=240	n=294
自験例	(1978〜93)	5%	5%
穿孔合併		n=240	n=294
自験例	(1978〜93)	4%	3%

*,† $p<0.005$.

がうかがわれる．

イレウス合併頻度には左側と右側でほとんど差を認めないとしても，いったんイレウスとなった場合の対策・術式は左側結腸癌で格段に複雑かつ困難となり，術後経過に及ぼす影響もはるかに大きい．すなわち，左側結腸癌によるイレウスでは腸管内容が粘土状や固形状で完全な除去がきわめて困難なことが多く，このため十分な術野の確保が困難であるのみならず，術野汚染や吻合部縫合不全の危険性が大きくなる．したがって，左側結腸進行癌の診断・治療にさいしては通過障害の有無が常にキーポイントとなる．

（3）**閉塞性大腸炎の合併**： 自験例では結腸進行癌全体の5％，イレウスをきたしたものの32％に閉塞性大腸炎の合併を認めた（表3.16）．この病態は，狭窄を伴う癌病巣の口側に，健常粘膜を有するsegmentを介してびらん・潰瘍を認めるものであり，腸間膜反対側を中心に，1〜2条の縦走潰瘍を伴うことが多い（図3.27）．閉塞性大腸炎では穿孔の危険性を有し，病変部で吻合が行われた場合には縫合不全をきたす危険性が大きいことが指摘される．

（4）**穿孔の合併**： 自験例では穿孔合併頻度に左右差はなかった（表3.15）．しかし，穿孔による汚染の程度には左側結腸と右側では大きな差があり，格段に腸内細菌数の多い前者の穿孔では病

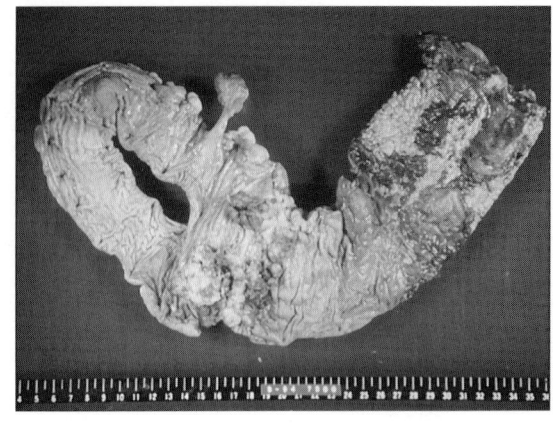

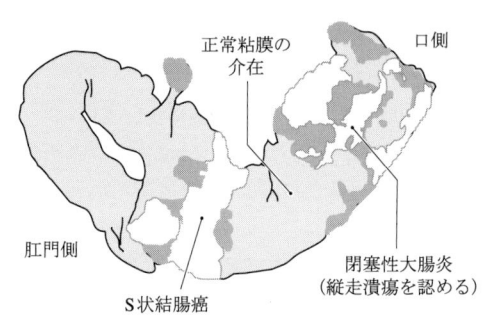

図 3.27 S状結腸癌による閉塞性大腸炎合併症例

態はきわめて重篤となることを銘記すべきである．癌浸潤部の穿孔のほか，狭窄症例では癌病巣口側の拡張した部位での穿孔も認められる．自験例では，閉塞性大腸炎の27％に穿孔を伴っていた．

b）**臨床病理学的特徴**

表3.17に左側結腸進行癌の臨床病理学的特徴を，右側結腸癌と比較してまとめた．左側結腸癌は腫瘍最大径が小さい傾向にあり，環周度は2/3周以下，深達度は$ss(a_1)$以下が多く，またリンパ節転移陰性例が多いことから，右側結腸癌と比較してやや早い時期に発見・診断された可能性が指摘できよう．

3）分類

左側結腸癌を含めた大腸癌の進行度分類には，種々のものが提唱されている．『大腸癌取扱い規約』[1])による分類がわが国では汎用されるが，Dukes分類が最も単純で国際的にも広汎に用いられている（表3.18）．そのほかに，Astler-Coller分類やTNM分類などがある．

表 3.17 左側結腸癌の臨床病理学的特徴（右側結腸癌との比較）

	右側結腸癌	左側結腸癌	有意差
最大腫瘍径[イ]			
6.0 cm 以下	56.7%	77.2%	*
6.1 cm 以上	41.3%	22.4%	*
平均値	60.8±26.7 mm	53.5±22.0 mm	*
環周度[ロ]			
2/3 周以下	20.5%	27.4%	*
亜全周以上	71.1%	64.3%	*
組織型[ロ]			
高分化型	49.3%	60.2%	
中分化型	31.1%	29.5%	*
低分化・粘液・印環	15.4%	5.0%	
深達度[ロ]			
ss(a_1) 以下	41.4%	50.3%	*
se(a_2) 以上	53.2%	44.7%	*
リンパ節転移[ロ]			
n(−)	50.6%	56.7%	*
n(+)	40.8%	35.2%	*
組織学的進行度[イ]			
I・II	33.3%	34.0%	
IIIa, b	39.1%	42.2%	
IV	26.3%	21.1%	

[イ] 自験例, 1978-1993, 右側結腸癌 240 例, 左側結腸癌 294 例
[ロ] 大腸癌研究会全国大腸癌登録調査報告書による, 1980〜1985. 右側結腸癌 4671 例, 左側結腸癌 5856 例
* $p<0.001$

表 3.18 病期分類

1) 大腸癌取扱い規約[1]による組織学的病期分類

stage		壁深達度	リンパ節転移	腹膜転移	肝転移	腹腔外遠隔臓器転移
0		m	n(−)	P_0	H_0	M(−)
I		sm, mp	n(−)	P_0	H_0	M(−)
II		ss, se, a_1, a_2	n(−)	P_0	H_0	M(−)
III	a	si, ai	n_1(+)	P_0	H_0	M(−)
	b	無関係	n_2(+), n_3(+)	P_0	H_0	M(−)
IV		無関係	n_4(+)	P_1 以上	H_1 以上	M(+)

2) 大腸癌取扱い規約分類と他分類との関連

大腸癌取扱い規約分類		TNM 分類		Dukes 分類
0		0		—
I		T_1, T_2	I N_0	A
II		T_3	II N_0	B
IIIa	si または ai, n_0	T_4		
	n_1		N_1	
IIIb	n_2		III N_2	C
	n_3		N_3	
IV		IV		D

T_1: sm まで, T_2: mp まで, T_3: ss, se, a_1, a_2, T_4: si, ai, N_1: 1〜3 個の結腸傍リンパ節転移, N_2: 4 個以上の結腸傍リンパ節転移, N_3: 支配動脈幹に沿うリンパ節への転移.

4) 診　　断

結腸癌の診断にはスクリーニング検査, 注腸造影検査, 大腸内視鏡検査などが必要であるが, それらの詳細については各項目に詳しいため重複は避ける. 左側結腸癌の診断にさいして注意すべき点, 手順のうえで留意すべき点を強調して表 3.18 にまとめた.

左側結腸進行癌の診断に当たっては, 先述のように通過障害の有無にまず留意することが必要である. 診断を得るための検査の前処置として下剤投与や浣腸の必要があるが, それらを施行しても安全か否かの見極めが不可欠である. すなわち, 狭窄が高度な症例に前処置として強力な下剤を投与すると, 狭窄部口側の腸管内圧上昇を招き高度の閉塞性大腸炎や穿孔をきたす危険性があるからである.

a) 腹部の理学的所見

腫瘍を触知するか否かのほか, 腹部膨満, 便塊の触知, 腸雑音の亢進などの腹部所見から, 腸管通過障害の有無を確認することがまず重要である.

b) 直腸指診

直腸癌の診断に当たっての直腸指診の意義はたいへん大きいが, 左側結腸癌の診断においても直腸内指診はきわめて重要な情報を与えてくれる. 直腸膨大部に存在する便の状態, 血液付着や血液混入の有無, Douglas 窩の状況を把握する. 狭窄が強度な場合には狭窄部の口側に貯留した大便が半流動状となって少量ずつ直腸に下ってくるため, 少量の泥状の便を直腸内に認めることが多い. 一方, 有形の大便を大量に直腸膨大部に認める場合には, 強度の狭窄は一応除外しうる.

c) 腹部単純 X 線撮影

腹部単純 X 線像により狭窄の有無やその程度を予測し, 以後の検査の方針決定の参考とする.

d) 診断確定のための検査

腹部単純 X 線像で, 直腸は空虚であるにもかかわらず横行結腸までの右側結腸に大量の便やガス

表 3.19 左側結腸進行癌診断の手順（通過障害の有無に留意して）

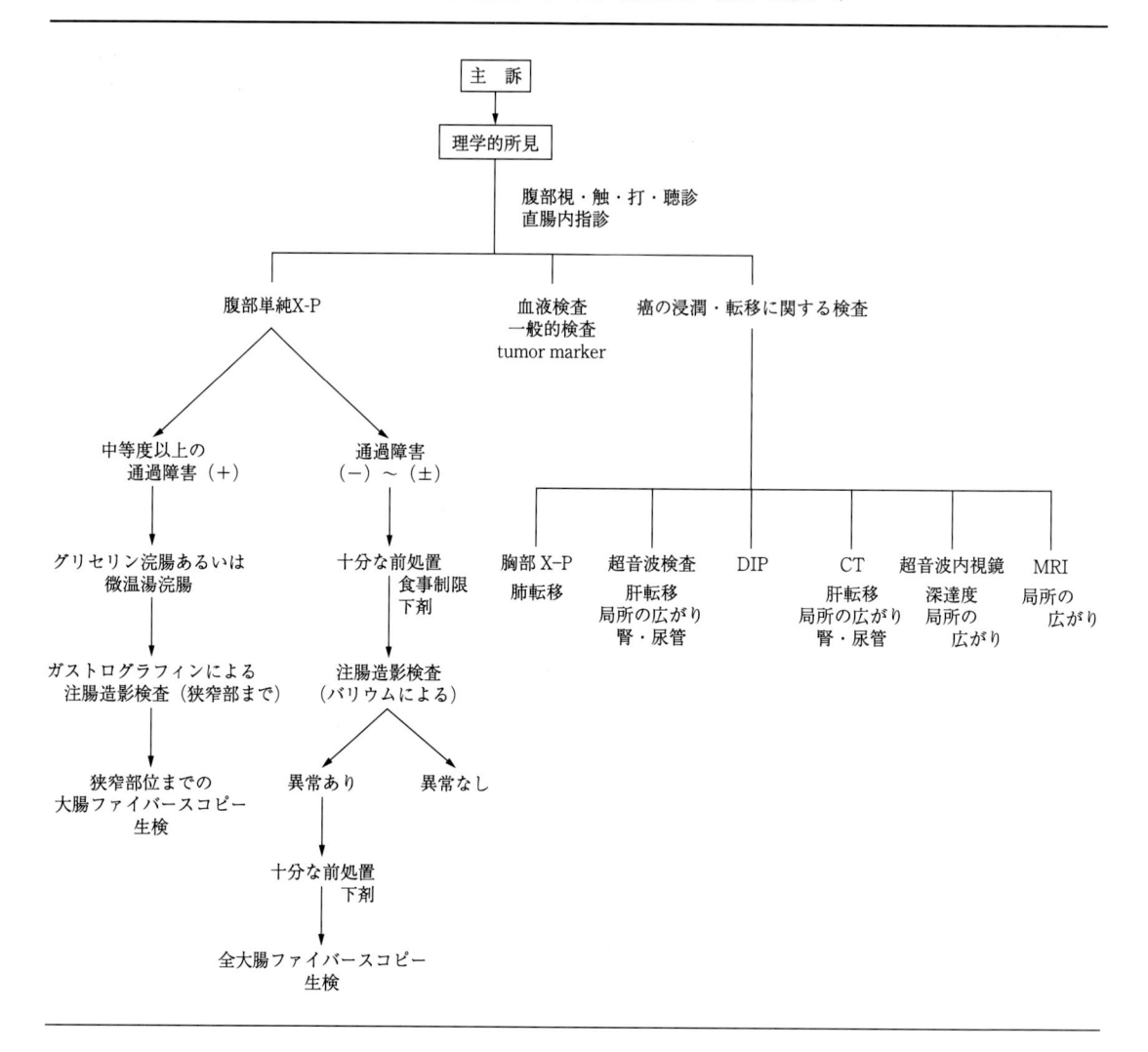

```
主訴
 │
理学的所見
 │
腹部視・触・打・聴診
直腸内指診
 │
 ├─────────────────┬──────────────┐
腹部単純X-P      血液検査        癌の浸潤・転移に関する検査
                 一般的検査
                 tumor marker
 │                                │
 ├──────────┐                     │
中等度以上の  通過障害              │
通過障害(+)  (−)〜(±)             │
 │          │                     │
グリセリン浣腸  十分な前処置        │
あるいは       食事制限            │
微温湯浣腸     下剤                │
 │          │                     │
ガストログラフィンによる  注腸造影検査
注腸造影検査（狭窄部まで）（バリウムによる）
 │          │
狭窄部位までの  異常あり  異常なし
大腸ファイバースコピー
生検            │
              十分な前処置
              下剤
              │
              全大腸ファイバースコピー
              生検
```

胸部 X-P 超音波検査 DIP CT 超音波内視鏡 MRI
肺転移   肝転移   肝転移 深達度   局所の
        局所の広がり   局所の広がり 局所の広がり 広がり
        腎・尿管   腎・尿管

が認められたり，また小腸，右側結腸に niveau が認められるような場合には，左側結腸に中等度以上の狭窄があると判断し，前処置としての下剤投与は避ける．微温湯浣腸による前処置のみにとどめ，ガストログラフィンを用いた注腸造影で狭窄部位を描出し，ついで大腸ファイバースコピーにて狭窄部を観察・生検して診断を確定する．

腹部単純X線像で通過障害がほとんど認められないと判断した場合には，通常の前処置後に注腸造影検査や大腸ファイバースコピー，生検を行い，診断を確定する．

e) 癌の浸潤・転移に関する検査

そのほか，遠隔転移，局所の浸潤の広がりなど，各種検査を駆使して術前に評価を行う．

5) 治療方針，手術適応—救急手術・待期手術の選択と術前処置—

高度の通過障害によりイレウスを呈し，有効な減圧が不可能な場合には前処置を行うことなく救急手術にふみきるが，通過障害があっても慎重な術前処置により待期手術が可能となる場合も少なくない．そこで，前処置の内容は通過障害の有無やその程度によって異なる．前処置の主目的は腸管内の空虚化と腸内細菌の制御であるが，結腸癌では腺腫や癌腫などの同時性病変を合併することが多いため，その検索とそれらに対する処置も広い意味での前処置に含まれる．また，狭窄が高度

表 3.20 左側結腸進行癌の術前処置および待期・救急手術の選択

1. 通過障害（－）の場合；待期手術
   a) 同時性合併病変の検索とそれらに対する処置
      ⅰ) 腺腫，m癌，sm癌の合併
         主病巣の切除範囲外の場合，内視鏡的ポリペクトミーあるいはEMR
         { 内視鏡的切除不能の場合
           sm癌でリンパ節転移リスク⊕やew⊕の場合 } → これらを含むように切除範囲を設定する．
      ⅱ) 進行癌の合併→これを含むように切除範囲を設定する．
   b) 腸管内空虚化と腸内細菌の制御
      術前1日間抗生物質経口投与 { メトロニダゾール 1000 mg　2×
                              オフロキサシン 600 mg　3× }
      術前3日間下剤投与 { 術前々々日夜　プルセニド　3 tab
                        術前々日夜　ラキソベロン　10 ml
                        術前日夜　マグコロール　P 1包 }
      あるいは術前1日間下剤投与　術前日夕方ニフレック 2000 ml
      術前々日　低残渣食摂取
      術前日　経腸栄養剤摂取
2. 通過障害（＋）の場合
   a) 同時性合併病変の検索とそれらに対する処置
      癌腫の肛門側の合併病変に対しては 1-a)-ⅰ)ⅱ) に準ずる．
      大腸ファイバー通過例では口側の合併病変に対しては 1-a)-ⅰ)ⅱ) に準ずる．
      大腸ファイバー通過不能例では口側の術前検索不能なため，術中，術後に検索を行う．
   b) 排ガスを認める場合
      ⅰ) 通過障害軽度の場合：待期手術
         経腸栄養剤による栄養管理
         連続的緩下剤投与により排便を促す．
         術前の抗生物質，下剤投与は 1-b) に準ずる．
      ⅱ) 通過障害中等度の場合：待期あるいは救急手術
         禁食下にTPN（完全静脈栄養法）管理
         連続的な緩下剤投与により排便を促す．
         必要に応じて経肛門的に癌腫の口側に減圧チューブを挿入
         排便・減圧が有効に行えれば { 術前抗生物質経口投与し
                                  術前下剤投与をやや軽目に } 待期手術を行う．
         排便・減圧不良なら救急手術を．
   c) 排ガスを認めないイレウス症例の場合：救急手術
      前処置なしで救急手術を行う．

な場合には栄養状態の低下が著しく，積極的な栄養管理も前処置には加味されるべきである．これらをまとめて表3.20に示した．

腸内細菌制御のための抗生物質の選択にはいろいろな工夫がなされているが，好気性菌のみならず嫌気性菌をもカバーする処方が必要である．術野の培養や術後創感染の頻度に関する教室での詳細な検討[13]から，最近ではメトロニダゾールとオフロキサシンの投与を行っている．

通過障害があっても排ガスを認める場合には，待期手術にもち込めるよう工夫する．軽度の通過障害では持続的に緩下剤を投与して排便を促しつつ，半消化態の経腸栄養剤投与による栄養管理を行う．

通過障害が中等度以上のものでは，経口摂取を禁じて中心静脈栄養法（TPN）で管理する．排便に関しては腹部症状や腹部単純X線像の所見をモニターしつつ下剤を調節投与して排便を促すが，無理は禁物である．ただ，狭窄部の口側に貯留していた大便がいったん排泄されればその後は局所の通過が良好となり，軽度の通過障害例と同様の前処置が可能となることが少なくない．なかなか有効な排便が得られない場合には機械的な減圧が試みられるが，経鼻的に挿入したロングチューブによる減圧は左側結腸の閉塞の場合あまり有効ではない．経肛門的に減圧チューブを挿入し，狭窄部を越えて口側結腸まで進めて留置し，そこから腸管内の洗浄吸引を繰り返す方法を推奨する

報告もあるが，粘土状や固形状の腸内容の回収には困難を伴う．後に述べるように，術中の工夫によって腸管内洗浄を容易に行えるため，教室では術前の機械的な減圧にあまりこだわらず，下剤投与による排便が有効でない場合には救急手術を行っている．

6) 手術方法
a) 待機手術

左側結腸進行癌に対する典型的な切除・郭清の範囲を，左結腸曲に近い場合，下行結腸中央部，S状結腸の場合について図3.28に示した．いずれも中枢方向でD_3，腸管長軸方向でD_2の郭清を示している．最も新しい『大腸癌取扱い規約』[1]では，D_2を確保するための腸管長軸方向の切除範囲は，主幹動脈が癌腫より10 cm以内の部位に流入しているかぎり，10 cm以上あれば十分と定められている．すなわち，従来から下行結腸癌に対しては左半結腸切除術が標準術式とされてきたが，最近の考え方では，腸管長軸方向でD_2を確保するための切除範囲はそれよりも狭くて十分とされている．ただ，手術に当たっては，吻合の行いやすい部位まで，あるいは血行の十分と考えられる部位まで腸管を切除することが多く，実際の切除範囲は一般に広範囲となって左半結腸切除術に近くなる．

最近，腹腔鏡下，あるいは腹腔鏡補助下の結腸切除術が主に早期癌や比較的早期の進行癌症例に対して行われている．適応を拡大してより高度な進行癌にも試みられているが，そこには自ずと限界があるものと考えられ，適応条件の確立が待たれる．

b) 救急手術
i) イレウスの場合

（1）分割手術：イレウス症例では腸管内の空虚化と細菌の制御が不可能で，なおかつ拡張腸管によって十分な視野が妨げられるため，従来から分割手術が推奨されてきた．図3.29にそのうちの3種類を示したが，第1期手術として癌腫の口側に減圧用のdiversion loop colostomyを造設し，経口摂取と排便が可能な状態にして栄養状態の改善と前処置の徹底を図り，その後第2期手術として根治的切除と再建を行う方法が代表的である．

（2）一期的切除吻合術：分割手術には手術回数が複数回に及ぶことのほか，癌病巣の切除が遅れるといった欠点が存在する．癌病巣切除の遅延は長期予後に無視しえない影響を及ぼすとの指摘もあり[14]，一期的切除のための工夫が報告されている．図3.30はDudleyら[15]の報告を参考にして教室で行っている工夫であるが，粘土状，固形

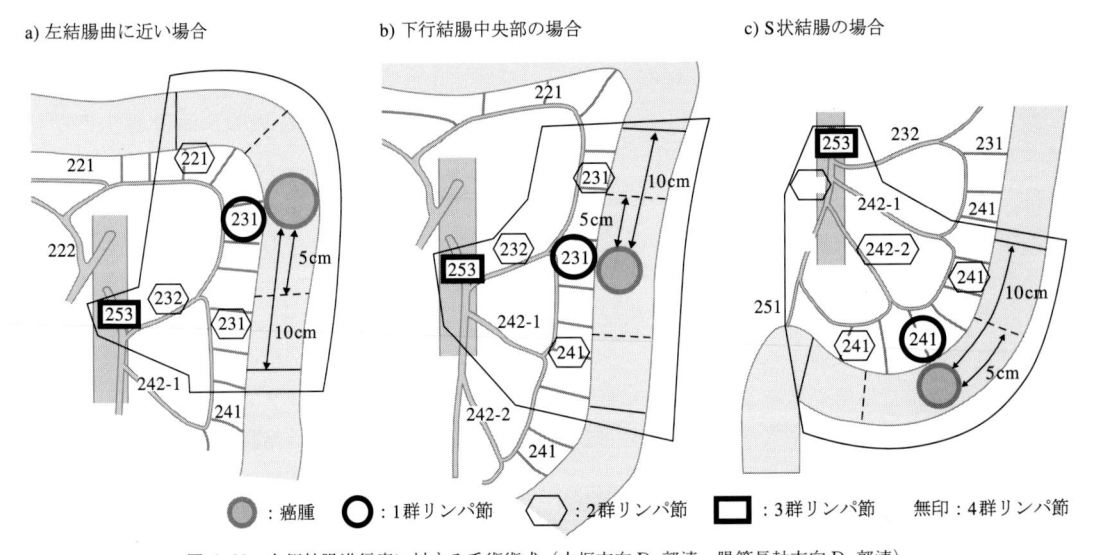

図 3.28 左側結腸進行癌に対する手術術式（中枢方向D_3郭清，腸管長軸方向D_2郭清）

3.2 結腸癌（進行癌）

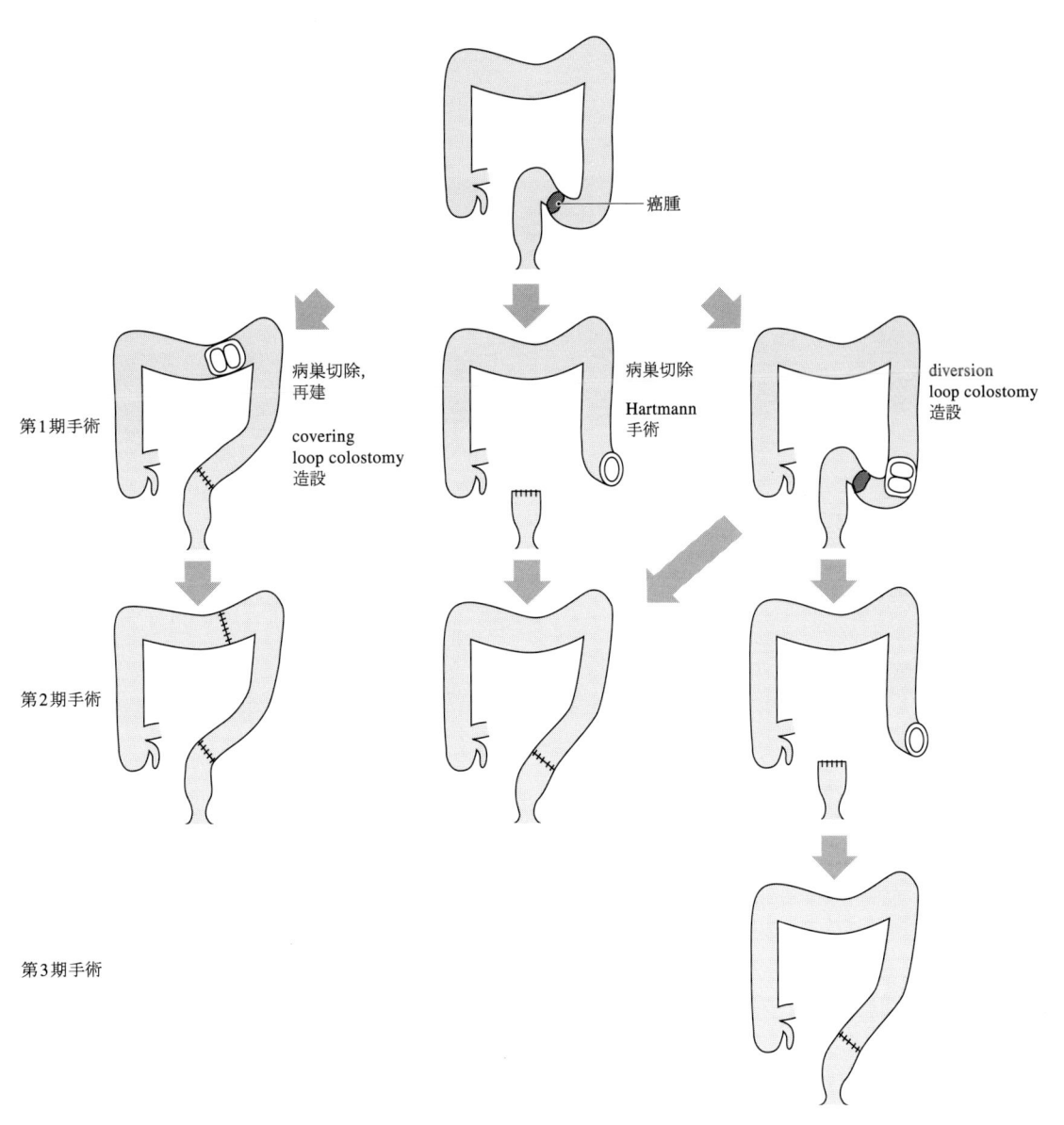

図 3.29 イレウス左側結腸癌の手術：分割手術

状で排除が困難な腸内容でも，虫垂あるいは回腸末端から挿入したバルーンカテーテルを用いての生食水による洗浄で完璧に排除可能である．この方法を用いた場合，腸管内容の排除とともに術野は驚くほど良好となり，さらに後述するように，縫合不全を含む術後の感染性合併症発生率は分割手術と比べ有意に低率となる．

左側結腸癌によるイレウス症例に対する術式の工夫として，ほかに一期的結腸亜全摘＋回腸結腸（または直腸）吻合術がある．これは回腸末端部から癌病巣の肛門側までの結腸を亜全摘して大量の腸内容ごと除去した後，回腸末端部から小腸内容を十分に吸引除去し，ここを残存結腸または直腸と吻合するというものである（図 3.31）[16]．術後良好な治療成績が報告されているが，癌とは関係のない部分まで結腸を亜全摘することの功罪に関し，慎重な検討が必要と筆者は考えている．

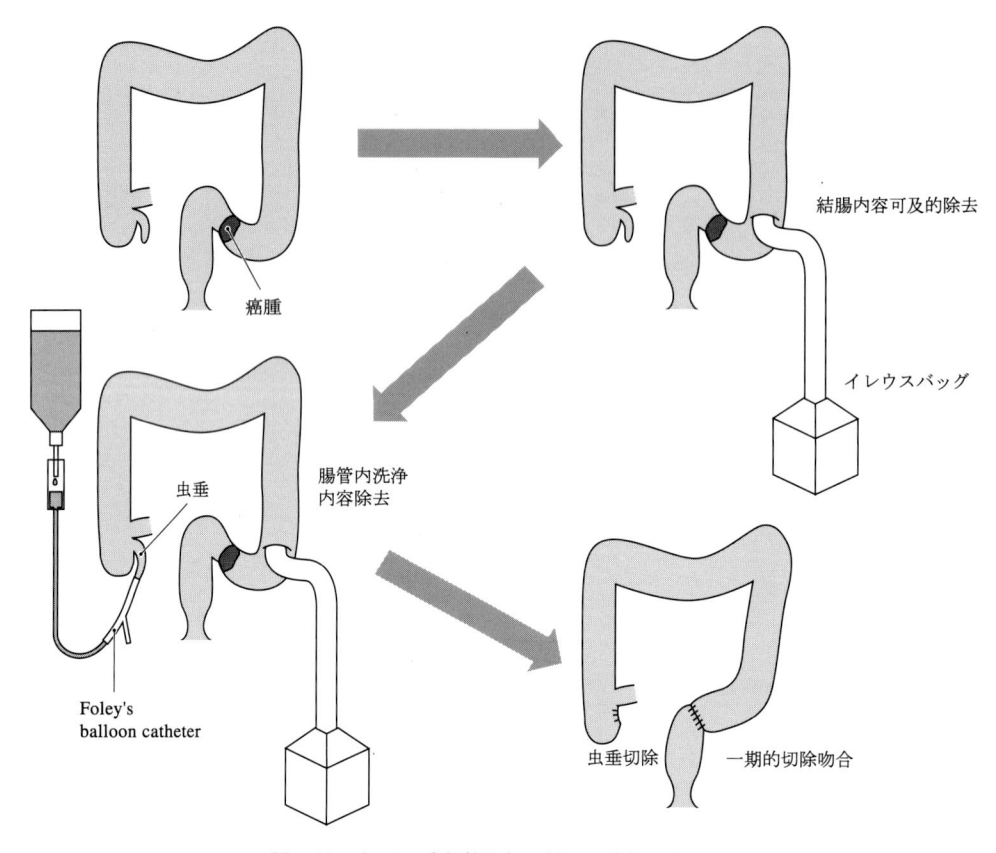

図 3.30　イレウス左側結腸癌の手術：一期的切除吻合術

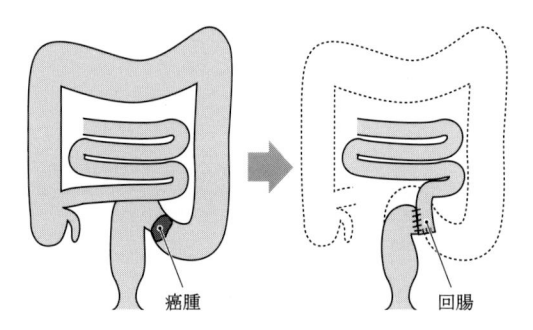

図 3.31　左側結腸イレウス症例に対する一期的結腸亜全摘＋回腸 S 状結腸吻合術

ii）穿孔症例の場合

穿孔合併例ではほとんどの場合分割手術が必要である．腹腔内が高度に汚染されているばかりでなく，組織の炎症・浮腫が強いため縫合不全が高率に生じるためである．穿孔部が癌病巣の口側である場合と，癌病巣そのものである場合に大別できるが，穿孔部位によって分割手術の内容に多少の相違がある（図 3.32）．

7）手術成績

大腸癌研究会による全国大腸癌登録調査報告によれば，1992 年に手術が行われた左側結腸癌症例の手術死亡率は 0.9%（17/1792）である．これは，右側結腸癌手術死亡率 1.6%（25/1530）と比較してやや低率であった．しかし，左側結腸癌の救急手術例での術後成績を自験例でみると，創感染や吻合部縫合不全などの術後合併症，手術死亡率がいずれも待機手術例に比べ明らかに高率であり（表 3.20），左側結腸癌における救急手術例のリスクの高さが示されている．一方，救急手術のうちイレウス症例に関しては，腸管内術中洗浄を伴う一期的切除吻合術を行った群が分割手術を行った群に比べ術後成績は明らかに良好であり，本術式の意義が大きいことが示されている（表 3.21）．

8）遠隔成績

a）待機手術例

図 3.33 に 5 年以上の追跡が可能であった 1989

a) 穿孔部が癌腫の口側の場合

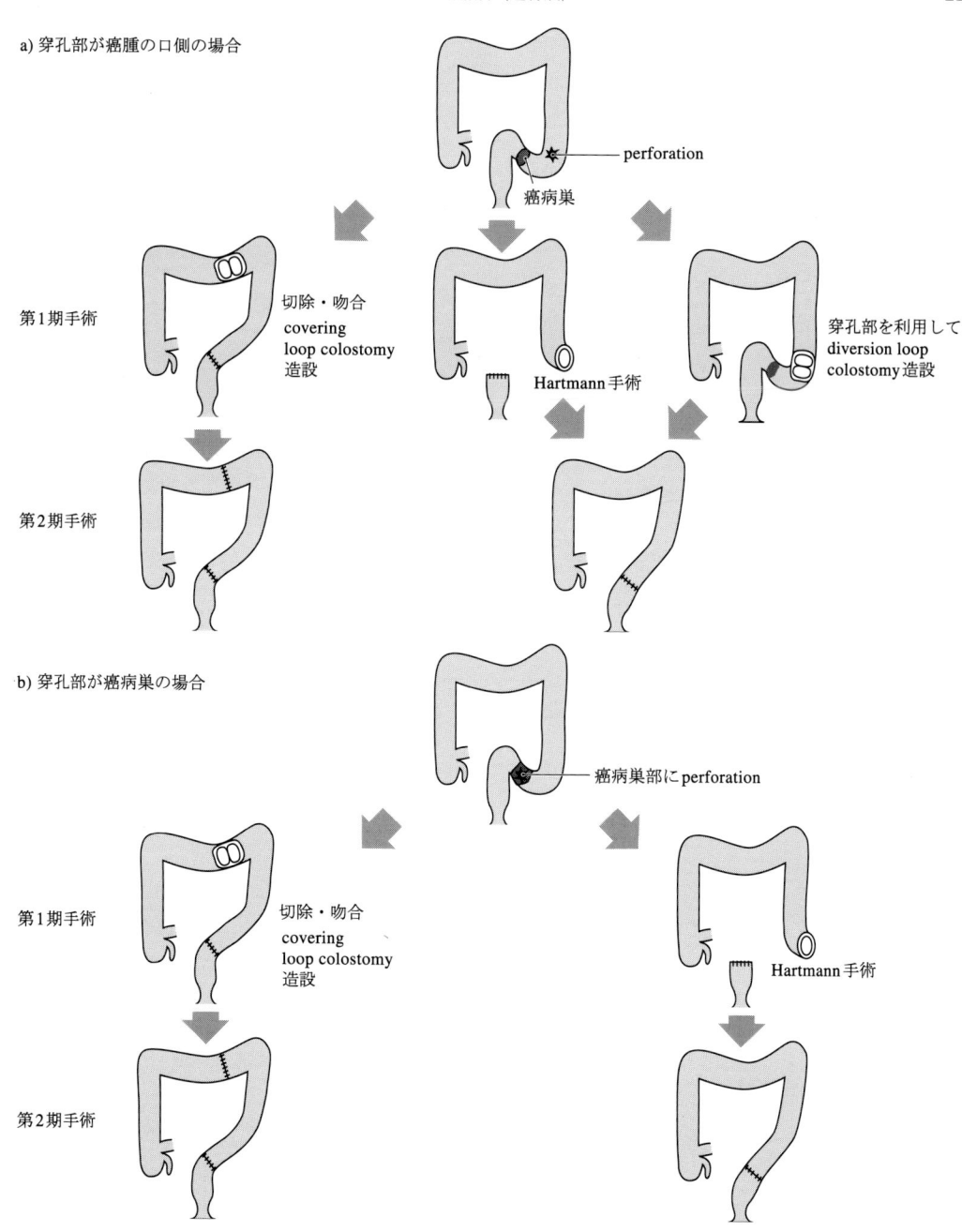

perforation
癌病巣

第1期手術　　切除・吻合 covering loop colostomy 造設　　Hartmann手術　　穿孔部を利用して diversion loop colostomy 造設

第2期手術

b) 穿孔部が癌病巣の場合

癌病巣部にperforation

第1期手術　　切除・吻合 covering loop colostomy 造設　　Hartmann手術

第2期手術

図 3.32　穿孔症例に対する手術：分割手術が原則

表 3.21　術後合併症

	救急手術				待機手術
	穿孔症例（分割手術）	イレウス症例		全体	
		術中洗浄一期的切除再建	分割手術		
手術創感染	44.4% (4/9)	2.3%* (1/44)	36.4%* (4/11)	14.1%△ (9/64)	5.1%△ (15/294)
縫合不全	0%	6.8%** (3/44)	27.3%** (3/11)	9.4%△△ (6/64)	3.7%△△ (11/294)
手術死亡	0%	2.3%† (1/44)	18.2%† (2/11)	4.7%§ (3/64)	0.7%§ (2/294)

* $p<0.001$,　** $p≒0.05$,　† $p<0.05$,　△ $p<0.01$,　△△ $p≒0.05$,　§ $p<0.03$.

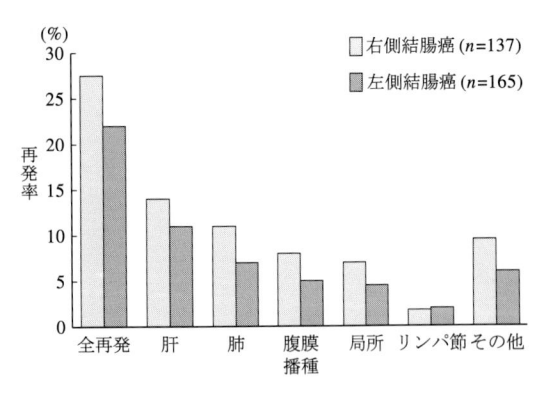

図 3.33 左側結腸進行癌の再発率と再発部位
(防衛医科大学校第一外科, 1978〜1989)

年までの教室での治癒切除左側結腸進行癌の再発率を, 右側結腸進行癌との比較で示した. 全再発率は左側結腸癌でやや良好の傾向を示したが, 再発部位はいずれも血行性転移, 腹膜播種, 局所再発の順であり, 明らかな差はなかった.

また, 図 3.34 に自験例の左側結腸進行癌の生存率曲線を右側結腸癌との比較で示した. 全症例で比較すると, 左側結腸癌の予後は右側よりも有意に良好であった. これには, 先に臨床病理学的特徴で示したように, 左側例で比較的病期の早い症例が多く, また stage III b までの治癒切除症例が多かったことが関与しているものと考えられる. しかし Cur A 症例に限った比較でも, 左側結腸癌で良好な傾向が認められ(図 3.34), これは表 3.22 に示すように, わが国の他施設からの報告[9,17〜19]でも同様であった. したがって, 左側結腸癌治癒切除術後の予後は一般に右側に比べて良好ということができよう.

手術手技や術式の開発は日進月歩であり, 消化器外科領域においても眼をみはるものがある. そこで左側結腸進行癌に対する治療成績にも時の経過とともに何らかの差が認められるか否かを知る目的で, 教室における治癒切除症例を前・後期に分け, 治療成績の比較を行った. 図 3.35 にその結

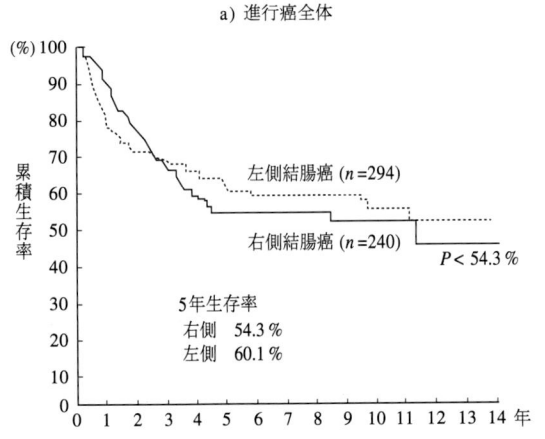

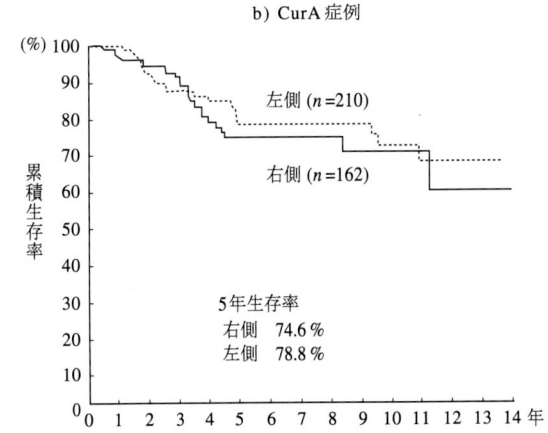

図 3.34 左側結腸進行癌の生存率曲線 (右側結腸癌との比較)
(防衛医科大学校第一外科, 1978〜1993)

表 3.22 結腸癌根治手術後占居部位別 5 年生存率

報告者	沢田ら[17] (1963〜1980)	豊島ら[18] (1965〜1985)	高橋ら[9] (1946〜1985)	増子ら[19] (1977〜1990)	自験例 (1978〜1993)
対象結腸癌 症例数	141 例	66 例	811 例	352 例	534 例
右側結腸癌 (C・A・T)	60.8%		70.1%*	54.6%	74.6%
左側結腸癌 (S・D)	67.9%	69.7%	78.5%*	67.4%	78.8%

* $p<0.05$

3.2 結腸癌（進行癌）

a) 左側結腸進行癌 CurA 症例

5年生存率
1978～85年 76.0 %
1986～93年 80.1 %

b) 直腸進行癌 CurA 症例

5年生存率
1978～85年 64.4 %
1986～93年 75.5 %

$P<0.05$

図 3.35 生存率曲線―年代別比較（防衛医科大学校第一外科）

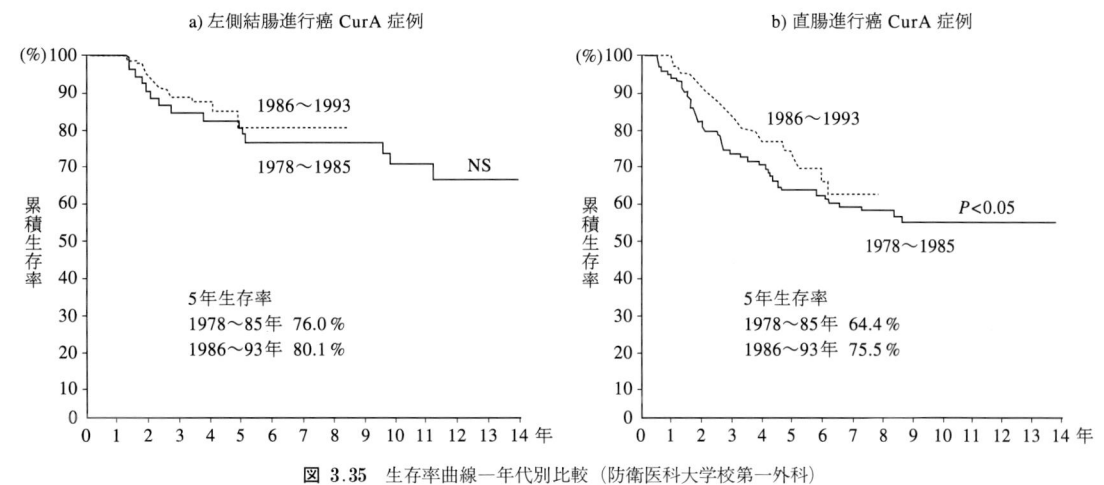

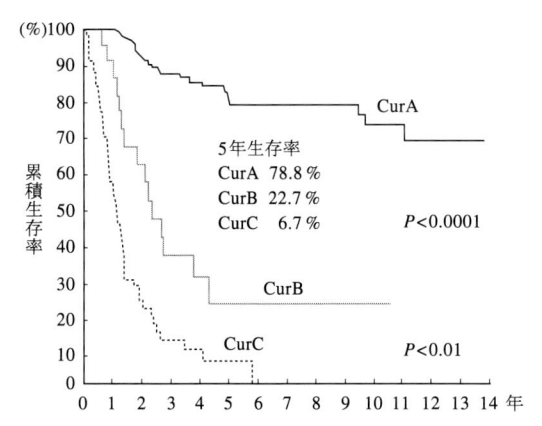

5年生存率
CurA 78.8 %
CurB 22.7 %
CurC 6.7 %

$P<0.0001$

$P<0.01$

図 3.36 左側結腸進行癌切除症例生存率曲線―治癒度別比較―
（防衛医科大学校第一外科）

果を示したが，1986年以降の後期では1985までの前期と比べわずかに生存率曲線の改善傾向がみられるものの，両者間には明確な差は認められなかった．これに対し，直腸癌についても同様の比較を行ったところ，後期症例に有意の治療成績の改善が認められた．直腸は解剖学的に複雑な部位であり，その切除術式に改善されるべき余地がいまだ多いのに対し，左側結腸は比較的単純な解剖学的部位に位置し，すでにその切除と郭清に関しては術式が確立され，改善の余地が小さかったためと考えられる．左側結腸進行癌治癒切除例の5年生存率は最近ではすでに80%をこえており，待機手術例に関するかぎり，今後もこれに明確な改善を上乗せできるような術式の開発は期待できないものと考えられる．

図3.36は左側結腸進行癌切除症例の予後を治癒度別に比較したものである．生存率は当然のことながら Cur A, Cur B, Cur C の順であるが，Cur B, Cur C であってもそれぞれ 22.7%, 6.7% の5年生存率を得ているという点に留意すべきであろう．極度に進行した場合であっても，切除を諦めて減圧のための人工肛門造設術のみに終わることなく，遠隔転移を含めて切除を試みることの意義は少なくないことをこれらの数字は示している．

b) 救急手術例

（1）イレウス症例： イレウスを呈した大腸癌症例の予後は，非イレウス症例に比べて一般に不良であることが指摘されている[20]．その原因としていくつかの要因が指摘されているが，第1はイレウスを呈する癌は進行度の高度なものが多いこと，第2は生物学的悪性度の高度なものが多いこと，第3は腸管内圧の上昇や亢進した蠕動運動により癌細胞が脈管内に進入しやすいこと，第4は拡張した腸管によって十分な郭清操作ができないこと，などである[21]．さらに，第5として先にも述べたように，分割手術による切除の遅延も無視できない．教室ではイレウス症例に対して，腸管内容排除・洗浄操作を伴う一期的切除吻合術を行ってきたが，この術式を採用した場合，上の5つの要因のうち第4と第5の因子を排除することが可能である．

図 3.37　左側結腸進行癌イレウス症例の予後

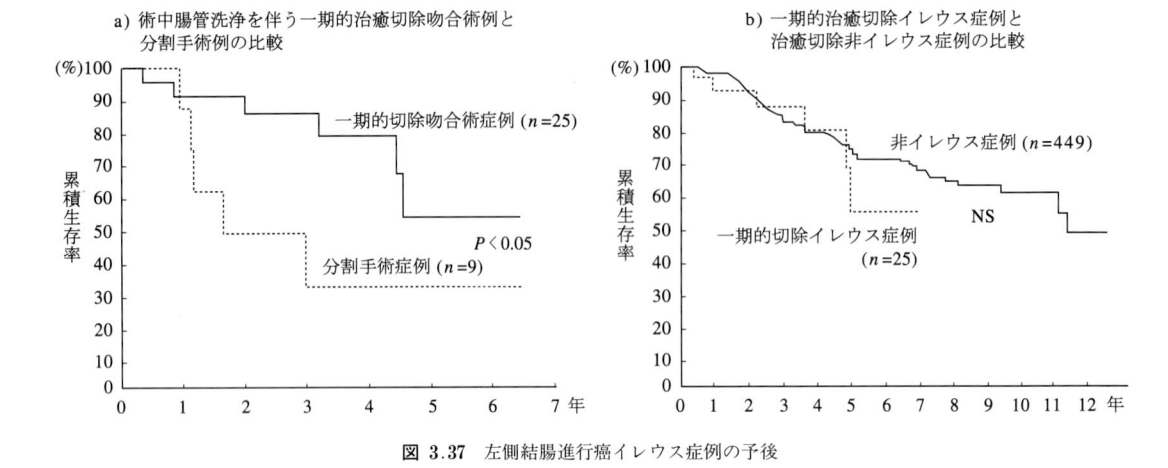

a) 術中腸管洗浄を伴う一期的治癒切除吻合術例と分割手術例の比較

b) 一期的治癒切除イレウス症例と治癒切除非イレウス症例の比較

　図3.37に教室での左側結腸癌イレウス症例の予後を示したが，一期的切除吻合術式を採用した症例の生存率曲線は分割手術症例に比べて明らかに良好である．そうして，それらの予後はイレウスを呈せず待期的に治癒切除が行われた症例と比べて遜色のないものであることが示されている．このように，イレウス症例に対する一期的切除吻合術式の採用は，治療成績を向上させるうえで明らかに有効と考えられる．

　（2）穿孔症例：　穿孔例では，汎発性腹膜炎で全身状態が劣悪なため，時間をかけての十分な郭清が不可能であることと，穿孔部からの癌細胞の散布のため，長期予後は一般に不良である．

　9）今後の課題

　左側結腸進行癌に対する術式は，待期手術に関するかぎりすでに確立されているといっても過言ではなく，術式の新たな工夫によって治療成績を向上させうる可能性はそれほど多くはないものと考えられる．しかし，救急手術例，特にイレウス症例に対する術式にはいまだ改善・工夫の余地がある．待期手術と同等の切除・郭清が可能で，術後の合併症も低率な，しかも過剰切除が避けられるような工夫が施された術式が標準術式として採用されるべきであろう．

　待機手術に関しては，術式がすでに確立されているとはいっても，その治療成績は100％には及ばない．治療成績のさらなる向上のためには術前・術後の集学的治療法の確立，早期発見対策の確立，さらには癌関連遺伝子をはじめとした分子生物学的手法を介した治療方法の開発が待たれる．

〔望月英隆〕

文　献

1) 大腸癌研究会編：大腸癌取扱い規約，改訂5版，金原出版，東京，1994．
2) Wolmark N, Wieand S, Rockette HE, et al : The prognostic significance of tumor location and bowel obstruction in Dukes B and C colorectal cancer. Ann Surg 198 : 743-752, 1983.
3) 白水和雄，磯本浩晴，諸冨立寿，ほか：左側結腸癌縮小手術の展望．臨床成人病 22 : 795-799, 1992．
4) 薫　新舒，磨伊正義，荻野知己：右側結腸癌の臨床病理学的特徴に関する検討．癌の臨床 35 : 1421-1428, 1989．
5) 増田英樹，谷口利尚，林　成興，ほか：右側結腸癌の臨床病理学的検討．外科診療 34 : 1463-1467, 1992．
6) Evans JT, Vana J, Aronoff BL, et al : Management and survival of carcinoma of the colon ; Results of a National Survey by Amer. Coll. of Surg. Ann Surg 188 : 716-720, 1978.
7) Beart WR : Colon cancer. In : National Cancer Data Base Annual Review of Patient Care 1992 (ed by Steele GD, Winchester DP, Menck HR, et al), pp 41-46, Amer. Cancer Society/Amer. Coll. Surg. Comm. on Cancer Joint Publication, 1992.
8) Goligher JC : Clinical features and diagnosis of carcinoma of the colon and rectum. In : Surgery of the Anus, Rectum and Colon (written by Goligher JC), 5th ed, pp 465-484, Bailliere Tindall, London,, 1984.
9) 高橋　孝，太田博俊，上野雅資：腸癌，日本臨牀増刊号（本邦臨床統計集）下巻, pp 751-765, 1993．

10) 安富正幸, 松田泰次: 結腸癌. In: 新外科学大系 23 B, 小腸・結腸の外科II(木本誠二ほか監修), pp 159-190, 中山書店, 東京, 1991.
11) 貞広荘太郎, 斉藤敏明, 磯部 陽, ほか: 大腸癌によるイレウス症例の検討. 日本大腸肛門病会誌 41: 372-377, 1988.
12) 高林 司, 小平 進, 寺本龍生, ほか: 大腸癌によるイレウス症例の検討. 日本大腸肛門病会誌 43: 1333-1342, 1990.
13) 長田俊一, 小野 聡, 望月英隆: 大腸癌術前処置のための経口投与抗生剤に関する検討―投与抗生剤の種類, 期間に着目して. 日本大腸肛門病会誌(投稿中).
14) Fielding LP, Wells BW: Survival after primary and after staged resection for large bowel obstruction caused by cancer. Br J Surg 61: 16-18, 1974.
15) Dudley HAF, Radcliffe AG, McGeehan D: Intraoperative irrigation of the colon to permit primary anastomosis. Br J Surg 67: 80-81, 1980.
16) Halvey A, Levi J, Orda R: Emergency subtotal colectomy; A new trend for treatment of obstructing carcinoma of the left colon. Ann Surg 210: 220-223, 1989.
17) 沢田俊夫: 大腸癌. In: 大腸肛門疾患の診療指針(武藤徹一郎編著), pp 134-166, 中外医学社, 東京, 1986.
18) 豊島 宏, 板東隆文, 磯山 徹: 左側結腸癌イレウスの手術と成績. 日本大腸肛門病会誌 39: 715-720, 1986.
19) 増田佳弘, 波江野力, 東 常視, ほか: 結腸癌の術後累積5年生存率に関与する臨床病理学的因子. 日臨外会誌 55: 2761-2769, 1994.
20) Ohman U: Prognosis in patients with obstructing colorectal carcinoma. Am J Surg 143: 742-747, 1982.
21) Mochizuki H, Nakamura E, Hase K, et al: The advantage of primary resection and anastomosis with intraoperative bowel irrigation for obstructing left-sided colorectal carcinoma. Surgery Today 23: 771-776, 1993.

3.3 直腸癌（進行癌）

a. 直腸外科に必要な直腸, 肛門のリンパ路と神経支配

直腸癌根治手術において, リンパ節の郭清を徹底するほど神経系の機能温存は難しくなり, 直腸癌根治手術とはリンパ節郭清と神経機能温存のバランスのうえに成り立った手術ともいえる. その意味において, リンパ系と神経系は特に切り離せない関係にあり, 適正かつ合理的な直腸癌根治手術を行うにはリンパ流と神経系の理解は必須である.

1) 直腸, 肛門のリンパ路

直腸のリンパ路は上直腸動脈に沿う上方向リンパ流, 中および下直腸動脈に沿う側方リンパ流, そして鼠径リンパ節に向かう下方向リンパ流の3つの大きな流れがある. そのうち内臓系のリンパである上方向および側方リンパ流は直腸の支配動脈と密接な関係をもつ. まず, 直腸の動脈支配について論じる.

a) 直腸, 肛門の動脈支配

人体の骨盤内臓器(下部直腸および泌尿生殖器)は胎生期において総排泄腔より分化してくるが(図 3.38), 下腸間膜動脈の支配を受けた総排泄腔後部はそのまま下部直腸後壁部分として残っていく. 総排泄腔の前方部分からは膀胱, 精嚢・前立腺, 子宮・腟の泌尿生殖器が分化していき, その過程で下部直腸の前壁～両側壁部分が形成されていく. したがって, 泌尿生殖器は内腸骨動脈より栄養血管を受けるが, 下部直腸下半部の前壁～側壁部分もやはり内腸骨動脈より分枝した中・下直腸動脈の支配を優位に受ける領域となる(図 3.39). 直腸各動脈の支配領域と各動脈に沿う各リンパ管が集める直腸内の流域とは, 強い関係があると考えられる.

b) 直腸リンパ流

1925年 Villemin[3]は死体の直腸に色素液を注入しリンパ節, リンパ管の走行を剖検によって追及するという Gerota[4]以来の方法で直腸リンパ流の検索を行った. そして下腸間膜動脈に沿う上ペディクル(上方向リンパ流), 中直腸動脈および正中・側仙骨動脈に沿う中ペディクル(側方向リンパ流), 鼠径部リンパ節へ向かう下ペディクル(下方向リンパ流)の詳細な経路を明らかにした

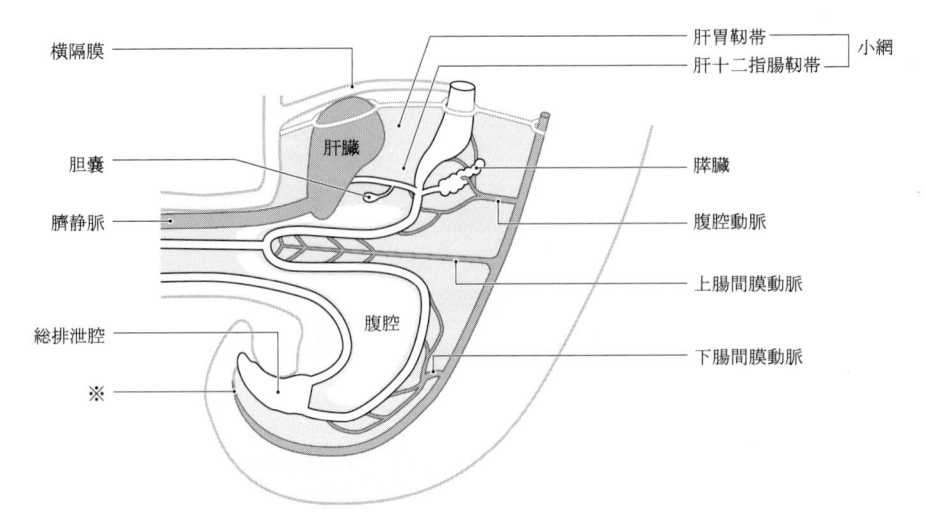

図 3.38 胎生期第 5 週 人胎児尾側部分の正中断面（Moore, 1988[1]）をもとに作画）
総排泄腔（cloaca）の前方部分が泌尿生殖器へ分化していくが，その過程で直腸の前～側壁部分も形成され，泌尿生殖とともに内腸骨動脈の支配を受ける．※正中仙骨動脈となる部分．

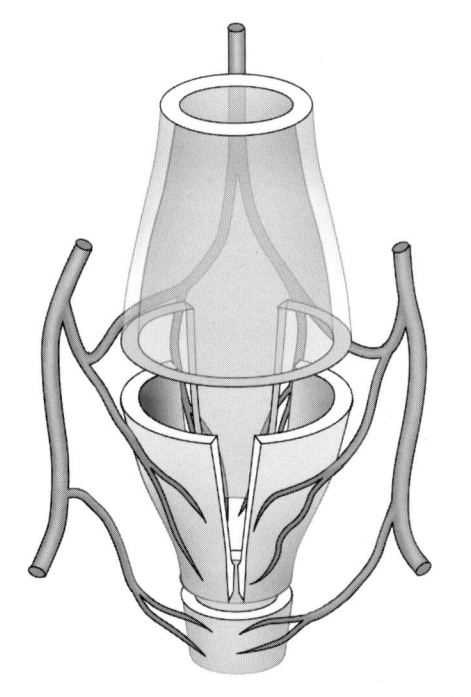

図 3.39 直腸の動脈支配（高橋, 1993[2]）をもとに作画）
下部直腸下半部分の前壁～両側壁は中直腸動脈の優位な支配を受ける．

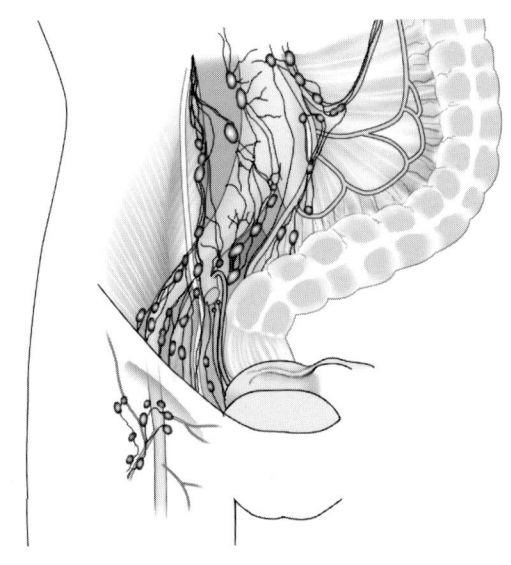

図 3.40 直腸リンパ路（Villemin[3]，文献 2）をもとに作画）下腸間膜動脈に沿う上方向リンパ路，中直腸動脈および正中，側仙骨動脈に沿う側方リンパ路，鼠径部リンパ節へ向かう下方向リンパ路の様子が詳細に示されている．

（図 3.40）．現在では，腹膜翻転部より口側の直腸では上方向リンパ流が，翻転部から歯状線までの下部直腸では上方向＋側方リンパ流，そして歯状線以下の領域では 3 方向のリンパ流が混在することが理解されている．次に，各リンパ流について述べることとする．

ⅰ） 上方向リンパ流

直腸・肛門管のすべての領域が上直腸動脈に沿う上方向リンパ管へ向かう流れを有する．仙波[5]，Nesselrod[6]らは歯状線をまたいで外痔リンパ管

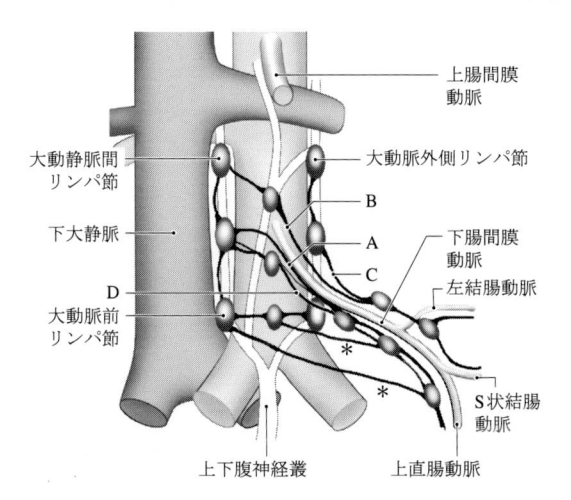

図 3.41 下腸間膜動脈リンパ系の大動脈周囲リンパ節への集合形態（佐藤，1994[7]をもとに作画）
A：右方系，B：上方系，C：左方形，D：下方系，＊：下方系の短絡路．

網（下方向リンパ流）と下部直腸粘膜下リンパ管網との間を縦走する上行リンパ管の存在を認めており，上直腸動脈の支配が及ばない歯状線以下の領域でも，この上行リンパ管を経て上方向へのリンパ流が起こることが理解できる．さて，上直腸動脈に沿って流れるリンパ流はVilleminの図（図3.40）に示されているように，下腸間膜動脈起始近くに集合する．佐藤[7]によれば，下腸間膜動脈起始近くに到達したリンパ流は，①上方系，②右方系，③左方系，④下方系に別れる（図3.41）．す なわち，上方系と右方系は大動静脈間リンパ節へ，左方系は大動脈左側の大動脈外側リンパ節へ，そして下方系は大動静脈間リンパ節と大動脈外側リンパ節の両方へ流れるが，かなり強い流れである可能性を示唆している．また，佐藤の図には上方向リンパ管が上直腸動脈を途中で離れ，直接大動脈周囲リンパ節へ向かう短絡路の存在が描かれている．臨床的には直腸癌大動脈周囲リンパ節転移症例の約23％が短絡路を経由しての転移であったとの報告がある[8]．

ii）側方向リンパ流

1927年非常にすぐれた研究が仙波[5]によりなされた（図3.42）．彼は120体の胎児死体を用いてVilleminと同様の方法で直腸リンパ流の詳細な研究を行い，リンパ流と直腸の各流域との関係を明確に述べたことは画期的であった．そのなかで側方向リンパ流に関し以下の3点を記載している．

1）中直腸動脈から内腸骨動脈に沿うリンパ管は直腸膨大部下部と肛門管上部のリンパ流を受ける．

2）下直腸動脈から内腸骨動脈に沿うリンパ管は肛門管上部のリンパ流を受ける．

3）正中仙骨・側仙骨動脈に沿うリンパ管は直腸膨大部下部後壁のリンパ流を受ける．

前述した各動脈の支配領域を考えると，1)～3) は理解できる．そして，同じ直腸膨大部下部，肛

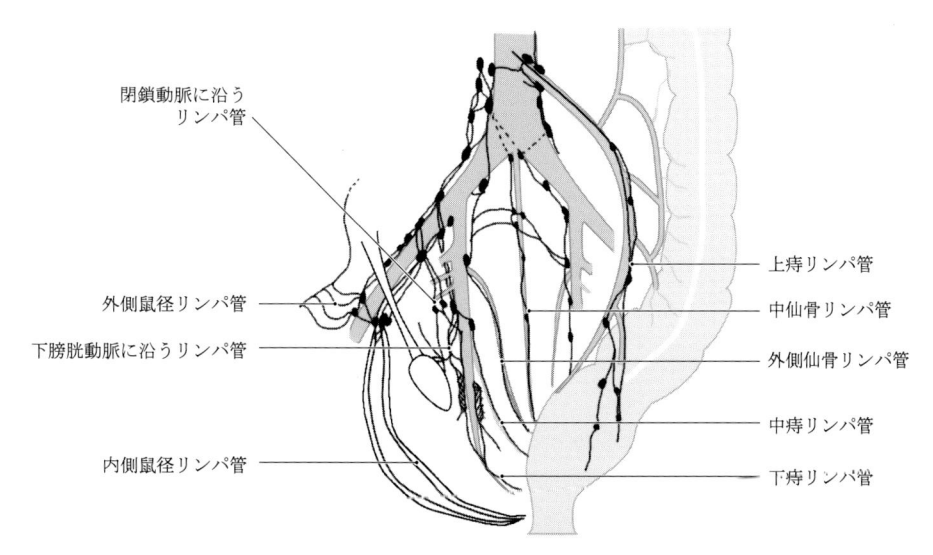

図 3.42 仙波[5]による直腸リンパ流の図（髙橋，1993[2]をもとに作画）

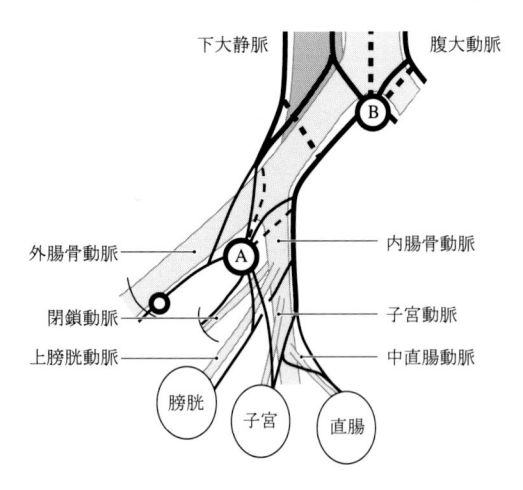

図 3.43 側方のリンパ路（佐藤，1994[7]をもとに作画）
A：腸骨動脈間リンパ節，B：大動脈分岐部リンパ節．

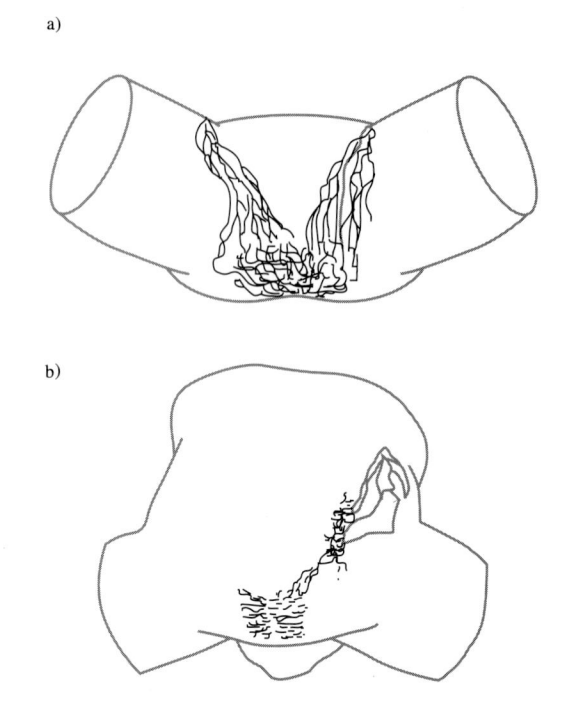

図 3.44 肛門から鼠径部リンパ節へ向かう皮下リンパ管網（Nesselord，1936[6]をもとに作画）
会陰部を通る経路 a）と外側臀部を通る経路 b）がある．

門管上部であってもその前～両側壁部において側方リンパ流がより強い可能性が推察される．

側方リンパ流の経路（図3.43）について佐藤[7]は内腸骨動脈最下部にあるリンパ節を経て，内腸骨動脈の後縁を上行した大動脈分岐部リンパ節へ向かうと述べている．高橋[10]はリンパ管の走行を内腸骨動脈流の内側であるとし，あるものはその途中から内腸骨動脈外側，閉鎖動静脈周囲へも向かい内外腸骨動脈間リンパ節に達すると述べている．腸骨間動脈リンパ節からは総腸骨動脈の後縁に沿って大動脈分岐部リンパ節へ向かう経路と外腸骨動脈を横切り，大動脈周囲リンパ節へ至る経路がある．

iii）下方向リンパ流

発生学的に内外胚葉の境である歯状線以下は体性系リンパの流域ではある．したがって，内臓系リンパ管と違い動脈に沿わない走行をたどる．すなわち肛門管皮膚帯（歯状線以下の肛門管）から皮下のリンパ管を通り鼠径部リンパ節へ向かうリンパ流が認められ，その経路としては会陰部を前方へ向かうルートと外側臀部を経由するルートの2つのものがある（図3.44）．

歯状線を挟んで鼠径リンパ節に向かう外痔リンパ管網と直腸膨大部下部粘膜下のリンパ管網との間に縦走するリンパ管の存在については前述した．癌下縁の位置と歯状線との関係から鼠径リンパ節への転移頻度を臨床的に検討した結果からはリンパ流が歯状線を越えて肛門側へ流れる可能性はきわめて小さいと考えられる[10]．

c）直腸，肛門のリンパ流の問題点

直腸リンパ流で最も重要な問題は，側方向リンパ節の郭清に対する態度がわが国と欧米間で大きな相異をみていることである．わが国では仙波の詳細な直腸リンパ流研究を基に，その臨床応用を試みる形で側方リンパ節郭清が発展してきた．そして，下部直腸進行癌に対し側方向リンパ節は臨床的な所属リンパ節であるとの認識から積極的にその郭清を試み，それなりの効果を上げてきた[11,12]．一方，欧米では側方向リンパ節は骨盤内臓器全体のリンパ流を受け，もはや直腸の所属リンパ節ではないとの理解のうえに，排尿，性機能に対する機能保全の強い要求から側方郭清は行われていない．

ここで，①下部直腸における側方リンパ流の強さ，②下部直腸の所属リンパ節の意義，という2つが問題となる．まず，①の点について述べる．

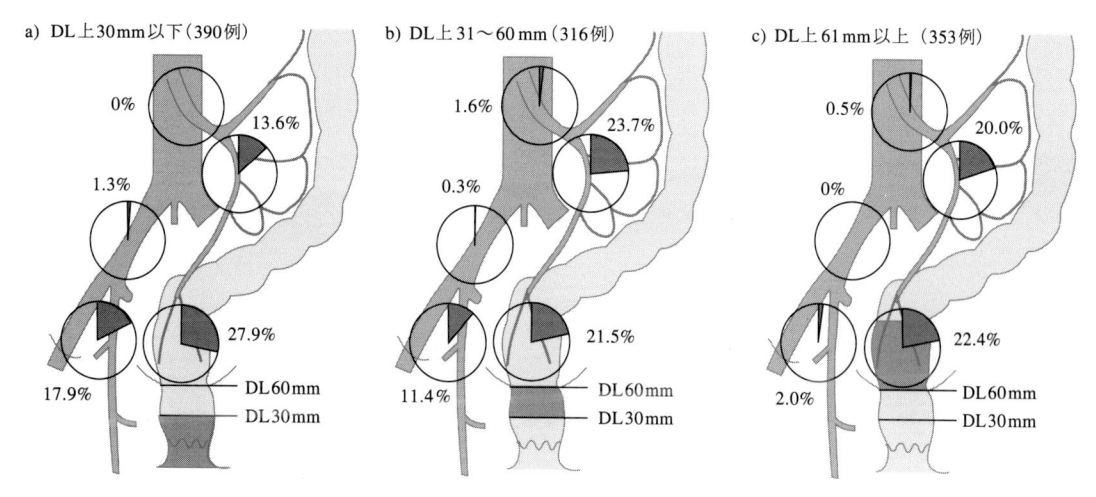

図 3.45 直腸癌リンパ節転移頻度—'86 単発治切，CIH—（畦倉ら，1991）[10]
『大腸癌取扱い規約』の N_1 群は上方向リンパ節群と側方向リンパ節群の区別が困難．N_2 群，N_3 群へのリンパ節転移頻度でみると，腫瘍下縁が下部直腸下半以下に位置する群 a）では側方向リンパ節群への転移が高率である．

本論文では直腸のリンパ流が支配動脈と密な関連があることを強調してきた．腹膜翻転部以下の下部直腸の下半の大部分（前壁から両側壁）は中直腸動脈の優位な支配を受けていることもすでに述べた．腫瘍下縁が下部直腸下半部にかかる低位の癌では上方向リンパ節よりむしろ側方向リンパ節への転移頻度が高いということも臨床的に証明されている（図3.45）[10]．最近では，欧米の論文たとえばHarnsberger ら[13]の総説論文のなかでも，下部直腸下半部では側方向へのリンパ流が上方向リンパ流より優位であると述べている．側方向リンパ流の経路として中直腸動脈の分枝走行状態についても議論が多い．中直腸動脈の出現頻度に関しては報告者により20〜95％と非常なばらつきがあるが，研究方法の違いによるのであろう．Ashley[14]は中直腸動脈の起始部に関し66例中内陰部動脈より27例，下臀動脈より15例が分岐し，ほかは閉鎖動脈，上・下膀胱動脈，内腸骨動脈などより分岐していたことを報告している．

次に，②下部直腸の所属リンパ節の意義について考える．上述したように，中直腸動脈の起始は多彩である．けれども少なくとも中直腸動脈の末梢部分は側方靱帯内を通過するのであり，側方靱帯内の動脈に沿って強いリンパ流が骨盤壁に向かうことは確かである．一方，中直腸動脈自体も近接する前立腺，精嚢，腟上部へ分枝を送る[15]．すなわち，中直腸動脈の起始，支配領域をみても他の骨盤内臓器と関わり合いは強い．かかる状態で中直腸動脈に沿う側方リンパ節が直腸固有の所属リンパ節としての意義をもちえないとの議論は当然ともいえる．

久留[16]による臨床的研究以来今日まで，わが国において積み重ねられてきた側方向リンパ流の郭清に関する研究をみれば，中直腸動脈から内腸骨動脈に沿う一連のリンパ節は直腸の所属リンパ節と臨床的に考えざるをえない．すなわち，これらのリンパ節群への転移頻度がかなり高いものであること[10,17]，その郭清が困難であるが可能であり，それに伴う合併症が少ないこと，そして郭清の効果がかなり高いものであるという3つの条件が満たされているからには，これらのリンパ節を所属リンパ節として考えておかなければならないのである．

2) 直腸，肛門の神経支配

直腸癌手術におけるリンパ節郭清を理解するためには通常直腸のリンパ流だけが問題となるのに対し，直腸の神経系を理解するためには骨盤全体の神経系の局所解剖，機能を考慮しておく必要がある．そこで，骨盤神経全体の局所解剖と機能として述べていくこととする．また，本論文は手術

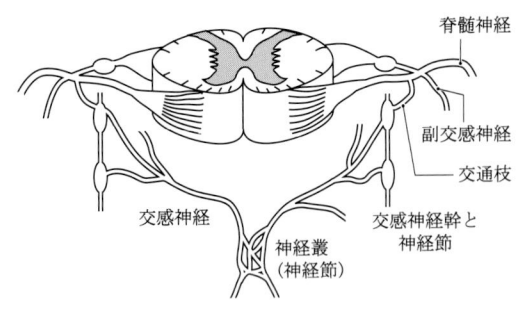

図 3.46 各体節ごとの脊髄神経，交感神経，副交感神経系の基本構成（佐藤，1978）[15]

操作との関連も念頭において論を進める．

a) 直腸，肛門の神経系の局所解剖

脊髄神経，副交感神経，交感神経の脊髄神経根付近での基本構成は図3.46のように要約することができる．このうち脊髄神経では$S_2〜S_4$から出る陰部神経，副交感神経では$S_2〜S_4$からの骨盤内臓神経，交感神経では$L_2〜L_4$から出る腰内臓神経が直腸・肛門と関係する．そして直腸，肛門管の上半分は交感神経系と副交感神経，肛門管の下半分は脊髄神経により大まかな支配を受ける[18]．

i) 自律神経（交感神経と副交感神経）

腰内臓神経（図3.47）： $L_2〜L_4$ の交感神経幹

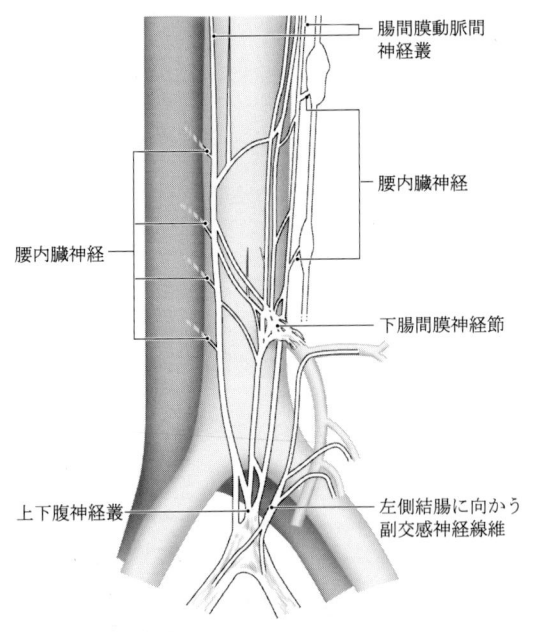

図 3.47 下腸間膜動脈起始周辺での交感神経，副交感神経（Telfordら，1934[19]）をもとに作画）

からの神経線維で大動脈左右側面から現れ，左右それぞれ1〜3本の神経線維として認められる．ほぼ大動脈分岐部の高さで左右の神経線維が合わさり上下腹神経叢となる．下腸間膜動脈の起始部は大動脈の左側寄りであり，直腸癌手術においてこの領域のリンパ節（『大腸癌取扱い規約』における上方向第3群リンパ節）を郭清するさいは特に腰内臓神経の左側線維の損傷に注意する必要がある．

ii) 上下腹神経叢と下腹神経（図3.47）

上下腹神経叢は長さ 42.4 mm，幅5 mm のきしめん状の外観を呈する神経束として認められる[7]．そして，上下腹神経叢より左右に分岐する下腹神経は直腸の後面から側面へ回り込む形で右および左の骨盤神経叢に達する．佐藤によると，腰内臓神経からの左右の神経線維は上下腹神経叢で交差し，たとえ一側の腰内臓神経が切れても両側の精液排出機能は保たれるが，非切断側の機能が優位になる．

iii) 骨盤神経叢（下下腹神経叢）（図3.47, 3.48）

四角形で前後約 50 mm，上下約 30 mm（女性ではやや小型である）[20]の強靱で，薄い板状の組織として中部直腸の両側側面に認められ，側方靱帯の中央部を横切る形で存在する．後方から骨盤内臓神経（勃起神経）$S_2〜S_4$ の神経線維が入ってくるが，3本の神経枝のうちS_3もしくはS_4が太く勃起機能と密接な関係があるといわれている．頭側は下腹神経と連なっており，手術中の骨盤神経叢の同定には左右の下腹神経にそれぞれtapingを行い，尾側に辿るのが最も安全で確実な方法である．直腸，膀胱，前立腺，精巣，子宮に神経枝を送っている．骨盤神経叢から枝が出る位置としては骨盤内の解剖学的位置関係から当然直腸枝が最も後方，膀胱枝が最も前方，子宮，前立腺および精巣への枝は直腸枝と膀胱枝の間から分岐している（図3.49）．

直腸枝： 側方靱帯の中を通るが分布は一様ではなく，上群と下群に分かれ，上群は直腸周囲組織からS状結腸間膜を通過して下行結腸まで支配し，下群は直腸壁に沿って恥骨直腸筋上縁付近から内括約筋や肛門管の上皮下に達する．

膀胱枝： 骨盤神経叢の前方から膀胱へ枝を送

るが，最も低位の枝が膀胱頸部の括約筋を支配していると考えられている[21]．

前立腺枝：骨盤神経叢の下前方より前立腺の前方，側面，後面に向い枝を送るが，この枝の一部は深会陰横筋を貫通し陰茎根の背部に達し陰茎海綿体，尿道海綿体へ入るものと陰茎背神経に吻合するものがある[20]．

子宮枝：子宮に多数の枝を送るが子宮，腟動脈に沿って子宮，腟，陰核へ枝を送る．

iv) 仙骨内臓神経（図 3.48）

ヒトでは約 35%[9] の頻度でみられ，第 4 仙骨より起こり骨盤神経叢へ神経線維を送る．

b) 体性（脊髄）神経

i) 坐骨神経

L_2 から S_4 よりの脊髄神経叢のほとんどは坐骨神経として下肢へ向かうが $S_2 \sim S_4$ よりの神経線維の一部は陰部神経叢を構成し骨盤底筋群を支配する．

ii) 陰部神経叢（図 3.50）

肛門挙筋神経：陰部神経叢の内側群で S_3, S_4 からでて肛門挙筋の上面を走行する．したがって，肛門括約筋温存術式において挙肛筋の表面を剝ぐような操作は本神経の損傷をまねく[18]．

尾骨筋神経：尾骨筋を支配．

陰部神経：陰部神経叢の外側群で $S_2 \sim S_4$ よ

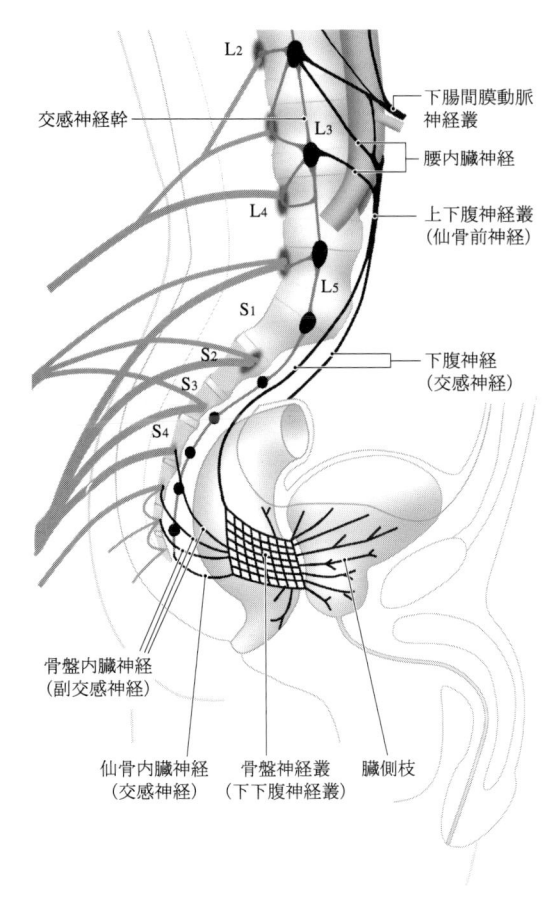

図 3.48 骨盤内臓を支配する自律神経の構成模型図
（佐藤，1993[9]）をもとに作画）

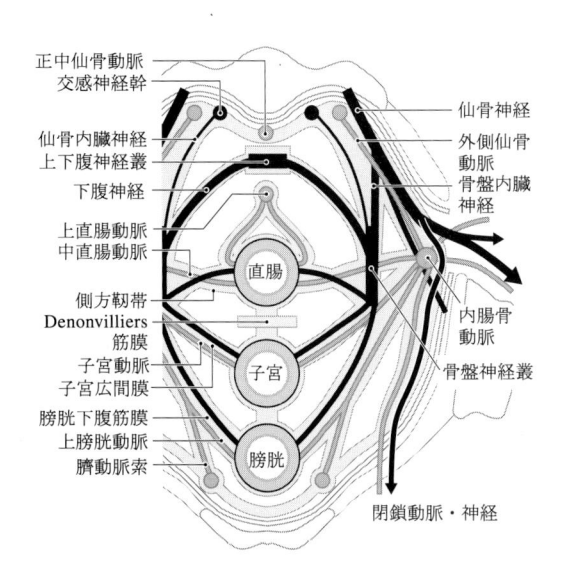

図 3.49 骨盤神経叢および内腸骨血管と骨盤内臓器との位置関係（佐藤，1993[9]）をもとに作画）

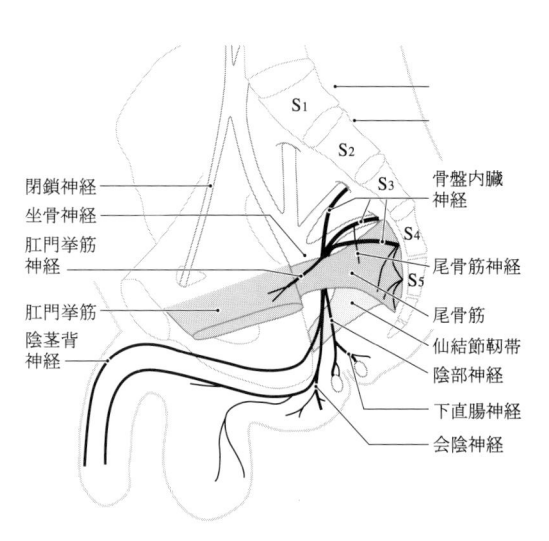

図 3.50 陰部神経叢を構成する神経群とその末梢分布
（佐藤，1993[9]）をもとに作画）

り起こり，内陰部動脈とともに肛門挙筋の側へ回り，Alcock 管中を通り，陰茎（核）背神経（陰茎・陰核の知覚をつかさどる），会陰神経（会陰筋を支配），下直腸神経（外肛門括約筋を支配）の3つの神経に分かれる[21]．直腸切断術時の坐骨直腸からの郭清において Alcock 管内まで徹底郭清すると陰部神経が損傷され尿失禁をまねく[18]．陰部神経の一部の枝は外尿道括約筋を支配しているからである．

c） 直腸，肛門の神経支配と機能

以上直腸癌を手術するに必要な各神経の局所解剖について述べたが，ここでは直腸肛門の排便機能に関係する神経の機能を中心に述べる．その前にもう一度，神経の走行を再確認しておくと（図3.51）$L_2 \sim L_4$ の交感神経幹から起こる腰内臓神経は上下腹神経叢を経て骨盤神経叢に至る．一方，副交感神経も $S_2 \sim S_4$ の前根より出て骨盤神経叢に達する．骨盤神経叢より神経枝が上群と下群に分かれる．下群は直腸へ向かうがこの各神経枝には交感神経と副交感神経の神経線維が含まれる．そして，その最下方の枝は内肛門括約筋を支配する．上群は主として副交感神経枝からなり骨盤神経叢から結腸間膜内を通って S 状結腸，下行結腸へ至る．副交感神経は排便促進に，交感神経は排便抑制に作用する．そして，脊髄神経は $S_2 \sim S_4$ の前根から出て陰部神経となり，その枝である下直腸神経が外肛門括約筋を支配する．また S_4 からは肛門挙筋の大部分を支配する肛門挙筋神経が分岐する．以上排便機能に関係する神経の走行について述べたが，肛門挙筋神経以外の他のすべての神経枝は遠心性および求心性の両方の神経線維を含んでいる．

i） 排便を支配する神経

排便をつかさどる神経線維の走行位置と方向性を図 3.52 左に示す（破線は求心性線維，実線は遠心性線維）．便による左側結腸の充満と動きが結腸間膜内を走行する副交感神経枝を経て，骨盤神経叢，骨盤内臓神経を辿り $S_2 \sim S_4$ の後根に伝えられる．やがて直腸が便で充満すると，副交感神経直腸枝を経て同様に伝えられる．直腸枝の最下方枝では便かガスかの肛門管内の情報が捉えられる．そして，排便運動への刺激が $S_2 \sim S_4$ の前根を通って左側結腸，直腸へ伝えられ，腸の動きが起こる．最下方の直腸枝は内括約筋の弛緩の伝達を行う．そのさい脊髄神経である肛門挙筋神経，陰部神経の直腸枝は直腸肛門角を変化させ，排便に貢献する．

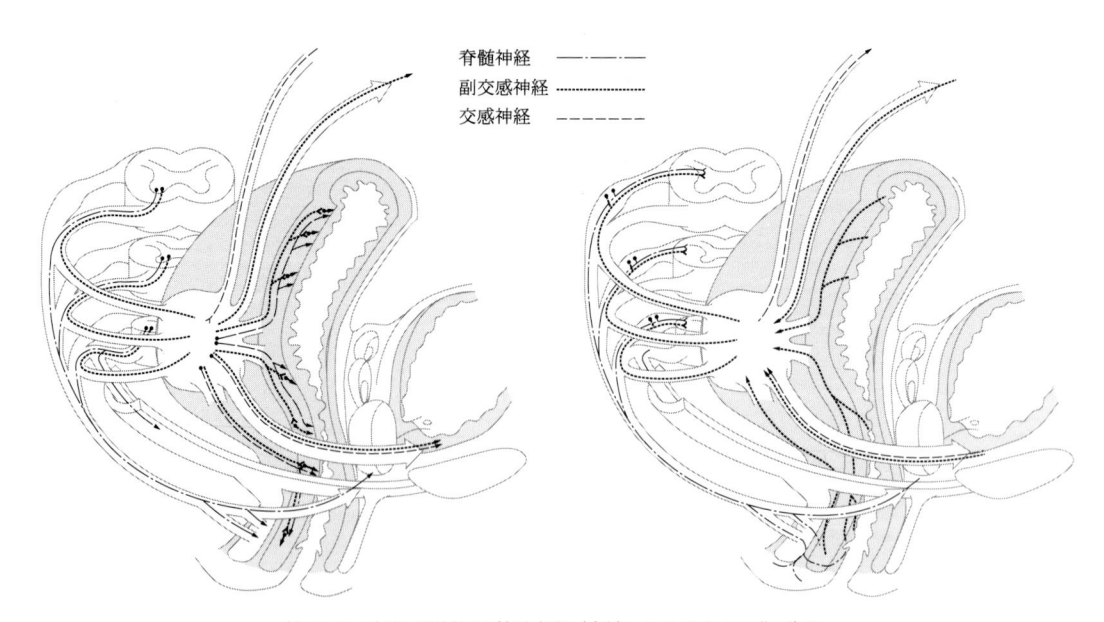

図 3.51 直腸肛門周囲の神経支配（高橋，1978 をもとに作画）[15]
左：遠心路，右：求心路．

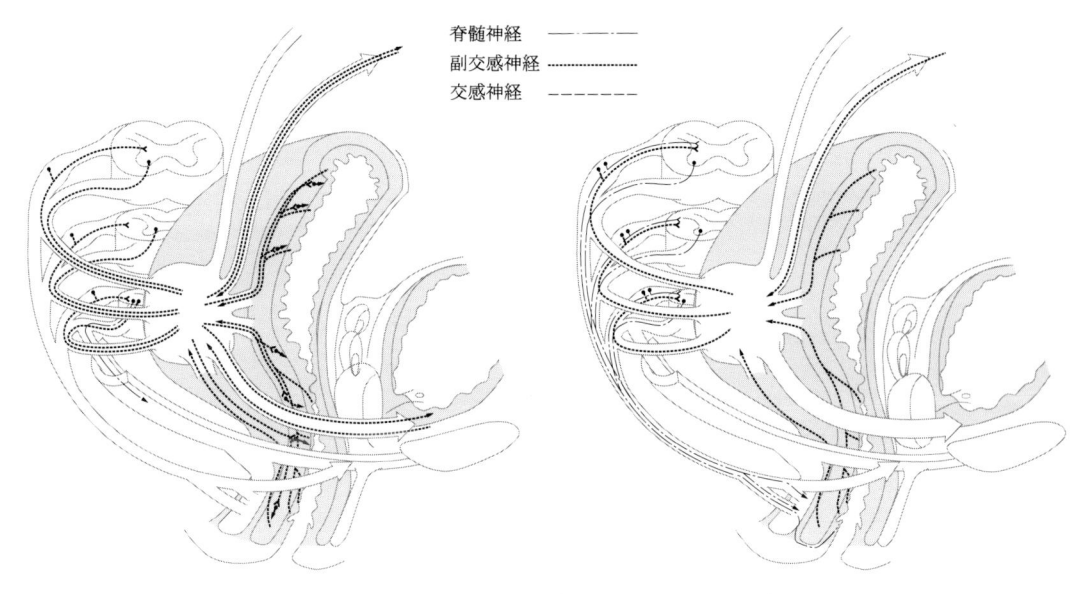

図 3.52 排便に関わる神経路（高橋, 1978 をもとに作画）[15]
左：排便促進, 右：排便抑制.

ii) 排便抑制にかかわる神経（図3.52右）

左側結腸，直腸の充満，そして肛門管内の内容（便かガスか）が副交感神経系線維を通ってS$_2$～S$_4$に伝えられても，排便抑制の意思が高位中枢からS$_2$～S$_4$に伝達されると，陰部神経の遠心性線維を通って外肛門括約筋の緊張を高める伝達がなされ，排便の抑制が起こる．

まとめ　直腸肛門のリンパ流および神経系は今後解明されるべき問題も多く，現在すでに行われつつある神経温存を加味したリンパ節郭清法とともに今後の発展が望まれる．

[畦倉　薫・太田博俊・高橋　孝]

文　献

1) Moore KL: The Developping Human-clinically Oriented Embryology, p 218, WB Saunders, Philadelphia, London, Toronto, Montreal, Sidney, Tokyo, 1988.
2) 高橋　孝：大腸癌根治手術のための解剖学的基礎, 脈管（2）．消化器外科 **16**：1732-1741, 1993.
3) Villemin F, Huard P, Montagne M: Recherches Anatomiques sur les Lymphatiques du Rectum et de l'Anus: leur Applications dans le Traitement Chirurugical du Cancer. Rev de Chir **63**：39-80, 1925.
4) Gerota D: Die Lymphgefasse des Rectums und des Anus. Arch Anat Physiol **14**：240-256, 1895.
5) 仙波嘉清：直腸淋巴管系ニ関スル解剖学的研究．福岡医大誌 **20**：1213-1268, 1927.
6) Nesselord JP: An anatomic study of the pelvic lymphatics. Annals Surg **104**：905-916, 1936.
7) 佐藤健次：大腸（直腸を除く）の局所解剖—特にリンパ系と自律神経について．手術 **48**：1415-1425, 1994.
8) 畦倉　薫：大動脈周囲の郭清は予後向上に有効か．外科 **55**：409-410, 1993.
9) 佐藤健次：骨盤内臓器の解剖と生理．臨床外科 **48**：1369-1379, 1993.
10) 畦倉　薫, 中島聡総, 西　満正, ほか：直腸癌リンパ節転移部位と予後．KARKINOS **4**：1111-1120, 1991.
11) 高橋　孝：大腸癌根治手術のための解剖学的基礎, 脈管（6）．消化器外科 **17**：1096-1106, 1994.
12) 高橋　孝：大腸癌治療における世界の趨勢．手術 **44**：1451-1460, 1990.
13) Harnsberger JR, Vernava III, AM, Longo WE: Radical abdominopelvic lymphadenectomy: historic perspective and current role in the surgical management of rectal cancer. Dis Colon Rectum **37**：73-87, 1994.
14) Ashley FL, Anson BJ: The hypogastric artery in American whites and Negroes. Am J Phys Anthropol **28**：381, 1941.
15) 佐藤達男：癌根治手術のための臨床解剖学的基礎—直腸癌（その3）．外科診療 **20**：1235-1241, 1978.
16) 久留　勝：直腸癌．日外会誌 **41**：832-877, 1940.
17) Moriya Y, Hojo K, Sawada T, Koyama Y: Signif-

icance of lateral node dissection for advanced rectal carcinoma at or below the peritoneal reflection. Dis Colon Rectum **32**: 307-315, 1989.
18) 高橋　孝：直腸肛門の神経支配．手術 **48**：1435-1442, 1994.
19) Telford ED, Stopford JSB : The autonomic nerve supply of the distal colon. Brit Med J **1**: 572-574, 1934.
20) 岸　清，村上邦夫：骨盤臓器の自律神経支配．手術 **45**：1367-1375, 1991.
21) 佐藤健次：骨盤自律神経の外科解剖学．外科治療 **71**：387-394, 1994.

b. 病態―直腸癌の進展形式

最近の直腸癌手術は根治性と機能温存の両面から論じられる．術式選択のさいに選択基準となるのは直腸癌の進展程度であろう．一般的に，直腸癌の進展様式としては直接浸潤，リンパ行性転移，血行性転移，および播種性転移，また最近では神経浸潤があげられる．

ここでは他項との重複を避け，外科的立場から，①直接浸潤を含めた壁深達度，②肛門側壁内進展，③血行性転移．④播種性転移，⑤神経浸潤につき述べる．なお，リンパ行性転移に関しては前項で詳細に述べられているので省略する．

1) 壁深達度

直腸癌の多くは進行癌の状態で発見されることが多い．自験例における直腸癌手術症例を検討すると，深達度 sm 以下の早期癌は 14.7% で，mp 以上の進行癌が残り，85.3% を占めていた．進行癌の壁深達度別頻度では，mp は 22.3%，ss(a_1) は 35.9%，s(a_2) は 20.7% で，直接浸潤 si(ai) は全体の 6.4% であった．表 3.23 は壁深達度別にリンパ節転移率をみたものであるが，壁深達度とリンパ節転移率は正の相関にあり，壁深達度を知ることでリンパ節転移の程度が予測できる．これは郭清度や予後を予測するうえで，重要な因子となる．直腸は骨盤内諸臓器と隣接しており，他臓器直接浸潤 si(ai) の有無は合併切除などの術式を決めるうえできわめて重要である．浸潤臓器は男性では前立腺，精嚢，膀胱，女性では子宮，卵巣，腟などで，1994 年の第 41 回大腸癌研究会において論じられたように，骨盤内臓全摘術や，合併切除術の成績は良好である．

2) 壁内進展

前方切除術を中心とする括約筋温存手術が最近の直腸癌手術の主流である．括約筋温存手術か直腸切断術かを選択するさいには直腸癌の肛門側への壁内進展が重要であり，古くより検討されている．表 3.24 はこれらの成績をまとめたものである[1]．われわれも 237 例の直腸癌切除標本の肛門側壁内進展の長さを病理学的に検索したが，肛門側壁内進展の長さ 1 cm 未満の症例が 209 例 (88.2%)，1～2 cm 25 例 (10.5%)，2 cm 以上 3 例 (1.3%) であった (表 3.25)．いずれにしても直腸癌の肛門側への壁内進展が 2 cm 以上の症例はきわめて少なく，これを根拠に下部直腸癌症例でも低位前方切除術の適応とされるようになった．

表 3.23　直腸癌の壁深達度とリンパ節転移頻度（自験例）

壁深達度 \ リンパ節転移	n_0	$n_1(+)$	$n_2(+)$	$n_3(+)$	$n_4(+)$	計
m	13	0	0	0	0	13
sm	23	0	1	0	0	24
mp	38	15	3	0	0	56
ss(a_1)	52	18	16	4	0	90
s(a_2)	15	19	12	3	3	52
si(ai)	6	5	4	0	1	16
計	147	57	36	7	4	251

表 3.24　肛門側壁内進展

著　者	症例数	肛門側壁内進展例
Clogg (1908)	25	0
Handly (1910)	10	2
Cole (1913)	20	1
Westhues (1934)	74	0
Black and Waugh (1948)	103	4
Quer, et al (1953)	91	5
Frinnell (1954)	76	9
Williams, et al (1983)	50	12
Hamano, et al (1983)	237	3
計	686	36 (5.2%)
2 cm 以上の肛門側壁内進展		14 (2.0%)

表 3.25　肛門側壁内浸潤の長さ（直腸癌 237 例）（浜野ら，1983）[2]

肛門側浸潤	症例数	%
1 cm 未満	209	88.2
1～2 cm	25	10.5
2 cm 以上	3	1.3

最長 2.1 cm

表 3.26 遠隔転移の内訳（全国大腸癌登録調査報告による）
遠隔転移率 14.3%（2886 例中 414 例）

肝	365例(88.2%)	ウィルヒョウ	4例(1.0%)
肺	30例(7.2%)	脳	2例(1.0%)
骨	5例(1.2%)	副腎	1例(0.2%)
卵巣	5例(1.2%)	その他	2例(1.0%)

3) 血行性転移

直腸癌では肝転移をはじめとする血行性転移の頻度が高く，それを論議する臨床的意義は大きい．直腸癌の場合，結腸癌と異なるのは静脈血が大循環系に環流されるため，若干転移臓器が異なることであろう．直腸癌の血行性転移率を自験例でみると全体で 11.9%，このうち肝転移が最も多く，血行性転移の 76.7% を占めていた．表 3.25 は 1980, 1981 年度の全国大腸癌登録調査報告[3]による遠隔転移の内訳である．直腸癌では肝，肺，骨，卵巣，脳，副腎，皮膚などがあげられ，各臓器の転移率は肝 88.2%，肺 7.2%，骨 1.2%，卵巣 1.2%，脳 1.0%，副腎 0.2% といわれ，肝が最も多い（表 3.26）．

4) 腹膜播種

腹膜播種の頻度は胃癌に比較すると少なく，大腸全体では約 4～10% といわれる[4,5]．直腸癌についてみると，腹膜播種は約 1.8～5.3% といわれ，自験例でもわずかに 2.2% にすぎなかった．このうち多くは腹膜翻転部より腹腔側の直腸癌にみられ，腹膜翻転部下部の直腸癌に播種性転移を認めることはきわめて少なく 1 例（0.3%）であった．この症例は巨大腫瘍で主占居部位は Rb であったが，Ra-Rs に及ぶ癌腫であった．

結腸癌では P_1 の場合，腹膜合併切除は予後を向上させるという報告が多いが，直腸癌の場合，播種性転移以外の因子，すなわち肝転移やリンパ節転移を合併しており，非治癒切除になることが多い[4,5]．しかも，腹膜播種は頻度も少なく，非治癒切除のことが多いので臨床的意義は少ないが，術前に最低限腹水の有無の検索は行われるべきである．

5) 神 経 浸 潤

近年，直腸癌術後の性機能，排尿機能障害が問題視され，不必要な下腹神経，骨盤神経の損傷を避けるような術式すなわち自律神経温存術式が普及してきた．しかし，直腸周囲には下腹神経，骨盤神経などの自律神経がまとわりつくように存在し，これを温存する術式に若干の抵抗があるのも事実である．実際に，膵癌ではすでに神経浸潤が存在することが確認されている．直腸癌でも神経浸潤の有無が問題とされ，直腸壁内の自律神経浸潤，あるいは下腹神経，骨盤神経自体が検索されている．教室では，直腸癌 118 例を対象に直腸壁内の神経浸潤に関する病理組織学的な検討を行い，神経浸潤を 27.1% に認めた（表 3.27）[6]．直腸壁内の神経浸潤には神経線維束内に癌細胞が入り込む浸潤様式と神経周囲間隙への浸潤様式があることがわかった．一方，手術時に下腹神経，骨盤神経にマーキングを置き，この全割標本を作成し，これらの自律神経内への癌の進展や，リンパ節転移も検討している．自験例では現在まで約 15% に骨盤神経浸潤を認めている．また，下腹神経には認めなかったが，Rb 症例で骨盤神経叢の神経線維近傍の脈管内には 9.5% の癌進展があったとの報告もある[7]．神経への癌の進展は血管内あるいはリンパ管内への進展とは異なり，容易には受け入れがたいが，神経周囲間隙の浸潤様式はリンパ流，静脈内浸潤形式と類似しているとの見解もある[6]．ただし，癌自体の占居部位，進行度，壁深達度との相関でみると，当然ながら，より進行度の高い症例で神経浸潤が認められているので，癌の進行度に応じて，神経を温存できる場合もあることは事実である．最近自律神経温存手術の適応がしだいに拡大されつつあるが，癌の神経浸潤を十分考慮して適応を決定すべきであり，また合わせて癌の神経浸潤の病態を明らかにすべく努力しなければならない．

表 3.27 壁深達度と神経浸潤（鈴木，1994）[6]

壁深達度	症例数	NI(+)	浸潤程度			浸潤形式	
			NI 1	NI 2	NI 3	INI	PNI
sm 以下	10	0	0	0	0	0	0
mp	36	4(11.1%)	3	1	0	3	1
ss(a_1)	34	10(29.4%)	6	2	2	7	3
s(a_2) 以上	38	18(47.4%)	11	3	4	15	3
計	118	32(27.1%)	20	6	6	25	7

NI：神経浸潤, INI：神経線維束内浸潤, PNI：神経周囲間隙浸潤.

c. 分　類
1) 肉　眼　型

直腸癌の肉眼型は『大腸癌取扱い規約』[8]で分類されており，これが繁用されるので紹介する．

0型（0'型）表在型
1型（1'型）腫瘤型
2型（2'型）限局潰瘍型
3型（3'型）浸潤潰瘍型
4型（4'型）びまん浸潤型
5型（5'型）分類不能型

注1：絞扼型の癌（str），粘液癌（muc），硬癌（sc），絨毛型の癌（v）などは修飾型として用いる．

注2：0型は腫瘍の壁深達度がM，SMの癌とし，早期癌と推定されるものを指す．また，その亜分類はI 隆起型（Ip：有茎型，Isp：亜有茎型，Is：無茎型），II 表面型（IIa：表面隆起型，IIb：表面平坦型，IIc：表面陥凹型）およびIII 陥凹型と分類する．また，絨毛型の場合には修飾型を用いてIs-v，IIa-vなどと分類する．

注3：主病巣が肛門管壁の筋層およびその外側を占める肛門管癌で，肛門管粘膜より発生したものではないと考えられるものは管外型という表現を用い，0，1，2，3，4型に入るものは管内型という表現を用いる．一方，進行癌の肉眼分類では2型（限局潰瘍型）が圧倒的に多く，4型（びまん浸潤型）は散見されるにすぎない．

2) 組　織　型

組織型は前述の『大腸癌取扱い規約』によると7型に分類される．また，腺癌はさらに亜分類されている．

a) 腺癌（Adenocarcinoma）
　(1) 高分化腺癌（Well differentiated adenocarcinoma）
　(2) 中分化腺癌（Moderately differentiated adenocarcinoma）
　(3) 低分化腺癌（Poorly differentiated adenocarcinoma）
b) 粘液癌（Mucinous carcinoma）
c) 印環細胞癌（Signet-ring cell carcinoma）
d) 扁平上皮癌（Squamous cell carcinoma）
e) 腺扁平上皮癌（Adenosquamous carcinoma）

表 3.28 病期分類

病期（stage）分類は次に示す各項目ごとに該当する進行程度を求め，そのうち最も高いものをもって癌のstageとする．

a) 臨床的病期（clinical stage）

stage	項目	壁深達度	リンパ節転移	腹膜転移	肝転移	腹腔外遠隔他臓器転移
0		M	$N(-)$	P_0	H_0	$M(-)$
I		SM, MP	$N(-)$	P_0	H_0	$M(-)$
II		SS, SE, A_1, A_2	$N(-)$	P_0	H_0	$M(-)$
III	a	Si, Ai	$N_1(+)$	P_0	H_0	$M(-)$
III	b	壁深達度に関係なく	$N_2(+)$ $N_3(+)$	P_0	H_0	$M(-)$
IV		壁深達度に関係なく	$N_4(+)$	P_1以上	H_1以上	$M(+)$

b) 組織学的病期（histological stage）

stage	項目	壁深達度	リンパ節転移	腹膜転移	肝転移	腹腔外遠隔他臓器転移
0		m	$n(-)$	P_0	H_0	$M(-)$
I		sm, mp	$n(-)$	P_0	H_0	$M(-)$
II		ss, se, a_1, a_2	$n(-)$	P_0	H_0	$M(-)$
III	a	Si, Ai	$N_1(+)$	P_0	H_0	$M(-)$
III	b	壁深達度に関係なく	$N_2(+)$ $N_3(+)$	P_0	H_0	$M(-)$
IV		壁深達度に関係なく	$N_4(+)$	P_1以上	H_1以上	$M(+)$

注1：組織学的病期におけるP，H，Mは臨床的所見が用いられるが組織（細胞）診が陽性の場合にはこれを優先する．
注2：早期癌とは壁深達度がm，smの癌とし，リンパ節転移の有無を問わない．

f） 未分化癌（Undifferentiated carcinoma）
g） その他の癌

組織分類からみると，高分化腺癌が圧倒的に多いのが特徴である．

3） 病期分類

わが国において最も繁用される病期分類は大腸癌研究会が提唱している病期分類（表3.28），Dukes分類およびAstlerとColler分類である．

Dukes分類（注1）
　A：癌腫が腸壁内に限局するもの（注2）．
　B：癌腫が腸壁を貫いて浸潤するが，リンパ節転移のないもの．
　C：リンパ節転移のあるもの．

注1：遠隔転移（H, M, P, N_4）が認められる場合に"Dukes D"と表すこともある．
注2：腸壁内とはMPまでにとどまるものとする．

AstlerとColler分類
　A　：癌腫が粘膜にとどまるもの．
　B_1：癌腫が固有筋層に及ぶがリンパ節転移のないもの．
　B_2：癌腫が固有筋層を穿通するがリンパ節転移のないもの．
　C_1：癌腫が腸壁内に限局し，リンパ節転移のあるもの．
　C_2：癌腫が腸壁を穿通して外部に達し，リンパ節転移のあるもの．

注：腸壁内とは固有筋層までとする．

d．症状，診断
1） 臨床症状

直腸の2/3は膨大部であるため他の部位より内腔が広い．したがって，腫瘍がかなり大きくなるまで狭窄症状は現れにくく，直腸癌の初期には，自覚症状が認められることはむしろ少ない．進行直腸癌では下血，便通異常，疼痛などが出現する．全国大腸癌登録調査報告[9]によれば，直腸肛門癌では出血，便秘，便柱狭小，下痢，結腸癌では腹痛，出血，便秘，腹部膨満感の順に頻度が高い症状であった（図3.53）．そのなかでも下血，血便は比較的早期からみられる最も一般的な症状で，直腸癌症例の約半数に認められ，治癒可能な癌を発見するためには重要な症状である．患者が内痔核からの出血と思いこみ，受診することがあり，内痔核や他の疾患による出血との鑑別が必要である．

左側結腸癌では閉塞症状が現れやすいとされているが，直腸癌の場合の便通異常は便柱狭小化が特徴的である．また，下痢，便秘または両者が交互にみられる交替性便通異常や裏急後重（テネスムス）などもみられる．さらに閉塞症状が強くなるとイレウスを呈し，それに伴い腹痛や嘔気嘔吐が出現する．肛門管に浸潤が及ぶ癌では比較的早期から肛門痛が出現する．周囲臓器浸潤例では，性器出血や膀胱炎症状など泌尿生殖器の症状を呈し，なかにはこれらを主訴とするものもある．癌が骨盤の神経に及んだ場合には仙尾部から会陰部

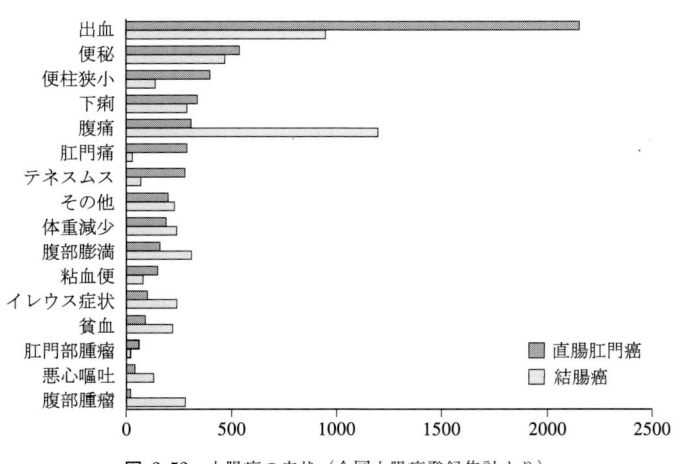

図 3.53 大腸癌の症状（全国大腸癌登録集計より）

にかけての疼痛を認める．泌尿生殖器および神経症状を認めた場合，癌が広範囲に及んでいる可能性が高く，十分な進展度診断が必要である．

2) 診　　断

直腸癌の進展形式がしだいに明らかにされ，症例の進行度に応じたきめ細かな治療法の選択が必要とされる時代になりつつある．治療法の選択に重要な癌の占居部位の診断，壁深達度およびリンパ節転移診断を中心に述べる．

a) 癌の占居部位の診断

i) 直腸指診，直腸鏡

先に述べたように直腸癌の約2/3はRaおよびRbに存在し，これらの症例は直腸指診，直腸鏡でほぼ診断が可能である．これらは外来で可能な簡便な方法であるので，下血，便通異常を主訴に来院した患者には特に注意して診察が必要である．

直腸指診は肛門縁より約8cmまでの腫瘍の触診が可能であり，直腸癌の存在診断のみならず，部位診断，壁深達度診断としても重要である．肛門縁より腫瘍までの距離，形状，硬さ，可動性などが判断でき，しかもこれらの所見は術式の選択に大いに役立つことが多い．Nichollsら[10]は熟練した医師によれば，その深達度診断の成績は良好であったと報告している．簡便ながら，しばしば重要な情報を提供してくれるので軽視すべきではない．

ii) 注腸造影

注腸造影は古くから行われている診断法であるが，熟練した手技と丹念な読影により，直腸指診や内視鏡では得にくい客観的な多くの情報を得ることができる．また，側面像を検討し，注腸所見と壁深達度が関連するとの報告もある[11]．術式選択のうえで第一のメリットは癌占居部位の判定と癌腫下縁から肛門縁までの距離の測定であろう．したがって，注腸造影では必ず側面像を撮影するよう心がけるべきである．

iii) 大腸内視鏡検査 (colonoscopy)

colonoscopyは，腫瘍の形態的な診断にすぐれている．下部進行直腸癌では自然肛門が温存可能か否かは重要な問題であるため，腫瘍型，潰瘍限局型，潰瘍浸潤型および，びまん浸潤型といった腫瘍の形態，特に腫瘍下縁の形態診断が術式選択に果たす意義は大きい．しかしながら，肛門縁から腫瘍下端までの距離の測定については，むしろ注腸造影のほうが客観的評価が可能である．また，腸切除を行う必要がないか否かの境界ともいえるsm癌の診断でも重要な位置を占める．sm層への浸潤が疑われる場合には，無理をせず後述する壁深達度診断を行ってから治療法の選択を行うべきである．colonoscopyは，注腸造影と同様に全腸管を検査しうるので，他の癌腫やポリープなどを発見しうる．

b) 遠隔転移の診断

遠隔転移のなかでも転移頻度の高い肝転移および肺転移を検索するためのルーチン検査としては腹部超音波検査と胸部単純X線検査を行う．

超音波検査はその画像の急速な改善により現在では最も広く普及した検査法の1つである．直腸癌の転移形式のなかで最も多い肝転移の診断率は，sensitivity 83.0%, overall accuracy 97.4%と良好な成績であった[2]．超音波検査は簡便で患者への侵襲がまったくないという，大きなメリットをもっている．

肺転移が疑われる場合には，最近，開発されたヘリカルCTが非常に有効な方法である．また，骨転移のスクリーニングとしては，骨シンチグラフィーが有用である．骨転移が疑われる場合にはさらに詳細な形態診断が必要となるが，MRIは治療方針の決定や治療効果の判定にも用いられており，有効な診断方法である．

c) 壁深達度診断

i) 超音波検査

直腸内に直接挿入可能な探触子が開発され壁深達度診断に有効な超音波検査法として広く用いられている．一般に，癌は低エコーの腫瘍像として描出され，浸潤度は腸管壁における層構造の破壊状況により診断される．経肛門的超音波では，最もシャープに描出されるmp層を中心として直腸壁が5層に認識可能であり，後述するCTやMRIに比べきめ細かな壁深達度診断が可能である（表3.29, 図3.54）．諸家によれば壁深達度正診率は87%から94%で，良好な成績を報告している（表

3.30)[12]. 自験例の正診率は82.7%であった. また, 誤診の約2/3は過大評価であるが, その原因は, 腫瘍先進部の炎症細胞浸潤, 線維性組織の増生, 腫瘍血管の増生などが腫瘍の浸潤像を修飾することによる. 狭窄の著明な症例においては深部に挿入できず, 壁深達度診断が不可能であるが, 経直腸超音波診断は簡便で精度の高い方法である.

一方, 最近になり超音波内視鏡が開発され, ポリペクトミーやstrip biopsyなどの内視鏡的治療の適応決定に利用されている. sm深層にまで浸潤する癌の場合は十分なsurgical marginを得ることが困難であるだけでなく, さらにリンパ節転移や脈管侵襲をきたす症例もあり手術的切除の適応であるからである. 超音波内視鏡の正診率は98病変中72病変(73%)であったとの報告もある[13].

表 3.29 TRUSにおける深達度診断基準

壁深達度	所 見
M′	腫瘍が第1, 2層に限局
SM′	第1, 2層の完全途絶, 第3層の内側辺縁不整, 菲薄化
PM′	第3層の完全途絶, 第4層の外側辺縁は平滑
SS′(A1′)〜S′(A2′)	第4層の完全途絶, 第5層への浸潤像
Si′(Ai′)	他臓器浸潤(+)

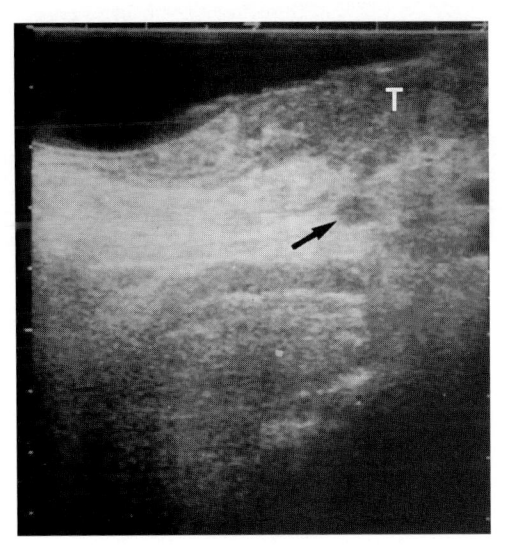

図 3.54 TRUS画像
T:直腸癌, 矢印:傍直腸リンパ節転移.

表 3.30 TRUSによる壁深達度診断成績

著 者	症例数	正診率(%)	過大評価(%)	過小評価(%)
Romano, et al (1985)	23	87	4	9
Boscaini, et al (1986)	11	91	0	9
Hidebrandt, et al (1986)	76	88	11	1
Accarpio, et al (1987)	54	94	4	2
Beynon, et al (1989)	100	93	5	2
Zainea, et al (1989)	30	90	3	7
Heints, et al (1989)	66	88	6	6
Douglas, et al (1990)	49	88	8	4
Author's series (1990〜1993)	58	82.7	12	5

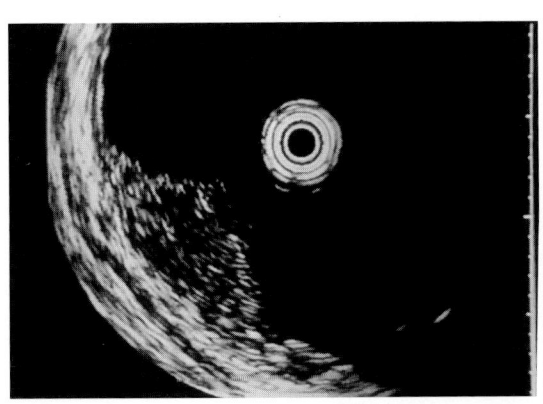

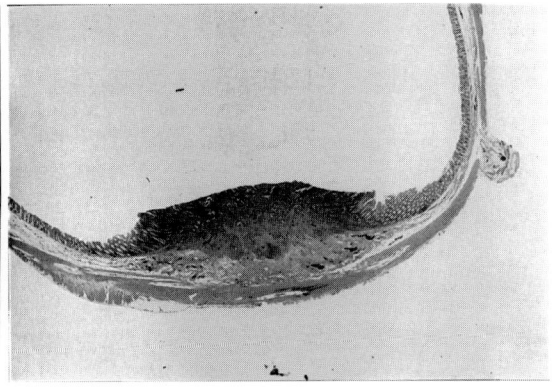

図 3.55 sonoprobe system (15 mHz) による壁深達度診断
左:超音波画像, 右:切除標本.

また現在，内視鏡の鉗子孔から挿入可能な高周波細径超音波探触子（sonoprobe system）が開発され臨床応用されつつある．いまのところ超音波の減衰や深部での解像力に難点があるが，さらに詳細な癌の sm 層浸潤程度の診断が可能となりつつある．現時点では，特に表面型大腸腫瘍の治療方針の決定に有用な方法である（図 3.55）．

ii) CT および MRI

直腸癌の CT を用いた進行度診断は 1981 年 Thoeni[14] 以来，多くの報告がなされている．Thoeni の分類に準じ CT 所見を 3 群に分類した診断基準が一般に用いられている（表 3.31）．壁深達度正診率は諸家の報告によると 77〜100% であり，比較的良好な成績であった（表 3.32）．

さらに近年 MRI が開発され，臨床に応用されるようになった．MRI においても CT で用いた所見の分類法に準じて診断するのが一般的である．壁深達度正診率は諸家の報告によると 59〜94% である．他臓器浸潤においては specificity が高く，CT での false positive 例の除外に有用である（表 3.33）[15]．

自験例 172 例の CT による壁深達度正診率は 84%，MRI では 83% とほぼ同等の成績であった．誤診例の多くは両診断法ともに深達度を深く読みすぎた症例であった．また，占居部位別に壁深達度正診率をみると，Rs では CT，MRI ともに正診率が極端に低下しており，腫瘍に垂直にスライスされないことが，この原因と考えられよう．

最近では，MRI の受信用コイルとして腔内サーフェイスコイルを直腸内に挿入し MRI 画像を撮影する方法が開発された．この方法では，直腸壁が腔内超音波と同様 5 層構造に抽出可能で，従来の MRI よりもきめ細かな深達度診断がなされようとしている[16]．

d) 傍直腸リンパ節転移診断
i) 超音波検査

経直腸超音波検査は，傍直腸リンパ節転移診断においても有用である．リンパ節は円形ないし楕円形の低エコー域を示す．通常，健常成人では，傍直腸リンパ節が描出されることはなく，リンパ節腫大が認められれば，何らかの異常があると考えてよい．しかし，リンパ節の腫大が転移性のものか，反応性のものかを正確に鑑別できるような診断基準は確立されていない．診断の根拠として，リンパ節の長径，短径，短径/長径比，形状，境界の形状，内部エコー，リンパ節門の有無などが考えられている．1 cm をこえる球形のリンパ節は転移陽性として問題ないが，小さなリンパ節の診断は難しい．筆者らは 5 mm 以上で球形のもの，5 mm 以下でも集族している場合を転移陽性とし

表 3.31 MRI，CT 所見の分類

壁深達度	MRI，CT 所見
〜MP	腫瘍部腸管の外壁が平滑 spiculated appearance (−)
A_1〜A_2	腫瘍部腸管の外壁が不整 spiculated appearance (+)
Ai	直腸周囲脂肪組織の消失，断裂 明らかに周囲臓器に浸潤

表 3.32 CT による壁深達度正診率

著者	症例数	正診率 (%)
Dixson, et al (1981)	47	77
Thoeni, et al (1981)	39	92
Zaubauer, et al (1981)	11	100
van Waes, et al (1983)	21	81
Grabbe, et al (1985)	155	79
Thompson, et al (1986)	25	79
Author's series (1989〜1994)	172	84

表 3.33 MRI による壁深達度診断

著者	症例数	正診率 (%)
Hodgman, et al (1985)	27	59
Butch, et al (1986)	16	94
Guinet, et al (1988)	19	89
Saito, et al (1989)	64	91
Lange, et al (1990)	29	90
Author's series (1989〜1994)	157	83

表 3.34 TRUS による傍直腸リンパ節転移診断

著者	症例数	正診症例数	正診率 (%)
Hidebrandt, et al (1986)	27	20	74
Saitoh, et al (1986)	71	52	73
Holdsworth, et al (1988)	36	22	61
Rifkin, et al (1989)	102	83	81
Beynon et al (1989)	95	79	83
Zainea, et al (1989)	30	20	67
Hinder, et al (1990)	20	16	80
Douglas, et al (1990)	55	47	85
Author's serires et al (1990〜1993)	64	45	70

ている（図3.54）.

諸家の報告では，正診率はいずれも良好な成績を示しており，非常に有効な診断方法ということができよう（表3.34）.

ii）CT および MRI

傍直腸リンパ節転移診断においても CT および MRI は有効である．CT および MRI では正常のリンパ節は描出されないことが多く，したがってリンパ節が描出された場合に転移陽性と診断している報告が多い．

CT を用いた傍直腸リンパ節転移診断成績は sensitivity 22～100％，specificity 75～100％ と報告されている（表3.35 a）．自験例では sensitivity 71％，specificity 76％ であった．

一方，MRIによる診断成績は sensitivity 13～100％，specificity 74～100％ と報告されている（表3.35 b）．自験例では sensitivity 68％，specificity 74％ であった．

MRI 画像では，perirectal fascia が明瞭に描出され T_1，T_2 強調画像の信号強度を比較することで直腸周囲の脈管との鑑別が容易であるのが特徴である（図3.56）.

e）上方および側方リンパ節転移診断

直腸癌の手術術式および郭清範囲の決定には，術前，術中のリンパ節転移診断が特に重要である．これまで上方および側方リンパ節転移診断はきわめて困難とされてきた．教室では，体表走査による超音波診断，CT，MRI 所見から総合画像診断を行っているので，その診断方法と成績を中心に述べる．

i）上方リンパ節転移診断

臨床上問題となるのは下腸間膜動脈周囲へのリンパ節転移すなわち第2群，3群リンパ節への転移であることが多い．しかし，CT や MRI では傍大動脈リンパ節転移は診断可能であるが，腸間膜動脈周囲のリンパ節転移診断は困難であることが多い．われわれは体表走査（7.5 mHz）により下腸間膜動脈を描出，同定された脈管に沿った大きさ3mm 以上で低エコーを示す類円形の超音波像を転移陽性と診断した．下腸間膜動脈の描出率は130例中121例（93％）であった．下腸間膜動

表3.35（a）　CT による傍直腸リンパ節転移診断

著者	症例数	sensitivity (％)	specificity (％)
Dixon, et al (1981)	47	36	96
Zaubauer, et al (1981)	11	100	100
Grabbe, et al (1985)	154	34	92
Thompson, et al (1986)	25	22	75
Saito, et al (1989)	70	74	75
Author's series (1989～1994)	176	71	76

表3.35（b）　MRI による傍直腸リンパ節転移診断

著者	症例数	sensitivity (％)	specificity (％)
Hodgman, et al (1985)	23	13	88
Butch, et al (1986)	16	100	91
Guinet, et al (1988)	22	40	100
Saito, et al (1989)	70	80	82
Lange, et al (1990)	23	67	82
Author's series (1989～1994)	156	68	74

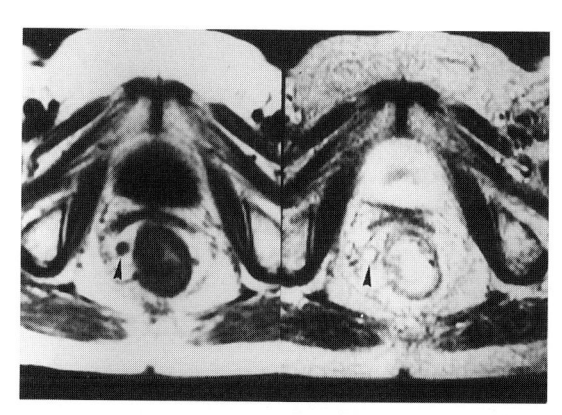

図3.56　傍直腸リンパ節転移例の MRI 画像
↑：傍直腸リンパ節．
左：T_1 強調画像，右：T_2 強調画像．

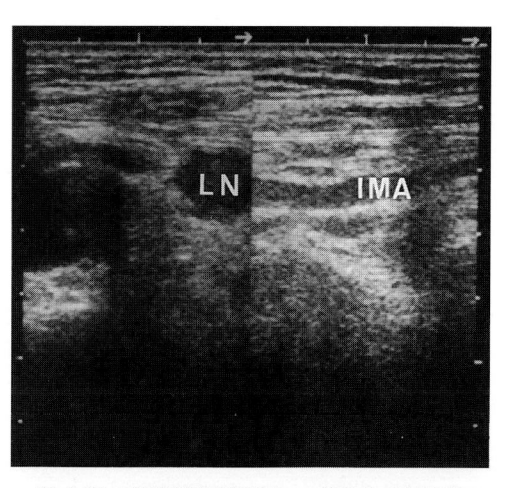

図3.57　下腸間膜動脈周囲リンパ節転移の超音波像
LN：リンパ節，IMA：下腸間膜動脈．

脈根リンパ節転移診断では，sensitivity 75%，specificity 93.3%と良好な成績であった（図3.57）[17,18]．

ii）側方リンパ節転移診断

側方リンパ節転移診断を困難としている要因は，その存在部位が骨盤側壁の狭い領域である点および内腸骨動脈系の分岐変位が高頻度であることによる．当教室では従来のCT，MRIに加え，体表走査による超音波検査およびMRIによる骨盤側壁矢状断像を行っている．

（1）超音波検査： 術中超音波を施行し内腸骨動脈系の脈管同定と側方リンパ節存在部位の同定を行い，大きさ3mm以上で低エコーを示す類円形の超音波像を転移陽性と診断した．中直腸動脈根リンパ節（#262）転移診断では sensitivity 75%，specificity 99.2%，閉鎖リンパ節・内腸骨リンパ節（#282・272）では sensitivity 67%，specificity 99.2%であった（図3.58，表3.36）．

（2）CTおよびMRI： われわれは，MRIを用いた新たな診断法（以下，骨盤側壁矢状断像）を開発し臨床に応用しているので紹介する[19]．

骨盤側壁矢状断像では，内腸骨動脈臓器枝の分岐，その末梢枝の走行および閉鎖神経まで明瞭に描出可能で，手術に即した立体的構造の把握が容易であった．また，リンパ節は血管周囲に T_1 強調画像で低信号，T_2 強調で高信号を示す卵円形の領域として描出された．正診率94.2%，sensitivity 85.7%，PPV 54.5%であった．また，MRI横断像，CTともに診断不可能なリンパ節腫大が診断可能であった．MRI横断像およびCTではそれぞれ sensitivity 75.0%，62.5%，PPV 46.1%，29.4%であった（図3.59，3.60，表3.37）．骨盤側壁矢状断像は従来のMRI横断像やCTに比べすぐれた成績を示し，側方リンパ節転移診断に有用であった．この方法は任意の断層面の設定が可能なMRIの長所を利用した簡便かつ有用な方法であると考えられる．

種々の診断装置を用いた術前進行度診断について紹介したが，これら画像診断を効率よく活用し，それらの所見を参考にした総合画像診断を行い，治療法，特に術式の選択に役立てることが重要である．

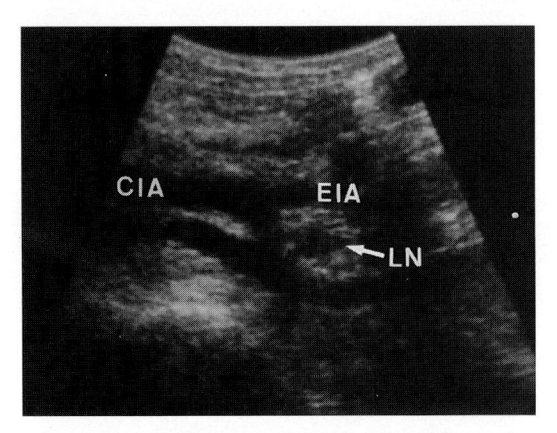

図3.58 中直腸動脈根リンパ節転移の超音波像
↑：中直腸動脈根リンパ節．
LN：リンパ節，CIA：総腸骨動脈，EIA：外腸骨動脈．

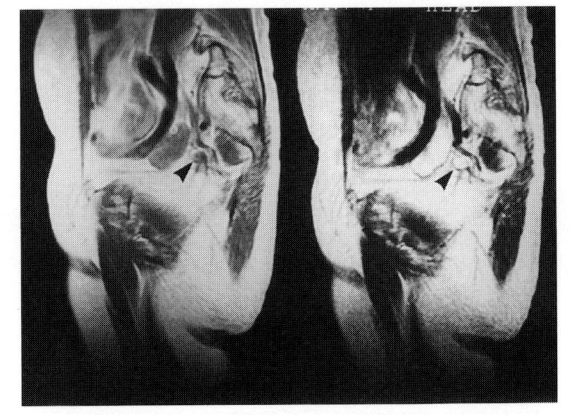

図3.59 側方リンパ節転移症例の骨盤側壁矢状断像
↑：中直腸動脈根リンパ節．
左：T_1 強調画像，右：T_2 強調画像．

表3.36 術前超音波診断率(%)

	sensitivity	specificity	PPV	NPV
傍大動脈リンパ節（#216）	100	100	100	100
下腸間膜リンパ節（#253）	75	93.3	63.2	96.1
中直腸動脈根リンパ節（#262）	75	99.2	75	97.5
閉鎖・内腸骨動脈リンパ節（#282・272）	67	99.2	67	98.4

PPV：positive predictive value，NPV：negative predictive value.

表3.37 CTおよびMRIによる側方リンパ節転移診断

使用装置	症例数	sensitivity (%)	positive predict value (%)	accuracy (%)
CT	176	62.5	29.4	91.5
MRI 横断像	153	75.0	46.1	94.1
MRI 矢状断像	103	85.7	54.5	94.2

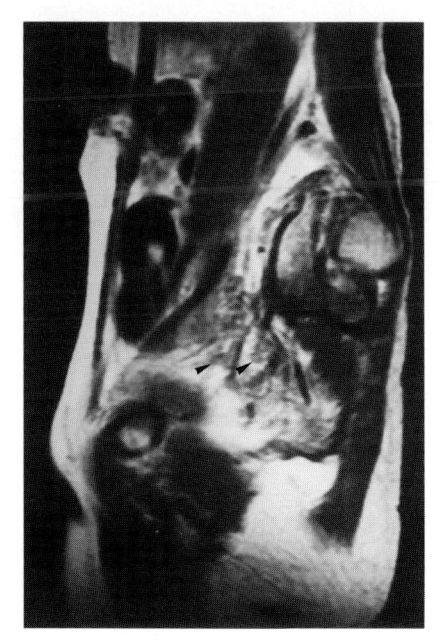

図 3.60 側方リンパ節転移症例の骨盤側壁矢状診断
↑：側方リンパ節転移．

e. 治 療 方 針

進行直腸癌の治療方針としては，まず外科的治療があげられる．外科治療の現在の大きな流れの1つは括約筋温存術や自律神経温存術のような機能を保全した手術，もう1つは根治をあくまで追求した拡大手術ということができる．外科治療法の選択，手技，成績などの詳細は各論を参照していただくが，ここでは，外科的治療についてわれわれのポリシー，最近のトピックスについて述べるとともに，補助療法や集学治療についてもふれる．

機能保全という意味で最も基本的な問題は，自然肛門が温存できるかどうかである．これまで低位前方切除術，貫通手術，重積手術など種々の括約筋温存術式が検討されてきた．このなかで低位前方切除術は器械吻合器の導入により，安全かつ普遍的な術式となった．さらに排便機能をみると，前方切除術が貫通手術や重積手術に比べはるかに良好であった．これらの理由から現在では低位前方切除術が括約筋温存術式として第1選択されている．本術式を施行するためには，残存直腸の断端に癌遺残がないこと，吻合が可能なだけの直腸が残ること，肛門挙筋に癌浸潤や転移のないことが条件となる．実際の吻合にさいして問題となるのは，腫瘍の肛門側から切除線までの距離をどのくらいにすれば安全かという問題である．前述のように，諸家の報告をみると腫瘍の肛門側壁内進展は大部分の症例で2cm以下であり，2-3cm AWをとれば十分であるということができる．次に，直腸が何cm残れば吻合が可能かという問題であるが，われわれが低位前方切除で施行している器械吻合では歯状線から約1cm直腸が残存すれば吻合可能と考えている．もちろん直腸癌のリンパ流として重要な上方向，側方向の郭清は直腸切断術と同程度にできることはいうまでもない．したがって，術後の患者のQOLを考えると，癌の根治性を妨げない限り積極的に肛門括約筋温存術を施行すべきといえよう．

神経温存手術に関しては，われわれは慎重な立場をとっている．これは先にも述べたように，癌の進展形式の1つとして神経浸潤が存在するという事実に基づいている．しかし，腹膜翻転部より口側の直腸癌で，しかも壁深達度mpまでは神経浸潤頻度が低く，さらに積極的に神経温存手術を行っている施設での良好な遠隔成績をみても，症例の年齢などを考慮して，適応さえあれば，自律神経温存手術は成立すると考えている．ただし，このさい忘れてならないのは"癌の手術"ということである．根治が優先されるべきであり，機能温存を求めるあまり，根治性が疎かにされてはならない．

現在，集積された多くの自律神経温存手術症例の緻密な分析により，その妥当性がしだいに明らかにされつつある．いずれにしても，根治と機能

保全の微妙な選択は外科医のポリシーにゆだねられており，担当する外科医は多くの経験をいかし，自分なりに術式選択できるような技量を身につけるべきである．

周囲臓器への直接浸潤，遠隔転移などを伴う高度に進行した直腸癌症例においては，拡大手術が選択される．

癌が進行して直腸壁を越え，隣接する膀胱，前立腺，尿道，卵巣・子宮・腟など他臓器に直接浸潤する場合，従来ではこのような進行癌はしばしば治癒的切除不可能とされた．しかし，直腸癌では遠隔転移やリンパ節転移などが切除可能な状態にとどまっていることがある．この場合，その直接浸潤部位を合併切除することにより十分根治性を期待できるため骨盤内臓全摘術をはじめとする積極的な合併切除術が行われるようになった．第41回大腸癌研究会においてわれわれが行った骨盤内臓器全摘術の全国アンケート調査結果では，直腸癌ai(+)症例に対する骨盤内臓器全摘術の5年生存率はRs：43.4%，Ra：39.6%，Rb：34.4%と想像以上に良好であった．しかし，骨盤内臓器全摘術は失う機能が多く術後合併症もしばしば認められ，また，重篤な術後合併症も経験する．したがって，本術式の決定には各種画像診断を駆使したうえでの慎重な態度が要求されよう．

肝転移についてみると，近年，腫瘍マーカーや画像診断技術の発達により小さな肝転移巣が早い時期に発見されるようになり，これに伴い肝切除が積極的に取り入れられるようになったといえよう．さらに，肝切除術の3年生存率は31〜72%，5年生存率は15〜45%といわれているように，肝切除の遠隔成績が良好であることも，肝切除が積極的に行われるようになった理由の一つである．

Schwarz[20]は，①原発巣に根治性があること，②肝以外の部位に転移がないこと，③肝転移巣が完全に摘除できること，④患者の全身状態が肝切除に耐えられること，を転移性肝腫瘍の手術適応としている．われわれは一時期，肝転移症例に対しては，まず"切除可能な症例はできる限り切除する"ことを前提に症例を検討し，術中超音波検査で残肝に転移巣がないことを確認し，多発例に対しても肝切除術の適応としていた．この時期の症例を集積し検討してみると，やはり多発より単発が，H_2，H_3よりH_1が，切除断端(+)より(−)が残肝再発や生存率で有意に良好であることがわかった．これらの結果より，現在では原則として単発，H_1，切除断端(−)を肝切除の条件・適応としている．肝転移に対する肝切除術の適応，切除法についてはまだまだ問題の多いところで，系統的切除と部分切除の切除法の違い，あるいは肝門部リンパ節郭清の是非などが最近のトピックスであるが，近い将来，結論がでるものと期待している．

外科治療以外の補助療法としては，放射線療法，化学療法および免疫療法などがある．実際にはこれらの療法単独では限界があり，これらを組み合わせた集学治療として用いる場合が多い．ここでは放射線療法について述べる．

放射線治療の目的は，所局をコントロールすることにある．大腸癌のなかでも直腸癌に対する放射線療法は欧米において広く普及し，その効果についても実証されている．現在一般的に行われている放射線療法は，手術との組み合わせによる術前，術中，術後の放射線療法である．術前照射の目的は，①原発巣と転移リンパ節における癌細胞のviabilityの低下と消失，②原発巣の縮小による手術適応の拡大，③病巣領域の脈管の流れを阻害することによる手術時の経脈管性転移，implantationの抑制，④局所再発の予防による手術根治性の向上などである．近年，術前照射は自律神経温存手術などの機能温存手術の適応拡大のための方法としても注目されている．

一方，局所再発の高危険群に対して術中，術後照射が行われている．われわれの施設では，30〜40Gy/Wの外部照射と閉鎖動脈，中直腸動脈から内腸骨動脈に沿う領域に術中15Gy照射を行い，効果を上げている．しかし，放射線性腸炎などの重篤な合併症が少なくないことや各症例ごとの照射効果が一定でないなどの問題も残されている．したがって，やみくもに照射するのではなく，症例ごとの十分な検討が必要である．

[亀岡信悟・板橋道朗・浜野恭一]

文献

1) Keighly M RB, Williams NS: Surgery of the Anus, Rectum and Colon, pp 843-852, WB Saunders, London, 1993.
2) 浜野恭一, 秋本 伸, 由里樹生, ほか: 術前・術中より見た手術術式の選択. 外科治療 48: 316-322, 1983.
3) 大腸癌研究会編: 全国大腸癌登録調査報告, 5号, 1991.
4) 長山正義, 池原照幸, 西口幸雄, ほか: 生存期間別にみた大腸癌腹膜播種性転移症例の臨床病理学的検討. 日本大腸肛門病会誌 47: 984-992, 1994.
5) 粟野友太, 奥山和明, 小出義雄, ほか: 腹膜播種性大腸癌の臨床病理学的検討. 日本大腸肛門病会誌 46: 756-760, 1993.
6) 鈴木啓子: 直腸癌における神経浸潤に関する病理組織学的検討. 日本大腸肛門病会誌 47: 59-70, 1994.
7) 前田耕太郎, 橋本光正, 片井 均, ほか: S状結腸癌, 直腸癌における骨盤自律神経およびその周囲組織への転移に関する検討. 日本大腸肛門病会誌 46: 740-745, 1993.
8) 大腸癌研究会編: 大腸癌取扱い規約, 改訂5版, 金原出版, 東京, 1994.
9) 固武健二郎, 小山靖夫: 直腸癌・肛門癌. 外科治療 66: 732-738, 1992.
10) Nicholls RJ, Mason AY, Morson BC, et al: The clinical staging of rectal cancer. Br J Surg 69: 404-409, 1982.
11) 牛尾恭輔, 石川 勉, 笹川道三, ほか: 大腸癌のX線診断―深達度診断を中心に. 消化器外科 6: 1474-1493, 1983.
12) Schrock TR: Perspectives in Colon and Rectal Suegery, pp 315-334, Quality Medical Publ, St. Louis, Missouri, 1990.
13) 中澤三郎: 超音波内視鏡マニュアル, pp 140-153, 南江堂, 東京, 1991.
14) Thoeni RF, Moss AA, Schnydes P, et al: Detection and staging of primary rectal and rectosigmoid cancer by computed tomography. Radiology 141: 135-138, 1981.
15) 斎藤典男, 更科廣実, 布村正夫, ほか: 直腸癌に対する骨盤内臓全摘術の適応―とくに画像検査から. 消化器外科 17: 1165-1174, 1994.
16) Chan TW, Kressel HK, Milestrone B, et al: Rectal carcinoma: Staging at MR imaging with endorectal surface coil. Radiology 181: 461-467, 1991.
17) 亀岡信悟, 進藤廣成, 朝比奈 完: 超音波検査による下腸間膜動脈領域のリンパ節転移診断. 日本大腸肛門病会誌 43: 590-594, 1990.
18) 進藤廣成: 超音波検査による直腸癌リンパ節転移診断に関する研究. 東京女子医大誌 62: 543-552, 1992.
19) 板橋道朗: MRI (magnetic resonance imaging) による直腸癌リンパ節転移診断. 日本大腸肛門病会誌 45: 123-131, 1992.
20) Schwarz SI: Surgical Disease of the Liver, p 231, McGraw-Hill, New York, 1964.

f. 手 術 法
1) 直腸癌手術の歴史

直腸癌手術には約100年の歴史があり, その推移には興味深い点が少なくない. Goligherの教科書を参考にその概略を記しておきたい[1].

Kraske operation (1885) で知られる直腸癌手術は "sacral excision" であり, 坐骨部に人工肛門を造設する "amputation of the rectum" と吻合を行う "resection of the rectum" の2種類があった. 現在も用いられている "直腸切断" の用語は前者の名称に由来していると考えられるが, これは明らかに誤訳であるといわねばならない. Mandl (1929) の報告した1704人の患者のうち, sacral excision を受けたのは58%, amputation と resection は半々で死亡率11.6%, 5年生存率30%という成績であった. この手術は主にヨーロッパで行われたが, イギリス, アメリカではあまり人気がなかったようである.

"Perineal excision" は loop iliac colostomy と同時に試験開腹によって治癒切除の可能性を確認し, 2週間後に直腸癌を会陰部から切除し, 末梢側を閉鎖する方法である. Gabriel (1932) の報告では切除率50%, 死亡率11.6%, 5年生存率50%であり, St. Mark 病院の Allingham, and Allingham (1901), Lockhart-Mummery (1907) らによって広められた. Lockhart-Mummery operation または "posterior excision" とも呼ばれた.

下腸間膜動脈流域リンパ節郭清の重要性に着目した Miles (1908) によって "combined abdominoperineal excision" が考案された. 初期の死亡率は36.2%の高さであったが, 徐々に成績が向上して直腸癌に対する標準的な手術になった. この日本語訳がなぜか Kraske operation の意味である直腸切断術として定着してしまった. 今さら変更もできないので Miles operation のニックネームと考えておけばよいだろう.

"Perineal excision" に慣れている St. Mark 病

院のGabriel (1934) らは会陰部操作を先に行う "perineo-abdominal excision" を好んで行い，Lloyd-Davies (1939) らは腹部操作と会陰部操作を同時に行う "synchronous combined excision" を考案した．

肛門温存術の一つであるabdominal pull-through resectionにはBabcock (1939)，Bacon (1945)，Black (1952)，Maunsell (1892)，Weir (1901)，TurnbullとCutait (1961)らの貢献があったが，最近ではほとんどanterior resectionに取って替られるようになった．Parks (1972) の "colo-anal anastomosis" はいまだに余命を保っている．

直腸癌手術における最大の進歩は "sphincter saving resection" の登場であろう．前述したsacral resectionのなかにも吻合例が含まれていたが合併症がきわめて高率に発生した．Pannett (1935) はabdominosacral resectionを行い，高率な坐骨創の合併症のために中止してしまったが，Donaldson (1966)，Localio (1973)，Marks (1975) らによって再び日の目をみるようになった．Bevan (1917) に始まりYork Mason (1976) によって広められたtranssphincteric approachも新しい試みの1つである．

"Sphinctersaving resection" の代表は "anterior resection" で，熱心に行ったDixon (1939) の名を冠して "Dixon operation" あるいは "Mayo Clinic operation" とも呼ばれた．"anterior resection" に飛躍的進歩をもたらしたのは器械吻合の登場であり，その初期からFain (1975)，Goligher (1979) らが普及に努めた．1981年にはdisposable "stapling gun" が登場し，"double stapling technique" によって肛門管レベルでの超低位吻合が可能になったのである． ［武藤徹一郎］

文献

1) Goligher J: Surgery of the Anus, Rectum and Colon, 5 th ed, pp 590-608, Bailliere Tindall, London, 1984.

2) 腹会陰式直腸切断術

直腸癌に対する手術の歴史は19世紀の後半に始まる．詳しくは他章に譲るが，Kraskeが経仙骨的に下部直腸癌を切除したのに始まり，20世紀が近くなり人工肛門設置術が無菌手術の一般化とともに広く行われるようになった．

このような状況で1908年Milesが初めて腹会陰式直腸切断術を報告する．この手術法の基本的な考えは，100年近く経過した当時と比べて，輸血や麻酔などのいろいろな補助的手段が格段に進歩している現在でも不変であることを思う，とその偉大なことが理解できる．

腹仙骨式切除はやや遅れて発表されたが，この術式は腹会陰式における精嚢や前立腺前面や膣後面からの大出血が手術成績を著しく不良なものとしたために，より安全な手術法として評価されたものである．Miles手術は欧米ではかなりされていたようであるが，わが国においては腹仙骨式が直腸癌手術の基本術式であったようである．1968年版の大槻外科手術書には驚いたことに，腹会陰式についてはあまり詳述されてなく，腹仙骨式が主流となっている．しかし，同時期から日本でも腹会陰式が急激に多くなってきたことも事実であり，現在では直腸下部前壁に主座のある進行癌に対して一部の施設においてのみ腹仙骨式は行われなくなってきている．適応の変化や新しい考え方としての局所切除術や，自律神経温存術については他項において詳述するが，本項においては基本的に一般的術式である腹会陰式について主に述べていく．

a) 手術適応

現代のわが国が世界に提示しうる直腸癌手術における主要な課題は，根治性の追求と機能温存の両立の追求にあるといっても過言ではない．西欧諸国においては，側方リンパ節転移は現在内腸骨動脈内側までしか最も先鋭な施設でも考えられておらず，わが国のように1970年代から側方転移に対して注目して拡大郭清を行った国はない．結果として西欧にない多くのデータが集積された．また，機能温存として肛門機能の温存の徹底化とポウチなどによる直腸貯留機能の再建，排尿性機能の温存としての自律神経温存手術は，拡大郭清の結果をもとに根治性を損なわない限りにおいて慎重に進められてきた[2,7,8]．このような観点からす

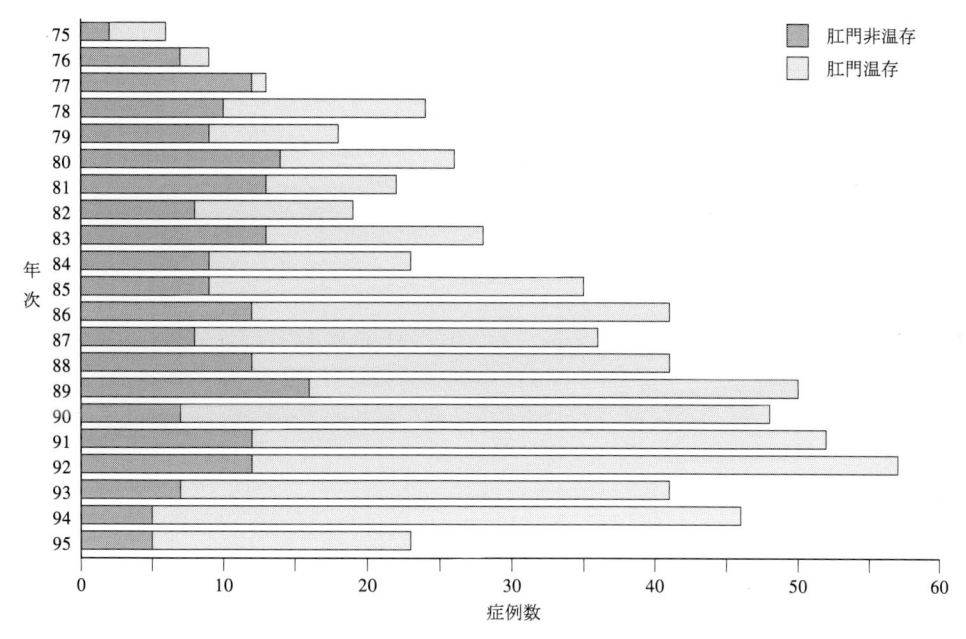

図 3.61 直腸癌に対する年次による術式の差

ると腹会陰式直腸切断術の適応とその手術における自律神経機能の温存はかなり厳密に，しかし現在までのわが国の先人の結果が許す限り勇敢に進められなければならない．図3.61に都立駒込病院外科における直腸癌全体の年次別推移を示したが，下部直腸にのみ直腸切断術が行われるようになってきた経緯が理解される．低位直腸における吻合術の進歩，なかんずく吻合法の改善や器械吻合の器具の進歩がこれを支えているものと思われるが，それに加えて癌の肛門側への壁内進展が従来いわれてきたよりも極端に短いことが理解されるようになってきたことも大きな原因である[1]．すなわち，1970年代後半では上部直腸で6cm，下部直腸で4cm以上の肛門側切除端までの距離が必要であると一般に考えられ[4]，日本の『大腸癌取扱い規約』もそれを基本として，根治度を規定していたが，いくつかの論文や，実際の臨床経験からこの距離は長すぎることがしだいに理解されてきた．低分化癌や4型癌などでごくまれに2cmをこえる肛門側進展を示すことがあるものの，このような癌は術前に診断が十分可能であり，それ以外の通常の癌では2cm以上の肛門側進展を示すことはまずないと考えてよい．当科における

Rb癌で低位または超低位前方切除術を行った症例の腫瘍下縁からの肛門側切除距離の平均は2.3cmであり，だからといって吻合部再発が多くなったわけではない．一方，内視鏡の進歩と集団検診の普及は早期癌の発見の増加を生んだ．この結果，粘膜下層までの浸潤にとどまる早期癌に対して局所切除術が広く行われるようになってきた．現在までのところ粘膜下層の浅層にとどまり，脈管侵襲がなく低分化でない病変に対しては経肛門や経仙骨式の局所切除術の適応となり，従来行われてきた腹会陰式直腸切断術が行われることはほとんどなくなってきた．以上のような技術的な進歩と，理論的な肛門側切除距離に対する考え方の変化により，腹会陰式直腸切断術の適応は近来大きな変化を生じ，高齢者で肛門機能がよほど悪い症例や骨盤内全摘を要するような大きな他臓器浸潤癌を除けば，上部直腸癌においては適応はまったくないと考えてよい．またRb癌でも，歯状線から腫瘍の下端までの距離が3cm以上ある症例ではまず肛門機能温存術を第1選択とするようになってきた．したがって，腹会陰式直腸切断術の適応はそれより下部に腫瘍の肛門側縁をもつ進行癌か，頻度はごく低いが，腫瘍下縁がもっと上部で

あっても分化度が悪く肛門側へもかなりの粘膜下浸潤が疑われるような浸潤癌ということになる。

1978年に土屋らが直腸早期癌に対する骨盤内自律神経温存術を発表した[2]．これ以前，日本の消化器外科医は骨盤内の側方リンパ節の存在とその郭清の意義について注目して拡大郭清を行い，結果として多くの術後性機能と排尿機能の障害を経験していた．その同じ日本の消化器外科医によって自律神経温存術の研究が進められた．この術式は腹会陰式直腸切断術においても早期癌症例に対して初期には行われていたが，90年代に入り固有筋層までの症例や，リンパ節転移を有する症例に対しても適応を拡大する傾向があるが，いまだに一般的ではない[10]．しかし，この術式は従来の腹会陰式直腸切断術を受けた患者の本質的に社会復帰の一番の障害となっていた排尿機能障害に対して，根本的な改善を生むものであり，今後さらに適応拡大と術式改良を積極的に行っていく必要がある．

b）手術方法

ⅰ）体位

腹会陰式直腸切断術で術中操作のなかで最も困難な箇所はもちろん骨盤最深部である．従来，この手術では股関節と膝を深く折った砕石位がとられることが普通であったが，われわれは婦人科手術におけるほぼ股関節が水平に近い砕石位に注目した．婦人科手術においては，骨盤の最深部がなぜか直視下にみられることが多く，その最も大きな要因が股関節を屈曲させない体位にあることに気がついたからである．図3.62のように手術の最初はこの体位で行い，会陰側操作が始まるときに股関節を折った通常の砕石位（図3.62）に変更する．この体位の変更には2分とかからず，実に容易である．この体位をとることにより超低位前方切除術なども従来に比べて容易に行われるばかりでなく，大腸全摘J-pouchなどの場合でも，肛門側からは歯状線の確認を行うのみで，小腸肛門吻合が腹腔側操作だけで行うことができる．腹会陰式直腸切断術を可及的に短時間かつ出血量を少なく行う秘訣の1つは腹腔内操作をその限界までしっかり行っておくことであるが，股関節を水平にした体位によってこのことがより容易になり，会陰側操作は標本摘出までに通常15分程度しかかからない．また，人工肛門の位置決めを行うさいにもこの体位は有効で，位置のずれがないことが利点の1つにあげられる．

体位をとったら肛門を閉鎖するが，タバコ縫合の場所を肛門粘膜に可及的に近い場所とし，太い糸を用いてタバコ縫合の各針が隙間なく運針されることが非常に重要であり，多少重なり合ってもよい．会陰側操作に移るさいに肛門から内容物の流出があったり，操作中に肛門から流出したりした症例では非常に高い頻度で会陰創の感染を生じ，他の部位でいかに気をつけて無菌操作を行ってもまったく無意味であるからである．また，術中に癌細胞を会陰創に散布する可能性もあり，絶対に緩んだりすることがなく，かつ縫合線に隙間がないことを確認する．

ⅱ）郭清の基本的手技

癌のリンパ節郭清は郭清域を決めてその領域の栄養動静脈をその根部で切断し，en blocに周辺脂肪織と癌腫そのものを切除することが基本である．結腸癌の切除はその意味で最も理想的な手術であるといえる．しかし，血管を切断できない箇所では血管周囲組織を剝離して切除することとなる．脂肪組織や線維組織の中から動脈の壁を一部露出させ，その層を大事にして末梢にまたは中枢に向かって全周にわたって血管壁を露出させる．そののち剝離した脂肪組織をある幅をもって切除する．この過程を図3.63に示した．すべてを鋏で

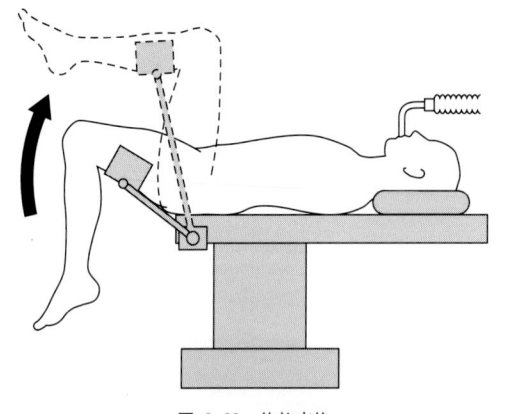

図 3.62 体位変換

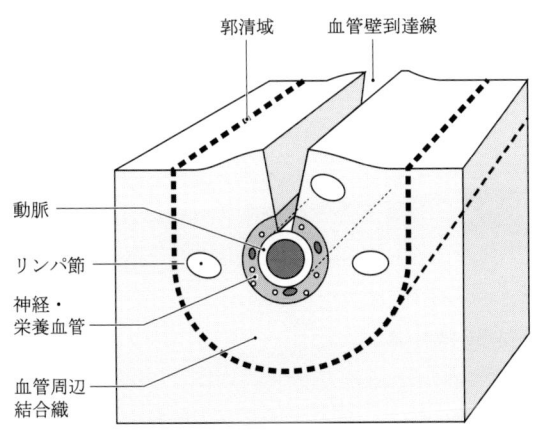

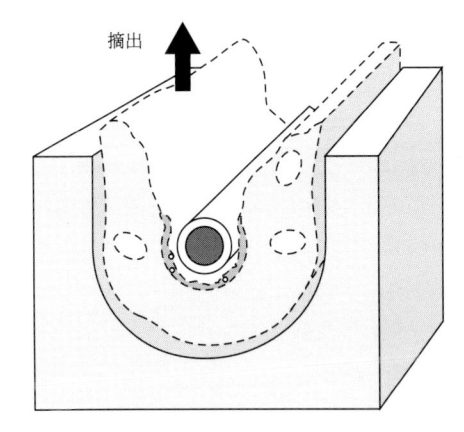

図 3.63 動脈周囲郭清

行うが，得意な鋏をもっていることが望ましい．筆者らは Metzenbaum 鋏刀を多用するが，クーパーでもメイヨーでもとにかく鋭的な操作と鋏の先端が動脈や神経などに当たったときの感触に習熟することが第一である．左手や助手によるいわゆるカウンタートラクションも重要で，これなくしては郭清は不可能である．器械に淫することはないが，骨盤底部の手術では，長い（27 cm）鋏と同様に長い摂子，視野展開のための長い鉤程度は必ず用意することが必要である．

iii）開　腹

開腹の前に人工肛門の位置決めを行う．最近では術前に看護婦らが位置を決めることがはやっているようであるが，肥満などの理由で体型に問題があったり，何らかの機能障害がある症例以外は皮膚切開の前に術者が位置を最終決定するべきである．臍と前腸骨陵を結んだ線の中点のこころもち下方が最も装具交換や衣類の着脱に便利な場所であり，この点は必ずしも腹直筋の中を貫通する点とは限らない．また，もともと肥満であったにもかかわらず病悩期間中にるい痩を示した症例では，それよりもやや上方に位置を決めておいたほうが術後に肥満体に回復したさいに処理がしやすくなることが多い．人工肛門に起因する術後障害のほとんどは，初回手術時の位置と設置の仕方に問題があることを銘記し，今後の長い人生においてずっと患者が人工肛門とつきあっていかなければならないことを考えて慎重に位置決めを行わなくてはならない．

多くの術者は患者の左側に立つことを好むようであるが，筆者は右側に立つことにしている．術者の位置はどちらでもよいが，重要なことは同じ側に立つことに固執せず，状況に応じて位置を変え，最も視野のよい位置で行うことである．

正中切開による開腹では皮膚切開線は臍の右側を通るようにし，人工肛門設置のさいや術後の人工肛門用装具の接着の妨げにならないようにする．開腹後に腹腔内諸臓器を検索する．横隔膜直下から始め慎重に検索しなければならない．上腹部の検索を終了してから下腹部に移るが，子宮と卵巣を除いては術野を展開してから詳細に検討したほうが効果的である．われわれはミューラー開創器を用いている．腸管を大きなガーゼタオルでくるんで上腹部にしまって，それを専用の深い肝臓鉤にて外側の輪に固定して下腹部への落ち込みを防ぎ術野を展開する．この開創器を使用しだしてからは，術中に小腸が術野へ混入してくることに煩わされることなく手術に専念できるようになり，たいへん有用である．ただし，開腹創が大きすぎると鉤が利かなくなることがあり注意を要する．

iv）下腸間膜動静脈処理と自律神経系上部温存の可否の決定

原発巣とその周辺以外に非治癒因子がないことが確認されれば，予定どおりに手術を開始する．教科書的には直腸癌の手術ではＳ状結腸間膜を

後腹膜から剥離することから始めるように記載されているものが多いが，われわれは常に血管処理を優先させて行い，その過程で自律神経温存術の適応か否かを判定している．まず十二指腸横行脚の下縁で触診にて大動脈前面から突出する下腸間膜動脈の起始部の大体の位置を確認する．ついで，この部分の壁側腹膜を切開して，下腸間膜動脈を露出する．この部位には腰内臓神経の起始部が大動脈の左右から起こることが視認できるが，下腸間膜動脈起始部のリンパ節に転移が疑われる症例では，これらの神経も一括して切除する．このさい術後の射精機能に関してはまったく期待できないことになるが，やむを得ない．腰内臓神経の神経線維は後腹膜の腎前筋膜の中に含まれており，下腸間膜動脈は起始部を過ぎるとこの筋膜からは離れてくるので，神経を温存したい症例ではその起始部のやや末梢で動脈を切断すれば，郭清と神経の温存が両立する（図3.64）．低位吻合の可能性が少しでもあるときには，このまま下腸間膜動脈に沿って鋭的に郭清を続け左結腸動脈の分岐を確認して，その末梢側で下腸間膜動脈（上直腸動脈）を切断する．いきなり大血管の周辺を処理することは慣れないとやや難しいかもしれないが，症例数の多いS状結腸癌などで日頃から訓練することによりその習熟は容易となる．ついで，下腸間膜動脈切断と同じレベルで外側にS状結腸間膜表層の漿膜を切開して下腸間膜静脈を露出して結紮切断する．このさいに下腸間膜静脈と伴走する

ことの多い左結腸動脈に留意し，可能であれば別々に結紮する．また，脂肪の厚い症例で静脈を探すさいにあまり深く入り過ぎると，ごくまれに左尿管を誤って切断することがあり注意を要する．この操作が終わると上部の血管処理が完了するが，血管処理を優先することの意義は明らかではないが，癌の手術の基本としてさほど困難でもないので，このような手順で行うことが正しいと考えている．

ついで，上直腸動脈周囲および大動静脈周辺の郭清を行う．腹部大動脈と大静脈の前面は粗な結合織のみであり，神経系を含む腎前筋膜に沿って剥離を行えばその前方に位置する上直腸動脈系の郭清は完全に行うことが可能である．大静脈の前面には細かい分岐のある例があるが，注意深くみれば切断する前に結紮することは可能である．もし切断してしまった場合には，結紮よりも縫合止血のほうが確実である．大動脈の左方の後方には交感神経幹が走っている．大動脈周囲に転移のある症例では切除しなければならないが，通常は温存している．腰椎動脈の細い枝がこの周辺には多く，気づかずに切断してしまった場合には，後出血の原因になることがあるので止血には十分な留意が必要である．

注：傍大動脈周囲リンパ節の郭清の意義

いまだに定説のないところである．昨今の全国的な集計でもこの部分に明らかな転移のあった症例の長期生存例はあまりにもまれである．また，

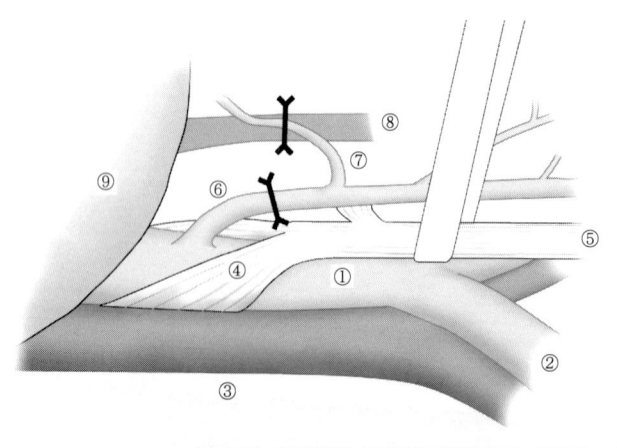

① 腹部大動脈
② 右総腸骨動脈
③ 腹部大静脈
④ 腰内臓神経起始部
⑤ 下腹神経叢
⑥ 下腸間膜動脈
⑦ 左結腸動脈
⑧ 下腸間膜静脈
⑨ 十二指腸

図 3.64 腎前筋膜（後腹膜下筋膜前葉）剥離後の内景

予防的郭清により切除したリンパ節に転移が術後に証明された長期生存例もリンパ節の区分けに混入がなかったとしても，またきわめてまれである．当科の1200例以上の統計でも，もともとこの部分に転移のあった症例では悪性度の高い症例が多く，たとえ経過中にリンパ節再発が生じなくても早期に他の因子により死亡しており，予防的郭清のルーチン化はまったく意味のないものと考えている[1]．その理由として，胃癌の傍大動脈リンパ節転移はときとして1群リンパ節からの直接ルートと考えられるが，直腸癌の場合にはそのようなことがほぼなく，しかも直腸癌で問題となる大動脈領域は下肢や泌尿生殖器からの大血管が合流する部位であり，傍大動脈リンパ節はいわゆる遠隔リンパ節と考えるべきであるという点にある．

上に述べたような神経系からの直接浸潤があった例における傍大動脈リンパ節郭清は，あくまでも局所再発を防ぐ意味での郭清であり，予防的郭清とは考えていない．

v) S状結腸切離

血管と神経の処理が終了した時点ではじめてS状結腸間膜の切離にはいる．外側の間膜と後腹膜の折り返し部分，いわゆるWhite line，を電気メスにて切離して後腹膜に入り，左尿管と精巣動静脈を確認して尿管にテーピングする．このさいに尿管栄養血管を損傷しないように大きめにテーピングしておくと，術後の乏血による狭窄の発症を防止することができる．右側の間膜切離線と容易に交通し，下腸間膜動脈リンパ節と上直腸動脈リンパ節は一塊となって切除標本側に含まれる．S状結腸の切離線を決めてS状結腸間膜を処理し，ペッツやGIAなどにより切離する．S状結腸を可及的に長く残すことがのちのち重要となる．人工肛門設置のさいにゆとりができて，いい形の人工肛門をつくることが可能であり，また閉腹前の骨盤内の腹膜再形成に利用すると骨盤死腔を小さくすることができる．従来S状結腸を無意味に長く切除しすぎた傾向にあり，S状結腸とその間膜はイレウス防止などでも十分に有用であり，この部分へのリンパ節転移がきわめてまれであることがわかった現在では，その有効な利用法を考えるべきである．S状結腸の肛門側は太めの糸で全周にタバコ縫合をかけて埋没し，以後の操作中に断端が損傷して内容物が術野を汚染することがないようにしておく．口側断端はタオルで包み，ミューラーの肝臓鉤を利用して上腹部に押し込み，術野から隔離する．これで上方の血管と神経とS状結腸の処理が終了する（図3.65）．

vi) 直腸切断の手順

従来は直腸の摘出と側方徹底郭清は同時に行っていた．このため前方と後方の剥離は別にして，側方郭清は可及的にen blocに行っていたためか

① S状結腸肛側端
② S状結腸口側端
③ 尿管
④ 下腸間膜動静脈末梢断端
⑤ 下腸間膜動脈断端
⑥ 腹部大動脈
⑦ 腰内臓神経起始部
⑧ 下腹神経叢
⑨ 十二指腸

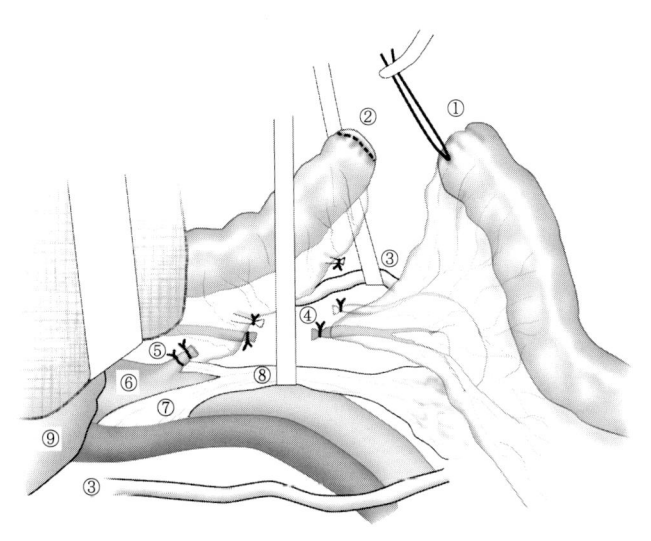

図 3.65 上方郭清終了図

なり視野の悪い状況で行われた．しかし，自律神経温存術を行うようになってまず初めに腹腔操作による D_1 の郭清（つまり，前方の Denonvilliers 筋膜と後方の Waldyer 筋膜の剝離は同様で，前方は前立腺と精囊腺の境界付近まで行う．側方に関してはまず骨盤神経叢の内側で剝離を進めて，可及的に肛門挙筋群の筋膜を確認できるところまで行う），その後に従来の深い砕石位にし，会陰側操作に移り，標本を摘出する．人工肛門は会陰操作と同時に腹膜外経路で作成し，その後もとの体位に戻して側方郭清を行うという手順に変更した．これにより側方郭清を良視野のもとで，しかも容易に行うことができ，出血量も手術時間も格段に改善された．しかし，広範囲にリンパ節転移がある場合には，上記の方法では癌の中で手術操作を行うことになるので，適宜手順は変更して癌細胞の撒布を防ぐ判断は，必ずなされなければならない[3]．

vii）直腸の遊離-1（後方と前方の剝離）

骨盤内の直腸の遊離はまず後壁側から始め，ついで前壁，最後に側壁に至る．しかし，これらの操作手順は常に交互に少しずつ各方向から進めて，常に操作部が最もよい視野となるように行うことが肝要である．まず仙骨前面の剝離を行うが，この部位では腎前筋膜は Waldyer 筋膜に移行している．仙骨の骨膜はこの筋膜の後方であり[3]，上直腸動脈の包まれる後腹膜筋膜と Waldyer 筋膜の間には，疎生な結合織があるのみである．おおむね用手的にもこの間は剝離できるが，誤って Waldyer 筋膜に入り仙骨筋膜の間を横走する静脈を損傷すると大出血をきたすことがある．剝離の層を確実にするためには足長の筋鉤をもって直腸を前方に圧排して直視下に確認しながら鋏で鋭的に剝離し，細かい索状物はその都度電気メスにて止血しながら進むほうがよい．この部位の解剖を図 3.66 に示したが，特に出血を起こしやすい点は仙尾関節部でここで仙骨のカーブが大きく変わるため，今までの彎曲のままで入ると静脈叢を破ってしまうことが多い．しかし癌が後壁にあり A_2 以上の深遠度が予測される場合には，Waldyer 筋膜を標本側につけて切除を行わなければならない．このさいには岬角の上部で仙骨骨膜の層を確認し，それに沿って尾側に剝離を慎重に進めるが，静脈が横走する点が数か所あり，そこではいったんやや前方に剝離層をゆるめ，そののち骨膜の層に入るという微妙な操作を必要とする．骨盤底に至り肛門挙筋群の筋層を直視下に確認したら操作をやめ前壁側に移る．

① 下腹神経叢
② 左下腹神経切断点
③ 腰内臓神経起始部
④ 腹部大動脈
⑤ 尿管
⑥ S状結腸
⑦ 下腸間膜動脈断端
⑧ 下大静脈

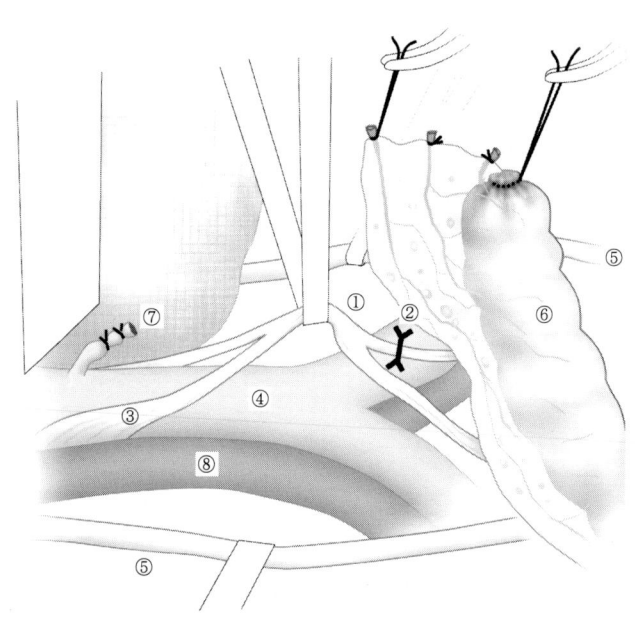

図 3.66 左下腹神経切断

注：仙骨前面からの出血に対する止血

この部分からの出血は直腸癌手術のうえで最も恐れるべきものの1つである．しかし，この出血は大きく分けて2通りあり，1つは仙骨の正中に近い前面から生じるものであり，他方は仙骨側方で仙骨の側縁と坐骨神経と内腸骨静脈さらに梨状筋とで作る三角部からの出血である（図3.66）．正中部からの出血は多くの場合仙骨の関節間隙を横走する静脈と静脈叢からの出血である．ごく小さな出血点であれば圧迫や電気メスの焼灼のみで止血可能であるが，血液が噴出するようであれば焼灼はかえって出血点を広げるばかりである．ペアン鉗子などで出血点をつかむこともほとんどの場合に不可能であり，逆に著しく出血量を増やしてしまう結果となる．重要なことはまず指先で出血点を圧迫し，そのままその周辺を剥離してできるかぎりいろいろな操作が可能な余地をつくることである．その後に針糸をもって止血するが，そのさい atraumatic needle が適している．針糸の方向は図3.67のように縦方向に掛けることができれば理想的であるが，ほとんどの場合に不可能で横方向に掛けることになる．仙骨は曲面なので針の彎曲が強ければ強いほどうまく掛かる．このため通常の針を指でさらに曲げて用いるとよい．出血点の上下で出血点に近寄りすぎずにその上下の仙骨骨質もしくは骨膜にZ縫合を行う．1～2針で十分であり，出血が多少でも緩やかになったことが確認できれば後はガーゼによる圧迫を5分ほど行えば止血できる．この部分の止血に関してはディスポーザブルのクリップを用いても，奏効することがある．側方向の止血も同じ要領で行うが，この部分では骨盤壁の彎曲が正中よりも激しくなかなか思った深さで針が掛からず，もしくは掛かっても針を抜くことができずに難渋することがある．我慢強く何針でも掛けていくことが大事である．再発癌などや最初の止血に失敗して大きな静脈叢の欠損を生じてしまった場合には針糸だけでは止血できないことがある．いろいろな止血法があるが経験的に最も止血効果が高いと思われるのは，遊離筋弁による圧迫である．腹直筋の上腹部の部分から2～3cm程度の可能なら筋膜を伴った筋弁を遊離し，これを出血点に3～4針で縫着し，ガーゼなどで強く圧迫すれば約10分ほどで多くは止血する．

直腸前壁で腹膜の切開線から精嚢の後面を確認する．ここでは通常長いクーパー鋏刀を用いて精嚢後面から直腸側に向かって剥離を進めてDenonvilliers筋膜を確認する．直腸の前面で白みの強い均一な線維膜があればそれがDenonvilliers筋膜である．精嚢腺後面との間は正中部では容易に剥離が可能であり，小血管からの出血は電気メスにて止血する．この筋膜はやがて前立腺被

① 縦Z縫合
② 横Z縫合
③ 岬角
④ 仙骨傍易出血点
⑤ 仙骨静脈
⑥ 内腸骨動脈
⑦ 内腸骨静脈

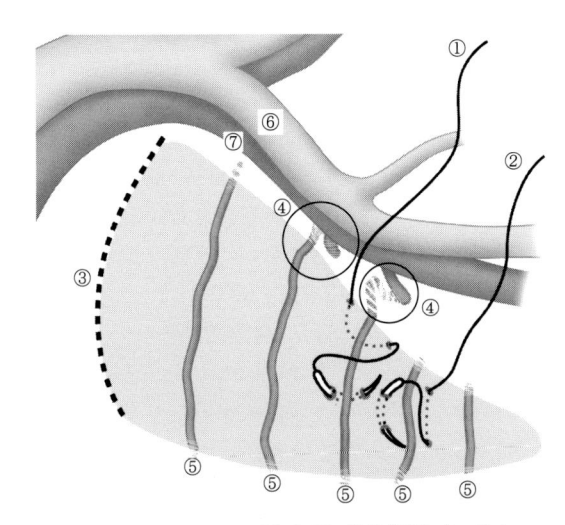

図 3.67　仙骨前面からの出血

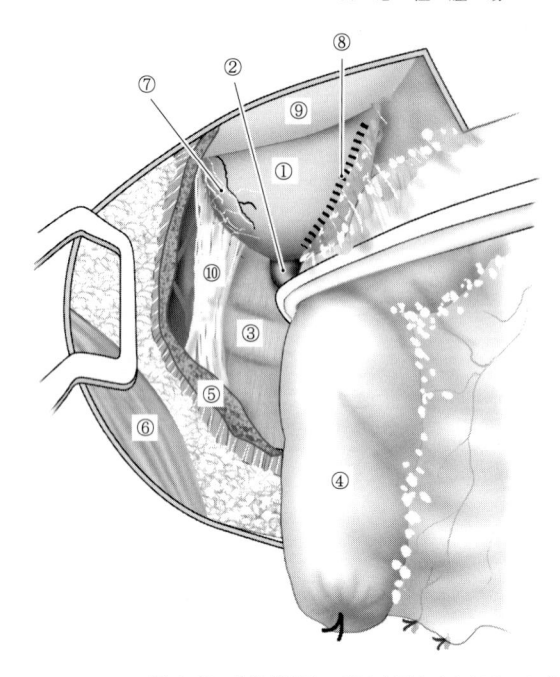

① 前立腺右葉
② 精嚢腺右葉
③ 尾骨
④ 標本
⑤ 肛門挙筋断端
⑥ 大殿筋
⑦ 血管神経管走向
⑧ 剥離線（右側から左側へ）
⑨ 陰茎海綿体
⑩ 骨盤神経叢

図 3.68 会陰部操作；標本を引き出し側方から前立腺との剥離中

膜に移行し剥離が難しくなるのでそこで剥離をとどめる．ついで，精嚢直腸靱帯あるいは膀胱直腸靱帯を切断する．できるだけ精嚢または膀胱に近く切断するが，そのさいには尿管を膀胱入口部付近まで剥離露出しないと損傷する危険がある．前方と同じく前立腺被膜に Denovilier 筋膜が移行するところまで行う（図 3.68）．

viii) 直腸の遊離-2（側方の剥離）

骨盤神経叢の内側の層は直腸固有筋膜と壁側筋膜との間に当たり，神経叢の外側でも内側でも粗な層が必ず存在する．標本摘出を最初に行う手順の場合には，大動脈分岐部で下腹神経叢を確認してテーピングしておいたほうが容易である．分岐部における下腹神経叢は触診にて容易に確認できる．骨盤底の腹膜を電気メスにて切開し，切除予定線を決める．腹膜反転部では真の反転部よりも2cmほど離して切開線を入れるが，それ以外の部分では癌が腹腔内に露出していないかぎりはそれほど広範囲に腹膜を切除する必要はない．S状結腸の断端を片手で挙上しながら大動脈分岐付近の脂肪織の剥離を進め左右総腸骨動脈を露出する．右総腸骨動脈周辺で右尿管を確認し，左と同様に栄養血管を含めてテーピングする．テーピングした左右尿管を挙上しながら周辺脂肪との間を剥離し可及的に膀胱付近まで遊離するが，あまり骨盤深部まで深追いすると出血させるので注意する．ついで，テーピングした下腹神経叢を挙上しながら周辺脂肪織を含めて直腸と骨盤の骨性壁との間を遊離する．神経叢の内側には内腸骨動脈から直腸に向かう小血管や神経などが視認され，特に低い位置ではいわゆる側方靱帯の基部に近くなるが，いちいち結紮を必要とする脈管は太い中直腸動脈が存在するときのみでその頻度はせいぜい20％程度である．後方の遊離と協調して進めていくと，こちらからも骨盤底の筋肉群が視認できるようになる．ここまでを腹腔側から行っておくことにより，直腸は前立腺と付着しているだけであとは肛門挙筋を貫いているだけとなる．このため会陰側からの操作はごく少なくてすむし，危険なblindでの操作がほとんどなくなる．（図 3.68）．

ix) 会陰側操作

先に述べたように，股関節を90度屈曲した砕石位に体位を修正して会陰側操作を開始する．会陰の皮膚切開は従来は大きなものが好まれたが，肛門癌や直腸癌で浸潤傾向の強い低分化癌でない限りは肛門から3cm程度で十分である．紡錘形に

① 右骨盤神経叢
①' 泌尿生殖枝
② 精嚢
③ 尿管
④ 精管
⑤ 膀胱
⑥ 直腸
⑦ 腹膜反転部
⑧ Denonvillier fascia
⑨ 膀胱直腸靱帯
⑩ 温存側切離線
⑪ 非温存側切離線

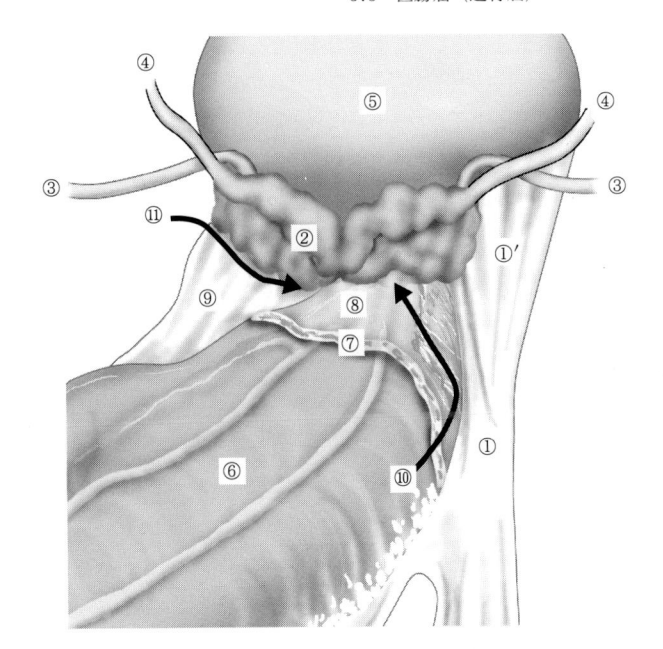

図 3.69 精嚢からの直腸遊離

切開し，脂肪織は電気メスで切開していく．左右は坐骨結節の内側に向かい大殿筋の筋膜まで進む．腹腔内との交通は，通常後壁側の尾骨の先端を目標として後壁側を始めに進める．尾骨の先端に達したら腹腔側の助手に指示してもらいながらその前方で腹腔と交通する．その穴を拡大しながら示指で肛門挙筋を引っ掛けてその起始部で肛門挙筋の切離を進めるが，温存側では骨盤神経の起始部を切断しないように腹腔側の助手に監視してもらう必要がある．左右の層も深部に進めるが，だいたい4時と8時の方向で下直腸動脈が流入してくるので確認できれば結紮するが，多くの場合は電気メスによる止血で十分である．肛門挙筋群の切離が2/3周以上進んだところで標本を会陰側に引き出す．この操作を暴力的に行うと腫瘍の部分で標本が損傷することが多いので注意して無理をしないことが肝要である．標本が会陰側に引き出されたら前面の剥離を開始する．肛門側の皮膚切開創を進めると横走する筋線維として浅会陰横筋が露出する．これを切離して進み直腸前立腺間に至る．指で精嚢腺と直腸の間に剥離層を確認し，できる限り側方からこの層を拡大する．前立腺や外生殖器に至る神経線維は前立腺の左右背側端に

ある血管神経管を走るので，温存側の前立腺部では前立腺の端よりも前方に入らないように留意する（図3.69）．前立腺の被膜部分や精嚢腺の間，および前上方からは多くの細かい血管が入っており，これらは牽引している状態でのみ止血操作が十分行えるので，出血部に関してはそのつど丁寧に針糸止血を行うことが会陰部操作での出血量を減らす要点である．また，前立腺中央には尿道カテーテルを触知することができるので，常に尿道との位置関係を感じながら操作を続ける．側方から入ると，前立腺との位置関係をつかむことが容易であり，腫瘍へ切り込んだり尿道を損傷することは避けることができる．前面を剥離し終われば標本が摘出される．

注：前立腺，精嚢腺や腟の合併切除

男性でこれらの臓器を合併切除するさいにはその浸潤の程度を術前にCTやMRIで可能なかぎりつかんでおくことが重要である．精嚢は合併切除すると断面に精管が何本も露出するが必ず縫合閉鎖しておかないと術後に精液が漏出したり，ときに尿瘻となることもある．前立腺の後葉の合併切除はかなり難しく，ごく薄く取ることは可能であるが，浸潤が明らかで厚く切除せざるを得ない

場合には尿道損傷が多くの症例で生じる．術中に損傷に気づいた場合には縫合閉鎖し尿道カテーテルを長期に留置しておくことにより大事に至らないが，電気メスなどの損傷は術中に気づかないことのほうが多く，術後尿道瘻として発症して初めてわかることもある．難治であり患者の苦痛も多い．また，前立腺への浸潤が術前にわかるような症例で前立腺部分切除にとどめた場合には局所再発が必発という報告もあり，骨盤内全摘のほうが根治性ははるかに高い．腟の合併切除は腟後壁のみですむことが多くそれほど困難ではない．しかし腟には多くの静脈が縦に走り，切除にさいして同じ血管を何度も切るようなこととなる．長い直のペアン鉗子で腟壁を挟み，切離後に断端を連続縫合で止血してから鉗子をはずす操作を続けるとよい．腟の閉鎖は奥は断端どうしの縫合，手前は会陰皮膚との縫合を行い，外尿道口を確保する．しかし，多くの症例で骨盤底の空洞と交通してしまうことがあるが，ドレナージ口として考えてよく，問題となることは少ない．

x）側方郭清[5,6,9]

会陰側操作の間に人工肛門を造設する．その後，大腿部が腹部と平面になるようにもとの体位に戻す．腹腔操作に戻り，大動脈分岐部の脂肪織を動脈と静脈の前面から摘出する．このさい，大静脈から分岐する細かい静脈から出血を起こすことがあるが，ここでは単に結紮した場合には後にゆるんで再出血することがあるので，必ず血管縫合糸（5-0，6-0のタイクロンなど）で縫合止血する．総腸骨動脈周囲を郭清して内外腸骨動脈分岐に至る．外腸骨動脈を末梢側に向かって剝離を進めると，腹膜が覆い被さるようになりここで操作を中止する．正中創の下端で膀胱を確認し，鼠径靱帯のすぐ頭側で鼠径靱帯と腹膜の間を鈍的に剝離すると，ごく容易に側膀胱間隙に入ることができる．この層はまったく粗な組織であり，最も背側では挙筋上腔まで入ることができる．指先で確認すると恥骨上枝のすぐ背側に閉鎖孔を触知でき，その外側に外腸骨動静脈を触知する．閉鎖孔周辺を剝離すると閉鎖神経と閉鎖動静脈が露出する．この動静脈はここで切断してもよい．閉鎖神経周辺の脂肪組織を郭清して中枢側に進むが，いくつかのリンパ節が含まれていることが多い．外腸骨動静脈の周辺を郭清するが，腹膜はここで縦に切離したほうが以後の操作は簡単になり視野もよい．このさいに精管を確認して温存するかもしくは切断する．外腸骨動静脈周辺の脂肪織を外から内に向かって郭清して中枢側に向かうと先ほど腹膜内から郭清してきた層と合致する．ここで内外腸骨静脈分岐部を露出し，その背側に進むと女性では比較的容易に，男性では腸腰筋が覆い被さるようになるが，閉鎖神経が確認される．周辺の脂肪組織を内外腸骨動脈をテープまたは尿管鉤で外側に圧排しながら剝離郭清していくと，末梢側から神経

① 上膀胱動脈
② 内腸骨動脈
③ 内腸骨動脈断端
④ 大坐骨孔
⑤ 坐骨神経
⑥ 閉鎖神経
⑦ 閉鎖孔
⑧ 精管
⑨ 上殿動脈

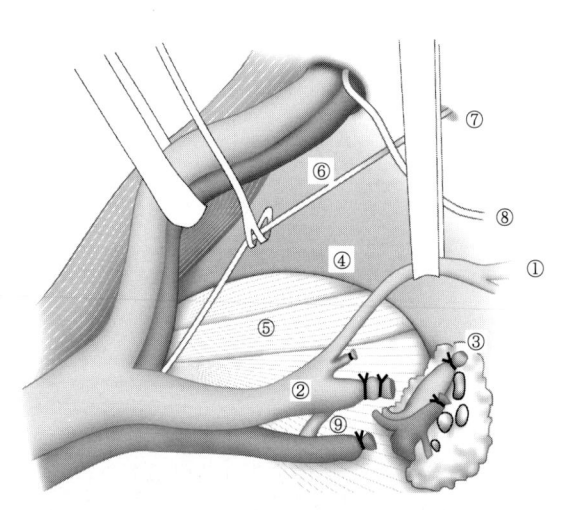

図 3.70 内腸骨動脈切断時の内景

周辺を剥離した層と一致し，外腸骨動脈周辺リンパ節（N 293）の郭清と閉鎖リンパ節（N 282）の神経から前方の郭清が終了する．閉鎖神経も鉤で挙上・圧排してその後方を外側の骨盤壁に沿って背側に進めると底面に白く坐骨神経がみえてくる．坐骨神経の前面に沿って内側に剥離を進めるが，小動静脈が走っていることが多く，これらは丁寧にそのつどよく焼灼止血する．坐骨神経のさらに内側には梨状筋膜がみえてくるがここで内腸骨動脈系の郭清に移る．

内外腸骨動脈分岐から内腸骨動脈側に郭清を開始し，背側の内腸骨静脈の前面も郭清しながら末梢に向かう．前方に向かう第 1 分岐は上膀胱動脈であり，通常は 2～3 本あるが，はじめに分岐するものが主幹である．上膀胱動脈にテーピングし，これを挙上しながら内腸骨動脈の末梢部との間を剥離する．1～2 本の副上膀胱動脈があるが，これらは結紮切断する．この操作を進めると，膀胱と直腸の間は大きく開き，あたかも上膀胱動脈と内腸骨動脈の間に窓が開いてくるように感じられるが，最も問題である内腸骨動脈末梢部の N 262 の完全郭清のためにはこの窓を十分に開けておく必要がある．ここで内腸骨動脈の末梢部をよく触診しリンパ節転移の有無を確認する．いわゆる中直腸動脈根リンパ節に当たるが，最も側方転移が多くかつ郭清効果の高い部位である．もし転移が疑われる場合には，迷わず内腸骨動静脈の合併切除を行う．上膀胱動脈分岐の末梢で内腸骨動脈を全周にわたって剥離し 2 重結紮（中枢側は針糸結紮）し切断する．内腸骨静脈も同様に切断するが，少し後のほうがやりやすいことが多い．内腸骨動脈の切断端を挙上しつつその末梢に向かうと（図 3.70），後方に分岐する動脈が何本かありこれらを結紮しつつ進む．静脈も同様に処理するが静脈の場合は強く挙上すると分岐した小静脈が裂けてしまい，その断端が坐骨神経の間や梨状筋の間に潜って止血に難渋することがあるので注意しないといけない．静脈には上膀胱静脈が膀胱側より流入してくるのでこれを結紮切断する．動静脈を挙上しながら郭清を行うと周辺の脂肪織やリンパ節は一塊となって切除側についてきて，やがて坐骨神経の前面と梨状筋の前面が露出する．内側で仙骨前面の層と合致して末梢に進むと，最終的に内腸骨動静脈は 1～2 本の分岐となって骨盤外に流出するが，ここが Alcock 管の入口部である．この付近で骨盤内の最後の分岐である下膀胱動静脈が膀胱に向かって分岐するので膀胱近くでこれを結紮切断する．Alcock 管入口部で動脈と静脈を結紮

① 直腸
② 精囊
③ 膀胱
④ 上膀胱動脈
④′下膀胱動脈断端
⑤ 精管
⑥ 大坐骨孔
⑦ 坐骨神経
⑧ Alcock 管入口
⑨ 骨盤内臓神経断端
⑩ 梨状筋
⑪ 内腸骨動脈
⑫ 肛門挙節群
⑬ 尿管

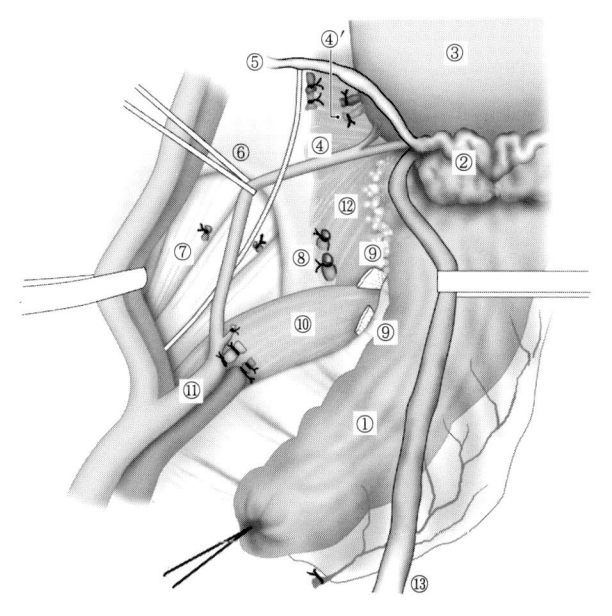

図 3.71 側方郭清終了時

切断すると側方郭清が終了する（図3.71）．なお，梨状筋の前面は仙骨の前面に移行し尾側では肛門挙筋群に移行する．血管を合併切除した場合には坐骨神経の前面と梨状筋の前面は完全に露出し，いわゆる側方領域は，完全に郭清されることが理解される[5,6]．

側方転移がはっきりとはしない症例で血管を温存するさいには，上膀胱動脈を剥離したいわゆる「窓」を上膀胱動脈をテーピングして大きくあけることが重要である．内腸骨動静脈に沿って末梢に向かって郭清を進めるが，中直腸動脈がはっきりと1本認識できる例は20％以下で，それ以外は細かい動脈が何本か直腸に向かう状態であり，各々その根部で結紮切断する．下膀胱動静脈を結紮切断してAlcock管入口部付近まで血管の前面の脂肪織を郭清していくが，血管を合併切除した場合に比べて血管の後面は郭清されず，また梨状筋筋膜や坐骨神経前面の脂肪織もどうしても残ってしまい，不十分な印象を受けることはやむをえない．

xi) 人工肛門造設

会陰操作中に助手に人工肛門を造設してもらうことが多いが，患者にとっては一生の問題であり安易に行ってはならない．後腹膜のS状結腸間膜切開創の上端を前腹壁に向かって腹膜外に剥離を進めマーキングの直下までトンネルを作成する．腹壁のマーキング部の皮膚を円形に切離（径3cm）し，電気メスで皮下脂肪を十字型に切離しつつ筋膜に至り，筋膜筋肉とも同様に十字型に切開して腹膜に至る．ここで腹腔側からのトンネルと交通する．皮膚皮下筋膜筋層を筋鉤にて十分に広げ，指3本が楽に通る程度まで拡大した後腸管を腹壁外に挙上する．腸管を皮膚の外に少なくとも5cm以上は引き出しておくと，後で人工肛門を開放するさいに便利である．腸管が腹膜を抜けて腹膜外トンネルに入るところで2cm程度に細かく腹膜と腸管，腸間膜を縫合して穴を閉鎖する．また，腸管の腹壁貫通部位が腹直筋内でない場合には術後のヘルニア防止のために，腹腔の内側の腹筋の貫通部を全周にわたり腸管と縫合補強することが肝要である．これは肥満した経産婦に必要となることが多い．この後，閉腹してから腸管を開放するが，余分な腸間膜は切除せずに，外側の皮下に埋没すると人工肛門が腹壁から少し持ち上がってしかも水平になり，装具の処理が楽になる．

xii) 閉腹

洗浄を十分に行った後に会陰創は一時的に閉鎖する．ドレーンはsump型で洗浄も可能なtriple lumen tubeを用いているが，腹側から腹膜外経路で骨盤底深く会陰創の直下まで挿入する．腹膜を閉鎖することの是非についての定説はないが，われわれは再手術のさいの難しさを考え，常に閉鎖することとし，腹膜が足りないときには吸収性のメッシュを用いている．このときに人工肛門としたS状結腸と間膜を利用すると比較的楽にかつ死腔を少なく腹膜閉鎖が可能である．腹膜閉鎖は縫合部の間隙に小腸が入り込まないように比較的細かく縫うことが必要である．術後のつまらない合併症は終了間際の処置で生じることが多いので，気を引き締めて行うようにしなければならない．

xiii) 術後管理

骨盤底のドレーンは－15cm水柱圧で持続吸引し，排液が150～100m*l*/日以下になったら中山式パックにつないで自然流出とし，50～30m*l*以下になったら抜去する．平均して14病日で抜去が可能である．食事は胃管が動き始めればいつでも開始してよいが，通常は術後3～5日程度である．尿道カテーテルは2日後から排尿訓練を開始し，7日程度でいったんは抜去するが，はじめは残尿量を測定し100m*l*以下になるまでは夜間は留置する．自律神経非温存例で，徹底郭清を行った症例では退院までに抜去が不能な例も多い．歩行は血栓予防のためできるだけ早くしているが，通常2～3病日となることが多い．順調に経過して会陰創の抜糸が2週間後であり，14～21病日で退院となる．

c) 合併症

1976年より1995年末までに当科において施行された初回手術の腹会陰式直腸切断術は300例であり，うち非治癒切除は67例である．これらの症例の術前に有していた重篤な合併症は糖尿病23例，肝硬変10例，循環器系27例，呼吸器系15例，

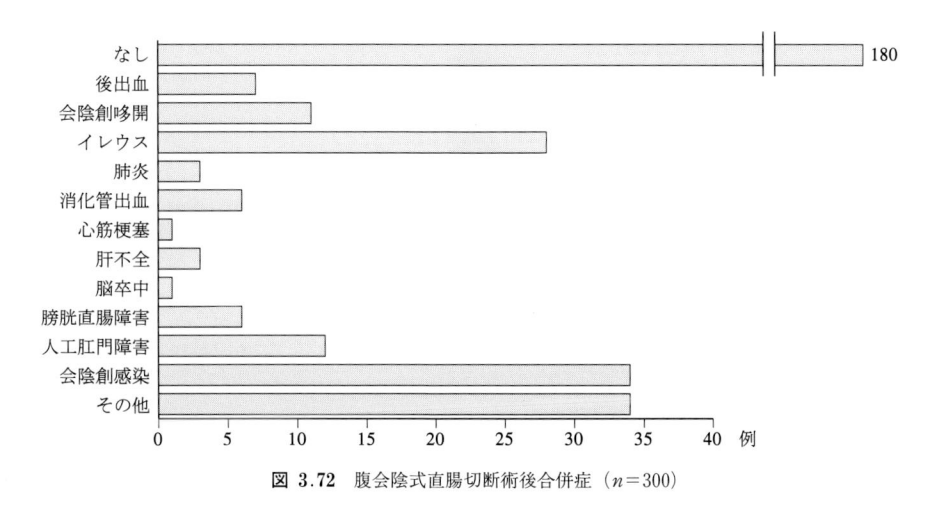

図 3.72 腹会陰式直腸切断術後合併症 （$n=300$）

その他 47 例であり，全体の 37.5% に何らかの病気を有していた．このため術後の合併症もかなりの頻度で発生した．図 3.72 にその内訳を示したが，合併症発生率は軽度のものも含んで 42% であり，手術死亡は 2 例 0.6% でいずれも肝硬変，呼吸器疾患などの術前合併症の悪化によるものであった．一般に，腹会陰式直腸切断術の周術期合併症で大きなものは術後の出血であるが，300 例中 7 例に発生した．再手術を要したものは少なく，現在までに 2 例のみである．しかし，再発例ではややその頻度は高くなる．場所は内腸骨動脈末梢部，上膀胱動脈末梢部，前立腺後面などであるが，いずれも容易に止血は可能であり閉腹のさいに注意深く，止血を行っていれば防ぎ得たものと思われた．重要な合併症にイレウスがあるが，軽度のものも入れて 28 例 9% に生じ，うち 9 例 3% に再手術を施行した．閉腹時には腹膜形成を慎重に行うことが重要で，骨盤底の腹膜閉鎖部に小腸が陥入した症例が 2 例あった．最も多い合併症は骨盤死腔への感染であり，軽度のものも入れると 30% 近くに感染が認められた．サンプドレーンからの持続洗浄によりほとんどの症例で治癒可能であり，会陰創が開いた症例は 11 例 3.7% であった．しかし，糖尿病や肝硬変など肉芽形成がごく不良となる重篤な術前合併症がある患者では会陰部膿瘍は治癒遷延の最も大きな因子であり，積極的な栄養管理が必要である．術前合併症のある患者の術後合併症発生率は 52% で，なかった症例の 48% に比べて有意に高いわけではないが，肺炎，消化管出血，心不全，腎不全などの重篤な合併症はすべて術前合併症のある群に生じた．また，治癒切除群と非治癒切除群の間にも同様のことがいえており，手術死亡例はいずれも非治癒切除群に生じた．術前合併症を有する非治癒切除例に関しては適応を厳密にすることや，手術を縮小する配慮は必要と思われる．図 3.73 に欧米におけるいくつかの報告のうちの代表的なものを示したが，わが国の報告に比して，人工肛門に起因する合併症が多く，肥満体の多いことが原因と思われた．全体としての合併症の発生率は計算方法にやや差があるものの，われわれの施設における 42% に対して 61.9% と高率であった．重篤なものは少なく，手術死亡率は 0.6% 対 1.7% と差がなかった．

退院後合併症で最も患者の社会復帰の妨げとなるものは，通常考えられているような人工肛門設置によるものは少なく，むしろ自律神経非温存例における排尿障害である．当科におけるアンケート調査の結果では，自律神経非温存例で排尿障害のために旅行外出をしないと答えた患者は全体の 30% に及んだ．拡大郭清の遠隔成績に対する貢献度と，拡大郭清に伴う QOL の低下はさらに厳格な検討を要する課題と考えられた．また，男性における性機能障害は自律神経温存のみによって解決できる問題ではないが，今後わが国の腹会陰式直腸切断術の結果を国際的に問うとき，必ず問題となる点であり，何らかの術式上の改善や適応の

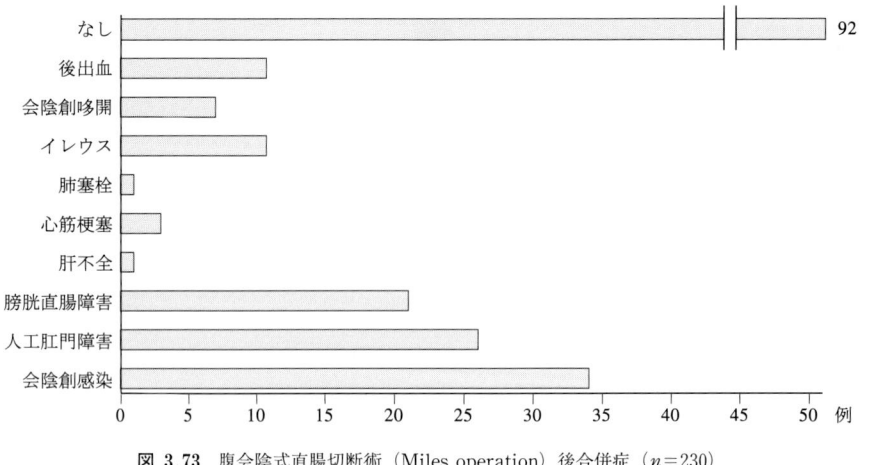

図 3.73 腹会陰式直腸切断術（Miles operation）後合併症（$n=230$）
（Rosen ら，1982）[12]

d）遠隔成績

遠隔成績を腹会陰式直腸切断術施行例全体とそれを拡大郭清がルーチンに行われるようになった 1986 年以降の 102 例と 1985 年以前の 110 例の治癒切除群に分け，さらに後期における Rb 癌で，前方切除術（含む，超低位前方切除術）を行った群 122 例とを比較した．なお，生存曲線は Kaplan-Meier 法，生存率の有意差検定は log-rank 法を用いた．治癒切除例全体の 5 年生存率は 59％ で，他病死・他癌死を除くと 72％ であった．また 10 年生存率はそれぞれ 48％ と 63％ であった（図 3.74）．他病死・他癌死で死亡する高齢者が多く（前期で他癌死 7 例，他病死 16 例，後期で他癌死 4 例，他病死 5 例）含まれるために，このような生存率の差となったと推察される．一方，前後期の比較をすると（図 3.75），前期には 5 年生存率が 52.7％ であったが，後期には 68.1％ に向上した．他癌死と他病死を除くと 68％ 対 76.6％ である（$p<0.025$）．これを後期の Rb 癌で低位前方切除例 122 例と比較すると（図 3.76），この群の 5 年生存率はこの群では 78.1％ 他病死・他癌死を除くと 82.6％ と有意に（$p<0.05$）前方切除群で良好であった．この原因の 1 つとして，低位前方切除群と後期の腹会陰式直腸切断術群では母集団の進行度に有意の差があったことがあげられる．そこで Dukes C 症例にかぎって比較をすると（図 3.77），他病死・他癌死を除く 5 年生存率において前期 Miles 群で 45.7％，後期 Miles 群で 63.6％，後期低位前方切除群で 69.4％ であり，前期との間

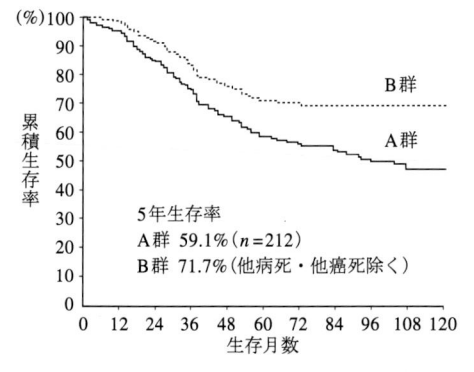

図 3.74 Miles 手術治癒切除例の生存曲線

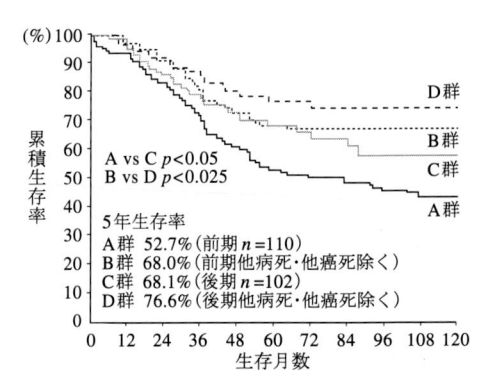

図 3.75 前後期における遠隔成績の差

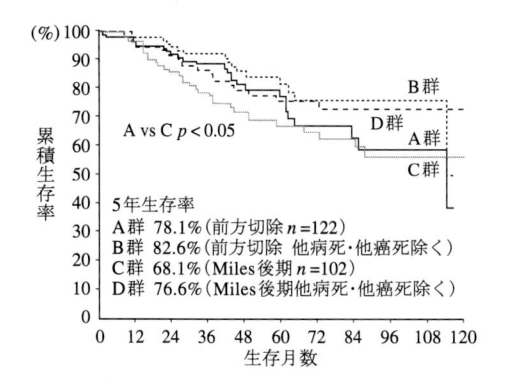

図 3.76 直腸切除術と切断術の差：全例

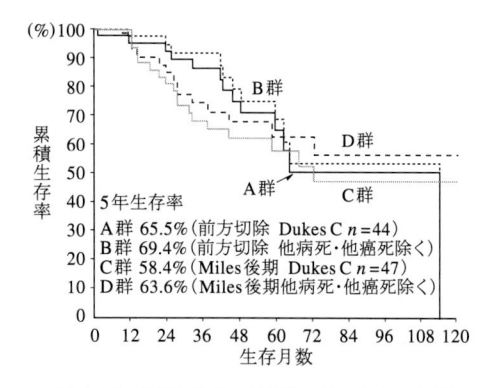

図 3.77 直腸切除術と切断術の差：Dukes C 例

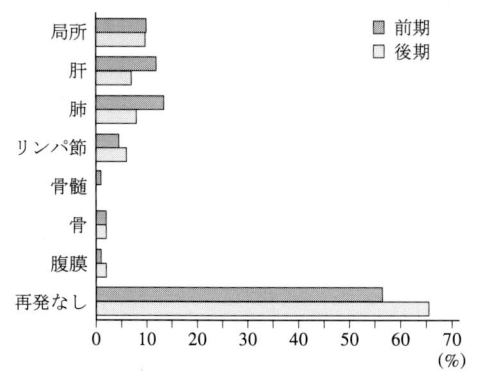

図 3.78 再発形式の前後期別比較

には有意差はあるものの後期の 2 群の間には有意差はなく，ただ単に腫瘍の局在による術式のちがいだけの問題であることが判明した．

手術成績を検討するさい，再発機序の解明は手術効果を評価するうえで重要である．Miles 手術施行例の再発機序とその比率を検討すると，図 3.78 のごとくであり，前期 Miles 群の血行性転移は 32 例 29%，局所再発は 14 例 13% であり，後期のそれはそれぞれ 16%，10% であった．Dukes C に限っても局所再発率は前期で 18%，後期で 14% と必ずしも有意の局所コントロールの改善とはいいがたかった．しかし，当科における局所再発例の平均発現は術後 17 か月であり，さらに，本項に述べたような局所解剖学が理解されるようになったのは 1990 年以降であると考えると，1990 年～1994 年までの Miles 症例 44 例にかぎれば局所再発率は 6.8% と減少している．しかも，後期の症例の 70% には自律神経温存側方郭清がなされ

ており，かつその頻度は 1990 年から 1994 年まででは 90% に及んでいることを勘案すれば，かなり局所の手術成績の向上がなされたといってよいと思われる．局所再発率の低下に関しては，放射線療法が有効であるとの報告もあるが，当科においては無作為 randomized trial を行い，その結果，照射群と無処置群の間にまったく差を認めなかった．

他の遠隔成績の向上の理由として，再発巣（局所や肝肺など）の積極的な再切除が後期になって行われたことがある．前期における再発巣切除が 41 例中 8 例のみであるのに対し，後期では 24 例中 19 例と高率に再切除が行われた．もちろんその結果は初回手術のようなよいものではないが，低率ながら（局所で 15% 肝で 35% 肺で 45%）治癒例もあり，延命にも十分寄与しているものと考えられる．

おわりに　先にも述べたように腹会陰式直腸切断術は，機能温存全盛の現代ではやや時代遅れの手術であるが，下部直腸癌でどうしてもこの手術によってのみ救命できる患者はいまだに多い．腹部外科手術のなかで最も大きな手術であり，外科医の修練の最終目標ともなる手術である．適応を厳密にして肛門機能を失う患者を減らす努力は必要であるが，同時にこの手術に習熟し，せめて局所再発をなくし，排尿や性機能だけは保ってあげることができるようにするのは外科医としての患者に対する責任であるといえよう．骨盤内の外科解剖学はいまだに不明瞭な点も多くさらなる研

究が必要であるが，同時に電気生理学，筋肉学，神経学などの研究が進み，それらの進歩が総合されれば，多くの患者に会陰部自然肛門再建術が可能となる日は近いと思われる．それまではこの手術の改良を続けていくことがわれわれの責務であるといえよう．　　　　　　　　　［森　武生］

文　献

1) 森　武生, 高橋　孝, ほか：再発形式からみた直腸癌手術術式の検討. 消化器外科 **13**：299-304, 1990.
2) 土屋周二, 池　秀之, 大木繁男, ほか：大腸癌の手術；自律神経を温存する直腸癌手術. 手術 **37**：1367-1373, 1983.
3) Enker WE: Potency, cure, and local control in the operative treatment of rectal cancer. Arch Surg **127**: 1396-1401; discussion 1402, 1992.
4) Harnsberger JR, Verbava VM 3rd, Longo WE: Radical abdominopelvic lymphadenectomy: historic perspective and current role in the surgical management of rectal cancer. Dic Colon Rectum **37**: 73-87, 1994.
5) 森谷宜皓：進行下部直腸癌に対する側方郭清. 手術 **47**：2213-2219, 1993.
6) 森　武生, 高橋慶一：直腸癌根治手術における側方郭清の意義と手技. 臨床外科 **47**：1151-1156, 1992.
7) 森　武生, 高橋慶一, 高橋　孝：低位直腸癌に対する自律神経温存手術―片側温存から両側温存へ. 外科治療 **71**：401-406, 1994.
8) 白水和雄, 磯本浩晴, 掛川暉夫：直腸癌の神経周囲侵襲に関する臨床病理学的研究；特に予後及び自律神経温存術との関連性. 日外会誌 **92**：411-418, 1991.
9) 加藤知行, 平井　孝：下部直腸癌におけるリンパ節郭清のコツ―神経非温存. 手術 **47**：2197-2204, 1993.
10) 加藤知行, 小平　進：直腸癌―長期予後とQOLからみた神経温存術の適応. 日臨外医会誌 **56**：1079-1087, 1995.
11) Rothenberger DA, Wong WD: Abdominoperineal resection for adenocarcinoma of the low rectum. World J Surg **16**: 478-485, 1992.
12) Rosen L, Veidenheimer MC, Coller JA, et al: Mortality, morbidity and patterns of recurrence after abdominoperineal resection for cancer of the rectum. Dis Colon Rectum **25**: 202-208, 1982.

3) 腹仙骨式直腸切断術

後方アプローチを取り入れての直腸手術はKraskeにより始められたが，解剖学的な不慣れさと，腹仙骨式直腸切断術においては体位変換の煩雑さから敬遠されてきた．しかし，後方アプローチの解剖に熟達すると，前立腺または腟壁後面を直視下に見ながら手術が可能となり，的確な剝離面が得られる．さらに，後方アプローチを取り入れることで骨盤内臓神経のS4から前面尾側へ分岐する膀胱前立腺神経叢を直視下に確認温存することが可能である．

われわれは，小児外科領域におけるHirschsprung病に対する術式の変遷からみて直腸前面（腹側）の剝離操作の影響が術後の排尿機能，性機能温存にとって無視できないことを示唆していると考えている．

進行直腸癌手術においても，排尿機能温存をより確実にするためには直腸前面にある膀胱前立腺神経叢を温存することが重要と考え，その神経叢を直接確認温存できる術式の1つとして腹仙骨式直腸切断術を紹介する．

a) 局所解剖

図3.79は，男性死体骨盤部正中矢状断において，下腹神経，骨盤内臓神経，骨盤神経叢，膀胱前立腺神経叢を温存したのち，後方，尾骨側からみた図である．膀胱前立腺神経叢は骨盤内臓神経のS4から膀胱，精嚢へ細かい神経を出し，さらに尾側へは前立腺の後面外側を通り，尿道へと神経が走行する．膀胱部は前方アプローチ手技で十分確認可能であるが，前立腺部は前方アプローチはもとより，会陰アプローチにおいても十分な視野はとれないことがわかる．

b) 手術適応

直腸切断術を必要とする下部直腸癌に対して適応があるが，前壁主体で特に術前，前立腺または

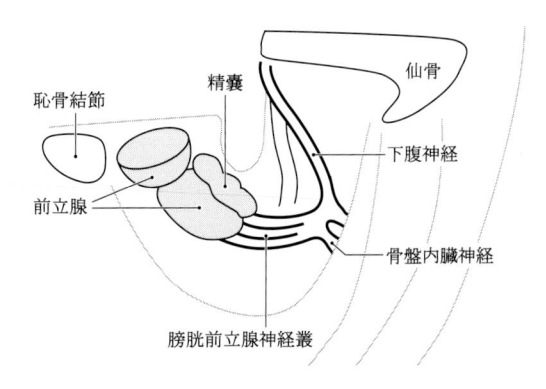

図 **3.79**　尾骨側から見た骨盤内神経の局所解剖

腟壁浸潤の疑いがある症例は積極的な適応である.

c) 手術方法

i) 腹部操作

載石位または開脚位とし下腹部正中切開で開腹,術前に性機能温存の適応なしと診断した場合,下腹神経叢および下腹神経は腰部内臓神経から切離する層で手術を進める.中枢方向リンパ節郭清のため下腸間膜動脈根部を離断する.側方リンパ節を可及的に en block に郭清するため,総腸骨動脈から内腸骨動脈周囲を郭清する.ただし,骨盤神経叢の指標として下腹神経を確認遊離しておく.さらに,外腸骨動脈から閉鎖腔リンパ節,内腸骨動脈周囲リンパ節へと郭清を進める.前方(腹側)は Denonvilliers 筋膜に入る部位まで,側方は骨盤内臓神経の S_4 が確認できるまで,背側は尾骨下端まで剥離および郭清を進める.その後腹膜外経路でドレーンを留置し,固定する.S状結腸断端を腹膜外経路で人工肛門として挙上する.離断した直腸端を骨盤腔内に納め,後腹膜を閉鎖する.切除腸管が長く小骨盤腔内に入らない場合は一部腸管を切除する.その後3層で閉腹する.人工肛門として挙上した結腸周囲にガーゼをドーナツ状にあて保護,腹部全体にドレープをかけ体位変換に備える.

ii) 後方アプローチ

体位をジャックナイフにする.テープにて会陰肛門部を展開し,肛門を縫合閉鎖する.仙尾関節上から肛門背側までの正中切開と,肛門周囲に環状の皮切を加える.直腸,肛門管周囲の脂肪を確実に切除すべく皮切部から皮下脂肪織を切離,大殿筋筋膜の内側縁に沿って剥離する(図3.80).剥離を進めると坐骨靱帯が露出する.さらに,坐骨靱帯の内縁に沿って頭側に剥離を進め,Alcock管から内陰部動脈を確認する.ここで下直腸動脈を根部で結紮切離することができる(図3.81).尾骨は必ずしも切離する必要はないが視野に応じて対処する.肛門挙筋群を背側から切離し腹腔内と交通させ,直腸端を創外に脱転する.これを牽引しつつ肛門挙筋群を前方に向かって切離する.図3.82のように,骨盤内臓神経の S_4 がすぐ間近に

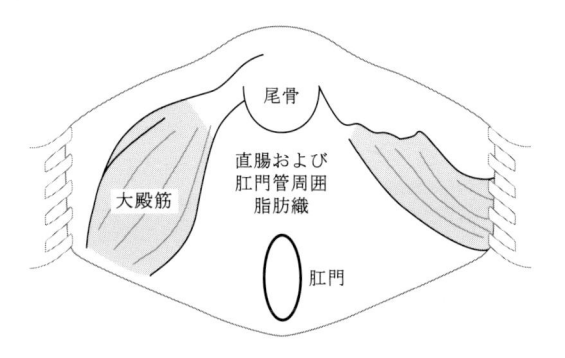

図3.80 両側大殿筋の展開

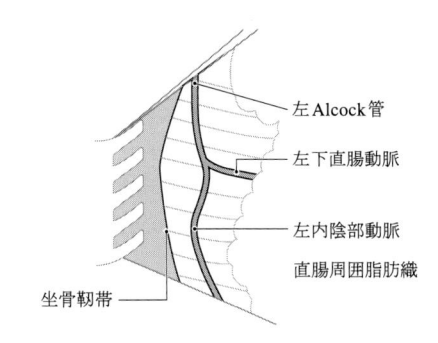

図3.81 左内陰部動脈と下直腸動脈

観察でき,S_4 から骨盤神経叢,膀胱前立腺神経叢を形成していることが直視下に観察できる.骨盤神経叢から外側の中直腸動脈根リンパ節も間近に観察でき,郭清が可能である.骨盤神経叢を温存しない場合でも S_4 からの分枝である前立腺神経叢は分離温存することも可能である.Denonvilliers 筋膜で前壁の剥離を行う.直腸と前立腺との剥離は容易であるが,前立腺から尿道の剥離には注意が必要である(図3.82).前立腺部からの止血は直視下に非常に容易である.温生食水で骨盤腔内を洗浄しドレーンの位置を確認後,会陰創部を1層で閉鎖する.なお,女性の局所解剖は男性でいう前立腺神経叢に当たる神経叢は同様の走行をしており骨盤内臓神経 S_4 から腟壁の外側を通り尿道へと走行する.

iii) 人工肛門造設

再び仰臥位とし,人工肛門を一期的に開放する.

d) 手術成績

1994年1月から1996年12月までに9例の下部直腸癌に対し本術式を施行した.片側の仙骨神経(S_4)の温存ではやはり排尿障害が出現するが,

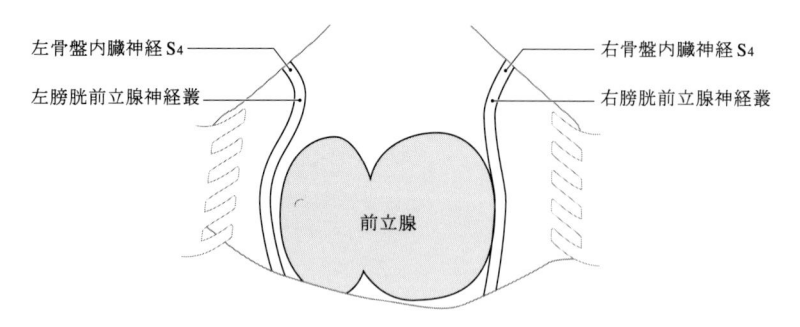

図 3.82　直腸切断後の神経の走行

両側の S_4 から膀胱前立腺神経叢を温存すれば，排尿障害は確実に温存される．局所再発に関する検討はまだ追跡期間が短いため言及できない．しかし，前壁主体の術前診断 A_2' または A_1' 症例は的確な剥離層を確保でき十分な根治性を求めることができる．

まとめ　本術式は体位変換に時間を要し，危険も伴うことは自明であるが，前立腺部または腟壁との剥離面の適正化と前立腺神経叢の確認温存が可能な術式である．この 2 つの利点を考え，進行下部直腸癌(特に前壁主体)に対する術式の 1 つとして考慮すべき方法と考え紹介した．

［小林建司］

文　献

1) 木本誠二監修：現代外科手術学大系 13 B 直腸肛門の手術，pp 211-212，中山書店，東京，1980.
2) 木本誠二監修：新外科学大系 直腸，肛門の外科 II，pp 84-87，中山書店，東京，1992.
3) 佐藤健次，佐藤達夫：陰部神経叢と骨盤神経叢の構成と分布．日本大腸肛門病会誌 **34**：515-529，1981.
4) Duhamel B：Retrorectal and transanal pullthrough procedure for the treatment of Hirsch sprung's disease. Dis Colon Rectum **7**：455-458, 1964.
5) 戸部隆吉，前谷俊三，西川俊邦：腹仙骨式直腸切除術．臨外 **43**：1905-1912，1988.

4）前方切除術

最近では，直腸癌に対して直腸切断術が行われることはむしろまれになってきたが，20 年前には前方切除術が行われることのほうがむしろまれであった．会陰式直腸切除術(peineal resection)の後に登場した Miles(1908)の提唱した腹会陰式直腸切断術(abdomino-perineal resection, Miles 手術)の陰にかくれて，前方切除術は直腸癌手術の主役にはなりえなかったが，QOL を重視する昨今では，まぎれもなく直腸癌に対する代表的な手術になっている．過去 30 年間の東京大学第一外科における直腸癌に対する術式の変遷をみればその著しい変化がよくわかる(図 3.83)．最近では直腸癌の 70% 以上は前方切除術を含む機能温存術が行われるようになった．この傾向は大腸疾患を専門とする施設で共通に認められるものである．

かつては，前方切除後に局所再発が起こると術式のせいにされたものであったが，当時から直腸切断術のほうが局所再発率は高く，直腸切断術を行っても必ずしも局所再発率が低下するわけでないことが明らかになってきた．術式のところでも述べるように，正確に手術操作を行えば前方切除術と直腸切断術で切除しうる組織の差は，直腸末端のわずか 2〜3 cm と肛門管ならびにその周囲組織にすぎない(図 3.84)．この部分に癌が存在す

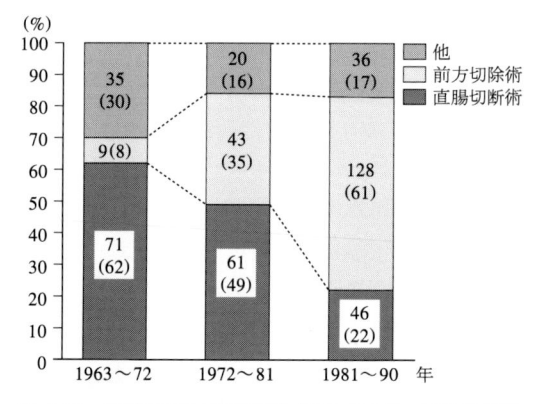

図 3.83　直腸癌手術の時代変遷（1963 年 4 月〜1990 年 3 月）

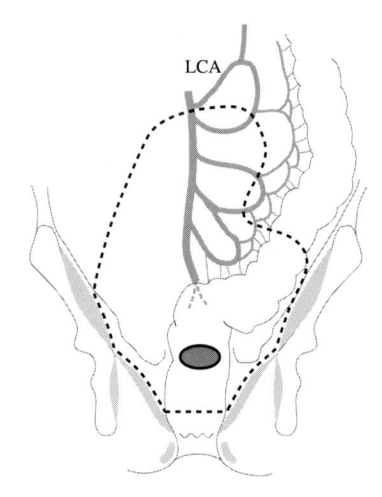

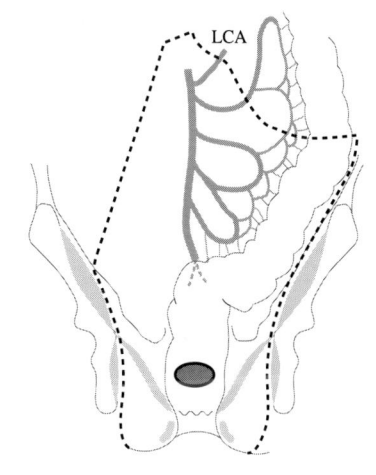

図 3.84 術式による切除範囲の違い
左：低位前方切除術，右：直腸切断術．

る可能性がある場合にのみ直腸切断術が選択されるが，それ以外の場合には前方切除術が行われる．後述する器械吻合とくに double stapling 法の登場によって前方切除術の適応が著しく広がった[1]．吻合部が肛門管の直上にあるような，いわゆる超低位前方切除術が可能になったのも器械吻合のおかげである．

a) 手術適応

前方切除は吻合線の位置によって高位前方切除と低位前方切除とに分けられる．前者の吻合線は腹膜反転部より上に，後者は下にあり，単に前方切除という場合には前者のみを指していることが多い．手術手技それ自体は両術式とも途中まではまったく変わらないので，この項では低位前方切除を中心に述べることにする．癌が直腸S状部または上部直腸に存在するときには高位前方切除が，中部直腸に存在する場合には低位前方切除がほぼ例外なく行われる．一方，下部直腸に存在する場合には，癌の大きさと位置（前壁か後壁か）によって超低位前方切除術か直腸切断術のいずれかを選択しなければならないが，いずれが選ばれるかは術者の経験と意欲によるところが少なくない．腫瘍端から直腸断端までの距離が2cmあればよく，小さな腫瘍，後壁の腫瘍は前方切除を施行するのに有利な条件になる．直腸癌の手術のなかで一番経験の差が出るのはこの選択であるといってもよく，経験と機能温存術を行うことに積極的な意欲のある外科医ほど，低位前方切除術を選ぶのが通例である．ただし，術前から肛門機能が悪い場合には低位前方切除は行うべきではない．

以上，低位前方切除術の適応をまとめると，以下のごとくである．

・腫瘍下端から2cm直腸を切除しても吻合が可能であること，すなわち肛門縁より腫瘍下端までの距離が4cm以上あること（一般的な安全域としては7cm以上が妥当であろう）．
・低分化型腺癌でないこと．
・肛門機能が著しく低下していないこと．

肛門管にかかる下部直腸癌の場合を除いて，前方切除を行うつもりで手術を始め，術中に治癒切除が難しいと判断された場合に，直腸切断術に方針を変更するのが最も妥当な手術適応の決め方である．前方切除を行ったがために局所再発が起こるようなことがあってはならない．

b) 手術方法

i) 体位，皮膚切開

体位は砕石位，術者は患者の左側に立つ．皮膚切開は下腹部正中切開を臍上3～4cm延ばせば十分である．

後述するように，低位前方切除を行うために脾曲部を常に遊離する必要はないので，盲目的に剣状突起下部に至るまでの長い皮膚切開を行う必要

はない．

ii） 開創器による小腸の圧排

小腸を圧排して上腹部に納め良好な視野を得ることが肝要である．筆者は図 3.85 のような小腸圧排用のゴム板を用いた特殊な開創器を用いているが，小腸パックを用いてもよい．この利点は，① 小腸を圧排する助手が必要なくなること，② 小腸漿膜の損傷が少なくなり術後イレウスの頻度が低下すること，である．

iii） S 状結腸の遊離

助手に S 状結腸を牽引させて S 状結腸開腹に適度の緊張を与え，fusion fascia (Toldt) をクーパ刀を用いて鋭的に切開する．電気メスはクーパ刀が十分に使いこなせるようになってから使用すべきであると筆者は考えている．まず第 1 に，左総腸骨動脈の上を走行する精巣（卵巣）動静脈とその内側を走る尿管を確認し，さらに大動脈前面にネット状に走る上下腹神経を確認して神経温存の場合はこの前面，切除の場合にはその後面にネラトンテープを通す（図 3.86, 3.87）．以上の操作が終わったら右側から後腹膜を切開する．前に通しておいたネラトンを牽引し，緊張した状態の腹膜を電気メスかハサミを用いて切離し（図 3.88），IMA 根部へ向かって腹膜切離を進める（図 3.89）．

iv） IMA 根部の処理

十二指腸水平脚を確認してその下方の腹膜を切離すると IMA 根部が容易に確認できる．その周囲の大動脈前面に扁平なリンパ節が 2～3 個存在するが，253 リンパ節郭清にはこれらのリンパ節を全部摘除することが肝要である．IMA 根部の結紮のみではこれらのリンパ節は残ってしまう．開腹直後に S 状結腸リンパ節の 1 つに点墨しておくと，IMA 周囲のリンパ節が黒染されているので確認が容易になる．筆者は黒染したリンパ節を必ず迅速診断に提出し，この部位に転移が認められない場合には，左結腸動脈 (LCA) は温存している．IMA 根部と LCA 分岐部の間は 3 cm 以下であり，IMA 根部周囲に転移がなくてこの部位に癌細胞が残存する確率はきわめて低いと考えられること，臨床的に IMA 根部と LCA の分岐部の間に再発がみられた例は経験していないことがその理由である．LCA 温存による血流の低下防止は低位前方切除後の縫合不全率の減少に役立っている[1]．血流を重視して辺縁動脈を長く残すため（これも局所再発とは関係がない），超低位前方切除においても脾曲部の遊離を必要とすることはほとんどない．

LCA は IMA から鋭角に上方へ向かって分岐しており，その下を IMV が走っているという局

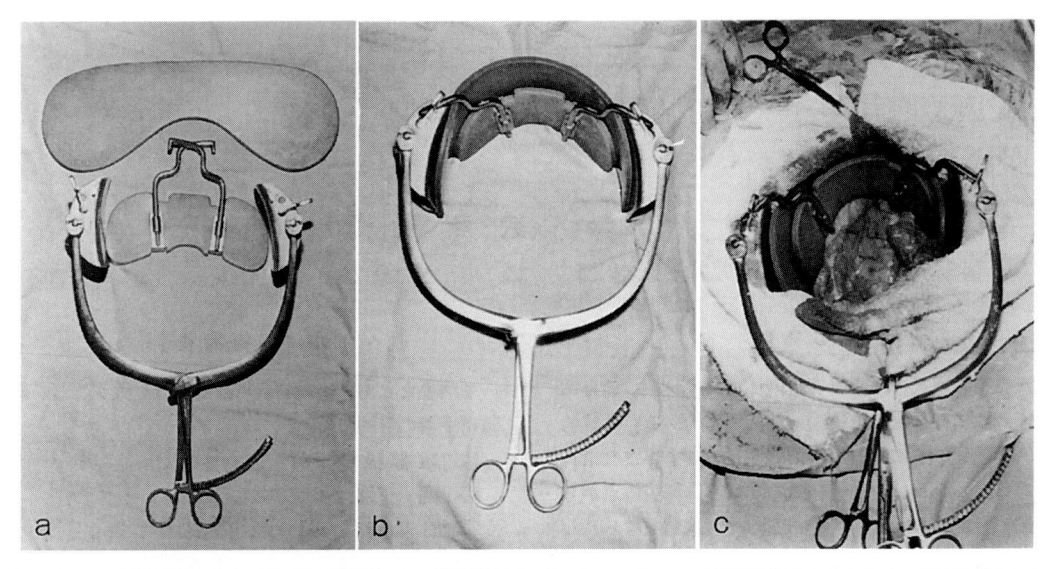

図 3.85　a：小腸圧排壁（ゴム製）付き開創器，b：開創器を組み立てたところ，c：小腸が圧排されるためよい視野が得られる．

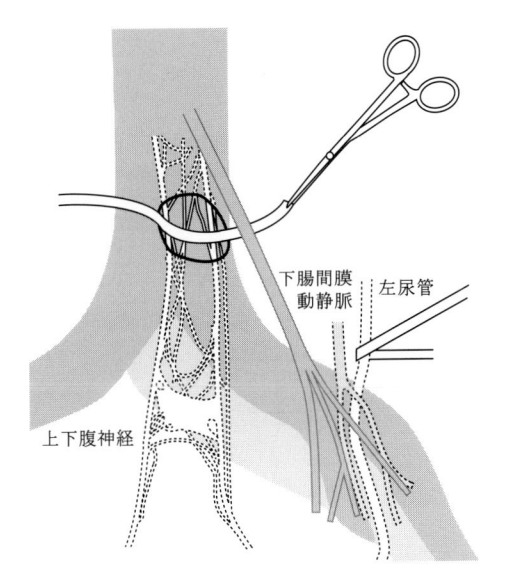

図 3.86　大動脈前面における上下腹神経の確認

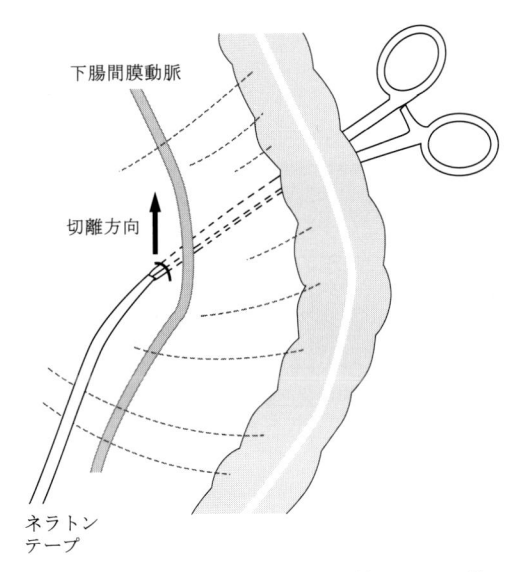

図 3.87　上下腹神経の上面レベルにおけるテーピング

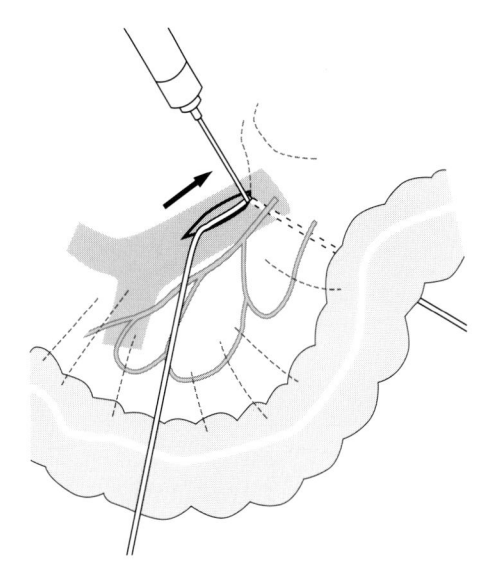

図 3.88　上方へ向かっての腹膜の切離

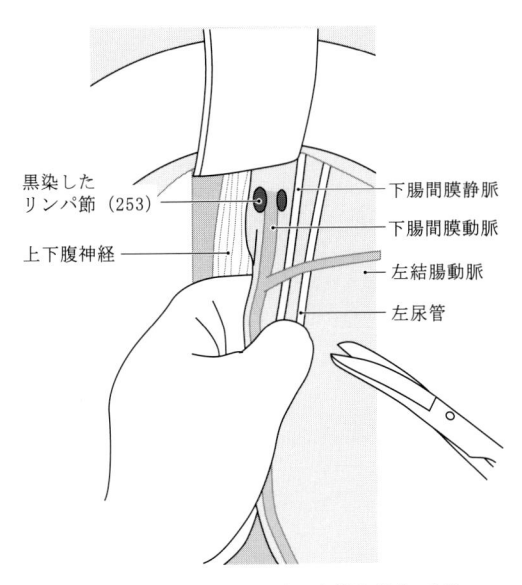

図 3.89　上下腹神経の温存と左結腸動脈の確認

所解剖を知っておく必要がある．岬角より中枢側の結腸間膜にリンパ節腫脹を認め，迅速診断で転移が確認された場合には神経温存術はあきらめて拡大手術を行う．

v）直腸の遊離

直腸の遊離は後方，前方，側方の順に行う．

（1）後方処理：IMA 処理のさいの後腹膜切開を骨盤底に向かって延長する（図 3.90）．腹部大動脈分岐部で上下腹神経にテーピングを行いその牽引により左右下腹神経の走行を確認する（図 3.91）．直腸を十分に引き上げ，直腸後方の直腸間膜と仙骨前筋膜の間の疎性結合組織をクーパー剪刀の先端を用いて鋭的鈍的に切離する（図 3.92）．第 4 仙骨以下では仙骨の彎曲が強いので，切離方向を直腸後壁のカーブに沿って前方へ進めることがコツである．

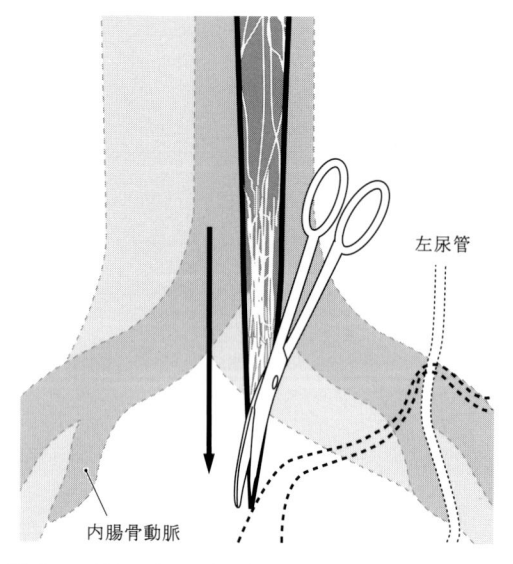

図 3.90 骨盤腔内における後腹膜の切開（武藤，1993[2]）をもとに作画）

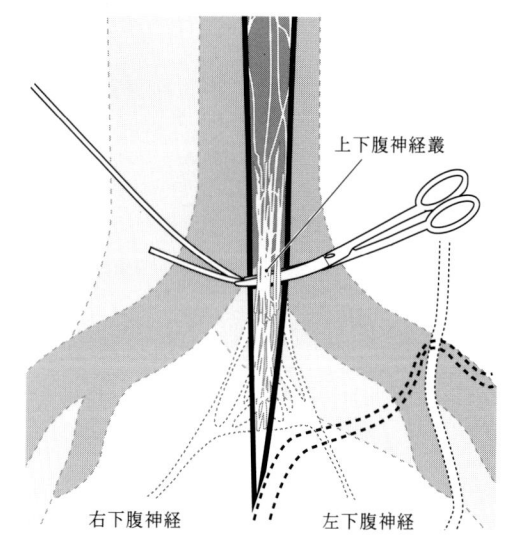

図 3.91 上下腹神経のテーピング（武藤，1993[2]）をもとに作画）

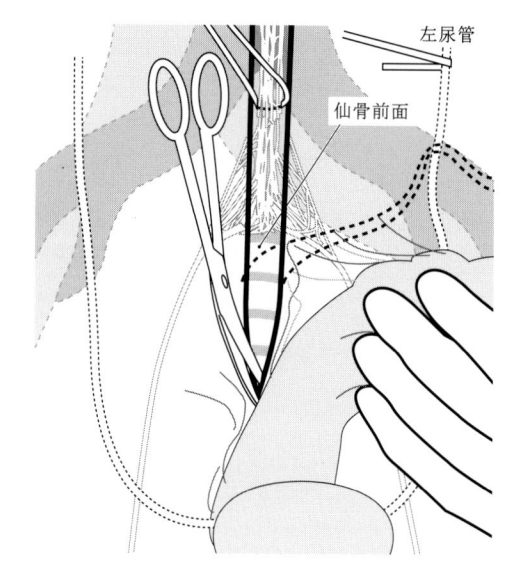

図 3.92 直腸後面の剝離（武藤，1993[2]）をもとに作画）

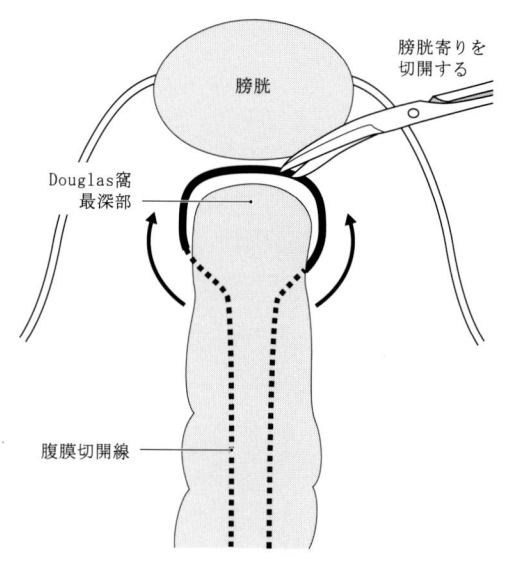

図 3.93 直腸前面の剝離（武藤，1993[2]）をもとに作画）

（2）**前方処理**： 両側の腹膜切開線をDouglas窩に向かって延長し，腹膜反転部で左右の切開線を連続させる（図3.93）．末梢側に向かって鈍的に剝離を進めると精囊，前立腺（女性では腟後壁）に達するが，正しい層を剝離すれば直腸前壁とこれらの臓器の間は出血なく鈍的に剝離することができる．

（3）**側方処理**： 直腸前後壁の遊離が終わったら側方の遊離に移る．まず右側の下腹神経を温存しつつその内側に沿って鋭的に切離を進める．側方靱帯のレベルに達したら，長ケリー鉗子で側方靱帯を貫き，その骨盤壁側をリガクリップを掛けつつ靱帯を切離する（図3.94，3.95）．側方靱帯は骨盤側壁から直腸壁に向かった索状物であり，その線維の走行に沿って鉗子を十分に開きその外側端にクリップを掛ければ，骨盤神経叢を温存しながら側方靱帯も十分に切除することができる．直腸右側の遊離が終了したら術者は反対側に位置

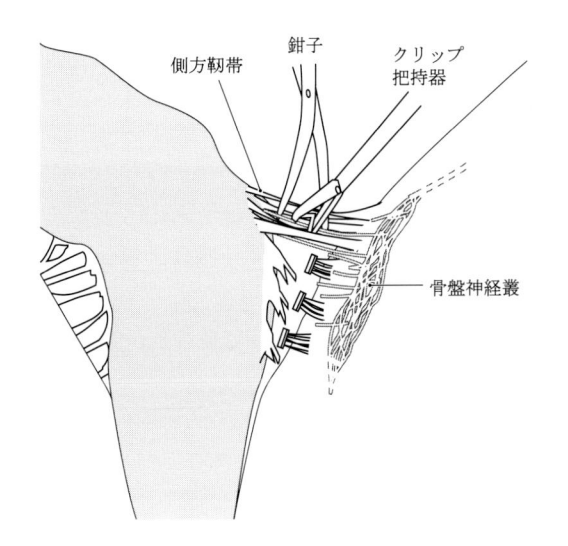

図 3.94 クリップによる側方靱帯の切離（武藤ら，1993[2]）をもとに作画）

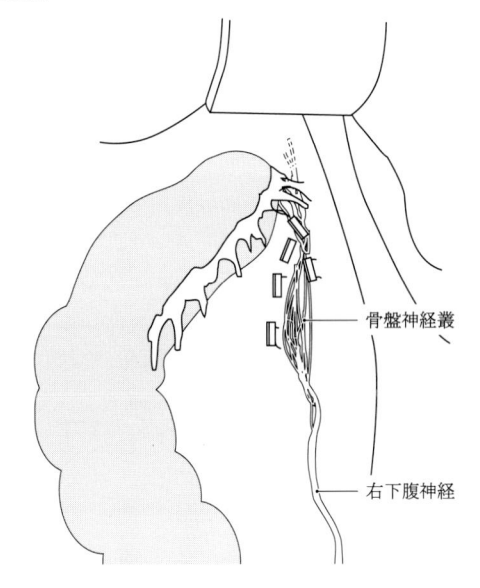

図 3.95 骨盤神経叢の温存（武藤，1993[2]）をもとに作画）

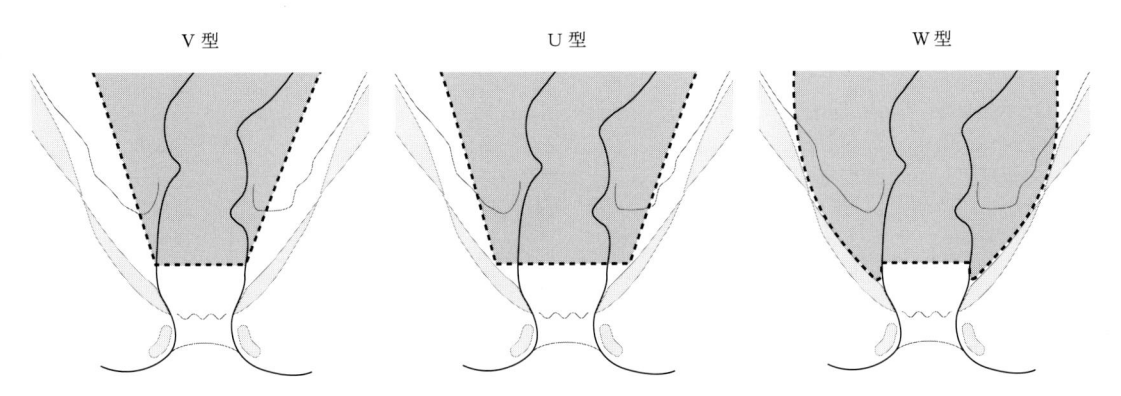

図 3.96 直腸癌の郭清範囲，W 型が理想的（Konn, 1993）[10]

を変えて，上述と同様の操作を繰り返しながら直腸左側の遊離を行う．側方処理がV型にならぬよう，U型またはW型になるように心がけることが肝要である（図3.96）．

側方靱帯の処理は結紮切離が一般的であるが，骨盤が狭い場合には上述のようにクリップを使用すると操作が行いやすく時間も短縮できる．また，初心者でも骨盤神経叢の温存も確実にできるのが本法のメリットである[2]．

直腸が前後左右とも完全に遊離された状態で，262，272のリンパ節を注意深く触診し，もし腫脹したリンパ節を触知した場合にはこれを迅速診断に提出する．温存した下腹神経の外側を剝離して神経にテーピングを行い，262，272，282リンパ節の郭清を通常と同様に行うことも可能である．郭清法は他で詳述されるのでここでは省略する．

vi) 直腸の切離

腫瘍下縁より少なくとも肛側2 cmに切離線を決め，直腸両側の脂肪組織を切離しつつ上直腸動脈を結紮切離する．

Rab領域の直腸癌の場合には直腸間膜は完全に切除することが肝要であり，Ra領域の場合にも切離線より肛側の直腸間膜を十分に切除する必要がある．要するに，胃癌の手術のさいに小彎側に沿って1番リンパ節の郭清を行う要領で直腸間膜を切除することが重要であり，切離された直腸

の肛側端から直腸間膜（脂肪組織）がはみ出しているようでなければならない（図3.97, 3.98）．予期しない局所再発の防止にはこの手技がきわめて大切である[3]．

切離直前に切離線の口側に直角鉗子をかけて，肛側を十分に洗浄する．筆者はハイアミン液を用いている．この処置はimplantationによる吻合部再発防止に有効である[4]．double stapling法による再建を行う場合にはlinear staplerを用いて直腸端を閉鎖しその口側で直腸を切離する．低位前方切除の場合にはroticulatorは頭部が大きすぎで邪魔になることが多いので，linear staplerのほうが扱いやすい．助手に挙で会陰部を押し上げてもらえば直腸断端が上ってくるので，後壁は歯状線近傍のレベルにまでstaplerを掛けることが可能である．

vii) S状結腸切離

吻合によってS状結腸に緊張のかからないことを確認してこの段階でS状結腸の切離線を決め，辺縁動静脈を損傷しないようにS状結腸間膜を切離する．S状結腸を十分に長く温存すれば，脾曲部の授動を行う必要はない．

viii) 器械吻合のコツ

低位前方切除術における器械吻合のメリットはその確実性において計り知れないほど大きいが，使い方に習熟しておかないと縫合不全の頻度は少なくないので，操作の容易な高位前方切除術で器械操作に慣れておくことが肝要である．新しい器械を使うさいには前もって器械の操作を練習しておき，手術場で初めて触わるというようなことがあってはならないこと，吻合に何らかの問題があった場合には手縫いによる追加縫合を加えること，さらに必要に応じてためらわずにcovering colostomyを造設すること，などを忘れてはならない．以下に，器械吻合にさいしての注意事項を述べておきたい．

器械吻合の特色は組織の機械的な把持力の強さにあるので，その特色を生かすために漿膜をできるだけ残しておいたほうがよい．このため，切離線からあまり離れた所まで腸間膜の血管の処理をしたり，腹膜垂の切除を行う必要はない．筆者は最近では，腸間膜処理はまったく行っていないが問題は何らなく，縫合不全は起こっていない．器械吻合のさいこれらの組織が間に挟まっても，脂肪部分は外に押し出されてしまい癒合の妨げになることはなく，むしろ漿膜が残っていることのメリットが大きい．術後1週間頃に起こる縫合不全の部位は吻合部より口側1cm以内に生ずることが多く，これは局所の虚血性変化によるもので，この原因は腸間膜処理の行い過ぎによると筆者は考えている．

purse string divice (PSD) を用いて直針付きプロリン糸で巾着縫合を行い，PSDの肛側でS状

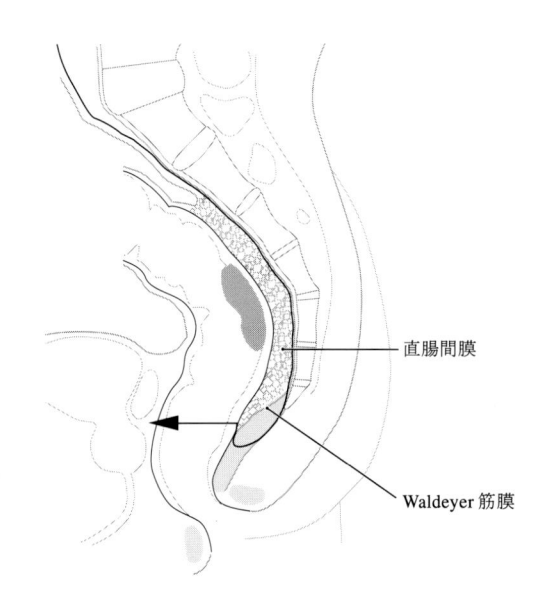

図 3.97 直腸間膜の完全摘除（Healdら，1986[3]をもとに作画）

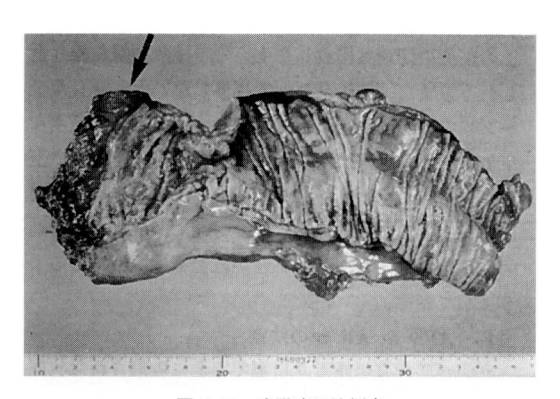

図 3.98 直腸癌切除標本
肛側断端から直腸間膜組織（矢印）が突出していなければならない．

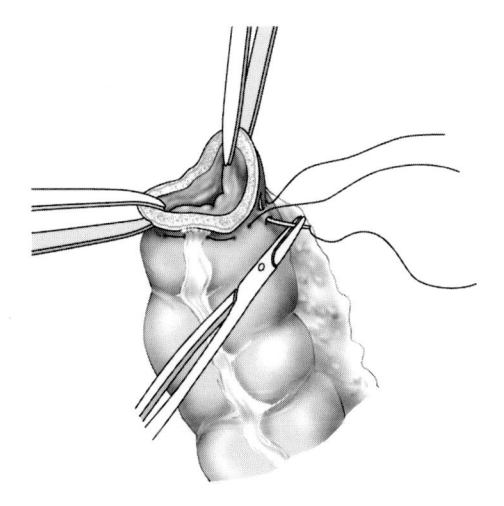

図 3.99 S状結腸端における巾着縫合の補強（武藤，1993[2]）をもとに作画）

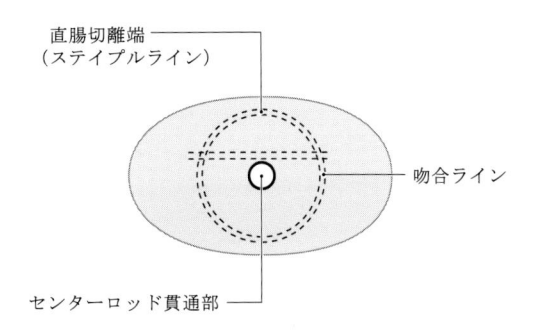

図 3.100 (a)
吻合ラインは直腸切離端（ステイプルライン）の上を通る．

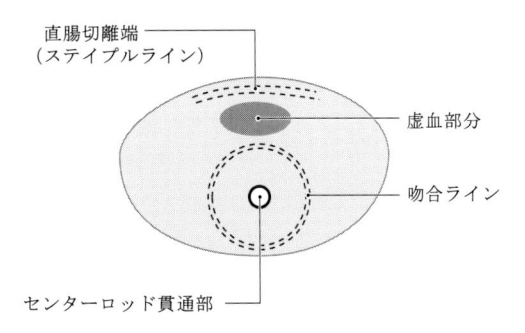

図 3.100 (b)
直腸切離端（ステイプルライン）と吻合ラインが離れると，その間の部分が虚血になる．

結腸を切離する．腸壁が厚い場合には針の刺入点および折れ返り点の間隔が開いていることがあるので，その有無を確認して別の糸を用いて腸壁に固定しておくとよい（図 3.99）．器械吻合時に腸壁が強く圧迫されると，この部位が外へ圧出されて断端ぎりぎりの所で吻合されるために縫合不全の原因になると考えられるからである．

ix） double stapling technique（DST）のコツ

anvil を外した吻合器本体を肛門から挿入し，直腸閉鎖線上あるいはそれに接した後側中央部で断端を貫く（図 3.100）．直腸端の両端が dog ear になるのを防ぐために，その両端にそれぞれ糸をかけて中央を結び両端を含めて打ち抜いてしまう方法がある（図 3.101）．この方法は直腸壁が著しく厚くない場合に一番大きな口径の吻合器を用いれば可能である．打ち抜く場所を一側に寄せて一方の dog ear をなくしてしまうのも一法である．S状結腸に捻れのないことを確認し，肛門側の助手が吻合器の wing nut を回転させ，マークが所定の場所にきたことを確かめて fire すれば吻合は完成する．吻合部に周囲の組織が挟み込まれないように注意する．

x） 吻合の確認

以上の操作がスムースに行われた場合には追加縫合の必要はない．切離された腸管のドーナッツリングに弱い部分（筋層が十分に取られていない部分）があれば漿膜筋層縫合を1～2糸追加しておく．dog ear が気になるならこれを吻合部口側の腸壁に縫合して dog ear を解消させてもよい（図 3.102）．骨盤腔内に温生理食塩水を満たし，肛門側よりバルーンカテーテルを挿入して空気を送入し，leak test を行い吻合が air tight であることを確認する．

xi） 手縫い吻合

器械吻合が普及したために，手縫い吻合はほとんど行われなくなってしまったが，念のために簡単に記述しておきたい．高位前方切除の場合には Albert-Lembert 法による2層縫合を用いるが，低位前方切除の場合には Gambee 法による1層縫合を用いる．一針ごとの bite を十分大きく（5 mm 以上）とることがしっかりした縫合を完成させるコツである．端々吻合よりは，側端吻合のほうが縫合操作が行いやすい（図 3.103）．5 cm 程度の盲端があっても，術後の排便に支障はない．

xii） ドレーン留置と腹膜欠損の閉鎖

sump drain と多孔式ドレーン各1本を先端が

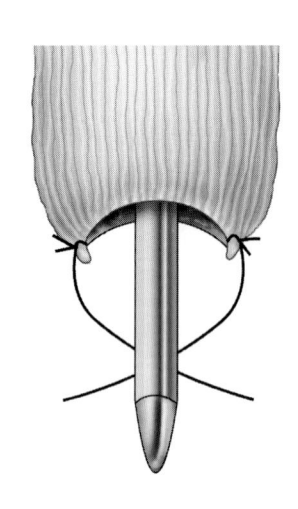

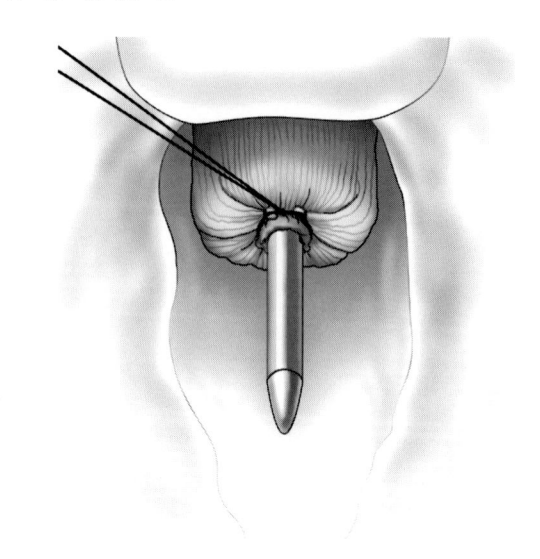

図 3.101 dog ear の処理

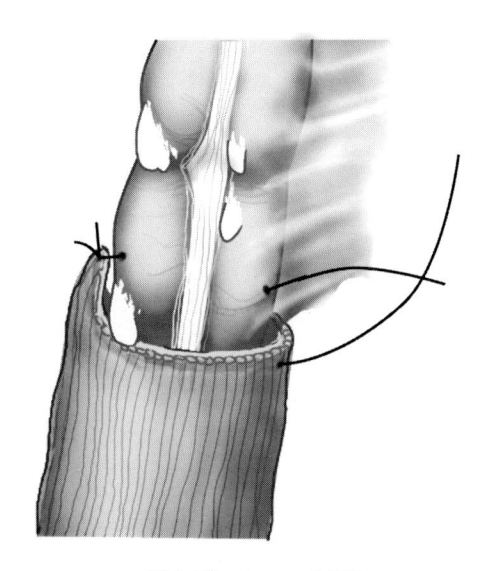

図 3.102 dog ear の処理

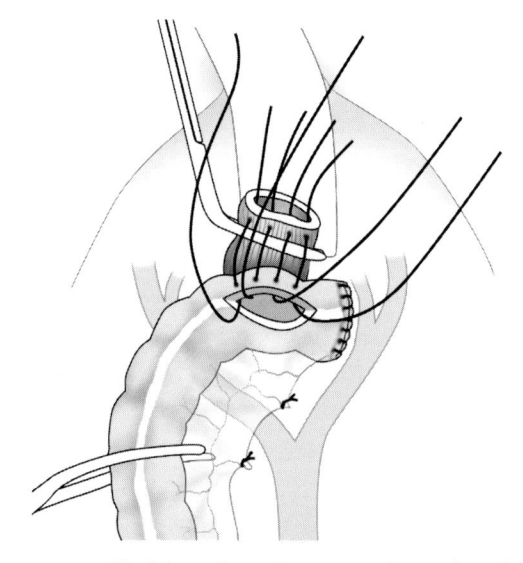

図 3.103 低位前方切除術における端側吻合（森岡恭彦編：新臨床外科手術書，南山堂，東京，1990，p 379 をもとに作画）
後壁の全層縫合を行っている．縫合の間隔は約 5 mm で行う．

骨盤底最深部に到達するように仙骨前面に留置する．2本のドレーンは左下腹部から腹膜外経路で挿入し，吸引量が 100 ml 以下になるまで 20 mm 水中圧で持続吸引する．その後は sump drain を短く切り，術後1週間を目途に両ドレーンを抜去する．後腹膜は直腸前壁まで閉鎖するが，左側は開放のままとしている．

xiii）閉　腹

腹腔内を 2～3 l の温生理食塩水で洗浄した後に腹壁を2層に閉腹して手術を終了する．

低位前方切除の術式についてはさまざまな工夫がされているので他の文献も参照されたい[5,6]．

c）　手術成績，合併症

直腸癌の術後にはさまざまな合併症が起こる（表 3.38）[7]．このなかでも 10% 前後の頻度で発生する縫合不全は，前方切除後の大きな合併症の一つである．最近では手術死亡率は 2% 以下の低率になった．器械吻合を用いた場合には，器械操作

に習熟していないと縫合不全の頻度は決して低くないが，慣れてくればほとんど起こることはなくなる(表3.39)．前述したように，口側の腸間膜処理を行わずにできるだけ温存すること，血液維持のためにLCAを温存することなどが縫合不全を予防するコツである．Corderら[1]によれば，LCA温存例の縫合不全率は9%，IMA根部結紮によるLCA非温存例は19%であり，covering colostomyを造設した場合はそれぞれ12%，10%であった．吻合が下位であるほど縫合不全の頻度は高く，放射線照射例はさらにその頻度が増加する．術後1週間以内(多くは3～4日)に起こる縫合不全は吻合時の機械的かつ技術的にも初歩的なミスによることが多く，瘻孔が大きくて周囲の癒着がほとんどないために，covering colostomy造設が必要である．7～10日の間に起こる例は前述した虚血性変化によるものが多く，瘻孔と膿瘍腔が小さい場合には洗浄と吸引で治癒する場合もあるが，思い切ってcovering colostomyを造設するほうが，結局は早く治癒することが多い．縫合不全の起こったときには，発熱と同時に数回の下痢がみられることが多い．下痢のために縫合不全が起こったのではなく，縫合不全による腸管周囲の炎症(膿瘍)のためにS状結腸の蠕動が亢進した結果であると考えられる．

　器械吻合を行った場合には吻合部からの出血がみられることがあるが，その頻度は4%程度である．吻合部狭窄は1～10%にみられるが，多くは用手的に拡張することができる．直腸腟瘻も治療に難渋する合併症の1つで，0.1～3.3%の頻度でみられる(表3.40)[8]．

表3.38　大腸癌術後の合併症 (Arbmanら，1995)[7]

	結　腸	直　腸	全　体
縫合不全	1.9	7.4	3.3
出　血	0.6	1.4	0.9
創哆開	2.4	1.4	2.0
吻合部合併症	6.8	9.5	8.8
創感染	4.2	6.4	5.2
重症感染	6.5	12.4	8.8
肺梗塞	0.6	1.4	0.9
腸閉塞	1.8	0.5	1.3
その他	10.7	16.5	13.0
術　死	3.3	2.3	2.9
合併症総計	24.6	38.5	30.1

表3.40　直腸腟瘻の頻度 (Fleshnerら，1991)[8]

Healdら (1981)	1.0
Smithら (1981)	0.1
Leffら (1982)	1.9
Antonsenら (1987)	2.2
Vermaら (1990)	3.3
Fleshnerら (1991)	0.3
総　計	0.3

表3.39　器械吻合後の予防的人工肛門造設，縫合不全，死亡の率 (Hansenら，1996)

報　告　者	症例数	予防的人工肛門造設	縫合不全	死　亡
Fegizら (1983)	134	16.4	16.4	1.4
Kennedyら (1983)	265	4.2	3.0	1.5
Steinhagen and Weakley (1985)	117	6.8	1.7	0
Cutait and Cutait (1987)	140	10.7	7.1	2.1
Gordon and Dalrymple (1987)	143	2.8	0.7	0.7
Polglase (1987)	120	15.0	10.8	NA
Trollopeら (1986)	205	—	1.5	0.5
Antonsen and Kronborg (1987)	178	10.7	15.2	2.8
Leber and Junghanns (1987)	251	5.0	7.5	2.3
Fazio (1988)	162	—	3.7	NA
Kantartzisら (1988)	449	0	9.1	1.5
Wehrliら (1988)	169	3.1	4.3	2.5
Dickson (1989)	109	26.6	1.8	2.8
Friendら (1990)	114	21.1	3.5	2.6
Karanjiaら (1991)	200	62.5	5.0	1.5
Kyzer and Gordon (1992)	215	2.3	0.5	0.5
Kesslerら (1993)	422	18.5	14.2	2.4
Hansenら (1996)	615	2.6	1.5	1.0

d) 遠隔成績
i) 局所再発

前方切除で最も問題になるのは局所再発である（表3.41）[9]。局所再発には，①骨盤壁からの再発，②吻合部外壁からの再発，③吻合部内面からの再発（suture line recurrence）などがある。①は骨盤壁のリンパ節あるいはリンパ管からの，②は取り残した直腸周囲組織からの，③は管内播種からの再発と考えられている。その予防策は，①に対しては側方郭清および術前照射，②に対しては直腸間膜の完全摘除，③に対しては吻合前の直腸内洗浄が有効である。諸家の報告による局所再発率を表にまとめておく（表3.42～3.46）。腫瘍の部位，病期がそろっていないと単純に比較することは難しいが，直腸間膜の完全摘除を提唱したHealdら[3]の成績が抜群に良好であることは注目に値する。最近の報告でも局所再発率は4％という低率を保っており，直腸間膜完全摘除はきわめて重要である[13,14]。

国立がんセンター病院の成績では，拡大郭清によって直腸癌手術例全体の局所再発が著明に低下した（表3.47，3.48）。Enkerら[15]の成績は北條ら[17]の成績ほど良くはないが，Dukes Cにおける成績は向上しており，彼らもそれを評価している。

筆者の教室では，側方郭清のまったく行われなかった第Ⅰ期（1963～'79），症例を選んで不完全に行った第Ⅱ期（1980～'85），症例を選んで徹底的に行った第Ⅲ期（1986～'90）における局所再発率はそれぞれ18％，9％，8％であり，Ⅰ期とⅡ・Ⅲ期では明らかな差がみられた。前方切除術と腹会陰式直腸切断術における各期の局所再発率はそれぞれ16％，12％，6％；20％，10％，17％であり，

表 3.43　中部・下部直腸癌術後の局所再発率（Konn, 1993[10], Rubbini, 1990[9]より改変）

	低位前方切除	直腸切断
Colombo ら（1987）	9.8	14.0
Konn ら（1993）	10.7	11.4
Williams ら（1984）*	11.0	8.0
Pilipshen ら（1984）	15.0	21.4
McDermott ら（1982）	19.6	29.5
Beart ら（1981）	23	—
Rubbini ら（1990）	24	—
Tonak ら（1982）	25	—
Kennedy ら（1985）	39	—
Phil ら（1981）	42	—
Pilipshen ら（1984）*	43.0	29.0

* 下部直腸癌

表 3.44　Dukes 分類別の局所再発率（前方切除）

	Dukes A	Dukes B	Dukes C
Slanets ら（1972）	5.9	25.0	38.0
Rubbini ら（1990）	2	25	39
Enker ら（1986）	—	—	30.8
Konn ら（1993）	0	7.4	17.2
亀岡ら（1987）	0	20.7	18.3

表 3.45　Dukes 分類別の局所再発率（前方切除＋直腸切断）

	Dukes A	Dukes B	Dukes C
北條ら（1989）	5.2	21.9	32.9
Phillips ら（1984）	3.8	12.9	18
沢田ら（1989）	9.0	12.4	23.0
Moriya ら（1989）	—	2.5	27

表 3.41　再発の部位別頻度（Rubbini ら，1990）[9]

吻合部	14％
骨盤	36％
骨盤＋リンパ節	20％
骨盤＋遠隔	30％

表 3.42　局所再発率（Konn, 1993[10], Nicholls, 1989[11]より改変）

	前方切除	直腸切断
Heald ら（1986）	3	
MacFarlene ら（1982）	4	
Polett ら（1983）	6.9	
Morson ら（1963）	7.9	
Parks ら（1983）	8	
Konn ら（1993）	8.9	25.0
Straus ら（1978）	12.0	8.8
Enker ら（1979）	12.5	24.0
Localio ら（1983）	14.6	
Lasson ら（1984）	17.5	
Phillips ら（1984）	18.0	12.0
Luke ら（1983）	22.2	22.7
Hust ら（1982）	32	

表 3.46　結腸肛門吻合後の再発および無再発生存率（Cavaliere ら，1995）[12]

	再発	局所再発	無再発生存率
Wunderlich ら（1986）	16	5	79
Drake ら（1987）	27	5	73
Huguet ら（1991）	15	5	89
Cavaliere ら（1991）	27	5	68
Parc ら（1987）	17	6	—
Sweeney ら（1989）	18	18	56
Hautefeuille ら（1988）	23	20	64

表 3.47 直腸癌治癒切除後の局所再発（Rs を除く）
(北條ら, 1989)[16]

手術年度（患者数）	Dukes A	Dukes B	Dukes C
1962〜1968 (160)	3.0%	30.7%	50.7%
1969〜1983 通常手術 (245)	5.2	21.9	32.9
1969〜1983 拡大手術 (192)	0	6.3	23.6

表 3.48 通常郭清と拡大郭清の局所再発率の比較

	Dukes A	Dukes B	Dukes C
北條ら (1989)	5.2(0)	21.9(6.3)	32.9(23.6)
Enker ら (1986)	13.6(13.4)	23.4(38.3)	46.0(35.5)

( ) は拡大郭清

表 3.49 術式別の再発形式（池, 1987）[17]

	神経温存手術	拡大郭清手術	通常郭清手術
肝再発	3/76 (3.9)	10/200 (5.0)	9/116 (7.8)
局所再発	11/76 (14.5)	20/200 (10.0)	15/116 (12.9)
腹膜再発	0/76 (0)	2/200 (1.0)	5/116 (4.3)
リンパ節再発	0/76 (0)	5/200 (2.5)	3/116 (2.6)
肺再発	0/76 (0)	10/200 (5.0)	3/116 (2.6)
多臓器再発	2/76 (2.6)	24/200 (12.0)	6/116 (5.2)
その他不明	0/76 (0)	6/200 (3.0)	3/116 (2.6)
計	16/76 (21.1)	77/200 (38.5)	44/116 (37.9)

( ) 内は%

前方切除術ではⅡ期，Ⅲ期の間に差がみられたが，腹会陰式直腸切断術では差がみられなかった．すなわち，側方郭清を行った効果は，前方切除術の適応がある例にのみ顕著に認められた．

術式によって再発形式に多少の差がみられるが，stage 別に比較すればその差はほとんどなくなる（表 3.49）[17]．また，適応を選べば自律神経温存例の局所再発率を拡大郭清例よりも低率に抑えることができる[18]．

ii） 局所再発の危険因子

局所再発の危険因子として以下のようなさまざまの因子があげられている．①脈管侵襲，②Dukes C，③断端までの距離（<2 cm），④漿膜浸潤，⑤直腸間膜への浸潤，⑥術中の穿孔，⑦癌の分化度，などであるが，手術はこれらの因子を考慮に入れて行うことが肝要である．粘膜面への播種によって起こると考えられる吻合部再発は，吻合直前の直腸内洗浄によって予防することができる．腸内洗浄によって吻合部再発を 10% から 0% に低下させたという報告もある[4]．筆者は常に直腸内洗浄を行ってきたが，粘膜面からと考えられる吻合部再発は 1 例も経験していない．

iii） 血行性転移

血行性転移の頻度は手術手技とは直接関係はなく，同時性，異時性を合わせて 20〜25% に認められるが，現時点ではこの頻度を低下させる方策は見出されていない．しかし，"do our best" の心で血管結紮を先行させる "no-toutch isolation" を行うべきであろう．リンパ節転移陽性例，脈管侵襲陽性例，癌浸潤先進部における低分化傾向などの所見を有する例は肝転移が起こる高危険群であるので，サーベイランスを積極的に行って転移の早期発見に努めることが肝要である．ちなみに，血行性転移例の内訳は肝 80%，肺，骨それぞれ 10%，73% を Dukes C，20% を Dukes B，3% を Dukes A が占めている．

iv） 生存率

前方切除術後の生存率は 70% 前後であり，当然のことながら，stage の進行した例のほうが成績は悪い（表 3.50, 3.51）．国立がんセンター病院の報告では，拡大郭清によって直腸癌全体の 5 年生存率は著明に向上した（表 3.52）[18]．その効果は Dukes C において著明である（表 3.53）．前方切除例のほうが直腸切断例よりも予後が良好なのは，後者の手術がより下部でしかも進行した直腸癌に対して選択されることによるものと考えられ

表 3.50 前方切除後の 5 年生存率

	Dukes A	Dukes B	Dukes C	全体
Enker ら (1986)*	85.7	56.0	57.6	
Nichols ら (1979)	93.8	71.1	63.0	
Konn ら (1993)	100	86.6	57.8	
亀岡ら (1987)	100	64.2	62.3	68.6

* 拡大郭清

表 3.51 Dukes 分類別の 5 年生存率
（前方切除＋直腸切断）

	Dukes A	Dukes B	Dukes C
北條ら (1989)*	91.1	74.2	43.2
Arbman ら (1995)	89	63	32
Konn ら (1993)	100	86.6	57.8
Enker ら (1986)	83.9	61.5	28.8

* 拡大郭清

表 3.52 直腸癌治癒切除例の5年生存率（Rsを除く）（北條ら，1989）[16]

手術年度（患者数）	Dukes A	Dukes B	Dukes C
1962〜1968(160)	88.6%	61.0%	38.2%
1969〜1983 通常手術(245)	91.1	74.2	43.2
1969〜1983 拡大手術(192)	94.3	88.1	61.3

表 3.53 直腸癌の5年生存率 —通常郭清と拡大郭清の比較—

	Dukes A	Dukes B	Dukes C
北條ら（1989）	91.1(94.3)	74.2(88.1)	43.2(61.3)
Enkerら（1986）	83.9(84.9)	61.5(52.5)	28.8(48.3)

（　）は拡大郭清

表 3.54 直腸癌手術後の5年生存率（粗生存率）（Konnら，1993）[10]

	前方切除	直腸切断	全体
Deddishら（1961）	69	65	67
Zollingerら（1971）	46	41	43
Slanetzら（1972）	56	47	52
Stearnsら（1974）	56	48	54
Lockhart-Mummeryら（1976）	66.7	52.7	56.6
Whittakerら（1976）	59.4	41.1	48.8
Staraussら（1978）	55	44	51
Patelら（1982）*	64	56	59
Jonesら（1982）	67	52	42
Minskiら（1988）*	80	60	67
Konnら（1993）*	78.9	67.7	75.6

* 訂正生存率

表 3.55 排尿障害（排尿障害/症例数）（福島ら，1988）[19]

	通常	拡大	計
腹会陰式直腸切断術	6/19 (31.6)	15/17 (88.2)	21/36 (58.3)
仙骨腹式直腸切断術	3/7 (43.9)	38/38 (100)	41/45 (91.1)
前方切除術	0/11 (0)	9/31 (29.0)	9/42 (21.4)
貫通術式	3/5 (60.0)	13/16 (81.3)	16/12 (76.2)
Hartmann手術	0/10 (0)	2/2 (100)	2/12 (16.7)
計	12/52 (23.1)	77/104 (74.0)	89/156 (57.1)

（　）内は%

表 3.56 術後排尿障害（大木ら，1990）[20]

	排尿障害あり
自律神経温存術	5.2%(14/268)
完全温存	0% (0/166)
部分温存	13.7%(14/102)
拡大郭清	65.5%(133/203)

表 3.57 男性性機能障害（障害例/症例数）（福島ら，1988）[19]

	勃起障害	射精障害	性生活廃止
腹会陰式直腸切断術	5/5 (100)	5/5 (100)	5/5 (100)
仙骨腹式直腸切断術	7/7 (100)	7/7 (100)	6/7 (85.7)
前方切除術	3/12 (25.0)	11/12 (91.7)	5/12 (41.7)
貫通術式	3/6 (50.0)	5/6 (83.3)	3/6 (50.0)
計	18/30 (60.0)	28/30 (93.3)	19/30 (63.3)

（　）内は%

表 3.58 術後性機能障害（福島ら，1988）[19]

男性性機能／自律神経	勃起障害	射精障害
全温存（n=28）	11%	21%
片側温存（n=15）	33	60
部分温存（n=10）	20	100
計（n=53）	19	47

v）術後のQOL阻害要因

人工肛門造設が回避され，局所再発が低下し生存率が向上すれば手術には何ら問題がないと当初は考えられていたが，予後をよく調査してみると患者はさまざまな症状に苦しんでいることが明らかになってきた．その症状とは排尿障害，性機能障害および排便障害である[19,20]．

排尿障害，性機能障害の発生率は側方郭清の程度に並行して高率に発生する（表3.55〜3.57）[19,20]．自律神経系を損傷すればするほどその機能障害として排尿，性機能が低下するのは当然のことであるが，興味深いことに自律神経系を完全に温存しても機能障害とくに性機能障害が起こる（表3.58）[19]．障害の発生頻度は報告者によって異なるが郭清の拡大に伴って高率になる（表3.59）．局所再発率，5年生存率に影響を及ぼさないで機能をできるだけ温存しようという考えのもとに自律神経温存術が登場したのであるが，総合的なQOLを高めるためには，まださまざまな工夫が必要である．超低位吻合である結腸肛門吻合の肛門機能は良好であるという報告がある（表3.60）[21]が，筆

表 3.59 神経温存手術後の排尿・性機能

発表者	温存神経	排尿障害		温存される性機能	
		排尿困難	失禁	勃起	射精
坂口	完全	13%	0%	66.7%	58.3%
	片側	63	0	33.3	16.7
	部分	33	13	50.0	0
太田	側方郭清なし			90	73
	両側			75	38
	片側			100	100
斉藤	両側	28		80	55
	片側	60		70	15
	部分	100			
森田	両側	少ない		92	
	一側	少ない		29	
森	両側	30	10	76	96
	片側	50	40	35	23
寺本	側方郭清なし	16	0		
	完全			78	67
	骨盤神経			29	7

注:温存神経の表記は発表のまま

(臨床外科医会誌 56:1079, 1995)

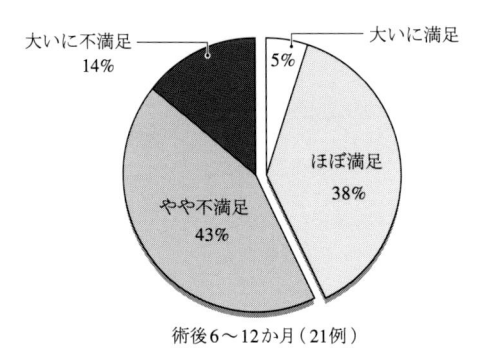

図 3.104 低位前方切除術後の日常生活の満足度

大いに満足 5%
ほぼ満足 38%
やや不満足 43%
大いに不満足 14%

術後6〜12か月(21例)

表 3.60 結腸肛門吻合後の肛門機能 (Pennaら, 1995)[21]

	Bergerら (1992)	Patyら (1994)	Pelissierら (1992)
患者数	136	81	33
観察期間	1年	平均4.3年 (1.3〜12.3)	平均16.2月 (7.6〜26.6)
吻合法	手縫い J pouch	手縫い/器械 端々	器械 J pouch
排便回数	2.1(0.3〜8)	2(0.3〜15)	1.5(0.5〜4)
ガス, 便の完全制御	52%	51%	77.8%
固形便失禁	4%	5%	ns
ガスと便の判別	96%	ns	96.3%
頻便	4%	19%	3.7%
あて物(−)	75%	68%	89%
自然排便	75%	ns	89%

ns=not significant

者らの行った低位前方切除の後のアンケート調査では, 予想に反して患者は現状に満足していないことが明らかになった (図3.104). その理由は主として頻便と便失禁であり, 後者に関係する要因として, ①肛門管の長さ, ②肛門管の最大静止圧, ③肛門管の最大感覚閾値, ④吻合部口側腸管の不規則な攣縮, などがあげられている. 失禁の予防には直腸をできるだけ残すことが大切であるが, これは低位前方切除の術式とは相反する要件である. ②と③とは術前の検査によってある程度予測することができる. ④は新しく明らかになってきた要因で, 虚血と関係しているのかもしれないが詳細は不明である.　　　　　　[武藤徹一郎]

文　献

1) Corder AP, Karanjia ND, Williams JD, et al: Flush aortic tie versus selective preservation of the ascending left colic artery in low anterior resection for rectal carcinoma. Br J Surg **79**: 680-682, 1992.
2) 武藤徹一郎:直腸癌に対する前方切除術:器械吻合による自律神経温存術. 消化器外科 **16**: 1747-1758, 1993.
3) Heald RJ, Ryall RDH: Recurrence and survival after total mesorectal excision for rectal cancer. Lancet **i**: 1476-1482, 1986.
4) Cole WH: Recurrence in carcinoma of the colon and proximal rectum following resection for carcinoma. Arch Surg **65**: 264-270, 1952.
5) 中山一博, 今　充, 森田隆章, ほか:直腸癌に対する低位前方切除術:一側骨盤神経温存手術. 消化器外科 **16**: 1093-1102, 1993.
6) 浜野恭一, 亀岡信悟:直腸癌の手術―Double stapling technique (DST) を用いた前方切除. 消化器外科 **13**: 1989-1998, 1990.
7) Arbman G, Nilsson E, Störgen-Fordell V, et al: Outcome of surgery for colorectal cancer in a defined population in Sweden from 1984 to 1986. Dis Colon Rectum **38**: 645-650, 1995.
8) Fleshner PR, Schoetz DJ, Jr, Roberts PL, et al: Anastomotic vaginal fistula after colorectal surgery. Dis Colon Rectum **35**: 938-943, 1992.
9) Rubbini M, Vettorello GF, Guerrera C, et al: A prospective study of local recurrence after resection and low stapled anastomosis in 183 patients with rectal cancer. Dis Colon Rectum **33**: 117-121, 1990.
10) Konn M, Morita T, Hada R, et al: Survival and recurrence after low anterior resection and abdominoperineal resection for rectal cancer: The

results of a long-term study with a review of the literature. Surgery Today **23**: 21-30, 1993.
11) Nicholls RJ: Local recurrence after anterior resection. Langenbecks Arch Chir Suppl II: 689-691, 1989.
12) Cavaliere F, Pemberton JH, Cosimelli M, *et al*: Coloanal anastomosis for rectal cancer. Long-term results at the Mayo and Cleveland Clinics. Dis Colon Rectum **38**: 807-812, 1995.
13) Macfarlane JK, Ryall RDH, Heald RJ: Mesorectal excision for rectal cancer. Lancet **341**: 457-460, 1993.
14) Scott N, Jackson P, Al-Jaberi T, *et al*: Total mesorectal excision and local recurrence: a study of tumour spread in the mesorectum distal to rectal cancer. Br J Surg **82**: 1031-1033, 1995.
15) Enker WE, Heilweil ML, Hertz RL, *et al*: En bloc pelvic lymphadenectomy and sphincter preservation in the surgical management of rectal cancer. Ann Surg **203**: 426-433, 1986.
16) 北條慶一, 澤田俊夫, 森谷宜晧：大腸癌の拡大手術の意義と限界. 癌と化学療法 **16**：1059-1063, 1989.
17) 池 秀之, 大木繁男, 大見良裕, ほか：直腸癌に対する自律神経温存術の治療成績. 日消外会誌 **20**：1060-1066, 1987.
18) 大木繁男, 舛井秀宜, 今井信介, ほか：直腸癌に対する自律神経温存術後の生存率と局所再発率. 日本大腸肛門病会誌 **45**：1132-1138, 1992.
19) 福島恒男, 大木繁男, 大見良裕, ほか：直腸癌に対する骨盤内自律神経温存術. 外科診療 **30**：915-921, 1988.
20) 大木繁男, 土屋周二：直腸癌に対する機能温存手術—直腸前方切除術と骨盤内自律神経温存手術について. 治療学 **24**：1054-1058, 1990.
21) Penna C, Tiret E, Parc T: Coloanal anastomosis for rectal cancer: long-term results. Perspect Colon Rectal Surg **8**: 27-35, 1995.

5) 自律神経温存術

わが国では直腸癌術後の局所再発, 所属リンパ節再発をできるかぎり減少させる目的で1970 (昭和45) 年ごろから拡大郭清術を行うようになり, その結果術後生存率の向上が得られるようになった[1]. しかし拡大郭清を行うと, 骨盤内の自律神経が損傷され排尿障害や男性性機能障害が発生するようになった. 当時これらの障害の発生は癌に対する手術の根治性を得るためには避けられないことと考えていた. 小松原[2]は1975 (昭和50) 年にこれらの機能障害を防止する目的で自律神経を温存する手術を行ったが当時は拡大郭清で生存率を向上させるという考え方が強く続いてこれを行う者はいなかった. 1982 (昭和57) 年われわれ[2]は術後機能障害をできる限り減少させる目的で骨盤内の自律神経を温存して直腸を切除する手術を始め, これを自律神経温存術と呼んだ[3]. この手術により機能がよく温存できることが明らかになり多くの施設で行われるようになっているが, その適応と術式は施設それぞれ独自の判断で行われ一定の見解はない[4]. 自律神経温存術は広く行われているのに標準的な術式がないといえる.

そこで, ここでは自律神経温存術についてのわれわれの考え方, 適応, 術式, 成績について述べる.

さて, われわれはこの手術を始めたときとその後では適応と術式を大きく変更している. ここでは, われわれが当初行っていた自律神経温存術を第1期 (昭和57年3月～平成4年4月) として扱い, 次にこれらの症例の成績を検討のうえ, より良い成績を得るため新しい適応と術式に変更したので, これを第2期 (平成4年5月から平成7年12月) として扱う.

a) 手術適応と術式
（第1期：昭和57年3月～平成4年4月）

第1期における自律神経温存術の適応は表3.61のごとくとした. リンパ節転移と深達度が進行しているものを局所再発を起こす危険因子と考えリンパ節転移のないものを自律神経全温存術の適応とした. ただし, 直腸癌が固有筋層を越え深達度がA_1, A_2であったときに最深部の癌が自律神経と近接しているときはこの部分の自律神経を切除した. この場合は部分温存となった.

自律神経全温存術では腹部大動脈前面にある腰部交感神経からの分枝, そしてこれから骨盤腔に入り下腹神経となって骨盤神経叢に至る神経, また骨盤内臓神経から骨盤神経叢に至る神経, さらに骨盤神経叢から膀胱, 精嚢腺, 前立腺, 海綿体筋に至る自律神経をすべて温存した. 内腸骨動脈流域にある側方リンパ節に対しては視診または触診を行い, 腫大したものあるいは硬く触れたもののみを摘出した. 内腸骨動脈の分枝をすべて露出

3.3 直腸癌（進行癌）

表 3.61 自律神経温存術の適応
（第1期：昭和57年3月～平成4年4月）

	Rs, Ra	Rb	P
N(−)	全温存 （下腹，骨盤内臓，骨盤神経叢温存）	全温存 （側方リンパ節確認）	全温存 （側方リンパ節確認）
N₁(+)	部分温存 （腫瘍下縁から2cm以上離れた肛門側の骨盤内臓，骨盤神経叢温存）	部分温存 （腫瘍下縁から2cm以上離れた肛門側の骨盤内臓，骨盤神経叢温存）	部分温存 （骨盤内臓神経，骨盤神経叢の一部が腫瘍と2cm以上離れた部分があれば温存）
N₂(+)	部分温存	自律神経を温存しない	自律神経を温存しない

直腸癌が自律神経に近接または浸潤しているときは，その部分の神経を切除する．N：肉眼所見によるリンパ節転移に分類，n：組織所見によるリンパ節転移に分類．

表 3.62 自律神経全温存術施行症例
（第1期 昭和57年3月～平成4年4月）

深達度＼リンパ節転移	n(−)	n₁(+)	n₂(+)	n₃(+)	計
m	16	0	0	0	16
sm	20	3	0	0	23
mp	58	7	3	0	68
ss, a₁	43	18	7	0	68
se, a₂	52	25	7	1	85
si, ai	3	1	0	0	4
計	192	54	17	1	264

・術前の適応を Rs, Ra, Rb, P の N(−) 症例としたが，n(+) 症例は 27.2%(72/264) もあり，術前，術中のリンパ節転移が正確に診断できなかった．
・比較的進行度の少ない症例（m, sm, mp）が全体の40.5%(107/264)であった．
  ss, a₁, se, a₂, si, ai の症例は 59.5%(157/264) であった．

し en bloc にリンパ節と脂肪組織を摘出するような側方郭清は行わなかった．

自律神経部分温存術は，左右どちらかの下腹神経，骨盤内臓神経，骨盤神経叢を残した手術，あるいは下腹神経は切除し骨盤内臓神経と骨盤神経叢の一部を残す手術とした．

b) 遠隔成績（第1期）

直腸癌415例に対して自律神経温存術を行った．このうち全温存術例は264例であり（表3.62），部分的温存症例は151例であった．

i) 自律神経温存術例（全温存例と部分温存例を含む）

全体の累積5年生存率は76.7%，累積10年生存率は64.5%であった（図3.105 a）．一方，昭和47年から57年に行われた拡大郭清例のそれぞれの生存率は62.0%，54.5%であった．また累積5年，10年局所再発率をみると自律神経温存術14.0%，15.5%であった（図3.105 b）．拡大郭清例ではそれぞれ24.9%，27.0%であった．ただし，両群の背景因子は異なっている．

全温存術は術前，術中診断でN(−)症例を対象にしたが組織学的にn(−)であったのは62.8%であり，n(+)は27.2%であった．この27.2

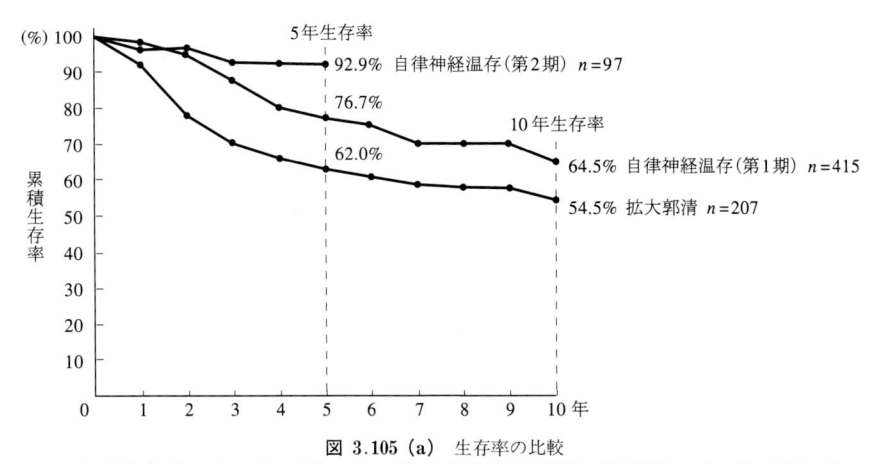

図 3.105 (a) 生存率の比較
拡大郭清例（昭和47年1月～昭和57年2月），自律神経温存例第1期（昭和57年3月～平成4年4月），自律神経温存例第2期（平成4年5月～平成7年12月）．

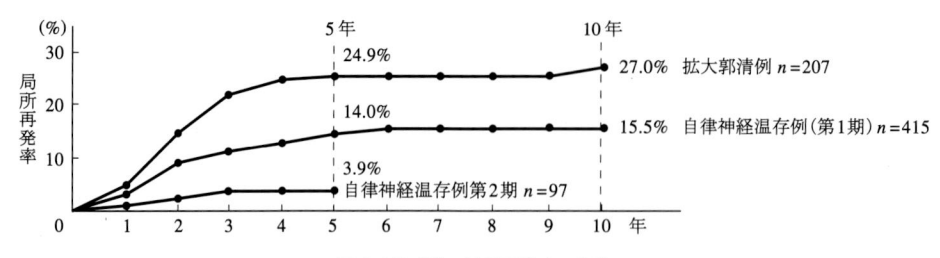

図 3.105（b） 局所再発率の比較

拡大郭清例（昭和47年1月～昭和57年2月），自律神経温存例第1期（昭和57年3月～平成4年4月），自律神経温存例第2期（平成4年5月～平成7年12月）．

表 3.63　自律神経全温存症例の5年局所再発率
自律神経温存術第1期
（昭和57年3月～平成4年4月）
全症例　$n=264$　17.0%

占居部位	症例数	局所再発率(%)	深達度	症例数	局所再発率(%)
Rs	52	11.4	m	16	0.0
Ra	70	17.4	sm	23	0.0
Rb	127	21.6	mp	68	9.5
P	15	31.7	ss, a_1	68	30.3
リンパ節転移	症例数	局所再発率(%)	s, a_2	85	19.1
			si, ai	4	100.0
$n(-)$	192	12.0			
$n_1(+)$	54	33.3			
$n_2(+)$	17	48.3			
$n_3(+)$	1	0.0			

%の術前に予定した全温存の適応には不適格であったことになる．深達度別に5年局所再発率をみた（表3.63）．m，sm，mpでは局所再発が少なくそれぞれ0%，0%，9.5%であった．リンパ節転移からみると$n(-)$ 12.0%，$n_1(+)$ 33.3%であった．さらに，背景因子を詳しくする目的で癌の占居部位，深達度，リンパ節転移から局所再発率を算出した（表3.64）．その結果mp，$n(-)$ではどの占居部位でも局所再発率が低率であったが，深達度がss，a_1以上になったとき，またはリンパ節転移が$n_1(+)$以上になったときは局所再発が増加した．

部分温存例はRs，Ra，Rb，Pにある$N_1(+)$例とRs，Raの$N_2(+)$を対象にした（表3.61）．Rs，Raでは$n_3(+)$が3例あり，術前に予定した適応ではないのに結果的には含まれているのは術前診断が困難であったためである（表3.65）．Rbに対する部分温存症例の適応は$N_1(+)$としたが$n_2(+)$が9例含まれた（表3.66）．部分温存例全体の5年生存率および5年局所再発率は74.3%，14.5%であった．

ⅱ）術後排尿機能

直腸癌術後の排尿障害についての明確な定義は現在ない．そこでわれわれは直腸癌術後の排尿障害を以下のように考えている．

1）直腸癌術後自然排尿が可能である．
2）尿路感染が起きない．

表 3.64　自律神経全温存症例の5年局所再発率
自律神経温存術第1期　（昭和57年3月～平成4年4月）

Rs					Ra				
	$n(-)$		$n_1(+)$			$n(-)$		$n_1(+)$	
	局所再発率	症例数	局所再発率	症例数		局所再発率	症例数	局所再発率	症例数
mp	0.0	1	0.0	1	mp	0.0	10	100.0	1
ss	36.7	6	0.0	3	ss	34.3	15	44.4	9
s	0.0	14	44.4	9	s	0.0	12	0.0	6
Rb					P				
	$n(-)$		$n_1(+)$			$n(-)$		$n_1(+)$	
	局所再発率	症例数	局所再発率	症例数		局所再発率	症例数	局所再発率	症例数
mp	6.3	33	50.0	4	mp	0.0	5	0.0	1
a_1	10.2	19	66.6	6	a_1	0.0	3		0
a_2	16.6	24	22.2	9	a_2	75.0	6	0.0	6

3.3 直腸癌（進行癌）

表 3.65 占居部位 Rs, Ra に対する自律神経部分温存症例
自律神経温存術第 1 期
（昭和 57 年 3 月～平成 4 年 4 月）

深達度＼リンパ節転移	$n(-)$	$n_1(+)$	$n_2(+)$	$n_3(+)$	計
m	0	0	0	0	0
sm	0	0	0	0	0
mp	8	2	0	0	10
ss	11	10	3	1	25
se	15	3	3	2	23
si	0	0	0	0	0
計	34	15	6	3	58

部分温存となった症例は mp 癌が 17%（10/58）と少ないのに対して，ss 以上に進行した癌は 83%（48/58）であった．

表 3.66 占居部位 Rb に対する自律神経部分温存症例
自律神経温存術第 1 期
（昭和 57 年 3 月～平成 4 年 4 月）

深達度＼リンパ節転移	$n(-)$	$n_1(+)$	$n_2(+)$	$n_3(+)$	計
m	1	0	0	0	1
sm	3	0	0	0	3
mp	9	4	0	0	13
ss	9	3	3	0	21
se	17	13	6	0	36
si	2	2	0	0	4
計	41	22	9	0	72

部分温存となった症例のうちリンパ節転移（－）例は 56.9%（41/72），リンパ節転移（＋）例は 43.1%（31/72）であった．

3) 腎機能が傷害されない．

そしてこれらの条件を満たす排尿の条件は，① 残尿が 30 ml 以下，② 排尿時間が 1 分以内である．残尿と排尿時間のみを調査を問診した結果から排尿障害をみると，自律神経温存術全温存 0%（0/264），部分温存術 10.8%（14/129）であり，自律神経温存術全体では 3.7% であった．側方リンパ節郭清を行い神経を温存しない直腸切断術あるいは直腸前方切除術では排尿機能障害は 65.5% に発生した（表 3.67）．大出[5] は直腸癌術後の排尿機能について膀胱内圧曲線と尿流動態検査を行って評価した（表 3.68）．

自律神経全温存症例はほぼ各因子とも健常人と同じ成績であり，正常の排尿が可能であった．一方，拡大郭清を行って自律神経をすべて切除した症例（自律神経切除）の特徴は，① 最小尿意，最大尿意が大きい，② 残尿量が多く残尿率が大きい，③ 最大尿流率，平均尿流率が低い，ことであった．このことはすなわち多量の尿がたまらないと尿意を意識できないし，排尿のとき尿の勢いがない，たまった尿をすべて排尿することができず約 50% も残尿となってしまうことである．骨盤内臓神経 S_4 とこれに連なる骨盤神経叢を温存した症例（S_4 骨盤内臓神経温存 9 例）では最小尿意，最大尿意，残尿率，最大尿流率，平均尿流率のすべてが良好な排尿機能を示した．

iii) 術後男性性機能（第 1 期）

正常な成人男性の性機能は，① 性欲があること，② penis が勃起すること，③ 射精できること，④ 性交できること，⑤ オーガスムがあること，という 5 つの因子からなっている．舛井[6] はこれら

表 3.67 術後排尿障害（面接調査）
自律神経温存術第 1 期
（昭和 57 年 3 月～平成 4 年 4 月）

術式	排尿障害
自律神経温存術	5.2%（14/268）
全温存	0.0%（0/175）
部分温存	10.7%（14/93）
拡大郭清	65.5%（133/203）

表 3.68 直腸癌手術後の排尿機能検査
自律神経温存術第 1 期（昭和 57 年 3 月～平成 4 年 4 月）

		自律神経全温存 $n=24$	S 4 骨盤内臓神経温存 $n=9$	片側骨盤神経温存 $n=8$	自律神経切除 $n=11$
最小尿意	ml	139.4±49.0	116.3±43.3	142.4±54.7	254.5±137.5
最大尿意	ml	287.2±94.6	256.1±97.7	303.9±94.6	480.7±137.1
最大意識圧	cmH$_2$O	68.2±44.4	84.2±38.5	59.4±18.1	71.4±26.4
最高尿道閉鎖圧	cmH$_2$O	76.3±43.5	93.7±43.7	73.9±40.4	48.6±26.7
排尿量	ml	285.6±87.0	237.8±97.6	267.9±109.0	190.2±121.8
残尿量	ml	15.0±19.5	2.3±9.5	30.8±49.9	192.5±117.9
残尿率	%	5.0±6.8	0.1±0.4	10.3±16.7	50.3±30.8
最大尿流率	ml/sec	15.6±5.7	15.3±3.9	13.8±5.8	10.9±5.1
平均尿流率	ml/sec	8.6±3.7	10.5±4.3	7.6±3.9	4.2±1.9

の因子のなかで勃起と射精についての面接調査を自律神経温存術を施行した男性症例に行った（表3.69）．自律神経全温存例では勃起障害は17%であり，射精障害は20%であった．自律神経片側温存例の場合は勃起機能も射精機能も十分維持できなかった．勃起が可能な症例では術後平均2.5±2.0か月（1〜17か月）で勃起が出現した．また，射精が可能な症例では術後平均3.5±2.6か月（1〜18か月）で射精が出現した．現在では勃起機能を客観的数量的に評価できる測定機器が開発されている．そのうちの一つである計測機器Rigiscan（アメリカ DACOMED 社）を用いて勃起機能を測定した（表3.70）．この機器の測定理論は次のとおりである．成人男性では夜間睡眠時に2〜5回のREM睡眠（睡眠中であるにもかかわらず脳波が活発に活動する状態，夢をみているとき）が出現する．勃起に関与する神経の障害がないときにはこのREM睡眠の時間に一致して必ずpenisは勃起する．Rigiscan本体には2本のsensing loopが接続されており，これを陰茎の根部と亀頭下1cmのところに巻きつける．本体はベルトで大腿に固定しmicrocomputerの制御のもとに15秒ごとに110 gの張力で陰茎を締めつけ陰茎周囲長を測定する．陰茎周囲長が1cm以上に増加すると自動的に張力は280 gに増加し測定間隔は30秒ごととなって陰茎の硬度を測定する．27例に測定したところ夜間勃起回数の平均は3.18回，1回あたりの勃起持続時間の平均は38.1分であった．術後1週では回数および時間が著しく低下したが術後4週間ではほぼ術前に回復した．

術前夫婦間の性交があった24例について，術後のRigiscanによる夜間勃起機能検査を行ったところ全例に勃起が出現した．しかし面接調査では勃起があると答えたのは87.5%（21/24）であった．術後に再び性交を行ったのは83.3%（20/24）であった．勃起機能検査の結果と面接調査の結果が異なるのは，機能的には勃起，性交が可能であっても実際には心理的原因などで不可能になることも一因である．

以上の成績をまとめてみよう．最も症例数が多いRbでみたとき全温存の局所再発率が10%以下であるのはmp，n（−）であり，深達度がこれより進んでもまたリンパ節転移が起こっても局所再発は増加する．Rs，Ra，Pでは症例数が少なく局所再発率は正確ではないが，占居部位にかかわらずmp，n（−）では局所再発率は少ないと考えられる．そこでmp，n（−）症例は自律神経全温存の対象にしてよいと考える．

排尿障害についてみると，全温存術した場合排尿障害は発生しない．部分温存のうち，S4骨盤内臓神経とこれにつながる骨盤神経叢を温存する場合（S4温存）でも排尿機能検査で良好な排尿機能が得られた．男性性機能では，全温存術を行っても勃起，射精の両方の機能が残るのは80%であ

表3.69 直腸癌術後の男性性機能（面接調査）
自律神経温存術第1期
（昭和57年3月〜平成4年4月）

	勃起障害	射精障害
自律神経全温存	17%（9/54）	20%（11/54）
自律神経片側温存	38%（8/21）	62%（13/21）
骨盤内臓神経温存下腹神経切除	33%（4/12）	100%（12/12）
拡大郭清	66%（19/29）	100%（29/29）

表3.70 Rigiscanによる夜間勃起機能検査（自律神経完全温存27例）
自律神経温存術第1期（昭和57年3月〜平成4年4月）

	検査数	勃起回数（回）	最大勃起持続時間（基部）（分）	陰茎周囲増加長基部術前値との比較（%）	陰茎硬度（%）	勃起現象出現症例（%）	勃起正常症例の割合（%）
正常値		3〜6	10〜15	100.0	≧59.0	100.0	100.0
術前	27	3.8±1.4	38.3±23.1	100.0	83.4±9.1	100.0	100.0
術後 1週	23	1.0±1.2	2.1±3.0	19.5	2.0	40.7	25.9
2週	25	3.0±1.4	12.7±9.7	63.4	40.0	66.7	25.9
3週	10	3.2±1.0	28.4±23.7	85.4	75.4	88.9	51.9
4週	8	3.9±1.6	32.1±20.6	105.0	73.9	100.0	70.4
12週以後	7	4.0±1.5	41.9±22.5	95.1	96.6	100.0	85.2

陰茎周囲増加長の正常値は，≧3.0 cmであるが，ここでは術前値と比較して%で表した．

3.3 直腸癌（進行癌）

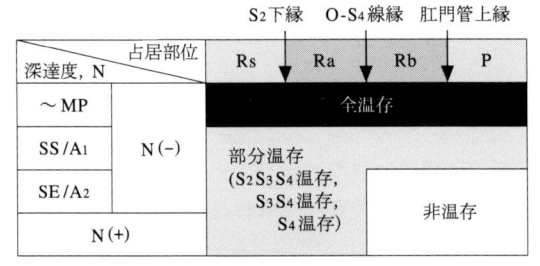

深達度, N	占居部位	Rs	Ra	Rb	P
～MP	N(−)	全温存			
SS/A$_1$		部分温存 (S$_2$S$_3$S$_4$温存, S$_3$S$_4$温存, S$_4$温存)			非温存
SE/A$_2$					
N(+)					

矢印：S$_2$下縁　O-S$_4$線縁　肛門管上縁

＊占居部位は腫瘍下縁の位置とする．
＊十分拡張した注腸写真で判定する．

図 3.106 直腸癌自律神経温存術の適応

る．男性性機能の温存は排尿機能の温存より困難である．勃起と射精機能を温存するには自律神経全温存を行う必要があり，そのさいも手術中には神経を特に愛護的に扱う必要がある．以上のことを考えると，男性性機能を維持してかつ局所再発を最小限にできる症例は mp, n (−) 以内のあまり進行していないものに限られると考えられる．

c) 手術適応（第2期）（図3.106）

i) 基本的な考え方

第1期の経験から自律神経温存術を行うにあたっての基本的な考え方を以下のようにした．

1) 自律神経温存術であっても癌に対する根治性を最優先し術後の局所再発率をできる限り減少させたい，少なくとも5％以下にしたい．

2) 排尿機能は癌に対する根治性が得られれば可能な限り残す．

そのための具体的な対策は，以下のとおりである．

1) 術前診断を CT，MRI，ECHO を用いできるだけ正確に行う．

2) 局所再発率を可能な限り減少させるためには局所再発の危険がないときにのみ自律神経を温存する．

3) 骨盤内自律神経の局所解剖を正確に把握したうえで『大腸癌取扱い規約』に基づく郭清度 D$_2$ または D$_3$ 範囲内にある直腸と自律神経を切除する．

4) 直腸癌の占居部位と進行度にあわせて自律神経温存術の適応基準を作成する．

5) 自律神経全温存術は MP かつ N (−) とする．

6) MP, N (−) をこえる進行度の症例では癌下縁から2cm（リンパ節郭清の程度 D$_1$ のとき）または4cm（D$_2$ のとき）以上離れて S$_4$ 骨盤内臓神経が存在すればこの神経を温存する．また，2cm または4cm以上離れて S$_3$ が存在すれば S$_3$ S$_4$ を温存し，2cmまたは4cm以上離れて S$_2$ が存在すれば S$_2$S$_3$S$_4$ を温存する．すなわち少なくとも S$_4$ は温存する．

7) 片側の骨盤内臓神経骨盤神経叢温存術は行わない．

さて，直腸癌に対する根治手術を行うに当たり切除範囲をどのように設定するか，という点を明確にしたうえで自律神経をどのように温存できるかを考えなければ根治手術を行うことができない．そのために『大腸癌取扱い規約』に従って切除範囲および郭清範囲を決定する因子を考えると，①上方向リンパ節郭清のための下腸間膜動脈または上直腸動脈切離，②大動脈リンパ節（16 B$_1$ および 16 B$_2$）の郭清，③側方向リンパ節郭清，④直腸周囲組織の切除，癌最深部から剥離層までの距離（ew）の確保，⑤癌下縁から肛門側切離線までの距離（aw）の確保となる．これらの因子を考慮したうえで神経温存を行っても根治性が得られる対象が自律神経温存術の適応である．

自律神経を温存する範囲と程度について考えてみる．全温存とは腰部交感神経，上下腹神経叢，骨盤神経叢，下腹神経のすべてを温存する場合とし，部分的に温存する場合は排尿機能さえ維持できればよいのであるから，少なくとも S$_4$ からでる骨盤内臓神経とこれに連なる骨盤神経叢を温存することとした．このようにすると，自律神経を温存するかしないか，および温存する場合の範囲の選択は全温存，部分温存，自律神経全切除という3つのみとなる．

全温存は癌の占居部位にかかわらず MP, N (−) 以内とした．SS/A$_1$，SE/A$_2$ でかつ N (−) であれば腫瘍の下縁から2cm または4cm 離れた位置が S$_4$ 骨盤内臓神経とこれに連なる骨盤神経叢の高さより頭側にあれば S$_4$ 温存とした．Ra, Rs の癌で N (+) のときでも癌下縁から S$_4$ までの距離が4cm以上離れているときは少なくとも

S_4 温存とした．

ii） 術前に必要な事柄（骨盤の側面写真による骨盤内臓神経の位置の決定）

術前に直腸癌の位置と骨盤内臓神経 S_2，S_3，S_4 の位置を正確に知らなければ，術前に自律神経を温存できるかどうかの手術治療方針を立てることができない．山本[7]は剖検のX線撮影により骨盤と骨盤内臓神経 S_2，S_3，S_4 の位置を明らかにした．このうち特に前仙骨孔 S_4 から出る骨盤内臓神経が温存できるか否かは排尿機能を維持するために重要である（図3.107，3.108）．

iii） 癌の進行度の術前診断と S_4 温存術の適応決定の実際

直腸癌の深達度診断とリンパ節診断はCT，MRI，内視鏡超音波診断によって行う．SS，A_1 以上の深達度の場合 S_4 を残すことができるかどうかは以下のとおりとする．注腸XPで右側臥位と左側臥位を撮影する．

前述にしたがって，S_4 骨盤内臓神経の位置をX線写真上に記入する．肛門側の切離線は予測される癌の肛門側進展をこえていなければならない．この点について荒井[8]は腫瘍径，肉眼型，深達度，リンパ節転移，組織型からみて研究を行った（表

表 3.71 肛門側切離線の決め方

腫瘍径	肉眼型	深達度	リンパ節転移	組織型
3 cm 未満	1型	mp	$n_0 0$	高分化腺癌
	2型	ss, a_1	n_1	中分化腺癌
3 cm 以上	3型	se, a_2	n_2	低分化腺癌
	4型	si, ai	n_3	粘液癌

1) すべて因子が □ で満たされるとき，下方 D_1 郭清　Rs：3 ca，Ra，b：2 cm
2) 1つの因子でも ■ の項目があるとき，下方 D_2 郭清　Rs：4 cm，Ra，b：4 cm

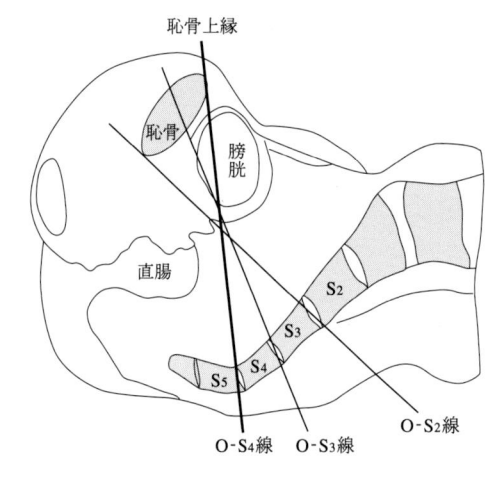

図 3.107　骨盤内臓神経 S_4 の位置と走行方向　男性
骨盤内臓神経 S_2，S_3，S_4 の位置（男）
骨盤内臓神経 S_2　第2仙椎下縁から恥骨結合下縁を結ぶ線の上にある（O-S_2 線）
骨盤内臓神経 S_3　第3仙椎下縁から恥骨結合中央を結ぶ線の上にある（O-S_3 線）
骨盤内臓神経 S_4　第4仙椎下縁から恥骨結合上縁を結ぶ線の上にある（O-S_4 線）

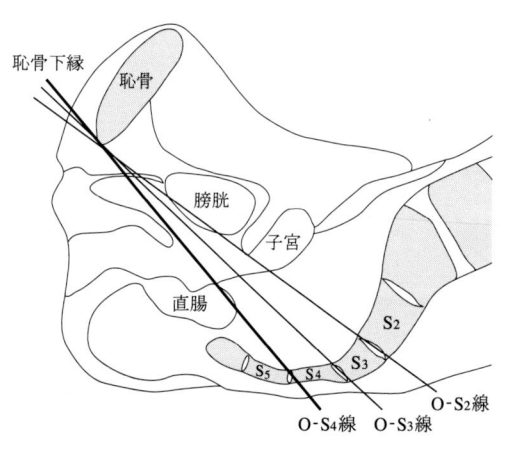

図 3.108　骨盤内臓神経 S_4 の位置と走行方向　女性
骨盤内臓神経 S_2，S_3，S_4 の位置（女）
骨盤内臓神経 S_2　第2仙椎下縁から恥骨結合下縁を結ぶ線の上にある（O-S_2 線）
骨盤内臓神経 S_3　第3仙椎下縁から恥骨結合下縁を結ぶ線の上にある（O-S_3 線）
骨盤内臓神経 S_4　第4仙椎下縁から恥骨結合下縁を結ぶ線の上にある（O-S_4 線）

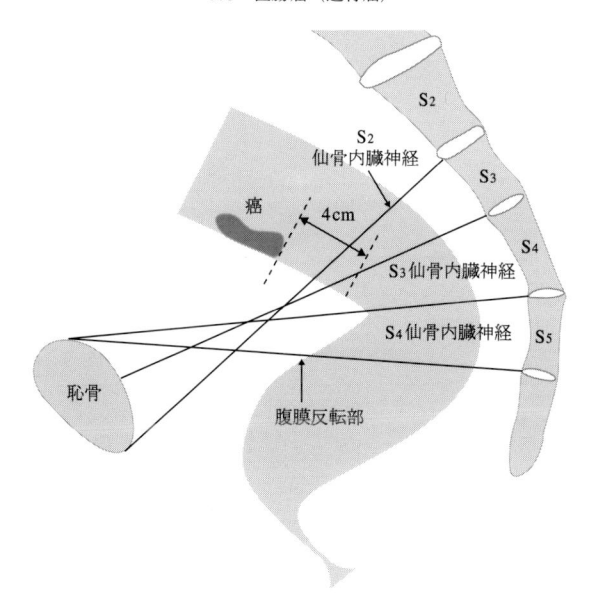

図 3.109 S 4 温存術を行うための術前診断と適応決定の実際（男性例）
術前に注腸 X 線写真により直腸と自律神経の切除範囲を決定する．この症例では骨盤内臓神経 S 4 とこれに続く骨盤神経叢を温存する．

3.71）．

これに従って，腫瘍の下縁から 2 cm，3 cm または 4 cm の線を引く．そしてこれより肛門側に S_4 線があれば S_4 を温存することができる（図 3.109）．

iv） 自律神経温存術に必要な骨盤内自律神経の局所解剖

骨盤内自律神経の局所解剖と名称を示す（図 3.110，3.111）．

d） 手　術

i ） 自律神経部分温存術（$S_2 S_3 S_4$ 骨盤内臓神経温存術，$S_3 S_4$ 骨盤内臓神経温存術，S_4 骨盤内臓神経温存術）（図 3.112）

S_4 骨盤内臓神経温存術では，S_4 骨盤内臓神経とこれに連なる骨盤神経叢を約 5 mm 幅で温存すること以外は拡大郭清術と同じ範囲，同じ程度のリンパ節郭清を行う．

下大静脈の右縁の腹膜を切開し十二指腸水平脚下縁の腹膜を切開して下大静脈，腹大動脈前面間横にある $16 b_1$ の laterocaval, precaval, preoartic, lateroaortic lymph node を郭清する．大動脈前面のリンパ節と腰部交感神経の枝を郭清しながら尾側へすすめると，下腸間膜動脈が大動脈から

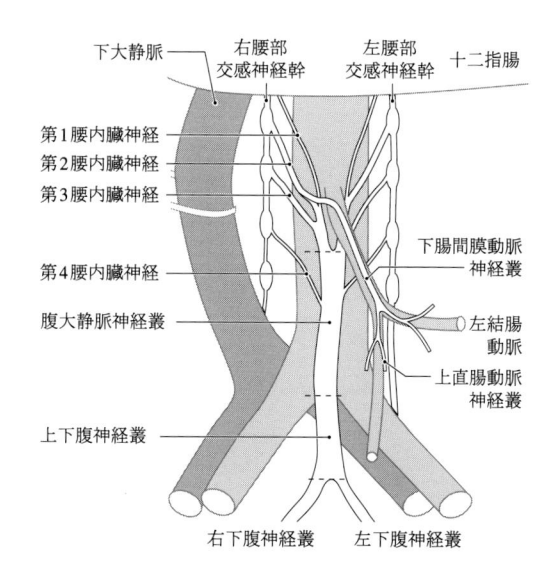

図 3.110 下腸間膜動脈，腹部大動脈付近の自律神経の解剖

分岐しているところに達する．

下腸間膜動脈の根部で結紮切断する．大動脈のすぐ左側は lateroaortic lymph node，腰部交感神経，左尿管，下腸間静脈があるが，これらは下行結腸を被う腹膜の後に隠されている．ここで確実に温存しなければならないものは左尿管だけであるが腹膜が手術操作を障害する．

そこで S 状結腸を起始部付近で切離し，S 状結

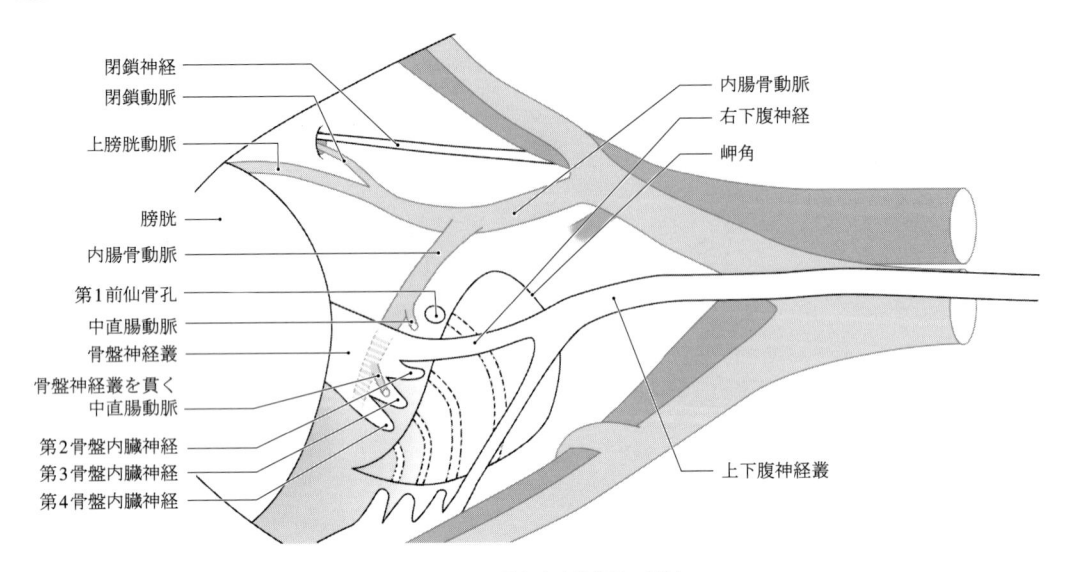

図 3.111 骨盤内自律神経の解剖

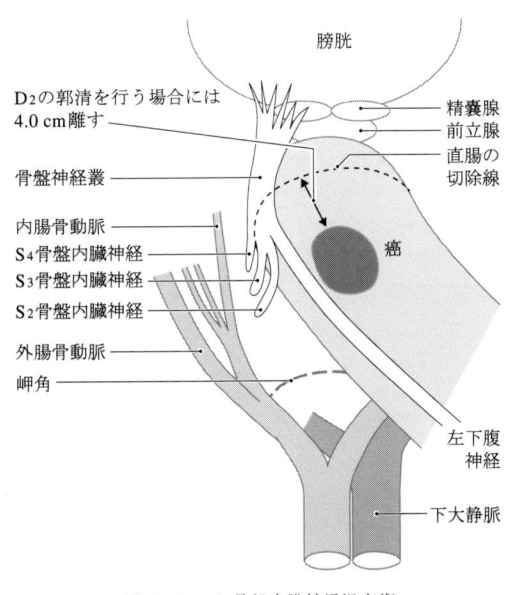

図 3.112 S₄骨盤内臓神経温存術

腸間膜も切離し下腸間膜動脈根部近くまで腹膜を開くと，大動脈左側の手術野を広く展開できる．このようにして，大動脈，下大静脈の周囲を尾側に郭清しながら大動脈分岐部に達する．大動脈分岐部リンパ節を郭清し，上下腹神経叢を直腸側につけて切除する．さらに尾側になると，上下腹神経叢は左右の下腹神経となり直腸の両側方に走行する．これらも直腸につけたまま骨盤壁から剥離し，さらに骨盤神経叢も剥離する．

ここで側方リンパ節郭清を行う．

まず外腸骨動脈の頭側の腹膜に平行に切開を入れ，さらに筋膜にも切開を入れて外腸骨リンパ節とその周囲の脂肪組織を一塊にして動静脈から布団を剥ぐように郭清を行い，外腸骨動脈，外腸骨静脈を taping する．次に，内腸骨動脈の血管床を露出するようにして内腸骨リンパ節を郭清し，これを taping する．閉鎖リンパ節は内外腸骨動脈と骨盤側壁でつくられる三角形の中にある．この三角形の中を尾側に向かって郭清していくと，内腸骨動静脈の分枝である上膀胱動静脈，閉鎖動静脈，女性では子宮動静脈があるのでこれらを露出する．閉鎖動静脈，閉鎖神経を末梢に追跡すると閉鎖孔に達する．ここには必ずリンパ節と脂肪組織があり，これを en bloc に郭清する．閉鎖神経は taping して温存する．

ここで膀胱側腔を大きく開き腹膜外からの操作も加えると閉鎖孔，内腸骨動脈の末梢，S₃，S₄骨盤内臓神経などが直下にみえて手術が容易となる．内腸骨動脈から中直腸動脈の分岐があればこれを根部で結紮切断し，内腸骨動脈の表面を露出しながらさらに末梢まで追跡し，内腸骨動脈が仙棘靱帯の下を通って内陰部動脈となるところまで郭清する．また内閉鎖筋の筋膜も露出する．

また，内腸骨動脈末梢側の直腸側に存在する骨盤神経叢はすべて内腸骨動脈の表面で剥離して直

3.3 直腸癌（進行癌）

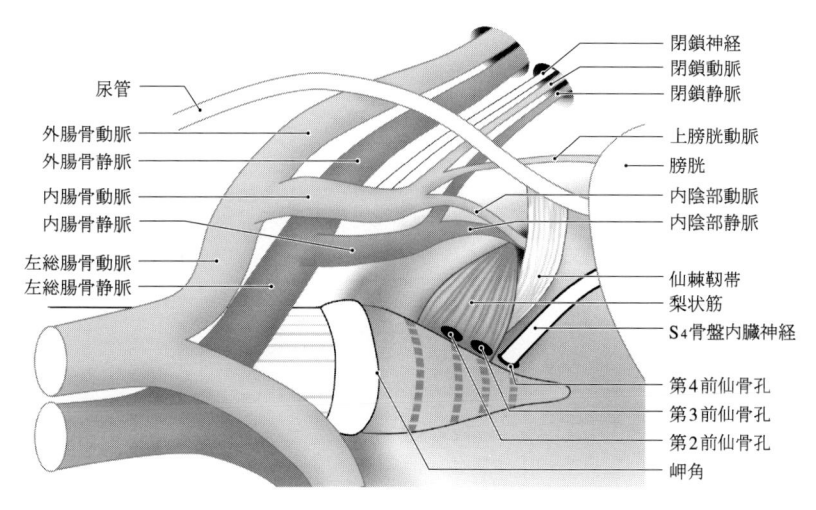

図 3.113 S_4骨盤内臓神経を温存する側方リンパ節郭清

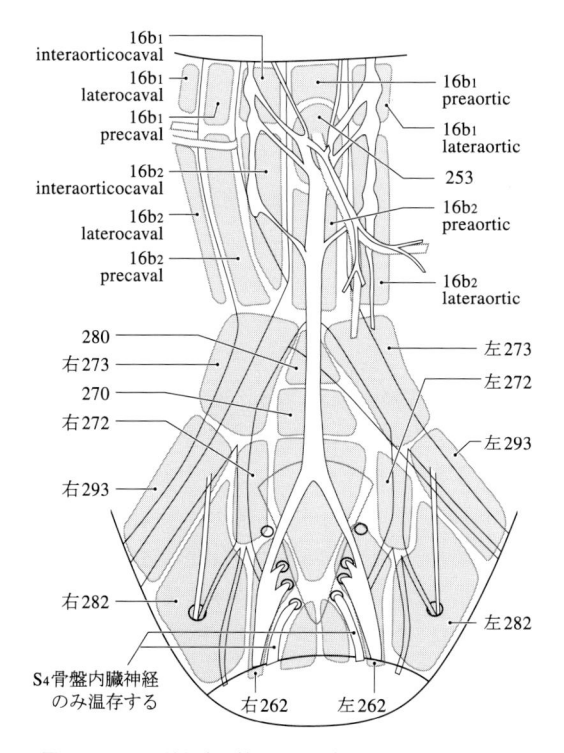

図 3.114 S_4骨盤内臓神経を温存するときの郭清リンパ節

腸に付着させておく．さて，骨盤神経叢はS_2, S_3, S_4からでる骨盤内臓神経を受け入れている．第1仙椎下縁椎間の隆起の左右にある第1前仙骨孔の陥凹を示指で確認し，しだいに尾側に達しS_4前仙骨孔から出現するS_4骨盤内臓神経にvessel loopでtapingして直腸から剥離して温存し，これより頭側のS_2, S_3骨盤内臓神経を直腸ととも

に切除する．S_4骨盤内臓神経，骨盤神経叢から膀胱枝までの幅5mm前後の神経線維を温存すること以外は，自律神経を温存しない．

『大腸癌取扱い規約』による「リンパ節郭清の程度」の判定は上方向はD_3+216であり，腸管軸方向ではD_2，側方向ではD_3となる．S_4骨盤内臓神経を温存して側方リンパ節を郭清したときは図3.113のようになる．また，S_4温存骨盤内臓神経を温存するときの郭清リンパ節は図3.114のごとくである．

自律神経S_4温存の場合の側方リンパ節郭清の範囲は，直腸の肛門側切離線までの高さまでとする．同様の方法で直腸癌の位置のよりS_2 S_3 S_4骨盤内臓神経温存術，S_3 S_4骨盤内臓神経温存術を行うことができる．

ii）自律神経全温存術（図3.115，図3.116）

全温存は排尿機能と男性性機能を温存する目的である．そして，その適応は術前診断MP以内かつN（−）である．

上方向リンパ節の郭清は下腸間膜動脈が大動脈から分岐部分を露出して結紮切断する．腰部交感神経は下腸間膜動脈を左右から挟むようにして走行し，大動脈前面で合流しその大部分は仙骨前面に向かう．しかし，その一部は下腸間膜動脈に巻きつき取り囲むようにして走り上直腸動脈神経叢と呼びS状結腸，直腸に分布する．上直腸動脈神経叢は切断するが，腰部交感神経から大動脈前面

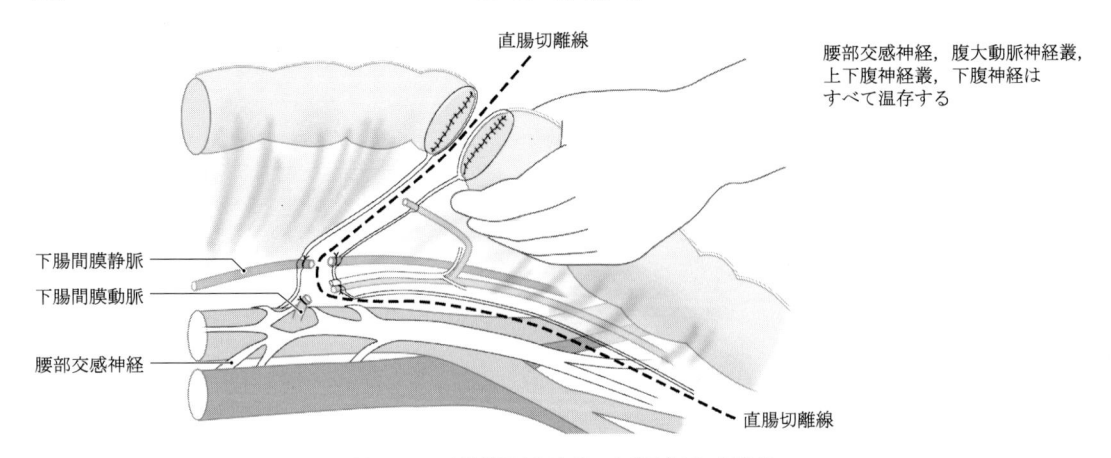

図 3.115 自律神経全温存術の大動脈前面の切離線

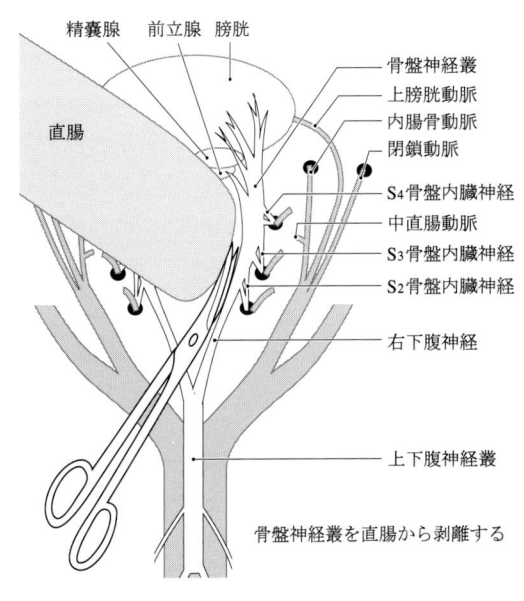

図 3.116 自律神経全温存術

（大動脈神経叢と呼ぶ）を経て仙骨前面に向かう神経を損傷しない．下腸間膜動脈根部周囲にある腰部交感神経の線維を切断しないようにして下腸間膜動脈を結紮切断する（図3.115）．S状結腸間膜は大動脈神経叢の表面で剥離する．大動脈分岐部をこえ岬角までを上下腹神経叢と呼ぶ．岬角を越えると神経線維は左右に分かれて下腹神経となる．これらの神経を温存しながら直腸間膜を切離する．左右の下腹神経は直腸の両側方にある骨盤神経叢の上角に入る．ここでは下腹神経も骨盤神経も直腸に密着しているが，下腹神経と骨盤神経叢の連絡を保ったまま直腸からこれらの神経を剥離する．

骨盤神経叢は直腸の側方から前方に走り膀胱神経叢となって膀胱に分布する．そこで骨盤神経叢，膀胱神経叢を直腸から剥離して直腸を遊離する（図3.116）．自律神経全温存では通常側方郭清を行わない．自律神経全温存術の場合のリンパ節郭清は上方向が253リンパ節まで，すなわちD_3であり，腸管軸方向がD_2，側方向がD_1の郭清となる．

e） 遠隔成績（全温存例，部分温存例を含む成績）

全温存例の術前診断と適応が合致した率は84％である（表3.72）．また部分温存の術前診断と適応の適格例の率は75％であった（表3.73）．

また第2期に行われた自律神経温存術症例の5年生存率は92.2％（図3.105）（追跡判明率100％）であり，5年局所再発率は3.9％であった（図3.106）．拡大郭清，自律神経温存第1期，自律神経温存第2期の症例は背景因子が異なった症例で構成されている．そこでA群．昭和47年1月～57年2月，B群．昭和57年3月～平成4年4月，C群．平成4年5月～平成7年12月の直腸癌症例の占居部位，深達度，リンパ節転移についての背景因子をそろえて5年生存率を比較した（表3.74）．その結果C群の5年生存率が最もよかった．

f） 考 察

自律神経を温存すれば直腸の剥離層は浅くな

3.3 直腸癌（進行癌）

表 3.72 自律神経全温存症例
（第2期 平成4年9月～平成7年12月）

深達度	n(−)	n_1(+)	n_2(+)	n_3(+)	計
m	0	0	0	0	0
sm	11	1	0	0	12
mp	5	1	0	0	6
ss, a_1	2	0	0	0	2
se, a_2	2	1	0	0	3
si ai	0	0	0	0	0
計	20	3	0	0	23

se a_2 の3例は33歳男性：性機能の温存を希望．63歳男性：性機能温存を希望．78歳男性：胃癌，多発性骨髄腫，直腸癌の3重複癌があり郭清を行わなかった．

ss, a_1 の2例のうち1例は気管支拡張症で拡大手術に耐えられなかったため神経温存となった．他の1例は術前診断が正確でなかったもの．

sm n_1(+)，mp n_1(+) の2例はリンパ節転移診断が術前にできなかったもの．

やむをえず神経全温存となった4例を除くと，自律神経全温存の適応に合致するものは84％（16/19）である．

表 3.74 背景因子（癌占居部位，深達度，リンパ節転移）をそろえたときの各時期の症例の生存率の比較

	昭和47年1月～57年2月	昭和57年3月～平成4年4月	平成4年5月～7年12月
Rb, a_1, n(−)			
症例数	17	36	19
5年生存率	82.3％	83.9％	88.9％
10年生存率	58.5％	79.9％	—
Rb, a_1, n_1(+)			
症例数	14	41	6
5年生存率	50.0％	60.0％	100.0％
10年生存率	40.0％	36.5％	—

Rb, a_1, n(−)，Rb, a_1, n_1(+) はいずれの場合も平成4年～平成7年12月における症例の生存率が最もよい．

表 3.73 自律神経部分温存症例
（第2期 平成4年9月～平成7年12月）

深達度＼リンパ節転移	n(−)	n_1(+)	n_2(+)	n_3(+)	計
m	0	0	0	0	0
sm	4	0	0	0	4
mp	14	1	1	0	16
ss, a_1	19	11	1	0	31
se, a_2	7	7	6	1	21
si, ai	1	0	0	0	1
計	45	19	8	0	73

sm n 0 4例，mp n 0 14例に部分温存を行ったことはわれわれの適応基準からは oversurgery となる．ほかの55例（73−18＝55）すなわち75％（55/73）は部分温存の適応に合致している．

り，リンパ節の郭清範囲も小さくなる危険があるので癌に対する根治性は低下する．一方，根治性を向上させるために徹底的な郭清を行えば，神経損傷の危険が大きくなり機能は低下する．

このように機能の維持と根治性の追求は相反する事柄となる．自律神経温存術は排尿機能，男性性機能を術後も維持できるという点ですぐれた術式であるが，この手術によって癌に対する根治性を損なってはならない．

実際に行われる手術では，個々の症例の位置や進行度に従って，まず根治性を優先した切除範囲とリンパ節郭清範囲を定めたうえで可能な場合に機能を残すことになる．そこで直腸癌がどの位置にあり，いかなる進行度のときに，どの範囲の自律神経を残すかを明らかにすることが最も重要なことである．

そのために必要なことは，①直腸癌に対する術前の正確な部位診断，深達度診断，リンパ節診断，②この診断に基づく術前の予定手術の計画作製，③確実なリンパ節郭清，④十分な ew をとれるような腫瘍の切除，⑤術前に温存を予定した自律神経の確実な温存である．そして，このような確実な診断と手術を行った結果どのような結果を得たのかを分析し，その結果をフィードバックしてあらためて術式や適応の詳細を検討していかなければならない．

最近は内視鏡，CT，MRI，内視鏡的超音波診断などの画像診断法が著しく進歩している．また転移，再発を予測するための癌細胞の悪性度診断の研究も進歩してきている．これらの研究がさらに進めば術前の診断で切除範囲と温存できる範囲が正確に決定できるようになるであろう．

第2期では，施行した自律神経S4温存はS4の神経を残した以外は徹底したリンパ節郭清を行っている．その結果は局所再発も少なく生存率も良好であり，根治性という点では満足できるものであった．しかし，個々の症例をみると大きすぎる郭清のものもあった．術前診断がさらに正確になればこれらの症例ももっと機能温存を行って再発させない手術ができることになる．

最近では，2期の成績の結果から肛門側の神経

の切除範囲を小さくし，より神経を温存する適応に変更している(第3期)．この場合機能の温存がよりよいと期待されるが再発が低く抑えられるかはまだわからない．

これまでの成績をフィードバックしながら慎重に手術適応を検討していくこと，そして何より重要なことは切除範囲を決めるための術前診断をできる限り正確に行うことである．

［大木繁男・嶋田 紘］

文 献

1) 山口茂樹：直腸癌に対する内腸骨血管領域郭清を伴う根治手術の遠隔成績．日本大腸肛門病会誌 **44**：906-916，1991．
2) 小松原正吉：直腸癌根治手術における膀胱ならびに性機能障害の防止に関する臨床的研究．岡山医会誌 **90**：101-119，1975．
3) 土屋周二，池 秀之，大木繁男：大腸癌の手術，自律神経を温存する直腸癌手術．手術 **37**：1367-1373，1983．
4) 加藤知行，小平 進：直腸癌長期予後とQOLからみた神経温存手術の適応．日臨外会誌 **56**：1079-1087，1995．
5) 大出直弘：直腸癌に対する骨盤内自律神経温存手術後の排尿機能．日本大腸肛門病会誌 **43**：1293-1300，1990．
6) 舛井秀宣：直腸癌にたいする自律神経温存後の男性機能．横浜医学 **45**：141-147，1994．
7) 山本雅由：骨盤神経叢の局所解剖—直腸癌の骨盤神経叢温存のために．日本大腸肛門病会誌 **48**：1009-1016，1995．
8) 荒井勝彦：直腸癌における肛門側壁内進展について．横浜医学 **46**：119-124，1995．

6) 貫 通 術

いわゆる貫通術式(abdominoanal pull-through resection)には，Bacon-Babcock-Black手術，Maunsell-Weir手術，Turnbull-Cutait手術などがあげられている[1]．しかしながら本術式の術後排便機能はあまり良好とはいえず，近年では前方切除術でもかなり低位での自動吻合器を用いての吻合(double stapling techniqueも含めて)が可能になったこと，さらに低位の肛門管との吻合（結腸肛門吻合）が可能となりその術後排便機能が比較的良好に保たれることなどの理由により，貫通術式は現在ほとんど行われていない．し

たがって，本項ではその代表的術式のTurnbull-Cutait手術の術式，手術成績について簡単に述べるにとどめたい．

a) 手術方法（Turnbull-Cutait手術）
i) 第1期手術

腹腔操作では，通常の低位前方切除術や腹会陰式直腸切断術と同様に，S状結腸から直腸周囲を剥離し（リンパ節の郭清も含む），肛門挙筋付着部まで到達しておく．腹腔操作で重要なことは，後の会陰操作で肛門を貫通させうる長さに余裕があり，また血行の良好な（辺縁動・静脈が温存されている）結腸を遊離しておく必要がある．したがって，多くの場合は下行結腸や脾彎曲部を剥離しておく必要がある．

腫瘍がそれほど大きくはなく，肛門を貫通させることができる場合は，緩徐にかつ十分に肛門を拡張させた後に経肛門的にストリッパーを挿入し，直腸S状結腸部で絹糸で結紮する．そのストリッパーを優しく下方へと牽引すると，直腸S状結腸部を先進部として直腸や肛門管が反転して出てくる．歯状線より3〜4cm近位側で直腸壁を剪刀で切離する（図3.117）．このときに，腫瘍の遠位側端からの距離(AW)は直視下に観察できるので十分の距離を確保する．直腸壁の全周を切離すると，腫瘍を含めた直腸やS状結腸がさらに下方

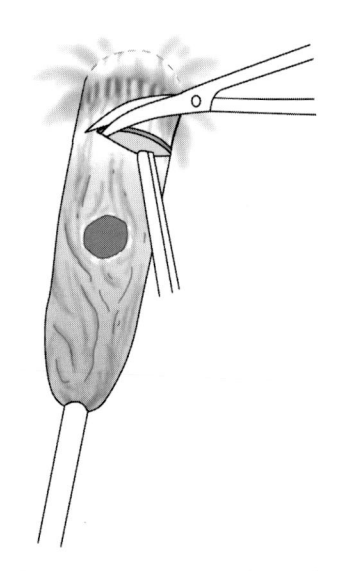

図3.117 反転した直腸の前壁の切離

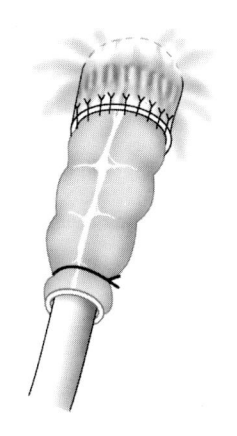

図 3.118 直腸断端と結腸との縫合・固定とチューブによる腸内容のドレナージ

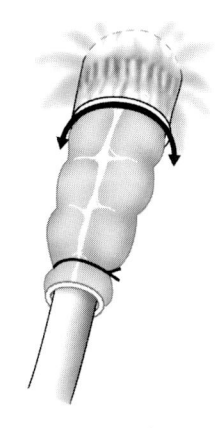

図 3.119 反転直腸と貫通させた結腸の切離

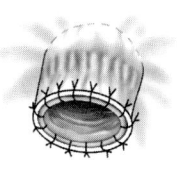

図 3.120 直腸粘膜と結腸粘膜との縫合

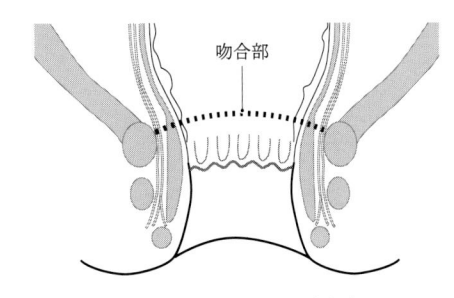

図 3.121 貫通手術の完成時

へと引き出すことが可能となる．その部分を切除し，近位側の結腸には太いチューブを挿入し，結紮・固定する．近位側結腸を10〜12 cm引き出した状態で，直腸断端と結腸漿膜筋層とを縫合・固定する（図3.118）．Cutaitら[2)]は，近位側結腸のチューブによるドレナージを行わないで，結腸断端を結紮・閉鎖しておき，第1病日に開放している（これをtemporary perineal colostomyと呼んでいる）．この状態で2期目の手術のため待機する．

ii) 第2期手術

第2期手術は，第1期手術後10〜14日経過してから麻酔なしに施行する．この期間で直腸筋筒と貫通させた結腸の漿膜とは癒着し，縫合不全を妨ぐことになる．反転した直腸断端付近で，直腸壁と貫通させた結腸を同じレベルで全周にわたって切離する（図3.119）．直腸粘膜と結腸断端の粘膜とを吸収糸にて全周を結節縫合する（図3.120）．この反転した直腸と貫通させた結腸を7〜10日後に示指を用いてゆっくりと骨盤腔へと戻す．Cutaitらはこの骨盤腔へと戻す操作を2期手術終了後ただちに行っている[2)]．本術式の完成時のシェーマを図3.121に示している．なお，参考までにBabcock手術を改良したBacon手術とBlack手術[3)]を図3.122, 3.123で解説しておく．

b) 術後成績，遠隔成績

術後の合併症や排便機能障害の発生率が高いので，それらを解説するにとどめたい．

i) 貫通結腸の壊死

本術式の最も重大な合併症である．貫通させた結腸の先端の壊死は問題ないが，骨盤腔の結腸まで壊死に陥ると，骨盤内膿瘍やときには腹膜炎となり重篤な状態になる可能性がある．緊張なしに結腸を引き降ろせることや貫通させた結腸の辺縁動脈やvasa rectaの拍動を確認しておくことが必要である．

ii) 縫合不全

2期分割手術での縫合不全の発生率は約2%と少ないが，1期で行う場合は20%をこえる発生率となる[2)]ので，2期分割手術が勧められている．

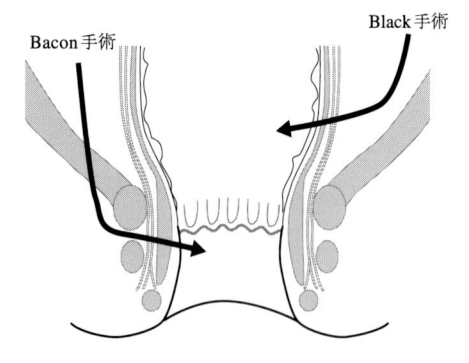

図 3.122 Babcock 手術を改良した Bacon 手術と Black 手術における直腸および肛門管での切離線
Bacon 手術：歯状線より少し肛門側（5 mm）で切離する．肛門管上部および肛門挙筋も切除されるため術後排便機能がきわめて悪いことが欠点である．
Black 手術：経肛門的に歯状線より 2〜3 cm 口側の下部直腸で切離する．口側結腸を貫通させるだけであるので，癒合が不完全になりやすく癒合部の狭窄が起こりやすいことが欠点である．

iii）結腸直腸断端の骨盤腔への還納

直腸が肛門挙筋部まで十分に剥離されていない場合に生じやすい．還納した場合，ただちに直腸鏡を用いてアリス鉗子で結腸直腸断端を把持して引き降ろしておく．

iv）吻合部狭窄

吻合部縫合不全があった場合に生じやすい．また，自動吻合器を使用した場合も狭窄をきたす可能性がある．多くの場合は，経肛門的ブジーで改善するが，これでも改善しない場合は内視鏡的切開が必要となる．

v）便失禁

便失禁は本術式の術後排便機能障害の最も重大な合併症である．ほとんどの症例で術後数週間は下痢と便失禁が生じるが，多くの症例では徐々に改善する[2]．しかし，吻合部が肛門縁より 7 cm 以下の症例では，術後長期経過しても機能は回復せず，ときには完全な便失禁となる[1]．これは，直腸・肛門管を反転するさいに，内肛門括約筋と恥骨直腸筋や外肛門括約筋との間を剥離するために生ずると考えられる．冒頭でも述べたが，このような術後排便機能障害の発生率が高いため，現在では本術式はほとんど行われていない．

［畠山勝義］

文 献

1) Goligher J : Abdominoanal pull-through resection. In : Surgery of the Anus Rectum and Colon. 5th ed, pp 600-604, Baillière Tindall, London, 1984.
2) Cutait DE. Figliolini FJ, Cutait R : Endoabdominal pull-through resection with colorectal-anal anastomosis. In : Surgery of the Colon, Rectum and Anus. 5th ed, pp 497-512, Butterworth-Heineman, Oxford, London, 1993.
3) 陣内傳之助，安富正幸：pull-through 手術，日本外科手術学大系 13 B 直腸・肛門の手術, pp 149-175, 中山書店，東京，1980.

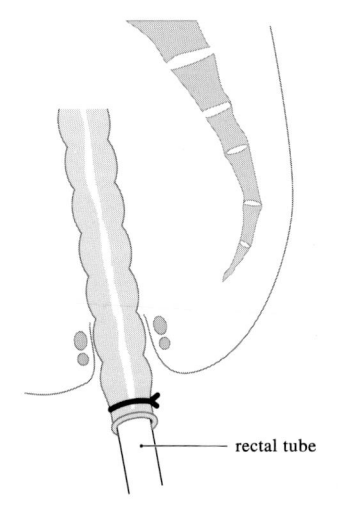

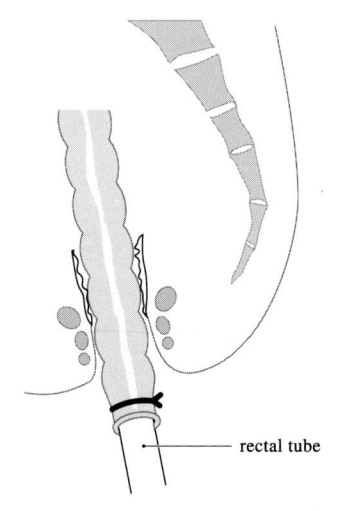

図 3.123 Bacon 手術（左）と Black 手術（右）

7) 結腸嚢肛門吻合術

近年の自動吻合器の使用により低位前方切除術において，かなり低位での吻合が可能となっており，この術式については項を別にして記載されている．しかしながら，この自動吻合（double stapling technique も含む）は肛門挙筋付着上縁部より下方の肛門管（広義の意味での肛門）との吻合には限界があり，また吻合線を正確に定められないという短所がある．これらの短所を補う術式が，経肛門的に直視下で行う結腸肛門吻合術[1]である．しかしながら，この術式を最初に報告した Parks 自身が術後の便意逼迫（urgency）や頻回の排便回数を訴える症例が少なくなく，排便機能が一定しないことを報告している[2]．これは直腸膨大部の切除により，便の貯留機能の消失が主因と考えられている[2,3]．この問題点を改良する目的で，1986 年に Lazorthes ら[4]や Parc ら[5]は貯留嚢としての J 型結腸嚢と肛門とを吻合する術式（J 型結腸嚢肛門吻合術）を報告し，術後排便機能の良好なことを示している．筆者らの施設でも同じ目的で 1988 年より本術式を行ってきているので，その術式の要点と術後成績を若干の文献的考察を加えて述べてみたい．

a) 手術適応

直腸癌の肛門側壁内進展の検討[6]より，現時点での本術式の手術適応は表 3.75 のようにしている[7]．一方，寺本ら[8]は肛門側断端の距離を進行癌では 3 cm（固有筋層に留まるものは 2 cm），早期癌では 1 cm 確保できる症例を結腸肛門吻合術の適応としている．本術式は低位前方切除術に代わる術式ではなく，さらに低位の肛門管での切離が必要な症例に適応している．しかしながら，わが国でも低位前方切除術において吻合が肛門管に近いほど，排便障害を訴える症例が多いことが指摘されており，比較的低位で吻合される結腸直腸吻合にも J 型結腸嚢を作製するという適応の拡大が検討されてもよいと考えている．

b) 手術方法
i) 直腸切除とリンパ節郭清

手術体位は lithotomy-Trendelenburg 体位とし，恥骨結合上縁に達する下腹部正中切開で開腹する．進行度に応じて自律神経を温存するかを決定する．リンパ節郭清手技に関しては，紙面の都合上割愛させていただく．内陰部動・静脈が肛門挙筋を貫く Alcock 管に達したら，直腸の肛門挙筋付着部まで剝離しておく．腫瘍下縁より遠位側に直角鉗子をかけ，経肛門的にポビドンヨード加生食水で直腸・肛門管を十分に洗浄後に，肛門挙筋付着上縁で直腸を切離する．AW の確保のため歯状線で切離する必要のある場合は経肛門的に行う必要がある（図 3.124）．このさいの上直腸動脈の分枝からの back flow の拍動性の出血は十分に止血しておく必要がある．

ii) 結腸脾彎曲部の遊離

ほとんどの症例で結腸嚢を緊張なしに肛門まで引き降ろすことはできないので，結腸脾彎曲部を十分に遊離する必要がある．脾結腸靱帯の切離で不十分な場合は，胃結腸靱帯も切離する（図 3.125）．結腸嚢最下縁が恥骨結合下縁より 5〜6 cm の距離があれば，緊張なしに結腸嚢肛門吻合

表 3.75 結腸（嚢）肛門吻合術の適応（新潟大学第一外科）

1) 進行癌
   歯状線より肛門挙筋付着部上縁の間（肛門管）で切離することにより，AW を 2.0 cm 以上確保できる Rb もしくは Rb にかかる限局型直腸癌で，高分化ないし中分化腺癌の症例
2) sm 癌
   根治手術が必要な場合，AW を 1.0 cm 以上確保できる Rb の症例

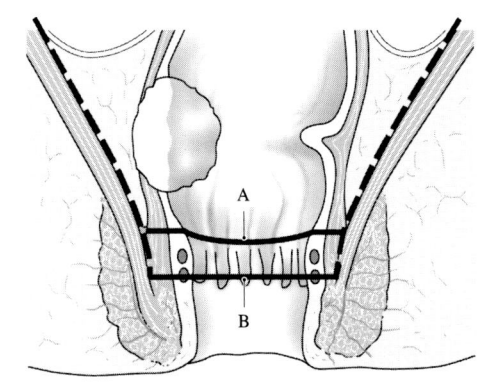

図 3.124 肛門管での切離線
A：肛門挙筋付着上縁で切離．
B：歯状線で切離（経肛門的）．
A〜B 間で切離する場合に結腸嚢肛門吻合術を適応している．

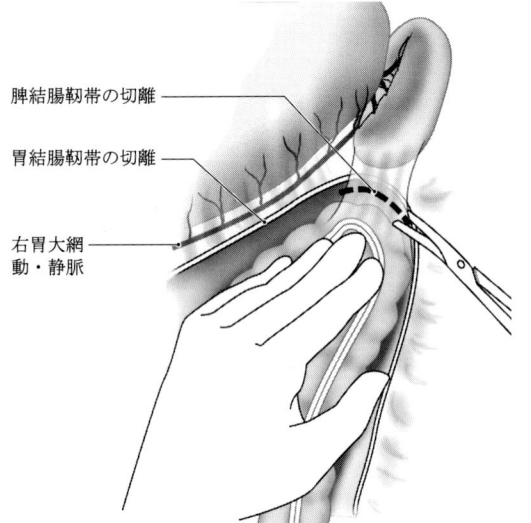

図 3.125 脾結腸靱帯，胃結腸靱帯の切離
結腸嚢肛門吻合に緊張が加わるときに行っておく．

が可能である．

iii) J 型結腸嚢の作製

最初の報告者の Lazorthes ら[4] と Parc ら[5] の J 型結腸嚢作製法を図 3.126 に示しておいた．筆者らは Lazorthes の方法に準じている．辺縁動・静脈を温存した結腸を図 3.127 のように 12 cm ずつの係蹄を用いて J 型に設置し，その係蹄最下端に約 1.5 cm の切開を加え，そこより GIA 80® を挿入して stapling and cutting する．さらに奥へ ENDO GIA 60® を挿入して fire する．このさい，GIA 縫合部に結腸間膜や腹膜垂を挟み込まないように注意する必要がある．また，自動吻合に不安のある場合は漿膜筋層縫合で補強しておく．結腸嚢の最下端部の切開口が肛門との吻合口とな

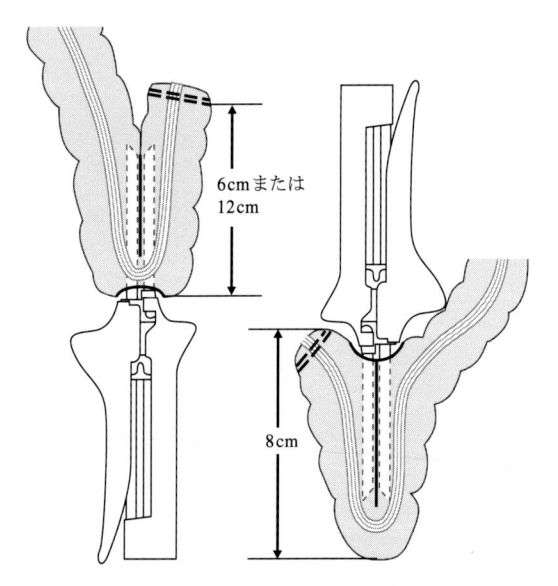

図 3.126 最初の報告者の J 型結腸嚢作製法
左：Lazorthes ら[4]，右：Parc ら[5]．

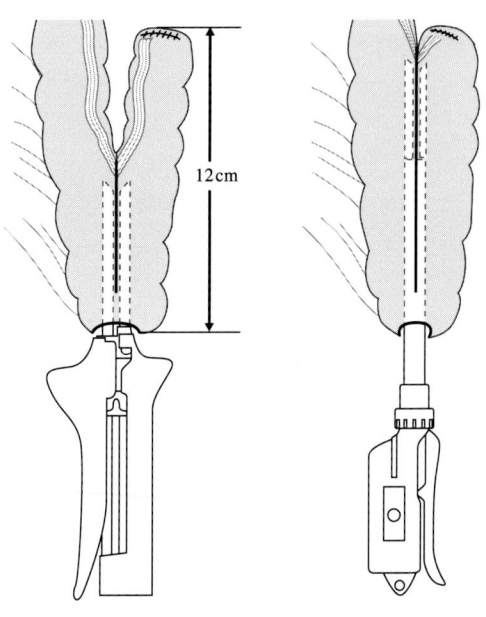

図 3.127 J 型結腸嚢の作製法（新潟大学第一外科）
左：GIA 80® を挿入して fire する．
右：さらに上方へ ENDO GIA 60® を挿入して fire する．

3.3 直腸癌（進行癌）

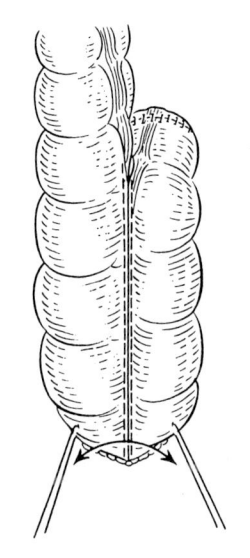

図 3.128 J型結腸嚢の作製法（新潟大学第一外科）
結腸嚢下端の三角状突起を切除し，肛門へと引き降ろすための支持糸をかける．

るが，自動吻合した場合その前壁が三角状突起を形成するので切除し（図3.128），肛門へと引き降ろすための支持糸を掛けておく．

初期のころは手縫い法で結腸嚢を作製していたが，自動吻合のさいに何らかのトラブルが生じたときに必要となる可能性もあるので，簡単に紹介しておきたい（図3.129）．結腸紐の奥でそれに沿って漿膜筋層縫合を吸収糸で連続縫合する（図3.129 a）．結腸ヒモに沿ってU字型に切開を加え（図3.129 b），結腸嚢の後壁の全層縫合を連続で行う（図3.129 c）．結腸嚢前壁の全層縫合を同様に行い（図3.129 d），さらに前壁の漿膜筋層縫合を行うと結腸嚢は完成する．この手縫い法の場合は，肛門管との吻合のさいには結腸嚢の最下端に切開を加えて吻合口を作製する必要がある．

iv) 結腸嚢肛門吻合

経肛門的操作に移行し，肛門縁とその周囲の皮膚とを6針結紮・固定することにより肛門管を展開すると（図3.130）歯状線や肛門管切離断端がよく見えるようになる．肛門開創器を挿入して開大し，初めに3，6，9，12時の4点で結腸嚢の下端全層と肛門管断端とを縫合した後に，肛門開創器を結腸嚢内に挿入・開大して，1/4周ずつをParks改良型T式持針器を用いて1層の結節縫合を行う（図3.131）．用いている縫合糸はPDS-II® 4-0で，全周で25針前後の結節縫合となる．この経肛門的操作時にヘッドライトを使用すると良好な手術野の照明が得られる．

v) 一時的横行結腸瘻造設

吻合部が1層縫合のため，その部の安静を保つため現在は右上腹部に一時的なループ式横行結腸瘻を造設し，3～4週間後に閉鎖している．この一時的結腸瘻の造設が必要かどうかは今後の検討課

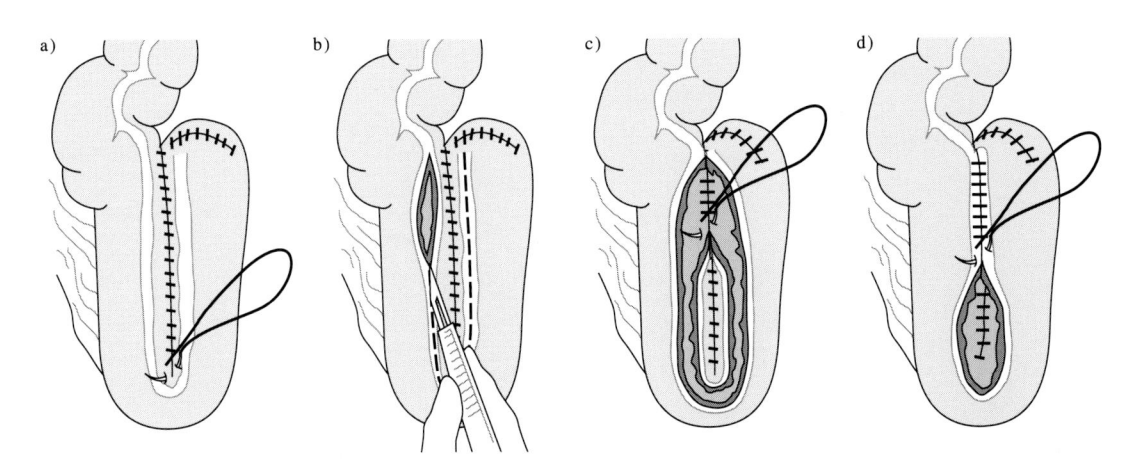

図 3.129 手縫い法によるJ型結腸嚢の作製法（新潟大学第一外科）
a) 結腸ヒモの奥で，それに沿って漿膜筋層縫合を連続で行う．
b) 結腸ヒモに沿って切開を加える．
c) 結腸嚢の後壁の全層縫合を連続で行う．
d) 結腸嚢の前壁の全層縫合を同様に連続で行う．さらに前壁の漿膜筋層縫合を行うと結腸嚢が完成する．

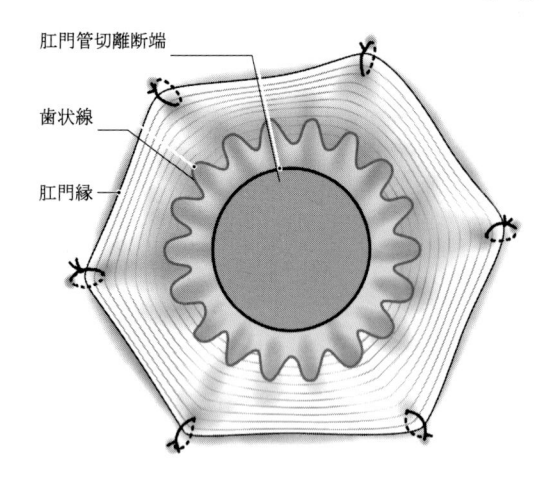

図 3.130 肛門管の展開
肛門縁とその周囲の皮膚を結紮することにより肛門管を展開する.

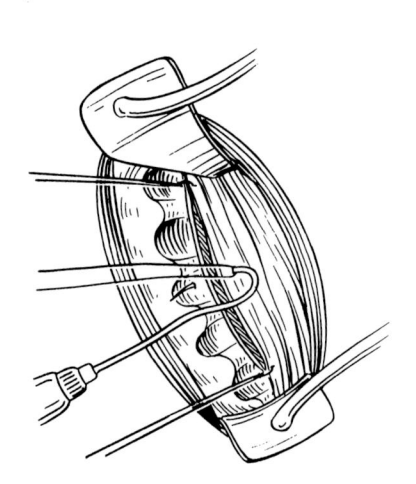

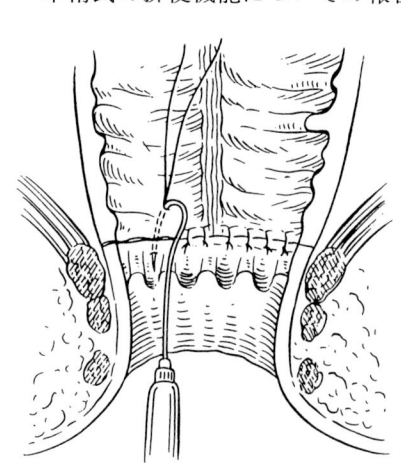

図 3.131 結腸嚢肛門吻合術
Parks 改良型 T 式持針器を用いて 1 層の結紮縫合をする.

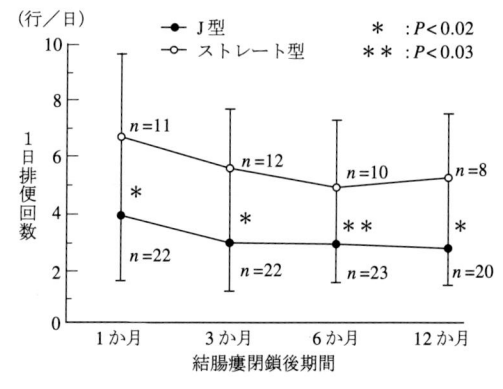

図 3.132 結腸(嚢)肛門吻合術後の 1 日排便回数の推移

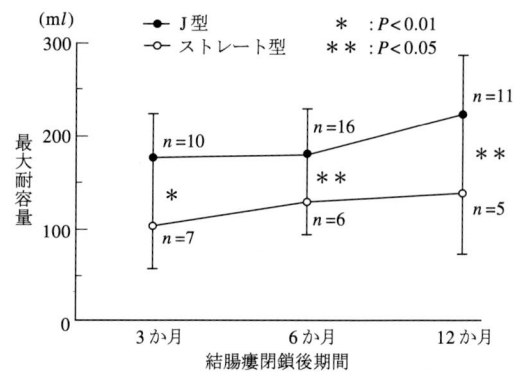

図 3.133 結腸(嚢)肛門吻合術後の最大耐容量の推移

題と考えている.

c) 手術成績

筆者らの施設での J 型結腸嚢肛門吻合術の術後排便回数の推移を図 3.132 に示している. ストレート型の結腸肛門吻合術に比べ, 結腸瘻閉鎖後 1, 3, 6, 12 か月といずれの時期も有意に 1 日排便回数が減少している. 術後の neorectoanal manometry を検討してみると, 現在のところ, 結腸嚢最大耐容量に有意差を認めている (図 3.133). すなわち, J 型のほうがストレート型に比べ, 有意に最大耐容量が高値であり, 貯留機能の重要性を示しているものと考えられる. 同様に neorectum の貯留能の重要性については, Nicholls ら[3], Lazorthes ら[4], Kusunoki ら[9] が報告していることより, 最も影響する因子と考えられる.

本術式の排便機能についての報告[3~5,9~12]を表

表 3.76 J型結腸嚢肛門吻合術後の排便機能

報告者(年)	症例数	術後期間	J型結腸嚢の長さ	1日排便回数	soiling	urgency
Parc ら(1986)[5]	24	3か月以上	8 cm	1.1	0(0%)	0(0%)
Lazorthes ら(1986)[4]	15	1年以上	6 cm, 12 cm	1.7±0.67	1(7%)	1(7%)
Nicholls ら(1988)[3]	13	7±4か月	10 cm	1.4(0.5~2)	3(23%)	1(8%)
Guillemot ら(1991)[10]	18	17.4か月	記載(−)	2.8±1.6(continent) 4.2±1.0(incontinent)	4(22%)	7(39%)
Kusunoki ら(1991)[9]	28	2年	8~10 cm	1.5	記載(−)	記載(−)
Berger ら(1992)[11]	162	36(2~85)か月	8 cm	2.1(1年後)	16(12%)	4%
Leo ら(1994)[12]	46	18(2~37)か月	7 cm	1~2(74%) 3以上(26%)	10(22%)	記載(−)

3.76にまとめておいた．J型結腸嚢の作製時に用いる結腸の長さに若干の相違はあるが（6~12 cm），排便機能は概して良好であり，1日排便回数は1.1~2.8行（Guillemotら[10]のincontinent症例を除く）となっており，筆者らの成績でも術後1年で3行/日前後となっている．Guillemotらの成績が他の報告に比べ多少不良であるが，これは歯状線の下方5~15 mmまでのanal transitional zoneの切除を行っていることによると思われる．

術後合併症は32症例中，結腸嚢肛門吻合部の縫合不全が1例（3.1%），吻合部狭窄が4例（12.5%）が発生しているが，前者は結腸瘻閉鎖を延期することにより自然治癒し，後者はブジーにて全例とも改善している．しかしながら，排便機能不全による永久的人工肛門造設の必要だった症例はいまだ経験していない[13]．

おわりに　J型結腸嚢肛門吻合術についての歴史的背景，手術術式，術後成績について述べたが，括約筋温存手術の一つとして，永久人工肛門造設を回避し，かつ排便機能をさらに改善させる術式として，症例を重ねて検討する必要がある．

［畠山勝義］

文献

1) Parks AG: Transanal technique in low rectal anastomosis. Proc R Soc Med **65**: 975-976, 1972.
2) Parks AG, Percy JP: Resection and sutured colo-anal anastomosis for rectal carcinoma. Br J Surg **69**: 301-304, 1982.
3) Nicholls RJ, Lubowski DZ, Donaldson DR: Comparison of colonic reservoir and straight colo-anal reconstruction after rectal excision. Br J Surg **75**: 318-320, 1988.
4) Lazorthes F, Fages P, Chiotasso P, et al: Resection of the rectum with construction of a colonic reservoir and colo-anal anastomosis for carcinoma of the rectum. Br J Surg **73**: 136-138, 1986.
5) Parc R, Tiret E, Frileux P, et al: Resection and colo-anal anastomosis with colonic reservoir for rectal carcinoma. Br J Surg **73**: 139-141, 1986.
6) 須田武保，畠山勝義，岡本春彦，ほか：直腸癌における壁内進展―肛門側切離線決定のための病理組織的検討．日本大腸肛門病会誌 **45**: 421-426, 1992.
7) 畠山勝義，三間千恵子，島村公年，ほか：下部直腸癌に対する括約筋温存手術としてのJ型結腸嚢肛門吻合術．手術 **47**: 1319-1324, 1993.
8) 寺本龍生，渡辺昌彦，藤田伸，ほか：肛門機能温存直腸癌手術．MEDICO **23**: 1-4, 1992.
9) Kusunoki M, Shoji Y, Yanagi H, et al: Function after anoabdominal rectal resection and colonic J pouch-anal anastomosis. Br J Surg **78**: 1434-1438, 1991.
10) Guillemot F, Leroy J, Boniface M, et al: Functional assessment of coloanal anastomosis with reservoir and excision of the anal transition zone. Dis Colon Rectum **34**: 967-972, 1991.
11) Berger A, Tiret E, Parc R, et al: Excision of the rectum with colonic J pouch-anal anastomosis for adenocarcinoma of the low and mid rectum. World J Surg **16**: 470-477, 1992.
12) Leo E, Belli F, Baldini MT, et al: New perspective in the treatment of low rectal cancer; total rectal resection and coloendoanal anastomosis. Dis Colon Rectum **37** (Suppl): S 62-S 68, 1994.
13) 畠山勝義，島村公年，須田武保，ほか：下部直腸癌に対するJ型結腸嚢肛門吻合術．消化器外科 **17**: 301-306, 1994.

8) 骨盤内臓全摘術

骨盤内臓全摘術は，直腸・肛門，S状結腸の一部，膀胱，全生殖器，内腸骨血管系，骨盤内リンパ節など骨盤内諸臓器を en bloc に摘除する局所根治性の高い術式である．1948年に Brunschwig ら[1]が21例の婦人科的悪性腫瘍および1例の大腸癌症例に対して本術式を施行した報告が最初で，その後，Appleby ら[2]により長期予後も含めた本術式の意義が報告された．当初 Brunschwig ら[3]の報告では，手術死亡率は17%と高く，さらに尿路変更術が wet colostomy であったために，尿路感染症をはじめとした術後合併症の頻度も高かった．その後，Bricker ら[4]による回腸導管などさまざまな尿路変更術の改善や，高カロリー輸液を始めとする術後管理の進歩によって，より安全な手術となった．現在では，本術式は骨盤内の原発癌，再発癌に対する根治術あるいは放射線照射障害に対する salvage 手術などに対する術式として確立するに至った[5〜9]．

a) 手術適応

本術式の適応は骨盤内臓器の悪性腫瘍で隣接臓器に浸潤を認め，隣接臓器の部分切除のみでは根治的切除が不可能な症例である．解剖学的に男女では異なり，女性には膀胱直腸間に子宮，腟が存在するために本術式の適応および適応術式は男性と若干異なる．

男性の場合，適応は周囲組織に浸潤を認めるS状結腸癌，直腸癌，前立腺癌，尿道癌などである．S状結腸癌で膀胱頂部にのみ軽度浸潤が認められる場合は，膀胱部分切除術で対処できる．浸潤が進んで膀胱三角部に及ぶ場合は骨盤内臓全摘術の適応である（図3.134）．

膀胱浸潤が疑われる場合は膀胱鏡を行い，直腸側からは超音波内視鏡で癌深達度を診断する．さ

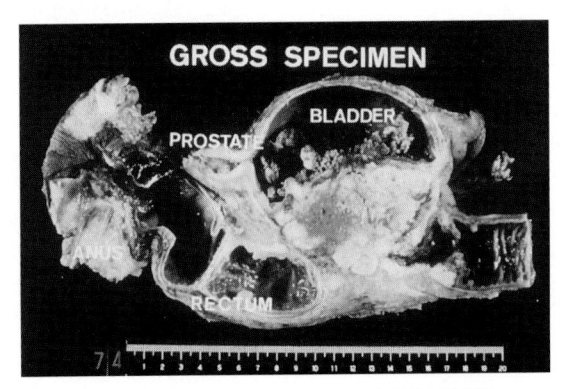

図 3.134 膀胱内浸潤が認められた直腸癌切除標本

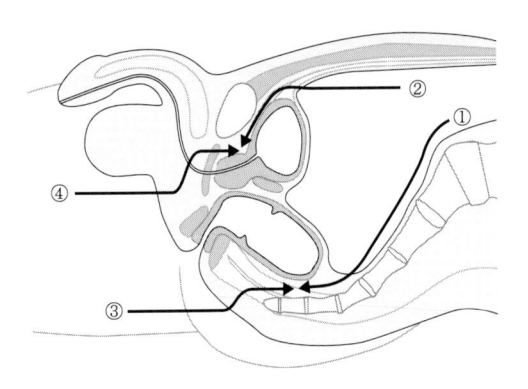

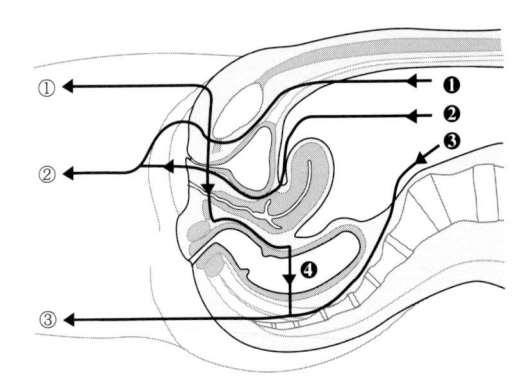

左（男性）：① 後方の展開，② 前方の展開，③④ 会陰側操作と尿道の結紮切離．
右（女性）：❶①＋❸③：骨盤内臓器全摘術＋外性器合併切除，❶②＋❸③：骨盤内臓器全摘術，❷②＋❸③：後方骨盤内臓器全摘術，❶④＋❸：前方骨盤内臓器全摘術（低位前方切除で肛門機能を温存するか，肛門側断端を閉じ Hartmann 術式とする）．

図 3.135 骨盤内臓全摘術の剝離手順と切除範囲

らに，CT，MRIで癌の深達度を診断する．

女性では内性器が存在するために，図3.135のようにいくつかの術式が存在する．前方骨盤内臓全摘術（APE）は，膀胱，尿道，子宮およびその付属器，腟を一塊として摘出し肛門のみを温存するもので，尿路変更術を必要とする．APEの適応は，子宮，腟，卵巣などの内性器癌で膀胱への浸潤例あるいはS状結腸癌の直腸S状部癌で，膀胱，子宮などへの浸潤例である．後方骨盤内臓全摘術（PTE）は，子宮およびその付属器，腟，そして直腸肛門を一塊として摘出し，膀胱，尿道を温存するもので通常は人工肛門造設術を必要とする．PTEの適応としては，内性器癌の直腸浸潤例である．TPEの適応としては，内性器癌の前方および後方臓器への同時浸潤，手術，放射線治療後の遺残癌や腟断端に再発した中心再発癌（いわゆるcentral recurrence）である．また，放射線障害に対する壊死やコントロール不能な出血も適応となる．

本術式は手術侵襲が大きく，術後排便および排尿路変更術も必要であり，術後QOLを考慮すると，その採用は慎重でなければならない．基本的に，本術式採用により根治性が得られることが前提となる．肝，肺などへの遠隔転移や，傍大動脈周囲リンパ節への転移が認められない症例を選択すべきである．したがって，根治性が疑問であるほど進行している症例，すなわち，以下のような場合は根治性に疑問が残り，本術式のrelative contraindicationと考えられる．

1）リンパ節転移，腹膜播種など骨盤外に疾患が及んでいる．

2）下肢の浮腫が認められる（腸骨血管系（特に外腸骨血管に沿う癌の浸潤によるリンパ系の）癌の浸潤による閉塞）．

3）坐骨神経痛が認められる（側方骨盤壁浸潤が存在する）．

4）肝，肺転移など遠隔転移が存在する．

b）手術方法
i）腹腔側操作
（1）体位および皮切：体位は砕石位とする．手術時間が長くなるため下腿の循環障害や腓骨神経麻痺を起こさないよう，下肢の重みを下腿後面のできるだけ広い範囲で受けるようにする．また，症例によっては腹腔側操作と会陰側操作が同時に必要となる場合があり，砕石位での手術開始が重要である．両ストーマはあらかじめマーキングして決定しておく．皮切は，上腹部から恥骨結合までの広域正中切開をおく．開腹後，肝転移，腹膜播種，癌性腹水，傍大動脈リンパ節転移などの検索を行い，本術式の適応を最終的に確認する必要がある．開腹所見にて適応が決定されれば小腸を腹腔外に脱転後，上方郭清から開始する．

（2）上方郭清：S状結腸間膜および左側壁側腹膜との癒合部（white line）を脾彎曲部付近まで切開する．後腹膜下筋膜の背面の層では正中側に剥離を進め，左精巣（卵巣）動静脈と左尿管を背側に遊離する．このさい，腹部大動脈から分岐している尿管枝を結紮切離する．剥離範囲は頭側は左腎脂肪被膜の下半を露出，内側は脊柱左方までとする．精巣（卵巣）動脈を温存して，尿管への血流を温存するよう注意する．次に，右側後腹膜を十二指腸水平脚から右総腸骨動脈まで切開する．右総腸骨動脈付近で右尿管を確認し，さらにその外側で右精巣（卵巣）動静脈を確認して，これらを背側に遊離する．これらの内側にて後腹膜脂肪織を開き，左腎動脈下縁の下大静脈前面を露出する．下腸間膜静脈は予め結紮切断しておく．腹部大動脈右側および前面の外膜を露出しつつ，下腸間膜動脈根部までのリンパ節郭清を系統的に行う．

（3）腸管および尿管処理：下腸間膜動脈を根部にて二重結紮し，人工肛門とするS状結腸切離線を決定する．S状結腸間膜の処理後，linear staplerにてS状結腸を離断する．断端は埋没縫合にて閉鎖し術野の汚染を防ぐ．上方郭清終了後，腹部大動脈分岐部の高さにて左右精巣（卵巣）動静脈を結紮切離する．左右尿管はこのとき処理してもよいが，通常は内外腸骨動脈分岐部まで剥離後に切断する．尿管の近位断端は両側ともにsingle Jカテーテルを挿入して，術中の尿量のモニタリングを行う．

ii）骨盤内操作
（1）後方操作：腹部大動脈分岐部から総腸

骨動静脈，左右・内外腸骨動脈分岐部までの郭清を系統的に行う．剥離層は血管の外膜を露出する層で行い，必要に応じて vessel loop をかけて血管全周にわたり郭清する．外腸骨動静脈周囲の郭清は末梢に向かい，深鼠径輪まで郭清する．岬角に至る正中部では，壁側骨盤筋膜と臓側骨盤筋膜（直腸固有筋膜）が癒合しているので，剥離層が深くなりすぎると静脈の損傷をまねき，浅くなりすぎると直腸固有筋膜に切り込むことになり，根治性を損なう可能性が生じる．正しい剥離層を保つためには，正中仙骨動静脈を直視できる層を保ちながら剥離を進める．岬角を過ぎると疎な結合組織の層に入るので，さらに尾骨に向かって剥離を進める．第3ないし第4仙骨あたりで扇状に広がる直腸仙骨筋膜が確認できるが，この部分で剥離層が浅くなりがちとなるので，ここでも正しい剥離層を保つには仙骨前面静脈叢を直視しながら剥離を進める．直腸後腔の剥離が尾骨近傍まで到達した時点でこの腔を左右に広げて，後に行う側方操作を行いやすくするよう準備しておく．

（2）**前方操作**： 両側の後腹膜切開線を，それぞれ尿管外側に沿って下方に延長する．精索（子宮円靱帯）を結紮切離後，内側臍襞外縁から膀胱頂部まで腹膜を切開する．正中部で恥骨後面に沿い剥離を進めて，膀胱前腔（spatium retropubicum, spatium prevesical, Retzius 腔）を展開する．ここで，前立腺から膀胱頸部前面に広がる Santorini 静脈叢が直視される．これを損傷しないよう十分注意して膀胱前腔を後方，側方に広げていくと膀胱側腔が展開され，恥骨櫛，内鎖孔およびこれを貫通する閉鎖神経，閉鎖動静脈，内閉鎖筋，肛門挙筋などが確認される．閉鎖神経は温存し，閉鎖動静脈は閉鎖孔入口部で結紮切離する．膀胱側腔の剥離をさらに後方に広げて直腸後腔につなげておく．この時点で骨盤内臓器は，前面と後面が遊離され，側方で骨盤壁とつながっている状態になる．

（3）**側方操作**： すでに郭清を終えている外腸骨動静脈を内方に牽引して閉鎖腔の郭清を行う．大腰筋筋膜に沿って閉鎖腔内のリンパ節郭清を行い，腰仙骨神経幹を露出する．腰仙骨神経幹周囲を根部まで郭清して内外腸骨動静脈分岐部周囲までつなげる．内腸骨動脈は，これより分岐する上殿動脈を確認，これを温存後，transfixing suture を掛けて二重結紮切離する．内腸骨静脈の処理は骨盤壁貫通枝の切離終了後に行う．この処理を先行すると末梢側の静脈圧が上昇し，大量出血の原因となることがある．内腸骨動脈本幹の末梢側を牽引しつつ，梨状筋の上に広がる仙骨神経叢を露出する．このさい，仙骨神経叢の間を貫通する下殿動静脈が確認されるので，これを確実に結紮切離する．さらに，内腸骨血管の最終枝である内陰部動静脈を結紮切離すると，骨盤壁貫通枝の処理は終了する．これらの操作が終了した時点で，内腸骨静脈本幹を transfixing suture で切離する．この時点で骨盤内諸臓器は骨盤壁から遊離され，肛門挙筋などよりなる骨盤隔膜と連続性を保つのみとなる．

以上の操作中に静脈系からの出血が起こることがある．組織の愛護的牽引が何よりも肝要である．出血に対してはとりあえず圧迫止血し，周囲を十

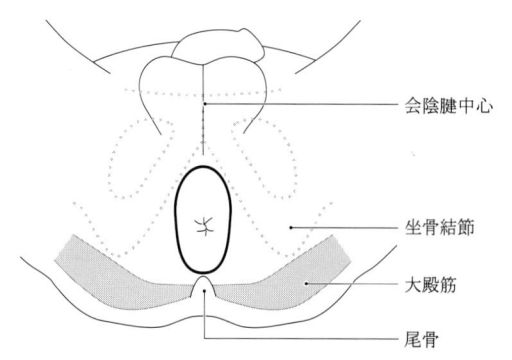

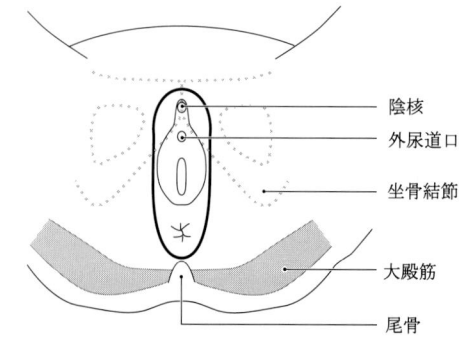

図 3.136 会陰創の皮切（左：男性，右：女性）

分展開して術野を確保した後，止血操作を行う．

iii) 会陰操作

（1）皮切：会陰操作に先立ち，術野汚染を防ぐために肛門は絹糸にて縫合閉鎖しておく．皮切は男性の場合，陰嚢の背面で陰茎根部の下縁に始まり，坐骨結節の内側を尾骨のやや前方を結ぶ楕円形の皮膚切開をおく．女性では外陰部を残し，外尿道口を皮切範囲に含めて陰核の上縁を通る皮切をおく（図3.136）．

会陰部への浸潤が存在する場合は，腫瘍の進展状況を考慮した広範囲な皮切を加える．切除範囲が広くなると，会陰創の一次閉鎖が困難な場合も生ずるが，この場合は，薄筋皮弁，殿筋皮弁などを利用した骨盤底形成術を考慮すべきであり，あくまで根治性を優先した切除術式を採用すべきである．

（2）坐骨直腸窩の郭清：坐骨直腸窩の郭清は，左右坐骨結節，大殿筋および尾骨を指標として行う（図3.137）．下直腸動静脈は可及的根部にて結紮切離する．肛門尾骨靱帯を切離して直腸後腔と交通させる．このさい，病巣の進展状況によっては仙骨の合併切除が必要となる[10〜13]．尾骨ないし下部仙骨の一部だけであれば，この体位にて合併切除して骨盤腔に達し，肛門挙筋を骨盤壁付着部にて切離する．しかし，これより高位で仙骨を合併切除する場合は，腹腔側操作終了後に正中創を仮閉腹し，体位をジャックナイフ位として仙骨会陰操作を行う必要がある[10,11]．硬膜はS_2下縁まで存在するといわれているため，$S_2 \sim S_3$以下の仙骨切除では通常硬膜の処理は必要ないが，S_2以上の高さで仙骨切除を行う場合はLumbo-Sacral laminectomyを行い，切除レベルの仙骨神経の根部中枢側にて硬膜の結紮処理が必要である[13]．下肢の知覚は分節支配で第1腰神経から第2仙骨神経まで関与している．このため第2仙骨神経は少なくとも温存するようにする．

（3）前方骨盤隔膜の処理：男性の場合，まず浅会陰横筋と会陰動静脈を結紮切離し，恥骨直腸筋を骨盤壁付着部で切離し前方の処理に移る．球海綿体筋を確認し，ついで腱会陰中心を恥骨結合に向かい切離を進めていくと尿道膜様部に達する．尿道バルーン（balloon catheter）を指標にして尿道を全周性に剝離し，これを切除すると骨盤内諸臓器はen blocに摘除される．恥骨結合の後面には静脈叢があって出血しやすいが，これを腹腔側，会陰側の両側から恥骨結合に近く切離していく．男性の場合，この尿道の処理は本術式術後の死腔感染症防止のために非常に重要である．尿道断端の処理が不十分であると，経尿道的骨盤内

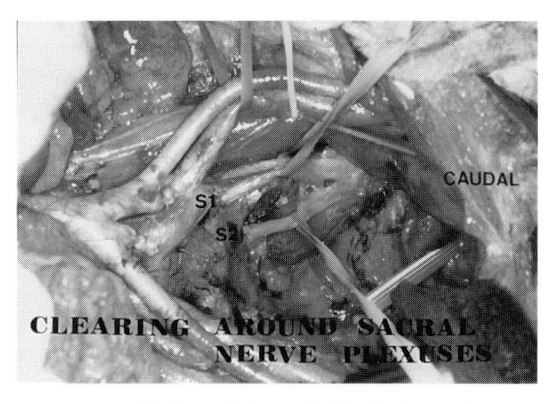

図3.138 骨盤内臓器全摘後の仙骨神経叢周辺の術中写真

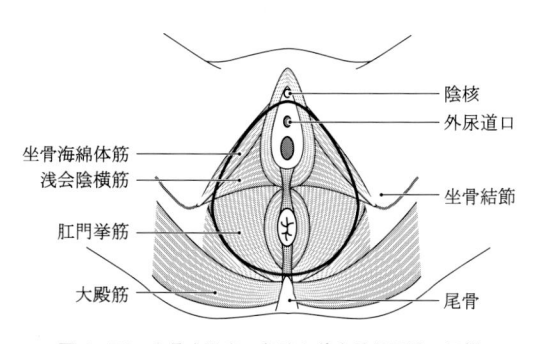

図3.137 坐骨直腸窩の郭清と前方骨盤隔膜の切離

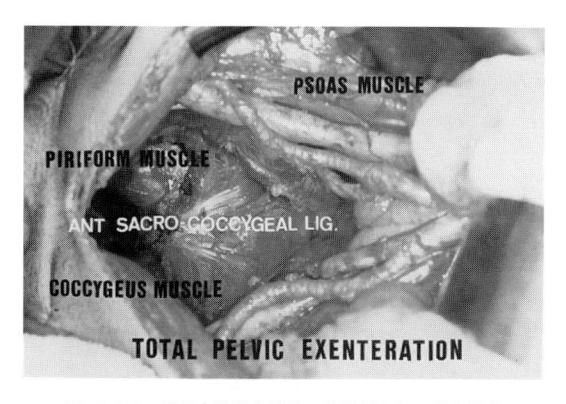

図3.139 骨盤内臓器全摘後の腹腔側からの術中写真

膿瘍の原因となる．残存尿道は十分洗浄後，断端は 2 層に確実に閉鎖する．

女性の場合は，外尿道は皮切の時点ですでに摘除側にある．坐骨結節から恥骨下縁に沿い，骨膜を露出する層で剥離を進めると，ほとんど出血することなく恥骨結合後面に達する．この部分にも静脈叢が存在するため，出血が生じた場合はまず圧迫し，骨盤内諸臓器を摘除後，止血操作を行う（図 3.138, 3.139）．腹腔側と会陰側から術野全体にわたり止血を確認し，仙骨前面に太いドレーンを挿入，会陰創をナイロン糸にて一次閉鎖する．

iv）尿路変更術および人工肛門造設術

尿路変更術としては，回腸導管，結腸導管，尿管皮膚瘻などがある．これらは，いわゆる失禁型尿路変更術であるが，Kock pouch, Mainz pouch, Indiana pouch などさまざまな非失禁型（自己導尿型）尿路変更術式も考案されている[14〜16]．

最も代表的で多用されている回腸導管について述べる．

（1）回腸導管：回腸末端から約 20 cm 口側で血流のよい約 20 cm の有茎回腸を遊離する．術前骨盤内放射線照射例では，回腸の肉眼的放射線障害の程度を十分考えて，障害が強いようであれば，空腸導管，横行結腸導管などの適応を考慮する．口側の回腸離断には GIA を利用し，肛門側断端には太いバルーンカテーテルを挿入閉鎖し，カテーテルより遊離回腸内を生食水にて十分洗浄しておく（図 3.140）．ileal segment は腸間膜後面にして回腸端々吻合を行う．ileal segment の口側断端から 2〜3 cm の部位を左尿管吻合部とする．

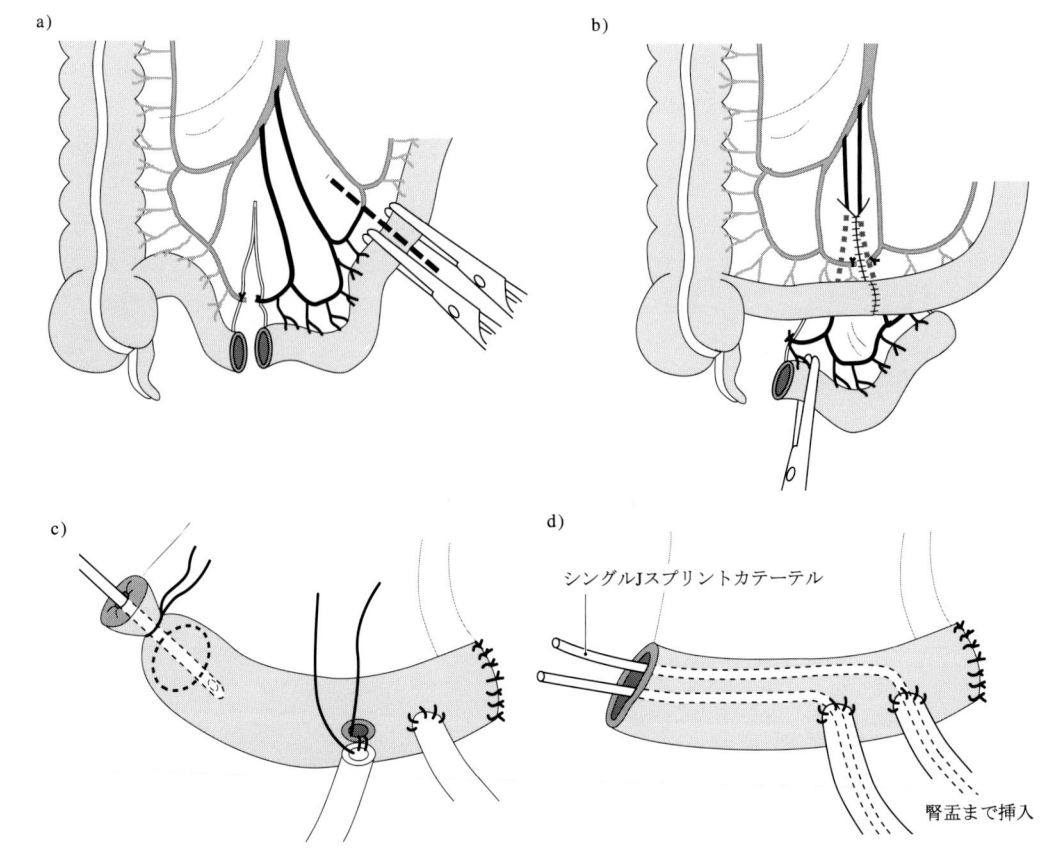

図 3.140 回腸導管
a) 回腸末端より約 20 cm 口側腸管を離断し，2 本の回腸動脈を ileal segment に含める．
b) 回腸-回腸端々吻合で再建し，腸間膜を縫縮し，ileal segment をその後方におく．
c) ileal segment 内腔を生食水で洗浄後，vicryl 5-0 糸にて water tight に尿管-回腸吻合を行う．
d) シングル J スプリントカテーテルを腎盂まで挿入し，回腸導管内を誘導し，ストーマから外に出しておく．

吻合部回腸の漿膜筋層を尿管の太さに切除し，粘膜は切開のみをおく．吸収糸（5-0 dexonまたは5-0 vicryl）にて尿管と回腸の全層結節縫合をwater tightに行う．さらに，回腸漿膜筋層と尿管外膜を全周で6〜7針となるように結節縫合して回腸尿管吻合が終了する．右尿管は左尿管の吻合部からさらに3〜4 cm肛門側に同様に吻合する．尿管，回腸吻合部の合併症（吻合部浮腫による狭窄や，縫合不全など）を防止するためシングルJ型スプリントチューブを腎盂まで挿入し，回腸導管内を誘導しストーマから出しておく（図3.140）．スプリントチューブは術後10日から2週間で抜去する．尿管吻合された回腸導管は，回盲部を十分授動後，以下の人工肛門と同様に腹膜外法にて右下腹部に誘導し，primary openとする．回腸導管を数針後腹膜と固定する．後腹膜にはペンローズドレーンを1本挿入しておく．

（2）人工肛門： 左下腹部に人工肛門を造設する術前にマーキングしておいた人工肛門造設部に約2〜3 cmの皮切をおき，腹直筋膜まで剥離する．腹直筋膜を十字切開し，ここより先に遮断したS状結腸口側端を腹膜外法にて，腹壁外に誘導しprimary openとする．

c）手術侵襲

原発癌か再発癌，郭清程度，患者体型，手術手技の習熟度などさまざまな因子によって手術時間や出血量など患者に対する手術侵襲はかなり異なってくる．原発癌に対する手術時間としては6〜8時間前後，出血量は2000〜3000 ml前後との報告が多い[8,17,18]．しかし，再発癌や術前放射線照射症例などでは，原発癌に比して侵襲は大きくなり，手術時間，出血量ともに増加する傾向が認められる[8,17,18]．さらに，仙骨合併切除を伴う場合は手術時間，出血量ともに増加する[11,18]．

d）手術成績

本術式が行われ始めた当初は，wet colostomyによる尿路感染症をはじめとする術後合併症が多く認められた．しかし，その後，回腸導管の導入，抗生物質療法の進歩，高カロリー輸液の導入などによりmorbidity, mortality rateともにかなり改善されてきた．1960年のBrunschwigら[3]の報告ではmortality rateが17%であったのに対して，1986年の骨盤内臓全摘術に対する全国集計結果によれば4.3%と減少している[19]．また，諸家の報告をみても，時代とともにmortality rateが低下している傾向が認められる（表3.77）．Lopezら[5]は1940年から1989年の50年間に施行した232例の骨盤内臓全摘術症例について年代別にmortality rateを検討している．その結果，観察全期間50年間を通じたmortality rateは14%であり，これを年代別にみると最初の30年は16.8%であったのに対して，後半20年は10%に減少したと報告している．

Morbidity rateは13〜75%と報告により差が

表 3.77 骨盤内臓全摘術後の術後合併症率(%)および手術死亡率(%) (Hafnerら，1992[20]より改変)

文献	報告年	原発巣	患者数	術後合併症率(%)	手術死亡率(%)
Appleby	1950	CR	6	—	17
Brintnal	1950	CR	9	—	33
Brunschwig	1960	CR+Others	592 (21 Rectum)	—	17
Kiselow	1967	CR	43	—	16
Olsson	1976	CR+Others	18(7 CR)	45*	6
Eckhauser	1979	Rectum	12	75*	8
Ledesma	1981	CR, anus	30	13	10
Boey	1982	CR	49	51	18
Takagi	1983	CR	13	—	8
Jakowatz	1985	CR+Others	104 (31 CR)	49	3
Lindsey	1985	CR+Others	68 (29 CR)	30	14
Hafner	1991	CR	75	43	5
Lopez	1994	CR, anus+Others	232(27 CR, 4 anus)	45	14

* Includes early and late complications.
CR : Colorectal

ある(表3.77).合併症は,術後早期合併症と晩期合併症に大別される.早期合併症としては,骨盤内感染,創感染,イレウス,尿路感染症,尿管縫合不全,腸瘻形成,さらに回腸の再建における端々吻合の縫合不全,そのほか心肺機能不全,ストーマトラブルなど多彩である.最も多いのは骨盤内感染である[8,19].晩期合併症としては,尿管腸管吻合部の狭窄による水腎症,腎不全あるいは感染を合併した腎盂炎,腎膿瘍または放射線照射腸管の瘻孔形成などが認められる.これら合併症は術前照射症例,再発癌症例の場合頻度が高くなる[20,21].これら合併症防止のためには,術野消毒目的の会陰部ブラッシング,術中汚染の防止,完全止血,尿道切離前の尿道の十分な洗浄,適切なドレナージなどが重要である.

e) 遠隔成績

全国集計結果[19]によると,骨盤内臓全摘術後の累積5年生存率は,原発直腸癌は42.0%,原発S状結腸癌は47.3%であり,直腸癌治癒切除例に限ると50.6%となっている.森谷[8]も本術式による原発大腸癌の治癒切除例では,3年生存率65%,5年生存率56%としており,治癒切除例では5年生存率が50%を上回っている.Lopezら[22]によれば,リンパ節転移陰性例の5年生存率は64%であったのに対して,リンパ節転移陽性例の5年生存率は32%であり,予後に影響を与える因子としてリンパ節転移の有無の重要性を指摘している.そのほか,文献的にみても原発大腸癌の5年生存率は30~60%と報告されている[23,24].

これらの遠隔成績を考慮すると,他臓器浸潤が認められる場合でも,長期予後が期待できる可能性があり,骨盤内進行大腸癌に対する骨盤内臓全摘術の意義は大きいと考えられる.

一方,再発癌に対する骨盤内臓全摘術後の予後は,一般に原発癌に比して不良である[24].しかし,Waneboら[25]は直腸癌再発症例に対する,仙骨合併切除術を伴った骨盤内臓全摘術をはじめとする根治術の術後4年生存率は33%と比較的良好な成績を報告している.さらに彼らは,術前CEA値が10 ng/ml以下の症例に限ると,術後5年生存率は44%で長期生存例も存在していることから,再発癌症例でも症例によっては長期予後を期待できる可能性を示している.

[渡辺聡明・森谷宜皓]

文献

1) Brunschwig A : Complete excision of pelvic viscera for advanced carcinoma. Cancer **1** : 177-183, 1948.
2) Appleby LH : Proctocystectomy : the management of colostomy with ureteral trans-plants. Am J Surg **79** : 57-60, 1950.
3) Brunschwig A, Daniel W : Pelvic exenteration operation : With summary of sixty-six cases surviving more than five years. Ann Surg **151** : 571-576, 1960.
4) Bricker EM : Substitution for the urinary bladder by the use of isolated ileal segments. Surg Clin North Am **36** : 1117-1130, 1956.
5) Lopez MJ, Standiford SB, Skibba JL : Total pelvic exenteration. A 50-year experience at the Ellis Fischel Cancer Center. Arch Surg **129** : 390-396, 1994.
6) Bricker EM, Butcher HR, Lawler WH, et al : Surgical treatment of advanced and reccurent cancer of the pelvic viscera : an evaluation of ten years experience. Ann Surg **152** : 388-402, 1960.
7) Moriya Y, Hojo K, Koyama Y : Significance of lateral node dissection for advanced rectal carcinoma at or below the peritoneal reflection. Dis Colon Rectum **32** : 307-315, 1989.
8) 森谷宜皓:骨盤内臓全摘術.In:癌の外科—手術手技シリーズ大腸癌(北條慶一編), pp 158-171, メディカルビュー社,東京,1992.
9) 小山靖夫:骨盤内臓全摘術.消化器外科 **11** : 1005-1012, 1988.
10) 森谷宜皓,小山靖夫,北條慶一,ほか:進行直腸癌および局所再発直腸癌に対する仙骨合併骨盤内臓器全摘術.日本大腸肛門病会誌 **38** : 7-15, 1985.
11) 森谷宜皓,馬島享:骨盤内再発癌に対する外科治療.In:癌の外科—手術手技シリーズ大腸癌(北条慶一編). pp 194-203, メディカルビュー社,東京,1992.
12) Takagi H, Morimoto T, Hara S, et al : Seven cases of pelvic exenteration combined with sacral resection for locally recurrent rectal cancer. J Surg Oncol **32** : 184-188, 1986.
13) Wanebo HJ, Marcove RC : Abdominal sacral resection of locally recurrent rectal cancer. Ann Surg **194** : 458-471, 1981.
14) Thuroff JW, Alken P, Riedmiller H, et al : 100 cases of Mainz pouch : Continuing experience and evolution. J Urol **140** : 283-288, 1988.
15) Kock NG, Nilson AE, Nilsson LO, et al : Urinary

16) Skinner DG, Lieskovsky G, Boyd SD : Continuing experience with the continent ileal reservoir (Kock pouch) as an alternative to cutaneous urinary diversion : an update after 250 cases. J Urol **137** : 1140-1145, 1987.
17) 高木　弘：手術—骨盤内臓全摘術. 外科治療 **65**：49-56, 1991.
18) 加藤知行, 平井　孝：局所進展直腸癌に対する骨盤内臓全摘術. 医学のあゆみ **172**：693-696, 1995.
19) 第24回大腸癌研究会：骨盤内臓器全摘術に関する全国調査集計結果, 1986.
20) Hafner GH, Herrera L, Petrelli NJ : Morbidity and mortality after pelvic exenteration for colorectal adenocarcinoma. Ann Surg **215** : 63-67, 1992.
21) Jakowatz JG, Porudominsky D, Riihimaki DU, et al : Complications of pelvic exenteration. Arch Surg **120** : 1261-1265, 1985.
22) Lopez MJ, Monafo WW : Role of extended resection in the initial treatment of locally advanced colorectal carcinoma. Surgery **113** : 365-372, 1993.
23) Williams LF, Huddleston CB, Sawyers JL, et al : Is total pelvic exenteration reasonable primary treatment for rectal carcinoma ? Ann Surg **207** : 670-678, 1988.
24) Hafner GH, Herrera L, Petrelli NJ : Patterns of recurrence after pelvic exenteration for colorectal adenocarcinoma. Arch Surg **126** : 1510-1513, 1991.
25) Wanebo HJ, Koness RJ, Vezeridis MP, et al : Pelvic resection of recurrent rectal cancer. Ann Surg **220** : 586-597, 1994.

9) Hartmann 手術

フランスの外科医 Henri A. C. A. Hartmann (1860〜1952) によって普及されることになった「ハルトマン術式（原語ではアルトマンと呼ぶ）」は, 彼がフランス外科学会で発表した[1] 1921年をさかのぼること約15年, Cripps[2] が始めた方法であった. Cripps は1897年におそらく世界ではじめて直腸前方切除術を行った外科医であるが, 当時としては直腸吻合不全を起こしやすいためか, 腫瘍占居部位の腸管のみを切除して, 遺残直腸端を閉鎖し, S状結腸の断端を腹壁上に出して人工肛門とする手術を発表している.

本来, 直腸癌の根本手術であったものが, 吻合技術の発達につれて, 今や姑息手術と考えられるようになっている. そのあげくの果てが, 切除不可能となった直腸癌に対して, その口側結腸を単に離断して人工肛門を造設する術式をも「Hartmann術式」と誤用するようになった. また, S状結腸憩室炎や直腸炎・穿孔などの良性疾患において, 一次的吻合が不可能ないしは危険度の高い症例に結腸を離断して一時的人工肛門を造設する場合も「Hartmann術式」と呼ぶのが当たり前になってしまった. さらに Goligher[3] は直腸全摘で肛門管だけを開放のまま残す術式を「拡大ハルトマン手術」と呼んでいる. しかし, 潰瘍性大腸炎やポリポーシスでは左半結腸切除をして直腸を残し, 横行結腸に人工肛門を造設したものまで Hartmann 手術と呼ぶのは許されないことであろう.

a) 手術適応

本手術の適応は高齢や合併症のために短時間（半時間以内）に原因疾患を切除して救命することにある. しかし, 三次リンパ節転移や腹膜播種（Schnitzler 転移を含む）のために, やがて骨盤内再発となることが明瞭な場合も本術式の適応となる.

本手術の短所は, 人工肛門となってしまうことと, 直腸空置症候群[4] が発生することである. 前者ではストーマ装具をつけて生活することとなるために, 排泄物が漏れたり皮膚障害が起こったりしないようなケアが必要となるし, 後者では重症度に応じた治療が必要となる.

b) 手術方法

① 病変部直腸の切除, ② 直腸断端の処理, ③ S状結腸人工肛門の造設の3手順からなる. ①については他の術式の項で詳しく述べられているので省略する. また, ③についても, 次の項で詳述するので省略する. したがって, ここでは断端処理を重点的に説明する.

S状結腸腸間膜を左右両側で後腹膜から切離したら, 尿管を十分に確認して保護しながら直腸を全周にわたって完全に剥離する. 病変部より肛門側の直腸（特に後側と両側）を筋層近くまで露出させて, ここに Roticulator® または TA®, RA® などの stapler をかけて, その口側にかかっている直腸用斜角鉗子あるいは直角鉗子との間で切離する. stapler に不確実性を疑う場合には, その上

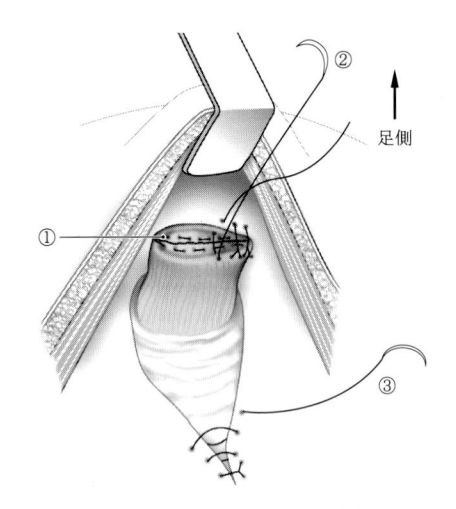

図 3.141 直腸断端処理法（1）
① 全層マットレス連続縫合による閉鎖
　（器械縫合でも可）
② 前後壁漿膜筋層結節縫合
③ 後腹膜連続縫合

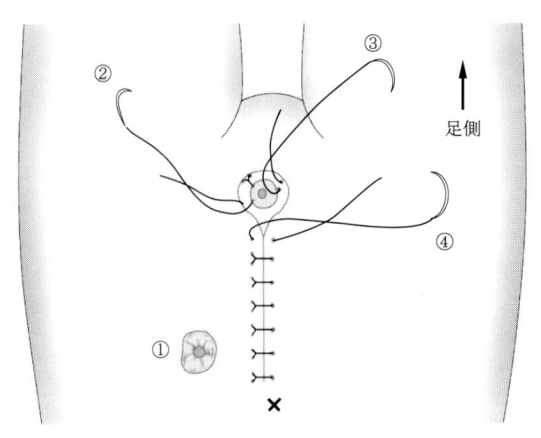

図 3.142 直腸断端処理法（2）
① S状結腸単孔式人工肛門造設
② 断端側壁と筋膜との結節縫合4針
③ 断端皮下埋没縫合6～8針
④ 閉腹

にLembert縫合を追加する（図3.141）．

そのようなstaplerがなくても，それに相当する部分に斜角鉗子，その口側に直角鉗子をかけてその間を切離すればよい．その断端閉鎖は，斜角鉗子を股ぐように糸をかけていくMoynihan縫合でもよいし，鉗子の下を水平マットレス連続縫合をかけてもよい．その後でLembert縫合をかけておく．この断端処理が下部直腸で行われる場合にはDouglas窩の腹膜欠損部を細かく縫合閉鎖しておくことが望ましい（図3.141）．前述の直腸空置症候群を予防するためには，できるだけ肛門に近く切除しておくのがよい．肛門管上縁（骨盤底筋群レベル）で切離した場合には断端縫合はしなくてもよい．いずれの場合も，手術終了後は肛門に両手の示指と中指を入れて内外括約筋を十分に伸展させて，決して直腸内圧が高まらないようにしておく．また，遺残直腸内を生理食塩水で十分に洗浄しておく．

直腸S状部が残る場合には，断端を閉鎖するよりは，開腹創下端に造瘻術を行って粘液瘻としておくほうがよい（図3.142）．

さて，本法を一時的手術として施行した場合には，当然のことながら，最終的には人工肛門や粘液瘻などのストーマを閉じて，腹腔内で，遺残直腸との吻合を行うことになる．Hartmann手術の後に全身状態が回復し，あるいは合併症が軽減した場合や，数年経過して再発が認められない場合に，この人工肛門（結腸）・遺残直腸吻合術が施行される．後者の場合にはいわゆるsecond-look手術を兼ねて開腹されることはいうまでもない．

この吻合術式にもいろいろあるが，今日のように器械吻合が保険診療として認められるようになってからはもっぱらstaplerが頻用される．手技については他の稿を参照されたい．

c） 手術成績

手術成績に関しては，前述のように現在は姑息的あるいは一時的手術と考えられるようになったためか，成書にも論文にもとりあげられることがない．しかし，Baconの成書[6]には自験61症例の

表 3.78 Hartmann手術死亡率

著　者	患者数	死亡数	死亡率
Hartmann	34	3	8.8%
Rankin	28	1	3.5%
Pierpont	14	0	0.0%
Cattell	17	4	23.5%
Muir	9	0	0.0%
Woolf	10	0	0.0%
Hayden	16	4	25.0%
Gabriel	11	0	0.0%
Bacon (1948)	18	2	11.1%
Bacon (1962)	61	6	9.8%

成績が他の報告との比較とともに述べられている（表3.78）．そのうちの20例（32.7%）は姑息手術であり，その5年生存率は0%であった．さらに，術後1か月以内に出血や感染やショックなどで死亡した6人を除いて，35例の5年生存率は28.6%であった．そのうちの4人は14年以上も生きており，その訂正亡率は38.1%という[6]．同書のなかでGabrielの5年生存率は11例中4例の36.4%であったと述べている． ［進藤勝久］

文　献

1) Hartmann H: Nouvean procédé d'ablation des cancers de la partie terminale du côlon pelvien, Cong Franc Chir Proc **30**: 411, 1923.
2) Cripps W H: On diseases of the Rectum and Anus, 3rd ed, Churchill, London, 1907.
3) Goligher JC: Surgery of the Anus, Rectum and Colon, 2nd ed, p 626, Tindall & Cassell, London Bailliere, 1967.
4) 進藤勝久：ストーマリハビリテーション，メヂカルフレンド社，東京，1974.
5) 進藤勝久：直腸癌治療におけるストーマリハビリテーション．消化器外科 **13**：353-360, 1990.
6) Bacon HE: Cancer of the Colon, Rectum and Anal Canal, p 699, JB Lippincott, Philadelphia, 1964.

10) 人工肛門造設術

人工肛門は造設部位によって会陰部人工肛門，仙骨部人工肛門，腹部人工肛門と呼ばれるが，本書では後者について述べる．他方，造設臓器によって結腸人工肛門（colostomy），回腸人工肛門（ileostomy）と呼ばれる．

a) colostomy

別名Littré手術ともいわれるように，18世紀初頭にはM. Littréが行っていたと思わせる記載がある[1]．

i) 手術適応

人工肛門造設術の適応は，次のとおりである．
1) 直腸切断術などで直腸・肛門が切除されている．
2) 大腸閉塞のため拡張した口側腸管を減圧し，閉塞部の手前で排便処理する．
3) 大腸部分切除後の腸内圧が上らないように予防する．
4) 大腸の一次的切除が困難ないしは危険である．
5) 大腸の縫合不全が起こっている，ないしはその寸前である．
6) 難治性肛門疾患，先天的ないしは永久的便失禁，直腸膀胱瘻や膣瘻などがある．
7) その他（toxic megacolon, procto-colitis, inremovable lesion など）

これらの目的を達成するためにはいろいろな術式がある．大腸のどの部位に造設するかによって，次のように分類される．

1) caecostomy（盲腸瘻）
2) transversostomy（横行結腸人工肛門）
3) sigmoidostomy（S状結腸人工肛門）
4) その他（appendicostomy, ascendicostomy, descendicostomy など）

人工肛門造設の目的によって，次のように分類される．

1) permanent stoma（永久的人工肛門）：永久的に使用するべく造られた人工肛門
2) paliative stoma（姑息的人工肛門）：根本的治療が行われなくて，やむなく造らざるをえなかった人工肛門
3) temporary stoma（一時的人工肛門）：近い将来に閉鎖して腹腔内に還納することを期待して一時的に造設した人工肛門
4) covering colostomy（予防的人工肛門）：縫合不全を防ぐために仮に造る係蹄式人工肛門

人工肛門造設術の形式によって，次の型分類を行う．

1) end-colostomy（単孔式人工肛門造設術）：口側腸管断端を人工肛門にする手術
2) loop-colostomy（係蹄式人工肛門造設術）：腸管の一部を係蹄状に腹壁外に出して人工肛門を造る手術
3) double-barrel colostomy（二連銃式人工肛門造設術）：連続性を断った腸管を二連銃様に並置して人工肛門にする手術
4) devine colostomy（分離式人工肛門造設術）：連続性を断った腸管断端を互いに離れ

た場所に置いて人工肛門にする手術
5) blow hole colostomy（吹穴式人工肛門造設術）：減圧のために腸瘻としたもの
6) その他（hidden loop, diverting proximal colostomy など）

ストーマをどのような形にするかによって，次のように分類する．
1) flush colostomy（平坦型人工肛門）：皮膚面と同じ高さにある人工肛門
2) bud colostomy（隆起型人工肛門）：皮膚面より上に隆起している人工肛門
3) cylinder colostomy（円筒型人工肛門）：粘膜を外翻しないで皮膚外に出したままの人工肛門
4) tube colostomy（管型人工肛門）：管（カテーテルなど）を使用している人工肛門

これら4通りの分類の定義や詳細については成書[2,3]を参照されたい．

ii) 手術方法

手術手技には最もよく造設されるS状結腸単孔式人工肛門造設術と横行結腸係蹄式人工肛門造設術を解説する．

（1） end sigmoidostomy

術前に行った stoma site marking[4] 部を Kocher 鉗子でつまみ上げ，半径1.5 cm の円形皮膚切開（肥満体型では縦長の楕円形とする）を行う．筋膜を十字切開し，筋肉の走行に沿って鈍的に開いて腹膜に達する（図3.143 a）．

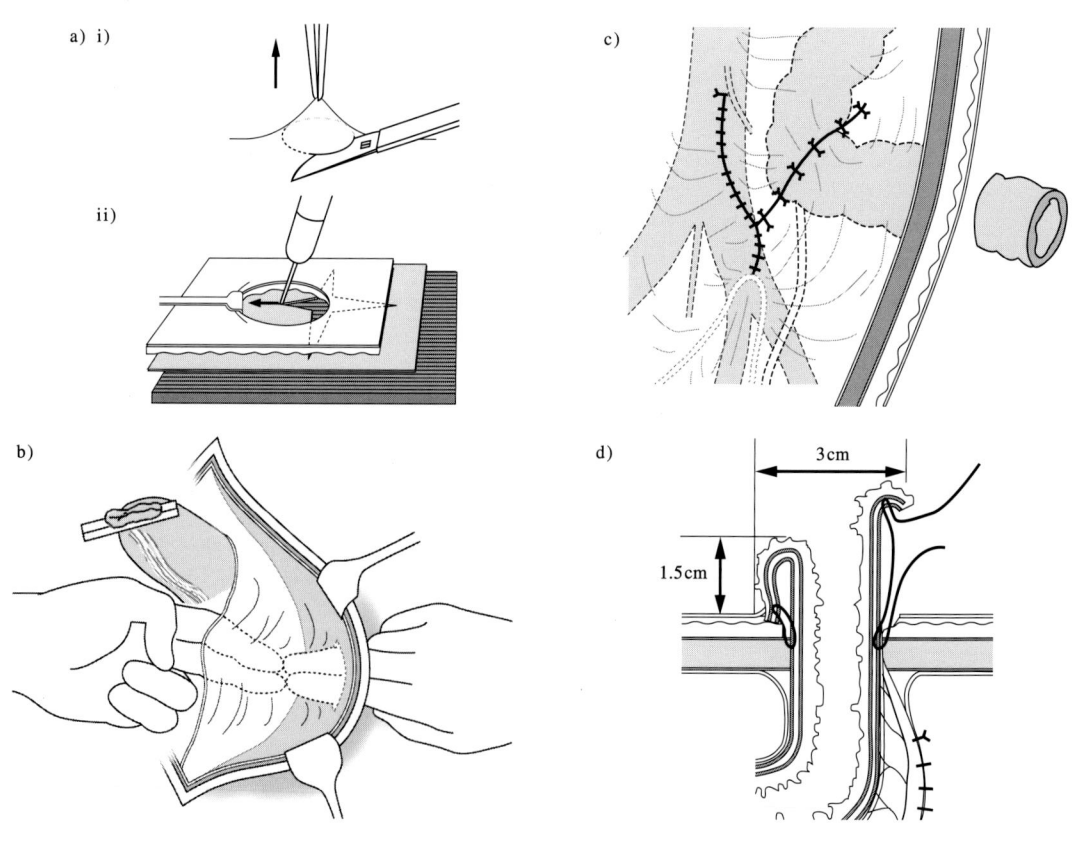

図 3.143 S状結腸単孔式人工肛門造設術
a) 人工肛門部腹壁切除．
  i) 皮膚円形切除（半径約1.5 cm）．
  ii) 円切創から筋膜の十字切開．筋肉は切開しないで筋の走行に split する．
b) 後腹膜下に左手2指，皮膚円切創から右手2指を挿入してトンネル作成．
c) S状結腸ストーマ脚の後腹膜下トンネル貫通．
d) ストーマ口形成（粘膜下・皮下埋没縫合）．

腹腔内では，S状結腸腸間膜と左側壁側腹膜との境界部がすでに切離してあるので，後者の切離端をペアン鉗子で把持し，その裏外側に左示指・中指を入れて腹膜を遊離させる（図3.142 b）．

一方，皮膚のストーマ予定孔から右示指・中指を入れて，腹横筋と腹膜との間を遊離させて左右の指が通じるようにする（図3.143 b）．このようにしてできたトンネル内にS状結腸をくぐらせて，3 cm以上は外に出す．S状結腸腸間膜に緊張がかかりすぎないよう，また，S状結腸がたるみすぎないように調整したら，腹腔内で後腹膜，壁側腹膜，腸間膜それぞれの切離端を互いに縫合固定する（図3.143 c）．正中開腹創を一次的に縫合閉腹したあと，人工肛門の形成術に移る．

針を切除端から1 mm下の漿膜筋層に腸軸方向にかけて，浅在筋膜を通して皮下に結節縫合をする（粘膜外翻によりストーマの高さは1 cmくらいになる）．これを全周に8針ほどかけて固定する．周囲皮膚がやや外翻する程度がよい．抜糸をする必要はない（図3.143 d）

（2） loop transversostomy

横行結腸係蹄式人工肛門造設術の手技は，次のとおりである．

まず，皮膚切開は右上腹部に，正中から2 cm右に離れた所から約6 cmの横切開を入れる．腹直筋膜から腹膜まで一挙に横切して開腹する（図3.144 a）．ただし，上腹壁動静脈が後鞘の上を走っているので留意する．

横行結腸ヒモ（taenia）をみつけて，大網のついた横行結腸を腹腔外に引き出す．次に大網を約10 cmにわたって横行結腸から剝離したら，その腸間膜の横行結腸付着部にペアン鉗子を貫通させて，皮膚の上に過緊張なくのせられることを確認する．切開部外側約4 cmの腹膜から，腹直筋膜を通して浅在筋膜まで7号絹糸を通す．その糸の両端をさきのペアン鉗子で把持して腸間膜を通す．同糸をさらに反対側の浅在筋膜から腹膜まで刺通して結紮する（橋縫合と呼称する）（図3.144 b）．口側腸管側の周囲に示指2本分の間隙があることを確認する．腹膜切開創の左右端をそれぞれ対応する結腸ヒモに結節縫合する．さらに各縫合糸間

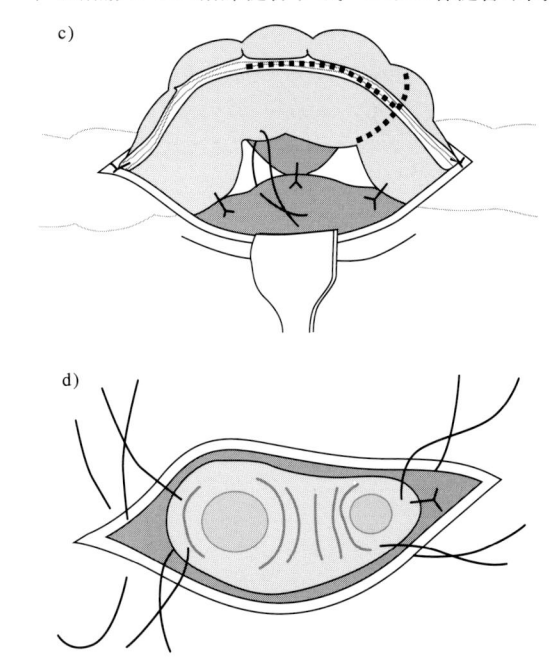

図 3.144 横行結腸係蹄式人工肛門造設術
a) loop colostomy 皮膚切開．
b) 皮下〜腹膜全層橋縫合．
c) 橋縫合後の腸・筋膜固定と腸切開（点線）．
d) 粘膜下・皮下埋没縫合．

の腹膜と腸管に1針ずつかける（図3.144c）．

環状においた横行結腸の肛門側皮膚レベルから2cm口側の部分を，約2/3周横切開する．つづいて結腸ヒモを口側に4cm切開する．このT字状切開の粘膜を外翻するに当たって，切開端の筋層と漿膜に糸をかけ，対応する真皮・皮下組織と浅在筋膜に結節縫合をする（図3.144d）．このようにして全周に糸がかかると，横切開部粘膜がもっとも盛り上ってなだらかな丘状をなし，肛門側腸管は狭く，口側の内容物が肛門側へ流れにくい形となる．抜糸をする必要はない．同じ手法を用いてS状結腸にloop sigmoidostomyを作成することができる．

b) ileostomy

1722年にRenaultが本手術を最初に行ったといわれているが確認がとれない．実用的になったのは患者のKoenigが装具をつくった1942年ころからである[5]．

i) 手術適応

ileostomyの適応は，次のとおりである．

1) 大腸全摘のために肛門も摘出されているとか，肛門を排便口にしない．
2) 回盲部〜右半結腸に閉塞があり，口側腸管を緊急的に減圧し，同部で排便処理をする．
3) 大腸切除後の吻合部に腸内圧がかかったり，便汁が流れ込まないようにする．
4) 回盲部—右半結腸に病変があり，小腸・結腸内瘻吻合ができない．
5) 小腸嚢や吻合部に縫合不全が起こっている，ないしはその寸前である．
6) その他（colostomyの代用）

ileostomyの分類もcolostomyと同様に考えればよい．

ii) 手術方法

手術手技もいろいろあるが，ここではend ileostomyとloop ileostomyについて述べる．

予めstoma-site-markingしておいた場所の皮膚を約4cmほど横切開し，筋膜は縦切開して筋肉を走行に沿って分け入り腹膜を縦切開する．回腸断端をこの腹壁孔に通して約5cmほど外に出す（図3.145）．筋膜と回腸漿膜筋層とを上下1針ずつ縫合固定する（図3.145①）．再び腹膜内に戻って，後腹膜切離縁と回腸腸間膜切離縁とを縫合し，そこからストーマ孔腹膜までの間にある壁側腹膜と腸間膜との縫合閉鎖をして内ヘルニアを防ぐ（図3.145②）．

ストーマはcolostomyと同様に外翻させて全周性皮下埋没縫合をする（図3.145③）．

loop ileostomyでは腹壁孔のあけ方は同様でよいが，腹膜内操作で予めループとすべき回腸腸間膜に細いネラトンを通しておき，これを引張りながら回腸ループを約5cmほど外に出す（図3.146a）．前述のような腸間膜と壁側腹膜との固定は行わないので内ヘルニアを起こさないように小腸を順序よく畳んでおく．ループの口側がストーマ孔の下方または外側にくるようにおいてから筋膜と回腸壁との縫合固定を2針だけしておく．ストーマ孔に占める割合が口側：肛門側≒2：1となるように筋膜両端に針糸（6号または2，0号）を通して，前述のネラトンを抜きながら，ここに通して結紮する．このさい，筋膜だけではなく，皮下組織にもかけながら橋形成をするとよい．肛門側ループの皮膚より約1cmの回腸を約2/3周ほど横切開し，ここからBabcock鉗子を挿入して口側ループを把持して外翻する（図3.146b）．あとは前述のように皮下埋没縫合を行って終了する（図3.146c）．

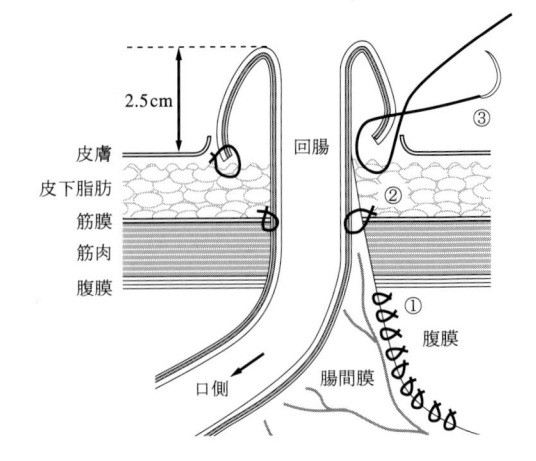

図3.145 回腸単孔式人工肛門造設術（断面図）
①腹膜・腸間膜縫合，②筋膜・腸管縫合，③皮下埋没縫合．

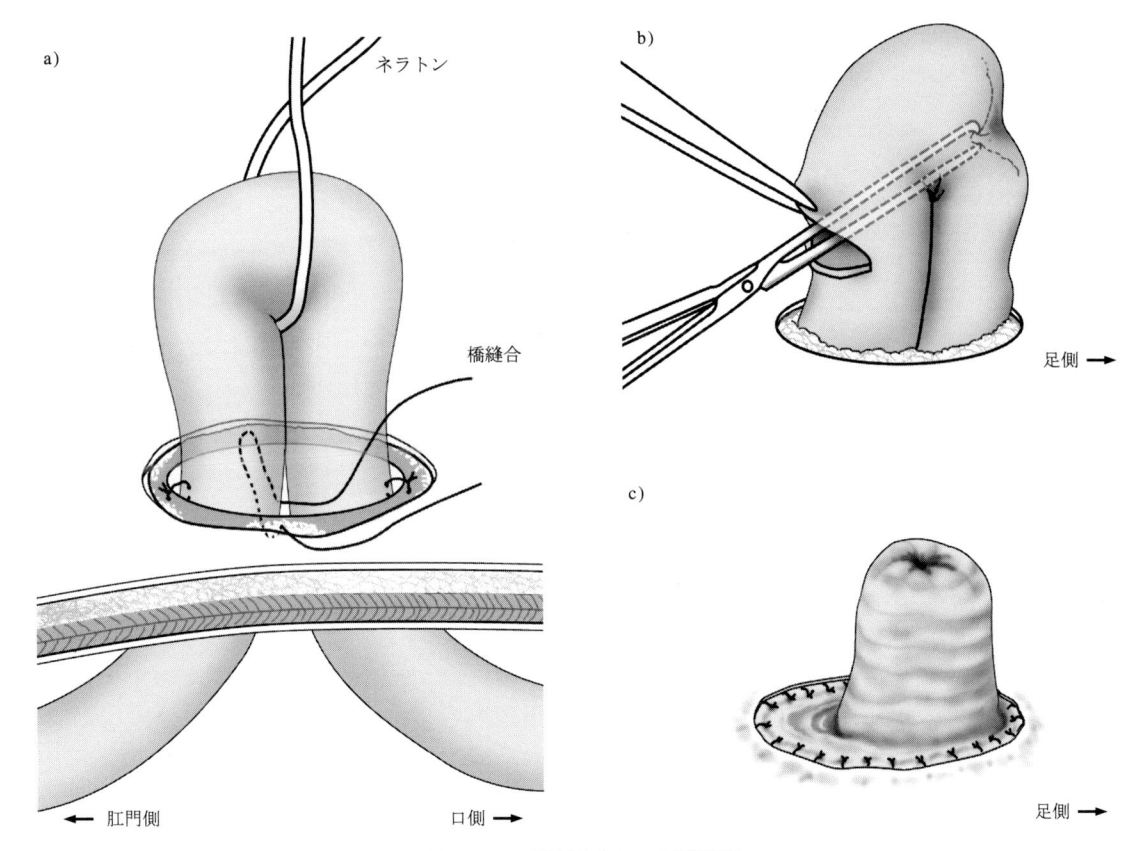

図 3.146 回腸係蹄式人工肛門造設術
a) 腹壁孔貫通，筋膜に固定，橋縫合，b) 口側腸管の外翻，c) 全周の皮下埋没縫合（肛門側は皮膚の高さで小さい）．

表 3.79 1996年度筆者のストーマ外来受診者の合併症

	疾患名	症例数		疾患名	症例数
形態異常	過小ストーマ	5	直腸切断後症候群	会陰深部痛	12
	陥凹ストーマ	1		下肢痛	2
	ストーマ狭窄	7		腰痛	1
	過大ストーマ	3		難治性会陰創	4
	下垂ストーマ	3		会陰下肢浮腫	1
	粘膜突出	4		回腸切除後症候群	1
漿膜異常	浮腫	2		直腸空置症候群	5
	出血	4		回腸導管症候群	1
	腫瘍	3		ストーマ位置異常	2
	壊死	1		排尿障害	1
皮膚異常	周囲皮膚炎	16		性機能障害	5
	瘻孔・膿腫	2		排便困難症	1
	ケロイド	1		消化不良症	1
	真菌症	1		全身瘙痒症	1
	蜂窩織炎	1	正常（洗腸排便法の指導や障害年金手続を受けるため）		8
腹壁	ヘルニア	10			
	腸管脱出	1			

c) 手術成績

　これらの人工肛門造設術の合併症では装具粘着剤や漏便によるストーマ周囲皮膚炎が最も多く（10〜30％），つづいてストーマ傍ヘルニア，ストーマ狭窄などの形態異常などがある．それらの詳細は成書[6]にゆずるが，要約すると表3.79のようになる．人工肛門ケアを専門とするET（enterostomal therapist）が130人をこえ，専門講習会を受けたWOC（wound, ostomy, continence）看護師やエキスパートも3000人に達しようとしている今日，彼女らを利用してオストメイトのQOL向上に役立てたいものである．　　［進藤勝久］

文献

1) Lichtenstein ME : Colostomy—classification of types based on anatomy and function with historical notes. Quart Bull Northwestern U Med Sch **27** : 44, 1953.

2) 進藤勝久:ストーマリハビリテーション, pp 30-37, メヂカルフレンド社, 東京, 1974.
3) 日本ストーマリハビリテーション学会:ストーマリハビリテーション学用語集, 金原出版, 東京, 1997.
4) 進藤勝久:人工肛門造設術の実際. 日本医事新報 **3621**:37-40, 1993.
5) Strauss A, Strauss S F: Surgical treatment of ulcerative colitis. Surg Clin N Amer **24**, 211, 1944.
6) ストーマリハビリテーション講習会実行委員会編:ストーマケア基礎と実際, 改訂2版, 金原出版, 東京, 1989.

3.4 肛門管癌

肛門管癌は全大腸癌の5%程度であり,その発生頻度は少ない.しかし,肛門管上皮はさまざまな上皮から構成されるため,そこに発生する癌も多様の組織型を有することになる.また,通常の大腸癌と同様に粘膜から発生したタイプ(管内型)のほかに主病巣が肛門管壁の外側を占める特殊なタイプ(管外型)が存在する.そして,リンパ節転移も上方向,側方向のみならず鼠径部への下方向のものがみられるなど多方向性を有する.

このように,肛門管癌は多様な組織型や発育形式を示すため,診断,治療にさいしては生物学的特性を理解して行う必要がある.

a. 病態生理と病型分類
1) 多彩な肛門管上皮

肛門管を『大腸癌取扱い規約』[1]では恥骨直腸筋付着部上縁より肛門縁までの管状部と定義している.

このような肛門管を構成する上皮組織は多彩で,組織学的に3つの区域に分けられ,さらに付属腺としての肛門腺が存在する(表3.80).

2) 組織学的分類

肛門管の部分を構成する上皮組織は多彩なため,発生する組織型もさまざまである.

『大腸癌取扱い規約』では恥骨直腸筋付着部上縁より肛門縁までの管状部と定義し,組織型を問わず肛門管に病巣の中心がある癌を肛門管癌とし,表3.81のように分類している.

一方,欧米では肛門縁から直腸肛門輪までの肛門管を歯状線より上のanal canalと,歯状線より下のanal marginに分け,それぞれに発生する腫瘍を分類している[2](表3.82).

『大腸癌取扱い規約』の分類では直腸型腺癌や粘液癌が多くなり,60%近くが直腸型の腺癌,粘液癌となる[3].

欧米では,直腸型の腺癌は直腸癌に含み肛門癌としては言及しない傾向がみられるため,肛門管癌の70%が扁平上皮癌で腺癌はまれとなる.

本節では,日本の『大腸癌取扱い規約』に則って述べる.

3) 管内型と管外型

肛門管癌には肛門管粘膜から発生したもの(管内型)以外に,管外性に発生した主病巣が肛門管壁の筋層およびその外側を占めるタイプのもの(管外型)がある.

この管外型の存在が,他の大腸癌と異なる特異

表 3.80 肛門管を構成する上皮組織

直腸領域
　肛門直腸輪から肛門柱,肛門洞が観察される粘膜まで.
　直腸と同様の単層円柱上皮で覆われる.
　移行帯領域との境界は明瞭でなく,その近傍では丈の短い腺管が散在する.
移行帯領域
　肛門柱,肛門洞が観察される粘膜から歯状線まで.
　重層扁平上皮,移行上皮,重層立方上皮,単層立方上皮などの多種類の上皮で覆われる.
扁平上皮領域
　歯状線から肛門縁まで.
　角化を伴わない扁平上皮にて覆われ,その表皮乳頭は欠如しているか,あるいはきわめて短い.
付属器としての肛門腺
　移行帯および扁平上皮領域の粘膜下から内括約筋間に存在し,おもに歯状線に開口する.
　内腔を覆う上皮は移行帯にみられるものと同様.

表 3.81 『大腸癌取扱い規約』による組織学的分類

I. 腺癌, 粘液癌
　組織学的には通常大腸癌と同様であり高, 中, 低分化腺癌, および粘液癌が含まれ, 腫瘍の局在, 痔瘻の既往の有無により以下のように分類する.
　1. 直腸型
　　肉眼的にも組織学的にも通常の直腸癌と同様で管状腺管癌を呈することが多い.
　　肛門管の直腸粘膜から発生すると考えられる.
　2. 肛門腺由来
　　管外性の発育が主体であり, 粘液癌を呈することが多い.
　3. 痔瘻に合併
　　痔瘻の瘻管に沿った拡がりを示し, 粘液癌を呈することが多い.
II. 扁平上皮癌
　移行帯上皮, 肛門上皮から発生し, 角化型, 非角化型が認められる.
　非角化型は比較的, 小型の細胞よりなり, cloacogenic carcinoma と表現されることが多い.
III. 腺扁平上皮癌
　腺癌成分と扁平上皮癌成分が混在して認められる.
　移行帯の分化能を有する細胞の関与が考えられる.
IV. 類基底細胞癌
　組織学的に皮膚の基底細胞癌に類似する特異型である.
　基底細胞に類似する細胞が角化, 分化を示すことなく密に増生する.
　扁平上皮癌の非角化型の亜型と考えられる.
V. 未分化癌
　特定の配列を示すことなく増生し, 時には HCG 陽性の絨毛上皮癌を伴うこともある.
VI. その他の癌
　印環細胞癌や分類不能の癌をさす.
VII. その他の悪性腫瘍
　厳密な意味では肛門管癌でない.
　悪性黒色腫 (malignant melanoma)
　　組織学的にメラニン形成を持つ細胞よりなる悪性腫瘍.
　　大型の核小帯を有し異型性, 多型性を示す母斑細胞が増殖する.
　　稀に色素を伴わない amelanotic melanoma もある.
　ページェット病 (extra mammary Paget's disease)
　　肛門会陰部に生じる湿疹様病変で紅斑, 潰瘍形成を伴い, 真皮内のアポクリン汗腺に由来する悪性腫瘍と考えられている.
　　組織学的に Paget 細胞を認める.
　ボーエン病 (Bowen's disease)
　　肉眼的に扁平な赤色, 褐色の丘疹を形成し, その表層には鱗屑を認める疾患で, 表層内にとどまる扁平上皮癌, すなわち ca. in situ とされている.

表 3.82 組織学的分類 (WHO)

anal canal に発生する悪性腫瘍
　1. epidermoid Carcinoma
　　　squamous cell carcinoma
　　　basaloid (cloacogenic) carcinoma
　　　mucoepidermoid Carcinoma
　2. adenocarcinoma
　　　rectal type
　　　anal glands of ducts
　　　anorectal fistula
　3. malignant Melanoma
anal margin に発生する悪性腫瘍
　1. squamous cell carcinoma
　2. basal cell carcinoma
　3. Bowen's disease
　4. perianal Paget's disease

表 3.83 肛門管癌の組織学的分類

	管内型 症例数	%	管外型 症列数	%	計 症例数	%
T	55	57.9	37	35.9	92	46.5
C	8	8.4	45	43.7	53	26.8
Mc	2	2.1	8	7.8	10	5.1
Sq*	15	15.8	12	11.6	27	13.6
Basaloid	15	15.8	0		15	7.5
Paget	0		1	1.0	1	0.5
計	95例	100%	103例	100%	198例	100%

T:腺癌, C:粘液癌, Mc:印環細胞癌, Sq:扁平上皮癌, Basaloid:類基底細胞癌, Paget:乳房外 Paget 病.
* 基底細胞癌4例(管外型4), 腺扁平上皮癌4例(管内型2, 管外型2)を含む.

表 3.84 管外型の発生母地

痔瘻からのもの
　痔瘻が 10 年以上の長期にわたり治らず炎症状態が慢性的に存在しているうちに発生した癌(痔瘻癌). 肛門管癌のなかで 10〜20% を占める.
　病理学的な証明は難しいため, 長期に存在する痔瘻に疼痛, 硬結が生じたり mucin 様分泌をきたすようになり, 原発性の癌が直腸, 肛門の他の部位に存在せず, 瘻管開口部が肛門管または crypt にあれば, 臨床的に痔瘻癌としてよいとされる.
肛門腺からのもの
　痔瘻の合併のない肛門腺, 腺管から発生する癌である.
　肛門腺内に上皮内癌を証明する必要があるとする意見(Morson)もあるが, 一般には腫瘍の占居部位や, 肛門腺との交通があるが明らかな痔瘻の現象, 既往のない管外性の腫瘍をいう.
　病悩期間は痔瘻癌と異なり短い.
重複腸管からのもの
　先天性奇形の重複腸管が長期間の経過後, 癌化したもの.
　臨床的に痔瘻癌との鑑別は困難である.

な臨床像を呈し，肛門管癌の特徴の１つを形成している．

第14回大腸癌研究会アンケート調査[3]によると，管外型は25.4％を占めており，自験肛門管癌198例においては103例52％が管外性であった（表3.83）．

管外型の発生母地としては痔瘻，先天性奇形の重複腸管，肛門腺が確認されている（表3.84）．

b．外科診断
1）症　状

肛門管癌の症状の主なものは肛門痛，出血，排膿や粘液分泌，肛門部腫瘤，体重減少，排便障害，便柱狭小などである．直腸癌の症状と比較して特異的なのは，肛門痛，排膿や粘液分泌，肛門部の硬結や腫脹である．

一方，直腸癌で多いテネスムスは少ないが，腫瘍が大きくなってくると，排便障害が生じ，便柱狭小をきたし，残便感を訴えるようになる．

痔瘻癌の症状は肛門管癌のなかでも特異的である．痔瘻癌は痔瘻発生より，ある一定期間経過後に切開排膿しても消えない重苦しい痛み，直腸肛門の狭窄症状，瘻管走行に沿った硬結，コロイド状の排膿物などの今までと異なる新たなる症状の発現がみられる[4]．

2）診　断

肛門管癌には管外性に発生して進行しなければ肛門粘膜に変化をきたさないものや肛門縁から発生するものがあるため，診断にさいしては通常の大腸癌のさいと異なる配慮が必要となる．

a）見慣れないものは悪性を疑う

日常診療で見慣れない直腸，肛門部病変をみたさいは悪性化を疑い生検を行う．たとえば，肛門会陰部に生じる湿疹様病変であっても，紅斑や潰瘍形成を伴うものにはextra-mammary Paget病を疑い，肉眼的に扁平な赤色，褐色の丘疹を形成し，その表層に鱗屑を認めるものにはBowen病を疑い生検が必要となる．

しかし，肛門縁，肛門管より突出する小ポリープや血栓性外痔核と類似する悪性黒色腫は物理的刺激が転移を誘発しやすいため外来での生検は禁忌となる．確定診断は根治手術の予定のもとに術中凍結切片による迅速診断が必要となる．

b）狭窄例に腰麻下に生検を

肛門癌で肛門痛や排便障害を訴えて受診する患者には，注腸検査や大腸内視鏡はおろか，指診や直腸鏡診も不可能な例がある．悪性病変の存在が疑われる場合にはCTやMRI，そして腰麻下の口側の精査を予定する．

c）鼠径リンパ節の触診を

見慣れない病変に遭遇したさいは直腸，肛門病変にのみ囚われることなく，鼠径リンパ節の触診も併せて行い，鼠径リンパ節の腫脹を認めたさいは悪性病変を疑う．

d）痔瘻の継続期間が長いものには癌を疑う

痔瘻が10年以上の長期にわたるものには痔瘻癌を疑う．特に今までの痔瘻症状と異なる新たなる症状が発現してきた場合は注意が必要となる．また，痔瘻に対し通常の手術を行っても，難治のものや術後経過が異常なものにも注意が必要となる．

痔瘻癌を疑ったさいの生検は外来で体表の硬結部や二次口から行い，結果が陰性であっても疑わしい場合は入院しての腰麻下での生検を行う．そして，生検の結果が陰性であっても疑わしい場合は再検が必要となる．

c．治療方針，手術適応
1）組織型，進行度による治療方針

肛門管癌の組織型にはさまざまなものが存在し，それぞれに腫瘍の生物学的特性が異なる．したがって，治療法もそれぞれの組織型や進行程度によって選択する．

a）直腸型腺癌，粘液癌に対する治療

肛門管癌においての壁深達度は，m, smに対しては通常の大腸癌と同様であるが，mpとは内括約筋や連合縦走筋にとどまりこれを越えていないもの，a_1とは外括約筋にとどまりこれを越えていないもの，a_2とは外括約筋を越えているが他臓器に浸潤していないものをいう[1]．

腺癌，粘液癌でm癌の場合は局所切除の適応となる．sm, mp癌では直腸切断術を行う．ただし，

表 3.85 ew と5生率

ew	症例数	%
ew (−)	65/111	58.6
ew (+)	6/32	18.9

側方リンパ節転移はまれであるため自律神経温存術式とする。a_1 以上の深達の癌においては，腹会陰式直腸切断術が適応となる．

肛門管癌の直腸切断術において重視すべきは，会陰操作における局所の十分な切除である．肛門管癌には直腸癌と比しリンパ節転移や脈管侵襲の少ない，たとえてみるならば局所の癌といえるものが多い．しかし，特に管外性に存在するタイプで手術で十分な切除が不可能なほどに浸潤増殖しており，その局所における腫瘍自体の大きさ，進行度が予後を悪くしている癌といえる．

自験例でも，切除手術例 190 例中 42 例 22.1% が ew+であり（管外性 28/100 例 28%，管内性 14/90 例 15.6%），当然のことながら ew+は局所再発の原因となっており，ew+42 例中 18 例 42.9% に術後に局所再発がみられた．また 5 年生存率も ew−のそれは 60% 近いのに比し，ew+では 20% 以下と予後不良である（表 3.85）．そのため肛門管癌の手術においては局所の十分な切除を心すべきで，腫瘍浸潤が広範囲に及ぶさいには積極的に骨盤全摘術の選択や，切断術前後の放射線照射が必要となる．

b) 印環細胞型粘液癌に対する治療

粘液癌のなかでも印環細胞型は肛門管や壁内にびまん性に浸潤・増殖し，リンパ節転移を高率にきたし，予後不良である．したがって，鼠径部を含めた全骨盤の術前，術後の放射線照射や拡大手術が必要となる．

c) 扁平上皮癌（肛門管内）に対する治療

扁平上皮癌の放射線に対する感受性は高く化学療法を併用した放射線療法での治癒が期待できるため，外科的切除が第 1 選択とならない．

生検で扁平上皮癌と判明した場合，癌進展が歯状線を越えて口側に進展していなければ上方，側方のリンパ節転移はないという意見があるため，2 cm 以下の小さなものや上皮に限局するものは放射線治療に委ねる．そして，放射線治療で腫瘍が消失しても念のため，硬結部の一部を追加切除し，追加切除の必要性の有無，癌細胞消失を確認し，癌の遺残が疑われたり，リンパ節転移陽性では外科手術を追加する．

扁平上皮癌が半周をこえ，歯状線をこえた進行癌であったり放射線に抵抗を示すものには直腸切断術を行う．

d) 扁平上皮癌（肛門縁）に対する治療

肛門縁に発生する扁平上皮癌の予後は移行帯，肛門上皮由来のそれと比べて良好である．

放射線照射療法を第 1 選択として行い，腫瘍が消失すれば終了とする．

硬結が残存したり消失が困難な場合は局所切除術を行う．癌が括約筋をこえて存在するならば直腸切断術が適応となる．

e) Paget 病，Bowen 病に対する治療

Paget 病や Bowen 病は発育が緩徐で悪性度も少ないため，上皮内に限局しているものは局所切除が適応となる．局所切除は腫瘍縁を含んで十分に行う．つまり手術病変から 1 cm 程度は離して正常な皮膚を含め，皮下脂肪組織まで切除する．肉眼での腫瘍縁の診断は困難であり，術中凍結迅速切片による診断が望ましい．

f) 悪性黒色腫に対する治療

予後がきわめて不良であり放射線療法，化学療法も効果なく，とりあえずは外科的切除が原則となる．腫瘍が小さくても拡大直腸切断術と上方，側方，鼠径部を含めた徹底したリンパ節郭清が必要となる．

2) 鼠径リンパ節の郭清

肛門管癌のリンパ節転移は多方向性であることが知られている（表 3.86）．それらのなかでも下方向つまり鼠径リンパ節転移は特徴的といえる．肛門管癌の鼠径リンパ節転移率は少なくなく，アンケートでは 23.0% であり，自験例では同時性 37

表 3.86 リンパ節転移の多方向性

	管内型		管外型		計	
	症例数	%	症例数	%	症例数	%
上方向	32/90	35.6	23/100	23.0	55/190	28.9
側方向	9/90	10.0	12/100	12.0	21/190	11.1
下方向	24/90	26.7	24/100	24.0	48/190	25.3

例，異時性 11 例の計 48 例 25.3%（48/190 例）に認めている．

上方向，側方向に対しては直腸癌と同様の郭清を行えばよいが，鼠径リンパ節の深部へ至るまでの徹底した郭清は術後の重篤な下肢のリンパのうっ滞などの障害を生じ，社会生活の障害をきたす．そのため，転移のみられるものに行うことに異論はないにしても予防的に行うことに対しては意見が分かれている．

肛門管癌から鼠径リンパ節転移の経路としては，①原発巣から直接に鼠径リンパ節に向かうもの，②側方向リンパ節を介して逆行性に鼠径リンパ節に向かうものがあり，原発巣から直接鼠径リンパ節に向かうのが約半数を占め，側方向リンパ節から鼠径リンパ節に向かうものは約 20% を占める[5]．

鼠径リンパ節転移は原発巣より直接向かい，浅鼠径リンパ節から深部へ進むものが多く，また郭清は浅鼠径リンパ節にとどめるならば障害は少ないとの考えから浅鼠径リンパ節に限定して予防的郭清を行ってみたところ，5 年以上経過例中の生存例は予防的郭清群 12/26 例 46.15%，非郭清群 6/20 例 30.0%，治療的郭清群 4/14 例 28.6% となっていた（表 3.87）．治療的郭清群は手術時に鼠径リンパ節転移が確認された群であり，予後が悪いのは当然であるが，予防的郭清群の 5 年生存率が非郭清群と比較し良い傾向にあった．

一方，予防的郭清には批判的意見も多い．Greenall[6] は 27 例の鼠径リンパ節転移陽性例（同時性 11 例，異時性 16 例）に両側リンパ節郭清を行った．そして 5 年生存例は同時性では 2/11 例 18%，異時性では 11/16 例 69% と異時性鼠径リンパ節郭清が良好な結果を得られたことから術後厳密な経過観察を行い，異時性に鼠径リンパ節郭清を行うことを勧めている．また，Papillon[7] は同時性鼠径リンパ節郭清の 3 年生存率は 22% に比し，異時性の 3 年生存率は 64% であると報告している．

このように術後厳密な経過観察を行い，リンパ節転移が確認された時点での異時性の鼠径リンパ節郭清を行うことを勧めている．

なお，鼠径リンパ節転移に対し，予防的な放射線療法が試みられている．

Cummings ら[8] は鼠径部の異時性転移が全経過を通じて 20〜30% にみられるのに対して，鼠径部への予防的照射と化学療法併用群では 3%（1/38 例）しかみられなかったとし，予防的照射と化学療法の併用の意義を強調している．

また，木村ら[9] は術前照射を行った群で鼠径リンパ節陽性を認めたものは 9.1%（1/11 例），非照射群では 25.0%（5/20 例）であることから，鼠径リンパ節転移抑制に対する術前照射療法の有効性を示唆している．

今後，鼠径リンパ節転移に対する対応としての放射線療法や化学療法などの集学的治療が期待される．

d．手術方法：肛門管癌に対する直腸切断術

肛門管癌に対する標準術式は直腸切断術である．肛門管癌に対する直腸切断術は，会陰操作における局所の十分な切除と，外腸骨リンパ節を含む側方郭清や鼠径リンパ節郭清が特徴といえる[10]．

1）腹腔操作

開腹は臍の右を通る正中切開で行い，S 状結腸の剝離を後腹膜下筋膜背側を剝離面として行う．

上方向の血管処理は下腸間膜動脈根部で行うが，上方向の高度な転移はまれであるので大動脈周囲の完全な郭清までは行わない．

直腸後方の剝離は直腸固有筋膜と壁側骨盤筋膜（仙骨筋膜，下方で Waldyer 筋膜）の間の直腸後腔で行い，尾骨，挙筋が確認できる部位まで剝離する．前方は男性で前立腺，女性で腟後壁の上半分までの剝離をする．側方は側方靱帯を切離しつつ剝離する．

2）側方郭清（腹膜外アプローチ）

総腸骨動静脈と大腰筋の間のリンパ節を郭清し

表 3.87 浅鼠径リンパ節郭清と 5 年生存率

	症例数	%
予防的郭清群	12/26	46.2
非郭清群	6/12	30.0
治療的郭清群	4/14	28.6

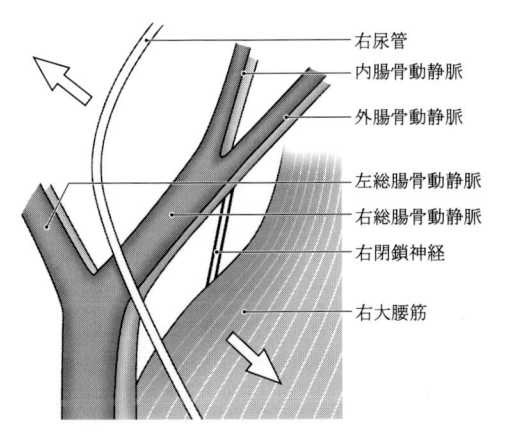

図3.147 側方郭清：総腸骨動脈と大腰筋の間の郭清
総腸骨動静脈の血管鞘外側と大腰筋筋膜を剥離し右尿管を内側へ，大腰筋を外側へ圧排するようにして大腰筋と総腸骨血管の間の脂肪織を郭清すると，閉鎖神経が現れる．

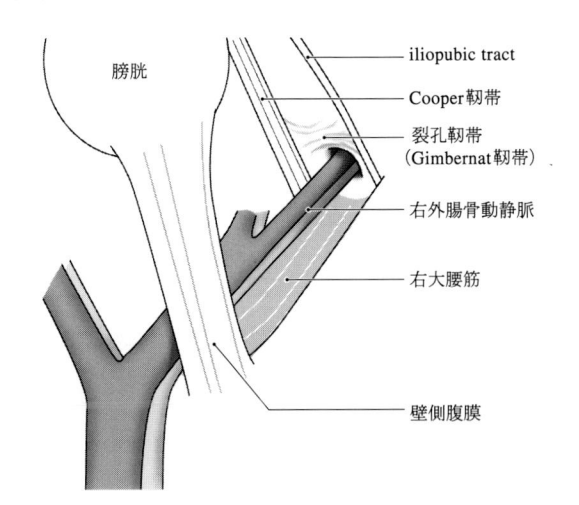

図3.148 側方郭清：外腸骨リンパ節の郭清
腹腔から外腸骨動静脈の血管鞘を末梢へ剥離していくが，不可能になったら壁側腹膜を剥離し，腹膜外から外腸骨動静脈が鼠径靱帯に入るまで剥離を行う．そして大腰筋と，外腸骨動静脈の間の外腸骨リンパ節郭清を行う．

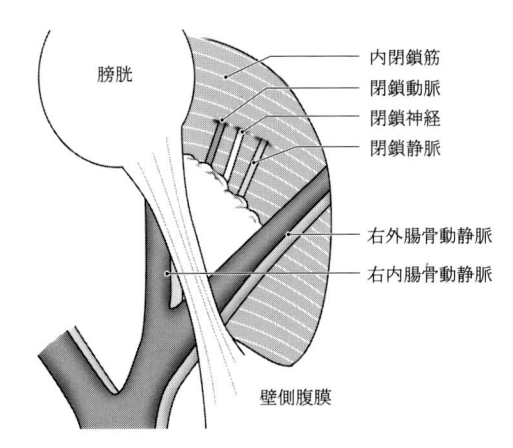

図3.149 側方郭清：閉鎖腔リンパ節の郭清
内閉鎖筋を露出するようにしつつ閉鎖動静脈，神経を骨盤壁へ流入する部位まで現し，脂肪組織を剥離する．ついで右内腸骨動静脈の血管鞘外側を剥離し，閉鎖腔のリンパ節を一塊にして郭清する．

た後，外腸骨動静脈に沿って末梢に向かい剥離する（図3.147）．

そして，不可能となった時点で外腸骨動脈に沿って壁側腹膜を剥離し膀胱側間隙を開く．そして腹膜外に外腸骨動静脈を鼠径靱帯に至るまで剥離し，深鼠径リンパ節と交通のある外腸骨リンパ節を郭清する（図3.148）．

ついで，内閉鎖筋を露出し閉鎖神経，閉鎖動静脈の骨盤壁への流入部までを現し，内腸骨動静脈の血管鞘の外側を剥離しつつ閉鎖腔のリンパ節を郭清し，最後に内腸骨動静脈の血管鞘の内側を剥離しつつ内腸骨のリンパ節を郭清する（図3.149）．

3）会陰部操作（局所の十分な切除）

肛門管癌はリンパ節転移や脈管侵襲は少ないが局所における腫瘍自体の大きさ，進行度が予後を悪くしている癌といえる．そのため，局所の十分な切除を念頭において手術を行う．

まず，幅広い骨盤底の切除と被っている皮膚の十分な切除を心がける．特に扁平上皮癌，痔瘻癌などで皮膚に浸潤をきたしやすいものには注意が必要となる．

皮膚に腫瘍の露出がある場合は，皮膚切開は最低2cmは離して加える．

前方は会陰横筋直下に切開を加え，下方は大殿筋を越えて行うようにする．そして両坐骨直腸窩の内容は側壁に接して切除し，肛門挙筋は骨盤底附着部より切除する．

腫瘍浸潤が，より広範囲に及ぶさいには骨盤全摘術を試み，術後の放射線照射を予定する．

4）鼠径リンパ節の郭清

体位は大腿をやや外転，外旋し鼠径部が開くようにする．そして，鼠径靱帯，縫工筋，長内転筋で形成される大腿三角を目安に，指診で大腿動脈の拍動から伏在裂孔部の位置を予測する（図

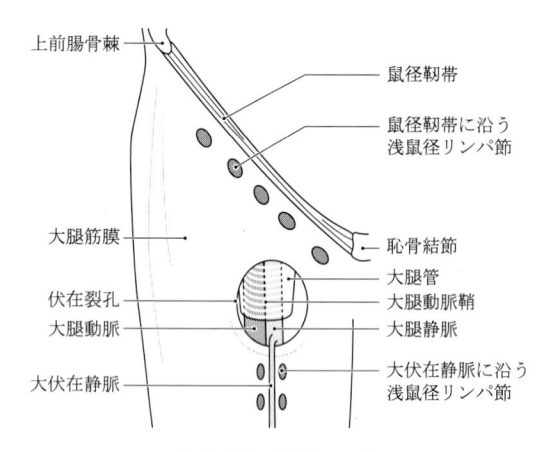

図 3.150 鼠径リンパ節

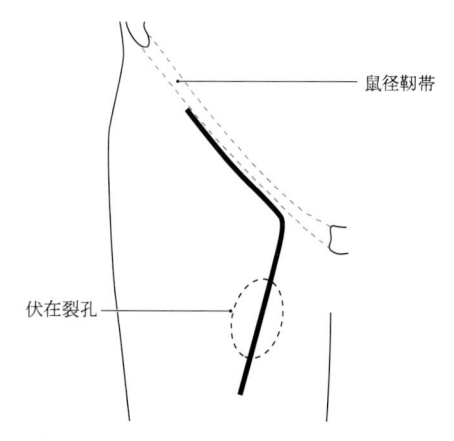

図 3.151 鼠径リンパ節郭清：皮切
鼠径靱帯に沿って伏在裂孔に至る皮切を加える．

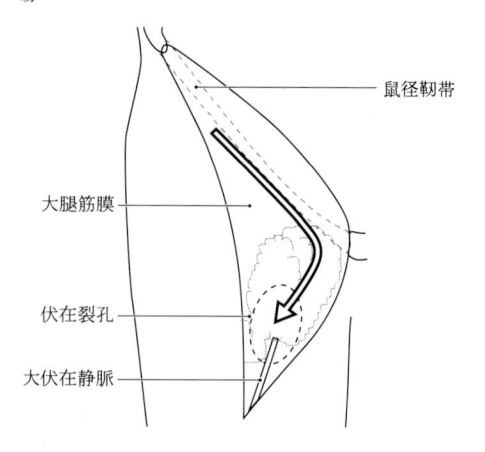

図 3.152 浅鼠径リンパ節の郭清
鼠径靱帯に沿って脂肪織を大腿筋膜が現れる深さで外側から内側に，そして伏在裂孔を目指して切離しつつ郭清していく．

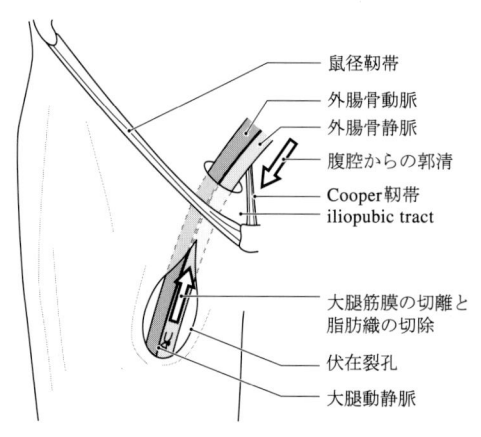

図 3.153 深鼠径リンパ節の郭清
伏在裂孔で大腿筋膜を上方に切開していき大腿静脈内側の脂肪織を切除する．また，腹腔から外腸骨動静脈の流出部を追うように郭清する．

3.150)．

　鼠径靱帯に沿って外側より内側に切除を加え，大腿動脈拍動部に向かう皮膚切開を加える（図3.151）．鼠径靱帯周辺の皮下脂肪組織を一塊として大腿筋膜が現れる深さで外側から内側，上方から下方に，伏在裂孔を目指して剥離切離し浅鼠径リンパ節郭清を行う（図3.152）．

　伏在裂孔が不明のさいは大腿動脈の拍動を参考にしたり，伏在裂孔からの大伏在静脈の枝を追うことで伏在裂孔部を確認する．大伏在静脈が確認されたなら大腿静脈の分岐部で結紮切離する．

　深鼠径リンパ節の郭清を行うには伏在裂孔にて大腿筋膜を上方に切開する．そして，大腿静脈内側，大腿管部の脂肪織を十分に切除する．深鼠径リンパ節の輸出リンパ管は大腿管を通過し腹腔内に上行し外腸骨リンパ節と交通するため，大腿管を上方に追うようにして，また逆に腹腔内から外腸骨動静脈の流出部を追うようにして郭清を行う（図3.153）．

　大腿管郭清後は，大腿ヘルニア予防のため，iliopubic tractとCooper靱帯を縫合する．そのさいは外腸骨静脈を圧迫し過ぎないように注意する．

　露出した大腿血管を保護するため縫工筋を腸骨前上刺近くで切断し，大腿血管を覆った後，筋切

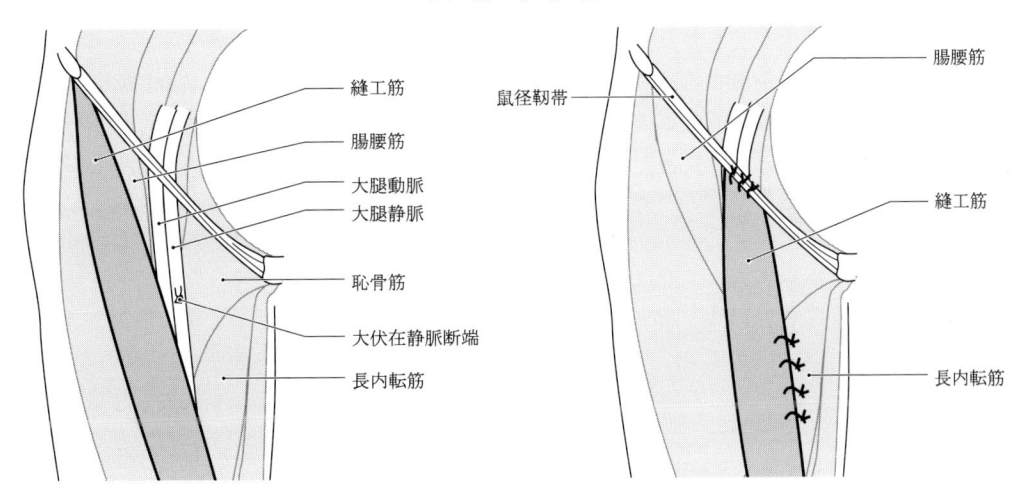

図3.154 縫工筋による大腿血管の保護
深部鼠径リンパ節郭清後は，露出した大腿血管を保護するように縫工筋を起始部で切離し，内側へ移動し鼠径靱帯，長内転筋と縫合する．

離縁を鼠径靱帯内縁に逢着させる．また，長内転筋と縫合し死腔を防ぐ（図3.154）．
　最後にペンローズドレインを皮下に留置し皮膚縫合の後，圧迫する．

e．手術成績

　肛門管癌の手術としては直腸切断術が選択されることが多い．肛門管癌における直腸切断術後の合併症には直腸癌の場合と同様に，会陰部操作や小骨盤腔操作に伴うものと，人工肛門造設に伴うものがある．

1）会陰操作や小骨盤腔操作に伴う合併症
a）創感染

　正中創の感染もみられるが，多いのは会陰創の感染である．直腸切断術後は死腔ができるためドレナージが不良であると，貯留した浸出液や血液が感染し膿瘍を形成する．
　対策としては，ドレーン留置や完全な閉鎖でなく半閉鎖することでドレナージに留意する．

b）癒着性イレウス

　骨盤底への小腸の落ち込みによるものが多い．
　人工肛門が腹膜外法となり結腸と腹壁の間隙への内ヘルニア嵌頓によるイレウスは減少した．
　骨盤底の修復を行うさいは徹底して行うか，もしくは開放性とし，中途半端に行うことで縫合部間隙からのヘルニア嵌頓発生を防ぐ．

c）排尿障害

　排尿には末梢神経として自律神経系に属し骨盤神経叢構成に参加する下腹神経と骨盤内臓神経，そして体性神経と自律神経を含み陰部神経叢を構成する陰部神経などが関与するが，これら神経の損傷と手術により起こる下部尿路の形態学的な変化により排尿障害が生じる[11]．
　下部尿路の形態学的な変化とは直腸切断により骨盤死腔が生じ，そこに膀胱が落ち込み，膀胱頸部と尿道との間に屈曲が生じる（膀胱後屈）．そして，神経障害による低緊張性膀胱に炎症や癒着が加わり残尿，排尿障害が増悪する．直腸切断術後の排尿障害については北條[12]は術後6か月以上のアンケート調査で50％以上の症例に何らかの排尿障害がみられたとしている．また，安富ら[13]は術後6か月以上経過例で37.5％に何らかの排尿障害が，江口ら[14]は術後3か月以上経過例で58.3％（拡大88.2％，通常31.6％）に何らかの排尿障害ありとしている．
　神経障害後の膀胱機能回復を促進するためには利尿筋の過伸展を起こしたり膀胱炎を繰り返すことで利尿筋の機能低下をきたさないように処置が必要となる．また術後は，膀胱カテーテルを留置し1～2週間後から膀胱訓練を始め尿意の有無をみる．そして，尿意があればカテーテルを抜去するが，残尿が多ければ再挿入する．100 ml をこえ

る残尿が続くさいは無菌的間欠導尿を行い，長期に及ぶさいは自己導尿法を指導する．

軽度の排尿障害に対しては手圧腹圧排尿やコリン作動薬（ベサコリン，ウブレチッド）などの薬物療法が有効な場合もある．

d) 性機能障害

直腸切断術後の性機能障害として神経や血流，性器自身の器質的機能障害と精神的障害によるものがある．

男性性機能は性機能をつかさどる下腹神経，骨盤内臓神経，陰部神経などのすべての神経が完全にはたらかなければ，その維持は難しい．側方郭清は行わなくとも半数以上に性機能の障害がみられる．

北條[12]によると，手術時59歳以下の男性に限局してのアンケートでは直腸切断術後23例中3例に勃起をみるが，全例，射精不可能であった．また，白井ら[15]は前方切除術などを含めての直腸癌手術後勃起障害72%，射精障害78%としている．

男性に比べて女性では，比較的性生活は変わらないとするものが多い．

2) 人工肛門造設に伴う合併症

人工肛門造設に伴う合併症には，早期に発生するものと後期に発生するものがある．

a) 早期に発生するもの

壊死，陥凹や脱落，感染，出血がみられる．

人工肛門の壊死は早期合併症として頻度が高い．腹壁の開口創が狭小であったり腸管の皮膚への誘導にさいして腸間膜の過緊張，辺縁動静脈の不用意な結紮による血行障害，静脈系のうっ滞などによるが，予防が第一といえる．

陥凹，脱落は腸管の腹壁への縫着が過緊張や不十分で生じ，縫着部の壊死の要因が背景となっていることが多い．

感染は腸管と腹壁の間に間隙が生じる．結果として術後後期の合併症である狭窄を生じるので，無菌的操作を心がける必要がある．

出血には人工肛門となる腸管の切離縁からの出血，腹壁切開創からの出血などがある．

人工肛門造設のための腸管誘導は丁寧に行う．

b) 後期に発生するもの

後期に発生するものには狭窄，脱出，イレウス，皮膚炎や潰瘍などがある．

狭窄は狭窄を生じさせる原因となる腸管と腹壁の間の感染に注意する．そして，人工肛門造設時には人工肛門となる腸管辺縁と皮膚の切離縁との接着が確実に行われるように注意して縫合する．治療としては外科的に狭窄部の解除や人工肛門の再建が必要となることが多い．

脱出は腹壁の開口創が過大で生じるため，人工肛門造設時に筋膜の切開を大き過ぎないようにする．

イレウスは，まれに腸管と腹膜の間の間隙に小腸が陥入し生じるが，腸管の腹膜外誘導によって頻度は減少した．腸管誘導に当たっては，屈曲になることや過長な腸管による不自然な腸管走行となることを避けるようにする．

f. 遠 隔 成 績

第14回大腸癌研究会アンケート調査によると肛門管癌の切除症例の5年生存率は45.5%である．

また，5年生存率をリンパ節転移からみると，n0：59.0%，n1：39.1%，n2：20.5%，n3：9.1%であり，鼠径リンパ節転移に限っては陰性の5年生存率が50.8%であったのに比し，陽性では11.8%であった．5年生存率を組織型からみると，腺癌42.1%，粘液癌45.7%，扁平上皮癌42.7%であった．

欧米では直腸型肛門管腺癌の予後の報告は少ないが，Mayo Clinicのデータ[16]では歯状線から

表 3.88 扁平上皮癌に対する直腸切断術の治療成績
(綿谷ら，1994)[19]

報告者	報告年度	症例数	局所再発率(%)	5年生存率(%)
Morson	1960	131	—	49
Klotz ら	1967	194	—	50
Welch ら	1977	43	37	38
Boman ら	1984	114	28	71
Greenall ら	1985	103	35	55
Dougherty ら	1985	79	43	47
Lopez ら	1988	47		55
Pintor ら	1989	76		71

表 3.89 扁平上皮癌に対する放射線・化学併用療法の治療成績（綿谷ら，1994）[19]

報告者	報告年度	症例数	線量(Gy)	併用薬剤	著効率(%)	5年生存率(%)
Greenall ら	1985	18	30	5-FU・MMC	72	78
Nigro	1987	104	30	5-FU・MMC	93	83
Miller ら	1991	42	30	5-FU・MMC	45	82
Tanum ら	1991	86	50	5-FU・MMC	84	72
Cummings ら	1991	69	24+24	5-FU・MMC	86	76
		66	24+24	5-FU	60	64
Doci ら	1992	56	36+18	5-FU・MMC	87	81

0～9cm の直腸癌の Dukes C の5年生存率は 41.3% で，Mangiante ら[17]によれば直腸切断術を施行した60例の5年生存率は Dukes B で 55%，Dukes C で 24% であった．

北條[18]によれば，癌センターの直腸型肛門管腺癌の治癒切除例の5年生存率は Dukes A 90%，Dukes B 84%，Dukes C 20% であった．

扁平上皮癌に関しては，欧米では放射線療法と化学療法の併用によって排便機能を温存させようとする治療法が検討され，好成績を上げている．つまり，扁平上皮癌の治療については放射線療法に 5-FU と mitomycin C などの併用を行う radical chemoradiation が第1選択の治療法として行われ，直腸切断術後の5年生存率に比して良い成績を示している（表 3.88，3.89）[19]．

今後は照射線量，より有効な化学療法薬の選択，投与方法，投与期間などが問題として残されている．

1) 自験例の検討
a) 再 発

肛門管癌の再発は局所再発，鼠径リンパ節転移再発，血行性転移再発の順で多い[18]とされる．

自験例において再発は肛門管癌切除例の 38.4%（73/190例）にみられた（表 3.90）．

再発形式のうち多いのは局所再発であり，25.8%（49/190例）にみられている．局所再発は管外型では 30.0%（30/100例），管内型で 21.1%（19/90例）と自験直腸癌の局所再発の 10% 程度と比較して，いずれも多くみられた．

局所再発について多い再発は肺，肝，脳，骨などの血行性転移と鼠径リンパ節転移再発であった．

表 3.90 肛門管癌切除例の再発

	局所	鼠径	肺	肝	脳	骨	その他
管内型(29/90)	19	7	11	5	3	1	1
管外型(44/100)	30	7	13	3	4	5	4
計 (73/190)	49	14	24	8	7	6	5

社会保険中央総合病院大腸肛門病センター，1962～1994

表 3.91 肛門管癌切除例の5年生存率

	症例数	%
管内型	34/69	49.3
管外型	37/78	47.4
計	71/147	48.3

b) 5年生存率
i) 全 体

肛門管癌切除例の5年経過例中，他病死と不明例を除いた 147 例から5年生存率を検討すると，肛門管癌全体では 48.3%（71/147例）であり，管外型 47.4% 37/78例，管内型 49.3% 34/69例であった（表 3.91）．

根治度 A に限ると，5年生存率は 65/105例，61.9% であった（管外型 32/51例 62.7%，管内型 33/54例 61.1%）．

ii) 各因子別

欧米では組織型に予後は影響なく，部位，大きさ，鼠径リンパ節転移が予後に影響する[20]との報告がある．

自験例において各因子別に5年生存率を検討した．なお，staging をそろえたうえでの予後の検討は症例数は少ないため行えなかった．

組織型（表 3.92）については，印環細胞癌の予後不良を示す以外，特に差はみられなかった．

腫瘍の大きさ（表 3.93）は 5cm をこえるものに予後不良であり，腫瘍の管周に占める割合（表

表 3.92 組織型と5年生存率

	管内型		管外型		計	
	症例数	%	症例数	%	症例数	%
T	20/36	66.7	14/27	51.9	33/63	52.4
C	2/7	28.6	18/34	52.9	20/41	48.8
Mc	0/2		3/7	42.9	3/9	33.3
Sq	6/13	46.2	4/9	44.4	10/22	45.5
Basaloid	7/11	63.6			7/11	63.6
Paget			0/1			
	35/69	50.7	39/78	50.0	73/147	49.7

表 3.93 最大径と5年生存率

最大径 (cm)	症例数	%
≦2	10/18	55.6
≦5.0	43/75	57.3
>5	18/53	31.0

表 3.94 環周に占める割合と5年生存率

環周	症例数	%
1/4周	25/32	78.1
2/4周	27/50	54.0
3/4周	12/40	30.0
4/4周	8/23	34.8

表 3.95 壁深達度と5年生存率

壁深達度	症例数	%
sm	7/10	70
pm	15/24	62.5
a_1	11/23	47.8
a_2	26/63	41.3
ai	8/23	34.8
皮下	1/1	100.0
表皮	1/1	100.0

表 3.96 リンパ節転移と5年生存率

n	症例数	%
n_0	54/89	60.7
n_1	8/20	40.0
n_2	10/31	32.3
n_3	1/6	16.7
n_4	0/2	0.0

表 3.97 鼠径リンパ節転移と5年生存率

292	症例数	%
292 (−)	57/110	51.9
292 (+)	10/31	32.3

3.94) は1/4周にとどまるものに予後良好であった.

壁深達度 (表3.95) は sm, pm にとどまるものは予後が良好であり, リンパ節転移 (表3.96) は n_0 以外は, たとえ n_1 であっても予後不良であった.

鼠径リンパ節転移 (表3.97) は転移のないものの予後は51.9%の5年生存率, あるものは32.3%と差がみられた. 　　　　　　[岩垂純一]

文献

1) 大腸癌研究会編：大腸癌取扱い規約, 改訂5版, 金原出版, 東京, 1994.
2) Morson BC, Sorbin LH: Histologic Typing of Internal Tumors. Geneva, World Health Organization, pp 62-65, 1976.
3) 隅越幸男：肛門癌に関するアンケート調査報告. 日本大腸肛門病会誌 35：92-97, 1981.
4) 岩垂純一：長期の痔瘻の既往を有する肛門管癌, いわゆる痔瘻癌の臨床病理学的研究. 日本大腸肛門病会誌 44：461-476, 1991.
5) 高橋 孝, 古島 薫, 太田博俊, ほか：肛門癌のリンパ節転移の特徴—とくに鼠径リンパ節転移について. 日本大腸肛門病会誌 34：473-478, 1981.
6) Greenall MT: Recurent epidermoid carcinoma of the anus. Cancer 57：1437-1441, 1986.
7) Papillon J: A new approach to the management of epidermoid carcinoma of the anal canal. Cancer 51：1830-1837, 1983.
8) Cummings BJ, et al: Current management of epidermoid carcinoma of the anal canal, gastroenterol. Clin North Am 16：125-142, 1987.
9) 木村幸三郎, 小柳泰久, 加藤孝一郎, ほか：肛門癌に対する放射線療法. 外科 52：137-141, 1990.
10) 岩垂純一：肛門管癌に対するリンパ節郭清. 手術 47：2205-2212, 1993.
11) 北條慶一：直腸癌根治術と術後排尿ならびに性機能保存. 医学のあゆみ 119：716-723, 1981.
12) 北條慶一：直腸切断術. In：骨盤外科, 北条慶一編, pp 30-40, 医歯薬出版, 東京, 1982.
13) 安富正幸, 麻生礼三：直腸癌術後の性機能障害および排尿障害. 手術 28：571-579, 1974.
14) 江口英雄, 大木繁男, 大見良裕, ほか：直腸癌における拡大郭清の意義. 臨外 35：1014-1019, 1980.
15) 白井将人：ヒト陰茎の勃起のメカニズム. 臨泌 35：7-16, 1981.
16) Wilson SM, et al: The curative treatment of carcinoma of the sigmoid tectosigmoid and rectum. Ann Surg 183：556-563, 1976.
17) Mangiante EC, et al: Neoplasia of the extraperitoneal rectum and anus. Ann Surg 49：73-75, 1983.

18) 北條慶一：肛門管癌-治療の実際. 消化器外科 15： 1108-1118, 1992.
19) 綿谷正弘, 安富正幸：肛門癌. 消化器外科 17：521-525, 1994.
20) 横山正, 杉原健一：肛門管癌の病理組織像と予後. KARKINOS 5：647-655, 1992.

3.5 遺伝性大腸癌

　一般に，大腸癌の発生過程には複数の環境要因と遺伝的要因が相互に関わっていると考えられるが，大腸癌の一部には遺伝的な要因が濃厚に関与していると考えられる疾患群が存在する（表3.98）．大腸癌が発生する前に先駆病態として消化管ポリポーシスを呈する疾患群は家族性腺腫性ポリポーシスなどの遺伝性消化管ポリポーシスとして分類されている．

　一方，消化管にポリポーシスを認めないが，家系内に大腸癌をはじめとする悪性腫瘍が集積する家系が報告されてきた．1913年，病理医Wartinが癌の多発する4家系を報告したことに始まり，Wellerらを経由してLynchに受け継がれてきた家系調査から，常染色体性優性遺伝疾患である癌家系症候群（cancer family syndrome, CFS）という概念がうちたてられた[1]．広域的・長期的な研究から，主要病変は大腸癌であり，優性遺伝することが明らかとなり，現在では遺伝性非ポリポーシス大腸癌（hereditary non-polyposis colorectal cancer, HNPCC）あるいはLynch症候群と呼ばれるに至っている．

　その定義は原因遺伝子を単離するために用いられたminimum criteria（いわゆるAmsterdam criteria）に記されている（表3.99）[2]．この定義は非常に厳密なもので，1) 第1度近親者（親，子，兄弟姉妹）を含む3名以上の血縁者が組織学的に確認しえた大腸癌に罹患していること，ただし家族性腺腫性ポリポーシスを除く，2) 少なくとも2世代にわたり罹患者がいること，3) 罹患者の1人は50歳以下で診断されていることがあげられている．この定義に該当する家系の解析から少なくとも5種類の原因遺伝子が単離された．1991年の

表 3.99　遺伝性非ポリポーシス大腸癌の診断基準
　　　　　(Minimum criteria at Amsterdam in 1990)

1) 組織学的に確認された大腸癌患者が家系内に少なくとも3例以上存在し，そのうち1例は他の患者に対し，第1度近親者（親，子，兄弟姉妹）の関係にあること．ただし，家族性腺腫性ポリポーシスは除く．
2) 大腸癌発生が少なくとも連続する2世代以上にわたること．
3) 大腸癌患者の少なくとも1例は50歳以下で診断されていること．

表 3.98　大腸の遺伝性腫瘍

1. 遺伝性消化管ポリポーシス	
1) 広義の家族性腺腫性ポリポーシス（ポリポーシス症候群）	
a) 家族性腺腫性ポリポーシス（狭義）	AD
b) Gardner症候群	AD
c) Turcot症候群	AR
d) Zanca症候群	AD
2) Peutz-Jeghers症候群	AD
3) 若年性ポリポーシス	AD
2. 遺伝性非ポリポーシス性大腸癌	AD
(hereditary non-polyposis colorectal cancer, HNPCC)	
1) 遺伝性臓器特異的非ポリポーシス性結腸癌，Lynch症候群 I	
(hereditary site specific non-polyposis colonic cancer)	
2) 癌家系症候群（cancer family syndrome），Lynch症候群 II	
3) その他の遺伝性大腸癌（Muir-Torre症候群など）	

AD：常染色体性優性遺伝．

表 3.100 遺伝性非ポリポーシス大腸癌の定義
(日本大腸癌研究会, 1991)

A) 第一度近親者(親・子・兄弟姉妹)に発端者を含む3例以上の大腸癌患者を認める大腸癌
B) 第一度近親者(親・子・兄弟姉妹)に発端者を含む2例以上の大腸癌患者を認め, なおかつ いずれかの大腸癌が次のa)~d)のいずれかの条件を満たす大腸癌
  a) 50歳以下の若年性大腸癌
  b) 右側大腸癌(脾彎曲部より近位)
  c) 同時性あるいは異時性の大腸癌
  d) 同時性あるいは異時性の他臓器重複癌

日本大腸癌研究会における「大腸癌の家族内発生」に関するアンケート調査では次の定義が用いられた. A) 第1度近親者(親, 子, 兄弟姉妹)に発端者を含む3例以上の大腸癌患者を認める大腸癌あるいは, B) 第1度近親者に発端者を含む2例以上の大腸癌患者を認め, なおかつ, いずれかのa)~d)の条件を満たす. a) 50歳以下の若年性大腸癌, b) 脾彎曲部より近位の右側大腸癌, c) 同時性あるいは異時性大腸癌, d) 同時性あるいは異時性の他臓器重複癌というものでHNPCCに該当する家系を臨床の場でスクリーニングするために適した定義であると考える(表3.100)[3].

a. 発生頻度

大腸癌のうち家族性腺腫性ポリポーシスを除く遺伝性の大腸癌(HNPCC)の頻度は5~10%と欧米では報告されてきた(図3.155). 1991年の日本大腸癌研究会が行ったわが国の集計によれば, その頻度は大腸癌32470症例中家族歴陽性例が1384例(4.3%)存在し, HNPCCと確診できた症例は777例(2.4%)であった[3]. 新鮮突然変異により家族歴が認められない孤発例がほぼ同数存在

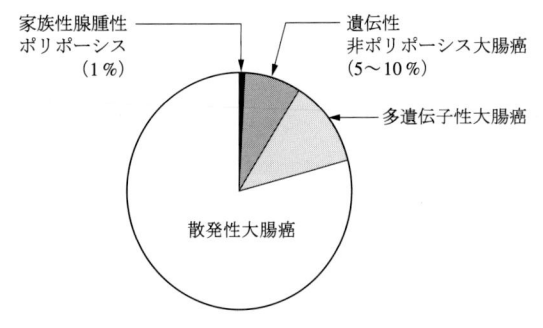

図 3.155 遺伝性大腸癌の頻度

すると考えられるため, わが国のHNPCCの頻度も欧米とほぼ一致するものと考えられる.

b. 病態生理

1) 大腸癌

HNPCC家系にみられる大腸癌には, 次のような特徴が認められる.

a) 若年発症

平均診断年齢は40~45歳で, 一般大腸癌の平均60歳より10~15歳若年である. 50歳以下で発症する例の占める割合は欧米で, 55~80%であり, わが国の報告例によると56%[4]と, 一般集団大腸癌の26%に比較して, 明らかに高頻度である.

また, 同一家系内において世代を経るごとに腫瘍発生年齢が若年化すること(genetic anticipation)も知られ, 遺伝疾患の特徴を備えている.

b) 右側結腸優位性

一般集団の大腸癌においては右側結腸癌の割合は20%程度であるが, HNPCC症例の場合欧米では54~69%に右側結腸癌がみられ, わが国の場合でも49.3%と報告され, 一般大腸癌と比べて優位に右側結腸癌の頻度が高い[4]. この傾向はHNPCCの特徴と考えられ, 一般の大腸癌発生モデルである多段階発癌とは異なる新たな発癌機構の存在を予測させるものである.

c) 多発性

一般集団にみられる大腸癌の多発例は同時性3.2%, 異時性1.3%と報告されているが, HNPCCの同時性多発大腸癌は18.8%, 異時性多発大腸癌は24.2%であり[5], このことはとりもなおさず全大腸の十分な観察と手術法の適切な選択が重要であることを示している. また, 異時性多発癌の分布をみると, 第1癌は特に右側結腸に多く, 第2癌になるとその程度は少なくなるものの, 一般大腸癌に比較すれば, やはり右側結腸優位の傾向がある[6].

d) 組織型と予後

Mecklinらにより, HNPCC患者の大腸癌には粘液癌(35~39%)や低分化癌(24%)が一般集団の大腸癌(それぞれ20%, 12%)に比較して高頻度に認められることが報告されている[7].

SmyrkらもHNPCCの腫瘍組織の35%に腺構造の欠如を認めており[8]，同様の結果を示したものと考えられる．

組織型からの予測に反し，予後は一般集団の大腸癌に比較し良好であると報告されている[8]．渡辺らはHNPCCを含む家族歴陽性大腸癌の癌先進部には一般大腸癌に比べ，炎症性細胞浸潤が著明なことから，局所免疫応答が強く働いていることを示唆する結果を得ており，本症候群の予後が良好であることとの関連が注目される[9]．

2) 大腸外臓器腫瘍

HNPCC家系に大腸以外にさまざまな臓器の癌発生が知られている．そのスペクトルムは胃癌，子宮癌（特に子宮体癌）卵巣癌，乳癌，尿路系腫瘍，肺癌など多岐にわたっている．臓器別の腫瘍発生頻度は各国により異なり，環境要因により差異が生じると考えられる（図3.156）[4]．大腸以外の癌も一般に大腸癌と同様に若年発症の傾向があり，一般集団の年齢別発生率と比較するとrelative riskは著明に高い．

a) 子宮体癌

欧米の報告では大腸以外の腫瘍病変のなかでは最も高率に認められ，後述するLynch IとLynch IIとの鑑別の主たる根拠となっている．全体の罹患者のなかに占める割合はアメリカ13.5%（ただし全子宮癌），フィンランド8.0%，オランダ9.5%で，われわれの調査では胃癌，乳癌の次に多く，3.8%（ただし全子宮癌）[4]を占める．

女性性器腫瘍（子宮体癌と卵巣癌）は大腸癌発症から平均12年遅れて発見されることが知られており，第1癌の治療を終了した後のサーベイランスが必要となる．

b) 胃 癌

わが国では大腸癌について胃癌が多く[4]，次にフィンランドがつぐが，アメリカおよびオランダでははるかに少ない頻度である．また，同一家系内でも若い世代ほど胃癌の頻度は少なくなる傾向がある[6]．また，HNPCC家系内にみられる胃癌の組織型の多くは遺伝要因の影響を強く受けていると考えられているdiffuse typeがほとんどである．

c) 乳 癌

われわれの調査では乳癌が全スペクトルムの5.8%を占め，胃癌について多く認められており家系のサーベイランスにおいて重要な臓器として位置づけられる[4]．イギリスでは一般集団に比べrelative riskが5.3と大腸癌について高いことが知られている．

c. 遺伝学的背景

1) 臨床遺伝学

フィンランドでは出生時に1/21400の頻度でHNPCC患者が存在すると推定されている[10]．HNPCCのなかには罹患者数が多く，家族集積性が明らかに認められる家系が50〜60%存在するが，家族歴がなく家系内に罹患者が発端者のみという，HNPCCの定義に該当しない新鮮突然変異

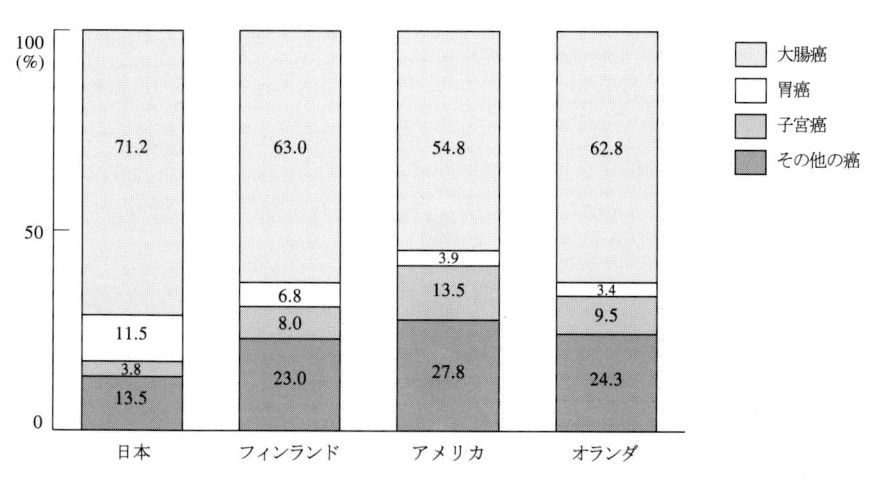

図 3.156 HNPCC家系内における臓器別悪性腫瘍（Sakiyamaら1990[4]を改変）

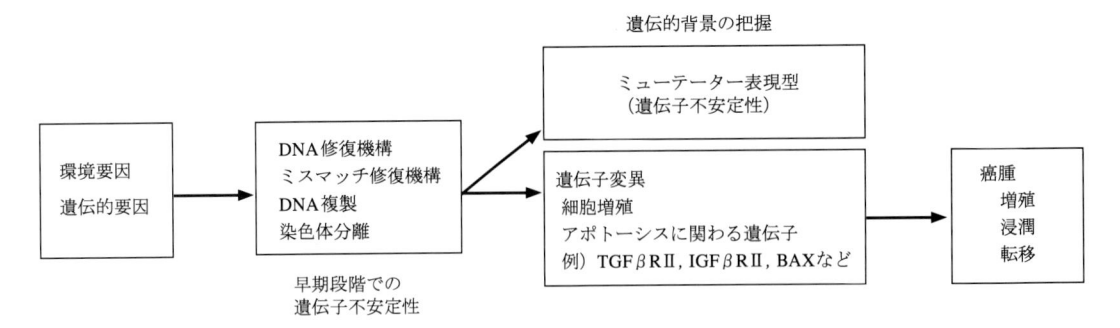

```
環境要因          DNA修復機構                   ミューテーター表現型
遺伝的要因   →   ミスマッチ修復機構    →       (遺伝子不安定性)
                 DNA複製                            ↓
                 染色体分離          遺伝子変異
                                    細胞増殖                        癌腫
                      早期段階での   アポトーシスに関わる遺伝子   →   増殖
                      遺伝子不安定性  例) TGFβRII, IGFβRII, BAXなど   浸潤
                                                                   転移
```

図 3.157　多発癌発生の分子生物学的モデル（Loeb, 1994[13]）を改変）

例もかなり存在するものと考えられる．全大腸癌に占める割合は前述のように5～10%と推定されるが，遺伝子解析が進むことで明確な値が得られるであろう．

遺伝形式は典型的な常染色体性優性遺伝形式をとり，その浸透率は89%と高い．累積癌発生率は大腸癌のみに限ると69歳時で50%であるが，大腸以外の臓器腫瘍を併せて考えると69歳で77%に達する[10]．

本症が常染色体性優性遺伝疾患であるため，罹患者の子孫は性差なく50%リスクを負うことになり，癌高危険度群として位置づけられる．

2) 分子生物学的背景

HNPCCの原因遺伝子として hMSH2 遺伝子 (2p22-21)，hMLH1 遺伝子 (3p21・3-23)，PMS1 遺伝子 (2q31-33)，PMS2 遺伝子 (7p22)，hMSH6 遺伝子 (2p21) が単離された．以前より大腸菌や酵母で知られていたミスマッチ塩基対修復蛋白 (mismatch repair protein) をコードする遺伝子と考えられている．ミスマッチ塩基対修復蛋白は DNA 複製時にポリメラーゼによる重合で生じたミスマッチ塩基対を修復するはたらき，すなわち校正機能を有しており複製の忠実度を維持している．これらの蛋白群をコードする hMSH2 をはじめとする遺伝子群は DNA ミスマッチ修復遺伝子と呼ばれる．HNPCC患者のリンパ球より抽出したDNA，および腫瘍から抽出したDNAからこれらの遺伝子異常が認められており（それぞれ germ line mutation および somatic mutation と呼ぶ），HNPCCの病態をひき起こす直接原因と考えられる．また，これら患者の腫瘍では複製異常（replication error, RER）が高率に認められており，このような複製異常を示すものは，mutator phenotype と呼ばれる．複製異常の存在は腫瘍発生の過程で，ミスマッチ塩基対修復蛋白の異常が関与したことを示唆している[11,12]．HNPCC患者では全臓器の体細胞の中に1対ずつ存在する DNA ミスマッチ修復遺伝子群のいずれか1つで，一方の対立遺伝子に生まれながらにして変異が存在するため複製異常が生じやすい状態にある．そのことは DNA 反復配列などの不安定性すなわち microsatellite instability (MSI) として検出される．この遺伝子不安定性は細胞の増殖やアポトーシスに関わる TGFβRII, IGFβRII, BAX などの遺伝子の変異率も高め，癌の発生，進展過程に関わってくるものと考えられる．またこの遺伝子不安定性の存在が，HNPCC患者の悪性腫瘍が全臓器に同時性，異時性に多発しやすい原因であると考えられる（図3.157)[13]．

d. 分　類

HNPCCのなかには，家系内に大腸癌のみが発生し，他臓器の癌患者を認めない遺伝性臓器特異的非ポリポーシス大腸癌 (hereditary site specific non-polyposis colonic cancer, HSSCC) がある．一方，大腸癌以外にも子宮内膜癌や乳癌などの悪性腫瘍が家族内に多発する，いわゆる癌家系症候群 (CFS) が存在する．本症の提唱者である Henry T. Lynch の名にちなんで前者を Lynch 症候群Ⅰ，後者を Lynch 症候群Ⅱとも呼ぶ．

HNPCCには特殊な症候を示す次の亜型が報告されている．

表 3.101 HNPCC 家族構成員のサーベイランス

臓 器	方 法
大 腸	教育・啓蒙……………………15 歳前後から開始
	便潜血検査……………………20 歳から 2 回/年
	大腸ファイバースコピー…通常 25 歳から開始,あるいは家系構成員のなかで最も若い発症年齢より 5 歳早くから開始 1 回/1〜2 年
子宮・卵巣*	婦人科診察……………………2 回/年
	腹部エコー
	子宮内膜吸引生検……………1 回/年
胃*	上部消化管内視鏡検査………1 回/年
その他の臓器*	家系の特徴を考慮してスクリーニング
残存直腸(大腸亜全摘後)	直腸鏡検査……………………2 回/年

* Lynch 症候群 II の場合　　　　　　　　　　　　　　　　　(Fitzgibbons ら, 1990[18]より改変)

1) Muir-Torre syndrome

sebaceous adenoma, keratoacanthoma および皮膚癌を含む多発性の皮膚腫瘍が,大腸やその他の臓器癌と合併する常染色体性優性遺伝性疾患で,HNPCC の一亜型と考えられている.

2) 遺伝性孤発性腺腫 (hereditary solitary adenoma)

散発性の腺腫と大腸癌が優性遺伝する家系が報告されており,臨床において HNPCC と考えられる症例の一部には家族性腺腫性ポリポーシスの abortive form が含まれていることも推測される.

3) flat adenoma syndrome

flat adenoma が多発する大腸癌家系が報告されており,大腸癌部位,年齢分布などが HNPCC に類似しており,一亜型と考えられている.

e. 外科診断

HNPCC はポリポーシス症候群にみられるような大腸癌発生前の特徴的な徴候を欠いている.したがって,保因者は若年時から大腸スクリーニング検査による大腸癌の早期発見が必要となる.しかし,発端者は当初,癌発生の高危険度状態にあることを認識できないため,一般集団で行われているスクリーニング検査が重要になる.

方法は,便潜血検査によるスクリーニング検査,さらに大腸ファイバースコピー,注腸 X 線検査など通常の大腸検査を順次進めていく.HNPCC の場合,右側結腸癌の頻度が高いため,右側大腸の情報を必ず得る必要がある.また,家族性が考えられる症例は大腸以外の臓器,特に胃,子宮,卵巣,乳腺,尿路系,肺も検査する.

発端者は家族歴を欠く場合があり,大腸癌患者の診療時,HNPCC 患者か否かの鑑別診断は困難である.HNPCC 患者腫瘍組織で 90% 以上の高率にみられる複製異常 (RER) を利用し,生検材料などの MSI 解析を行うことで HNPCC 診断が容易になると考えられ,その結果,適切な治療方針の決定が可能となるであろう.

HNPCC 家系の家族構成員は保因可能者なので,悪性腫瘍の高危険度群に属する.しかし,HNPCC 家系の家族構成員のなかから最終的に保因者を同定することは本症が特徴的な徴候を欠くため,実際には困難なことが多い.現在,原因遺伝子による遺伝子診断は研究レベルで可能になってきた[14]が,広く臨床的に用いるまでに至っていないのが現状である.したがって,悪性腫瘍の早期発見には大腸を主とする臨床的な検査を反復して行う必要がある (表 3.101)[15].

f. 治療方針,手術適応 (図 3.158)

HNPCC 患者の大腸癌の治療方針は一般集団の大腸癌と同様,早期診断・早期治療が原則であり,病巣の切除が治療の基本である.大腸癌が発見された場合,一般大腸癌と同じく,早期に大腸切除が行われる.本症は比較的予後が良好なことや,若年者に多く高い耐術能を有していると考えられる場合には,進行癌においても可能なかぎり

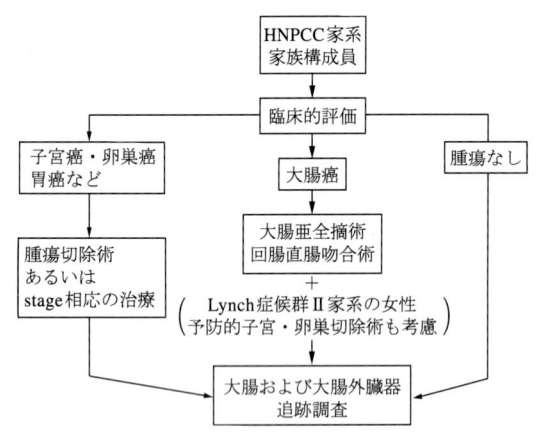

図 3.158 HNPCC 患者および家族構成員の対策
(Fitzgibbons ら, 1990[18] を改変)

所属リンパ節の十分な郭清を行い治癒切除を考慮するべきであろう．HNPCC 患者の大腸，特に結腸は癌発生の高危険度状態にあり，残存大腸に癌発生の危険性が高い．結腸の一部を温存する術式を選んだ場合，残存結腸の術後サーベイランス検査は少なくとも年 1 回は行われなければならない．第 1 癌の手術時に HNPCC 患者と診断されていれば，結腸全摘術を行い回腸直腸吻合術で再建することが推奨されている．結腸癌手術後の直腸癌発生リスクは 9.6％ で，直腸のサーベイランス検査が術後に必要となる[16]．一方，直腸癌手術後の結腸癌発生リスクは 27.7％ と高い．第 1 癌が直腸癌の場合，前方切除術や腹会陰式直腸切断術に予防的結腸切除の追加が考慮される．しかし，QOL の低下が懸念されるため，パウチ手術なども考慮し，症例に応じた術式を慎重に選択するべきである．実際には浸透率が 100％ ではないため，術後サーベイランス検査の徹底を前提に結腸温存術式の選択を行う場合が多い[17]．

Lynch 症候群 II の家系に属している女性の場合，欧米では子宮全摘術および両側付属器切除術を考慮する必要があるといわれてきた．しかし，わが国の HNPCC では子宮癌は 3.8％ と低率であること，大腸癌に比較しかなり高齢になってからの発症例が多いことなどから，第 1 癌（たとえば大腸癌）の切除にさいし，同時に子宮および付属器を予防切除することが妥当であるとはいいがたい．現在は侵襲の少ない検査法が発達しており，定期的検査によって対処可能と考える．特に挙児を希望する年齢ならば，生殖器の温存と引き替えに術後の厳重なフォローアップの必要性を説明し，追跡調査を続けるべきである．

g．手術方法

第 1 癌が結腸癌で部分結腸切除術を行う場合，所属リンパ節を十分郭清できる切除範囲を適切に選定すべきである．すなわち，右半結腸切除術，横行結腸切除術，左半結腸切除術，S 状結腸切除術を症例にあわせて適宜選択する．切除にさいしては癌細胞の腹腔内播種や管腔内播種を極力避けるとともに，治癒切除を目標にリンパ節を慎重に郭清することで本症の生物学的特徴を遠隔成績に反映することができると考える．大腸癌や大腸腺腫が広範囲の結腸にわたって多発している場合は結腸全摘術を行い，回腸直腸吻合術(ileorectal anastomosis, IRA) で再建することが妥当であろう．

直腸癌が第 1 癌の場合，腫瘍の大きさ，深達度，占居部位により経肛門的切除術，経括約筋的切除術，前方切除術，パウチ手術，腹会陰式直腸切断術を選択する．進行癌であれば下腸間膜動脈根部を含む血管周囲リンパ節郭清や側方郭清を行う．直腸癌に結腸病変が併せて存在するときは，大腸粘膜の全切除と肛門機能の温存を目的とし，結腸全摘術，直腸粘膜切除術，回腸パウチ肛門吻合術(ileoanal anastomosis, IAA) を行うことが推奨される[17]．

h．遠隔成績

HNPCC 患者の術後 5 年生存率は 83％ と報告され，一般集団の大腸癌に比較し良好な結果である[8]．しかし，病期別に検討すると，Dukes A と Dukes B の生存率は良好な結果であるが，Dukes C では 24％ と低い生存率であったとの報告があり[17]，本症においても早期診断・早期治療が重要である．

i．家族構成員の調査

HNPCC 家系を同定するためには，臨床症状や家族歴から本症を疑い，詳細な家族構成員の調査

を行う必要がある．その拾い上げの基準としては前述した日本大腸肛門病学会の定義が実用的である（表3.100）．HNPCCは常染色体性優性遺伝疾患なのでその家族構成員は50%リスクを負っている．家族構成員の悪性腫瘍の早期発見を行うためには大腸を主とした臨床的検査を定期的に反復する必要がある（表3.101）[15]．

HNPCC家系の構成員は20歳より便潜血反応検査を，そして25歳頃より大腸ファイバースコピーを受けることが推奨されている．あるいは家系内で最年少で癌発症をみた年齢より5歳早く検査を始めることも1つの基準とされている[18]．このとき，右側結腸の情報を必ず得ることが必要である．Lynch症候群II家系の女性の実に28%は子宮癌に，3%は卵巣癌に罹患することから[19]，子宮，卵巣の追跡検査も行わねばならない．大腸癌より高齢で発症することが多いため，生涯にわたる追跡が必要であり，腹部エコーなどの非侵襲的検査が推奨される．わが国では胃癌が多くみられるため，大腸のスクリーニング検査と同様，胃のスクリーニング検査も重要である．

HNPCC家系は長期にわたる追跡調査をする必要がある．まず家族歴の聴取をしっかり行い，家系図を作製することから始まる．罹患者に関する情報は治療した医療機関名，病名，診断年齢，その年月日を確認しておく．このさい，患者および家族に十分な教育を行い，調査する意義を理解してもらうことが重要である．得られた情報は個人あるいは家系のプライバシーに関わるゆえに，管理を十分に行う．家系内に大腸癌患者がいる場合，罹患者の人数，年齢により血縁者のリスクは表3.102で示すごとくと推定されている[20]．

表 3.102 生涯にわたる大腸癌発生リスク

血縁罹患者	リスク
家族歴なし	1/50
血縁者1人	1/17
第1度近親者1人と第2度近親者1人	1/12
45歳以下の血縁者1人	1/10
第1度近親者2人	1/6
HNPCC	1/2

(Houlston, 1990[20] より改変)

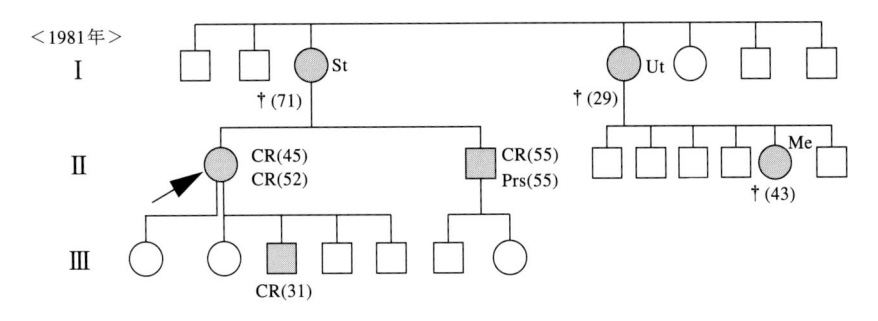

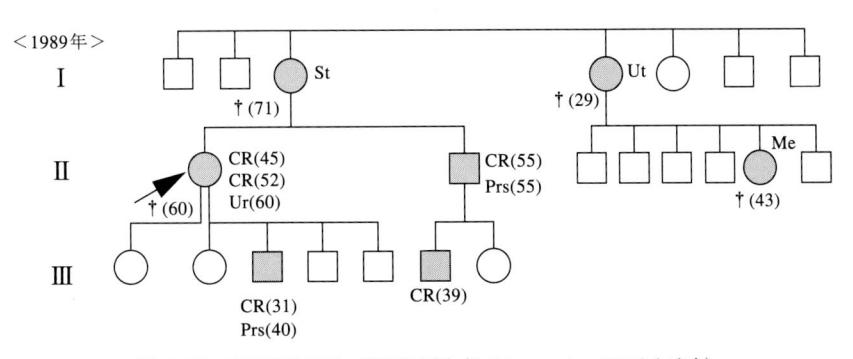

図 3.159 HNPCC家系の追跡調査例（Sakiyamaら，1990[4]を改変）
■●：悪性腫瘍患者，□○：腫瘍病変なし．
（ ）：発症年齢，†（ ）：死亡年齢，↗：発端者．
CR：大腸癌，Ut：子宮癌，St：胃癌，Ur：尿路系腫瘍，Prs：前立腺癌，Me：腸間膜腫瘍．

HNPCCの原因遺伝子が同定されたことから原因遺伝子の変異を検出することで罹患者を同定する遺伝子診断が可能となってきた[14,21]. 今後, 従来の方法に加え, 分子生物学的手法を導入した新しい診療システムが構築されると考えるが, 現在はまだ臨床に十分応用できるには至っていない.

図3.159はあるHNPCC家系の1981年と8年後の1989年の癌発生状況を示している. 発端者ははじめ大腸の異時性多発癌であったが, 8年後には第3次癌が発生し死亡した. 第Ⅲ世代の家族構成員のなかに当初は認められなかった大腸癌が高頻度に発生しており, リスクを有した家族構成員の追跡調査と, 早期の外科的処置の重要性を示している[4].

家系のマネージメントをするさいに最も重要なことは, まず医療スタッフがHNPCCの病態を十分把握することはいうまでもないが, 遺伝性疾患を取り扱う基礎的な知識と経験を備えていることである. 患者および家族構成員に対する教育・啓蒙から, お互いの信頼関係が形成され, 以後の診療, カウンセリングを円滑なものとする. 各個人は知る権利と同時に知りたくない権利ももち合わせているので, その点を考慮してカウンセリングすることが肝要である. 信頼関係が存在しない場合, 追跡調査のコンプライアンスの維持はとうてい望めるものではなく, 癌高危険度群であるHNPCC家系の構成員対策は達成することはできない.

おわりに Warthinの報告以来, 80年を経てHNPCCの原因遺伝子が同定されるに至ったが, このことにより臨床と基礎の両面からのアプローチが可能となった. 今後, HNPCCの診療は基礎の助けを受けながら新しい段階に至り, より合理的な診療システムが確立されるものと考える. 内科医, 外科医, 看護婦以外に遺伝的カウンセリングを行う医師・保健婦, さらには分子生物学的解析を行う臨床検査技師などの新しい能力をもつスタッフがチームを形成し, 家系に対処する必要がある.

[田村和朗・宇都宮譲二]

文 献

1) Lynch HT, Shaw MW, Arbor A, et al: Hereditary factors in cancer: Study of two large midwestern kindreds. Arch Intern Med 117: 206-212, 1966.
2) Vasen HF, Mecklin J-P, Meera Khan P, et al: The international collaborative group on hereditary non-polyposis colorectal cancer (ICG HNPCC). Dis Colon Rectum 34: 424-425, 1991.
3) 古味信彦, 国友一史, ほか: 第34回日本大腸癌研究会資料,「大腸癌の家系内発生」アンケート調査, 1991.
4) Sakiyama T, Sakanoue Y, Miki Y, et al: An attempt for identification of hereditary non-polyposis colorectal cancer in Japan. In: Hereditary Colorectal Cancer (ed by Utsunomiya J, Lynch HT), pp 219-224, Springer-Verlag, Tokyo, 1990.
5) Lynch HT, Watson P, Lanspa SJ, et al: Natural history of colorectal cancer (Lynch syndrome I and II). Dis Colon Rectum 31: 439-444, 1988.
6) Mecklin J-P, Jarvinen HJ: Clinical features of colorectal carcinoma in cancer family syndrome. Dis Colon Rectum 29: 160-164, 1986.
7) Mecklin J-P, Sipponen P, Jarvinen HJ, et al: Histopathology of colorectal carcinomas and adenomas in cancer family syndrome. Dis Colon Rectum 29: 849-853, 1986.
8) Smyrk TC, Lynch HT, Watson PA, et al: Histologic features of hereditary nonpolyposis colorectal carcinoma. In: Hereditary Colorectal Cancer (ed by Utsunomiya J, Lynch HT), pp 357-362, Springer-Verlag, Tokyo, 1990.
9) 渡辺聡明, 沢田俊夫, 久保田芳郎, ほか: 家族歴陽性大腸癌の臨床病理学的検討―特に癌先進部炎症性細胞浸潤の関与について. 日本大腸肛門病会誌 45: 17-22, 1992.
10) Mecklin J-P, Jarvinen HJ, Peltomallio P: Cancer family syndrome. Genetic analysis of 22 Finnish kindreds. Gastroenterology 90: 238-333, 1986.
11) Aaltonen, LA, Peltomaki P, Leach FS, et al: Clues to the pathogenesis of familial colorectal cancer. Science 260: 812-816, 1993.
12) 田村和朗, 宇都宮譲二: 大腸腫瘍発生メカニズムとその分子生物学的解釈―多段階理論とDNAミスマッチ修復異常. 日消誌 91: 1159-1169, 1994.
13) Loeb LA: Microsatellite instability: Marker of a mutator phenotype in cancer. Cancer Res 54: 5059-5063, 1994.
14) Liu B, Parsons RE, Hamilton SR, et al: hMSH 2 mutations in hereditary nonpolyposis colorectal cancer kindreds. Cancer Res 54: 4590-4594, 1994.
15) Vasen HF, Mecklin J-P, Watson P: Surveillance in hereditary nonpolyposis colorectal cancer: An international cooperative study of 165 families.

Dis Colon Rectum **36**: 1-4, 1993.
16) 野水 整, 渡辺文名, 八巻義雄, ほか: 遺伝性非ポリポーシス大腸癌の手術術式の適応と遺伝子診断. 日消外会誌 **29**: 1194, 1996.
17) Church JM: Colorectal surgery in patients with hereditary nonpolyposis colorectal cancer. In: New strategies for treatment of hereditary colorectal cancer (ed by Baba S), pp 130-136, Churchill Livingstone, Tokyo, 1996.
18) Fitzgibbons RJ, Lynch HT, Lanspa SJ, *et al*: Surgical strategies for management of the Lynch syndrome. In: Hereditary Colorectal Cancer (ed by Utsunomiya J, Lynch HT), pp 211-217, Springer-Verlag, Tokyo, 1990.
19) Mecklin J-P, Jarvinen HJ: Tumor spectrum in cancer family syndrome (hereditary nonpolyposis colorectal cancer. Cancer **68**: 1109-1112, 1991.
20) Houlston RS, Murday V, Harocopos. C, *et al*: Screening and genetic counseling for relatives of patients with colorectal cancer in a family cancer clinic. Br Med J **301**: 366-368,. 1990.
21) Miyaki M, Konishi M, Muraoka M, *et al*: Germ line mutations of *hMSH2* and *hMLH1* genes in Japanese families with hereditary nonpolyposis colorectal cancer (HNPCC): usefulness of DNA analysis for screening and diagnosis of HNPCC patients. J Mol Med **73**: 515-520, 1995.

3.6 小腸および大腸肉腫

　小腸はそもそも全消化管の75%の長さをもち粘膜面の90%以上を有する割には悪性腫瘍の発生する頻度はたった1~3%を占めるにすぎず胃, 大腸に比べて圧倒的に少ない. このうちの約53%が腺癌でありカルチノイドがその半数以下の23%, 悪性リンパ腫がさらにその約半数の12.5%, 平滑筋肉腫が7.4%, 悪性黒色腫が2.5%の順で, このうち小腸肉腫に至っては圧倒的にその発生頻度が低下する. この小腸悪性腫瘍の発生頻度が低い現象についてはいろいろの仮説がなされているが, そのうちのいくつかを拾ってみると次のようである.

1) 腸内容の通過が早く食物などに含まれる発癌物質の小腸粘膜への接触時間がわずかであること
2) 小腸粘膜の細胞の turn over rate が早く腫瘍細胞の発生と発育を競合的に阻止する
3) 小腸粘膜に多数存在する局所免疫細胞が重要な役割を担い腫瘍の発生を阻止する
4) microsomal enzyme, 特に高濃度に小腸粘膜内に存在する benzpyrene hydroxylase による発癌物質の解毒
5) 腸内容物が粥状で粘膜への機械的刺激が少ない
6) 腸内容物のpHがアルカリ性である

などである[1]. 特に, 小腸肉腫についてみると小腸は至るところにリンパ装置を有し, また, 平滑筋は体の中で最大の分布部位であることよりここを発生母地とすることがうなずける. しかし, 胃全摘術後の患者に小腸腫瘍の発生頻度が有意に高くなったという報告もないことより, 小腸悪性腫瘍の発生頻度が低いことへの説明はいまだに明らかではない. 一般に, 小腸良性腫瘍が消化管に発生しても症状を呈することもほとんどなく死亡時剖検で偶発的に発見される程度のものであり, また悪性腫瘍でも腸閉塞, 下血, 穿孔, 腹部腫瘤など際立った症状を呈して初めて血管造影, CT, 小腸造影, MRCT などを駆使し診断されることが多い. このことは, 小腸がいまだに検査を簡単に行うにはいかに難しい領域であるかを示している.

　大腸での腫瘍の発生は, 大腸腺腫, 大腸癌など上皮性腫瘍が全体の99%を占め, 非上皮性腫瘍は非常に少なくそのうちの約半数が悪性である. この事実は, 糞便が大腸を通過するのに時間がかかること, 糞便中の化学物質, 糞便による機械的刺激さらには大腸粘膜を構成している杯細胞内の粘液 (ムコ多糖類: sulphomucin, sialomucin) が, これらに抗するなど諸種の因子が密接に関わりあって腫瘍の発生がみられるようになると考えられる.

a. 悪性リンパ腫

悪性リンパ腫はそもそもリンパ細網細胞由来の悪性腫瘍の総称である．これは発生部位によりリンパ節性とリンパ節外性に区別され，扁桃，鼻咽腔，消化管に発生する節外性は全体の1/3を占める．消化管に発生する大部分がBリンパ球性でTリンパ球性は20%程度を占めているにすぎない．

1) 発生頻度

消化管全体の悪性腫瘍のうち，消化管悪性リンパ腫の占める頻度は1~4%にすぎない．部位別にみると胃が58%と最も多く，ついで小腸の25~30%，大腸の5~7.5%の順である．小腸悪性リンパ腫の占拠部位は回腸部が最も多い．絶対数からすると小腸悪性リンパ腫の発生率は少ないが小腸悪性腫瘍の割合からみると20~30%を占め胃(1~2%)，大腸(0.3~1.0%)のそれに比して多いことがあげられる．男女比は1.5~2.0：1．好発年齢は小児期と40~60歳代である．

大腸悪性リンパ腫のわが国の報告例では，好発部位は盲腸部でその72%を占め，直腸(17%)，上行結腸(6%)の順である．男女比は2：1で男性に多く，好発年齢は60歳前後である．

2) 病態生理

悪性リンパ腫は，リンパ装置のあるところならどこにでも発生しうる．その大部分がリンパ細網細胞組織由来の悪性腫瘍でBリンパ球性である．

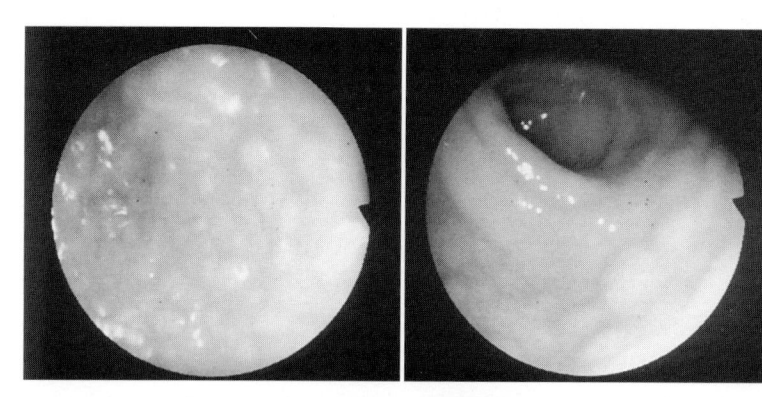

図 3.160 悪性リンパ腫のポリポーシス型の内視鏡像

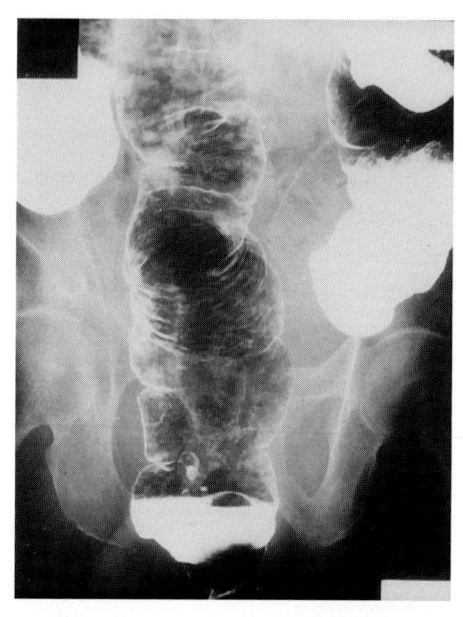

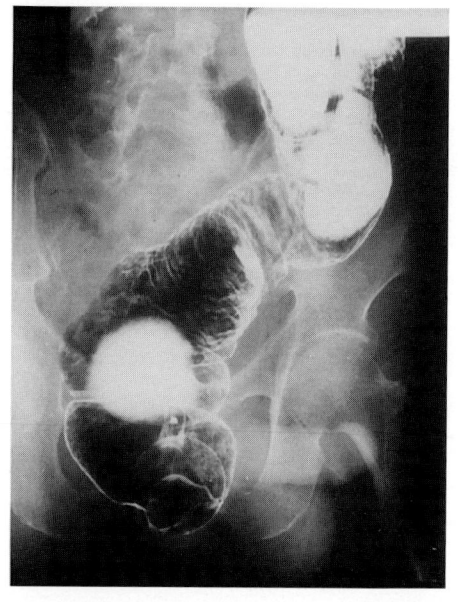

図 3.161 悪性リンパ腫の注腸像
大小のポリープ様病変が直腸~S状結腸に散在．大腸腺腫症の非密生型との区別を要する．

消化管，特に小腸に発生する悪性リンパ腫はこれに先行する免疫異常疾患（α chain病，celiac sprue, gluten induced gastroenteropathy）との関連が注目されている．α chain病は20～30歳代に腹痛，下痢を主訴として発症し，このうちの20～69％の症例にα-heavy chain蛋白を末梢血で検出できるといわれている．悪性リンパ腫はその初発部位により，リンパ節性，リンパ節外性に分けられるが，消化管の悪性リンパ腫の大部分は節外性であり病変は比較的その部位に限極していることが多い．しかし，終末回腸部や大腸ポリポーシス型もあるので注意を要する（図3.160, 3.161）．

3）分　　類

小腸のリンパ腫にはWestern型, Mediterranean型の2つがある．Western型はここでいう悪性リンパ腫を指し，一方Mediterranean型とはα chain病（diffuse, polymorphous infiltrate）をいう[2]．

小腸および大腸悪性リンパ腫には肉眼的分類，組織学的分類および臨床的分類がある．

a）肉眼的分類

Woodの分類[3]に順じると，次のようである．
a）腫瘤形成型：血管に生じるのと同じ形態の動脈瘤様病変を示すもの
b）ポリープ形成型：Ip型のポリープ様病変を示すもの
c）潰瘍形成型：Borrmann II型様病変を示すが潰瘍底はもこもこっとしているものが多い
d）狭窄型：病変に比して狭窄像が著明である
e）ポリポーシス型：大腸の左半結腸～直腸に主にみられ小隆起性ポリープが多発する

報告者により頻度に差がみられるものの腫瘤形成型，ポリープ形成型，潰瘍形成型が多く狭窄型はまれである．また，終末回腸部に好発するポリープ形成型は回腸に好発する炎症性線維性ポリープと同様に臨床的には腸重積症状を呈することが多いが後者はペニス様で先端はびらんし赤褐色調である点から区別しうる．また，ポリポーシス型は終末回腸部によくみられるreactive lymphoid hyperplasiaで病的所見ではないものとの鑑別が必要になるが，生検像で必ずしも両者が明瞭に区別されるわけではない．また，このポリポーシス型悪性リンパ腫は濾胞マントル細胞由来の非Hodgkin型であるとされているが，Woodによればポリープ突出型はむしろ良性と考えたほうがよいといっており，できれば内視鏡下にstrip biopsyを行い術前診断を確定するべきである．また，大腸ポリポーシス型はaphthoid colitisとの鑑別を要する場合もあり注意が必要である．大腸での悪性リンパ腫の診断は大腸癌のそれに順じる．バリウムによる二重造影で腫瘍の特徴をWoodの分類を念頭によく観察することが大事である．大腸悪性リンパ腫は大腸癌と異なり管腔発育型では

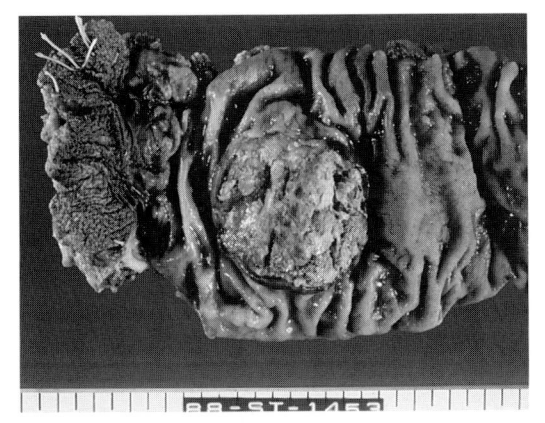

図3.162　下部直腸（Rb）の悪性リンパ腫
肛門管に近かったため直腸切断術となった．腫瘍の肉眼型は，動脈瘤型で表面の大部分は壊死に陥っている．

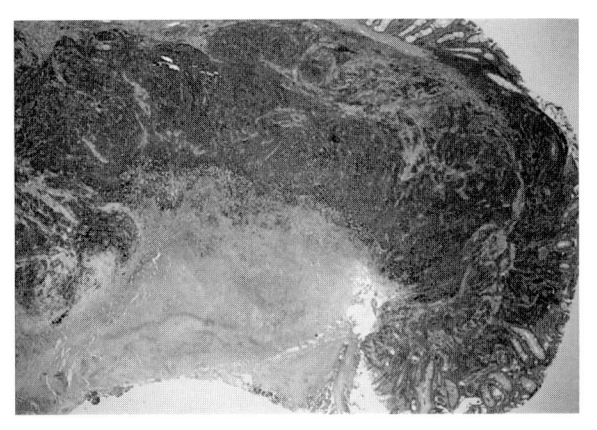

図3.163　悪性リンパ腫のHE染色．弱拡大像
異型リンパ球が結節性に一部びまん性に粘膜下層を中心に増殖している．

動脈瘤型が多く腫瘍が大きい場合でも腸閉塞症状をきたすことはまれである（図3.162, 3.163）．発育進展から考慮した場合，管腔発育型，壁在性，管外発育型がそれぞれ57%, 29%, 14%であったという報告もある[10]．

b) 組織学的分類

一般に悪性リンパ腫には以前よりRappaport分類（腫瘍広がりにより結節型，びまん型に，また組織形態から細胞の発生を基準としてリンパ肉腫，細網細胞肉腫，Hodgkin病）[4]が用いられていたが，欧米ではHodgkin細胞が腫瘍内に散在性にみられるHodgkin病が多いが日本ではHodgkin病は少なくリンパ肉腫，細網細胞肉腫，特にリンパ芽球性のびまん性リンパ腫が多い．そこで，わが国では非Hodgkin型のリンパ腫の分類法としてLSG（lymphoma Study Group of Japan）分類（1979）が主に用いられるようになった．これは，Rappaport分類と同様に腫瘍広がりより結節型，びまん型の2型に分類しびまん型をさらに次の7型に分類する方法である（表3.103）．

1) lymphocytic, 2) lymphoplasmacytic, 3) prolymphocytic, 4) lymphoblastic, 5) centroblastic, 6) immunoblastic, 7) Burkitt

毛利による日本の小腸悪性リンパ腫の集計によれば[5]，Hodgkin型のリンパ腫は1例もなくまた結節型もまったくみられないという結果となっている．びまん型の内訳をみると，その90%がB細胞由来，T細胞由来7%でまた約70%がimmunoblastic, lymphoblasticで占めている．

c) 臨床的分類[6]

非Hodgkin型小腸悪性リンパ腫の臨床的分類はstage I〜IVと4型に分けられる．

stage I：異型リンパ球の浸潤が腸管壁に留まり，所属リンパ節には入っていないもの

stage II：異型リンパ球が腸管壁および所属リンパ節に浸潤のみられるもの

stage III：異型リンパ球が腸管壁および横隔膜を境にして腹腔側，縦隔側いずれのリンパ節にも浸潤のみられるもの

stage IV：異型リンパ球が腸管壁およびリンパ節さらには，臓器にも浸潤の及ぶもの

また，mucosa associated lymphoid tissue（MALT）より発生する悪性リンパ腫をlow grade malignancy, high grade malignancyに分けた場合，遺伝子学的検索においてP53の部分的非活性化がlow grade malignancyを誘発しhigh grade malignancyに至るとP53は完全に非活化されるという報告がある[7]．

4) 外科診断

臨床的に特徴像に欠けるが，腹痛，腫瘤触知，腸閉塞症状，消化管出血などが主なるものである．貧血，便潜血反応陽性などを除いて血液，生化学，血清学的にほとんど異常所見を示さない．X線診断として，小腸二重造影，小腸追跡造影（small

表3.103 LSG分類各型の特徴

分類亜型	マーカー*	予後	消化管における出現頻度
濾胞性リンパ腫			
中細胞型	すべてB細胞性	低悪性	多
混合型	すべてB細胞性	中等度悪性	多
大細胞型	すべてB細胞性	中等度悪性	多
びまん性リンパ腫			
小細胞型	多くB，一部T細胞性	低悪性	
中細胞型	BもしくはT細胞性	中等度悪性	多
混合型	BもしくはT細胞性	高度悪性	多
大細胞型	BもしくはT細胞性	高度悪性	多
多形細胞型	BもしくはT細胞性	高度悪性	ごくまれ
リンパ芽球型	TもしくはT非B細胞性	高度悪性	ごくまれ
Burkitt型	B細胞性	高度悪性	まれならず
Hodgkin病	不明	多様	なし？（ごくまれ）

* 消化管原発悪性リンパ腫はその大部分がB細胞性である．

intestine follow through) がある．いずれも，これだけでは小腸癌や他の小腸肉腫，良性小腸腫瘍などとの鑑別が困難である．

CT は腫瘍の形態，所属リンパ節の転移の有無などバリウム造影より情報量が多く，また造影剤の注入により腫瘍の中心壊死をきたしている平滑筋肉腫より区別可能である．血管造影では，平滑筋腫，平滑筋肉腫ともに vasucularity が豊富なのに比して悪性リンパ腫ではそれに乏しい．

大腸悪性リンパ腫も臨床症状として，腫瘤触知，貧血，体重減少，腹痛，下血，穿孔などがあげられるが特徴的所見に欠けている．確定診断は大腸内視鏡による生検およびその組織像である．大腸悪性リンパ腫では，胃における未分化癌やリンパ細網肉腫が少ないので悪性リンパ腫の診断は比較的容易である．節外性の悪性リンパ腫で消化管に発生する場合は多発する傾向がある．よって，大腸に悪性リンパ腫がみられる場合は，全消化管の検索が欠かせず胃や小腸も検査をする必要がある．

5) 治療方針および手術，治療

小腸悪性リンパ腫の場合，臨床的 stage Ⅰおよび stage Ⅱの症例に対しては，積極的に手術を行う．小腸悪性リンパ腫の術式としては，所属リンパ節郭清を伴う小腸広範囲切除が行われる．この場合，肉眼的 staging に誤りがないかについて，肝臓，脾臓および大動脈リンパ節術中生検を行いそれぞれに腫瘍細胞の浸潤がないか否かを確認する必要がある．臨床的 stage Ⅲおよび stage Ⅳの症例に対しても原則的には可能な限り腫脹したリンパ節郭清，脾摘を含む小腸広範囲切除を行い悪性リンパ腫に対し感受性を有する放射線療法および化学療法を追加する．臨床的 stage Ⅰおよび stage Ⅱの症例に対して，放射線療法および化学療法を追加するか否かについては議論があり結論は出ていない．放射線療法は腹部大動脈～縦隔に沿って総量 40～60 Gr 体外照射するのが一般的である．一方，化学療法を行う場合プロトコールとして CVP (cyclophosphamide, vincristine, predonidolone) BCNOP (bleomycin, cyclophosphamide, mitoxantrone, vincristine, predonine)

CHOP (cyclophosphamide, doxorubicin, vincristine, predonisolene) CHOP-Bleo (CHOP+bleomycin) などが一般的なものである．小児の場合，発見されたときにはすでに臨床的 stage Ⅲあるいは stage Ⅳの場合がほとんどであるのでまず化学療法を一定量行い，腫瘍の縮小を待ってから腫瘍切除を施行しさらに化学療法を追加する．最近，モノクローナル抗体を用いて治療を行おうとする試みもあるが[8]，抗マウス抗体に対する抗体が患者血液中にでき長期に続けられないのが現状である．

大腸悪性リンパ腫の治療は，原発巣が大腸であればリンパ節郭清を伴う広範囲大腸切除（腫瘍の主座により右半結腸切除，左半結腸切除，S 状結腸切除，直腸前方切除，腹会陰式直腸切断術）を施行し，さらに staging を基に化学療法を追加する．これは小腸悪性リンパ腫に順じて行われる．

6) 遠隔成績

予後を決定する因子としては，発症年齢，肉眼型，組織型，臨床的 staging があげられ 60 歳以下での発症，腫瘍が小さいもの，低異形成腫瘍，臨床的 stage Ⅰおよび stage Ⅱでは予後がよい．全体の治癒切除率は 54% である．臨床的 stage Ⅰおよび stage Ⅱの症例で完全に所属リンパ節郭清を伴う小腸広範囲切除が行われた場合，5 年生存率は 40～47% であるのに対し臨床的 stage Ⅲ以上では 5 年生存率は 25% にとどまる．また，化学療法を行う場合，緩解期間に影響する因子としては，年齢，組織型，白血球減少症の有無，骨髄に腫瘍細胞の浸潤があるか否かがあげられる[9]．一方，前述の化学療法を使用した場合の予後については，Cox の多変量解析を行った結果，各グループ間に有意差はみられなかった（図 3.164）との報告が多い．

b．平滑筋肉腫

消化管の壁を構成する粘膜筋板および固有筋層の平滑筋から発生する腫瘍として平滑筋腫，平滑筋肉腫があげられる．しかし，粘膜筋板からの発生はまれであるとされる．悪性度を考慮する尺度として腫瘍の周囲組織への浸潤の有無，腫瘍径，

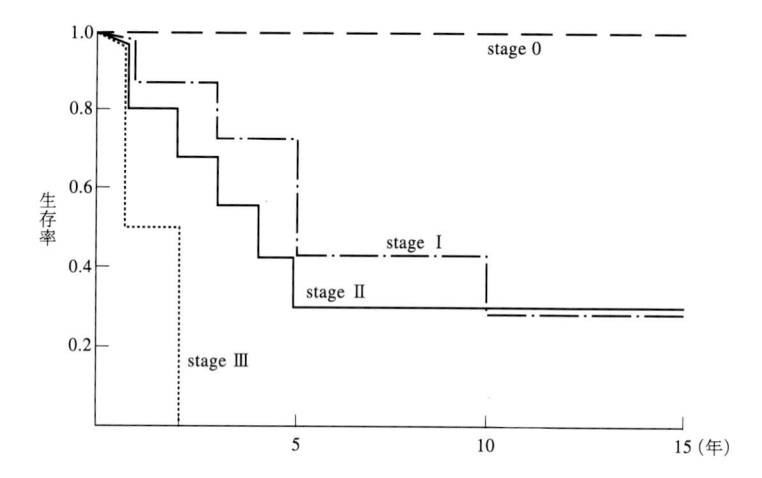

図 3.164 悪性リンパ腫の臨床病理学的ステージと生存曲線
 i) 腫瘍径が 5 cm 以上
 ii) 腫管壁外進展あるいは穿孔
 iii) 組織学的異型度が高度
 stage 0：上記がいずれも含まれない．
    1：上記のうち 1 つを含む．
    2：上記のうち 2 つを含む．
    3：上記のいずれも含む．

その組織像における単位当たりの核の mitosis の数があげられる．消化管平滑筋肉腫は他の腫瘍の診断基準とは若干異なるため，組織像における単位あたりの核の mitosis の数を grade に用い臨床上の悪性度と相応させようとする試みがよく行われてきた．ここでは，悪性である平滑筋肉腫について概説する．

1) 発生頻度

小腸腫瘍のうち，平滑筋肉腫は欧米の統計では小腸癌，悪性リンパ腫，カルチノイド腫瘍に続いてみられるが比較的まれな疾患（小腸悪性腫瘍の 7.4〜20%）である．消化管のなかでの主なる発生部位は胃，小腸，大腸である（4：4：1）．また，欧米の集計では全消化管に発生する新生物のうちの約 1% を占めるとの報告もある．日本での 1980〜1989 年までの過去 10 年間の集計では，277 例が報告されている．好発年齢は一般に 50〜60 歳で男性に多い（男女比 1.5〜2.0：1.0）が，たまに乳幼児〜小児にもみられる．好発部位は空腸にその約 65% が（さらにその 2/3 が Treiz 靱帯より 60 cm 以内に発生），残りの 1/3 は回腸である．十二指腸平滑筋肉腫もまれに発生するが，Vater 乳頭部と水平脚が主[11]である．また Meckel 憩室[11]あるいは von Recklinghausen 病にときどき leiomyomatosis tumor が合併し（anti-mesenteric site）そのうちの 1 つが leiomyosarcoma に移行したとの報告も散見されるので注意が必要である．大腸の発生は上記のように全消化管の 10% 前後の発生頻度でその 60〜70% は直腸に発生する．第

表 3.104 大腸非上皮性腫瘍の頻度（第 11 回大腸癌研究会のアンケート調査による．320 例：1979 年 7 月，東京）

悪 性	症例数(%)	良 性	症例数(%)
悪性リンパ腫	108(53%)	脂肪腫	36(40%)
平滑筋肉腫	64(31%)	平滑筋腫	27(30%)
悪性黒色腫	32(16%)	血管腫	9(10%)
血管肉腫	1	リンパ管腫	8(9%)
その他		その他	9(10%)
合 計	205(100%)	合 計	89(100%)

11 回大腸癌アンケート調査では，大腸非上皮性腫瘍のうち平滑筋肉腫は 31% で悪性リンパ腫（53%）についで 2 番目に多い（表 3.104）．好発年齢は，50〜60 歳代で男性に多い．

2) 病 態

ヒトの体の中で最も多くの平滑筋束で構成されている器官は消化管である．それは，蠕動運動に欠かせない組織であるためである．よって，平滑筋腫瘍はその大部分が消化管の平滑筋より発生する．消化管を構成する平滑筋は粘膜筋板と筋層（内輪筋，外輪筋）であるが，平滑筋腫瘍は主に筋層側より発生するといわれている．よって，腫瘍が小さいうちは粘膜下腫瘍様病変として観察され，さらに腫瘍が大きくなると粘膜内に露出し上皮性腫瘍との鑑別を要するようになる．

3) 分 類

消化管の平滑筋（まれに粘膜筋板）から発生する平滑筋腫，平滑筋肉腫を生物学的にどこで悪性としての境界を引くかという議論が長年にわたり行われてきた．事実，病理組織学的悪性度と臨床的悪性度とが必ずしも一致していない現状があ

表 3.105 消化管平滑筋肉腫の組織学的悪性度

腫瘍の悪性度	核分裂像 (高倍率10視野)	その他
Grade I	0〜2	・平滑筋腫より細胞密度が高い. ・細胞質はエオジン好性で空胞も目立つ. 核は多形性を示すようになり, クロマチン量もわずかに増加している.
II	3〜7	・細胞密度は Grade I よりさらに高い(平滑筋腫と比べると明らかに悪性と判断できる) ・連立した核, 核の多形性, 核クロマチン量も増加
III	>8	・細胞密度は高度となり, 地図状壊死がみられるようになる. 紡錘形の細胞は錯走している. ・核は多形性が高度となり, 核クロマチン量もきわめて増加し, ときに小胞様となる.

る. そこで, Morson は全体を一括して leiomyomatosis tumor として扱ってはどうかと提唱している[12]. また, von Recklinghausen 病にときどき leiomyomatosis tumor が合併した場合, あるいは小腸に偶然平滑筋腫が発見されそれを経過観察していると, 7〜8年目に至って生物学的に平滑筋肉腫に変化したという報告がみられるので, この腫瘍の扱いには注意が必要である. 悪性度の指標として, 平滑筋腫を grade I とし平滑筋肉腫を low grade (grade II), high grade (grade III) に分ける分類がよく用いられる (表 3.105)[13]. 腫瘍径および組織学的に高倍率で10視野中に核分裂像がいくつみられるかがその判断の基準となる. 特に, 組織学的に観察される核分裂像と細胞密度とは相関するといわれる. 腫瘍径 2 cm までの腫瘍では, 細胞密度は粗であり核分裂像もほとんど示さず生物学的, 臨床学的に悪性度は低く, そのため良性の範疇である平滑筋腫として扱ってよいが, それ以上の生物学的態度を示すものでは臨床上注意を要する. ある研究者は, 組織学的に高倍率で10視野中に 3〜7 核分裂像がみられるものを low grade malignancy, 8 以上を high grade malignancy[13] とし, 他の研究者は高倍率で10視野中に 1〜5 核分裂像がみられるものを low grade malignancy, それ以上を high grade malignancy と定める[14] などまちまちであるが, いずれも組織像を基にしている点が特徴的である. 臨床的 stage 分類は普遍的に用いられているものはないが, Shui[15] らの分類によると, 予後とよく相関するという. それによると, 下記の3項目をあげている.

1) 腫瘍径が 5 cm 以上である.
2) 腸管外発育による周囲組織の腫瘍性浸潤または穿孔 (穿通ではない) — leiomyosarcomatous peritonitis
3) high histologic grade malignancy

Stage 1 上記, 0項目
Stage 2 上記, 1項目を含むもの
Stage 3 上記, 2項目を含むもの
Stage 4 上記, 3項目を含むもの

4) 外科診断

小腸平滑筋肉腫の臨床的症状としては, 下血, 腹痛, 腫瘤触知がほぼ全体の約30%にみられるものの, 腫瘍径が 5 cm 以上になっても無症状であることも珍しくない. これは, 管外性発育を主とする場合が多いからである (日本集計では88%). これらの発育形態としては血行が旺盛で中心は壊死に陥りやすいため, 穿孔を起こすことも少なくない. 小腸に発生した平滑筋肉腫では発見された

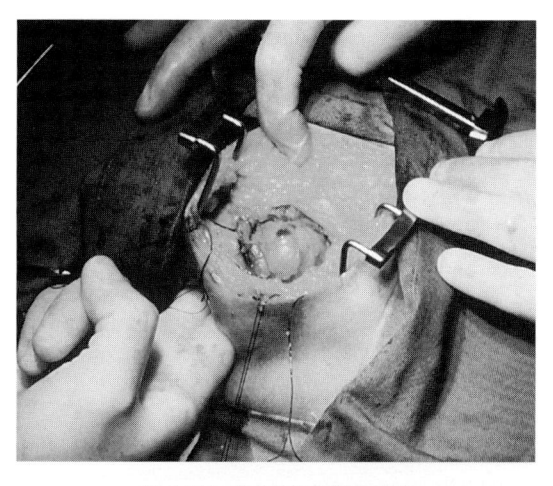

図 3.165 経仙骨的直腸局所切除
中心にみられる半球状のものが平滑筋腫.

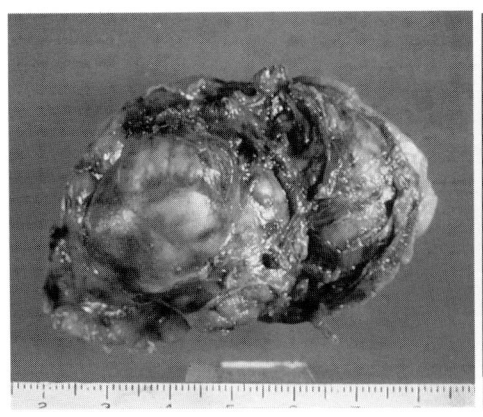

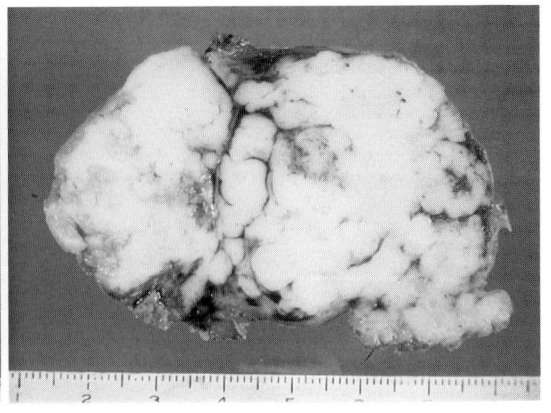

図 3.166 直腸平滑筋肉腫の摘出標本
左：摘出された平滑筋肉腫．被膜の欠如している部分がみられる．
右：平滑筋肉腫の摘出割面像．充実白色調で一部に出血壊死がみられる．

とき，すでに腫瘍径は平均10cm前後と大きくなっていることが多い．大腸に発生した平滑筋肉腫は，直腸に多く発生するため，直腸鏡あるいは大腸内視鏡施行時に偶発的に発見されることもある（図3.165, 3.166）．平滑筋肉腫は10%前後の症例で所属リンパ節に転移する．しかし，主なる転移形態は血行転移で，転移先として肝臓が最も多く約20〜30%の症例にみられ，このほか肺転移もあげられる．大腸平滑筋肉腫の診断方法としてはバリウム造影があるが，小腸平滑筋肉腫の場合は診断能力をほとんどもたない．一方，大腸平滑筋肉腫の場合は大きくなるとその中心はDeleや潰瘍をきたすため，大腸癌の限極潰瘍形成型（II型）と所見が類似していることが多く，内視鏡像や生検検査あるいは血管造影により hypervascularity を確認することが肝要となる．MRIでは，T_1強調でやや low，T_2強調で内部不均一かつやや high である．また，T_1, T_2 いずれも脂肪組織より high である．術前診断はむずかしく最終的には，切除された標本で診断のつくことが多い．しかし，前述のように腫瘍径が大きくなると核の分裂像も増えるがそれに伴って細胞密度も増加する．細胞密度が高くなると他の軟部組織由来の腫瘍との鑑別が困難となることも多い．この場合，免疫組織学的手法を用い診断を確定する方法がとられている．用いる抗体は vimentin, muscle actin, desmin 1, desmin 2, S-100蛋白などである．このうち vimentin, desmin は大多数の平滑筋腫および平滑筋肉腫で染色されるが，muscle specific actin はその約半数例にしか染色されない．また，S-100蛋白は従来 neural creat 由来のものに染色されるが，平滑筋腫および平滑筋肉腫にも非特異的に陽性となる．よって，診断されるべき腫瘍が平滑筋由来かは，HE染色のみならずこれらの免疫染色を routine に行い総合的に判断する必要がある．さらに，免疫電子顕微鏡的所見も考慮して診断確定に至る場合もある．一方，最近のDNA分析による平滑筋腫および平滑筋肉腫の aneuploidy 出現頻度ははそれぞれ36%, 59%であったという報告もあるが，統計的に有意差はない．

5) 治療方針および手術，治療

小腸平滑筋肉腫の治療方針としては，切除を原則とする．十二指腸原発の小腸平滑筋肉腫は膵頭十二指腸切除を考慮する．腫瘍が空腸あるいは回腸より発生しているものに対しては，腫瘍に巻き込まれた腸管とその小腸間膜を en bloc に切除する．この腫瘍は隣接する血管に浸潤し腹腔内にびまん性に，あるいは門脈を介して肝臓に転移する血行性転移が主なるものであるため，切除範囲に含まれるリンパ節は切除の対象となるが一般に系統的リンパ節郭清は行わない．また，周囲臓器に浸潤し切除不能例や姑息的切除例に対しては化学療法を追加する．プロトコールとしては，doxorubicin と他の化学療法薬，あるいは adriamycin と他の化学療法薬との組み合わせが用いられるがあまり有効ではない．放射線療法は大部分の症例

で無効である．大腸平滑筋肉腫に対しては，その発生部位により右半結腸切除術，左半結腸切除術，S状結腸切除術，直腸前方切除術，直腸切断術などが行われる．大部分の症例では，遠隔転移は血行性で所属リンパ節転移は10％前後であるため大腸癌に準じたD_3のリンパ節郭清は意味がなく，D_2郭清で十分である．また，大腸平滑筋肉腫は小腸平滑筋肉腫と同様に，腹膜播種が症例の30％前後にみられるため根治的切除が不可能な場合がある．このような場合，過度の手術は行わず腸閉塞，出血を解除する目的でdiverting colostomy あるいはdiverting ileostomy などにとどめ化学療法を中心に行うのがよい．組織のmitosis を基にした診断だけでは手術方針が立てづらいので，CT，超音波内視鏡などで局所のリンパ節転移の有無を診断し，さらに腫瘍径が5cmをこえるものに対しては大腸癌に準じたD_2郭清を行い，5cm以下のものに対しては大腸の分節切除で，また明らかに平滑筋腫であるものに対しては局所切除で十分である．よって，直腸切断術など過大な侵襲は極力避けなければならない．平滑筋腫は，直腸の粘膜下腫瘍としてみられるため，小さいうちに早期発見して局所切除で治療することが望ましい．転移例，腹膜播種例の化学療法は小腸平滑筋肉腫のそれに準じるが，小腸平滑筋肉腫と同様，積極的に行っても予後は悪い．

6) 遠隔成績

小腸平滑筋肉腫20〜60％は発見された時点ですでに手術不能例である．また，姑息的手術が行われた症例は20〜50％で，治癒切除が行われた症例は40〜60％である．5年生存率は全体で20〜50％である．予後を左右する因子としては，腫瘍径，grade，周囲組織への浸潤，腫瘍の穿孔があげられる．特に，腫瘍径が5cmより小さいものは5年生存率が71％であったのに対し，5cm以上では27％と明らかに生存率の低下がみられる．また，組織像でみるとlow grade malignancy の症例では5年生存率が62％であったのに対し，high grade malignancyでは12％と生存率において極度の低下を示している．また，stagingでみると，I〜IVそれぞれの5年生存率は100, 44, 31, 0％であった[15]．また，DNA分析におけるploidy に差があるかを検索すると，aneuploid tumor, diploid tumor それぞれ5年生存率は38％，83％であったが，統計的有意差はなかったとの報告がある．

c. 悪性黒色腫

消化管悪性黒色腫のうち小腸原発はきわめてまれで主に大腸しかも肛門管の歯状腺を中心にこれに接した直腸側に発生する．発生母地は，移行上皮層あるいは重層扁平上皮層の基底層といわれている．皮膚に発生する悪性黒色腫と同様，広範囲な血行性，リンパ行性転移をきたし死亡する予後不良な疾患である．

1) 発生頻度

小腸悪性黒色腫の原発巣はそのほとんどが皮膚であり（50〜80％），小腸原発の悪性黒色腫はわが国の報告例では7例のみ[16]である．また，発生頻度は消化管悪性腫瘍のうちの1％以下（わが国では0.16％）[17]できわめてまれである．一方，悪性黒色腫で発症した患者はその生存中に1〜4％の頻度で内視鏡的あるいは消化管造影検査で発見されるが，剖検ではその症例の60％以上の小腸転移が認められる．それは，一般に小腸に転移する腫瘍の50〜75％が悪性黒色腫であることを考慮すれば，うなずける数値でもある．一方，直腸肛門部に発生する悪性黒色腫の全悪性黒色腫に対する割合は0.3〜1.6％で，いままでに報告されたわが国の症例は1995年までに237例である[21]．男女比は1：2で女性に多く好発年齢は55〜60歳代である．

2) 病態生理

小腸の原発性悪性黒色腫はmelanoblastic 細胞がomphalomesenteric canal あるいはAPUD 細胞より回腸にmigrate する．そこで増殖し原発性悪性黒色腫が回腸に発生するといわれる．事実，原発性悪性黒色腫の発生部位は回腸から終末回腸〜盲腸部に圧倒的に多い．一方，大腸の悪性黒色腫は上述のように，肛門管の歯状線を中心にこれに接した直腸側でその移行上皮層，あるいは重層扁平上皮層の基底層より発生するといわれている．この腫瘍細胞はメラニン色素を含むため

DOPA反応を行いメラニンの生成過程であるチロシナーゼの存在を確認すれば診断は確定する．ただし，メラニン色素がまったく認められないamelanotic melanomaが全体の20〜30％に認められるので注意が必要である．

3）分　類

小腸に発生する悪性黒色腫は，原発性か転移性かが問題となる．小腸の原発性悪性黒色腫とするための診断根拠として，次のことがあげられよう．

1) 小腸が主病変で悪性黒色腫の好発部位である皮膚，皮膚移行部，眼，食道，直腸，直腸皮膚移行部に腫瘍性変化を認めない．
2) 所属リンパ節以外に他のリンパ節に転移を認めない．

病変部位が単発性か，多発性かをさらに加えてもよいのではないかという意見がある．しかし，転移性小腸腫瘍の約50％が多発性であるため，その診断根拠に加えることはできない．このように，症例のなかには小腸の原発性悪性黒色腫とするには疑問の残るものが含まれる可能性がある．

4）外科診断

小腸悪性黒色腫は原発性，転移性いずれも消化器症状は変わらない．6000症例の悪性黒色腫のうち102症例の転移性小腸悪性黒色腫の臨床像を調べると[18]，腹痛36％，小腸重積27％，出血26％が主なるものである．エコーガイド下に針生検で診断のついたものは5％にすぎず，その80％以上が手術時の摘出標本上の病理診断に負っているのが特徴である．摘出標本は黒赤褐色調である．大腸原発の悪性黒色腫はその大部分が肛門管上の直腸に発生する（図3.167〜3.169）．肉眼的には，小腸悪性黒色腫と同様黒赤褐色調様であり比較的柔らかく，ときどき肛門よりprolapseを起こし痔核の嵌頓と間違えられることがある．腫瘍形態は広基性あるいは，ポリープ様で大腸癌で多い潰瘍形成型（II型）は比較的少ない．この腫瘍は口側に進展する傾向があり，ときに肛門管より若干はなれた下部直腸（Rs）に腫瘍の中心がみられることもあるので注意が必要である．肛門管に発生した悪性黒色腫は鼠径リンパ節に転移しやすいので転移の有無を確認しなければならない．鑑別診断としては，肛門部の扁平上皮癌，悪性リンパ腫，直腸

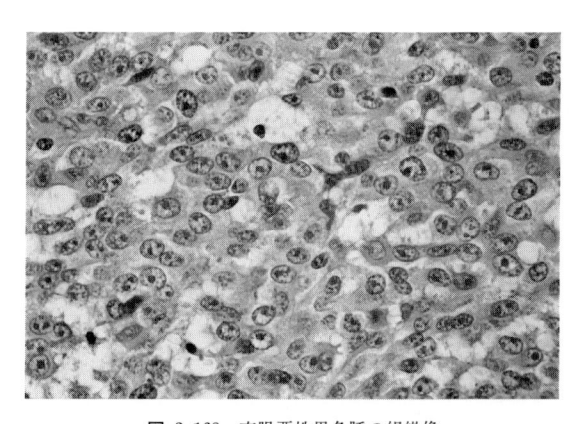

図 3.168　直腸悪性黒色腫の組織像
HF染色（×400）：エオジン好性の胞体をもち核小体の明瞭な腫瘍細胞が一定の構造をつくらず充実性に増殖．brown pigmentの目立たないa-melanotic melanomaが主体の症例（稲田登戸病院症例）．

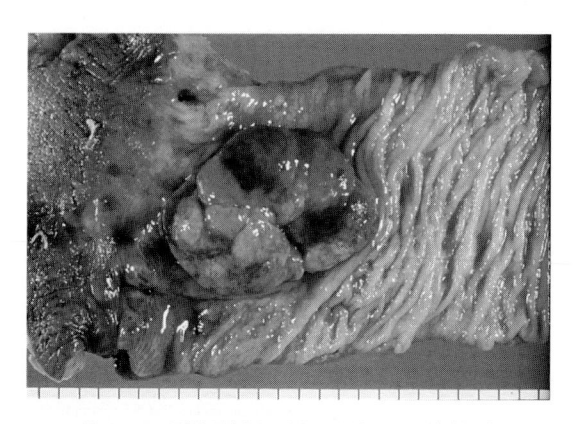

図 3.167　悪性黒色腫の直腸切断術による摘出標本
歯状線直上にI型様隆起性病変があり分葉している．一部黒色様である．（稲田登戸病院症例）

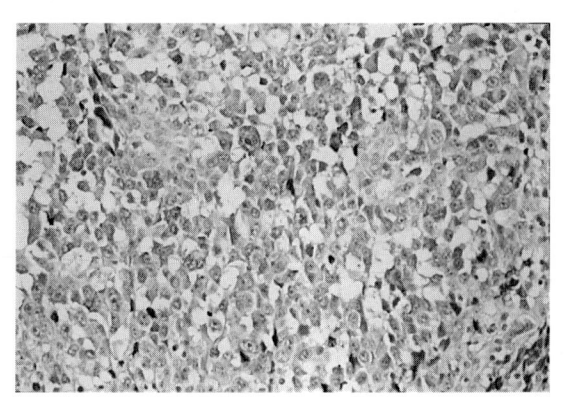

図 3.169　直腸悪性黒色腫の免疫組織染色像
HM 845染色（×200）：抗メラノーム抗体であるHMB 45が免疫組織学的に陽性．（稲田登戸病院症例）

癌で特に低分化腺癌などが対象となる．

5) 治療方針および手術，治療

転移性小腸悪性黒色腫が疑われ，かつほかに転移巣がみつからない場合は積極的に開腹しリンパ節転移巣を含む腸管切除を行う．根治的切除が不可能な場合はバイパス術を施行する．この場合，皮膚悪性黒色腫に用いるDTIC, ACNU, VCRの3剤併用療法であるDAV療法やPAV療法（pepleomycin, ACNU, VCR）melphalanやhydroxyureaの単剤による化学療法，さらにはBCG, インターフェロンなどを用いた併用療法も試みられている[19]．治癒切除率は28%である．肛門管上の直腸に発生する悪性黒色腫の治療方針は直腸切断術である．すでに鼠径リンパ節に転移がみられる症例はその時点で予後が決まっていると考えてよい．鼠径リンパ節の郭清に関しては議論の多いところであるが，上記のように鼠径リンパ節郭清は予後に関係ないため，最近では鼠径リンパ節転移の有無を問わず郭清は行わず，もしリンパ節転移がみられた場合は直腸切断術の後に放射線局所照射を追加する傾向にある．姑息的手術としては，局所切除を行い化学療法（上記）を追加する．放射線療法はあまり有効ではない．

6) 遠隔成績

一般的に，年齢が若いと腫瘍の増殖および転移がaggressiveであるが，高齢者の場合は発育も緩慢で転移速度も比較的遅い[20]．治癒切除例では，術後の生存期間は31+/−51か月，バイパス手術を施行した場合化学療法（−）群では，9.6+/−15.9か月，化学療法（＋）群では，9.6+/−3.6か月であった[19]．治癒切除群と姑息的手術群での生存率は統計的有意差があった．一方，わが国の例では5年生存率は3%前後であり，いずれも深達度sm～mpまでの症例であった[21]．また，欧米での生存率は，4～15%とわが国の例より若干成績がよい．

d．その他の肉腫
1) 小腸病変
a) 血管肉腫[22]

血管由来と思われる小腸血管肉腫もまれに報告されている．その発生部位は，空腸と回腸が主で十二指腸にも発生したとの報告がある．組織型を次のように分けるのが一般的である．angioendothelioma, hemangiopericytoma, Kaposi sarcoma, angioendotheliomaがあげられangioendothelioma, angioendotheliomaの2者はhemangiomaとhemangiosarcomaとの中間に属しborderline malignancyとして取り扱われている．しかし，どちらかといえばその生物学的態度からして，hemangiosarcomaに近い．hemangiopericytomaはその由来がいまだにはっきりしないが，血管由来として取り扱われている．これらは，いずれも血管内皮に対する抗体である第VIII因子で免疫染色される．小腸血管肉腫も出血が主症状で，臨床的には他の小腸肉腫と同様外科的切除を第1選択とする．

b) 悪性schwanoma[23]

悪性schwanomaあるいはneurofibrosarcomaはSchwann細胞より発生する．発生頻度は全小腸腫瘍の0.6%にあたりvon Recklinghausen病でみられる小腸のneurofibromaが悪性化したものである．出血を主症状とし手術の対象となる．

c) その他

fibrosarcomaなどがあげられる．

2) 大腸病変
Kaposi肉腫

皮膚にときどき出現する血管肉腫（Kaposi肉腫）は系統的に発生することはまずない．しかし，AIDS患者では，消化管に約75%の頻度でKaposi肉腫を合併しその1/3は大腸である[24]．60人のAIDS患者をsigmoidscopeで観察するとその28%にKaposi肉腫がみられたとの報告もある．Kaposi肉腫は粘膜下腫瘍様病変で多発する傾向があり，暗赤色調の斑点あるいは結節性で出血を伴い，皮膚の病変としてみられるものと同様の所見を呈する．臨床的には無症候性である．AIDS患者で肝臓など臓器にKaposi肉腫が出現すると予後はきわめて悪い．

［森田博義］

文献

1) Mittal UK, Bodzin JH : Primary malignant tumors of the small intestine. Am J Surg **140** : 96-

399, 1980.
2) Rackmilewitz D, Elimelech O : Primary small intestinal lymphoma. In : Bockus-Gastroenterology (ed by Kalser H, Schaffner R), pp 1865-1873, Sabders, Philadelphia, London, Tront, Mexico City, Rio de Janeiro, Sidney, Tokyo, 1985.
3) Wood DA : Tumors of intestine. In : Atlas of Tumor Pathology, Series I, AFIP, Washington DC, p 96, 1964.
4) Rappaport H : Tumor of the hematopoietic system. In : Atlas of Tumor Pathology II, AFIP, Washington DC, 1966.
5) Mohri N : B-cell lymphomas of extra-nodular origin. J Clin Oncol **13** : 591, 1983.
6) Rudder RA, Ross ME, DeLellis RA : Primary extra-nodular lymphoma : Response to treatment and factors influencing prognosis. Cancer **42** : 406, 1978.
7) Du M, Peng H, Shigh N, et al : The accumulation of P 53 abnormalities is associated with progression of mucosa-associated lymphoid tissue lymphoma. Blood **86** : 4578-4593, 1995.
8) Lazarovists AI, Tibbles LA, Grant DR, et al : Anti-B cell antibodies for the treatment of monoclonal Epstein-Barr virus-induced lymphoproliferative syndrome after multivisceral transplantation. Clin Invest Med **17** : 621-625, 1994.
9) Al-Mondhily H : Primary lymphomas of the small intestine : East-West contrast. Am J Hematol **22** : 89, 1986.
10) Jinnai, et al : Malignant lymphoma of the large intestine-Operative result in Japan. Jpn J Surg **13** : 331, 1983.
11) Akwari OE, Dozois RR, Weiland LH, et al : Leiomyosarcoma of the small and large bowel. Cancer **42** : 1375-1384, 1978.
12) Morson BC, Dowson IPM : Gastrointestinal Pathology, 2nd ed, p 400, Blackwell Scientific Pub, 1979.
13) Ricci A, Ciccarelli O, Cartun RW, et al : A Clinicopathological and immunohistochemical study of 16 patients with small intestinal leiomyosarcoma-limited utility of immunophenotyping. Cancer **60** : 1790-1799, 1987.
14) Evans HL : Smooth muscle tumor of the gastrointestinal tract—A study of 56 cases followed for a minimum of 10 years. Cancer **56** : 2242-2250, 1985.
15) Shiu MS, Farr GH, Egeli RA, et al : Myosarcoma of the small and large intestine : A clinicophathologic study. J Surg Oncol **24** : 67-72, 1983.
16) 吉田勝俊, 鈴木 衛, 渡辺和義, ほか : 小腸原発悪性黒色腫の1例. 日消誌 **91** : 1992-1996, 1994.
17) 森 亘 : 日本人における悪性黒色腫. 癌の臨床 **17** : 245-246, 1971.
18) Branum GD, Seigler HF : Role of surgical intervantion in the management of intestinal metastases from malignant melanoma. Am J Surg **162** : 428-431, 1991.
19) Morton DL, Eilber FR, Malmgren RA, et al : Immunological factors which influence response to immunotherapy in malignant melanoma. Surgery **68** : 158-164, 1970.
20) Elsayed Al M, Albahra M, Nzeako UC, et al : Malignant melanomas in the small intestine : A study of 103 patients. Am J Gastroenterol **91** : 1001-1006, 1996.
21) 嶋田 鼎, 中鉢誠司, 一戸文雄, ほか : 直腸肛門部悪性黒色腫と早期胃癌が重複した長期生存者の1例—わが国報告例の検討. 癌の臨床 **42** : 1109-1119, 1996.
22) Enzinger FM, Weiss SW : Soft Tumors, CV Mosby, St. Lous, 1983.
23) Beaven WE, Donovan DC : Lower gastrointestinal hemorrhage secondary to entire neurofibromatosis. NY State J Med **70** : 2677, 1970.
24) Saltz RK, Kurtz RC, Lightdale CJ, et al : Kaposi's sarcoma : gastrointestinal involvement correlation with skin findings and immunologic function. Dig Dis Sci **29** : 817, 1984.

3.7 転移性大腸癌

　転移性大腸癌は他臓器原発癌の大腸への転移性病変であり，臨床病理学的に大腸壁への転移像の所見を呈し，さらに原発巣と同一の組織像を呈するものでなくてはならない[1]．したがって，分化型腺癌が転移巣の形態を呈する場合には，原発か否かの同定は困難なことがある．また，印環細胞癌や低分化腺癌の場合には胃癌からの転移の可能性が高い[1]．

a. 発生頻度

大腸は他臓器からの転移を比較的受けにくい臓器と考えられている．したがって，大腸癌全体のなかのほとんどは原発性大腸癌であり，転移性大腸癌の占める頻度は全大腸癌の1%以下とされている[2~4]．

1) 原発臓器

原発臓器は胃，卵巣，子宮，大腸，肺，膵，胆，比較的まれなものとして乳腺，前立腺などがある[1,2,4~8,11]．最も頻度の高い臓器は胃であるという報告が多く，次は子宮，卵巣などの婦人科領域の癌である[1,5,6,11]．太田ら[1]による93例の転移性大腸癌症例の検討では，胃癌61例(66%)，子宮・卵巣癌13例(14%)であり，胃癌と婦人科領域癌で全体の80%を占めていた．一方Meyersら[10]によれば，大腸に限らず腸管の続発性腫瘍症例107例中，多かったのはmelanoma 23例(21%)，子宮・卵巣癌25例(23%)であり，胃癌は15例(14%)であった．

2) 部位

転移性大腸癌の部位は，横行結腸が最も多く，次はS状結腸，Douglas窩を含めた直腸である[1,5]．太田ら[1]によればこの3区域で全転移性大腸癌の83%を占めていた．転移性大腸癌の発生部位は，原発臓器との位置関係にも影響を受けるものと考えられる．横行結腸は胃に近接しており，胃癌の横行結腸への直接浸潤などの影響もあると考えられ，さらに胃癌の頻度の高いわが国では横行結腸に転移性大腸癌が多い一因と考えられる．実際，宮川[9]による報告では60例の胃癌症例による転移性大腸癌121病変の検討でも，50例(41%)に転移性横行結腸癌が認められた．

b. 分類

転移様式にはさまざまな経路が存在するが，Meyersらは続発性大腸腫瘍の転移様式として，以下の分類を行っている[10]．

1. Direct invasion
   1) From noncontigunous primary tumors
   2) From contiguous primary tumors
2. Introperitoneal seeding
3. True embolic metastases

わが国における転移性大腸癌の報告例もMeyersらの分類と同様に，①他臓器癌からの血行性，②リンパ行性転移，さらに③隣接臓器からの直接浸潤をも含めて転移性大腸癌としている報告が多い[1,11]．

c. 外科診断

病変の主座が腸管周囲にあることが多いため，注腸検査が内視鏡検査よりも有用とされている[5,9]．注腸所見の特徴としては，単発または多発性の腸管狭窄，腸管壁の偏側性変形，伸展不良，病変部健常腸管移行部が比較的ゆるやかであること，粘膜面の粗大顆粒状変化および潰瘍形成，haustraの消失などである[1,5,9,10,15]．石川らは転移性大腸癌のX線像を①収束型，②圧排型，③びまん型の3型に分類している[5]．収束型は腸管壁に浸潤した癌細胞および，これに伴う線維形成性変化により腸管に横走するヒダを認める腸管狭窄で，Ginaldiら[12]のstriped colon，あるいはMeyersら[10]のfixed transversed parallel foldsに相当するものである．これらの像は術後の癒着

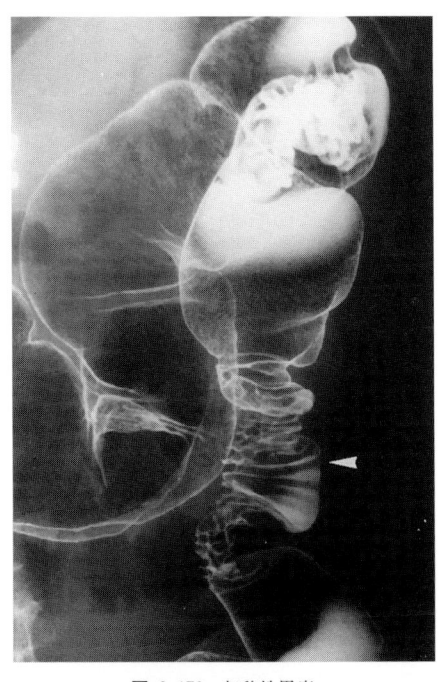

図 3.170 転移性胃癌
壁外性浸潤による狭窄がみられる．

や放射線治療後にも認められることはあるが，比較的転移性大腸癌に特徴的な像である[12]．また，舟田ら[16]は未分化型進行胃癌による大腸への転移例について検討し，一側の腸管壁不整すなわち鋸歯状陰影が大腸転移の初期像とし，進行すると病変は腸管の両側に及び，haustraの消失，管腔の狭小化，伸展不良が起こり，粘膜面の粗大顆粒状変化などが認められると報告している．

鑑別診断として，大腸原発のlinitis plastica型（びまん性浸潤型癌）[5]や，粘膜面に顆粒像を呈する場合はCrohn病をはじめとする炎症性腸疾患との鑑別が問題となる場合もある[6,9,13,17]．

内視鏡所見では転移腸管の狭小化，伸展不良粘膜の潰瘍形成や顆粒状変化などが認められ，CTでは転移性大腸癌の特徴として大腸壁の肥厚などが認められる[4,18]．

d．手術成績，遠隔成績

一般に，転移性大腸癌は診断された時点で病変が多発していたり，腹膜播種が認められる場合が多く[1]，予後は不良とされている[19,20]．太田ら[1]の検討でも，転移性大腸癌93例のうち手術施行例は17例（26%），このうち転移病巣を切除できたのは5例（29%），すなわち，切除率は5.4%（5/93）と低率であった．また，大塚ら[3]の検討では，開腹手術を施行した18例の転移性大腸癌症例の5年生存率が6%と非常に不良である．　［渡辺聡明］

文献

1) 太田博俊, 畦倉 薫, 関 誠, ほか：転移性大腸癌の臨床病理. 胃と腸 23：633-643, 1988.
2) Balthazar EJ, Rosenberg HD, Davidian MM : Primary and metastatic scirrhous carcinoma of the rectum. AJR 132 : 711-715, 1979.
3) Fahl JC, Dockerty MB, Judd ES : Scirrhous carcinoma of the colon and rectum. Surg Gynecol Obstet 111 : 759-766, 1960.
4) Fayemi AO, Ali M, Braun EV : Metastatic carcinoma simulating linitis plastica of the colon. Am J Gastroenterology 71 : 311-314, 1979.
5) 石川 勉, 縄野 繁, 水口安則, ほか：転移性大腸癌の形態診断—X線像の解析を中心に. 胃と腸 23：617-630, 1988.
6) Fisher ER : Linitis plastica carcinoma of the stomach with extensive metastases simulating a colon lesion. Gastroenterology 20 : 503-508, 1952.
7) Melnick GS, Rosennholtz MJ : Metastatic breast carcinoma simulating ulcerative colitis. AJR 86 : 702-706, 1961.
8) Graham WP, Goldman L : Gastrointestinal metastasis from caracinoma of the breast. Ann Surg 159 : 477-480, 1964.
9) 宮川国久：胃癌の大腸転移の画像診断. 千葉医学 70：245-250, 1994.
10) Meyers M, McSweeney J : Secondary neoplasms of the bowel. Radiology 105 : 1-11, 1972.
11) 大塚正彦, 太田博俊, 柳沢照夫：転移性大腸癌. 日本大腸肛門病会誌 43：354-360, 1990.
12) Ginaldi S, Lindell MM, Zornoza J : The striped colon : A new radiographic observation in metastatic serosal implants. AJR 134 : 453-455, 1980.
13) Khilnani MT, Marshak RH, Eliasoph J, et al : Roentgen features of metastases to the colon. AJR 96 : 302-310, 1966.
14) Wigh R, Tapley NV : Metastatic lesions to the large intestine. Radiology 70 : 222-229, 1958.
15) Zboralske FF, Bessolo RJ : Metastatic carcinoma to the mesentery and gut. Radiology 88 : 302-310, 1967.
16) 舟田彰, 丸山雅一, 佐々木喬敏：未分化型進行胃癌患者に対する注腸二重造影検査の意義について—特にX線検査所見を中心に. 日消病会誌 73：257-263, 1976.
17) Meyer MA, Oliphant M, Teixidor H, et al : Metastatic carcinoma simulating inflammatory colitis. Am J Roentgenol 123 : 74-83, 1975.
18) Balthazar EJ : CT of the gastrointestinal tract : Principles and interpretation. AJR 156 : 23-32, 1991.
19) 岩永 剛, 田中 元, 小山博記, ほか：胃癌晩期再発例の検討. 胃と腸 12：21-30, 1977.
20) 古田雄一, 島津久明, 杉原健一, ほか：胃癌の転移, 再発による続発性びまん浸潤型大腸癌. 外科 44：587-592, 1982.

3.8 転移性肝癌

従来，肝転移があればそれは大腸癌がすでに全身に散布された状態であり，肝転移はその部分病変であると考えられていた．したがって，肝転移巣を切除したとしても非治癒切除として扱われていた．しかし，大腸癌の血行性転移の広がりはカスケード理論[1]，つまり，「大部分の症例では，まず，肝に転移が成立し，ある程度の大きさになると次に肺に転移する．さらに，肺から全身に癌細胞が散布される」と考えると，少なくとも転移が肝に限局している時期があることとなる．その時期に肝転移巣を完全に切除できれば血行性転移であっても癌を根治しうる可能性がある．

1980年代に入り，超音波検査やCT検査の導入および検査機器の不断の改良により，肝腫瘍診断学が著しい進歩を遂げ，1 cmないしそれ以下の腫瘍性病変を描出できるようになった．また，大腸癌術後のフォローアップにCEA測定が組み入れられ，再発疑い症例をひろいあげ，早い段階での精密検査が行えるようになった．

一方，肝臓の外科的解剖の理解が進み，肝手術の周術期管理が改善されてきたため，肝手術が以前より安全に行われるようになった．

これら肝腫瘍の診断学，手術手技および周術期の管理の進歩により，肝手術の安全性が増し，しかも治癒する症例が増えてくるとより積極的に肝切除が行われるようになった．

a．発生頻度

国立がんセンター病院において1984～1991年までに手術を受けた1143例の大腸癌症例のうち同時性肝転移が15.2%に認められた．また，889例の治癒切除症例のうちフォローアップ中に初発再発病巣として肝転移が9.7%に確認された．また，初瀬ら[2]は大腸癌696例のうち同時性肝転移115例（17%），異時性肝転移55例（9.5%）と報告し，Scheeleら[3]の5249例の分析では同時性肝転移例713（13.6%），異時性肝転移496例（10.9%）であった．したがって，大腸癌全体の約25%に肝転移が合併すると考えられる．このことから大腸癌全体の予後を改善するには，肝転移治療成績の向上が大きな比重を占めていることがわかる．

b．病態生理

結腸および直腸の大部分の灌流血は肝へ流入する．したがって，静脈浸潤の程度と肝転移には相関があると考えられる．小西[4]は固有筋層以下の静脈浸潤を検討し，静脈浸潤を認めないか軽度の場合は肝転移の頻度が低いが，ある程度の静脈浸潤があれば一定の頻度で肝転移を認めると報告した．

Weiss[1]は結腸癌1541例の剖検を用いて血行性転移の広がり状況を検討した．血行性転移は801例に認められ，肝転移（肝単独と多臓器転移）は672例で，肝以外の血行性転移は129例であった．また，肝転移症例のうち肺転移合併例が最も多かった．この観察結果から結腸癌の血行性転移はまず肝転移が起こり，その転移巣から肺へ転移し，さらに全身に散布される（カスケード理論）と結論した．

肝は動脈と門脈の2系統から血流を受けている．肝腫瘍の支配血管を明らかにすることは肝転移予防や切除不能肝転移の局所化学療法を考えるうえで重要なことである．腸壁の静脈に浸潤した腫瘍塊は門脈血に乗り肝へ達する．Ackermannのラットによる肝転移実験では[5]，肝の転移性腫瘍は1 mmになるまでは血管新生がみられないが，1 mmをこえると門脈ないしは動脈からの新生血管で栄養されていた．5～7 mmに達すると新生血管も豊富になり，それらの血管の大部分は動脈支配であった．この血管支配からみると，予防的化学療法では経門脈的，経動脈的のいずれでもよいが，切除不能肝転移に対しては経動脈的な薬剤投与が有効であることが推測される．

c. 外科診断

大腸癌症例に対する術前検査には肝臓の超音波検査は必須である．また，術前腫瘍マーカー(CEA，CA 19-9)が高値であれば肝CT検査を行い，肝転移の有無を検索する．一方，大腸癌術後は腫瘍マーカー測定と肝超音波検査を3か月ごとに行う．腫瘍マーカーの上昇や超音波検査にて肝転移が疑われたら，造影剤を用いたdynamic CTにて転移巣の存在の有無，存在部位，数，大きさを確認する．

CT angiographyやCT portographyにより転移巣をより鮮明に描出することができ，1 cm以下の病巣の診断も可能になった．一方，超音波検査も経験豊富な医師に施行されればdynamic CTと同程度の診断能を得ることができる．

超音波検査，CT検査所見から腫瘍と肝内脈管および主要Glisson鞘の位置関係を分析し，病巣の完全切除が可能か否かを検討する．拡大右葉切除や右3区域切除，右葉切除＋左葉部分切除などで大量の正常肝組織が切除される場合は，切除される正常肝量の割合をCTフィルムを用いて計算する．それが60％以上であれば，肝切除2週間前に右門脈塞栓術を施行することにより肝切除を安全に行うことができる（図3.171）．

肝切除が可能と判定したら肝外転移巣の有無を検索する．肺転移の合併頻度が高いため肺CTは必須であり，さらに，腹部超音波検査や腹部CTにて後腹膜リンパ節の腫大を，直腸癌術後であれば骨盤CTにて局所再発を，また注腸検査ないしは大腸内視鏡検査で吻合部再発，異時性大腸癌を検索する．

d. 治療方針

大腸癌肝転移に関しては，根治が期待できる治療法は現在のところ外科的切除だけであり，積極的に切除が行われるようになった．切除不能例に対しては肝動注療法が期待されている．

1) 肝切除
a) 肝切除の適応

1980年代以降，大腸癌肝転移に対する肝切除の予後規定因子の研究が多数行われているが，肝切除が効果的である患者の選別基準はいまだ確立されていない．

1980年までは単発症例のみが切除の対象であった．1980年半ばには，転移個数3個までの症例に対する肝切除の予後はよいが4個以上では不良であるとしたIwatukiら[6]やEkbergら[7]の報告に基づき，転移個数3個までが肝切除の適応であるとする考えが一般的となった．しかし，1990年代に入り，積極的に肝切除を行っている施設からの肝切除100例以上の分析で[3,8]，転移数4個以上であっても長期生存が得られる症例が少なからずあることが報告されるようになった．

切除対象となる転移個数の問題は術前診断能に大きく左右される．超音波検査やCT検査が導入される以前は肝シンチグラフィや血管造影および術中の視診，触診で転移個数を判定していたため，1〜2 cm以下の病巣はとらえることができなかったと思われ，その結果は高い残肝再発率として現れている．さらに，手術適応を転移個数だけから判定することは困難である．肝転移巣を完全に切除できるか否かは転移個数のみならず，その大きさ，病巣の分布状況，主要肝静脈や主要Glisson鞘

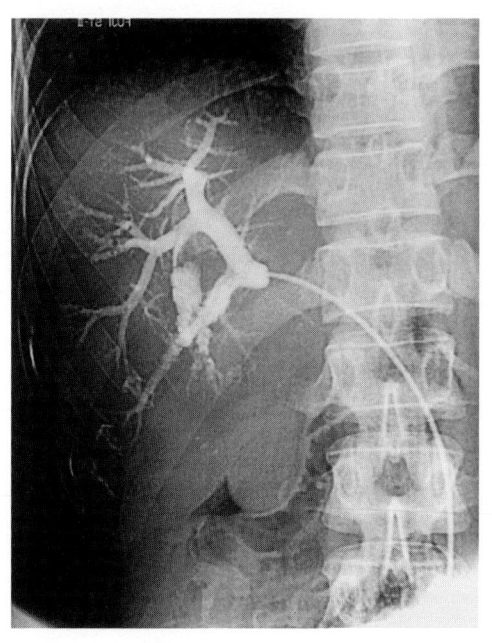

図 3.171　右門脈塞栓術
カテーテルを右門脈に深く挿入し，造影剤を混入したジェルフォームパウダ（40 mlに1 g）を注入しながらカテーテルを徐々に引き抜いていく．

表 3.106 大腸癌肝転移に対する肝切除の適応

適応
転移巣が肝に限局している
転移巣の完全な切除が可能である
残肝機能が十分である
相対的適応
肝外病巣があってもそれが根治的に切除可能
非適応
肝門部リンパ節転移陽性
肝門部胆管に浸潤
下大静脈に浸潤

表 3.107 大腸癌肝転移に対する肝切除の成績

報告者	集積期間	症例数	5年生存率	病院死(％)	合併症(％)	残肝再発率
Scheele	1960〜1988	219	39	5.5	22	—
Steele	1984〜1988	69	37.1	2.7	13	41.4
Doci	1980〜1989	100	30	5	11	41
Sugihara	1980〜1991	123	46.7	1.0	19.7	35.8

との位置関係などから判定されねばならない．現時点では，大腸癌肝転移は肝切除以外に治癒を期待できる，または，長期生存をもたらす治療法がないこと，さらに，肝切除に伴う重篤な合併症がほとんどないことを考慮すると，肝切除の適応は広くしてもよいと思われる．つまり，術前検査にて転移病巣が肝に限局し（肝外転移巣がない）かつすべての腫瘍が切除可能であれば肝切除が適応されると考える（表3.106）．さらに，肝外転移巣があってもそれが根治的に切除できれば肝切除を試みてもよい．肝門部の主要Glisson鞘や下大静脈に浸潤している症例や，肝十二指腸靱帯リンパ節に転移を認める症例では，術後早期に再発してくるため切除の対象とはならない．

　国立がんセンター病院では，前述のような肝切除の適応に基づいて積極的に肝切除を行っており，大腸癌肝転移症例の約45％が肝切除の対象となっている．一方，その数値はアメリカでは12％，ドイツでは24％である．異時性肝転移に対する肝切除の時期が問題となるが，肝転移が発見されても大腸手術より1年以内で腫瘍径が2cm以下であれば，2〜3か月手術を待つのがよい．その期間に，隠れていた小さな腫瘍が大きくなり，それらを同時に切除できるようになる症例もある．

b) 手術方法

　欧米の肝切除術式は葉切除が主体であるが，わが国の多くの施設では標準術式は術中超音波ガイドを用いた部分切除である．超音波ガイド下部分切除の利点は，①術前指摘されなかった腫瘍を発見できる，②腫瘍と肝内脈管系やGlisson系の立体的関係を頻回にチェックできる，③surgical marginを常にチェックできる，④より多くの正常肝を残せる，などがある．また，大腸癌肝転移の臨床病理学的研究[9]では転移巣周囲の肝実質に微小転移巣を認めず，また，肝転移巣からの肝内転移を疑う所見も得られていないことから，系統的肝切除の必要はない．しかし，胆管浸潤は40％にみられ，1cm以上中枢側に伸びている例も少なからずあることから[9]，切離端の胆管が肥厚していれば浸潤を疑って迅速病理検査を行う．

　葉切除のほうが簡単で安全と思われる症例に対しては葉切除が適応となる．さらに，両葉に多発している症例に対し拡大右葉切除や3区域切除，右葉切除＋左葉部分切除が選択された場合で，正常肝切除量が60％をこえる症例には，前もって右門脈塞栓術を行うと，2週後には安全に肝切除を施行できる[10]．

c) 手術成績

　1980年代に入り，肝の解剖の理解が進み，肝切除術式の改良，周術期の管理の向上により，肝切除術は安全な手術になった．肝切除を積極的に行っている施設からの報告では，病院死は5％以下で，合併症も20％前後で重篤なものは少ない（表3.107）．

d) 遠隔成績

　1980〜1991年の間に国立がんセンター病院で大腸癌肝転移に対して行われた肝切除197例の分析結果を示す．病院死は2例（1.0％）であった．原発巣が非根治的であった7例，肝細胞癌を同時合併した2例，肝外転移巣を合併した27例を除く159例において転移病巣が肝に限局していた．そのうち，8例では肝転移巣の完全切除ができなかった．したがって，肉眼的に転移病巣が取り切れたのは151例であった．組織学的検索にて，28例に外科切離面に癌の露出を認め，最終的には，根

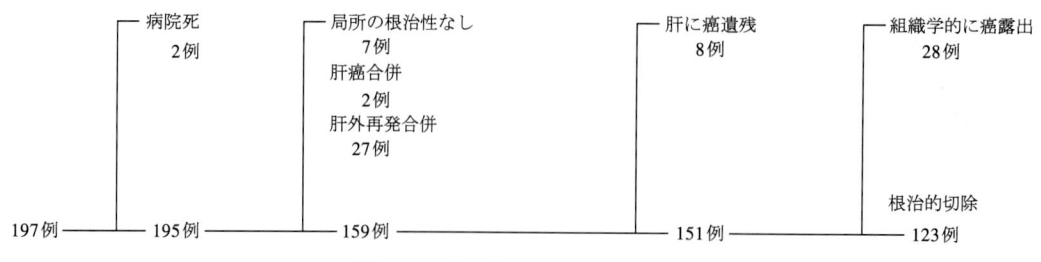

```
病院死        局所の根治性なし    肝に癌遺残    組織学的に癌露出
2例          7例              8例          28例
             肝癌合併
             2例
             肝外再発合併
             27例
                                                     根治的切除
197例 ── 195例 ── 159例 ──────── 151例 ──── 123例
```

図 3.172 大腸癌肝転移に対する肝切除

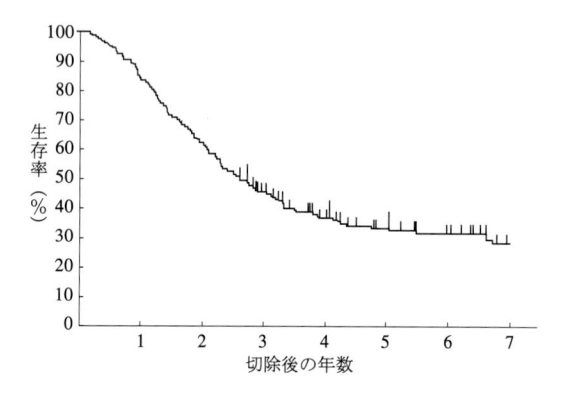

図 3.173 大腸癌肝転移に対し肝切除が施行された 197 例のうち病院死 2 例を除いた 195 例の生存曲線
3 年生存率，5 年生存率はそれぞれ 45.5%，33.8% であった．

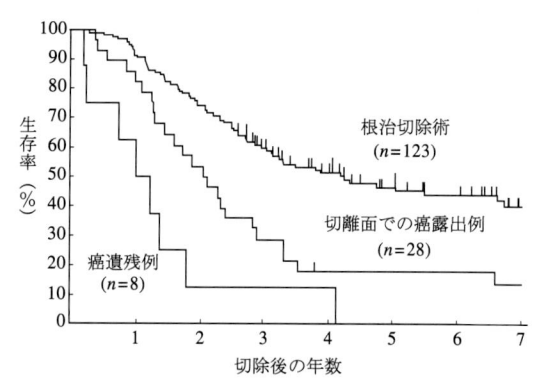

図 3.174 根治切除例 123 症例，切離面での癌露出例 28 症例，癌遺残例 8 症例の生存曲線
根治切除例と癌露出例の 5 年生存率はそれぞれ 46.7%，17.9% であった．

治的肝切除が行われたのは 123 例であった（図3.172）．図 3.173 に病院死を除いた 195 例の生存曲線を示す．3 年生存率は 45.5%，5 年生存率は 33.8% であった．転移巣が肝に限局していた 151 例を，根治的切除例（123 例），切離面での癌露出例（28 例），癌遺残例（8 例）に分けた生存曲線を示す（図3.174）．根治的切除例，癌露出例の 5 年生存率はそれぞれ 46.7%，17.9% であった．肝

癌の遺残した 8 例のうち 7 例は 2 年以内に死亡していた．肝転移巣が切離面に露出することなく切除できれば半数近くに長期生存が期待できる．しかし，癌が露出した場合は予後が悪い．癌露出症例の残肝再発は切離面ではなく，両葉に散在性に起こっていたこと，また，癌露出例では両葉転移例が多かったこと，から切離面に癌が露出したこと自体が予後を悪くしているのではなく，結果的に露出してしまうような肝転移の状況，つまり両葉の多発性が予後不良の原因と考えられる．

肝転移巣が根治的に切除された症例 123 例を対象とし，原発巣の因子（部位，組織型，リンパ節転移），肝転移巣の因子（同時・異時，部位，個数，最大径，術式）の予後への関与を検討したが，いずれの因子においてもそのなかの subgroup 間には生存率に差がなかった（図 3.175）．

中央値で 67 か月の観察期間の間に，根治的切除例の 60.2% に再発を認めた．残肝再発が 35.8%，肺再発が 21.1% であった．残肝再発に影響を与える因子としては，転移個数の増加とともに残肝再発率も増加したが，その他の因子では差がなかった（表 3.108）．

肝切除後の合併症は 19.7% に認められたが，いずれも重篤なものではなく，保存的に改善した（表3.109）．

以上が国立がんセンター病院での成績であるが，この成績を欧米からの主な報告とともに表3.107 に示した．根治的肝切除が行われれば 5 年生存率は 30% 以上が期待できる．

e） 肝切除後の予後に影響を与える因子

欧米からの報告では予後に影響を与える因子として，原発巣の進行度（リンパ節転移の有無），診断時期（同時・異時），転移個数，surgical margin,

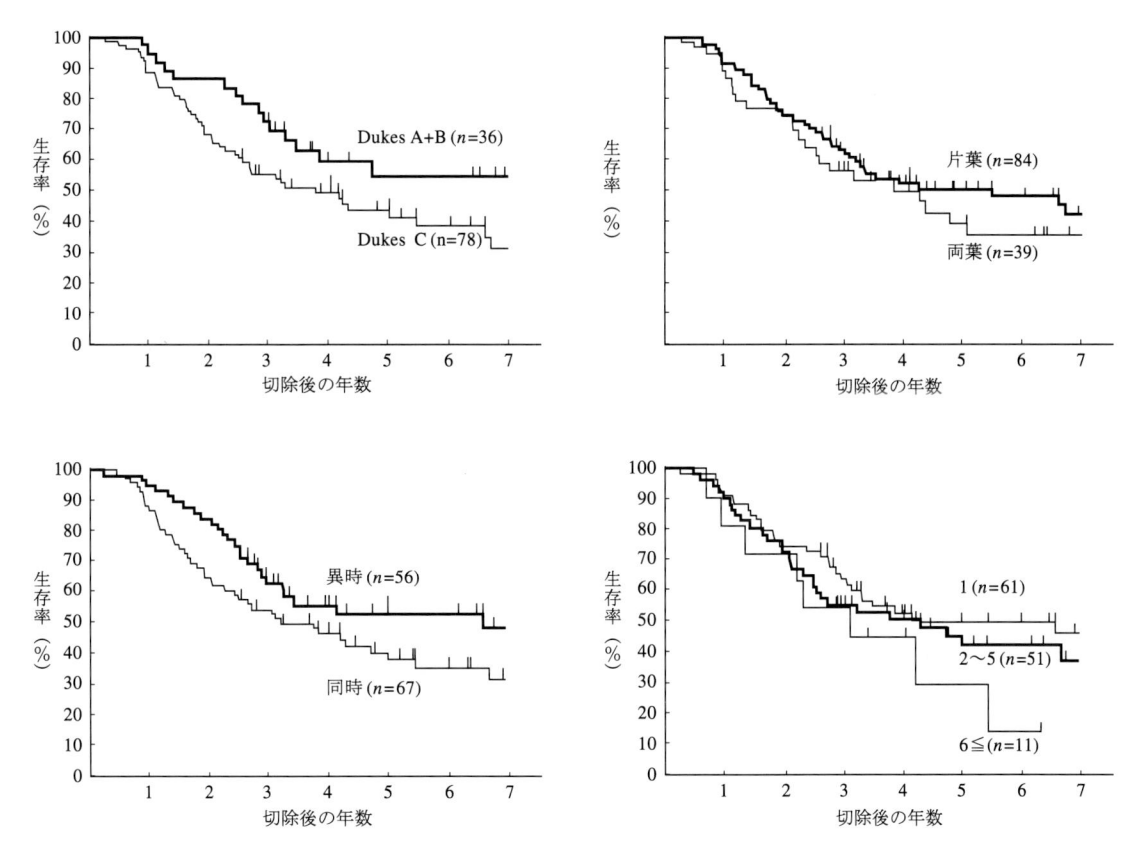

図 3.175 根治切除例 123 例のうち，原発巣のリンパ節転移の有無（左上），診断時期（同時・異時）（左下），転移部位（片葉・両葉）（右上），転移個数（右下）からみた生存曲線いずれの項目においても各因子間には統計的有意差を認めなかった．

表 3.108 根治的肝切除の残肝再発率

	症例数	残肝再発率(%)		症例数	残肝再発率(%)
時期			6〜	11	45.6
同時	67	35.8	最大径		
異時	56	35.7	≦5.0 cm	92	33.7
部位			5.1 cm≦	31	32.3
片葉	84	33.3	術式		
両葉	39	41.2	部分切除	73	35.6
個数			区域切除	23	34.8
1	60	31.7	葉切除	27	37.0
2〜5	52	38.5			

転移部位(片葉・両葉)，肝外転移，肝門部リンパ節転移の有無が指摘されている（表 3.110）．

原発巣のリンパ節転移陽性例は，肝転移の有無にかかわらず，陰性例より予後が悪いとされている．これは原発巣に対するリンパ節郭清の問題でもあり，十分な郭清を行えばその差は少なくなる．同時性肝転移の場合，肝転移があることを理由に原発巣の郭清度を下げてはならない．同時性肝転移であっても完全切除が行われれば約 40% の 5 年生存が得られることから，原発巣の郭清を甘くしたことによる局所再発は避けるべきである．

一般的に，同時性肝転移が異時性肝転移より予後は不良である．その理由として，原発巣発見時にすでに肝転移巣が診断できるほどの大きさになっていることは，生物学的悪性度が高いと考えられ，また同時性切除例においては，異時性では適

表 3.109 異時性肝切除 66 例の合併症

合併症	13 (19.7%)
創感染	5
胸水	3
腹腔膿瘍	2
後出血	1
高ビリルビン血症	1
腸閉塞	1

表 3.110 大腸癌肝転移に対する肝切除後の予後に影響を与える因子

1) 影響の強い因子
    肝門部リンパ節転移
    肝外転移巣
    切離面に癌の露出
2) 影響の可能性のある因子
    原発巣のリンパ節転移
    転移個数（占居率）
    診断時期（同時・異時）
    転移巣の分布（片葉・両葉）
    surgical margin
3) 影響のない因子
    性
    年齢
    大きさ
    術前 CEA 値
    切除術式

応外とされる肺転移や局所再発を，そのうち合併する症例も含まれているため症例選択にバイアスがかかっている，ことなどが考えられる．

1990 年代に入って，転移個数と生存率の間の相関を認めない論文が増えている[3,8,11]．Doci ら[11] は転移個数よりむしろ腫瘍の肝占居率が予後を予測するのに有用であると述べている．

surgical margin 1 cm 以上の確保が勧められている．これは術式との関係が深く，欧米のように葉切除が肝切除の標準術式である場合は，十分な surgical margin の確保が可能であるが，部分切除を標準術式とした場合，1 cm 以上の surgical margin を得るのは困難である．前述したデータからわかるように，切離面に癌が露出しなければ長期生存が得られることから，1 cm 以上の surgical margin は必要とは思われない．Scheele も同意見を述べている[12]．

肝門部リンパ節陽性例では，たとえ肝門部リンパ節郭清を行っても予後不良であるため，肝切除の適応はない．

e) 肝切除後の補助療法

残肝再発率は施設によりばらつきはあるが，40～60％ との報告が多い．そのため，肝切除後の残肝再発予防としての，肝動注療法が試みられている[13] が，使用薬剤や投与法もさまざまであり，いまだその有効性は確認されていない．その原因として，有効性を証明するための必要症例数を確保することが困難であることと，肺再発率も高いため残肝再発のみを予防しても，それが予後の改善には必ずしも大きな比重を占めていないことがあげられる．しかし，今後解決すべき重要な問題である．

f) 再肝切除

肝切除後，40～60％ に合併する残肝再発に対し，再肝切除が 1980 年代後半から行われるようになってきた．いくつかの報告はあるが多施設共同の Repeat Hepatic Resection Registry Group[14] の 170 例以外は，いずれも少ない症例数の分析に終わっている．国立がんセンター病院で行われた 33 例の再肝切除の成績を以下に述べる．

1985～1993 年までに 33 例が再肝切除を受けた．男性 19 例，女性 14 例で，初回肝切除と再肝切除の期間の中央値は 43 週（18～127 週）であった．中央値 25.6 か月の追跡にて，再肝切除後無再発生存例は 7 例，肝再々発 18 例，肝外再発 8 例であった．残肝再々発 18 例のうち 6 例に 3 回目肝切除を施行し，肺再発の 6 例のうち 3 例に肺切除を行った．再肝切除後の 3 年生存率，5 年生存率はそれぞれ 39.8％，31.8％ であった．

一方，Hepatic Resection Registry Group[14] の 170 例では 3 年生存率，5 年生存率はそれぞれ 45％，32％ で，完全切除された 134 例の 5 年生存率は 36％ であり，初回肝切除と同等の成績であった．

再肝切除の問題点は再手術に伴う手術の困難性だけである．特に，初回手術が葉切除の場合は肝門部の露出が困難である．しかし，死亡率や合併症率は初回手術と同様低い値である．再肝切除後無再発生存率は低いが，約 25％ には 5 年生存が得られることと肝切除以外に有効な方法がないこと

を考慮すると，より積極的な再肝切除が望まれる．

2) 肝動注療法

動脈内注入療法（動注療法）は，高濃度の薬剤をできるだけ少ない副作用で標的臓器に到達させるために考えられた方法である．大腸癌肝転移に対する動注療法は1960年代の初めにSullivanら[15]が良好な成績を報告したが，一般的治療にはならなかった．1980年代に入り，皮下埋め込み式のリザーバーや埋め込み式ポンプが臨床に応用され，quality of life（QOL）を損なうことなく計画的な動注療法が可能になったことから，切除不能肝転移に対して積極的に肝動注療法が行われるようになった．

a) 肝動注療法の適応

転移巣が肝に限局しているが，肝切除の対象とならない症例に肝動注療法が用いられる．肝以外にも病変がある場合は通常全身化学療法が適応になるが，肝転移巣の成長速度は肺転移や局所再発巣よりも速いことから，肝外転移巣を合併していてもそれが小さければ肝動注療法を試みてもよい．

b) 動注カテーテルの留置法

肝動注のためのカテーテルの留置法には，開腹手術による方法と非開腹手術による方法がある．

開腹手術による場合は術前に必ず血管撮影を行い肝動脈の分布形式を確認しておく．非定型的な肝動脈分布が約25％の症例に認められる．カテーテルは胃十二指腸動脈から挿入し，先端を総肝動脈と胃十二指腸動脈の分岐部に留置する（図3.176）．注入薬剤の流入による合併症を防ぐ目的で，右胃動脈や膵頭十二指腸に分布する動脈を結紮し，胆囊は切除する．リザーバーは左下部胸壁に固定し，インジゴカルミン動注によりリザーバーからの薬剤が全肝に分布することを確認する．

非開腹法では左鎖骨下動脈の枝からカテーテルを挿入し，先端を固有肝動脈に留置する（図3.177）．右胃動脈や胃十二指腸動脈はコイルで閉塞されるが，胆囊動脈はそのままである．この方法の利点は開腹手術が避けられ，また，カテーテルの入れ替えが可能なことであり，普及しつつある．

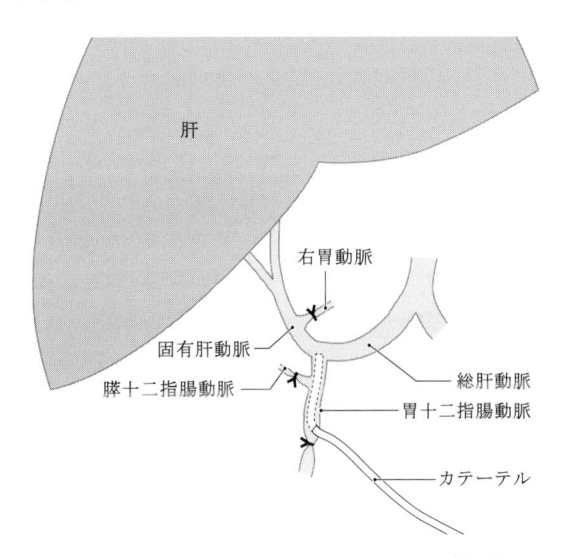

図3.176 開腹手術による肝動脈カテーテルの留置法
カテーテルは胃十二指腸動脈から挿入し，先端を胃十二指腸動脈と固有肝動脈の分岐部に留置する．右胃動脈と膵十二指腸動脈は結紮する．

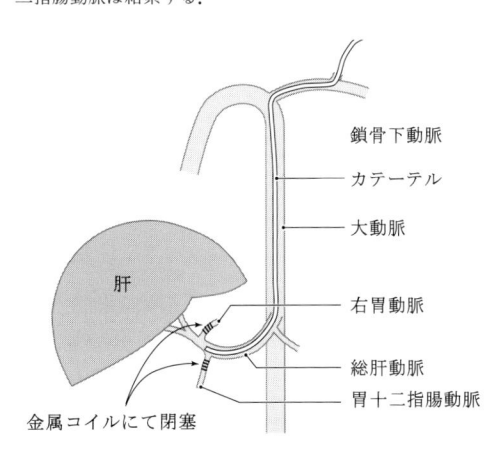

図3.177 鎖骨下動脈からの肝動脈カテーテルの留置法
カテーテルは鎖骨下動脈の枝から挿入し，先端を固有肝動脈におく．右胃動脈と胃十二指腸動脈はコイルで閉塞する．

c) 肝動注療法
i) アメリカ

アメリカでは埋め込み式ポンプであるInfusaid Pumpを用いてfloxuridine（FUDR）0.3 mg/kgを2週間持続動注し，続く2週間を休薬する方法（これをできる限り繰り返す）が一般的である．すでに，肝動注療法と全身化学療法とのrandomized studyがなされている[16~19]．いずれの報告も統計的有意差をもって肝動注療法が効果的であり，奏効率は肝動注療法で40～60％，全身化学療

法では 10～20% であったと報告している.しかしながら,肝動注療法による生存期間の延長は確認されていない.

FUDR の肝動注療法は確かに腫瘍縮小効果はあるが,問題点として肝毒性が高いことがあげられる.特に,硬化性胆管炎は重篤であり,FUDR 持続動注の 5～29% に合併する.この対策として,FUDR の投与量の減量や投与期間の短縮,dexamethasone の併用が試みられている.GOT や AL-P が上昇したら,投与量の減量もしくは休薬し,ERCP にて肝門部狭窄の有無を確認する.

ii) 日 本

わが国では FUDR は認可されてなく,Infusaid Pump は高度先進医療としての使用が認められたばかりである.したがって,一般的には皮下に埋め込まれたリザーバーに針を刺し,対外ポンプを用いて 5-FU の持続動注が行われている.

(1) 5-FU 持続動注療法:　平成 2 年度に始まった厚生省がん助成金研究「転移性肝がんの動注療法の確立に関する研究」班において,共同研究として大腸癌肝転移に対する肝動注療法のプロトコールが作成され,症例の集積が行われた[20].

5-FU は体外ポンプを用いて 24 時間持続注入し,最初の 7 日間は 360 mg/m²/日,続く 21 日間は 180 mg/m²/日を投与する.次の 7 日間は休薬し(A),その後 7 日間は 180 mg/m²/日を注入する(B).A+B を 1 クールとし可能な限り継続した.

1 年 3 か月の間に 17 施設から 68 例が登録され,不適格例 4 例,不完全例 11 例を除いた完全例 53 例が分析された.治療効果は CR 2 例,PR 25 例,NC 24 例,PD 2 例で,奏効率は 50.9% であった.この分析時点での生存例 9 例の追跡期間の中央値は 30 か月で,残りの症例は死亡時まで追跡された.1 年および 2 年生存率はそれぞれ 47.2% と 24.5% であり,生存期間の中央値は 11 か月であった.奏効例 (CR+PR) 27 例の生存率は非奏効例 (NC+PD) 26 例の生存率よりも有意に良好であり (generalized Wilcoxon test;$p<0.01$),生存期間の中央値は奏効例で 18 か月,非奏効例で 7 か月であった (図 3.178).

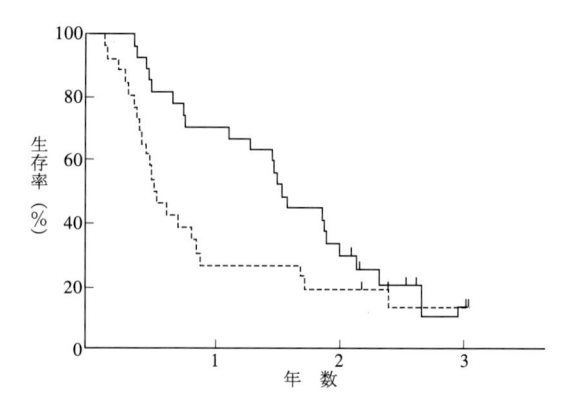

図 3.178　奏効例 27 症例と非奏効例 26 例の生存曲線
奏効例は非奏効例よりも良好な生存率を示した.
(generalized Wilcoxon test: $p<0.01$)

消化器系合併症が 18 例に認められ,腹痛が 9 例,嘔吐が 5 例,消化管出血が 4 例であった.消化管出血の 4 例のうち 3 例に緊急手術が施行され,回復したが,1 例は出血が原因で死亡した.

この結果から,5-FU の持続動注は約半数には腫瘍縮小効果があり,しかもそのような症例では生存期間の延長が期待できることが示された.しかし,効果のあった症例のうち 44% には肺転移が出現した.肝動注療法はその特性上 5-FU は肝で代謝され,5-FU は末梢血には現れないため肺転移には無効である.今後は,全身化学療法との併用も考慮する必要がある.

(2) 埋め込み式ポンプ (Infusaid Pump) を用いた肝動注療法

ポンプの仕組:　Infusaid Pump はカテーテル,リザーバー,ポンプが一体化し,それが皮下に完全に埋め込まれるように作られた動注システムである.直径 87 mm,厚さ 28 mm,重さ 208 g の円筒型のポンプは薬液注入による加圧によりチャンバー内のフレオンガスが液化する.フレオンは体温により徐々に気化し,その体積の増大により金属蛇腹を押し上げ,薬液が動脈内に持続的に注入される仕組になっている.補助セプタム付きの型ではそこからの one shot 動注が可能である.

国立がんセンター病院では Infusaid Pump を用いて,5-FU 250 mg/日の 24 時間持続注入を可能な限り持続し,MMC 0.1 mg/kg を月 1 回 one shot 動注するレジメを 11 症例に試みた.

肝動注施行期間は10週から34週にわたり，中央値は12週であった．11例のうち9例が評価可能であり，PRが5例，NCが1例，PDが3例であった．PRが得られた5例のうち，2例に肝切除が追加され，5年後の現在も再発なく生存している．残りのPR3例はいずれも多発性肺転移を合併し，1年7か月後，1年9か月後，4年1か月後に癌死している．合併症が4例に起こり，十二指腸穿孔による大量出血が合併した2例には緊急手術が行われた．そのうちの1例は肝門部の胆管狭窄（硬化性胆管炎疑い）を伴い術後肝膿瘍を合併した．また，硬化性胆管炎が1例に，十二指腸潰瘍が1例に合併し，保存的治療が行われた．Infusaid Pumpを用いた5-FU肝動注療法は他の方法と比較し，奏効率はほぼ同じであるが，利点として体外ポンプ使用と比べ就寝中の針の自然抜去や体外チューブの折れ曲がりの不安がないことから，QOLの障害が少ない．欠点は，ポンプが埋め込まれるため腹部に異物感が常にあることや高価なことである．

（3）5-FU間欠大量投与：荒井ら[21]は，5-FU 1000 mg/m² を週1回5時間かけて肝動注する方法を報告した．評価された32例のうち，CR 4例，PR 20例，NC 7例，PD 1例で奏効率は75%と良好であった．主な副作用は嘔気が31%のみであった．しかし，血管閉塞が22%に合併し本療法が中止された．本治療法は高い奏効率が得られ，しかも，持続注入ポンプを常時携帯する必要はないためQOLの障害は少なく，今後期待される治療法である．

d）肝動注療法の問題点

FUDRにおいても5-FUにおいても約半数の症例において腫瘍の縮小効果が得られている．しかし，それが必ずしも延命効果には結びついていない（表3.111）．その原因として，効果が持続しているのにかかわらず副作用や注入系のトラブルのために中止せざるをえない場合があることと，動注療法中に肝外転移，主に肺転移が出現することである．

肝動注の効果を得るのに最も重要なことはできるだけ長期間動注療法を続けることである．副作

表 3.111 大腸癌肝転移に対する肝動注療法の成績

報告者	薬剤	症例数	奏効率(%)	生存期間中央値(月)	硬化性胆管炎(%)
Kemeny	FUDR	31	50	17	8
Chang	FUDR	32	62	17	21
Hohn	FUDR	50	42	17	52*
Martin	FUDR	33	48	12.6	3
Rougier	FUDR	81	43	15	25
Stagg	FUDR+5FU	64	50	22.4	0
Sugihara	5FU	53	51	11	0

＊ 肝機能障害

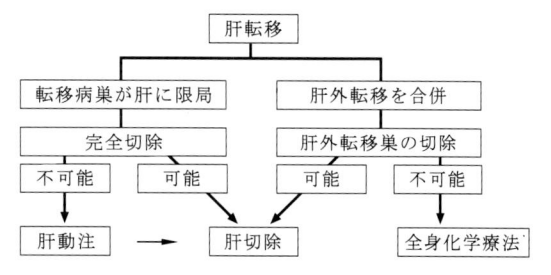

図 3.179 大腸癌肝転移の治療方針

用が出現したら重篤に至らないうちに早めに動注療法を中止し回復を待って再開すること，またカテーテルトラブルの場合も定期的にチェックを行い，早めに処置をしてできる限り長く動注療法を続けることが大切である．また，肝外転移に対しては全身化学療法との併用も考慮すべきである[22,23]．

これまで述べたことから，現在の時点では大腸癌肝転移の治療方針は図3.179に示されるようになる．転移巣が肝に限局し，それらの完全切除が可能であれば肝切除が適応になる．完全切除が不可能であれば肝動注を行う．それが効果を発揮し切除可能となれば肝切除を試みてもよい．また，肝外転移巣を合併している場合，それが切除可能であれば（主に肺転移）肝切除を考慮する．切除適応でなければ全身化学療法の対象となる．

［杉原健一］

文 献

1) Weiss L: Metastatic inefficiency and regional therapy for liver metastases from colorectal caracinoma. Reg Cancer Treat **2**: 77-81, 1989.
2) 初瀬一夫，小宮山明，国松範行，ほか：大腸癌肝転移

切除例における切除成績に及ぼす因子の検討. 消外会誌 **24**：824-830, 1990.
3) Scheele J, Stangl R, Altendorf Hofmann A : Hepatic metastases from colorectal caracinoma : impact of surgical resection on the natural history. Br J Surg **77** : 1241-1246, 1990.
4) 小西文夫：大腸癌の静脈浸潤に関する臨床病理学的研究. 日消会誌 **80**：1599-1609-1983.
5) Ackermann : The blood supply of experimental liver metastases. IV. Changes in vascularity with increasing tumor growth. Surgery **75** : 589-596, 1974.
6) Iwatuki S, Esquivel CO, Gordon RD, Starzl TE : Liver resection for metastatic colorectal cancer. Surgery **100** : 804-810, 1986.
7) Ekberg H, Tranberg K, Andersson R, et al : Pattern of recurrence in liver resection for colorectal metastases. World J Surg **1** : 541-547, 1987.
8) Sugihara K, Hojo K, Moriya Y, et al : Pattern of recurrence after hepatic resection for colorectal metastases. Br J Surg **80** : 1032-1035, 1993.
9) Yamamoto J, Sugihara K, Kosuge T, et al : Pathological support for limited hepatectomy in the treatment of liver metastases from colorectal cancer. Ann Surg **221** : 74-78, 1995.
10) Kawasaki S, Makuuchi M, Kakazu T, et al : Resection for multiple metastatic liver tumors after portal embolization. Surgery **115** : 674-677, 1994.
11) Doci R, Genari L, Bignami P, et al : One hundred patients with hepatic metastases from colorectal cancer treated by resection : analysis of prognostic determinants. Br J Surg **78** : 797-801, 1991.
12) Scheele J : Hepatectomy for liver metastases. Br J Surgery **80** : 274-276, 1993.
13) Porte H, De Moulins H, Ganbiez L, et al : A pilot study of adjuvant hepatic arterial infusion chemotherapy, associating 5-fluorouracil and leucovorin, after resection of colorectal cace liver metastases. Surgical Oncology **4** : 317-322, 1995.
14) Repeat Hepatic Resection Registry : Repeat liver resections from colorectal metastasis. In : Cancer Treatment and Research (ed by Sugarbaker PH), pp 185-196, Kluwer Academic, Boston, Massachusetts 1994.
15) Sullivan RD, Zurek WZ : Chemotherapy for liver cancer by protracted ambulatory infusion. JAMA **194** : 481-486, 1965.
16) Kemeny N, Daily J, Reichman B, et al : Intrahepatic or systemic infusion of fluorodeoxyuridine in patients with liver metastases from colorectal caracinoma. Ann Int Med **107** : 459-465, 1987.
17) Chang AE, Schneider PD, Sugerbaker PH, et al : A prospective randomized trial of regional versus systemic continuous 5-fluorodeoxyuridine chemotherapy in the treatment of colorectal liver metastases. Ann Surg **206** : 685-693, 1987.
18) Hohn D, Stagg R, Friedman M, et al : A randomized trial of continuous intravenous versus hepatic arterial floxuridine in patients with colorectal cancer metastatic to the liver. J Clin Oncol **7** : 1646-1654, 1989.
19) Martin JK Jr, O'Conell MJ, Wieand HS, et al : Intra-arterial infusion of floxuridine vs systemic fluorouracil for hepatic metastases from colorectal cancer. Arch Surg **125** : 1022-1026, 1990.
20) 杉原健一：転移性肝がんに対する動注療法の評価に関する研究. In：厚生省がん研究助成金による研究報告集 (国立がんセンター編)，平成4年度，pp 382-386, 1994.
21) 荒井保明：大腸癌肝転移に対する間欠的大量 5-FU 肝動注療法. KARKINOS **6**：347-352, 1993.
22) Safi F : Continuous simultaneous intraarterial (IA) and intravenous (IV) therapy of liver metastases of colorectal carcinoma. Results of prospective randomized trial. Proc Am Soc Clin Oncol **11** : 169, 1992.
23) Kemeny N, Conti JA, Sigurdson E, et al : A pilot study of hepatic artery floxuridine combined with systemic 5-fluorouracil and leucovorin. A potential adjuvant program after resection of colorectal hepatic metastases. Cancer **15** : 1967-1971, 1993.

3.9　直腸癌局所再発

　直腸癌の術後骨盤腔内局所再発は，わが国では側方リンパ節郭清が行われるようになってその発生率は減少してはいるが，未だに初回手術ではこの局所再発を減少させるべく手術法や補助療法を検討する対象であり，再発例については早期診断と治療法を検討する対象となっていて，直腸癌治療における最も重要な再発形式である．

　局所再発による会陰部痛や下肢痛は患者の

QOL を損ない，尿路系障害や2次転移は生命を脅かすが，局所再発例の約半数は臨床上局所再発のみで経過するともいわれ，適切な治療を行うことができれば治癒あるいは長期延命および QOL の向上が期待できる．

a．発生頻度

直腸癌術後の局所再発の頻度は報告者により5〜50％ と大きく異なる．これは報告時期とか対象の違いにもよる．

自験例における予後因子別の局所再発率を表 3.112 に示したが，多くの報告で局所再発の高危険群としているのは下部直腸癌，リンパ節転移陽性例，組織型の分化度の低いものである．組織型では粘液成分を含む症例もあげられている[1]．そのほか腸管軸に垂直方向の癌腫から外科的剥離断端までの距離（ew）が短いもの[2]，INFγ，脈管侵襲陽性例では局所再発率が高い[3]．初回手術術式では側方リンパ節郭清の有無と肛門側の腸管切除量（AW）とが予後因子としてあげられる．自験例では側方非郭清例の局所再発率が 17％ であるのに対し，側方郭清例では 5％ と少ない．直腸切断術と直腸低位前方切除術とでは切断術の方が局所再発率が高いとするもの[4,5]，直腸切断術の方が高いとするもの[6,7]，関係なしとするもの[1] など定まっていない．われわれの症例では下部直腸癌の肛門側壁内進展の距離の平均値は 4.4 mm，最長 15 mm であり，AW が短い（2 cm 以下）ものの局所再発率は高い[1,8] とするのが一般的である．術中に腸管穿孔を起こしたものや腫瘍へ切り込んだものの局所再発率も高い[4]．

b．病態生理

局所再発腫瘍は増大すると周囲組織を圧迫して会陰部などの違和感や疼痛を起こす．神経根を圧迫すれば骨盤深部の痛み，坐骨神経痛，下肢の weakness や知覚異常を生じ，静脈の圧迫やリンパ管の閉塞は下肢の浮腫を，尿管の圧迫は尿路通過障害を起こす．浸潤臓器への潰瘍形成は会陰，膀胱，腟，腸管からの出血を起こし，ときに瘻孔を形成する．

初回手術から局所再発の初徴出現までの期間をみると 40％ が 1 年以内，72％ が 2 年以内に初徴が現れており，5 年以後に出現したものは 5％ 以下である[9]．これは他の報告でも同様である[4,8,10,11]．

局所再発が初再発形式だった 96 例についてその後の経過をみると（表 3.113），臨床上 42 例（43.8％）が局所再発のまま経過している．局所再発に引き続いて起こる再発は血行性転移が 38 例と多く，そのうち 25 例は肺転移であった．局所再発と血行性再発とが同時に発見されたものは 10 例である．局所再発の約半数は臨床上局所再発のみで死亡するとされ[12]，また Gunderson[11] は 75 例の根治手術例に対して second-look operation を行い 52 例に再発を認め，そのうちの 25 例（48.1％）は局所再発単独の再発だったとしている．剖検では Welch[13] は局所再発例の 1/3，Moosa[14] は 1/2 が局所再発のみだったとしている．

表 3.112 直腸癌手術後の局所再発率と予後因子（1965〜1984）

	予後因子		症例数	局所再発（％）
部位	直腸 S 状部	（Rs）	116	5（4.3）
	上部直腸	（Ra）	165	25（15.2）
	下部直腸	（Rb）	392	70（17.9）
病期分類	Dukes A		122	6（4.9）
	B		123	19（15.4）
	C		148	45（30.4）
組織型	高分化腺癌		193	30（15.5）
	中分化腺癌		175	37（21.1）
	低分化腺癌		8	
	印環細胞癌		2	1（50.0）
	粘液癌		8	

病期分類と組織型に関しては下部直腸癌についてのもの

表 3.113 局所再発巣の推移（1965〜1984）

局所再発のみ	42
局所再発→肝転移	8
局所再発→肺転移	25
局所再発→リンパ節転移	6
局所再発・肝転移同時	5
局所再発・肺転移同時	5

c．分　　類

再発部位からは吻合部再発（吻合線再発），吻合部近傍再発，会陰部再発，骨盤腔内再発に分けられ，再発機序からは ew 不足，リンパ節の遺残，脈管侵襲，implantation，前方切除例での AW 不足

などに分けられる．

d．外 科 診 断

局所再発の初発症状と確診時の症状を表3.114に示した．初徴は会陰局所の症状が69%を占めており，確診したときの症状は会陰部や腟の腫瘤または硬結の触知が最も多く，会陰部疼痛の増強がそれについだ．疼痛または違和感は局所再発の初期に現れしかも最も多い症状であり[4,10,12,13]，その経時的な変化，増強は局所再発を診断する重要な症状である．初徴出現から局所再発を確診するまでの期間は，54%が症状出現と同時に診断しており，残りの半数も3か月以内に診断している．

表 3.114 局所再発の症状（1965〜1984）

	初徴	確診時症状
会陰部腫瘤・硬結	25	38
会陰部違和感	5	2
会陰部疼痛	37	30
会陰部潰瘍・瘻孔	5	6
腟腫瘍	8	11
外陰腫大	1	1
腟出血	1	
尿瘻（膀胱再発）	1	1
頻尿・尿道痛	1	
排尿困難	2	2
坐骨神経痛・下肢痛	6	3
下肢浮腫	1	1
尾骨痛	1	1
腹痛	1	
腰痛	1	
下血	1	
なし	8	8

画像診断はCTとMRIとが一般に行われるが，最近はpositron CTやmonoclonal抗体を使った診断も行われだした．経直腸的超音波診断（EUS）は，初回手術例では壁深達度も診断ができて診断率が高いが，再発例では周囲が瘢痕となっているため再発と瘢痕との鑑別が難しく，CTやMRIのほうが診断率が高い．

手術前には腫瘍のCTガイド下またはUSガイド下穿刺による病理組織診断を行うのが望ましい．穿刺は一般にfine needleによる吸引細胞診が行われるが，再発組織は瘢痕の中に微小転移巣として散在していることも多く，数か所の穿刺を行うことが重要である．吸引細胞診で癌が証明されなければTru cat針のような太いcutting needleを用いて十分組織片を採取する．それでも癌が証明されずに，切除生検を行って初めて癌を証明できたものもある．遷延する瘻孔の搔爬組織の病理検査は重要である．

CEA（carcinoembryonic antigen）を測定したもののうち初徴出現時に正常値以上を呈したものは59%，局所再発確診時に正常値以上を呈したものは71%だった．しかし，正常値以内でもその経時的変動により局所再発を疑ったものもある．画像などで局所再発と診断できずに，CEA値が上昇した症例でsecond-look開腹術を行う報告もある[10]が，わが国では多数の症例にsecond-look手術を行った報告はない．

局所再発が疑われながら，確診ができない場合に治療を兼ねて30 Gy程度の診断的放射線照射を行いCEAの低下や疼痛などの症状の軽減をみることがある．

e．治療方針，外科適応

局所再発の多くのものが局所のみに病巣が限局して経過しており，局所再発は局所治療の良い適応である．治療法の選択は，根治的に再切除ができれば再切除を第一とし，できなければ放射線治療を，ついで化学療法を選択する．ここでは根治的再切除，放射線治療，局所動注化学療法について述べる．

1）再　切　除

局所再発に対する放射線外照射や全身化学療法など従来の治療成績は不良であり，会陰側からの単純な腫瘍切除もその成績は不良だった．1981年にWanebo[15]が再発腫瘍を仙骨を合併切除して摘除する術式を発表して以後，根治的再切除が盛んに行われるようになった．

a）適　応

再切除の適応は少なくとも術前に"根治が期待できる"症例であることを原則とする．根治手術が可能と考えて手術を行っても，結果的に癌が骨盤壁や高位の仙骨前面に残って非治癒手術に終わることがある．このような症例の無病期間は非常に短く，過大な侵襲を伴う手術は適応ではない．

すなわち，術前の検索で遠隔転移がないこと（ただし，肺・肝転移があってもそれぞれが根治的に切除できればわれわれは適応としている），仙骨前面の浸潤は第2仙椎までに留まっていること，骨盤壁に浸潤がないこと，坐骨神経への浸潤がないこと，下肢の浮腫など静脈の閉塞がないことなどがあげられ，また術中でも大動脈リンパ節に転移を認めれば手術を中止する．

b）術式の選択

再発腫瘍の切除は理論的には腫瘍から surgical margin を十分にとって切除すればよいのであるから，再切除術式は再発部位が吻合部か会陰部かそれとも骨盤壁か，また初回手術が吻合例か直腸切断術か，またすでに骨盤腔への放射線治療が行われているかなどの条件で決定される．Cohen[16]は吻合部再発なら再切除術式は直腸切断術を，孤立性の会陰部再発なら腫瘍切除を，骨盤腔内再発や放射線治療例なら骨盤内臓全摘術を選択し，さらに仙骨に腫瘍浸潤があれば仙骨合併切除を行うとしている．仙骨は S_3 までであれば膀胱機能障害は起こらず膀胱温存が可能であり，膀胱も切除するのであれば S_2 以下の高さまで合併切除が可能である．

われわれは，surgical margin を十分切除するために再発腫瘍を周囲の健常組織で包み込んで切除することが重要であると考え，再発腫瘍の浸潤臓器の検討から根治的再切除の基本術式を男性は仙骨合併骨盤内臓全摘術，女性は仙骨合併後方骨盤内臓全摘術と考えてきた．ところが，根治的に再切除できたと思っても，再切除術式別の再発をみると骨盤内臓全摘術以外の術式では局所の再再発が多くみられた[17]．これは局所再発の特徴として，再発腫瘍は一塊として骨盤腔内にあるとはかぎらず，初回手術後の瘢痕組織内に微小病巣が散在していることが少なからずあり，後方骨盤内臓全摘に終わった場合には初回手術で行った側方リンパ節郭清後の膀胱側間隙や閉鎖腔の腹側の瘢痕が切除されず，これが再再発の原因の一つになっていると考えられる．そこで現在では，初回手術で側方リンパ節郭清が行われている症例では男女に関係なく仙骨合併骨盤内臓全摘術が基本術式になる

と考えている．

c）仙骨合併骨盤内臓全摘術式

再切除術式の代表として仙骨合併骨盤内臓全摘術式を解説する（表3.115）．図3.180に摘除する臓器の，図3.181に手術に関係する骨盤内動脈の模式図を示す．

表 3.115 仙骨合併骨盤内臓全摘術式の流れ

1) 砕石位
開腹・癒着剝離，腹腔内検索
尿管切離
内腸骨血管処理
仙前前面・恥骨後面・側方の剝離
2) 強い砕石位
会陰切開
前方・側方の剝離
3) Jack-knife position
仙骨切離
骨盤内臓器摘出
会陰創閉鎖
4) 砕石位
尿路変更（人工肛門作成）
後腹膜，骨盤底修復
閉腹
尿路ストーマ形成（人工肛門形成）

ⅰ）腹腔内操作

体位は砕石位とする．恥骨上部から臍上約5cmの腹部正中切開で開腹する（図3.182）．腹腔内操作では総腸骨血管，内腸骨血管を露出して癌腫を含む瘢痕組織を骨盤壁から剝離するのであるが，前回の手術操作や再発後の放射線治療のためにこれから切除しようとする組織は線維化・瘢痕化しており，初回手術のように剝離層を確認しながら剝離操作を行うことはできない．特に側方リンパ節郭清が行われている症例では血管や神経・尿管を確認することが難しく，またそれらが偏位したり，脆かったりするので，注意深いまた忍耐強い剝離操作が要求される．

大動脈分岐部より頭側の大動脈上から後腹膜を切開し，大動脈分岐部を露出する．総腸骨動・静脈を露出しながら左右の尿管を膀胱付近まで露出する（図3.183a）．尿管の血流をできるだけ保つために，できれば精巣（卵巣）動・静脈を尿管につけて剝離する．癌の浸潤があればそれより中枢側で，なければ尿管を膀胱付近で切離する．

外腸骨動脈に沿って壁側腹膜を切開する．精管

3. 悪性腫瘍

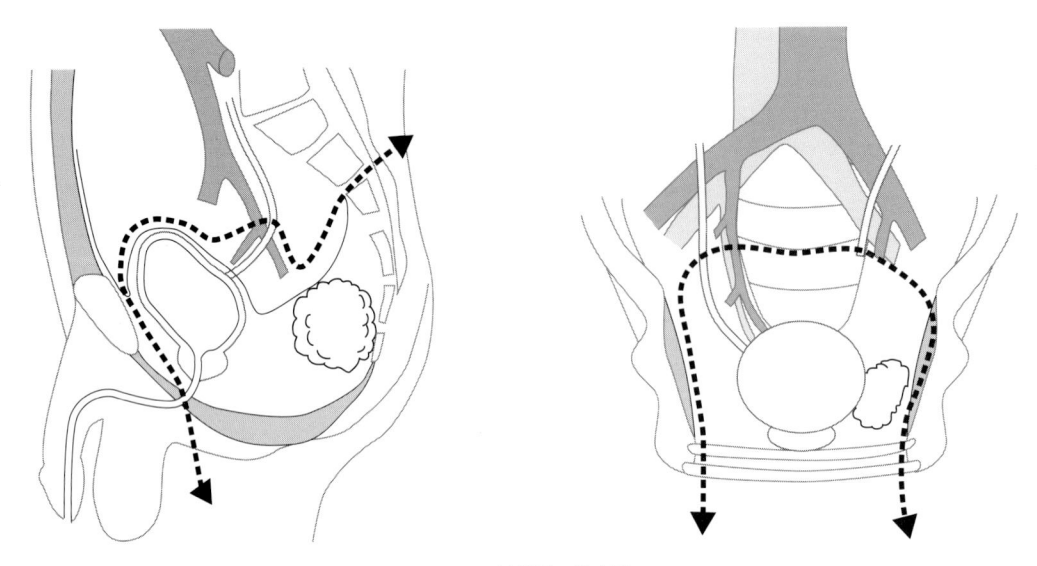

図 3.180 切除範囲の模式図
点線は切除範囲を示す．腫瘍のある側では内閉鎖筋も切除する．

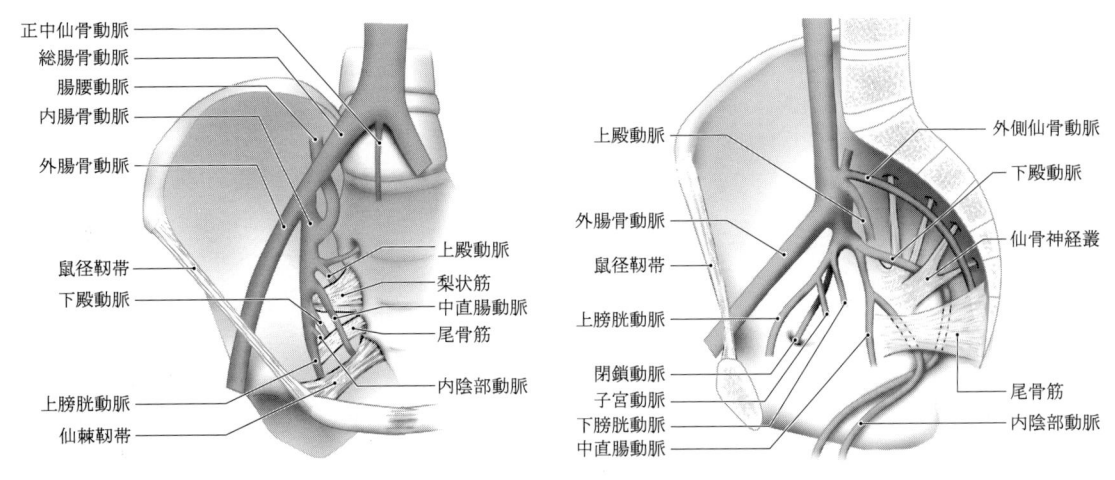

図 3.181 手術に関係する骨盤内動脈

（子宮円靱帯）を切離．総腸骨動・静脈，外腸骨動・静脈を遊離し，内腸骨動脈は上殿動脈の尾側で切離する．内腸骨静脈の切離はこの時期には行わない（図 3.183 b, c）．仙骨前面の瘢痕組織を腫瘍近くまで剝離する．少なくとも S2〜S3 まで剝離する．これより頭側の仙骨に腫瘍進展があれば根治切除不能と考える．ついで側方の剝離に移る．外腸骨血管から肛門側に向かい，内閉鎖筋から脂肪・瘢痕組織を切離する．

膀胱と恥骨後面との間の Rezius 腔を通常の骨盤全摘と同じ要領で，男子は Santorini 静脈叢を恥骨後面で恥骨前立腺靱帯，内骨盤筋膜を切離して，中央の superficial venous plexus と左右の lateral venous plexus を処理し，尿道を切離して（尿道の切離は会陰側から行うこともある）骨盤出口まで，女性は恥骨後面で剝離して静脈叢をすべて切除側につけて骨盤出口まで剝離しておく（図 3.184 a）．さらに膀胱側間隙に向かって剝離を続ける．腹腔側と腸骨側から内腸骨動・静脈に流入する血管を切離し，内腸骨静脈を上殿静脈の尾側で切離する（図 3.184 b）．さらに剝離を続けて内腸骨動・静脈を閉鎖孔の手前で切離し，膀胱前面，

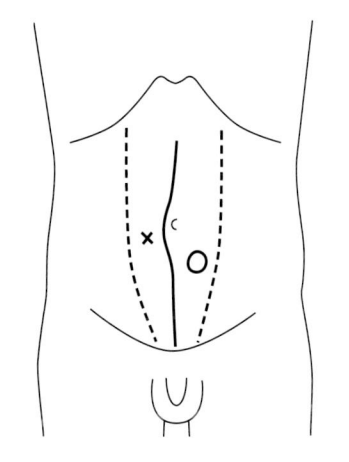

図 3.182 皮膚切開
術前に回腸導管の作成部位を決めてマーキングしておく．作成部位は人工肛門よりも頭側で，回腸導管にベルト式装着具を使っても人工肛門に当たらない所とし，腹直筋を通す．恥骨上から臍上5cmの正中切開で開腹する．

内閉鎖筋，仙骨前面を腹腔側からできるだけ剝離しておく．

ii) 会陰側からの操作

後で行うジャックナイフ位での仙骨切除のときに最も出血が多く速やかに切除したい．そこで仙骨切除に先だって，骨盤内臓器の前方と側方を会陰側から剝離しておき，仙骨を切離したらただちに骨盤内臓器を摘除できる状態にしておく．

強い砕石位として腹側は男性は陰茎根部の下縁で，女性は陰核の上縁で，側方は坐骨結節の内側で，背側は尾骨にかかる皮膚切開を加える．

腹側，側方はそれぞれ恥骨，坐骨，腸骨に沿って切離し，腹側と側方を遊離する．

iii) ジャックナイフ位での操作

ここでは仙骨下半を切除して再発腫瘍を骨盤内臓器とともに一括して摘除する．本手術で出血量を少なくするためにはいかにしてこのジャックナイフ位での出血，特に仙骨を切離する間の操作を

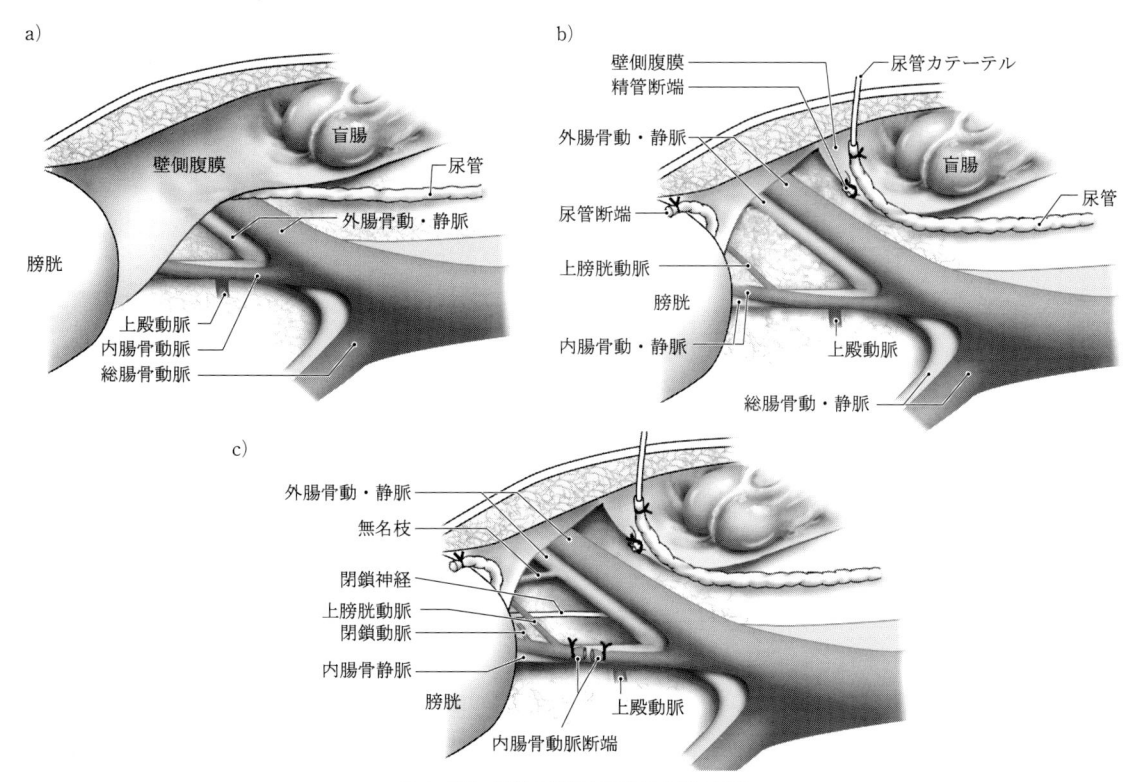

図 3.183 尿管の切離と内腸骨血管の露出
a) 尿管，大動脈分岐部，総腸骨，外腸骨，内腸骨血管などのオリエンテーションをつけ，露出する．
b) 尿管を切離してカテーテルを挿入する．壁側腹膜を切離して瘢痕組織を切離しながら外腸骨，内腸骨血管を露出する．
c) 内腸骨動脈を上殿動脈が分岐した尾側で離断する．

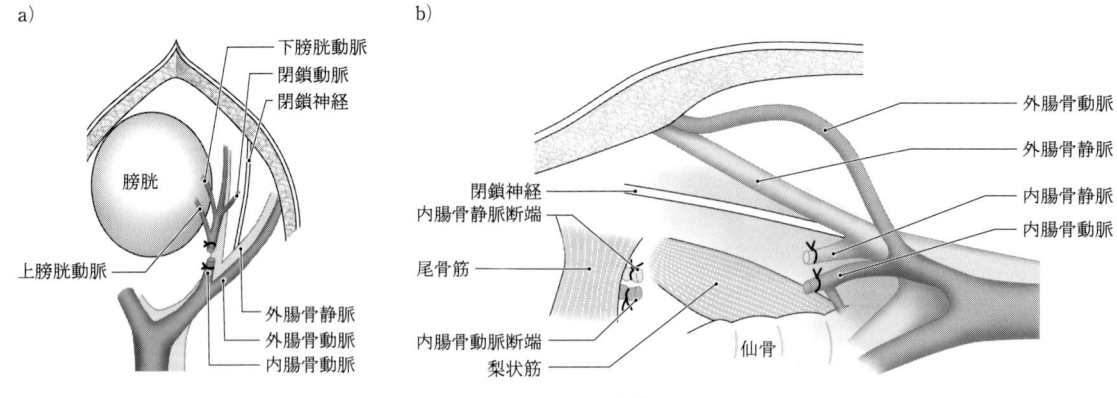

図 3.184 側方の剥離
a) Santorini 静脈叢を処理したら側方の瘢痕組織を内閉鎖筋から切離して閉鎖神経,内腸骨動・静脈を露出する.
b) 内腸骨血管へ流入する血管を切離して Alcock 管の手前で動脈を切除する.内腸骨静脈はこの時点で中枢側と末梢側を切離する.内腸骨血管を切除すると梨状筋がその背側にあり,この下には仙骨神経叢がある.

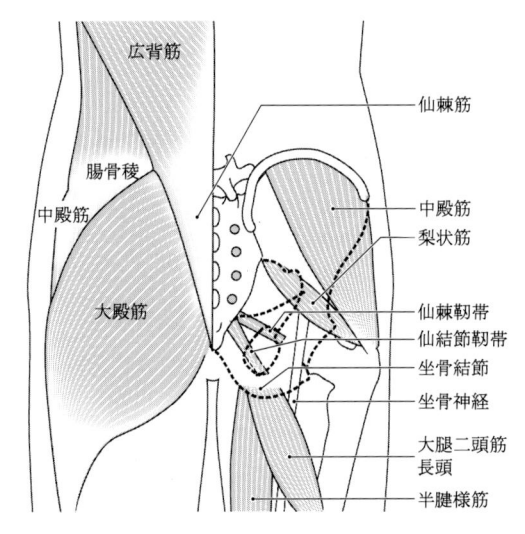

図 3.185 骨盤後面の略図
(三木威勇治,ほか:骨盤・総論,日本外科手術全書(都築正男・他監修),10・I,日本外科手術全書刊行会,pp 437-465, 1965 より改変)

手際よく行って出血を少なくするかにある.仙骨切除に関係する骨盤筋群を図 3.185 に示す.仙骨切除の部位は腫瘍の存在する位置によって決定するが,仙骨は仙腸関節下端(S_2 と S_3 の間)の高さまでなら大殿筋と靱帯群の起始を切断することにより外縁が容易に露出され,また切除後の後遺症もほとんどない.

会陰の皮膚切開に続けて尾骨から仙骨正中線上で第1仙椎までの皮膚切開を加え(目的とする範囲より1椎体以上上方まで),正確に棘突起の上に達する.足りなければ腸骨後上棘から腸骨稜に沿って皮切を延ばす(図 3.186).傍仙骨筋群を電気メスで鋭的に骨膜を剥離する.大殿筋を仙骨・尾骨の起始部から切離して外方に翻転し仙骨骨膜を露出する.

坐骨棘に付着する仙棘靱帯,坐骨結節に付着する仙結節靱帯を腸骨に沿って切離し,梨状筋を切離して切除予定の仙骨を遊離する.切離予定の仙椎までの棘突起を Luer 鉗子で切除して馬尾を確認する.一般的には第3仙椎以下では硬膜管はないが,もし硬膜終嚢があればこれを結紮してから切除する.

槌と鑿および Zimmer 電動鋸で仙骨を切離する(図 3.187).仙骨前面の筋膜を鉗子で挟んで切離,結紮して仙骨を切除,骨盤内臓器を摘出する.骨盤内臓器を摘出すれば後の止血は容易である.

iv) 会陰・仙骨部の創の閉鎖

会陰側からドレーンを挿入して仙骨部,会陰創を閉鎖する.大殿筋 flap を縫合して floor を形成してから皮膚縫合する.仙骨部の皮膚の閉鎖は困難ではないが,血流は悪く創の治癒の不良な部位であり,この仙骨断端が当たる部分が最も皮膚癒合が遷延する.

皮膚切開創が大きくて閉創が困難な場合には有茎皮弁移植を行う.

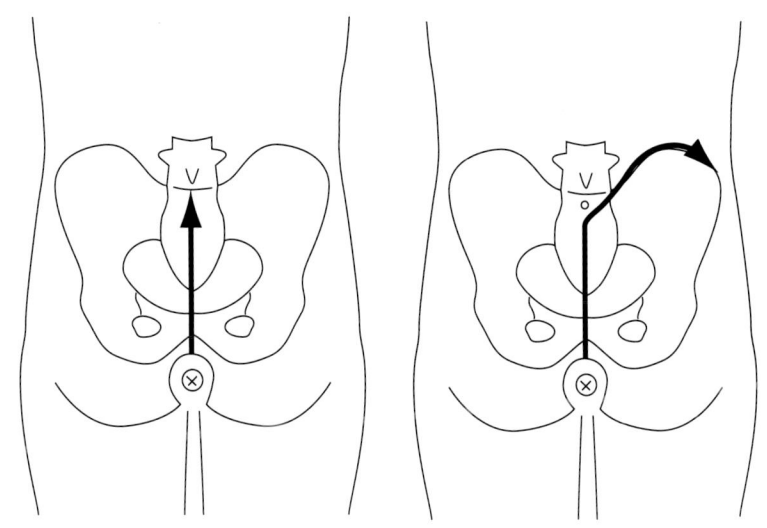

図 3.186 ジャクナイフ位における仙骨部の皮膚切開
会陰部の切開創に続けて仙骨正中を切除予定の椎体よりも 1〜2 椎体頭側まで切開する (a). 足らなければ腸骨稜に沿って延長する (b).

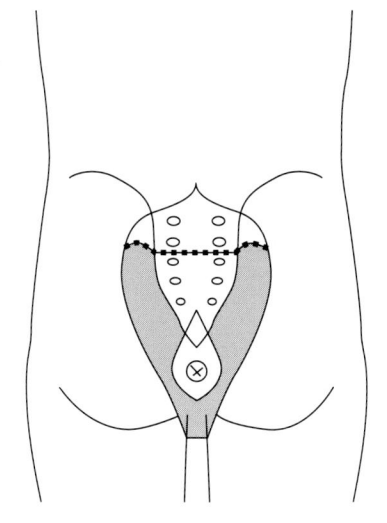

図 3.187 仙骨切除
仙骨に付着する筋・靱帯群を切離し, 仙腸関節の下縁で S 2 以下を切除して骨盤内臓器を摘除する.

v) 尿路変更と人工肛門の作成

再び砕石位 (または仰臥位) とし, 術前に骨盤腔への放射線治療が行われていれば尿管皮膚瘻を, いなければ回腸導管を作成する.

人工肛門を作成する.

vi) 後腹膜の閉鎖と骨盤底の形成

骨盤内臓全摘術では後腹膜の欠損は大きく, 骨盤底腹膜を形成しないのが通常であるが, われわれは後腹膜, 骨盤底は必ず閉鎖するようにしている. これは, 局所再発巣を切除しても, その後の再発はやはり骨盤腔内の局所再発が最も多い再発であり, 骨盤底を形成してないと腸管が骨盤腔内に落ち込み, その後の放射線治療が行いにくく, また再発腫瘍に腸管が巻き込まれることによるイレウスの生じることを予防するためである. 骨盤底の腹膜は大きく切除されているので腹膜を利用して骨盤底を閉鎖することはできない. そこでわれわれは吸収性の polyglactin 910 (vicryl) mesh を用いて骨盤底を形成している[18]. 骨盤底の形成には, そのほか大網を使用するもの[19], 腹直筋, 大殿筋, 大腿薄筋などの筋皮弁を使用して作るもの[20], 乳房形成に使用する silicon prosthesis を用いて骨盤底を挙上する方法[21]などがある.

d) 術後成績

再切除では手術時間は延長し, 出血量は多い. 術後入院中の合併症を表 3.116 に示した. 骨盤内臓器全摘術例では 2/3 の症例に合併症をみており, 特に術後の感染とイレウスが多かった. そのほか尿路感染症や狭窄も重要な合併症である. 術後の骨盤死腔内感染は初回手術での直腸切断術や骨盤内臓器全摘術と異なり, 再切除の層が骨盤壁を露出する層で行われており, また仙骨を合併切除してあるために死腔は大きく, 血行は不良でその治癒は遷延する. 30 日以内の死亡例はないが,

表 3.116 術式別の入院中合併症

	なし	縫合不全	感染	イレウス	肝機能障害	その他
腫瘍切除（3例）	3 (100%)					
後方全摘・直腸切断術（14例）	11 (78.6%)	1	2		2	
骨盤内臓全摘術（15例）	5 (33.3%)	2	10	5	3	2

在院死は2例で，術後の合併症によるものと入院中に再再発し退院できなかったものである．再切除では合併症の発現は必発と考えなくてはならず，特に術前照射例の合併症の頻度は高い[12,20]．

晩期合併症では照射腸管での瘻孔形成と，尿管腸管吻合部での狭窄と引き続いて起こる水腎症，腎不全とが重要な合併症である．

2）放射線治療

局所再発に対する放射線外照射は，古くから最も基本的な治療であった．その線量は45 Gy以上である．現在は効果増強を目的として5-FUなどがradiosensitizerとして併用される．外照射による疼痛の緩解率は高いが，その効果は数か月しか続かず，局所再発に対する放射線治療は外照射から術中照射，組織内照射へと移りつつある．

術中照射（開創照射）はconeを用いて周囲腸管を照射野から排除して電子線を腫瘍に直接照射する方法が一般的であるが，低エネルギーのX線を照射する方法もある（図3.188, 3.189）．

組織内照射（小線源照射）は腫瘍内に小線源用カテーテルを設置して，術後に[192]Irをafter loading法で挿入して照射する方法が一般的である（図3.190, 3.191）．そのほか[125]Ir seedを腫瘍内にimplantする方法があり，さらに現在ではpalladium 103を腫瘍内にimplantする方法が検討されている[17]．術中照射，組織内照射ともに術前または術後の外照射を行う必要がある．術中照射，組織内照射ともに周囲組織に及ぼす影響は少なくて腫瘍に高線量を照射でき有効な照射手段である．しかし，切除不能症例はその腫瘍が大きいものが多く，確実に開創照射のconeの内に腫瘍を入れる，または組織内照射の線源を設置することができるとはかぎらず，また肉眼上や画像上で証明できない瘢痕内に散在する癌細胞の存在を考慮すると，これらは外照射におけるboost的な役割であり十分な外照射を行うことが重要であると考えられる．

3）動注化学療法

再切除不能症例に対して5-FUとmitomycin Cを用いた持続動注化学療法を行った．薬剤の投

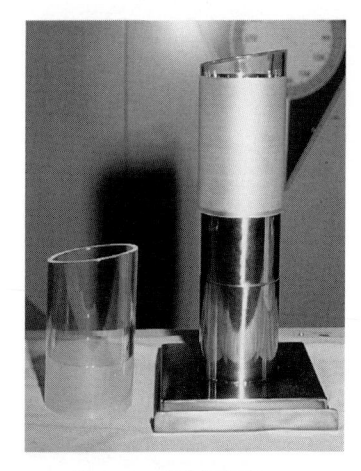

図 3.188 術中照射用cone
直径6 cm, 8 cm, 10 cm, 先端の角度が0°, 15°, 30°のconeを用意している．

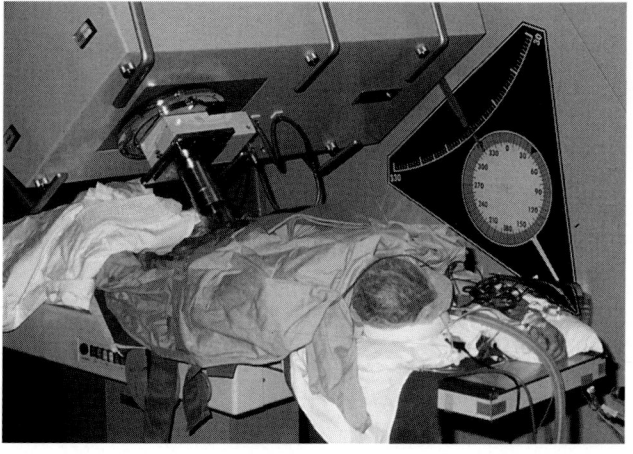

図 3.189 術中照射

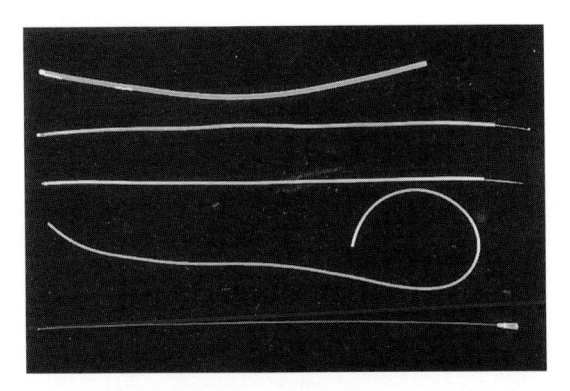

図 3.190 小線源チューブ

表 3.117 持続動注化学療法

1) 投与スケジュール

投与薬剤		WBC	PLT
5-FU	250 mg/24 hr ci	≧2000	≧ $5×10^4$
mitomycin C	4 mg/2 w bolus	≧3000	≧ $10×10^4$

2) 効果

PR	3	33.3%
NC	4	
PD	2	
PR+NC 期間	4月〜2年0月	中央値 9月
生存期間	4月〜4年7月	中央値 17月

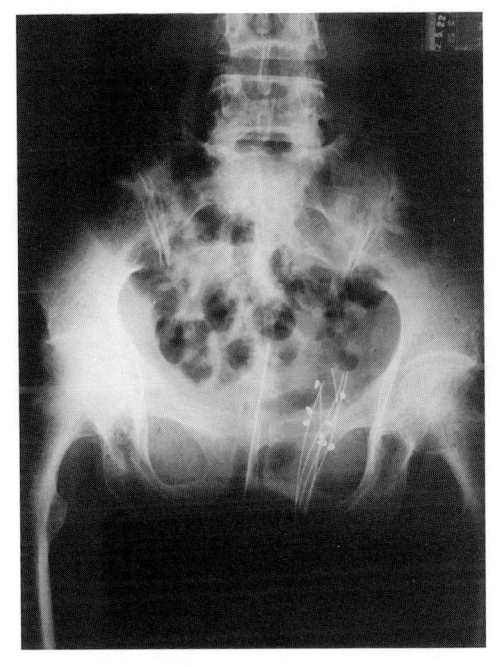

図 3.191 小線源チューブ設置後の骨盤 X 線写真
照射したい部位をクリップでマークしてある.

与スケジュールは表 3.117 に示すごとくで,動注カテーテルを第3〜4腰椎の高さの大動脈内に留置し,5-FU 250 mg/24 hr を可能なかぎり体外ポンプで持続動注し,mitomycin C 4 mg を 2 週間に 1 回 bolus で動注する.end point は PD とし,投与中止条件は白血球・血小板が表に示した場合とした.症例集積期間は 1987〜1989 年,観察期間は 1987〜1992 年までである.集積された 9 症例の内訳は男性 3,女性 6,年齢は 45〜68 歳,局所再発以外の転移巣があるもの 5,再切除後の再発 7,組織型は高分化腺癌,中分化腺癌であり,全例が動注の前に化学療法や放射線治療の前治療を受けていた.薬剤の投与期間は平均 13.4 か月,中央値 9 か月であった.奏効率は 33.3%,目的とした PR+NC 状態が継続した期間は 4 か月〜2 年,中央値 9 か月,生存期間の中央値は 17 か月だった.最長生存例は治療開始後 4 年 7 か月生存しており,その大半を治療しながら従前どおり就労することができた.臨床上,治療前に疼痛などの症状

があった 8 例全例で疼痛が消失または軽減した.そのほか,癌による創や瘻孔が改善したものや,下肢の浮腫が軽減したものもある.CEA 値は 7 例が低下し,うち 3 例は正常化した.

副作用は白血球や血小板減少などの骨髄抑制に重度のものはみられなかった.特徴的な副作用として薬剤が逸脱して流れる足・趾先のびらん・潰瘍形成が 9 例中 6 例に出現したことである.これは薬剤投与を中止すれば治るものであるが,2 例はこのために治療を中止せざるをえなかった.

肝転移例における動注療法と比べて局所再発例に対する動注化学療法の報告は少ない.動注の方法は,かつては Seldinger 法による one shot 動注だったが現在では埋め込み型ポンプ,埋め込み型 resevoir または interventional radiology でカテーテルを留置し,体外ポンプに接続する方法などが行われる.投与方法には持続動注と間欠動注とがある.使用する薬剤は 5-FU が主体であり,それに MMC や cisplatin などが併用されることもある.本治療法の疼痛の軽減率は高いが,その持続期間は 3 か月ほどであり,全身化学療法や放射線治療に無効な症例に対して行うと位置づけられ

ている．また，Turk[23]は hemodialysis pump による fluorouracil の perfusion 法で奏効率30%，疼痛の寛解率75%を得ている．手術療法が適応となる症例は1/3のみであり，放射線治療は照射できる線量に限りがある．また，全身化学療法は有効な投与法が確立しておらず，疼痛などの自覚症状の改善率も低いことから，局所動注は現在では有効な治療手段といえる．

f．遠隔成績

再切除後の遠隔成績はさまざまであり，長期生存が得られないとする報告も多いが，われわれと同じような術式を採り，その成績がよい報告例について表3.118に示した．自験例では5年生存率は34.1%，50%生存期間は36か月とさほど悪くないが，無病期間をみるとそれぞれ15.5%，14か月と不良である．他の報告でも同様の成績である．姑息手術に終わったものの50%生存期間は15か月，50%無再燃期間は5.5か月であり，再切除の手術侵襲と機能欠損を考えると少なくとも骨盤内臓全摘のような大きな手術で根治が期待できないものでは再切除の対象とならない．

再切除の予後を不良にする因子としては初回手術が直腸切断術例，CEA値が高いもの[12]，CEA doubling time が100日未満例[22]などの報告がある．初回手術で徹底した側方リンパ節郭清が行われている症例では骨盤壁と瘢痕とが連続しており，再切除にさいして新鮮な剥離層を得ることができず，切離断端に瘢痕組織を残すことになって予後を不良にする．初回手術から再発までの期間の長短は予後に関係するとするものと関係がないとするものとがある．

再切除後の再発は局所の再再発と肺転移を主体とした血行性再発とが主な再発形式であり，最終的には両者を合併するものが多い．

再切除後の補助療法として放射線治療は術前または術後の外照射，^{192}Ir組織内照射＋外照射，電子線による術中照射＋外照射が行われ，化学療法としては主にフッ化ピリミジンの術後投与が行われた[17]．補助療法施行例の生存率は非施行例よりも長いが，無病率は変わらず，今後の検討課題である．

再切除の総合的な評価は，根治的に切除できても完全な治癒を得られる率は低い．その理由としてMaetani[22]は術前の画像診断などでは診断できない病巣が広範に拡がった再発のためだろうとしている．しかし，他の治療法と比べて延命効果は格段にすぐれており，ときには完全治癒も期待でき，また疼痛などの自覚症状の改善率も高いので第1選択となる治療法であるとするものである．

〔加藤知行・平井　孝〕

表3.118　再切除例の予後（報告例と自験例の成績）

報告者	（報告年）	症例数	5年生存率(%)	50%生存期間(月)	5年無病率(%)	50%無病期間(月)	備考
Polk	(1971)[*1]	11	25	21			
Welch	(1979)[13]	23	30				
Schiessel	(1986)[10]	109	30	14			
Pearlman	(1987)[*2]	15	60	18			
森	(1989)[*3]	23	10				骨盤全摘例のみ
Hafner	(1991)[*4]	21	20				
Maetani	(1992)[22]	35	23	27	10		
Wanebo	(1994)[12]	43	33	39	27	22	
森谷	(1994)[*5]	34	7.5	9.9			骨盤全摘例
		18	42	37.7			仙骨合併骨盤全摘
自験例	(1994)	32	34.1	36	15.5	14	治癒切除全例
		15	40.4	38	38.1	22	骨盤全摘例
		17	31.3	32	0	12	その他の術式

[*1] Polk HC Jr ら：Cancer **43**：952，1979．　[*2] Pearlman NW ら：Arch Surg **122**：537，1987．
[*3] 森　武生ら：手術 **43**：1735，1989．　[*4] Hafner GH ら：Arch Surg **126**：1510，1991．
[*5] 森谷冝皓ら：消化器外科 **17**：307，1994．

文献

1) Heimann TM, Szporn A, Bolnick K, et al : Local recurrence following surgical treatment of rectal cancer. Dis Colon Rectum 29 : 862-864, 1986.
2) 加藤知行, 森本剛史, 渡辺晃祥, ほか:下部直腸癌の局所再発:特に癌先進部から外科的剥離断端迄の距離 (EW) について. 日外会誌 80 : 642-650, 1979.
3) 加藤知行, 平井 孝, 坂本純一, ほか:遠隔成績からみた直腸癌治療の問題点と対策:とくに術後の局所再発について. 日消外会誌 21 : 1171-1174, 1988.
4) Temple WJ, Ketcham AS : Sacral resection for control of pelvic tumors. Am J Surg 163 : 370-374, 1992.
5) Stipa S, Nicolanti V, Botti C, et al : Local recurrence after curative resection for colorectal cancer : Frequency, risk factors and treatment. J Surg Oncol (suppl) 2 : 155-160, 1991.
6) Phillips RKS, Hittinger R, Blesovsky L, et al : Local recurrence following 'curative' surgery for large bowel cancer ; II. The rectum and rectosigmoid. Br J Surg 71 : 17-20, 1986.
7) Pheils MT, Chapuis PH, Newland RC, et al : Local recurrence following curative resection for carcinoma of the rectum. Dis Colon Rectum 26 : 98-102, 1983.
8) Rubbini M, Vettorello GF, Guerrera C, et al : A prospective study of local recurrence after resection and low stapled anastomosis in 183 patients with rectal cancer. Dis Colon Rectum 33 : 117-121, 1990.
9) 加藤知行, 坂本純一, 安井健三, ほか:直腸癌手術後の局所再発の診断と治療. 日消外会誌 20 : 2584-2592, 1987.
10) Schiessel R, Wunderlich M, Herbst F : Local recurrence of colorectal cancer : effect of early detection and aggressive surgery. Br J Surg 73 : 342-344, 1986.
11) Gunderson LL, Sosin H : Areas of failure found at reoperation (second or symptomatic look) following "curative surgery" for adenocarcinoma of the rectum. Cancer 34 : 1278-1292, 1994.
12) Wanebo HJ, Koness RJ, Vezeridis MP, et al : Pelvic resection of recurrent rectal cancer. Ann Surg 220 : 586-597, 1994.
13) Welch JP, Donaldson GA : The clinical correlation of an autopsy study of recurrent colorectal cancer. Ann Surg 189 : 496-502, 1979.
14) Moossa AR, Ree PC, Marks JE, et al : Factors influencing local recurrence after abdominoperineal resection for cancer of the rectum and rectosigmoid. Br J Surg 62 : 727-730, 1975.
15) Wanebo HJ, Marcove RC : Abdominal sacral resection of locally recurrent rectal cancer. Ann Surg 194 : 458-471, 1981.
16) Cohen AM, Minsky BD : Agressive surgical management of locally advanced primary and recurrent rectal cancer. Dis Colon Rectum 33 : 432-438, 1990.
17) 加藤知行, 平井 孝, 荒井保明:直腸癌局所再発の治療. 消化器外科 17 : 317-324, 1994.
18) 加藤知行, 平井 孝:大腸癌手術における polyglactin 910 (vicryl) mesh を用いた後腹膜・骨盤底腹膜の修復. 手術 46 : 1319-1323, 1992.
19) Williams LF, Huddleston CB, Sawyers JL, et al : Is total pelvic exenteration reasonable primary treatment for rectal carcinoma ? Ann Surg 207 : 670-678, 1988.
20) Benotti P, Steele G : Patterns of recurrent colorectal cancer and recovery surgery. Cancer 70 : 1409-1413, 1992.
21) Edington HD, Hancock S, Coe FL, et al : Preliminary report of a new treatment strategy for advanced pelvic malignancy : surgical resection and radiation therapy using afterloading catheters plus an inflatable displacement prosthesis in the treatment of advanced primary and recurrent rectal cancer. Surgery 100 : 494-499, 1986.
22) Maetani S, Nishikawa T, Iijima Y, et al : Extensive en bloc resection of regionally recurrent carcinoma of the rectum, Cancer 69 : 2876-2883, 1992.
23) Turk PS, Belliveau JF, Darnowski JW, et al : Isolated pelvic perfusion for unresectable cancer using balloon occulusion technique. Arch Surg 128 : 533-539, 1993.

3.10 手術補助療法

　大腸癌においては完全な治癒を望むには病巣の完全切除以外にないといっても過言ではない．以前には大腸癌症例のうち，治癒切除（現在の規約による根治度A）が行われる率は約80%といわれたが，近年は早期癌の占める率の増加，ならびにこれらに対する局所的切除の増加により，この治癒切除率はより高くなってきている．そして，大腸癌においては治癒切除が行われれば，その術

後成績は手術手技の向上もあり，比較的良好となってきており，5年生存率は結腸癌では75～80％，直腸癌では65～70％といわれる．

しかしながら，5年生存率からみてもわかるように治癒切除が行われても術後にはある程度の再発がみられており，特にDukes Cのように進行した症例においては再発率は高い．一般的に大腸癌の術後再発形式としては，結腸癌では肝転移再発が最も多く，60％くらいを占め，直腸癌では全再発のうちで骨盤内局所再発が最も多く約40％を占め，ついで肝転移再発が30％くらいを占めている．

治癒切除後の再発は，術中に散布された癌細胞や手術時には診断不能であった遺残した不顕性の微小転移巣が，術後に増殖して発見されるというものが大部分であると思われる．このような微小な病巣を手術前後に補助療法を付加することにより制御し，手術成績をより向上させるという努力がなされている．一般的に，癌手術の補助療法としては化学療法，免疫療法，放射線療法などが中心となるが，ここでは大腸癌治癒切除例に対する手術補助療法としての化学療法または免疫化学療法，および直腸癌に対する放射線療法を中心にその現状を述べる．

a．補助化学療法，免疫化学療法
1）薬剤の選択および投与方法
a）使用薬剤

大腸癌手術補助化学療法に用いられているものには，5-fluorouracil (5-FU)およびその誘導体を中心にmethyl-CCNU, vincristine (VCR), mitomycin C (MMC)，そのほか多くの抗癌薬がある．しかしながら，大腸癌は一般的に抗癌薬に対する感受性は低いとされ，Rammingらの報告[1]をみても，単剤による奏効率は比較的良好であるとされている5-FUおよびその誘導体やMMCなどでも20％前後にすぎない．

現在までに行われてきた多くの補助化学療法の臨床試験では，これらの薬剤が単独ないしは多剤併用で使用されている．海外の臨床試験ではその多くが5-FUを中心としたものであり，わが国でも5-FUおよびその誘導体であるtegafur (FT), UFT, carmoful (HCFU), doxifluridine (5'-DFUR)やMMCが多く使用されているのが現状である．

また近年では，5-FUにlevamisole (LEV), leucovorin (LV)などの，種々のbiological response modifier (BRM)が併用されるようにもなってきている．

b）投与時期

投与時期としてはその目的に応じて術前,術中,術後に分けられる．すなわち，術前投与の意図するところは，①薬剤の抗腫瘍効果により腫瘍自体を縮小させ，場合によっては切除不能のものを切除可能にすること，②腫瘍細胞のviabilityを低下させ，術中の腫瘍細胞の散布による再発を予防すること，③領域リンパ節の転移巣への抗腫瘍効果により，郭清時に残存するリンパ節よりの再発を防止することなどである．また，術中投与の目的としては，①手術操作により，術野，腹腔内，腸管内へ散布された腫瘍細胞の制御，②手術操作により血流中へ流出した腫瘍細胞の制御，③切除しえなかった腫瘍組織に対する薬物治療，などが主なものであり，主として後述する投与経路のうち，開腹時でなくてはできないようなものが術中に用いられる．一方，術後投与の目的は治癒切除術後補助療法においては，①術中散布された腫瘍細胞の制御，②不顕性の微小転移巣に対する抗腫瘍効果，などである．

海外では多くが術後投与であり，わが国でも同様であるが，後述するように，5-FUおよびその誘導体の坐薬や経口薬や，5-FUの持続静注などを用いた術前投与や，MMCの門脈内注入，動脈内注入，術野散布などの術中投与が併用されているものもある．

c）投与経路

投与経路としては，主として制御しようとする再発形式および使用薬剤の性格に応じて選択されることとなるが，大きく分けると表3.119のように，静脈内投与または経口投与による全身的投与と，門脈内投与，動脈内投与，腸管内投与，術野散布などによる局所的投与とがあり，これらが

表 3.119 手術補助化学療法の薬剤投与経路

1) 全身的再発防止対策
   経静脈投与(5-FU, MMC, ADM, ACNU)
   経 口 投 与(5-FU, Tegafur, UFT, HCFU, 5'-DFUR)
   直腸内投与(5-FU, Tegafur)
2) 肝転移再発防止対策
   門脈内投与 (one shot （MMC, ADM)
              持続   (5-FU)
3) 腹膜播種再発防止対策
   腹腔内散布 (MMC)
4) 吻合部再発防止対策
   腸管内投与 (5-FU, MMC)
5) 直腸癌局所再発防止対策
   動脈(SRA)内投与(MMC, ADM)
   骨盤腔創内散布(MMC)

種々に組み合わされている場合も多い.

それぞれの投与法に用いられる薬剤としては，わが国では表3.119に示すようなものが多く使用されている.

2) 単剤による手術補助化学療法

単剤による補助化学療法としては，古くは1950年代に nitrogen mustard や thio-TEPA などを用いた研究が行われているが，いずれの研究においても有効性は認められていない.

その後，5-FU を単剤として用いた補助化学療法の randomized controlled trial (RCT) が1960年代より数多く行われてきたが，その代表的な研究を表 3.120 に示す[2~7]. 5-FU の投与経路は腸管内，経口，静脈内と種々であり，また，投与期間も術後数日から18か月に及ぶものなど種々であるが，いずれの研究においても手術単独群との比較において，生存率の向上はみられなかった.

しかしながら，いくつかの研究の結果を統計学的手法によって併合して解析する metaanalysis でみると，全体的には補助化学療法のはっきりした有効性は認められないが，5-FU 単剤投与で長期間投与を行ったものでは，手術単独群に比べて，治療群は死亡のリスクを軽減する効果がみられている[8].

3) 多剤併用による手術補助化学療法

a) 海外の成績

5-FU と他の抗癌薬との併用による補助化学療法には多くの組み合わせがあるが，その代表的なものは methyl-CCNU (MeCCNU, semustine) との併用である (表 3.121)[9~13]. 5-FU, MeCCNU の2者併用では手術単独群との比較において生存率の有意の向上は得られていないが，この2者に vincristine を加えた National Surgical Adjuvant Breast and Bowel Project (NSABP) の報告では結腸癌 (Dukes B, C)[14], 直腸癌 (Dukes B, C)[15], ともに手術単独群と比較して有意な再発率および死亡率の低下を認めている.

b) わが国の成績

一方，わが国における初期の比較対照試験としては，1966年頃より厚生省今永班の研究（第1次～第3次）が手術単独群を対照として，主として

表 3.120 5-FU 単剤による手術補助化学療法

報告者 (研究期間)	薬剤・投与経路・期間	5年生存率 (%)		
		治療群	手術単独群	
Higgins ら (VASAG) (1965~1969)	5-FU (静注, 5日間×2)	58.2	48.0	NS
Lawrence ら (Virginia) (1968~1975)	5-FU (腸管内, 静注, 経口, 1年間)	58.3	56.5	NS
Grossi ら (New York) (1968~1975)	5-FU (腸管内, 静注, 3日間)	69.0	68.0	NS
Higgins ら (VASAG) (1969~1973)	5-FU (静注, 18か月)	49.1	44.7	NS
Grage ら (COG) (1971~1976)	5-FU (静注, 1年間)	—	—	NS
Hafström ら (Sweden) (1976~1978)	5-FU (経口, 3か月)	45.0*	45.0*	NS

* 10年生存率

表 3.121 多剤併用による手術補助化学療法

報告者 (研究期間)	報告年	治療法	生存率の向上
Higgins ら (VASAG) (1973〜1979)	1984	手術単独 5-FU+MeCCNU	NS
GITSG (1975〜1979)	1984	手術単独 5-FU+MeCCNU MER 5-FU+MeCCNU+MER	NS
Panettiere ら (SWOG) (1975〜1981)	1988	手術単独 5-FU+MeCCNU 5-FU+MeCCNU+BCG	NS
Wolmark ら (NSABP, C-01) (1977〜1983)	1988	手術単独 5-FU+MeCCNU+vincristine BCG	* *
Fisher ら (NSABP, R-01) (1977〜1986)	1988	手術単独 5-FU+MeCCNU+vincristine postope. radiation	* NS

* $p \leq 0.05$

表 3.122 手術補助化学療法のわが国における randomized controlled study

研究グループ	投与スケジュール	5年生存率(%)	肝転移再発率	局所再発率
梶谷班第1次 (1974〜1979)	結腸癌 A：MMC 門注+MMC iv+FT po	75.5 (8生率)	5.3%	
	B：MMC iv+FT po	74.4 (8生率)*	8.1%	
	C：手術単独	63.6 (8生率)	6.3%	
	直腸癌 A：MMC 動注+MMC iv+FT po	48.3		14.0%
	B：MMC iv+FT po	62.7 *		10.6%
	C：手術単独	55.3 *		9.3%
腸化研 (1984〜1985)	結腸癌 A：MMC 門注+MMC iv+5FU po	80.4	13.0%	3.6%
	B：MMC iv+5FU po	82.1	12.5%	4.3%
	C：手術単独	79.5	14.5%	5.5%
	直腸癌 A：MMC 動注+MMC iv+5FU po	70.7	13.0%	11.9%
	B：MMC iv+5FU po	73.6 *	12.0%	11.6% *
	C：手術単独	60.2	18.2%	21.3%
腸手化研2次 (1984〜1985)	結腸癌 A：MMC iv+FT po	74.9		
	B：手術単独	75.7		
	直腸癌 A：MMC iv+FT po	72.1		
	B：手術単独	70.5		
JTMTC 特7 第1法 (1986〜1988)	結腸癌 A：MMC 散布+MMC iv+5FU po	80.1	8.9%	
	B：手術単独	78.7	12.5%	
	直腸癌 A：MMC 散布+MMC iv+UFT po	70.3 (69.1)	12.4%	11.6% *
	B：手術単独	66.3 * (59.3)	15.7%	19.0%
JTMTC 特7 第2法 (1986〜1988)	結腸癌 A：MMC iv+HCFU po	79.3	10.4%	
	B：手術単独	76.4	9.2%	
	直腸癌 A：MMC iv+HCFU po	69.7	10.2%	15.1%
	B：手術単独	68.4	11.6%	19.3%

* $p<0.05$，5年生存率( )：5年無再発生存率．

MMCを用いて行われたが,いずれの研究も十分な成果をあげることができなかった.その後,1970年代後半から1980年代にかけてMMCの動脈内および静脈内投与と5-FUないしはその誘導体の経口投与との組み合わせによる大規模な補助化学療法のRCTが4つのグループにより行われた.すなわち,厚生省がん助成金梶谷班第1次研究(梶谷班1次)[14],大腸癌化学療法研究会第1次研究(腸化研1次)[15],大腸癌手術の補助化学療法研究会第2次研究(腸手化2次)[16],がん集学的治療研究財団,特定研究7(JFMTC特7)[17]の4つである.これはいずれも薬剤の全身的投与としては,MMCの間欠静注(2.5週間~1年間)と5-FU系薬剤の経口投与(3か月~12か月)の併用であるが,結腸癌と直腸癌は別個に検討され,手術単独群を対照群として比較がなされている(表3.122).

これらのなかで,結腸癌で治療群が有意な5年生存率の向上を認めたのは,梶谷班1次のMMC門注+MMCiv+FTpo群のみであったが,腸化研1次でもDukes C症例においては有効性が認められている.一方,直腸癌では腸化研の両方の治療群が有意な5年生存率の向上を認め,またJFMTC特7,第1法でも5年無再発生存率の有意な向上を認めており,腸手化研2次でもDukes C症例で有意な生存率の向上を認めている.

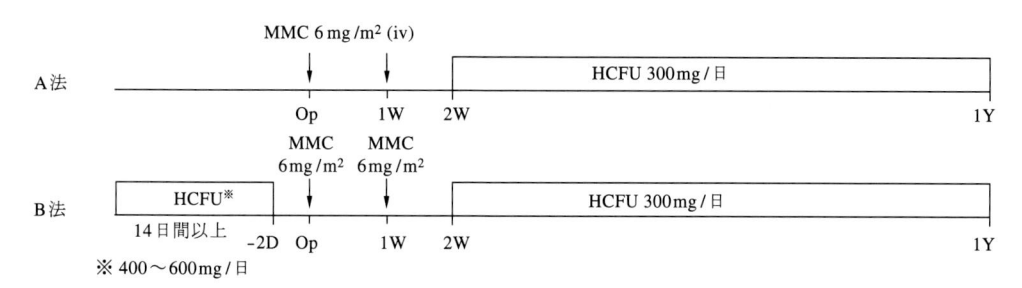

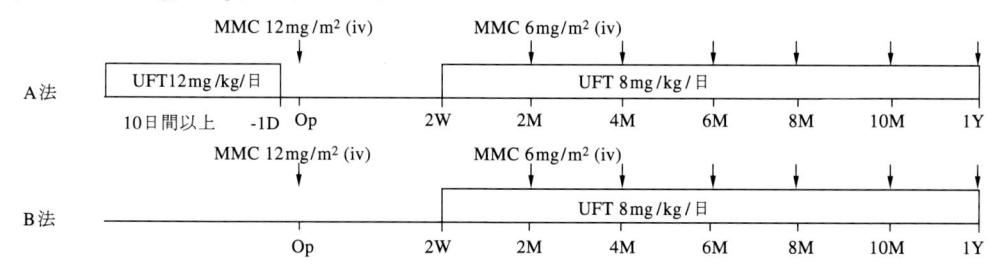

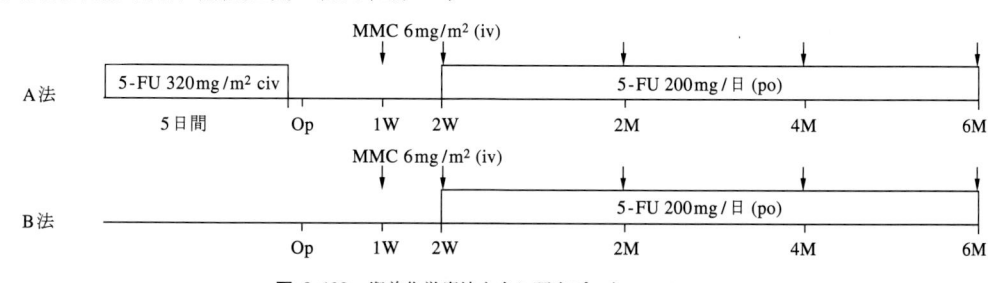

図 3.192 術前化学療法を含む研究プロトコール

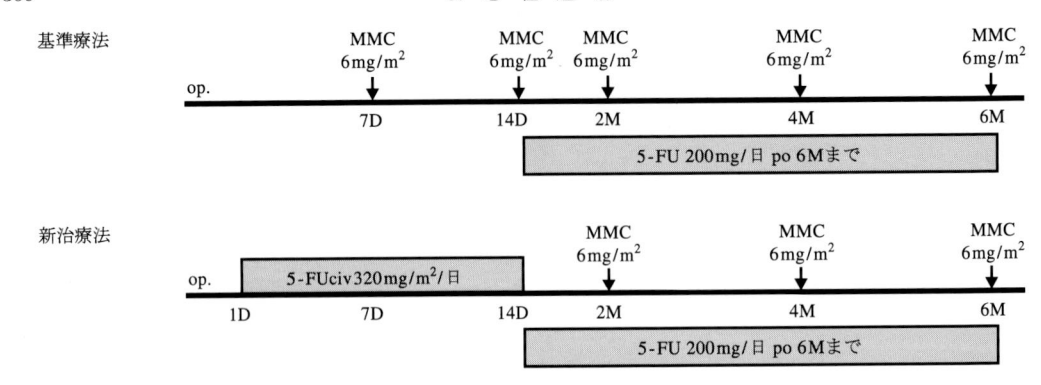

基準療法								
op.	↓MMC 6mg/m²	↓MMC 6mg/m²	↓MMC 6mg/m²		↓MMC 6mg/m²		↓MMC 6mg/m²	
	7D	14D	2M		4M		6M	
			5-FU 200mg/日 po 6Mまで					

新治療法						
op.	5-FUciv 320mg/m²/日		↓MMC 6mg/m²	↓MMC 6mg/m²	↓MMC 6mg/m²
1D	7D	14D	2M	4M	6M
		5-FU 200mg/日 po 6Mまで			

図 3.193 大腸癌化学療法研究会（腸化研）第3次研究プロトコール

以上のように，わが国のこの4つの研究成果としては，補助化学療法の有効性に関して一致した解答は得られていないが，直腸癌に対しては有効性がうかがわれ，また，病期の進行したものに対して有効性が示唆される．

また，梶谷班，腸化研1次の研究においては，術後再発部位として最も頻度の高い肝転移再発（結腸癌），骨盤内局所再発（直腸癌）に対して，術中MMC 10 mgのone shot門注またはone shot動注などの薬剤の局所的投与の再発防止効果が検討されたが，表3.122にも示すように，結腸癌における術中のMMC one shot門注は肝転移再発防止に対して有効性は認めず，また直腸癌における術中の上直腸動脈内MMC one shot動注も局所再発防止効果は認められていない．

なお，手術単独を対照群としてはいないが，東海HCFU研究会第1次研究においては，検討症例数はそれほど多くないが，大腸癌術後におけるHCFU経口投与の意義が検討され，生存率におけるその有効性が示され，特に後層別ではあるが，結腸癌においてその有効性が強いことが示されている[18]．

また，現在進行中の臨床試験としては術前投与を併用したもの（図3.192），5-FU持続静注投与を併用したもの（図3.193）などがある．

4） 5-FU門脈内持続注入による手術補助化学療法

術後再発部位として最も多い肝転移再発を抑制する目的で，術直後に5-FUの門脈内持続注入を1週間施行する方法がTaylorらにより報告されてから，1970年代後半より1980年代にかけて5-FU持続門注に関してのいくつかの大規模な臨床試験が行われた．その結果は表3.123に示したが[19~23]，Taylorら[19]は5-FU 1000 mg＋heparin 5000 U/日を術後7日間持続門注を行った治療群は手術単独群に比し，術後肝再発率を有意に低下

表 3.123 5-FU持続門注による手術補助化学療法

報告者（発表年）	対象	治療法	生存率(%)	肝再発率(%)
Taylorら (1985)	大腸癌 (Dukes A, B, C)	治療群 手術単独群	治療群良好* ($p=0.002$)	4.3 * 17.3
Beartら (1990)	大腸癌 (Dukes B_2, C)	治療群 手術単独	68 68	15 13
Wolmarkら (1994)	結腸癌 (Dukes A, B, C)	治療群 手術単独	76 * 71	N.S.
Wereldsmaら (1990)	大腸癌 (Dukes A, B, C)	治療群 手術単独	74 65	7 23
Lafferら (1993)	大腸癌	治療群（＋MMC）手術単独	治療群良好*	N.S.

＊ 有意差あり．

させ，5年生存率も有意に向上させたと報告したが，その後の Mayo Clinic と North Central Cancer Treatment Group (NCCTG)[20], NSABP[21], SAAK[23]などのグループによる追試では肝転移再発率には差を認めていない．ただし，全体的にみると，5年以上の生存率に関しては手術単独群より良好であり，これは術後1週間の 5-FU の持続投与による全身的効果によるものと思われる．これらの研究はほぼ同様にみえるが，詳細にみればその研究方法には差があり，この点が成績に関与しているかどうかについては十分な検討が必要とも思われる．

5) BRM 併用による手術補助化学療法

a) 海外の成績

免疫療法単独による抗腫瘍効果に関しては，臨床的にはその有効性に対して疑問をもたれていたが，手術や化学療法などに関連してみられる免疫力低下を修復することにより，治療成績を向上させるのではないかということで種々の試みがなされてきた．1970年後半より手術補助療法に免疫療法を付加する試みがなされ，BCG，MER-BCG，C. parvum などを加えた研究が行われたが，はっきりした有効性は示されなかった[10~12]．

一方，levamisole (LEV) のもつ免疫能に対する効果も注目され，1978~1985年にかけて European Organization for Research and Treatment of Cancer (EORTC) では結腸癌 Dukes C 症例の補助療法として LEV 単独と placebo の比較試験が行われたが，無再発生存期間や生存率においてはその有用性は示されなかった[24]．

しかし，イギリス Leicester のグループの報告 (1987) では，LEV＋5-FU による補助化学療法が，手術単独群や 5-FU 単独併用群に比し，再発死亡を減少させ，有意な5年生存率の向上を得ている[25]．

さらに，アメリカの Mayo Clinic と NCCTG のグループの大腸癌治癒切除症例 (Dukes B, C) を対象とした手術単独群，LEV 単独群，5-FU＋LEV 群の3群間の比較試験 (1978~1984) では，全症例でみると 5-FU＋LEV 群は手術単独群に比し，無再発生存率が有意に良好であり，特に Dukes C 症例においては無再発生存率，生存期間ともに有意に良好であった[26]．

その後 NCI が後援した Mayo Clinic, NCCTG, Eastern Cooperative Oncology Group (ECOG), Southwest Oncology Group (SWOG) による intergroup の大規模な比較対照試験 (1982~1987) では結腸癌の Dukes B と Dukes C を対象として，手術単独群，LEV 単独群，LEV＋5-FU 群の3群比較が行われ，LEV＋5-FU 群が Dukes C 結腸癌では明らかに他の2群に比して，死亡数を減少させ，有効であることを証明した (図 3.194)[27]．この比較対照試験の成績の結果から，アメリカではこの LEV＋5-FU 投与を結腸癌 Dukes C の標準補助化学療法とするとまでいわれるようになった．

結腸癌における 5-FU＋LEV の有用性が明らかにされたが，それに引き続いて海外では，進行

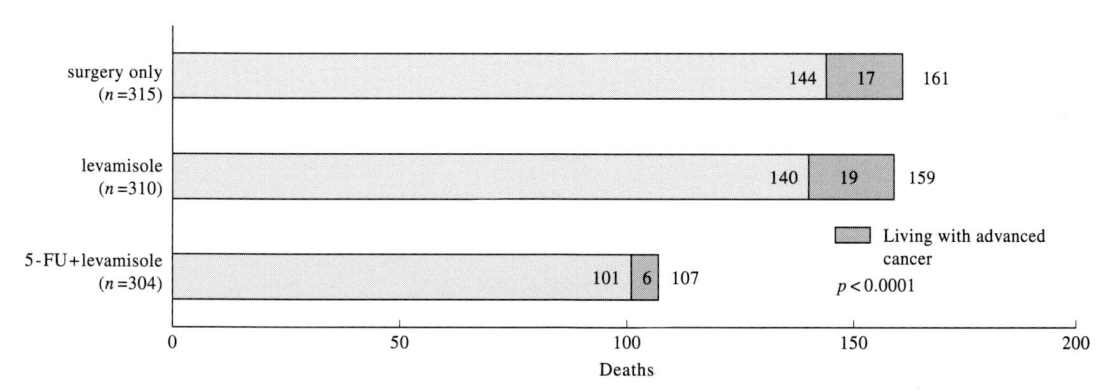

図 3.194 手術補助化学療法 (levamisole＋5-FU) Stage C (平均追跡期間5年) (C. Moertel ら：ASCO, 1992)

大腸癌において 5-FU に BRM として leucovorin (LV) を併用する方法が高い奏効率を示していることに注目して，これを結腸癌の補助化学療法にも導入する臨床試験が行われている．

すなわち，Mayo Clinic と NCCTG のグループでは，5-FU+LV (low dose) 群と手術単独群との比較を行い，5 年無再発生存率および 5 年生存率で，5-FU+LV 群（74％，74％）が手術単独群（58％，63％）より良好な成績を得ており（表 3.124）[28]，また，NSABP(C-03) のグループでは前回の研究で良好な成績を示した 5-FU+MeCCNU+vincristine 群を対照として 5-FU+LV 群との比較試験を実施して，5-FU+LV 群が対照群より有意に良好な 5 年無再発生存率および 5 年生存率を示している（表 3.124）[29]．

そして，さらに NSABP(C-04) では 5-FU+LV 群，5-FU+LEV 群，5-FU+LV+LEV 群の 3 群間比較[30]を，また，NCCTG では 5-FU+LEV 群と 5-FU+LEV+LV 群との比較[31]を行い，levamisole の併用効果より leucovorin の併用効果のほうが有効性が大きいことを示しているが，その後，より大きな inter group の研究として，5-FU+LV (high dose) 群，5-FU+LV (low dose) 群，5-FU+LV+LEV 群，5-FU+LEV 群の 4 群間の比較を開始しており，levamisole と leucovorin の併用効果の意義について決着をつけようとしている（表 3.124）．

b) わが国の成績

わが国では BRM として PSK を併用する方法が他臓器の癌で用いられてきたが，最近の三富ら[32]の報告では大腸癌において MMC+5-FU 群と MMC+5-FU+PSK 群の比較を行い，5 年健存率（PSK 非併用群 63.2％，PSK 併用群 72.3％），5 年生存率（PSK 非併用群 69.7％，PSK 併用群 78.5％）ともに，PSK 併用群が有意に良好であった．

6) 補助免疫化学療法のまとめ

大腸癌に対する補助化学療法が有用であるか否かは，当然のことながら手術単独群を対照においた良く管理された比較対照試験において実証されなければならない．抗腫瘍薬の単剤および多剤併用による多くの海外における臨床試験で，前述のように，ごく一部のものを除いてはその有効性を示す成績は得られておらず，また国内の大規模な臨床試験でもなかなか一定の成果は得られていない．このようなことより長い間，比較対照試験は手術単独群を対照として行うべきであるといわれていたが，アメリカにおける 5-FU+LEV が結腸

表 3.124 結腸癌に対する補助化学療法（5-FU+LV）

研究グループ	投与スケジュール	5 年無再発生存率(%)	5 年生存率(%)
NCCTG (JCO 1997) (1988〜1989)	手術単独 5-FU+LD-LV	58 74] $p=0.004$	63 74] $p=0.02$
NSABP, C-03 (ASCO 1996) (1987〜1989)	5-FU+MeCCNU+VCR 5-FU+HD-LV	54 66] $p<0.001$	65 75] $p<0.01$
NSABP, C-04 (ASCO 1996) (1989〜1990)	5-FU+HD-LV 5-FU+LEV 5-FU+HD-LV+LEV	64 60] $p=0.05$ 64	74 69] $p=0.04$ 72
NCCTG, 89-46-51 (ASCO 1996) (1989〜1991)	5-FU+LEV (×6mo) 5-FU+LEV+LD-LV (×6 mo)	64（4 年） 70（4 年）	63（4 年） 74（4 年）] $p<0.005$
Inter group, 0089	5-FU+HD-LV 5-FU+LD-LV 5-FU+LV+LEV 5-FU+LEV		

HD-LV：high dose LV，LD-LV：low dose LV

癌 Dukes C 治癒切除術の補助化学療法としての有用性が実証されてからは，少なくともこの病期の結腸癌では術後補助化学療法として 5-FU＋LEV の使用が標準的治療であるとされるようになってきた．

現在までの国内外における臨床試験をふり返ってみると，有効な治療成績は 5-FU＋MeCCNU＋vincristine, 5-FU またはその誘導体＋MMC など多剤併用投与群にみられ，また，手術単独による治療成績が比較的悪い病期の大腸癌において，subset analysis ながら補助化学療法の効果が認められる傾向にあるということはいえると思われる．したがって，今後の臨床試験でも，患者の選択にあたってはこの点を考慮していく必要がある．

最近では高い評価を得る比較対照試験を行うには，regimen の設定，患者の選定はもちろん十分に検討しなくてはならないが，種々の前層別因子を考慮した bias のない randomization，目的達成のための集積症例数の設定，そして厳格なプロトコールの管理，不適格症例の減少化，割り付け無作為化の確保，さらには追跡調査の精度などに十分注意して試験を施行していくことが要求されている．

b．補助放射線療法

大腸癌手術に対する補助療法としての放射線療法は，主として直腸癌手術に用いられている．直腸癌手術では前にも述べたように，治癒切除が行われたさいの術後の再発率は結腸癌よりも高く，なおかつ骨盤内局所再発が最も多くみられる．この局所再発を制御する目的で放射線療法を補助療法として併用し，手術成績を向上させようとする試みが古くから行われてきている．

補助療法としては術前，術中，術後照射，術前・術後照射（サンドイッチ照射），さらに他の補助療法との併用療法など多岐にわたっている．

直腸癌は大部分が腺癌であり，治療効果を求めるには 70～80 Gy の照射線量が必要である．しかしながら，骨盤内に存在する周囲臓器（膀胱，結腸，小腸など）の耐容線量は 50～60 Gy といわれるので，補助療法にも種々の工夫がなされる必要がある．

ここでは放射線による補助療法のすべてを述べることはできないので，直腸癌に対する術前照射，術後照射，放射線化学療法などを中心に，その代表的な研究の成績を述べる．

1）放射線単独補助療法

a）術前照射

治癒を期待できる直腸癌手術における補助療法としての術前照射の目的は，①腫瘍細胞の viability を低下させ，術中散布による再発を抑制する，②病巣の縮小により手術の根治性を高める，③照射範囲内のリンパ節微小転移巣を死滅させる，な

表 3.125 術前放射線補助療法を含む randomized controlled study

報告者	プロトコール	局所再発率(%)	5年生存率(%)	治癒切除生存率(%)
VASOG-I (1975 Roswit)	preRT 20～25 Gy/14 D control	NS	40.1 32.3	APR 43.4 ⎤ * 31.6 ⎦
VASOG-II (1986 Higgins)	preRT 31.5 Gy/24 D control	NS	43.3 46.5	APR 30.3 49.6
MRC-I (1984 MRC)	preRT 5 Gy/1 D preRT 20 Gy/14 D control	45 47 43	41.7 40.0 38.0	
EORTC-II (1988 Gerard)	preRT 34.5 Gy/19 D control	cur. 15 ⎤ * 30 ⎦	51.6 49.0	69.1 ⎤ p=0.077 59.1 ⎦
NWRCG (1994 Marsh)	preRT 20 Gy/4 D control	12.8 ⎤ * 36.5 ⎦	死亡率 69.9 69.5	死亡率 45.6 ⎤ * 53.3 ⎦
EORTC-I (1984 Boulis-Wassif)	preRT 34.5 Gy/18 D preRT＋5-FU iv	NS	59 46	

* $p<0.05$．APR：abdominoperineal resection, cur：curative resection.

表 3.126 術後放射線補助療法を含む randomized controlled study

報告者	プロトコール	局所再発率（%）	5年生存率（%）
Denmark (1986 Balslev) (1988 Bentzen)	post RT　50 Gy/7 W control	Dukes B：11.7 11.5 Dukes C：20.6 25.2	Dukes B：68.9 71.4 Dukes C：36.3 23.4
NSABP R-01 (1988 Fisher)	post RT　46〜47 Gy/5 W 5-FU＋MeCCNU＋vincristine control	16.3 21.4 ⎫ $p=0.06$ 24.5 ⎭	40 ⎫ 53 ⎬ ＊ 43 ⎭
GITSG-7175 (1985 GITSG) (1986 GITSG)	post RT　40〜48 Gy/4〜5.5 W post RT＋5-FU＋MeCCNU 5-FU＋MeCCNU control	20 11 ⎫ 27 ⎬ ＊ 24 ⎭	50 ⎫ 58 ⎬ ＊ — ⎪ 45 ⎭
NCCTG (1991 Krook)	post RT　45〜50.4 Gy/5 W post RT＋5-FU＋MeCCNU	25.0 ⎫ ＊ 13.5 ⎭	— ⎫ 5生率良好($p=0.025$) ⎬ ＊

＊ $p<0.05$

どであり，あくまでも局所的治療による補助手段である．直腸癌手術に多い局所再発を抑制するための有力な方法であるが，一方において，手術時期を遅らせたり，手術創治癒の遷延，種々の術後合併症の増加などの問題もある．

術前照射は以前は ^{60}Coγ 線照射が行われていたが，最近は多くの施設で linac 照射装置を用いた X 線照射が行われている．照射線量も 20〜40 Gy と種々であり，効果増強を目的とする化学療法薬の併用などによっても異なり，至適線量は確立されていないといってもよい．

切除例に対する術前照射の効果を検討した randomized controlled study（RCT）は多く存在するが，その代表的な研究を表3.125に示す[33〜37]．照射量 20〜34.5 Gy を 4〜24 日間で照射しているが，overall の生存率で非照射群との間に有意差を認めたものはない．これらの多くの研究ではその性格上，どうしても結果的に非治癒切除となるものが比較的多く含まれてしまうことも，差の出ない一因となっていると思うが，治癒切除が可能であったもののみでの比較では，VASOG-I[33]，NWRCG[37] などの研究では照射群の生存率が非照射群より有意に良好であった．また，局所再発率に関しては，やはり治癒切除例でみると VASOG-I，EORTC-II[36]，NWRCG の 3 つの研究では照射群が非照射群に比し有意に減少していた．

わが国における術前照射のみの研究は少なく，多くは術中・術後照射との併用，化学療法との併用（後述）によるものであるが，東京医科大学の報告では RCT ではないが，術前照射群が非照射群に比し，stage III，IV 例では局所再発を減少させ（15.2% vs 31.5%）5 年生存率を向上させている（71.2% vs 53.1%，$p<0.05$）[38]．

b）術後照射

術後照射のみの補助療法を，手術単独群ないしは他の補助療法と比較した RCT の代表的な研究を表 3.126 に示すが，局所再発率，生存率ともに手術単独群より有意に向上した成績は得られていない[13,39〜42]．

最近の術後照射と術前照射の比較に関する RCT では，25 Gy の術前照射群と 60 Gy の術後照射群との間で生存率には差は認めないが，局所再発率は術前照射群で有意に低率である[43]．

c）術中照射

術前・術後照射は通常体外照射で行われ，その照射線量には限界がある．これによる根治線量（70〜80 Gy）の不足分を術中照射により補うという目的で術中照射は行われることが多いが，本法が単独で用いられることもある．通常，術中照射は局所進行癌（切除不能例，再発例，腫瘍残存例）に対して体外照射の追加治療として用いられることが多かった．治癒切除例に対しては，遺残が疑われる部位に術中照射することが多い．術中照射

は多くは電子線を用いて15〜20 Gy行われている．

浜野らの報告[44]ではRa，RbのDukes B，Cを対象として，局所再発例の検討より術中照射部位を腫瘍剝離面，側方リンパ節存在部位とし，術中照射単独，または術前照射との併用を行い，43例の術中照射例では，5年経過例は少ないが累積5年生存率は80％と非照射例の66.1％に比し良好な成績であった．また，局所再発率も非照射群の19.7％に比し，照射群は7％と減少している．

2) 他の治療法を併用した放射線補助療法
a) 化学療法併用

放射線増感剤として，ないしは全身的抗腫瘍効果を目的として放射線療法に化学療法薬を併用した補助療法を用いたRCTがいくつか行われている（表3.125，3.126）．術前照射時に5-FUを併用したEORTC-Iの研究では，局所再発率，生存率ともに有意の差は得られていない[45]．一方，術後照射に化学療法（5-FU＋MeCCNU）を併用したGITSGの研究では，併用群は手術単独群と比較して，有意に局所再発率の低下，無再発生存および生存率の向上を認めているが，術後照射単独群との間には有意差は認めていない[41,42]．しかし，NCCTGの研究ではほぼ同様の方法（手術単独，化学療法単独はなし）で行われているが，術後照射-化学療法併用群は術後照射単独群より，有意に局所再発率の低下，生存率の向上を認め，overallの死亡率を29％低下させている[46]．

b) 温熱療法併用

温熱療法は放射線療法や化学療法の効果を増強するといわれるが，放射線との併用に関しては，①S期の細胞は放射線低感受性であるが温熱高感受性である，②低酸素細胞は放射線抵抗性であるが温熱高感受性である，③放射線による細胞致死効果は温熱療法により増強される，などにより両者の併用は合目的であるといわれる[47]．

直腸癌手術の補助療法として温熱療法を併用したRCTの報告は少ないが，Berdowらの術前照射40 Gy単独群とこれに温熱療法を併用した群とを比較にて，後者の5年生存率が有意に良好であったとの報告がある[47]．

わが国においては，術前照射＋化学療法に温熱療法を併用する方法がとられているが，RCTは行われていない．これらの報告では術前の5-FUの投与と30 Gyの術前照射に42〜45℃，40分の温熱療法を週2回，計4〜5回行うという方法で行われており，長期観察はなされていないが，腫瘍直接効果ならびに局所再発抑制の面では比較的良好であるという[48,49]．しかしながら，ほぼ同様のスケジュールで術前照射60 Gyを行った報告では，RCTではないが，手術単独のものより局所再発率は減少したものの，放射線単独療法より生存率が悪かったという報告もみられる[50]．

加熱は直腸内腔より行われることが多いが，深部組織への十分な加熱が可能であるかどうか，組織内温度の測定法など問題点も多いが，局所再発高危険群への応用には期待ももたれており，わが国でもRCTを行い効果の確認が望まれる．

〔小平　進〕

文献

1) Ramming KP, Haskell CM: Colorectal malignancies. In: Cancer Treatment (ed by Haskell, CM), 2nd ed, WB Saunders, Philadelphia, pp 295-334, 1985.
2) Higgins GA Jr, Humphrey E, Juler G, et al: Adjuvant chemotherapy in the surgical treatment of large bowel cancer. Cancer 38: 1461-1467, 1976.
3) Lawrence W Jr, Terz JJ, Horsley JS, III, et al: Chemotherapy as an adjunct to surgery for colorectal cancer: A follow-up report. Arch Surg 113: 164-168, 1978.
4) Grossi CE, Wolf WI, Nealon TF Jr, et al: Intraluminal fluorouracil chemotherapy adjunct to surgical procedures for resectable carcinoma of colon and rectum. Surg Gynecol Obstet 145: 549-554, 1977.
5) Grage TB, Moss SE: Adjuvant chemotherapy in cancer of the colon and rectum: Demonstration of effectiveness of prolonged 5-FU chemotherapy in a prospectively controlled, randomized trial. Surg Clin N Amer 61: 1321-1329, 1981.
6) Hafström L, Rudenstam CM, Domellof L, Swedish Gastro-Intestinal Tumour Adjuvant Therapy Group: A randomized trial of oral 5-fluorouracil versus placebo as adjuvant therapy in colorectal cancer Dukes' B and C: results after 5 years observataion time. Br J Surg 72: 138-141, 1985.

7) Hafström L: A randomized trial of oral 5-FU versus placebo in colorectal cancer: results of 10 years observation time. Br J Surg 77: 1075, 1990.
8) Buyse M, Zeleniuch-Jacqotte A, Chalmers TC: Adjuvant therapy of colorectal cancer; Why we still don't know. JAMA 259: 3571-3578, 1988.
9) Higgins GA Jr, Amadeo JH, McElhinney J, et al: Efficacy of prolonged intermittent therapy with combined 5-fluorouracil and methyl-CCNU following resection for carcinoma of the large bowel. A Veterans Administration Surgical Oncology Group report. Cancer 53: 1-8, 1984.
10) Gastrointestinal Tumor Study Group: Adjuvant therapy to colon cancer—Results of a prospectively randomized trial. N Engl J Med 310: 737-743, 1984.
11) Panettiere FJ, Goodman PJ, Costanzi JJ, et al: Adjuvant therapy in large bowel adenocarcinoma: long-term results of Southwest Oncology Group Study. J Clin Oncol 6: 947-954, 1988.
12) Wolmark N, Fisher B, Rockette H, et al: Postoperative adjuvant chemotherapy or BCG for colon cancer: Results from NSABP Protocol C-01. J Natl Cancer Inst 80: 30-36, 1988.
13) Fisher B, Wolmark N, Rockette H, et al: Postoperative adjuvant chemotherapy or radiation therapy for rectal cancer: Results from NSABP Protocol R-01. J Natl Cancer Inst 80: 21-29, 1988.
14) 北條慶一, 梶谷 鐶：大腸癌の補助化学療法(梶谷班一次方式)の成績；厚生省がん研究助成金による大腸癌各種治療法に関する総合的研究班（班長梶谷鐶）の第一次共同研究の報告. 癌と化学療法 13：3063-3073, 1986.
15) The Colorectal Cancer Chemotherapy Study Group of Japan: Five-year results of a randomized controlled trial of adjuvant chemotherapy for curatively resected colorectal carcinoma. Jpn J Clin Oncol 25: 91-103, 1995.
16) 西田 修, 内野純一, 菊地金男, ほか：共同研究による大腸癌の術後補助化学療法の検討—第2次研究（第3報）治癒切除例の術後5年成績について. 癌と化学療法 20：101-108, 1993.
17) がん集学的治療研究財団：特定研究7,「大腸癌術後補助化学療法としてのフッ化ピリミジン系薬剤の有用性に関する臨床比較試験」研究報告書, 1996.
18) 市橋秀仁, 山内晶司, 渡辺 正, ほか：大腸癌治癒切除例に対する HCFU (Carmofur) 術後補助化学療法の検討—6年生存率. 癌の臨床 34：451-456, 1988.
19) Tayler I, Machin D, Mullee M, et al: A randomized controlled trial of adjuvant portalvein cytotoxic perfusion in colorectal cancer. Br J Surg 72: 359-363, 1985.
20) Beart RW Jr, Moertel CG, Wieand HS, et al: Adjuvant therapy for resectable colorectal carcinoma with fluorouracil administered by portal vein infusion: A study of the Mayo Clinic and the North Central Cancer Treatment Group. Arch Surg 125: 897-901, 1990.
21) Wolmark N, Rockette H, Wickerham DL, et al: Adjuvant therapy of Dukes' A. B. and C adenocarcinoma of the colon with portal-vein fluorouracil hepatic infusion: Preliminary results of National Surgical Adjuvant Breast and Bowel Project Protocol C-02. J Clin Oncol 8: 1466-1475, 1990.
22) Wereldsma JCJ, Bruggink EDM, Meijer WS, et al: Adjuvant portal liver infusion in colorectal cancer with 5-fluorouracil/heparin versus urokinase versus control. Cancer 65: 425-432, 1990.
23) Laffer U, Metzger U, Pampallone S, et al: Adjuvant intraportal chemotherapy for colorectal cancer: 8 year results of the randomized Swiss study (SAAK 40/81). Proc ASCO 12: 220, 1993.
24) Arnaud JP, Buyse M, Nordlinger B, et al: Adjuvant therapy of poor prognosis colon cancer with levamisole: results of an EORTC double-blind randomized clinical trial. Br J Surg 76: 284-289, 1989.
25) Windle R, Bell PRF, Shaw O: Five year results of a randomized trial of adjuvant 5-fluorouracil and levamisole in colorectal cancer. Br J Surg 74: 569-572, 1987.
26) Laurie JA, Moertel CG, Fleming TR, et al: Surgical adjuvant therapy of large bowel carcinoma: An evaluation of levamisole and the combination of levamisole and fluorouracil. J Clin Oncol 7: 1447-1456, 1989.
27) Moertel CG, Fleming TR, Macdonard JS, et al: Fluorouracil plus levamisole as effective adjuvant therapy after resection of stage III colon carcinoma: a final report. Ann Intern Med 122: 321-326, 1995.
28) O'Connell MJ, Mailliard JA, Kahn MJ, et al: Controlled trial of fluorouracil and low-dose leucovorin given for 6 months as postoperative adjuvant therapy for colon cancer. J Clin Oncol 15: 246-250, 1997.
29) Wolmark N, Fisher B: Adjuvant therapy for carcinoma of the colon and rectum: Review of the NSABP clinical trials. In: Adjuvant Therapy of Cancer VIII (ed by Salmon SE), pp 183-191, Lippincott-Raven Publishers, Philadelphia, 1997.
30) Wolmark N, Rockette H, Mamounas EP, et al: The relative efficacy of 5-FU+leucovorin, 5-FU+levamisole, and 5-FU+leucovorin+levamisole in patients with Dukes' B and C carcinoma of

the colon : First report of NSABP C-04. Proc ASCO **15** : 205, 1996.
31) O'Connell JA, Laurie L, Shepherd MJ, *et al* : A prospective evaluation of chemotherapy duration and regimen as surgical adjuvant treatment for highrisk colon cancer : A collaborative trial of the North Central Cancer Treatment Group and the National Cancer Institute of Canada Clinical Trial Group. Proc ASCO **15** : 209, 1996.
32) 三富利夫, 土屋周二, 飯島 登, ほか：結腸・直腸癌の治癒切除症例に対する PSK による補助免疫化学療法の Randomized Controlled Study—術後5年の成績（最終報告). 日癌治療会誌 **28**：71-83, 1993.
33) Roswit B, Higgins GA, Keehn RJ : Preoperative irradiation for carcinoma of the rectum and rectosigmoid colon : report of a national Veterans Administration randomized study. Cancer **35** : 1597-1602, 1975.
34) Higgins GA, Humphrey EW, Dwight RW, *et al* : Preoperative radiation and surgery for cancer of the rectum. VASOG trial-II. Cancer **58** : 352-359, 1986.
35) Second Report of an MRC Working Party : The evaluation of low dose preoperative X-ray therapy in the management of operable rectal cancer ; results of a randomly controlled trial. Br J Surg **71** : 21-25, 1984.
36) Gerard A, Buyse M, Nordlinger B, *et al* : Preoperative radiotherapy as adjuvant treatment in rectal cancer. Ann Surg **208** : 606-614, 1988.
37) Marsh PJ, James RD, Schofield PF : Adjuvant preoperative radiotherapy for locally advanced rectal carcinoma : Results of a prospective, randomized trial. Dis Colon Rectum **37** : 1205-1214, 1994.
38) 加藤孝一郎, 中島 厚, 木村幸三郎：放射線補助療法の適応と成績. 外科 **55**：390-394, 1993.
39) Balslev IB, Pedersen M, Teglbjaerg PS, *et al* : Postoperative radiotherapy in Dukes' B and C carcinoma of the rectum and rectosigmoid : A randomized multicenter study. Cancer **58** : 22-28, 1986.
40) Bentzen SM, Balslev I, Pedersen M, *et al* : A regression analysis of prognostic factors after resection of Dukes' B and C carcinoma of the rectum and rectosigmoid. Does post-operataive radiotherapy change the prognosis ? Br J Cancer **58** : 195-201, 1988.
41) Gastrointestinal Tumor Study Group : Prolongation of the disease-free survival in surgically treated rectal carcinoma. N Engl J Med **312** : 1465-1472, 1985.
42) Gastrointestinal Tumor Study Group : Survival after postoperative combination treatment of rectal cancer. N Engl J Med **315** : 1244, 1986.
43) Pahlman L, Glimelius B : Pre-or postoperative radiotherapy in rectal and rectosigmoid carcinoma ; Report from a randomized multicenter trial. Ann Surg **211** : 187-195, 1990.
44) 浜野恭一, 亀岡信悟：放射線治療の実際—直腸癌, 放射線照射に期待するもの. In：消化器癌の術前・術中・術後照射—手術と放射線の最適併用（秦 一雄, 大川智彦, 鍋谷欣市, 羽生富士夫編), pp 220-227, 医学書院, 東京, 1992.
45) Boulis Wassif S, Gerard A, Loygue J, *et al* : Final results of a randomized trial on the treatment of rectal cancer with preoperative radiotherapy alone or in combination with 5-fluorouracil, followed by radical surgery. Cancer **53** : 1811-1818, 1984.
46) Krook JE, Moertel CG, Gunderson LL, *et al* : Effective surgical adjuvant therapy for high risk rectal carcinoma. N Engl J Med **324** : 709-715, 1991.
47) Berdow BA, Menteshashvili : Thermoradiotherapy of patients with locally advanced carcinoma of the rectum. Int J Hyperthermia **6** : 881-890, 1990.
48) Mori M, Sugimachi K, Matsuda H, *et al* : Preoperative hyperthermochemoradiotherapy for patients with rectal cancer. Dis Colon Rectum **32** : 316-322, 1989.
49) 小島 治, 高橋俊雄, 堀江 弘, ほか：温熱・局所化学療法を用いた直腸癌局所再発防止対策並びに治療. 日外会誌 **91**：1283-1286, 1990.
50) 深野雅彦, 大木繁男, 嶋田 紘, ほか：直腸癌放射線補助療法. 外科 **55**：727-733, 1993.

4. カルチノイド

カルチノイド (carcinoid) は消化管や気管支などの原腸由来の臓器より発生する上皮性腫瘍で，Oberndorfer[1]が癌に類似しているが，異型性が低く発育が緩徐で癌より良性の経過をとる腫瘍に命名したのが最初である．その後，この腫瘍細胞はserotoninやその他の活性物質を産生分泌することが知られ，カルチノイド症候群を示すことからfunctioning tumor として注目されてきた．しかし最近では，カルチノイドが産生する内分泌顆粒がserotoninだけでなくさまざまな消化管ホルモン，あるいはその前駆物質を含有していることが明らかになり，カルチノイドは原腸系の臓器に広く分布する Kultschitzky 細胞や EC (entero-chromaffine) 細胞などの内分泌性細胞の原基細胞が腫瘍化した内分泌細胞腫 (endocrinoma) と広義に解釈されるようになってきた．

最近では，典型的なカルチノイドと臨床的に悪性度がきわめて高く予後不良な内分泌細胞癌 (en-

表 4.1 カルチノイドの発生率（わが国症例と欧米症例の比較）

発生臓器	日本(1986)		Wedell (1969)	Cheek (1971)	Orloff (1971)	Sanders (1973)	Godwin (1975)	
	症 例	剖検例					ERG	TNCS
食 道	26 (2.8)	7 (1.9)		1 (0.03)		1 (0.03)		
胃	259 (27.9)	90 (24.6)	89 (3.3)	93 (2.5)	(2.5)	98 (2.7)	42 (2.5)	19 (2.4)
十二指腸	128 (13.8)	50 (13.7)	64 (2.4)	135 (3.7)	(1.3)	80 (2.2)	33 (2.0)	22 (2.8)
空 腸					(1.5)		19 (1.1)	19 (2.4)
回 腸	39 (4.2)	60 (16.4)	856 (31.9)	1032 (28.0)	(27.5)	992 (27.3)	202 (12.2)	134 (16.8)
小 腸							99 (6.0)	70 (8.8)
Meckel 憩室	1 (0.1)	2 (0.5)	32 (1.2)	42 (1.1)	(1.0)	46 (1.27)		
回盲部	16 (1.7)	10 (2.7)					14 (0.8)	0
虫 垂	75 (8.1)	10 (2.7)	1241 (46.3)	1686 (45.8)	(47.0)	1609 (44.3)	820 (49.4)	340 (42.7)
結 腸	33 (3.6)	26 (7.1)	72 (2.7)	91 (2.5)	(2.0)	94 (2.6)	122 (7.3)	65 (8.2)
腸							11 (0.7)	6 (0.8)
直 腸	328 (35.3)	71 (19.4)	319 (11.9)	592 (16.1)	(17.0)	706 (19.4)	296 (17.8)	121 (15.2)
胆肝脾	23 (2.5)	40 (10.9)	7 (0.3)	12 (0.3)	(0.2)	7 (0.2)	2 (0.1)	0
小 計 (%)	928 (100.0)	366 (100.0)	2680 (100.0)	3684 (100.0)	3000 (100.0)	3633 (100.0)	1660 (99.9)	796 (100.0)

4. カルチノイド

表 4.1 カルチノイドの発生率（続き）

発生臓器	日本(1986) 症例	日本(1986) 剖検例	Wedell (1969)	Cheek (1971)	Orloff (1971)	Sanders (1973)	Godwin(1975) ERG	Godwin(1975) TNCS
肺・気管支	289	110					191	137
胸腺・縦隔	69	23						
乳 腺	10	2						
卵 巣	8	2		34			0	3
その他	38	13	12				16	34
小 計	414	150	12	34			207	174
総 計	1342	516	2692	3718	3000	3633	1867	970

ERG：End Results Group, TNCS：Third National Cancer Survey.

docrine cell carcinoma) を区別して扱う傾向がある[2]．

a．発生頻度

カルチノイドの発生頻度は剖検症例で 0.14～1.8％，手術症例で 0.06～0.16％ とされている[3]．好発部位は欧米では虫垂，小腸（回腸），直腸の順である[4]が，わが国では直腸，胃，十二指腸に多く，虫垂，小腸に少ないという特徴がある[5]（表 4.1）．発生の平均年齢は 51.7 歳で男性にやや多い（1.6 倍）．直腸カルチノイドの部位は直腸肛門境界から 10 cm 以内に約 80％ が位置している．

b．病理，病態生理

1) 病理組織

カルチノイドは消化管粘膜の腺管下部に存在する内分泌細胞あるいはその原基細胞から発生するため早期から粘膜下層に進展し，肉眼的には粘膜下腫瘍の形態をとり，割面は黄色調を呈する（図 4.1）．腫瘍細胞は円形ないし卵円形の比較的均一な小型の核を有し，充実結節状，索状，リボン状，ロゼット様，腺房・腺管形状などの構築をとって増殖する（図 4.2）．核の多形性や分裂像はほとんど認められない．組織学的に Soga-Tazawa[6] により A（結節状），B（索状），C（腺管・腺房，ロゼット状），D（低・未分化型），E（混合型）の 5 型に分類され，前腸系の胃，十二指腸には B 型，中腸系の回腸，虫垂には A 型，後腸系の直腸には B 型ないし E 型が多い．電顕的には限界膜で囲まれた直径 100～300 nm の神経内分泌顆粒を胞体内に認める（図 4.3）．免疫組織化学的検索では前

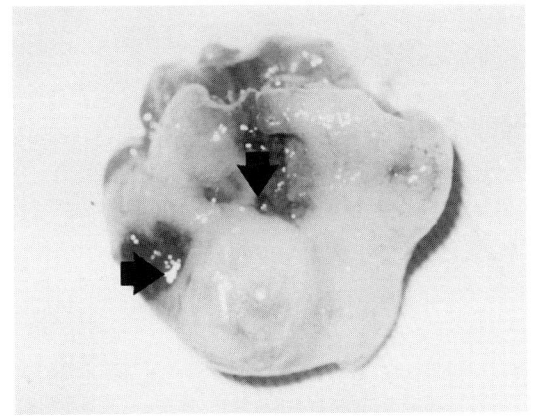

図 4.1 局所切除された直腸カルチノイドの肉眼所見
立ち上がりがなだらかな，表面に陥凹を有する隆起性病変がみられる．

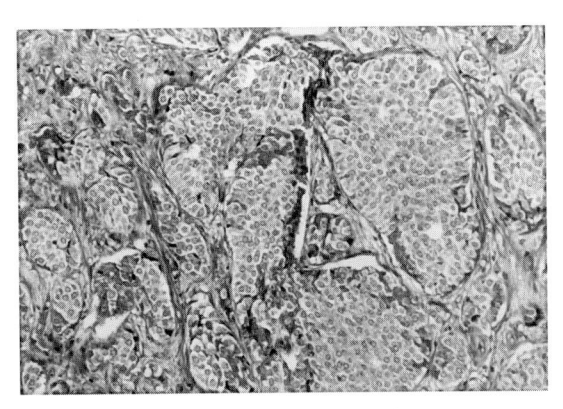

図 4.2 カルチノイドの組織所見
カルチノイドは円～卵円形の比較的均一な小型の核を有する腫瘍細胞が，結節状，索状，腺房・腺管状配列をとって増殖する．

腸系では somatostatin，中腸系では serotonin，後腸系では pancreatic polypeptide の検出が高頻度である[7]．

2) カルチノイド症候群

カルチノイドは腫瘍細胞が産生する serotonin

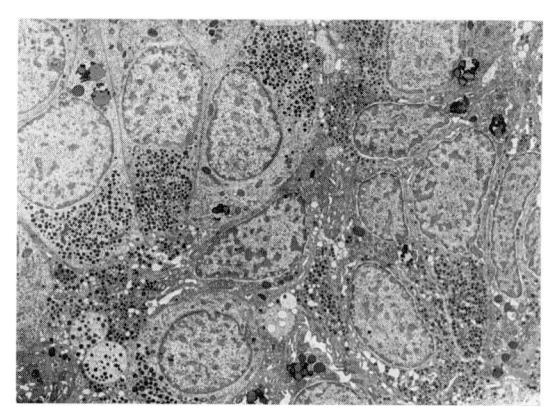

図 4.3 カルチノイドの電顕所見
unit membrane で囲まれた直径 100〜300 nm の神経内分泌顆粒を胞体内に認める．

やその他の活性物質が大量に循環系に放出されると，皮膚潮紅発作 (flushing)，下痢，肝腫脹，右心疾患，喘息様発作などの症状を伴うカルチノイド症候群を呈することがある[8]．しかしその頻度は少なく，1.7〜3.6% と報告されている．小腸，特に回腸カルチノイドは最もカルチノイド症候群を伴うことが多い．門脈系に分泌された serotonin は肝の monoamine 酸化酵素により代謝，不活化されてしまうが，腫瘍量が多いか肝転移があると症状の発現を認める．また，同時に産生される kallikrein も血中に放出され kinin を生成する[9]．

3) 転　　移

カルチノイドの大きさは 2 cm 以下の比較的小さなものが大部分を占めるが，小さい腫瘍でも転移が起こる．直腸カルチノイドで大きさと転移率との関係をみると直径 1 cm 以下 0.1%，1〜1.9 cm で 11%，2〜2.9 cm で 25%，3 cm 以上で 63% と大きくなるにつれ転移率が高くなっている．またカルチノイドの深達度をみると，粘膜下層までのものが圧倒的多数を占める．固有筋層を越えて浸潤した症例は良性で 1% であるのに悪性例では約半数を占める．カルチノイドでは径 2 cm を境にして臨床的悪性とされる筋層浸潤および転移率が高くなる．DNA 分析で aneuploid pattern を示すカルチノイドは，転移しやすいとの報告もある[10]．

c. 分　　類

カルチノイドは胎生発生学的に基づいて前腸系（肺，胃，十二指腸，膵），中腸系（小腸，虫垂，右側結腸），後腸系（左側結腸，直腸）に分類され，その発生部位によって腫瘍の性格が異なっている[11]．また，腫瘍細胞の銀染色による組織化学的反応によって，好銀性 (argyrophil)，銀還元性 (argentaffin)，非反応性に分けられる．銀反応は内分泌細胞を同定する方法として有用で，好銀性反応としては Grimelius 法が，銀還元性反応としては Masson-Fontana 法が用いられる．直腸系および後腸系カルチノイドは好銀性が多く，中腸系のものは銀還元性が多い．

d. 外科診断

カルチノイドは症状を伴わないものが多い．直腸カルチノイドでは肛門痛・便秘などがみられるが，カルチノイド腫瘍による直接の症状は少なく，痔核などによる出血があったため直腸検診で偶然に発見されるものが多い．実質的には 90% 以上が無症状カルチノイドである．カルチノイドが大きくなって広く浸潤したり転移を起こしてくると，通常の大腸癌と同様，閉塞症状と出血，腹痛などがみられる．最近ではスクリーニングとして行われる便潜血反応や消化管造影検査で異常を指摘され，内視鏡検査でみつかる症例が増加している（図

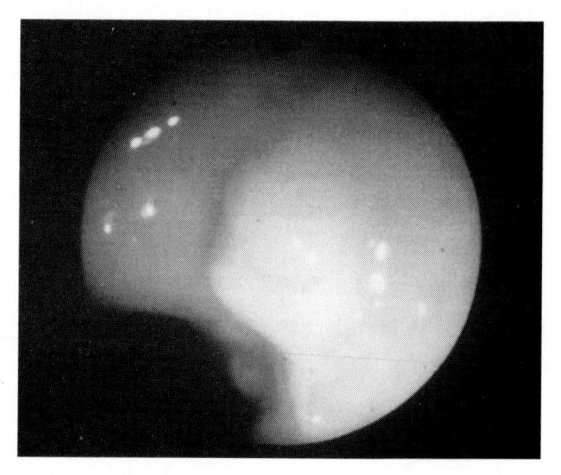

図 4.4　直腸カルチノイドの内視鏡所見
カルチノイドはやや黄色調で粘膜下腫瘍の形態を呈し，初期には粘膜表面は正常であるが，腫瘍の増大とともに中心陥凹，びらん，潰瘍を伴ってくる．

4.4).

カルチノイドの診断は臨床症状やセロトニン代謝の生化学的検索（血中 5-hydroxytryptamine：5-HT および尿中 5-hydroxyindolacetic acid：5-HIAA）が簡便な方法であるが，その検出率は高くない．形態学的診断としては，他の消化管腫瘍と同様に消化管造影検査や内視鏡，さらに大きくなれば超音波，CT，MRI，血管造影などが有効である．最近では ^{131}I-metaiodobenzylguanadine（^{131}I-MIBG）や ^{131}I で標識したソマトスタチン誘導体によるシンチグラムも用いられている[12]．

カルチノイドは早期から粘膜下層に進展するため，原発部の粘膜内の部分より粘膜下層の部分が大きく，内視鏡的には黄色調の粘膜下腫瘍としてとらえられる．表面の粘膜には病変の進展度に応じ，びらん，陥凹，潰瘍形成などが生じる．深達度診断には超音波内視鏡が最も有用である．さらに傍直腸のリンパ節転移の検索にも有用と考えられる（図 4.5）．

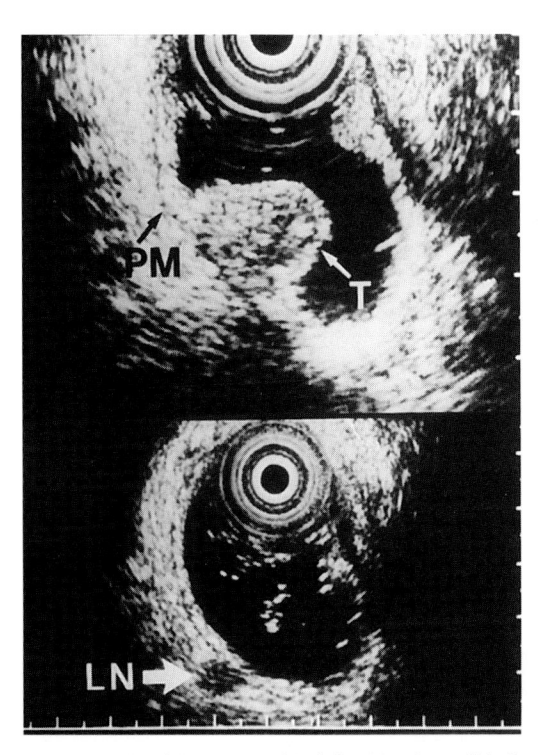

図 4.5 超音波内視鏡による壁深達度診断とリンパ節転移の診断
　上：筋層（PM）へ浸潤した直腸カルチノイド．
　下：傍直腸リンパ節への転移．

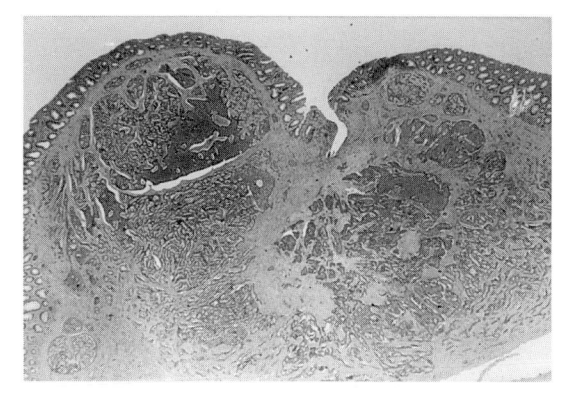

図 4.6 直腸カルチノイドの粘膜下層への浸潤
カルチノイドは上皮性腫瘍であるが，腺管下部に存在する内分泌細胞から発生するため，早期から粘膜下層に浸潤する．

カルチノイドは異型度の低い腫瘍細胞が特徴ある組織形態を示し増殖することから，確定診断は病理組織学的（HE 標本，銀反応，電顕）によってなされる（図 4.6）．

e． 治療方針，手術適応

カルチノイドは診断がついた時点で腫瘍の外科的切除が必要である[13]．手術方針として，1 cm 以下の場合には内視鏡的ポリペクトミー，あるいは局所切除が行われ，1〜2 cm のものでは筋層を含む広範囲局所切除（直腸では経仙骨的または経括約筋的局所切除術）が必要と考えられている．いずれの場合も組織学的検索により，粘膜下層までの浸潤で取り残しがないこと，浸潤増殖がないこと，脈管侵襲がないことを確認する必要があり，これが満たされない場合は根治手術が必要になる．2 cm 以上のものや筋層への浸潤，リンパ節転移があると診断されたものでは通常の癌と同様にリンパ節郭清を伴う根治手術が必要である．

遠隔転移があるものや切除不能な症例には 5-FU，MMC，cisplatin，adriamycin などの抗癌薬や，streptozocin，cyclophosphamide，methotrexate などが単独あるいは併用で用いられる．肝転移例では肝動脈結紮術，塞栓療法や塞栓化学療法なども行われる．カルチノイド症候群による症状の治療には抗セロトニン薬が用いられる．最近ではソマトスタチン誘導体（octeotide，商品名サンドスタチン）が下痢，flushing に有効である[14]．そ

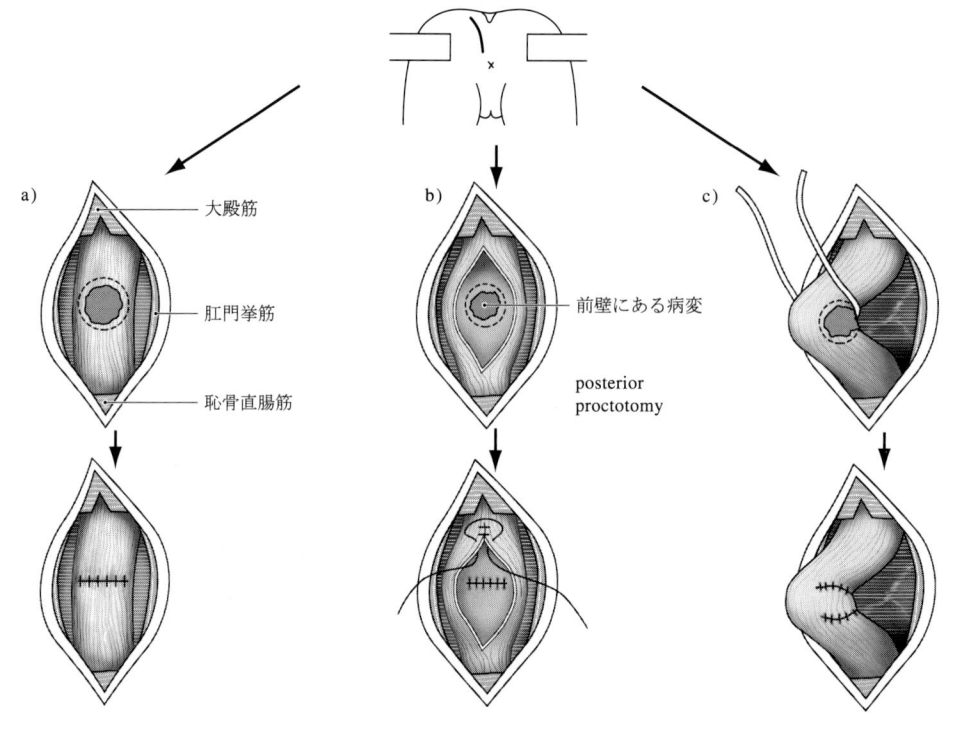

図 4.7 経仙骨的切除術
腫瘍の位置によって切除の仕方もいろいろある．

a) 大殿筋／肛門挙筋／恥骨直腸筋
b) 前壁にある病変／posterior proctotomy
c)

の機序はソマトスタチンが下垂体や小腸からのホルモンの分泌を抑制し，また腫瘍細胞への各成長因子の作用を競合的に抑制するためとされている．インターフェロンがカルチノイドの治療に有効であるとの報告もある[15]．

f．手術方法
1) 内視鏡的ポリペクトミー
1 cm 以下の場合には内視鏡的ポリペクトミーが可能であるが，断端陽性となる例も認められるため，ポリペクトミー切除標本の組織学的検索は十分に行う必要がある．

2) 局所手術
直腸カルチノイドの局所手術の術式には，①経肛門的切除，②経括約筋的切除，③経仙骨的切除の3種類がある．小さな病変は肛門外へ比較的容易に引き出せるので経肛門的切除が用いられるが，経括約筋的切除か経仙骨的切除かの選択は肛門縁からの距離によって決められる．腫瘍下縁が肛門縁より4～5 cm 以上口側にある場合は経仙骨的切除が適している．この場合腫瘍が前壁にあるか後壁にあるかによって手術方法が異なる（図4.7）．

3) 経肛門的内視鏡下粘膜切除術
近年，腹腔鏡下手術の発達に伴い，上部直腸病変に対しても直腸鏡下の局所的切除が可能となり

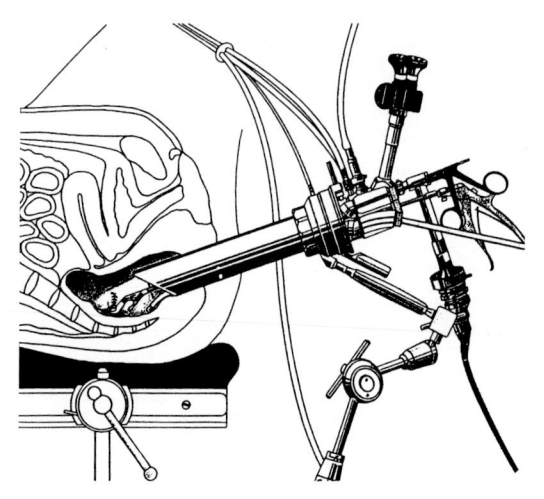

図 4.8 経肛門的内視鏡下粘膜切除術
（Richard Wolf 社 TEM カタログより引用）

注目を集めている．この術式は Bueß らにより開発され，経肛門的内視鏡下マイクロサージェリー (transanal endoscopic microsurgery, TEM) と呼ばれている[16]．適応の決定には，術前の大腸内視鏡所見，超音波内視鏡，生検にて病変の存在部位と深達度診断を行う．これらの結果，病変の大きさや局在から内視鏡的粘膜切除 (endoscopic mucosal resection, EMR) が不可能なもの，または困難なものが適応となるが，直腸カルチノイドはよい適応である（図 4.8）．

g．手術成績，遠隔成績

一般にカルチノイドは外科的切除による治癒率が高いばかりでなく，転移がみられても術後長期間の生存が可能で同部位の癌に比べると予後は比較的良好である．直腸カルチノイドでは 2 cm 以上のものや，T_3（腫瘍が固有筋層を越え，漿膜下層または漿膜被覆のない結腸傍あるいは直腸傍組織に浸潤）の予後はきわめて不良である[17]．また，リンパ節転移の認められた腫瘍は高率に遠隔転移の再発をきたすことより，厳重なフォローが必要となる[17]．

カルチノイドの 5 年生存率は小腸 31%，虫垂 99%，結腸 52%，直腸（S 状部も含む）83% であり，遠隔転移のあるものでは結腸 7%，直腸 17% と報告されている[4]．直腸カルチノイドの術後遠隔成績については 5 年生存率で 46.7～100% と報告者によりさまざまである（表 4.2）．　　［久保田芳郎］

文 献

1) Oberndorfer S: Uber die Kleinen Dünndarmcarcinome. Verh Dtsch Ges Pathol 11: 113-116, 1907.
2) 岩淵三哉，渡辺英信，石原法子，ほか：消化管カルチノイドと内分泌細胞癌の病理―その特性と組織発生．臨床消化器内科 5: 1669-1681, 1990.
3) Sanders RJ: Carcinoids of the Gastrointestinal Tract. Thomas Publ, Springfields, Illinois, 1973.
4) Godwin JD II: Carcinoid tumors: An analysis of 2837 cases. Cancer 36: 560-569, 1975.
5) 曽我 淳：消化管カルチノイドの病理，統計的事項．臨床消化器内科 5: 1661-1667, 1990.
6) Soga J, Tazawa K: Pathologic analysis of carcinoids. Histologic reevaluation of 62 cases. Cancer 28: 990-998, 1971.
7) 亀谷 徹：消化管カルチノイド．Functioning tumor との鑑別．臨床消化器内科 5: 1703-1710, 1990.
8) 曽我 淳：Carcinoid 症候群．日本臨牀 41: 201-212, 1983.
9) 木村伯子，名倉 宏：生理活性物質とカルチノイド．内分泌外科 11: 221-226, 1994.
10) Tsioulias G, Muto T, Kubota Y, et al: DNA ploidy pattern in rectal carcinoid tumors. Dis Colon Rectum 34: 31-36, 1991.
11) Williams ED, Sandler M: The classification of carcinoid tumors. Lancet 1: 238-239, 1963.
12) Bakker WH, Albert R, Bruns C, et al: [^{111}In-DTPA-DPhe1]-octeotide, a potential radiopharmacetical for imaging somatostatin receptor-positive tumors: synthesis, radiolabelling and in vitro validation. Life Sci 49: 1583-1591, 1991.
13) 久保田芳郎，赤須孝之，Tsioulias G，ほか：消化管カルチノイドの治療．臨床消化器内科 5: 1733-1738, 1990.
14) Kvols LK, Moetel CG, O'Connel MJ, et al: Treatment of malignant carcinoid syndrome evaluation of a long acting somatostatin analogue. N Engl J

表 4.2　直腸カルチノイドの術後遠隔成績

報告者	年度	有効症例	5 年生存例	5 年生存率	備　考
Peskin	1959	10	9	90.0	5 年未満の 9 例および姑息手術，直死の 6 例を除く
Caldarola	1964	68	68	100.0	他因死または追跡不能の 28 例および 5 年未満の 43 例を除く
Tumacder	1968	19	18	94.7	5 年未満の 18 例および追跡不能の 3 例を除く
Kuiper	1970	17	17	100.0	胃癌による死亡 2 例および姑息手術 1 例を除く
Orloff	1971	32	29	90.6	姑息手術 6 例を除く
Morgan	1974	30	14	46.7	
Godwin	1975			83	直腸および直腸 S 状部カルチノイドの相対生存率
Grablowsky	1975	23	21	91.3	5 年未満の 13 例および追跡不能の 2 例を除く 臨床上良性の 20 例および浸潤例 3 例
Aranha	1980	12	7	58.3	
計		211	183	86.7	

Med **315**: 663-666, 1986.
15) Hanssen LE, Schrumpf E, Kolbenstvedt AN, *et al*: Treatment of malignant metastatic midgut carcinoid tumors with recombinant human 2 b interferon with or without prior hepatic artery embolization. Scand J Gastroenterol **24**: 787-795, 1989.
16) Bueß G, Kipfmuller K, Ibald R, *et al*: Clinical results of transanal endoscopic microsurgery. Surg Endosc **2**: 245-250, 1988.
17) Sauven P, Ridge JA, Quan SH, *et al*: Anorectal carcinoid tumors. Ann Surg **211**: 67-71, 1990.

5. 腫瘍様病変

5.1 子宮内膜症

子宮内膜症は子宮内膜またはその類似組織が，異所性に増殖する疾患で，従来はその発生部位から，内性（子宮筋層内に発生）と外性（それ以外に発生）に大別されたが，最近は前者を子宮腺筋症と呼び，後者のみを子宮内膜症として取り扱う傾向にある．なお本症は，月経痛と不妊症を主症状とする，婦人科領域では日常的疾患の1つであるが，近年，診断技術の進歩などと相まって，ますます増加の傾向にある[1]．そのうち子宮内膜症の病変が腸管に波及し，外科医が取り扱うほどの腸管子宮内膜症に限ると，比較的まれとはいえ，今後さらに注目すべき疾患になることが予想される．

a. 発生頻度

欧米では子宮内膜症の発生頻度は妊娠可能女性の4～17%に相当し，そのうち腸管子宮内膜症は3～34%と報告されている[2,3]．

一方，わが国における腸管子宮内膜症の報告は，欧米に比べてまれで，1950年中西[4]の報告以来，筆者の調べによると，1995年までに，110余例の報告をみるにすぎない．

次に，腸管における部位別発生頻度をみると，内外の報告とも，大部分がS状結腸と直腸に集中しており，そのほか，回腸，盲腸，虫垂などの順となっている（表5.1）[2,5,10]．

b. 病態生理

子宮内膜症の発生機序については，従来から種々の説があり，定説はない．そのうち①Sampsonの提唱した移植説，すなわち月経血の経卵管的逆流に伴って，子宮内膜が腹腔内の漿膜面に着床するとする説，②IvanoffおよびMeyerによる腹膜化生説，すなわち胎生体腔上皮に由来する腹膜中皮が子宮内膜類似組織に化生するとする説が有名である．

子宮内膜症では，子宮内膜類似組織が性ステロイドホルモンの制御により，月経周期に一致して，増殖，出血，壊死，線維化を繰り返し，病巣の広がりや部位によって，疼痛，出血，狭窄などの多様な症状を示すのが特徴である[6]．

c. 分類

1) 子宮内膜症の臨床進行期分類

従来からよく用いられるBeecham分類（表5.2）および近年，わが国でも推奨されているアメリカ不妊学会によるRe-AFS（Revised American Fertility Society）分類が，代表的なものである．前者が第1期のみ肉眼所見によるのを除き，主として内診所見による分類法であるのに対し，

表 5.1 腸管子宮内膜症における腸管病変の部位別頻度

	Masson (1945)[2] 497例	松隈 (1989)[5] 78例
S状結腸 / 直腸 / 直腸S状部	72.4% (360例)	84%
直腸膣中隔	13.5% (67例)	
小腸	7.0% (35例)	7% (回腸)
盲腸	3.6% (18例)	5% (回盲部)
虫垂	3.0% (15例)	3%
大腿ヘルニア	(2例)	
肛門		1%

表 5.2 子宮内膜症期別分類 (Beecham, 1984)[7]

第Ⅰ期 (stage Ⅰ)
　骨盤内臓器・漿膜面に1～2mmの小斑点が散在するもので，開腹術や腹腔鏡検査で発見される
第Ⅱ期 (stage Ⅱ)
　仙骨子宮靱帯，広間膜，頸部後壁および卵巣に有痛性硬結をふれるが，Douglas窩が閉鎖していないもの
第Ⅲ期 (stage Ⅲ)
　第Ⅱ期病変が進行し，卵巣が少なくとも2倍以上に腫大し，仙骨子宮靱帯，直腸，付属器が癒着し，Douglas窩が閉鎖しているもの
第Ⅳ期 (stage Ⅳ)
　骨盤内臓器が癒着して一塊となり，個々の臓器が区別できないもの，すなわち frozen pelvis

後者は直視下（腹腔鏡検査または開腹術）に，骨盤腔内全体の癒着をスコア化した分類法（詳細は成書参照）である．

2) 腸管子宮内膜症の臨床的分類

(1) 腫瘤形成型 (endometrioma 型)：腸管壁の一部に粘膜下腫瘤様の，限局型腫瘤を形成するもの

(2) びまん型 (diffuse endometriosis 型)：骨盤子宮内膜症 (pelvic endometriosis) が直接，腸管壁に波及し，線維化による狭窄症状を主体とするもの

(3) その他：なお，一般には(1)，(2)の2群に大別されることが多いが，豊島ら[8]は，両方の併存する例などを(3)として，3群に分類している．

a．外科診断
1) 好発年齢
大部分は性成熟期（30，40歳代）の女性に発生する[9]が，閉経後あるいは高齢者にもみられる[2,3]．

2) 既往歴および症状
婦人科的手術の既往歴をもつ人が多く[1,11]，腹痛，下血・血便，下痢，便秘，腰痛などの消化器症状のほか，月経困難，月経不順，不妊などの婦人科的愁訴も多い[1,9,10]．なお，消化器症状と月経周期との関連性が，報告例の約半数に認められている[5]．

3) 診断法
双合診，直腸診を含めた理学的所見のほかに，補助診断法として超音波，CT，MRI，腹腔鏡，血清 CA 125 値などの諸検査と，消化管に対して，注腸造影，大腸内視鏡，超音波内視鏡[11]などの検査

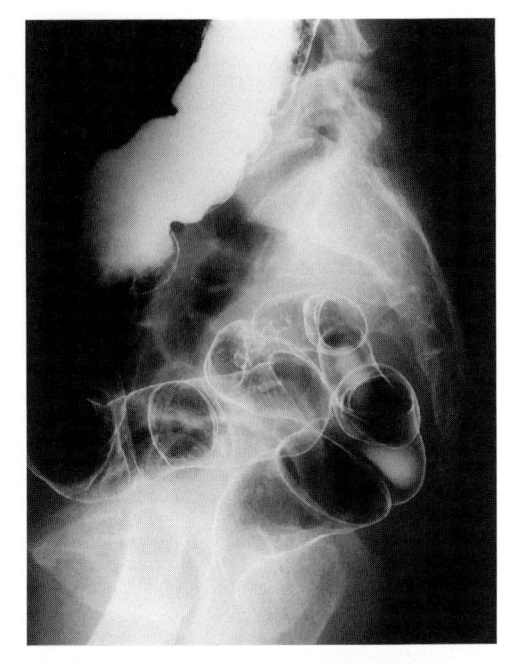

図 5.1 直腸子宮内膜症の注腸造影像
直腸S状部に高度の狭窄と内腔の顆粒状隆起．その肛門側には上部直腸に及ぶ拡張不良像を認めた．

が有用である．注腸造影検査では，病型により片側性に限局性の陰影欠損を示す群と線維化により全周性狭窄を示す群とがある．特に後者では癌との鑑別が重要であり，Jenkinsonら[10]は本症の特徴として，①陰影欠損部が癌に比し，広範囲である，②陰影欠損部の辺縁が平滑である，③大腸の他の部分には異常がない，④粘膜面が正常である，⑤腸管の固定および圧痛を認める，としている．しかし，病変が粘膜まで変化を及ぼす場合もあり，粘膜の網目状構造，周囲粘膜の transverse ridging も特徴的所見とされる[8]．なお自験例では，狭窄部の粘膜面に顆粒状隆起を示す例もあった（図5.1）．内視鏡検査では，病変が粘膜にまで進展することがまれなこと，および高度の狭窄例が多いことから，生検での確診率は高くない[3,5,8]．

e．治療方針，手術適応
治療法にはホルモン療法と手術療法があるが，まずホルモン療法を試みるべきである．
ホルモン療法には，①経口避妊薬による偽妊娠法，②danazolによる偽閉経療法，③男性ホルモン療法があり[7]，産婦人科医の指導のもとに行う．さ

らに，ホルモン療法は手術の補助療法として，術前には症状の軽快，病巣の縮小消退を図るため，術後には病巣の遺残に対して追加されることもある．

手術適応は，腸管の穿孔，閉塞，出血により緊急手術を要する場合，ホルモン療法によって症状が軽快しないか，腸管の狭窄が高度で，非可逆的変化を起こしている場合などである．なお実際には，癌が否定されず，確定診断の目的で手術が施行される場合も多い[5,12]．

f. 手術方法

確定診断がついていない場合には，術中生検を行うことによって，癌と間違えて，永久的人工肛門造設などの過大な手術侵襲とならないよう，厳重に注意しなければならない．次に術式の選択にさいしては，子宮内膜症自体および腸管病変の広がり，部位などによるだけでなく，患者の年齢，挙児を希望するか否か，閉経後か否かなどによって，症例ごとにきめ細かな配慮が必要である．

1) 根治的手術

閉経後あるいは妊孕能を温存する必要のない場合には，子宮全摘術＋両側付属器切除術，すなわち外科的去勢により根治的治療がなされるが，術前あるいは術後のホルモン療法を加えることにより，いっそうの効果を上げることができる[7]．腸管病変に対しては，小さな病巣では退縮を期待できるが，粘膜下腫瘤形成型では局所切除を，狭窄型では腸管切除を追加する．

2) 保存的手術

妊孕能を温存する必要のある場合には，子宮，卵管，卵巣を温存し，癒着剥離およびさまざまな程度の病巣切除を行い，腸管病変に対しては局所切除あるいは腸管切除を行う．この手術では，術前後におけるホルモン療法の役割がいっそう重要であるだけでなく，卵管や骨盤底を形成するなどの産婦人科的技術が要求されることもある．なお，子宮内膜症における癒着は通常の炎症とは異なり，癌浸潤に似た癒着であるため，手術の成否は癒着剥離手技にかかっているといっても，過言ではない[7]．

g. 手術成績，遠隔成績

手術直接死亡ないし在院死亡例は，1960年以前の報告[2,9]には散見されるが，最近では診断および治療法の進歩にもより，内外とも直接死亡例の報告はみあたらない．

遠隔成績については，子宮内膜症自体の進行病期と腸管への進展状況，ホルモン療法の効果いかん，および施行された手術方法などに左右される．従来，腸管切除術については好成績を上げている報告[3]が多いが，Gray[12]はホルモン療法を併用した，腸病巣の局所切除術も推奨している．彼によれば，腸管子宮内膜症179例に対し，病期の早い軽症例から順に，病巣の表面的全切除81例，病巣の表面的部分切除71例，腸管切除37例を施行し，再発はそれぞれ20.2，21.5，24.3％と報告している．なお本症は良性疾患であるため，長期的展望のもとに，治療法を選択していくべきであるが，欧米で数例[2]，わが国でも1例[13]の悪性化（癌，肉腫）例が報告されていることにも留意すべきである．

5.2 深在性囊胞性大腸炎

深在性囊胞性大腸炎（colitis cystica profunda, CCP）は，主に大腸の粘膜下層および，それより深層に粘液囊胞を形成する，良性隆起性病変であるが，ときに癌と間違えられやすく，診断には注意を要する．なお1957年Goodallら[14]が，初めてCCPと命名し，病因を含めて詳細に報告している．

a. 発生頻度

CCPについては，1989年Guestら[15]は欧米の文献的考察により144例を集計し，わが国でも1972年小林[16]の報告以来，1988年金丸ら[17]が21例を集計している程度の，きわめてまれな疾患である．病型別の発生頻度，すなわち限局型：びまん

型は，Guestらによると123例：21例，金丸らによると20例：1例と，限局型が大部分を占めている．

b．病態生理

発生機序については，後天性起源説と先天性起源説がある．前者の代表的な説として，Goodallら[14]，Wayteら[18]による慢性炎症起源説があり，特にびまん型にみられるように，潰瘍性大腸炎，赤痢などの慢性炎症により粘膜筋板が破壊され，粘膜下層に粘液嚢胞が形成されると説明される．後者に属する説としては，Allen[19]は直腸の'hamartomatous inverted polyp'を報告し，比較的若年者にみられることからも，一種の先天性奇形とみなしている．なお近年，CCPの限局型は直腸の粘膜脱症候群の範疇に属するものと考えられ，Madiganら[20]は排便機能異常に伴う，外傷性虚血を原因にあげている．

c．分類

表5.3に示すように，限局性のものとびまん性のものに大別される．

表5.3 深在性囊胞性大腸炎の分類

1) Hermanらによる分類[21]
   a) 限局型 localized form
      最も高頻度で，大部分が直腸に限局しており，肛門縁から5～12cmの間で，前壁に多い．
   b) 区域型 segmental form
      1～数区域内に病変が多発しているが，病変のない区域もある．
   c) びまん型 diffuse form
      大腸全体に散在する．
2) Wayteらによる分類[18]
   a) 限局型 localized type
   b) びまん型 diffuse type（区域型を含む）

d．外科診断

1) 好発年齢および性別

Guestら[15]によると，年齢は4～76歳（平均30歳），男女比は71：73であった．金丸ら[17]によると，8～78歳で，16：5と男性に多い．

2) 症状

血便，粘液便，下痢，テネスムス，腹痛，直腸痛などである．

3) 診断法

直腸限局型では，直腸指診により表面平滑な弾性硬の腫瘤を触知する．注腸造影では，立ち上りのゆるやかな孤在性～多発性の隆起性病変，あるいは狭窄～閉塞像を示すこともある．内視鏡検査では，隆起性病変の表面にびらんや潰瘍を伴い，癌とまぎらわしい所見を呈することもある．超音波内視鏡が鑑別診断に有用である．生検による病理診断は，粘膜下層までの十分な組織採取が難しいため，確診率が低い．そのうえ，粘液嚢胞を粘液産生性腺癌と誤診する危険も多い．金丸ら[17]によると，生検による診断確定は21例中3例のみで，3例が直腸癌と診断されていた．

e．治療方針，手術適応

限局型，びまん型とも保存的治療が基本である．特に限局型に対しては，粘膜脱症候群の治療に準じ，排便時のいわゆる'いきみ'の防止やステロイド薬の注腸療法などが行われている．手術は大きな隆起性病変や難治性潰瘍の症例に対して，局所切除術や直腸脱に対する手術が施行されている（表5.4）[15]．これに対し，区域型，びまん型では，確診が得られていれば，合併症を起こさない限り経過観察でよく，潰瘍性大腸炎などの基礎疾患に

表5.4 深在性囊胞性大腸炎に対する手術方法（Guestら[15]による，邦訳）

限局型病変	
局所切除	43（例）
直腸脱手術	13
低位前方切除	4
腹会陰式直腸切除*	4
直腸脱手術・減圧的人工肛門造設	2
腹会陰式直腸切除	2
S状結腸切除術	1
電気焼灼	1
区域型/びまん型病変	
結腸区域切除	6
結腸亜全摘	4
大腸全摘	2
腹会陰式直腸切除*	1
S状結腸人工肛門造設	1
S状結腸人工肛門造設*	1
局所切除・直腸脱手術	1
直腸粘膜切除・結腸肛門吻合	1
結腸区域切除*	1

* 悪性腫瘍と誤診された症例．

対する治療を行う．しかし実際には，癌などとの鑑別が難しいため，根治的切除（腸管切除）が施行される機会が多い．

f．手術方法

欧米の報告によると，限局型に対しては，表5.4のように，局所切除が大部分で，ついで直腸脱の手術（Ripstein法など）が施行されている．区域型，びまん型に対しては，症例数が少ないが，大腸の区域切除，亜全摘，全摘などが行われている．一方わが国では，金丸ら[17]によると，21例中18例が手術を受けており，局所切除11例，結腸部分切除3例のほかに，癌と診断されたため，pull-through 3例，腹会陰式直腸切除1例が施行された．いずれにしても，腹会陰式切除のような過大侵襲を避けるように，細心の注意を払うべきである．

g．手術成績，遠隔成績

一般的には，限局型，びまん型とも手術成績は良好であるが，それぞれに再発例が報告されている．限局型では，手術により軽快しない例がある程度の割合にみられ，Martinら[22]によると，局所切除の有効率は79％であった．不成功例のなかには，保存的治療や再切除などにより軽快する例もある．びまん型では，Wayteら[18]の潰瘍性大腸炎に併発した2例のうち1例，Bentleyら[23]の腸閉塞を合併した1例などで，大腸亜全摘術後，再発のため全摘を要した例が散見される．

5.3 腸管嚢胞気腫症

腸管嚢胞気腫症（pneumatosis cystoides intestinalis, PCI）は腸管壁内（漿膜下あるいは粘膜下）に多発性の含気性嚢胞を形成する疾患である．

a．発生頻度

PCIは1730年DuVernoiにより剖検例で最初の報告がなされ[24]，わが国では1901年三輪が第1例を報告して以来，大西ら[25]によると1984年までに353例を集計している．発生部位については，欧米，日本ともに以前は小腸が大部分を占めていたが，近年，欧米では慢性閉塞性肺疾患に伴う症例，わが国ではトリクロルエチレン（trichloroethylene, TCE）に関連した症例が増え，大腸（特に左側結腸）が好発部位となっている（表5.5）[26,27]．

b．病態生理

PCIの発生機序については諸説あるが，機械説，細菌説，化学説が有力である．機械説では幽門狭窄を初めとする消化管狭窄による腸管内圧亢進のため，粘膜に亀裂が生じ，腸内ガスが壁内に浸潤すると説明される．さらに，閉塞性肺疾患では肺胞破壊から，縦隔，後腹膜，腸間膜を経て，腸管壁へガスが到達するとし，肺原説とも呼ばれる．細菌説ではガス産生性の細菌が腸壁内に侵入するためとされ，化学説では，最近の本邦報告例にみられるように，TCEの慢性曝露との関連性が指摘されている[26,27]．なお気腫内ガスの成分は，Majahed[28]をはじめとする報告によると，窒素が80％以上を占め，酸素吸入療法では，窒素を酸素と置換させ，気腫を消失させると説明されている．

表5.5 腸管嚢胞様気腫の原因と発生部位（坂下ら，1992）[27]
（1980年～1991年 本邦報告例 126例）

原因	症例数	発生部位	症例数
原疾患なし	33	小腸	19
トリクロルエチレン	36	大腸	83
呼吸器疾患	17	盲腸	14病変
膠原病合併	16	上行結腸	27病変
PSS	8	横行結腸	18病変
PM	5	下行結腸	23病変
SLE	2	S状結腸	63病変
MCTD	1	直腸	7病変
胃・十二指腸潰瘍	5	小腸および大腸	5
パラコート中毒	4	不明	19
腹部手術	4		
不明	11		
計	126	計	126

c. 分　類

表5.6のように原発性か続発性かによる分類，ならびに臨床的重症度による分類がある．

表 5.6　腸管嚢胞気腫症の分類

1)* 原発性（特発性）
　　続発性……原因あるいは誘因が推察できるもの
　　　a) 消化器疾患（幽門狭窄，消化性潰瘍，胃癌，腸閉塞など）
　　　b) 呼吸器疾患（慢性閉塞性肺疾患，気管支喘息など）
　　　c) 感染症（新生児壊死性腸炎，偽膜性腸炎など）
　　　d) 膠原病（特に強皮症）
　　　e) 医原性もの（内視鏡，腸管吻合術など）
　　　f) トリクロルエチレンに関連したもの
　　　g) その他（Whipple病，白血病，スプルーなど）
2) 臨床的重症度分類（Gruenbergらによる）[6]
　　Group I　　（無症状群）　経過観察だけでよい．
　　Group II　 （有症状群）　酸素療法が有効である．
　　Group III　（重症群）　　より強力な治療が必要である．

* 従来のDoddsらの分類などを参考[24,25]にし，筆者が作成した．f）については，従来は原発性とされていたが，現在，因果関係が強く疑われている[26]．

d. 外 科 診 断

1) 好発年齢および性別

呼吸器疾患に合併するものは高齢者の男性に多いが，TCEに関連するものは，より若年層（40歳代）で，女性に優位である[26]．

2) 症　状

腹部膨満，腹痛，便秘，下痢，下血などが多いが，特異的な症状はない．

3) 診 断 法

腹部単純X線撮影では，腸管の輪郭に沿って，類円形のガス像が集簇し，ぶどうの房状あるいは蜂窩状を呈する．注腸造影では，なだらかな隆起の粘膜下腫瘍像とガス嚢胞の所見を示す．最近ではCTも有力な診断法となっている．内視鏡検査では，多発性ガス嚢胞の所見で，表面の粘膜は正常であることが多いが，発赤，びらんを伴うこともある．生検により嚢胞壁が採取されるか，穿破により病変が退縮すれば診断は確実になる．

a. 治療方針，手術適応

従来から自然治癒したという報告例も多いので，軽症例では経過観察のみでよい[27,29]．治療方針は次の順序に従って立てる．

1) 原因の除去

原因疾患，たとえば消化性潰瘍，慢性閉塞性肺疾患などに対する治療を行い，TCEに関連するものでは，TCE曝露を回避するなどの措置を構ずる[26]．

2) 保存的治療

本疾患に対する酸素吸入療法は1973年Forgacs[30]により提唱され，わが国でも良好な結果が報告されている[26,27]．投与方法は50～75%の酸素を5～10日間吸入させるのが一般的である．なお成分栄養剤やmetronidazoleの投与が有効との報告もある[24,31]．

3) 外科的治療

手術適応は，①PCIによる合併症（出血，穿孔，閉塞，腸重積，S状結腸捻転など）により緊急手術を必要とする場合，②原因疾患（幽門狭窄，胃癌，腸閉塞など）に対し，手術が必要な場合，③保存的治療により，症状が軽快しない場合などである．

f. 手 術 方 法

1) 原因疾患に対する手術

従来から報告されているように，幽門狭窄，胃癌，腸閉塞などがPCIの原因と考えられる場合には，これらに対する手術を行うだけで，PCI病変が縮小あるいは消失することが期待できる[29]．

2) 病変部腸管に対する手術

病変が小範囲の腸管に限られていれば，病変部の全切除が可能であるが，広範囲の場合には癒着による狭窄などで，病変の高度な部分のみを切除し，残存病変は退縮を待つ方法もある．特に左側結腸型の症例に対しては，S状結腸より口側の腸管を切除するが，直腸は温存して，直腸病変は自然寛解を待つ方法も選択される．

g. 手術成績，遠隔成績

PCIに対する治療は，酸素吸入療法の導入以来，診断が確定しさえすれば，まず保存的に行われ，しかも好成績をあげている．なお酸素吸入療法の成績は，坂下ら[27]によると42例につき，5例（12%）に再発がみられたという．手術成績については，従来の報告によると，成人例ではわが国，

外国とも良好とされ，小児例では壊死性腸炎によるPCI罹患腸管の広範切除により，例外的に救命例が散見されるのみで，非常に死亡率が高い[32]．遠隔成績については，成人例で術後再発例の報告[25]が散見されるのみで，一般には良好である．しかしながら，Gruenbergら[29]によると，PCI症例27例のうち，呼吸器疾患を原因とする19例について検討を加え，慢性閉塞性肺疾患による症例では，その40％がPCIと診断されてから，4年以内に死亡したと報告し，成人例でも原因あるいは基礎疾患しだいで，治療法のいかんによらず，予後不良であることを示唆している． ［原　宏介］

文　献

1) 岡田隆雄，丸山雅一，高橋　孝：腸管のendometriosis，その診断的アプローチ．外科 46：682-689，1984．
2) Macafee CHG, Greer HLH: Intestinal endometriosis. J Obstet Gynecol 67: 539-555, 1960.
3) Graham B, Mazier WP: Diagnosis and management of endometriosis of the colon and rectum. Dis Colon Rectum 31: 952-956, 1988.
4) 中西仁智雄：エンドメトリオーゼ（子宮内膜症）に関する研究．日医大誌 17：775-778，1950．
5) 松隅則人，松尾義人，鶴田　修，ほか：腸管子宮内膜症の2例―本邦報告例78例の検討を含めて．Gastroenterol Endosc 31：1577-1584，1989．
6) Haubrich WS: Enteric endometriosis. In: Bochus Gastroenterology, Vol 4 (ed by Berk JE), pp 2484-2489, WB Saunders, Tokyo, 1985.
7) 川島吉良：腸管のendometriosis．手術適応の有無と治療方針．外科 46：662-666，1984．
8) 豊島　宏，坂東隆文，渡辺昇，ほか：腸管子宮内膜症について―自験5症例と本邦報告例の検討．日本大腸肛門病会誌 34：1-9，1981．
9) Mayo CW, Miller JM: Endometriosis of the sigmoid, rectosigmoid and rectum. Surg Genecol Obstet 70: 136-139, 1940.
10) Jenkinson EL, Brown WH: Endometriosis, A study of one hundred and seventeen cases with special reference to constricting lesions of the rectum and sigmoid colon, JAMA 122: 349-354, 1943.
11) 大川恵三，中島　均，近藤博満，ほか：大腸子宮内膜症の4例．日本大腸肛門病会誌 42：1233-1238，1989．
12) Gray LA: Endometriosis of the bowel: Role of bowel resection, superficial excision and oophorectomy in treatment. Ann Surg 177: 580-587, 1973.
13) 山田紀彦，北村　脩，田村勝洋，ほか：直腸S状結腸エンドメトリオージス癌化の1治験例―世界報告5例の検討．日外会誌 82：284-291，1981．
14) Goodall HB, Sinclair LSR: Colitis cystica profunda. J Path Bact 73: 33-42, 1957.
15) Guest CB, Reznick RK: Colitis cystica profunda. Review of the literature. Dis Colon Rectum 32: 983-988, 1989.
16) 小林世美：Colitis cystica profunda: 臨床的寛解を見た1例．日本大腸肛門病会誌 27：60-61，1972．
17) 金丸　洋，高木正人，笠井　恵，ほか：直腸Colitis Cystica Profundaの1例．Gastroenterol Endosc 30：628-633，1988．
18) Wayte DM, Helwig EB: Colitis cystica profunda. Am J Clin Pathol 48: 159-169, 1967.
19) Allen MS: Hamartomatous inverted polyps of the rectum. Cancer 19: 257-265, 1966.
20) Madigan MR, Morson BC: Solitary ulcer of the rectum. Gut 10: 871-881, 1969.
21) Herman A, Nabseth D: Colitis cystica profunda. Arch Surg 106: 337-341, 1973.
22) Martin JK, Culp CE, Weiland LH: Colitis cystica profunda. Dis Colon Rectum 23: 488-491, 1980.
23) Bentley E, Chandrasoma P, Cohen H, et al: Colitis cystica profunda: presenting with complete intestinal obstruction and recurrence. Gastroenterology 89: 1157-1161, 1985.
24) Galandiuk S, Fazio VW: Pneumatosis cystoides intestinalis. A review of the literature. Dis Colon Rectum 29: 358-363, 1986.
25) 大西和彦，淵本定儀，米花孝文，ほか：術後吻合部に発生を繰り返した腸壁嚢状気腫の1例―および本邦報告例の統計的観察．日消外会誌 17：1615-1618，1984．
26) 山口孝太郎，嶋倉勝秀，上條　登，ほか：大腸腸管嚢腫様気腫―全国集計よりみたtrichloroethylene関与型の臨床像．日消誌 85：2161-2167，1988．
27) 坂下　武，舛井秀宣，金　正文，ほか：酸素吸入療法により治癒した大腸嚢胞様気腫の1例．日本大腸肛門病会誌 45：69-74，1992．
28) Majahed Z: Gas cyct of intestines (pneumatosis intestinalis). Surg Genecol Obstet 107: 151-160, 1958.
29) Gruenberg JC, Grodsinsky C, Ponka JL: Pneumatosis intestinalis: a clinical classification. Dis Colon Rectum 22: 5-9, 1979.
30) Forgacs P, Wright PH, Wyatt AP: Treatment of intestinal gas cysts by oxygen breathing. Lancet 1: 579-582, 1973.
31) Ellis BW: Symptomatic treatment of primary pneumatosis coli with metronidazole. Br Med J 280: 763-764, 1980.
32) Priest RJ, Goldstein F: Pneumatosis cystoides intestinalis. In: Bochus Gastroenterology Vol 4 (ed by Berk JE), pp 2474-2483, WB Saunders, Tokyo, 1985.

6. 炎症性疾患

6.1 潰瘍性大腸炎

潰瘍性大腸炎は原因不明の, 非感染性, 非特異性の大腸炎で, 寛解と再燃を繰り返す炎症性疾患である. その定義は WHO の CIOMS (Council for International Organization of Medical Science)によれば,"主として粘膜と粘膜下層をおかす, 大腸とくに直腸の特発性, 非特異性の炎症性疾患で, 30歳以下の成人に多いが, 小児や50歳以上のものにもみられる. 原因は不明で免疫病理学的機序や心理的要因の関与が考えられている. 通常, 血性下痢と種々の程度の全身症状を示す. 長期にわたり, かつ大腸全体をおかす場合には悪性化の傾向がある"とされている.

また, 厚生省特定疾患研究班では"主として粘膜を侵し, しばしばびらんや潰瘍を形成する, 大腸の原因不明のびまん性非特異性疾患"と定義されている. 本症は最近増加しつつあり, 以下の項目に沿って本症について説明したい.

a. 発生頻度

1994年までに厚生省に申請した本症の患者数は36970人である (図6.1). 1984年の患者数は8788人に比較してここ10年間に4倍に増加している. そして, ここ数年間, 毎年約3000人ずつ患者数は増加している. 人口10万人に対する有病率は29人と多くなっている. 各都道府県別の有病率に地域差はあまりみられないが, 北海道, 東北,

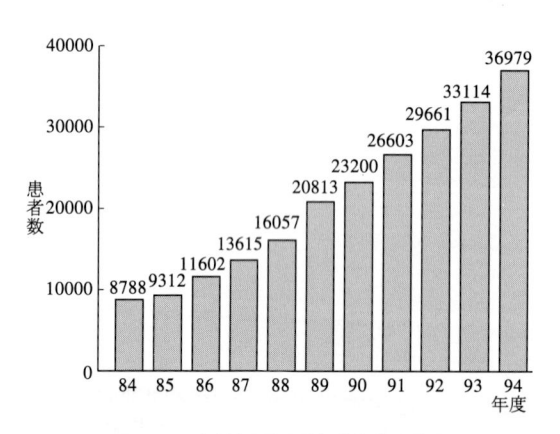

図 6.1 潰瘍性大腸炎登録患者数の推移
(厚生省疾病対策課:1994年医療受給者証交付件数より)

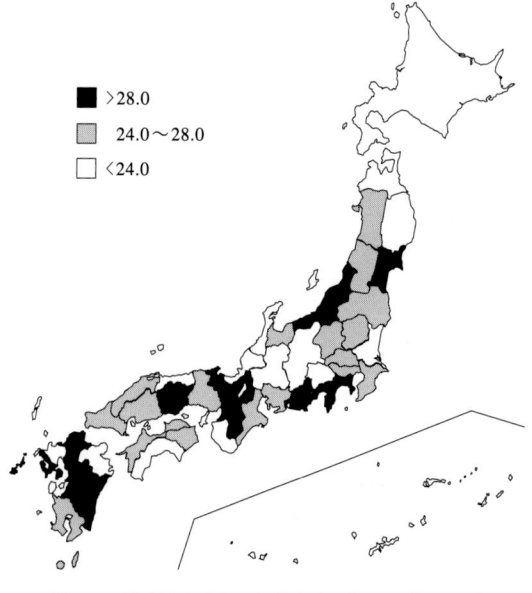

84: 8788
85: 9312
86: 11602
87: 13615
88: 16057
89: 20813
90: 23200
91: 26603
92: 29661
93: 33114
94: 36979

図 6.2 潰瘍性大腸炎の都道府県別有病率 (1993年)
※総務庁統計局「平成5年10月1日現在推計人口」をもとに1993年度末の医療受給者証交付件数より有病率を算出 (10万人対比率)

>28.0
24.0~28.0
<24.0

中部地方に比較的低く，大都市近辺に比較的高い（図6.2）．有病率は欧米と比較して低く，アジア各国に比べて日本は高い．男女比では男性が高い．5歳刻みの年齢階層別男女別発症年齢の分布では男性は20～24歳の階層に，女性は25～29歳の階層にピークがみられる．男性のピークのほうが5歳若いが，男女ともに20歳代にピークがみられる．この調査結果は外国の報告とほとんど一致している．死亡例は全報告例の0.48％であった．平均死亡年齢は52.8±19.1歳で，男性のほうが若かった．死亡例のほとんどは激症，重症例であり，病変範囲でみると全大腸炎型であった[1]．本症の家族内発症はわが国で登録されている5821家系中74家系（1.27％）にみられており，そのほとんどが親子，同胞間の発症であった．わが国の家族内発症率は欧米に比べて低い[2]．

b．病態生理
1）臨床症状

本症の症状は初発時と経過中，重症度，病変範囲などで異なる．そして，大きく腹部症状と全身症状に分けられる．本症に特有な腸管外合併症などが加わり症状は多様である．牧山の集計によれば，初発症状としては血便が約60％といちばん多く，ついで下痢（54％）であり，粘液便，粘血便が15～20％にみられ，腹痛の頻度は低い（表6.1）．初発時にはこれらの症状の程度が軽度であることが多く，数週間にわたり，これらの症状が持続し，医療施設を受診することが多い．血便は病変の程度によって異なり，排便前後の少量の鮮血，軟性の粘血便，血便のみの排出から，大量出血まで起こりうる．便性が正常で排便前後に少量の鮮血の場合は痔核と間違われやすく，炎症は直腸に限られ，固い便と接触して出血するもので直腸炎が疑われる．軟性の粘血便は，1日数回みられ，粘液や血液のみを排出することもある．この場合には病変範囲はもう少し広く，粘膜の炎症の程度も中等度で，多発性のびらん，または浅い潰瘍が多発しており，重症度でみると中等症位に相当する．

1日10回以上の下痢，粘血便，かなり大量の出血があるときには病変範囲は全大腸に及び，病理的には深い潰瘍，偽ポリポーシスなどが広範にみられ，重症で，全身症状を伴い，さまざまな腸管外合併症も併発していることが多い．このように血便の程度と粘膜病変の程度，重症度はある程度，相関している．

下痢もまた主要な症状で，その性状，回数もある程度，病変範囲や重症度を反映している．下痢の原因は粘膜の機能障害による水分の吸収障害，病変からの蛋白漏出などが考えられている．

腹痛はあまりみられない症状で，Crohn病と対照的である．これは炎症が主として粘膜に限局しているからであろう．しかし，活動性が増してくるとまず排便前後の下腹部痛がみられてくる．さらに，深い潰瘍が出現してくると腹痛は腹部全体に及び，持続痛で，圧痛も認められてくる．

発熱は軽症や中等症ではみられないが，排便回数が10回をこえ，血便も明らかで，腹痛もあると，37～38度の発熱がみられてくる．

体重減少も初期にはみられないが，発熱，腹痛などで経口摂取が減少すると体重は減少してくる．重症発作では5～7kgの体重が減少する．

精神的には不安，神経過敏状態で，食欲は減退し睡眠も不十分なことが多い．これらに対して病気を十分に説明し不安をとることが重要である．

本症の特徴として，いろいろな腸管外合併症があり，これらを表6.2に示した．これらは全大腸炎型で，重症例に多くみられる．

表 6.1 潰瘍性大腸炎の発症時症状と初診時主訴

	発症時症状	初診時主訴
血便	59.0%	82.7%
粘血便	16.7	30.5
粘液便	19.2	34.1
下痢	54.4	57.5
水様下痢	7.5	3.1
軟便	1.7	1.8
腹痛	10.5	18.1
下腹部痛	3.8	3.5
左下腹部痛	1.7	2.7
発熱	4.6	15.5
貧血	1.3	0.9
食欲不振	0.8	1.3
体重減少	0.4	7.1
全身倦怠	0.4	1.8

表 6.2 腸管外合併症

皮膚, 粘膜系：結節性紅斑, 壊疽性膿皮症, 血管炎, アフタ性口内炎
筋, 骨格系：関節炎, 強直性脊椎炎, 仙腸関節炎
腎, 泌尿器系：腎結石
眼：ぶどう膜炎, 虹彩炎
血液, 血管系：貧血, 血栓性静脈炎, 動脈炎（大動脈症候群）
肝：脂肪肝, 胆管周囲炎, 肝炎, 肝硬変, 硬化性胆管炎, 胆管癌

これらのなかで比較的多いのは鉄欠乏性貧血で, 次は関節炎で, 大腸炎の活動期に1つの大関節の腫脹, 疼痛がみられる. 下肢では歩行不能例もある.

ついで, 皮膚の合併症として壊疽性膿皮症, 結節性紅斑などが下肢を中心に発生する. 眼合併症としてぶどう膜炎, 結膜炎などがみられる. 肝障害もしばしばみられる合併症で, 胆管周囲炎が多く, 脂肪肝, 原発性硬化性胆管炎などもみられる.

口内炎もときにみられ, 深いアフタ性潰瘍で疼痛のため, 食物, 水分の摂取が不可能で入院することもある. そのほか, 血栓性静脈炎, 腎結石, 膵炎などもみられる.

2) 成　因

本症の成因は不明であり, 数多くの仮説が提示されている. 古くから感染説, 酵素説, 保護物質欠乏説, アレルギー説, 心身症説などに加え, 自己免疫説, HLA 異常, 遺伝性素因説, 胸腺異常説など複雑である.

感染説としては, ある種の大腸菌の増加により正常の菌叢の抑制をきたし, このアンバランスによる下痢説, 偏性嫌気性菌の減少, 上部小腸に細胞増加が起こり, これらの毒素によるという説, *Shigella* による感染説, *Clostridium difficile* の毒素による説など, さまざまであるが, いずれも決定的な病因とはいえない. 酵素説としては, リゾチーム説や蛋白分解酵素説などがある. アレルギー説としては, 牛乳などの食物アレルギー説や細菌性エンドトキシン説がある.

心身症説としては, 大腸の運動障害, 血管障害, 自律神経失調などがある.

免疫説

潰瘍性大腸炎の患者の血清中に大腸粘膜上皮細胞に対する抗体が存在することが発見され[3], 本症の病因が自己免疫疾患ではないかと思われた. しかし, 抗体の存在, 抗体価などが罹患範囲, 罹病期間, 活動性などと相関しないことや, この抗体が大腸上皮細胞に対して *in vitro* で細胞障害性がないことが判明し, さらに抗大腸抗体をイヌに静注しても急性出血性大腸炎をつくることはできても, 慢性の大腸炎はつくれなかった[4]. これらの事実から, 大腸組織に対する自己抗体が潰瘍性大腸炎の病因であるという証明は得られなかった. しかし, 潰瘍性大腸炎の患者の血中に免疫複合体が存在し, IgG を含む免疫細胞が粘膜固有層に認められ, IgG と補体が粘膜の基底膜に存在するなど, 免疫学的異常を示す所見は多い.

また, 種々の免疫反応によってもたらされる cytokine, prostaglandin, leucotriene などの液性因子の役割も重要であり, これらによって大腸粘膜上皮細胞や血管内皮に変化がもたらされ, 炎症が進展していくと思われている.

潰瘍性大腸炎のさい, みられる免疫学的異常を表 6.3 に示した[5]. これらの項目について, それぞれの知見を述べる.

表 6.3 潰瘍性大腸炎の免疫学的異常

素　因	HLA-DR2, DQw1, Bw52
	家族内発生（+）
胸　腺	増生胸腺, 胸腺増生因子
	胸腺細胞 $CD8^+↓$, $CD4^-\cdot CD8^-↑$
	自己抗体……抗大腸抗体
	リンパ球親和性抗体
	免疫グロブリン……$IgG1↑$
	（MHC 拘束を受ける抗原）
	cytokine　　……可溶性 IL-2 受容体
	関連物質　　IL-6 ↑
	リンパ球　　……（$CD8^+↓$）
末梢血	大腸菌 O_{14} LPS 感作リンパ球
	大腸抗原感作リンパ球
	細胞障害性……抗大腸抗体（ADCC）
	40 kDa 大腸上皮蛋白（ADCC）
	ECAC 大腸細胞関連因子
	（cytotoxic）
	顆粒球　　　……活性酸素
	免疫グロブリン……IgG↑, IgG1↑, IgE
	含有細胞
	リンパ球　　……$CD4^+↑$, 活性化 $CD4^+↑$
大腸粘膜	抗大腸抗体産生 B 細胞 ↑
	大腸上皮　　……クラス II 抗原発現（DR）
	メディエーター……PAF, LTB_4, IFNγ, サイトカイン

a) **HLA**

潰瘍性大腸炎の家系内発生が対照家系より高いこと，患者家族にリンパ球親和性抗体が高率にみられることから遺伝学的研究がHLAから検討されてきた．

土屋ら[6]は日本人の本症のHLAを検討し，B5(Bw52)が有意に高いことを報告した．また，クラスD抗原では，本症患者の70数％がHLA-DR2を有していた[7]．特に慢性持続型では84％の症例がHLA-DR2を有していた．DQの坐位ではDQw1が高いことが知られている．

b) **液性免疫異常** (humoral immune abnormality)

上で述べた抗大腸抗体のほかにさまざまな免疫系の異常が報告されており，これらの個々の異常についてふれてみたい．そのうち大腸粘膜の組織障害をきたす大きなものは，免疫複合体とimmediate hypersensitivity，つまりIgEを介した肥満細胞のhypersensitivityである免疫複合体は抗原と抗体がさまざまな形で結合したもので，この存在は抗原を含め，抗体の特異性を介し，免疫反応を証拠づける．in vitroでは容易につくりうるが，in vivoで証明することは容易ではなく，多くの場合，immuno-globulinと類似した分子量をもつ分子の結合体をしていることが多い．炎症性腸疾患における免疫複合体の証明はすべて間接的のものであるといわれている．最初の報告は1973年，Doeらによってなされた[8]．その後，免疫複合体は臨床的な重症度と相関があり，腸管外合併症を呈する症例にみられるという報告がみられた．そこでJewellらは，あらかじめヒト血清アルブミンの抗体を動物につくらせ，これとアルブミンとの免疫複合体を形成させてから別のウサギに静注してみた．このさい，ホルマリンの注腸で前処置しておき，抗原過剰の免疫複合体を静注すると，病変が著明に発生したが，抗体過剰の免疫複合体を静注すると病変は軽微であった[9]．しかしながら，潰瘍性大腸炎において，免疫複合体が関与するという確証は現代の免疫学的手法で得られておらず，将来の手法の発展を待ちたい．次に，immediate hypersensitivityは肥満細胞のIgEを介したmediated hypersensitivityであり，潰瘍性大腸炎では，血中のヒスタミンやプロスタグランジン値が上昇しており，このような血管作動性物質が関与するアナファラキシー反応が，本症の粘膜の局所反応に重要な役割を演じているといわれている．

c) **細胞性免疫異常** (cellular immune abnormality)

免疫担当細胞により引き起こされる組織障害はT-cell, K-cell, NK-cellなどが関与する．T-cellは特定の抗原により感作されたリンパ球で，同じ抗原に接するとリンホカイン，遊走因子を産生し，lymphoblastic transformationを行う．K-cellは細胞膜のレセプターにある抗体を介してADCC (antibody-dependent cell-mediated cytotoxicity)により細胞障害性を示す．また，NK-cellは抗原や抗体を介さずに細胞障害性を発揮する．

潰瘍性大腸炎患者の血中のT-cell比率は40～50％と対照の72+11％に比較して減少し，B-cellが増加していた．T-cellはimmunoglobulin IgM (helper function)とIgG (suppressor function)に対する表面受容体の作用があり，それぞれの機能をもつものをT mu, T gamma-cellと呼ばれており，両者ともIBDでは減少していた[10]．しかし，helperとsuppressor T-cellに対してより特異的なモノクローナル抗体を用いて検討した結果ではIBDと正常群の間に有意差は認められなかった[11]．しかし，T-cellの機能でみるとT-cellは活性化されており，トランスフェリン受容体 (TfR)やIL-2受容体 (IL-2R)陽性T細胞数が増加しており，特にCD4$^+$T細胞の活性化が認められる．これらのT細胞の活性化を反映してIBDの活動期には血中や粘膜中の可溶性IL-2受容体濃度の増加が報告されている[12]．

一方，B細胞系では，粘膜免疫機構によるIgAの抗体産生ではなく，全身(systemic immunity)によるIgG型の抗体産生が優位に誘導され(local overproduction of IgG)活動期ではIgG1, IgG3産生細胞も特異的に増加している[13]．

d) **腸管上皮細胞の免疫異常**

潰瘍性大腸炎の粘膜上皮にはIgAとIgMの染色細胞の数は正常の数倍に増加し，IgGの染色細

胞の数は数十倍に増加している．また，健常者の大腸粘膜上皮細胞はMHC class II (HLA-DR) 抗原を発現していないが，潰瘍性大腸炎の粘膜上皮細胞はHLA-DR抗原陽性となっている．炎症の程度が進むと上皮細胞のクラスIIの強さはHLA-DR＞HLA-DP＞HLA-DQの順になる[14]．そして，活動期でも炎症のない部位では上皮細胞のDR抗原発現はないといわれている．このことは直接の病因とは考えられないが，病勢の進展において重要な役割を果たしていると考えられる．また，本症の大腸粘膜中では有意に好酸球の増加，IgE含有細胞の増加，肥満細胞の減少がみられ，ヒスタミンのような血管作動物質などが関与するアナフィラキシー反応も本症の局所反応に重要な役割を演じているといわれている．

サイトカインやアラキドン酸カスケードの面からみると，本症の大腸粘膜固有層中のリンパ球はIL-1産生は増加しているが，IL-2産生能やIL-2やPHA刺激によるリンパ球のTFNγ産生の低下がみられる[15]．IL-6は単球，T細胞，B細胞，線維芽細胞，血管内皮細胞などから産生され，活動期でIL-6産生やそのmRNA発現が増加している．IL-8は主に単球から産生され，好中球に対して強力な走化活性作用があり，その産生は亢進しており，炎症の程度とも相関している[16]．

c．分 類（表6.4）

本症は症状で激症から無症状までさまざまであり，いろいろな分類で規定することによりどの程度のものか理解でき，また治療方針の決定もできるので便利である．

1) 病変の広がりによる病型分類

潰瘍性大腸炎はその病変範囲によって全大腸炎型 (total colitis)，左側大腸炎型 (left sided colitis)，直腸炎型 (proctitis) に分けられる．特殊型として右側，または区域性腸炎もあるが，これは大腸Crohn病との鑑別が困難な症例である．それぞれの比率はだいたい1:1:1である．病変は進展したり，消退したりするが，その最大病変範囲に分類している．全大腸炎は直腸から，横行結腸中央部をこえているもので，若年者に多く，重症例が多く，腸管外合併症や大腸癌合併もほとんどが全大腸炎型で，high risk症例として注意を払う必要がある．左大腸炎型は口側病変が横行結腸中央部をこえていないもので臨床症状は全大腸炎に比較して軽度で，入院や手術になる可能性は低い．

直腸炎型は"直腸鏡で病変部口側に正常大腸を認めるもの"と規定されている．以前は直腸S状結腸型(rectosigmoiditis)という分類もあったが，現在はない．臨床症状は軽度である．

2) 病期の分類

病期は活動期 (active stage) と緩解期 (inactive stage または remission stage) に分けられる．活動期は臨床症状として血便，下痢，腹痛，ときに発熱などがみられ，血液検査で白血球増多，CRP，赤沈値，α_2 globulin値の増加がみられる．内視鏡では大腸粘膜の発赤，易出血性，浮腫，自然出血，びらん，潰瘍，pseudopolypなどが混在している．組織学的にも，びらん，炎症性細胞浸潤，陰窩膿瘍 (crypt abscess) などがみられる．一方，緩解期では下痢，血便はなく，血液中の炎症指標はすべて正常化し，内視鏡的にも活動期のすべての所見は消失している．完全緩解は血管透見像の回復が必要であるともいわれている．

3) 重症度分類

重症度分類は活動期をさらに分類し，治療方針の決定に役立てるものである．Truelove，Wittsの分類が一般的であるが，これを多少変更した厚生省特定疾患研究班の分類を示した．これは臨床症状，検査所見によって軽症，中等症，重症に分類している．重症は下痢が6回/日以上，顕出血 (卌)，発熱37.5℃以上，頻脈90/分，ヘモグロビン10 gm/dl以下の貧血，赤沈30 mm/60分以上の亢進の6項目のうち，4項目を満たすものとしている．一方，軽症は6項目すべて満たすもので，両者の中間を中等症としている．

重症より症状が激しく，重篤なものを激症とし，次の5項目をすべて満たすものとする．すなわち，重症基準を満たし，15回/日以上の血性下痢，38℃以上の持続する高熱，10000 mm³以上の白血球増加，強い腹痛である．このさいには最初から緊急

表 6.4 病態(病型・病期・重症度)の分類

(里見匡迪,山村 誠,下山 孝:潰瘍性大腸炎,病型と分類,pp 64-73,炎症性腸疾患,最新内科学大系,45,中山書店,東京,1992)

A. 病変の広がりによる病型分類
　　全大腸炎　　　　　　　　total colitis
　　左側大腸炎　　　　　　　left-sided colitis
　　直腸炎　　　　　　　　　proctitis
　　右側または区域性大腸炎　right-sided or segmental colitis
　注1) 直腸炎は,診断基準を満たしているが,直腸鏡検査により病変口側に正常大腸を認めるもの
　注2) 左側大腸炎は,病変の範囲が横行結腸中央部を越えていないもの
　注3) 右側または区域性大腸炎は,肉芽腫性大腸炎(限局性大腸炎,大腸 Crohn 病)や大腸結核との鑑別が困難で,診断は切除手術または剖検の結果にまたなければならないこともある.

B. 病期の分類
　　活動期　　active stage
　　緩解期　　remission stage
　注4) 活動期は血便を訴え,内視鏡的に血管透見像の消失,易出血性,びらん,または潰瘍などを認める状態
　注5) 緩解期は血便が消失し,内視鏡的には活動期の所見が消失し,血管透見像が出現した状態

C. 重症度による分類
　　軽　症　　mild
　　中等症　　moderate
　　重　症　　severe
　　診断基準は下記のごとくである

	〈重症〉	〈中等症〉	〈軽症〉
1) 下　痢	6回以上	重症と軽症との中間	4回以下
2) 顕血便	(卌)		(+)〜(−)
3) 発　熱	37.5℃		(−)
4) 頻　脈	90/分以上		(−)
5) 貧　血	Hb 10 g/dl 以下		(−)
6) 赤　沈	30 mm(1時間値)以上		正　常

　注6) 重症とは 1) および 2) のほかに全身症状である 3) または 4) のいずれかを満たし,かつ6項目のうち4項目を満たすものとする.軽症は6項目すべてを満たすものとする.
　注7) 上記の重症と軽症との中間にあたるものを中等症とする.
　注8) 重症の中でも特に症状が激しく重篤なものを激症とし,発症の経過により急性激症型と再燃激症型に分ける.激症の診断基準は以下の5項目を全て満たすものとする.
　　　1) 重症基準を満たしている.
　　　2) 15回/日以上の血性下痢が続いている.
　　　3) 38℃以上の持続する高熱がある.
　　　4) 10000/mm³ 以上の白血球増加がある.
　　　5) 強い腹痛がある.
　注:軽症 3),4),5) の(−)とは 37.5℃ 以上の発熱がない,90/分以上の頻脈がない,Hb 10 g/dl 以下の貧血がない,という意味である.

D. 臨床経過による病型分類
　　再燃緩解型　　　　　　　relapsing-remitting type
　　慢性持続型　　　　　　　chronic continuous type
　　急性激症型(急性電撃型)　acute fulminating type
　　初回発作型　　　　　　　one attack only
　注9) 慢性持続型は初回発作より6か月以上活動期にあるもの
　注10) 急性激症型(急性電撃型)は極めて激烈な症状で発病し,中毒性大腸拡張症,穿孔,敗血症などの合併症を伴うことが多く,予後が極めて不良なもの
　注11) 初回発作型は発作が1回だけのもの.しかし将来再燃をきたし,再燃緩解型となる可能性が大きい.

E. 病変の肉眼所見による病型分類
　　偽ポリポーシス型
　　萎縮性大腸炎型

手術を念頭において，数日間強力静注療法を行う．

4) 臨床経過による病型分類

患者の年単位の経過からみて病型を分類し，患者の将来を推定する．大きく4つの型に分類される．まず，再燃と緩解を繰り返す再燃緩解型 (relapsing remitting type) があり，全体の約80％を占めている．再燃の期間が長く，緩解の期間が短いほど，また再燃の程度が重篤なものほど重症である．再燃の誘因としては上気道感染，ストレス，季節の変化などがあるが，特定できない場合も多い．活動期が6か月以上続く場合，慢性持続型 (chronic continuous type) と分類される．この型に属するものは全体の20％弱を占めている．短期間のうちに劇症になるものを急性電撃型 (acute fulminating type) と呼び，全体の数％を占める．このほかに初回発作型 (one attack only) といわれる特殊な型もあるといわれている．

5) 病変の肉眼所見による分類

粘膜病変の肉眼所見により大きく2つに分けられている．1つは活動病変を示す指標として偽ポリポーシス型 (pseudopolyposis) と萎縮した再生粘膜からなる萎縮性大腸炎型 (atrophic colitis type) である．

d. 外科診断

外科診断ということは外科医がこの症例に対して外科治療が必要かどうかを判断することである．大きく分けると急性期と慢性期のいろいろな状況に対処する判断材料を整理し，適切な外科治療の時期と方法を選択する．

1) 急性期の外科診断

急性期には，まず重症かどうか的確に診断する必要がある．重症は，① 6回以上の下痢，② 顕血便3＋，③ 37.5℃の発熱，④ 90/分以上の頻脈，⑤ Hb 10 gm/dl 以下の貧血，⑥ 1時間30 mm 以上の赤沈の亢進の6項目のうち，①，②のほかに③または④のいずれかを満たし，かつ6項目のうち4項目を満たすものとすると規定されている．重症発作と診断したら外科治療の可能性があることを念頭においてステロイドによる強力静注療法を開始する．同じ重症でもいろいろな症例があり，外科診断上重要な所見は，自覚的には強い腹痛，他覚的には強い圧痛，腹部立位単純X線で，横行結腸の拡張が6 cm以上ある (toxic megacolon)，下血の量が多い，注腸造影で活動性病変が連続的に盲腸，上行結腸まで及んでいる例，または区域的に壁外に出た深いカフスボタン様潰瘍が多発している例，腸管外合併症の高度な例，などの所見がみられたら，手術の可能性を考えて臨床症状の変化を経時的に注意深くみる必要がある．これらの所見を認めない重症発作で，特に初回発作は薬物療法によく反応する．

強力静注療法を5～7日行い，腹痛，圧痛の改善，消失，解熱，出血の改善，X線写真の改善などがみられれば，ステロイドの量を漸減する．7日目の判定で改善がみられなければ準緊急的に手術を行う．重症よりさらに症状の激しいものを激症とし，以下の所見を有するものをいう．① 重症基準を満たしている，② 15回/日以上の血性下痢が続いている，③ 38℃以上の持続する高熱がある，④ 10000/mm³ 以上の白血球増多がある，⑤ 強い腹痛がある．激症は半日ないし2, 3日のうちに改善しなければ手術を行う．手術後には腹膜炎，DIC，敗血症などの予後の不良な合併症を呈することがある．重症または激症で腹膜炎の徴候，Blumberg sign があるものは穿孔による汎発性腹膜炎，限局性の Blumberg sign があるときは穿通して膿瘍を形成しているので緊急手術が必要である．

2) 難治 (medical failure)

難治の外科診断は，身体所見よりも発症以来の経過を評価することが大切である．最善の保存的治療が行われたにもかかわらず，入院期間が長い，貧血，栄養障害が持続する，腸管外合併症が高度なもの，発育障害，社会生活上の制限の大きいもの，ステロイドによる副作用が認められたもの，などを難治と的確に診断する．ステロイドの量については手術適応の所で詳しく述べる．これらの多くは注腸所見で広範な鉛管状変化を呈していたり，偽ポリポーシス状である．患者の多くは手術に対して消極的で，結果として長い間ステロイドが大量に投与されており，手術後に steroid related complication の発生率が高くなる．

e. 治療方針，手術適応
1) 治療方針

潰瘍性大腸炎の治療の原則は薬物治療であり，できる限り薬物で緩解に導入する．中等症まではサラゾピリン，ペンタサなどで外来で治療し，重症は入院して安静を保ちつつ，副腎皮質ホルモンによる治療を行う．投与経路は，経口的，経静脈的，経動脈的，経直腸的があり，可能な限り経口的に投与する．経口摂取が困難なときには経静脈的に投与する．活動性病変が脾彎曲部までのときには，経直腸的投与も有効である．このさいは溶液を体温まで暖め，ゆっくりと注入する．投与量はプレドニンとして1 mg/kg/日を目安とし，症状に応じて1.5 mg/kg/日まで投与してよい．ステロイドの静注で効果の少ないときには経動脈的投与が有効なこともある．これは上，および下腸間膜動脈より直接にプレドニンを15～20 mgずつ注入する方法である．厚生省特定疾患研究班の

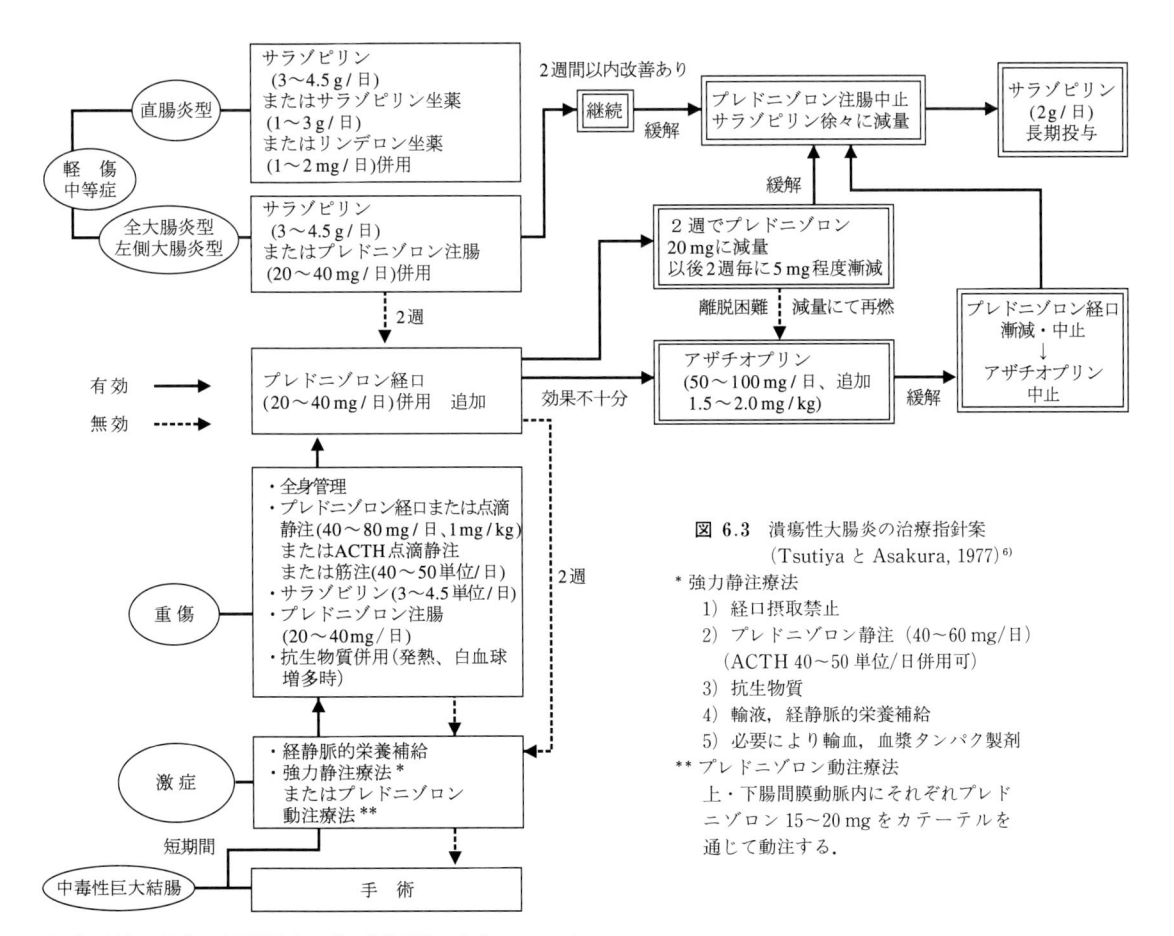

図 6.3 潰瘍性大腸炎の治療指針案
(Tsutiya と Asakura, 1977)[6]

* 強力静注療法
1) 経口摂取禁止
2) プレドニゾロン静注（40～60 mg/日）
 （ACTH 40～50 単位/日併用可）
3) 抗生物質
4) 輸液，経静脈的栄養補給
5) 必要により輸血，血漿タンパク製剤

** プレドニゾロン動注療法
上・下腸間膜動脈内にそれぞれプレドニゾロン15～20 mgをカテーテルを通じて動注する．

注1) 緩解の判定は内視鏡検査で行い生検所見は参考にとどめる．
注2) サラゾピリンの副作用として発疹が起こるときは，1日1 mgから始めて徐々に増量すると，多くの場合は脱感作に成功する．消化器症状や頭痛があるときは1日0.5 gから始め，数週間かけて増量する．このほか溶血や無顆粒細胞症，肝障害なども起こり得るので，定期的に血液検査や肝機能検査を行う．また，男性の場合には精子の抑制作用も報告されている．
注3) ステロイド注腸に用いる薬剤としては，水溶性プレドニゾロンのほか，ハイドロコーチゾン100 mg，水溶性リンデロンまたはデカドロン2 mgなどでもよい．使用に際してはこれらを微温湯または肝油と混ぜて直腸内に注入，または点滴注腸して留置する．
注4) アザチオプリンの副作用として，白血球減少，胃腸症状，膵炎などが起こりうる．頻回に血液検査を行い白血球数が減少したら減量，または一時中止する．アザチオプリンの効果発現は比較的緩徐で，1～3か月後に効果が現れることがある．
注5) 合成ACTH（テトラコサクチド）1 mgは天然ACTH 100単位に，また合成ACTH-Z 1 mgは天然ACTH-Z 40単位に相当する．
注6) 重症例，特に激症例では中毒性巨大結腸症や穿孔を起こしやすいので，腹部所見（膨隆，腸雑音など）に留意し，腹部X線撮影による観察を行う．

治療方針案を図6.3に示した．重症では効果の判定は客観的で迅速でなければならない．

2) 手術適応

わが国における潰瘍性大腸炎の手術率はおよそ15%くらいである．手術適応となる病態とその比率を表6.5に示した．横浜市立大学で手術となった例の病態をみると65%が難治（medical failure）であり，28%が重症発作で，7%が大腸癌，ないしdysplasiaにより手術を受けた．手術適応を分類すると，絶対的，および相対的適応になり，絶対的適応の多くは緊急，ないし準緊急的手術が必要である．一方，相対的適応で手術になるものは待機的手術が行われる．重症発作の多くと大腸癌は絶対的適応となるが，重症は緊急手術となり，大腸癌は待機的手術となる．難治は相対的適応で，待機手術となる．

a) 重症の手術適応

外科診断の項で重症の診断基準を述べたが，重症例に対してプレドニン（1～1.5 mg/kg/日）による強力静注療法が行われる．そのさい絶食とし，IVHを挿入して十分補液し，同時に広範囲スペクトラムの抗生物質を投与する．この治療を5～7日間続け，改善すれば保存的治療を続け，プレドニンを漸減する．臨床所見，血液検査所見が改善しないときは上および下腸間膜動脈にSeldinger法でプレドニンを直接注入してもよい．これらの治療で改善がみられなければ，手術の適応になる．また，重症例では大出血を合併することがある．出血量が1000 ml/日近くあると止血しにくく，2～3日続いたら，緊急手術が必要である．重症で腹痛，腹部膨満があり，立体腹部単純X線写真で横行結腸の幅が6 cm以上あれば，中毒性結腸拡張（toxic megacolon）と診断し，胃ゾンデ，直腸チューブを挿入して減圧を計り，ロペミンのような止痢薬，抗コリン薬，モルヒネのような鎮痛薬の使用を控える．また，内視鏡検査，注腸造影も禁忌である．横行結腸の幅が10 cm近くあれば，穿孔の危険が高いので，ただちに手術をする．保存的治療では毎日，腹部のX線写真を撮り，結腸の拡張が前日より悪化したら手術の適応である．腹部の所見は重要で圧痛とともに徐圧痛，Blumberg signが認められたら穿孔の可能性が高いので，緊急手術の適応である．Blumberg signが限局していたら潰瘍の穿通が強く疑われるので，これも緊急手術が必要である．ステロイド投与中は腹部の所見がわかりにくいので，vital signの変化なども合わせて注意深く経過をみる．重症では，ときおり腸管外合併症を呈することがある．結節性紅斑などはステロイドで改善するが，広範な壊疽性膿皮症や，colitic arthritisで歩行もできないような例では手術をすると術後は著しく改善する．

臨床的には重症でも病変範囲が左側大腸炎のときにはできるだけ保存的治療を行うが，全大腸炎型では，なかでも病変範囲が右側全体まで及ぶものや，注腸造影で広範な偽ポリポーシスを呈するもの，壁外に突出する深い潰瘍が多発するものは，その後も重症発作を起こしやすいので手術の適応になる．臨床経過からみると，過去に1回ないし複数回の重症発作を起こしているものは，手術の可能性が高い．重症よりさらに症状が重く，以下の規準を満たしているものを激症と定義している．すなわち，重症規準を満たし，15回/日以上の血性下痢，38℃以上の持続する高熱，10000 mm^{3}以上の白血球増加，強い腹痛である．激症の手術率は重症より高く，強力静注療法で治療するが，改善しないか増悪したら，ただちに手術をする．この状態での手術は術後にDIC, ARDS, 敗血症，腹膜炎などを合併することがあり，十分な注意が必要である．

表6.5 潰瘍性大腸炎の手術適応とその頻度

手術適応	頻度(%)	
	Hodgson[9]	横浜市大
内科治療の不成功		65
内科治療にまったく反応なし	5～15	
初回治療に反応したが，その後反応なし	10	
ステロイド治療に対する不完全な反応		
重症（劇症）	10～15	28
中毒性結腸拡張	5～10	
穿孔	3	
大出血	3	
成育障害		
大腸癌	5～13	7

b) 難治の手術適応

潰瘍性大腸炎で手術を受けるなかでいちばん多いのが難治である．難治は厚生省特定疾患研究班で以下のように定義されている．厳密な内科的治療下にありながら①慢性持続型,②再燃後6か月以上活動期にある,③頻回に再燃を繰り返す,ものとしている．しかし,実際にはこの定義で手術を決定するのは難しい．欧米では難治をmedical failureと呼び,副腎皮質ホルモンに対する反応で規定している．すなわち,副腎皮質ホルモンに対する効果がないか,不十分な反応か,投与総量が過剰か,副作用の出現かなどに分かれている．副腎皮質ホルモンの副作用を表6.6にまとめてみた．これらの副作用の出現は内科治療の限界としてとらえなければならない．副作用は投与量に応じて出現するものと,投与量に関係なく出現するものがある．比較的早期に出現するものは神経症状であり,不眠,興奮状態,幻覚,抑うつから自殺企画までさまざまであり,神経科でも的確に診断されていないことがある．ステロイド離脱後にいろいろな症状がでることもある．長期間,大量に使用したときには,糖尿病,高血圧,消化性潰瘍,病的骨折,大腿骨頭壊死などがみられる．これらの出現は個人差はあるものの,ステロイド投与総量と相関関係にある．早いものでは4000 mgで病的骨折,骨粗鬆症をきたした例もあるが,浜野ら[17]によればステロイド投与総量が10000 mg以下では副作用出現率は37%であるが,10000～20000 mgでは65%と有意に副作用は高くなったと報告している．これをこえると副作用の率はさらに高くなる．これらを考え合わせプレドニン投与総量が10000 mgをこえたら手術を考慮したほうがよいと結論づけている．難治の適応はステロイドだけではなく,内科的治療のための入院期間も患者のQOLの面から重要である．浜野らは,罹病期間に対する入院期間の比が0.2以上であったら,手術を考えたほうがよいとしている．これらの数値を考えながら治療に当たるとよい．われわれの手術例をretrospectiveにみても,浜野らとほぼ同じで,手術前の入院期間は約7か月であった．また,難治例の平均体重減少は約5 kgであり,体重の約10%を栄養障害のために失っており,血清鉄の減少,貧血を合併しているものが多い．このほかに,腸管外合併症がみられ,手術で改善する関節炎,壊疽性膿皮症などは手術をしたほうがよい．

小児で成長障害を呈し,身長,体重の増加が停止し,二次性徴の遅延,骨年齢の遅延が認められたら,手術が必要である．ステロイドがgrowth hormone releasing factorの分泌を抑制しており,長期のステロイド治療は発育を抑制すると思われる．また,小児のステロイド投与は最大3000 mgともいわれており,成人と同量を投与してはならない．

注腸造影の所見では,病変範囲は全大腸に及び,特に上行結腸,盲腸にまで活動性病変があるものは緩解に導入しにくく,手術になる可能性が高い．また,区域的に深い,多発する潰瘍がみられると組織学的には炎症は筋層を越えており,これも緩解しにくく,短期間のうちに再燃する例が多いので手術の適応と考えている．また,強度の狭窄があると,その口側は拡張を伴って炎症所見があり,肛門側は緩解していることが多い．この狭窄が内視鏡による拡張で改善しないときは手術をする．潰瘍性大腸炎では瘻孔は少ないが,直腸腟瘻を2例経験しており,これも保存的治療では治癒しにくく,手術が必要である．適切な薬物治療が行われていながら,本症のために社会生活が強く制限されている例,たとえば,下痢のために外出が困難な例,貧血のため軽い運動でも動悸,息切れがするものなども手術を考慮する．

c) 大腸癌, dysplasia

潰瘍性大腸炎の経過中に大腸癌を合併すること

表6.6 副腎皮質ホルモンの副作用

hypercortinism	acne, 多毛, moon face, 創傷治癒遅延
水分・電解質代謝	Na貯留, 浮腫, 体重増加, 高血圧, 低K血症
内分泌	糖尿病
骨, 筋肉	myopathy, 圧迫骨折, 病的骨折, osteopenia, 大腿骨頭壊疽
消化器	腹痛, 消化性腫瘍
神経系	不眠, 亢奮, 抑うつ症状, 多食, 精神分裂様症状, 自殺企画
免疫系	易感染性

があり，特に病変範囲の広い例で，発症から10年以上経過すると合併率は高くなり，合併率は全大腸炎型で6％，左大腸炎型で3％くらいであるといわれている．大腸癌を早期に発見することは重要であるが，前癌症状であるdysplasiaを発見することがより重要である．dysplasiaは炎症と腫瘍の中間的な所見を呈するもので，軽度なものは炎症に近く，高度なものは腫瘍に近い．平坦粘膜から発生することも，隆起型を呈することもある．dysplasiaの程度により，mild, moderate, severeに区別される．平坦粘膜から発生したmild dysplasiaは数か月後に再検すればよく，そのとき消失していることが多い．moderate以上のdysplasiaが隆起型から発生していたら大腸全摘の適応になる．

f．手術方法

潰瘍性大腸炎に対する手術方法は大きく分けると，緊急時の救命手術と待機的な根治術になる．救命手術と根治手術にもいろいろな方法があり，別々に手術方法を述べる．

1）緊急手術

重症，激症，大出血，toxic megacolon，穿孔などのさいに行われる手術であり，救命を目的とし，根治的手術ではない．患者の背景に栄養障害，脱水，電解質異常，大量のステロイド投与などがあるため最小限の侵襲にとどめ，腸吻合は行わない．手術方法としては，結腸全摘，回腸人工肛門，S状結腸粘液瘻が広く行われている（図6.4）．

開腹は正中切開で行うが，大腸は炎症のため短縮しており，あまり大きな開腹創は必要なく，われわれは臍より下部のみの正中切開で結腸全摘を行っている．開腹して結腸を全摘し，回腸末端を右側腹部に人工肛門として引き出し，S状結腸のdistal sideを恥骨上に粘液瘻として引き出し固定する．S状結腸の切除部位は恥骨上に緊張なく固定できる部位を選ぶ．通常，残存大腸は約15cmほどである．

この方法で，通常，炎症の激しい横行結腸，下行結腸，S状結腸が切除され，全身状態は急速に回復する．残存直腸から粘液や出血をみるが，これは局所のステロイド治療でほとんど改善する．まれに，直腸から大出血があり，直腸切除が必要なこともある．

2期的に回腸末端を用いてpouchをつくり，これを肛門と吻合するので，腸間膜の伸展が必要であり，回結腸動静脈沿いの腸間膜を愛護的に温存する．S状結腸を粘液瘻として空置しないでHartmann式に直腸を閉鎖する方法もある．このさい，直腸閉鎖部の縫合不全も報告されているので慎重な操作が望まれる．手術時，腹腔内には明らかな感染はないのに，術後に腹腔内膿瘍や腹膜炎を呈することがある．これは炎症により腸の透過性が亢進し，microscopicには腸内細菌が腹腔内に散布されると考えられるので，腹腔は清浄でも温生食水で十分に腹腔内を洗浄する必要がある．

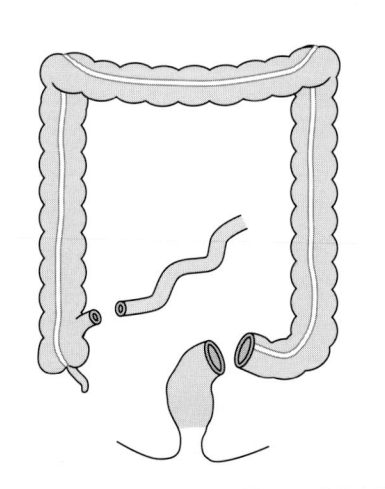

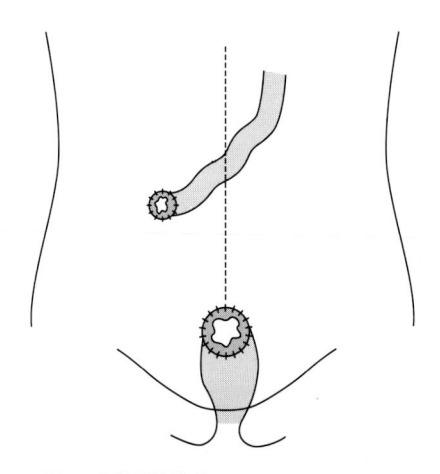

図6.4 結腸全摘，回腸人工肛門，S状結腸粘液瘻

手術前に大量のステロイドが投与されている場合には，術後に steroid related complication，特に感染性の合併症をみることが多いので，創部の感染などに注意する．手術後には steroid withdrawal syndrome を起こすことがあるので，術中および術後にはステロイドを一定期間投与する．術中に 100～200 mg の hydrocortisone を投与し，術後は 200 mg を 2 日間，100 mg を 2 日間，50 mg を 2 日間投与している．S 状結腸の粘液瘻は病変部位なので，術後に皮膚との縫合部が離解したり，瘻孔が発生したり，狭窄を起こしたり，皮下に埋没したり，いろいろな合併症がみられる．一方，回腸人工肛門は病変部ではないので，比較的問題は少ない．次の手術があるので筋膜や腹膜とあまり密に縫合すると，人工肛門閉鎖のさい，剥離操作が複雑で困難になり回腸の一部を損傷し，切除せざるをえない場合があるので人工肛門の固定は皮膚と回腸断端のみにとどめるほうがよい．人工肛門の腹壁通過部があまり狭いと，この部位で通過障害を起こすことがあり，あまり広いと人工肛門周囲のヘルニアや人工肛門の脱出が起こるので注意する．人工肛門をつくる位置は術前に患者と相談して都合のよい場所を決める．この手術は救命手術だけではなく，待機的根治手術の第 1 期手術としての意味があるので次の手術のことを考えて手術を行う．

緊急手術はこの方法だけではなく，multiple blow hole 法（図 6.5）もある．これは腸切除が危険と思われたときに行われた手術であり，回腸に人工肛門をつくり，横行結腸や S 状結腸に粘液瘻をつくり，そこから腸の減圧とステロイド治療などを行い，改善を図る方法である．この手術の経験は少ないのであまり断定的なことはいえないが，病変腸管を切除していないので全身状態の改善は緩徐で，重症な潰瘍部分に粘液瘻をつくるとこの固定も容易ではなく，できるならば結腸全摘が望ましく，現在，それほど行われてはいない術式である．

2) 待機的根治術

この待機的根治手術とは，大腸をすべて，または可及的に広く切除し，原疾患の根治を目指す方法である．時代的にはいろいろな方法が模索されて現在に至っている．現在では大きく 3 つの術式があり，患者の選択，患者の臨床的背景，年齢などにより行われている．この 3 つの方法とは，

1) 大腸全摘，回腸人工肛門
2) 結腸全摘，回腸直腸吻合
3) 結腸全摘，直腸粘膜抜去，回腸嚢肛門吻合

であり，それぞれに利点，欠点があり，個々に手術方法，特徴などを説明する．

a) 大腸全摘，回腸人工肛門術（図 6.6）

この方法は第 2 次世界大戦後より行われ始め，最初は多期的に行われ，しだいに一期的に行われるようになった．これは腹会陰式に大腸を肛門を

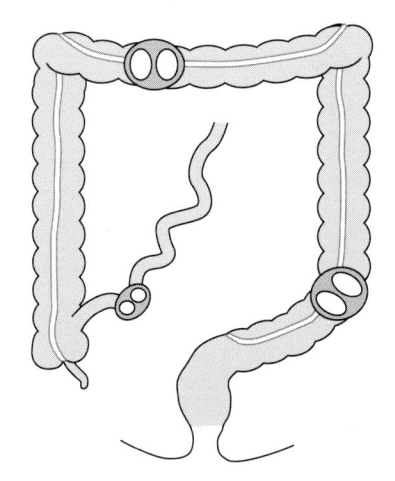

図 6.5 multiple blow hole 法
回腸，結腸に loop 型の stoma をつくりそこから減圧，治療を行う．

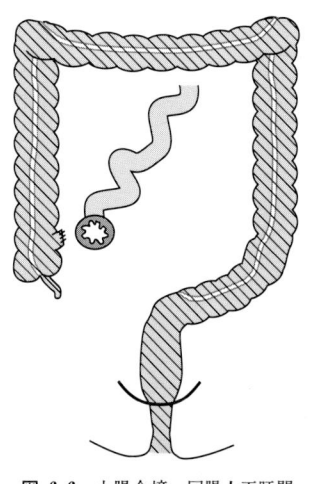

図 6.6 大腸全摘，回腸人工肛門
斜線は切除範囲．

含めて全切除し，永久的人工肛門となる術式である．病変部がすべて切除されるので再燃はなく，術後に全身状態は急速に改善する．また，腸吻合はないので縫合不全の心配はない．欠点としては若い患者が多いのに永久的人工肛門の負担は大きく，また少数ではあるが，性機能，排尿機能障害も報告されている．現在では，ほとんど行われないが，潰瘍性大腸炎で下部直腸癌を合併した場合，肛門機能が不良な場合には，この術式しか選択できないこともある．

b) 結腸全摘，回腸直腸吻合術（図6.7）

潰瘍性大腸炎では直腸の炎症は比較的軽いので結腸を全摘し，回腸と直腸を吻合する方法が開発された．オーストラリアのAylettはこの手術を300例に行った．その結果は手術死亡5.7%，late deathも含めると13.7%，生存者の5%は永久的人工肛門となり，生存者の95.6%は良好な健康状態であったという[18]．この方法は日本でも広く行われ，1973～1986年に集計された手術例241例中116例（48.1%）にこの術式が行われた．この方法は多くの例で1期的に行われ，人工肛門の必要はないという利点があるが，直腸の炎症に対して薬物治療を継続しなければならない．Aylettの報告でも5%に直腸癌の合併がみられており，われわれもこの手術を35例行い，1例のsevere dysplasiaを経験しており，再手術が行われた．また，直腸の炎症の再燃のため3例に再手術が行われた．手術方法は比較的容易で，術後の合併症も少ない

が，このような問題を抱えながら術後の治療を続けていく．現在，この術式はほとんど行われていないが，直腸の炎症の軽度な症例には適応があると思われる．

c) 結腸全摘，直腸粘膜抜去，回腸囊肛門吻合術（図6.8）

この術式は病変部位を全切除するので大腸炎の根治が得られると同時に肛門も温存し，排便機能も温存するというものである．回腸に貯留囊（ileal pouch, reservoir）をつくり，これを肛門に吻合して排便機能を維持し，直腸は肛門管の中の歯状線（dentate line）から粘膜をすべて抜去するのがこの手術の特徴である．この手術は1980年，Parks[19]と宇都宮ら[20]によって，新しく開発された手術である．ParksらはS型の，宇都宮らはJ型の回腸囊を発表した．回腸囊の形としてはこのほかにW型，H型（図6.9）などがあるが，J型が一番多く用いられている．この発表以来，この手術は広く受け入れられ，日本でも数多く行われている．原疾患の根治と肛門機能の温存という利点を兼ね備えたこの手術も問題がないわけではない．通常，この手術は3期的に行われるが，3回の入退院と3回の手術は患者にとってはかなり大きな負担であり，患者側には栄養障害，貧血，大量のステロイド投与などの負の要因があり，手術そのものも容易ではなく，術後の合併症の発生率も他の消化管の手術に比較して高い．この手術を成功させるためには，潰瘍性大腸炎に対する薬物治

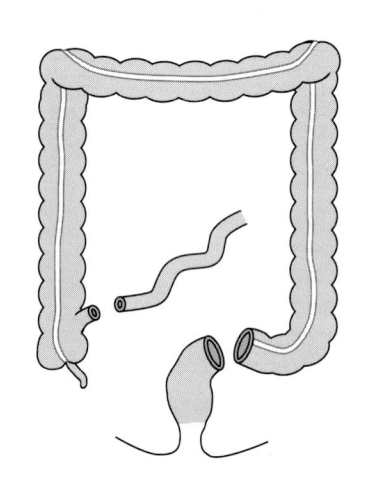

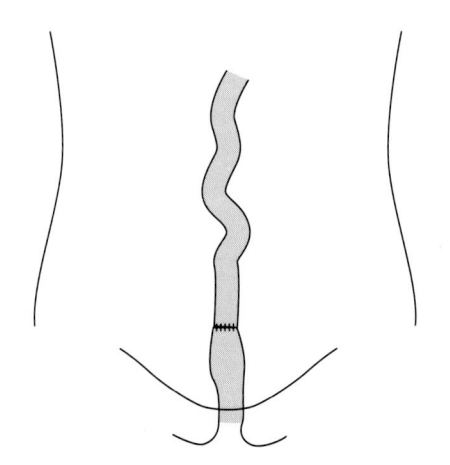

図6.7 結腸全摘，回腸直腸吻合術

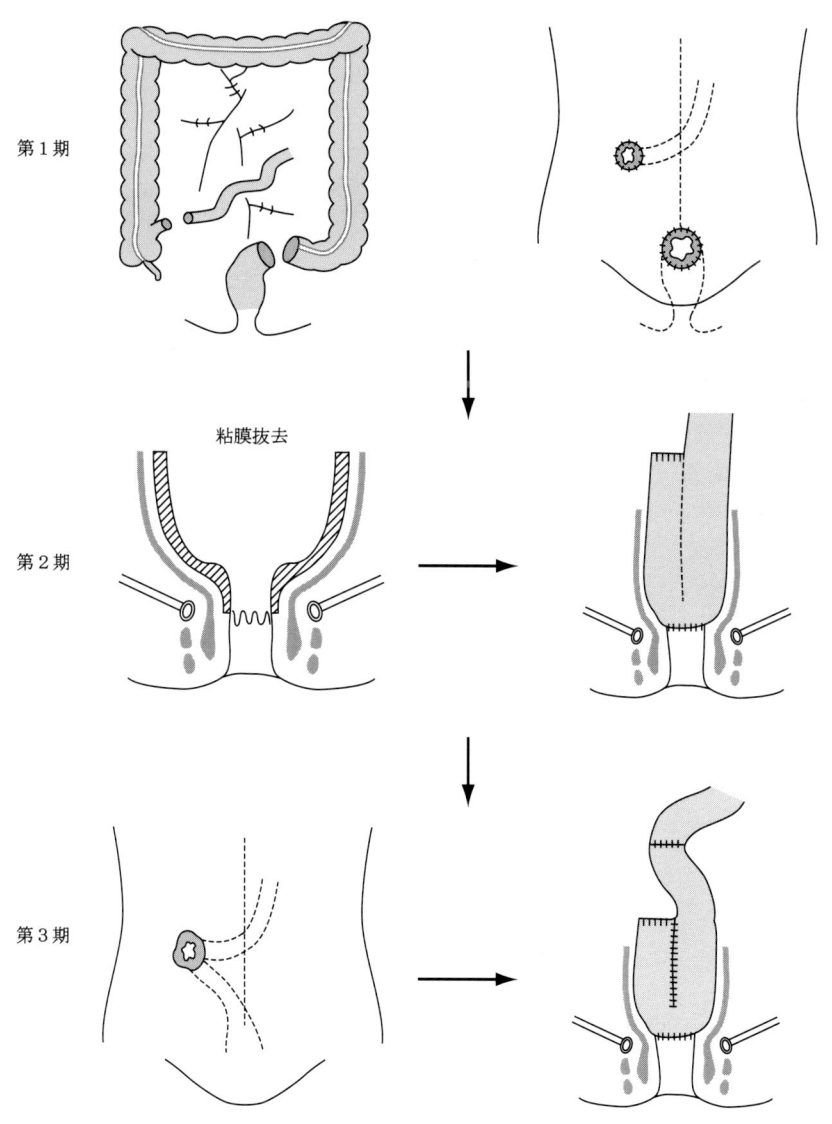

図 6.8 大腸全摘, 回腸囊肛門吻合

療や外科治療の経験,骨盤内,肛門管手術の経験が必要不可欠である.第1期は結腸全摘,回腸人工肛門,S状結腸粘液瘻造設を行う.術後に栄養状態,貧血の改善がみられ,ステロイドの影響が少なくなると思われる3か月以後に第2期の手術を予定する.第2期手術は回腸人工肛門,S状結腸粘液瘻閉鎖をし,直腸を切除する.腹腔内では回腸囊をつくり,腸間膜を伸展して,回腸囊が骨盤底部に届くようにする.体位を変えて,肛門側より肛門を拡げ,歯状線より直腸粘膜を抜去する.そして,回腸囊を肛門外に引き出し,回腸囊の先端を切開して,anoderm と密に縫合する.この吻合部を保護するために,回腸人工肛門を再びつくり,第3期手術として,数か月後にこれを閉鎖する.この3つの手術が完了するのに最低6か月くらいかかる.欧米でも,わが国でもこの手術は主として専門施設で行われており,アメリカのMayo Clinic ではすでに1800例前後の手術例があり,患者はかなり遠方からこの手術のために来院している.消化管手術に自動吻合器が導入され,胃や大腸の手術は容易になったが,この手術にも自動吻合器が用いられ,吻合が容易になった.pouch は

J型　　S型　　W型　　H型

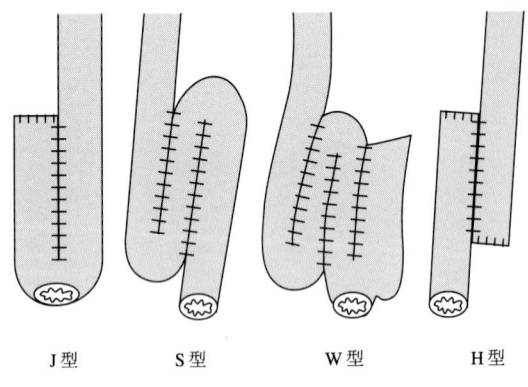

図 6.9　回腸嚢の形態と名称

cut lineの長いGIAを2回用いると完成し，pouchと肛門管も手縫いで行われていたが，これもEEA, ILSを用いると非常に容易かつ確実に吻合が完了する．器械を用いると正確な歯状線直下とpouchと吻合することは困難であり，この定型的手術を改良した術式も出現した．

これは肛門管全体を機能単位として温存し，肛門管上縁とpouchを自動吻合器を用いて吻合する方法である[21]．この術式を応用することにより，症例によっては一期的手術も可能になってきた．また，soilingもなくなり，約2 cmの直腸が残るが，肛門機能も改善している．

g．手術成績

手術成績は緊急手術と待機手術で評価が異なり，緊急手術では救命ができたかどうかが重要であり，待機手術では術後の合併症，社会復帰状況，排便機能などが重要な項目になる．樋渡らの集計[22]では114例の手術中21例（18.4％）が死亡し，そのほとんどが急性電撃性，重症であった．横浜市民病院では平成5年8月より8年10月までに65例の潰瘍性大腸炎の手術を行ったが，そのうち重症に対する緊急，および準緊急手術は16例であり，2例（12.5％）が死亡した．1例は1年前に膵臓癌のため膵頭十二指腸切除を受けていて重症であるが，患者が手術を躊躇したためであり，もう1例は術後に小腸大量出血があり，いずれも腹膜炎，敗血症，ARDS，MOFのため死亡した．重症に対する保存的療法が長く，早く決断すべきであった．Goligherの報告でも死因のほとんどは腹膜炎，敗血症であった．そして，待機手術320例の死亡は2.8％であったが，準緊急では10.7％，緊急では23.3％であった[23]．このように緊急手術では死亡率が高いので，重症例は早めに手術を行うべきである．

一方，待機手術では死亡率は低く，St Marks病院での大腸全摘，回腸嚢肛門吻合術の死亡率は1％以下であり[24]，われわれの49例の待機手術の死亡例は0であった．術後の合併症は他の消化管の手術に比べて高く，多くの専門施設からの報告の集計では，感染性の合併症，特にpouchと肛門管の縫合不全による骨盤膿瘍は，0～27％，腸閉塞は9～18％，回腸嚢炎（pouchitis）は6～27％，最終的にpouchを使えず，永久的に回腸人工肛門になるものが0～9％である．日本の専門施設からの報告では，合併症はこの数値のほぼ中間であるが，回腸嚢炎（pouchitis）の頻度は3～4％と低い．pouchと肛門管の縫合不全の発生率は高く，11～60％とも報告されている．これは直腸の粘膜剥離のさい，炎症のため脆くなった粘膜が残ったり，細菌感染が起こり，pelvic abscessの母地になる．これを減少するためには十分な止血，完全な粘膜剥離，短い手術時間，骨盤腔の十分な洗浄などが必要であるが，これらが十分であってもpelvic abscessは起こりうる．炎症が骨盤腔全体に広がらなくても，直腸の筋筒内に膿瘍が起こるcuff abscessもこの手術に特有な合併症で，この結果，吻合部の狭窄や瘻孔をきたし難治である．吻合部狭窄はMayo Clinicで13.6％にみられ，膜状で簡単に拡張できるものから，吻合部周囲全体が硬く，伸展しない難治のものまでさまざまで，このために人工肛門を閉鎖できないものもある．小腸の閉塞は2番目に多い合併症で，大腸全体を切除するので癒着ができやすく，3回の開腹術も原因の1つであろう．保存的治療で改善するものもあるが，再手術が必要なこともある．

回腸嚢炎（pouchitis）は術後に潰瘍性大腸炎と同じように発熱，腹痛，血便，下痢，関節痛などが起こるもので，多くは一過性であるが，入院治療が必要なことがある．治療にはステロイド，メトロニダゾールなどが有効である．

h. 遠隔成績

この手術の術後は体重は増加し，栄養状態，貧血は改善してくる．排便は1日5回前後で，食事制限もない．薬物からも解放され，薬物による副作用の心配もない．もちろん，大腸癌の心配もない．かなりのスポーツを楽しむことができ，妊娠，分娩の報告も多い．10年以上の経過例も多くなり，健康状態は良好である．ときとして，上で述べたような合併症が起こることもあるが，全体的には遠隔成績は良好である．小腸での消化，吸収は正常で，吸収障害はほとんどないが，ときに下痢が起こると脱水症状が起こる．10〜20%の患者は多少の漏便（soling）がみられる．これは昼間はみられず，夜間熟睡中に下着に2cm程度の汚れが週に2回程度のものである．

代謝的な合併症としては，回腸人工肛門のときには，排便量が多く，結果として尿量が減少し，また尿中のNaの排泄量も減少して，尿が酸性化して尿酸が析出し，尿路結石を合併しやすい．これには尿アルカリ化剤を投与するとよい．横浜市民病院の127例のpouch手術例のうち，2例（1.6%）に尿路結石の合併をみている．また，回盲弁がなくなり，回腸末端約30cmをpouchとして用いているため，胆汁酸の吸収障害が起こり，胆石も合併しやすくなる．われわれの術後例のうち，4例（3.2%）に胆石がみられている．pouchと肛門の吻合部は肛門腺の部位であり，この部位から術後に痔瘻を合併することがある．この晩期痔瘻を5例（3.9%）経験している．この吻合部狭窄も8例（3.6%）経験している．そのほとんどは肛門拡張で改善する．排便回数が増えるため裂肛も起こしやすく，3例（2.4%）に慢性の裂肛をみている．pouchと肛門の吻合部が肛門管の中間部であることから，術後に痔疾患を合併しやすい．また，手術時にすでに大腸癌を合併していることがある．われわれは65例のpouch手術例中5例（7.7%）の大腸癌合併を治療してきた．幸い，現在，再発例はないが，今後注意深くみていかなければならない．

潰瘍性大腸炎の大腸癌合併率は高く，また，進行癌で発見されることが多い．欧米の大腸癌を合併した潰瘍性大腸炎の術後の5年生存率は低く，18〜40%であると報告されている[25]．これは病理学的に比較的予後の不良な未分化癌や粘液癌が多く，癌の症状が大腸炎と同じで発見が遅れるなどのためであろう．癌に対するサーベイランスが強調されているが，なかなか定期的に検査を行うのは困難である．dysplasiaや早期癌で発見されたものの予後は良好である．このように術後の成績は術前の状態や合併症の有無によって左右されるが，全体的には良好である．

［福島恒男・小金井一隆］

文 献

1) 守田則一, 小川健一, 大野良之：炎症性腸疾患の疫学. 治療学 **30**：251-256, 1996.
2) 宇都宮利善, 北洞哲治：疫学，炎症性腸疾患. 最新内科学大系 45, pp 25-38, 中山書店, 東京, 1992.
3) Harrison WJ: Autoantibodies against intestinal and gastric mucous cells in ulcerative colitis. Lancet **1**：1346-1348, 1965.
4) Bicks RO, Walker RH: Immunologic "colitis" in dogs. Am J Dig Dis **7**：574-578, 1962.
5) 朝倉 均：潰瘍性大腸炎の病因, 炎症性腸疾患. 最新内科学大系 45, pp 39-53, 中山書店, 東京, 1992.
6) Tsuchiya M, Asakura H: HLA antigens and ulcerative colitis in Japan. Digestion **15**：286-290, 1977.
7) Asakura H, Hobi N: Association of the human lymphocyte-DR 2 antigen with Japanese ulcerative colitis. Gastroenterol **82**：413-417, 1982.
8) Dow WF, Booth CC, Brown DL: Evidence for complement-binding immune complexes in adult celiac disease, Crohn's disease and ulcerative colitis. Lancet **1**：402-404, 1973.
9) Hodgson HJF, et al: Immune-complex mediated colitis in rabbits. Gut **19**：1-6, 1979.
10) Victorino RMM, Hodgson HJF: Alterations of T lymphocyte subpopulation in inflammatory bowel disease. Clin Exp Immunol **41**：156-161, 1980.
11) Selby WS, Jewell DP: T lymphocyte subsets in inflammatory bowel disease: Peripheral blood. Gut **24**：99-103, 1983.
12) 馬場忠雄, 安藤 朗：IBDの病因と発症のメカニズム. medicina **33**：1445-1449, 1996.
13) 名倉 宏, 大谷明夫：炎症性腸疾患におけるB細胞系異常. 医学のあゆみ **178**：559-562, 1996.
14) Selby WS: Expression of HLA-DR antigens by colonic epithelium in inflammatory bowel disease. Clin Exp Immunol **53**：614-618, 1983.
15) Yenn-Lieberman B, et al: Interferon gamma pro-

duction by human intestinal mucosal mononuclear cells: Decreased levels in inflammatory bowel disease. Dig Dis Sci **33**: 1297-1302, 1988.
16) 村田有志, 金沢 洋: サイトカインの炎症性腸疾患における役割. 医学のあゆみ **178**: 588-693, 1996.
17) 浜野恭一, 亀岡信吾, 西 純一, ほか: 手術適応, 特に難治例の手術のタイミングに関する研究. 厚生省特定疾患難治性炎症性腸管障害調査研究班 平成3年度研究報告書, pp 67-69, 1992.
18) Aylett SO: Three hundred cases of diffuse ulcerative colitis treated by total colectomy and ileorectal anastomosis. Br Med J **7**: 1001-1005, 1965.
19) Parks, AG, Nicholls RJ, Belliveau P: Proctocolectomy with ileal reservoir and anal anastomosis. Br J Surg **67**: 533-538, 1980.
20) Utsunomiya J, Iwama T, Imajo M, et al: Total colectomy, mucosal proctectomy and ileo anal anastomosis. Dis Colon Rectum **28**: 459-466, 1980.
21) 福島恒男, 杉田 昭, 土屋周二: 潰瘍性大腸炎に対する大腸全摘, 回腸嚢肛門管吻合術. 手術 **43**: 1735-1743, 1989.
22) 樋渡信夫, 八尾恒良, 渡辺 晃: 潰瘍性大腸炎の長期予後. 難治性炎症性腸管障害調査研究班 平成3年度研究報告書, 1991.
23) Goligher JC: Proctocolectomy and ileostomy for ulcerative colitis. In: Inflammatory Bowel Disease (ed by Allan RN, et al) pp 247-255, Churchill Livingstone, Edinburgh, 1983.
24) Block GE, Schraut WH: Complications of the surgical treatment of ulcerative colitis and Crohn's disease. In: Inflammatory Bowel Disease (ed by Kirsner JB, Shorter RG), pp 685-713, Lea and Febiger, Philadelphia, 1988.
25) Lightdale CJ, Sherock P: Neoplasia and gastrointestinal malignancy in inflammatory bowel disease. In: Inflammatory Bowel Disease (ed by Kirsner JB, Shorter RG), pp 281-298, Lea and Febiger, Philadelphia, 1988.

6.2 Crohn 病

Crohn 病は比較的まれな疾患であるが, 未だ原因が不明であり, 根治的治療がない. 治療原則は栄養療法を中心とした内科的治療である. しかし, 経過中に種々の合併症のため外科治療が必要となるものが多く, 手術後の再発も少なくない. このような難治性疾患が若年者に多いことは社会上問題であり, まさに特別に病因・病態・治療の研究を進めなければならない厚生省特定疾患として指定されるに値する. 表6.7に厚生省特定疾患難治性炎症性腸管障害調査研究班 (武藤班, 以下厚生省研究班) により作成された診断基準 (改訂案)[1] から本疾患の概念と主要事項を示す.

a. 発生頻度

厚生省研究班による1990年のCrohn病患者の調査[2]では, 推計総患者数は人口10万人比で9700人 (男性6800人, 女性2900人) で, 有病率は7.8人 (男性11.1, 女性4.6) であった. 1987年の推計総患者数が5109人であったことからすると, この3年間の増加率は1.89倍と著しく増加しているといえる. また, 推計発病率は人口10万人比で0.512 (男性0.712, 女性0.319) と報告されている. 発症年齢では, 図6.10のように, 男性20～24歳, 女性15～19歳にピークがみられ, 19歳以下の若年者は37.1%に, 65歳以上の高齢者発症は全体の1.3%であった[3].

欧米の報告では[4], 表6.8に示すように, イギリス, 北西ヨーロッパ, 北米においては一般的な疾患と考えられており, このなかでも特にアメリカ (発病率3.5～6.6) やイギリス (発病率2.6～6.1), スカンジナビア (発病率2.7～5.0) において多く, アメリカでは白人に多い. 少ない地域は南欧・東欧・スペイン系の地域やアジアといわれている.

b. 病態生理
1) 臨床症状

本症は炎症の部位, 活動度, 合併症の有無により種々の症状を示す. また, 腸管外合併症による症状が発現することもある. 小腸型では腹痛, 下痢, 発熱である. 消化吸収障害により浮腫, 貧血, 体重減少が, 小児例では成長障害がみられる. 腸管外に波及した炎症により腫瘤触知や腸瘻がみら

表 6.7 Crohn 病診断基準（厚生省特定疾患難治性炎症性腸管障害調査研究班の診断基準）（改訂案） I．概念，II．主要事項[1]

I．概念
本疾患は原因不明で，主として若い成人にみられ，浮腫，線維（筋）症や潰瘍を伴う肉芽腫性炎症性病変からなり，消化管のどの部位にもおこりうる．消化管以外（とくに皮膚）にも転移性病変がおこることがある．原著では回腸末端をおかす（回腸末端炎）と記載されたが，その後口腔から肛門までの消化管のあらゆる部位におこりうることがわかった．臨床像は病変の部位や範囲による．発熱，栄養障害，貧血，関節炎，虹彩炎，肝障害などの全身性合併症がおこりうる．

[WHO の CIOMS（Council for International Organizations of Medical Sciences．医科学国際組織委員会）による概念(1973)を一部改訂]

II．主要事項
1. 好発年齢：10 歳代後半から 20 歳代
2. 病変部位：大多数は小腸や大腸，またはその両者に縦走潰瘍や敷石像などの病変を有する．
3. 臨床症状：腹痛，下痢，体重減少，発熱，肛門病変などがよくみられる症状である．
   ときに虫垂炎に類似の症状，腸閉塞，腸穿孔，大出血で発症する．また，腹部症状を欠き，肛門病変や発熱（不明熱）で発症することもある．
4. 臨床所見：
   A．消化管病変
   　1) 腸病変　　　　a．縦走潰瘍[註1]
   　　　　　　　　　　b．敷石像[註2]
   　　　　　　　　　　c．腸管の狭小，狭窄
   　　　　　　　　　　d．非連続性または区域性病変（いわゆる skip lesion）
   　　　　　　　　　　e．内瘻（腸-腸瘻，腸-膀胱瘻，直腸-腟瘻など）
   　　　　　　　　　　f．外瘻（腸-皮膚瘻）
   　　　　　　　　　　g．不整形潰瘍
   　　　　　　　　　　h．多発アフタ[註3]
   　2) 肛門病変　　　a．難治性痔瘻
   　　　　　　　　　　b．肛門周囲膿瘍
   　　　　　　　　　　c．裂肛
   　　　　　　　　　　d．潰瘍
   　　　　　　　　　　e．肛門皮垂（skin tag）など
   　3) 胃・十二指腸病変　a．多発アフタ
   　　　　　　　　　　b．潰瘍
   　　　　　　　　　　c．狭窄
   　　　　　　　　　　d．敷石像など
   B．消化管外病変
   　1) 血液　：貧血，低蛋白血症など
   　2) 関節　：腸性関節炎，強直性脊椎炎など
   　3) 皮膚　：口内アフタ，結節性紅斑，壊死性膿皮症，多形滲出性紅斑など
   　4) 眼　　：虹彩炎，ブドウ膜炎など
   　5) 栄養代謝：成長障害，微量元素欠乏，ビタミン欠乏（ビタミン-B_{12}，葉酸など），アミロイドーシスなど
   　6) 悪性腫瘍：腸癌など
   　7) その他　：原発性硬化性胆管炎
5. 病理学的所見
   A．切除標本肉眼所見
   　1) 縦走潰瘍[註1]
   　2) 敷石像[註2]
   B．切除標本組織所見
   　1) 非乾酪性類上皮細胞肉芽腫（局所リンパ節にもみられることがある）[註4]
   　2) 全層性炎症[註5]
   　3) 裂溝
   　4) 潰瘍
   C．生検組織所見
   　　非乾酪性類上皮細胞肉芽腫[註4]

註1）腸管の長軸方向に 4～5 cm 以上の長さを有する潰瘍で活動期潰瘍では，近傍に炎症性ポリープや敷石像を伴うことが多い．虚血性大腸炎で縦走潰瘍を認めることがあるが，炎症性ポリポーシスや敷石像を伴うことは稀である．潰瘍性大腸炎で縦走潰瘍を認めることがあるが，その周辺粘膜は潰瘍性大腸炎に特徴的な所見を呈する．
註2）縦走潰瘍とその周辺小潰瘍間の大小不同の密集した粘膜隆起であり，密在した炎症性ポリポーシスもこれに含める．虚血性大腸炎の場合，肉眼標本上で浮腫や残存粘膜島が敷石像類似の所見を呈することがあるが，その高さは低く，発赤調が強い．
註3）本症では縦列することがある．
註4）非乾酪性類上皮細胞肉芽腫は，腸結核でも認められることがある．
註5）主にリンパ球から成る集簇巣が消化管壁全層にみられるもの．

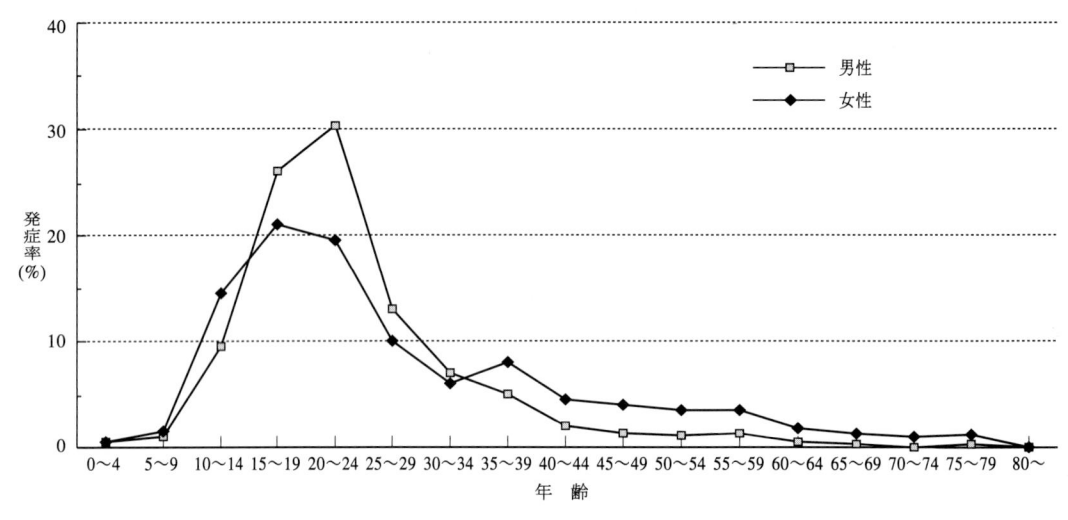

図 6.10 Crohn病の推定発症年齢

表 6.8 10万人当たりのCrohn病年間発病頻度（白人）（守田ら，1993）[3]

Country	Region	Reference	Years	Incidence
USA	Minnesota	Sedlack et al. (1980)	1965〜75	6.6
England	Blackpool	Lee and Costello (1985)	1976〜80	6.1
Sweden	Uppsala	Bergman and Krause (1975)	1968〜73	5.0
Wales	Cardiff	Mayberry and Rhodes (1986)	1971〜75	4.8
Sweden	Stockholm	Hellers (1979)	1970〜74	4.5
England	Nottingham	Miller et al. (1975)	1970〜72	3.6
USA	Baltimore	Calkins et al. (1984)	1977〜79	3.5
Denmark	Copenhagen	Binder et al. (1982)	1970〜78	2.7
Switzerland	Basel	Fahrlander and Baerlocher (1971)	1967〜69	2.6
Scotland	Aberdeen	Kyle and Stark (1980)	1973〜75	2.6
New Zealand	Auckland	Easom et al. (1982)	1969〜78	1.8
Faroe Isles		Berner and Kiaer (1986)	1964〜83	1.7
Israel	Tel Aviv	Rozen et al. (1979)	1976〜82	1.3
Spain	Galicia	Ruiz and Patel (1986)	1976〜82	0.8
Italy	Bologna	Lanfranchi et al. (1976)	1972〜73	0.8
Spain	Madrid	Paredes and Garcia (1981)	—	0.7

れることがある．また，合併症としての腸狭窄によるイレウス症状や腸穿孔による腹膜炎症状で初発することがある．回盲部のCrohn病では右下腹部痛がしばしば虫垂炎と誤診される．大腸型では下痢のほか，しばしば血便がみられる．肛門病変が初発症状になることも数％にみられる．上部消化管Crohn病では消化性潰瘍と同様の心窩部痛，悪心・嘔吐がみられる．表6.9に臨床症状と身体所見を示す[5]．

2） 病　　因

Crohn病の病因あるいは病態は未だ明らかにされておらず，確立した治療法がない現状である．これまでに食餌性因子，細菌感染説，ウイルス感染説，免疫異常説，遺伝性素因，循環障害などの病因が想定されてきた．最近，T細胞および単球・マクロファージ系細胞の機能障害の関与が明らかになってきた．

a） 遺伝的素因

Crohn病の発症には免疫応答を規定するHLAの関与が考えられている．本症患者ではDR 4，DRw 53が多いといわれており，最近わが国ではDR 4-DQ 4のハプロタイプとの強い正の相関が報告されている．しかし，多民族からなる欧米でははっきりした相関がみられないという．

表 6.9 Crohn病242例の臨床症状と身体所見（1975～1979年）
（厚生省特定疾患　炎症性腸疾患調査研究班）

症　状	例数	（％）
腹　痛	197	（81.4）
全身倦怠	140	（57.9）
下　痢	139	（57.4）
下血・潜血	120	（49.6）
発　熱	119	（49.2）
体重減少	104	（43.4）
貧　血	100	（41.3）
イレウス症状	72	（29.8）
腹部腫瘤	71	（29.3）
腹膜炎症状	48	（19.8）
瘻　孔	41	（16.9）
痔　瘻	39	（16.1）
その他	17	（ 7.0）

b）感染説

細菌感染説として種々の細菌が病因として疑われた．なかでも本症は腸結核と類似した面もあり，組織学的にも肉芽腫性病変を特徴とすることにより *Mycobacterium kansassi* や *M. paratuberculosis* などの非定型的抗酸菌が病因と考えられた．しかし，この説は後の研究で否定的とされている．

Crohn病組織からのウイルス分離の試みは1960年代から研究されている．患者の罹患部組織を大腸の壁内に接種するとCrohn病類似の病変が認められたと transmissible agent の存在の報告もあったが，のちに否定的な見解が出された．本症の病因に関係あると考えられたウイルスとサイトメガロウイルス，レオウイルス，ロタウイルスなどがあげられる．最近では，Wakefieldら[6]が電顕でCrohn病患者の血管上皮内に paramyxovirus 様小体を見出し，血管炎をひき起こす麻疹ウイルスの持続感染が原因である可能性を示した．また，疫学的調査においても麻疹ウイルス罹患や麻疹ウイルスワクチン既往と本症の関連が示されたとする報告がある．

現在のところ，細菌やウイルスの関与は明らかでないが，*Helicobactor pylori* や C 型肝炎ウイルスなど病因に深く関わる細菌やウイルスが近年になって同定された疾患もあることから，進歩した細菌学や遺伝子工学の手法を駆使すれば感染症と判明する可能性も残されている．

c）免疫学的異常

Crohn病が肉芽腫を形成する慢性炎症性の疾患であることから単球・マクロファージ系細胞の機能障害のため腸管腔から侵入してきた何らかの抗原を処理できずに肉芽腫を形成し，lysosomal proteinase などの放出により潰瘍や瘻孔を形成するものではないかと考えられてきた[7]．

単球・マクロファージ系細胞の機能異常に関しては，病変粘膜から単離したマクロファージおよび末梢血単球からの活性酸素産生の増加，非特異的免疫能を低下させる免疫抑制因子の産生などが報告された．また最近，本症の末梢血マクロファージがサイトカインの一種である TNF (tumor necrosis factor) を産生し，活動期で多量に産生されていることがわかってきた．この TNF は IL-1 とともにマクロファージから産生され，肉芽腫性炎症を惹起するサイトカインであることが実験的に証明されている．

c．分　類

1）病型分類

Crohn病は縦走潰瘍，敷石像または狭窄の存在する部位により病型が分類され，小腸型，小腸大腸型，大腸型，直腸型，胃十二指腸型などとされている．これらの所見を欠く場合は特殊型とされ，多発アフタ型，盲腸虫垂限局型などと分類されている．この分類を用いた本邦例の集計はまだみられないが，厚生省研究班[8]では表6.10のような罹患範囲別の集計を1320例（男性886例，女性434例）のCrohn病に対して行っている．これによると，1領域のみのものは40.5％で，その内訳では空腸のみの症例は1.5％，回腸のみは38.6％，回盲部のみ19.7％，結腸のみ36.1％，直腸のみ2.1％，肛門のみ2.1％となっている．また，2領域・3領域にまたがるものはそれぞれ22.5％，14.7％となっている．この頻度に性差はないとされている．

欧米での罹患部位別の頻度をみると[9]，小腸大腸型が最も多く40％を占め，小腸型・大腸型が30％，胃十二指腸型1～7％，直腸肛門型3％となっている．これらの報告でも回腸末端30 cm が好

表 6.10 Crohn病の罹患範囲の集計
(厚生省研究班, 1994)[8]
$n=1320$(男子886例, 女子434例)

1) 領域のみのもの (40.5%)	
空腸のみ	1.5%
回腸のみ	38.6%
回盲部のみ	19.7%
結腸のみ	36.1%
直腸のみ	2.1%
肛門のみ	2.1%
2) 領域にまたがるもの (22.5%)	
回腸+結腸	26.3%
回腸+回盲部	17.2%
回盲部+結腸	16.5%
空腸+回腸	10.8%
結腸+直腸	10.1%
3) 領域にまたがる症例 (14.7%)	
回腸+盲腸+結腸	42.3%
回腸+結腸+肛門	11.9%
結腸+直腸+肛門	8.8%

頻度に男女差はみられない.

発部位で, これに右側結腸病変のあるものが30〜50%となっている. また, 全症例の70〜85%は何らかの小腸病変を有するとしている.

2) 重症度分類

Crohn病の重症度の判定には, 従来CDAI(Crohn's Disease Activity Index)が用いられてきたが, 計算が複雑で使用しにくいため今日ではIOIBD (International Organization for the Study of Inflammatory Bowel Disease)のactivity indexが一般に用いられている. これは1986年IOIBDにより提示され, 1986年の厚生省研究班(井上班)にて採用が決められたものである(表6.11).

d. 外 科 診 断
1) 診 断 基 準

1993年に厚生省研究班はCrohn病を疑う患者に対する検査法を含めた取り扱い方(management)指針案を示している[10]. その一部を表6.12に示した.

この指針案は, 1.診断の手順, 2.特に鑑別の必要な疾患, 3.活動度および緩解の判定からなっている. 診断の手順のa.臨床症状, b.臨床検査, c.便の検査, d.肛門指診・直腸指診肛門鏡などからCrohn病が疑わしいと診断したら, e.画像検査であるX線検査(小腸X線検査・注腸X線検査), 大腸内視鏡検査, 生検などを行う. 表6.13に示したCrohn病診断基準(改訂案)による診断の基準で主要所見A・B・C, または副所見a・bがどのように認められるか検討し, これらの所見の組み合わせで確診例・疑診例の診断を行うこととしている. これらの所見によっても鑑別が困難なことがある. このような場合には一時点の所見だけでなく経過観察を行って, 主要所見・副所見の再評価を行うことが必要である. また, 臨床症状のうち, 腹部症状を欠く発熱や難治性の肛門病変を有する場合でもCrohn病の可能性を考えて検査を行う必要がある.

2) 外 科 診 断

Crohn病の外科的治療の原則は, その合併症に対する治療である. 合併症としては手術の絶対的適応となる腸閉塞, 中毒性巨大結腸症, 腸穿孔, 大出血, 癌化などが, また相対的適応としての腸狭窄症状, 瘻孔(内瘻, 外瘻), 膿瘍, 出血などがある(図6.11). このような合併症の診断のためにはすでに述べたような検査以外に種々の検査による診断が行われる.

腹部単純X線検査: 腸閉塞や腸穿孔, 中毒性巨大結腸症の診断に重要である.

瘻孔造影: 瘻孔部よりカテーテルを挿入しX線検査を行う. また, 尿路系との瘻孔の有無を検索するためにはDIPが必要となる.

表 6.11 Crohn病の活動度評価項目
(IOIBD assessment)
(厚生省研究班, 1986)

①腹痛
②1日6回以上の下痢または粘血便
③肛門部病変
④瘻孔
⑤その他の合併症
⑥腹部腫瘤
⑦体重減少
⑧38℃以上の発熱
⑨腹部圧痛
⑩10 g/dl以下の血色素
各1項目のスコアを1点とする
緩解: IOIBD assessmentのスコアが1または0で, 　　　赤沈値, CRPが正常化の状態にあるもの
再燃: IOIBD assessmentのスコアが2以上で, 赤沈値, 　　　CRPが異常なもの

表 6.12 Crohn 病の検査法も含めた患者の取扱い方 (management) 指針案 (一部)
(厚生省研究班, 1993)

診断に関して
1. 診断の手順
  Crohn 病の診断は臨床および病理所見の特徴（積極的診断）と，類縁疾患の除外（除外診断）とにより総合的に行う．
  〔診断〕
  臨床症状 a から Crohn 病が疑わしい場合には，b 以下の諸検査を行う．
  a．臨床症状
   1) 若年者 (10, 20 歳代) の発症が多い．
   2) 下痢，腹痛，発熱などを主訴とし，慢性に経過し，結果として体重減少，貧血，低タンパク血症をきたす．
   3) しばしば肛門部病変（痔瘻・潰瘍）を併発（先行）することが特徴的で，口内炎もきたしやすい．
   4) また腹部腫瘤，腸狭窄，内外腸瘻，腹腔内膿瘍を形成することも多い．
   5) 他に腸管外合併症として，関節炎・関節症，眼病変（虹彩炎・ぶどう膜炎），皮膚病変（結節性紅斑・壊死性膿皮症），肝障害（原発性硬化性胆管炎など），膵酵素上昇などを併発することがある．
  b．臨床検査
   1) 末梢血液検査
   2) 炎症反応：血沈，CRP，α_2 グロブリン，（シアル酸）
   3) 栄養状態：血清総タンパク，血清アルブミン，総コレステロール，鉄，（トランスフェリン，レチノール結合タンパク，プレアルブミン）
  c．便の培養（病原菌），顕微鏡観察（寄生虫），免疫学的潜血検査（ヒトヘモグロビン）
  d．肛門視診，直腸指診，肛門鏡
  e．画像検査
   口から肛門までの全消化管が検索対象となるが，病変の好発部位（小腸・大腸）から調べる．大腸は，全大腸（終末回腸も含めて）の内視鏡・生検および大腸 X 線検査を行う．
   小腸は，小腸 X 線検査（経口的にゾンデを上空腸曲まで挿入して）を行う．
   また上部消化管内視鏡検査・生検で食道，胃，十二指腸を検索する．
  X 線所見としては次の 1)～4) が認められる．
   1) 病変は区域性で非連続的に多発することが多い．
   2) 腸管の狭小・狭窄や腸管壁の肥厚を示す所見がみられるが，その変化は非対称で不規則，不均等である．小腸病変では腸間膜付着側に縦走潰瘍を認める．
   3) 粘膜面では縦走潰瘍や敷石像 (cobblestone appearance) などが特徴的である．
   4) また裂溝や瘻孔を証明することも少なくない．
  内視鏡所見としては次の 1)～5) が認められる．
   1) 区域性，散在性に多彩な病変像を呈する．病変の間，病変部周囲には正常粘膜が介在する．
   2) 典型像としては，活動期には多発する不整形潰瘍，縦走潰瘍，敷石像 (cobblestone appearance：並列する縦走潰瘍と，潰瘍の両側に丸石様の粘膜隆起が潰瘍辺縁に沿って縦に並んだ状態の全体像をいう），狭窄，瘻孔，アフタ様病変などを認め，緩解期にはこれらの治癒期像（潰瘍瘢痕・炎症性ポリープなど）を認める．
   3) 初期像としては，血管透見像のある粘膜に無数のアフタ様病変，頂上にびらんを有するリンパ沪胞過形成性隆起の散在，小潰瘍の縦走配列を認める．これらはメチレンブルーやインディゴカルミンの色素散布により明瞭となる．これらの表層の潰瘍像は緩解期には消退することもあるが，残存する場合も認められる．また病勢が強まると典型像に進展する．
   4) 食道，胃，十二指腸にアフタ様病変や潰瘍を認めることがある．
   5) 内視鏡検査には生検を併用する．とくに病変がアフタ様病変や不整形潰瘍のみの場合など非定型的な場合には，直腸，回腸，胃・十二指腸，肛門部病変などから生検し，非乾酪性肉芽腫の証明を試みる．しかし，X 線・内視鏡検査により定型的な縦走潰瘍，敷石像 (cobblestone appearance) がみられ診断基準を満足している場合には，生検は必ずしも必要ではない．
  f．生検所見
   潰瘍辺縁を除いては粘膜は一般に著変を示さないが，ときに非乾酪性肉芽腫が見い出されることがある．大腸 Crohn 病の場合には潰瘍性大腸炎との鑑別に役立つ．小腸 Crohn 病で主病変部からの生検が困難な例では，直腸，および胃・十二指腸から生検し，肉芽腫が証明されれば確診に役立つ．生検は連続切片を作成して検鏡することが有用で，肉芽腫の検出率は連続切片作成により著しく高くなる．
2. 特に鑑別の必要な疾患
  a．腸結核
   わが国においては Crohn 病ともっとも鑑別を要する疾患である．ツベルクリン反応，他の部位の結核病変の有無，便や病変部位からの結核菌の証明，生検や外科的切除標本からの結核菌の証明，または乾酪壊死を有する肉芽腫の証明，抗結核剤の効果の有無などによって鑑別する．
  b．急性回腸末端炎
   急性虫垂炎の診断で開腹手術を受ける場合もある．大部分は自然に治癒し，再発は起こらない．エルシニアやアニサキスの感染によることが多く，Crohn 病とは別の疾患として扱う．
  c．潰瘍性大腸炎
   びまん性に大腸をおかし，病変は粘膜層に著明であり，また直腸のおかされないものはほとんどない（潰瘍性大腸炎診断基準参照）．急性期の Crohn 病の中には潰瘍性大腸炎との鑑別の困難な例があるが，経過とともに両者の鑑別は可能となる．
  d．その他
   単純性（非特異性）腸潰瘍，腸型 Behçet 病，慢性出血性小腸潰瘍（"非特異性多発性小腸潰瘍症"）などがあり，その本態は不明であるが，Crohn 病と区別して扱う．

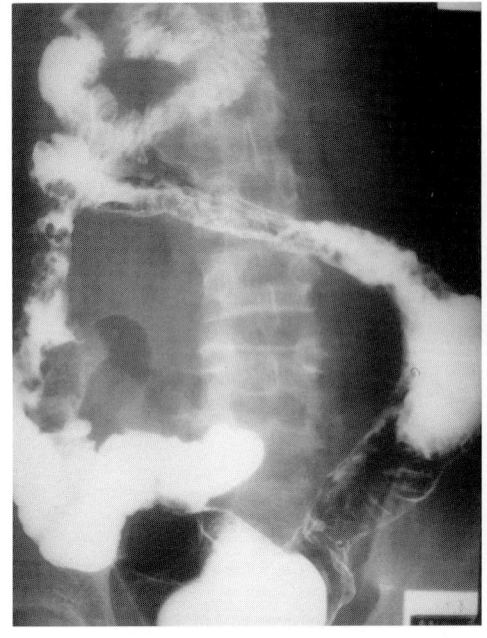

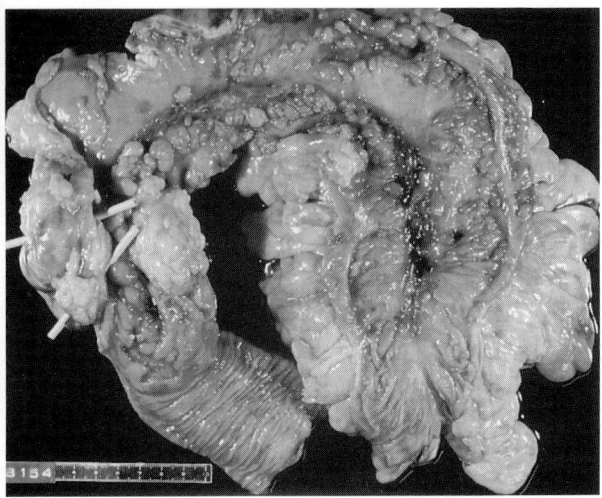

図 6.11 注腸 X 線像（左）と結腸切除標本（右）
大腸 Crohn 病による十二指腸と結腸肝曲部との内瘻をみる．瘻孔部による通過障害のため手術が行われた．切除標本では結腸の著しい短縮と縦走潰瘍，敷石像，炎症性ポリープ，そしてカテーテル挿入部に瘻孔を認めた．

表 6.13 Crohn 病診断基準（改訂案：III. 診断の基準）[1]（厚生省研究班）

1. 主要所見
   A. 近傍に炎症性ポリポーシスを伴った縦走潰瘍（図 6.11）
   B. 敷石像（図 6.11）
   C. 非乾酪性類上皮細胞肉芽腫（図 6.12）
2. 副所見
   a. 縦列する不整形潰瘍またはアフタ
   b. 上部消化管と下部消化管の両者に認められる不整形潰瘍またはアフタ

確診例：1. 主要所見の A または B を有するもの
　　　　2. 主要所見の C と副所見のいずれか 1 つを有するもの
疑診例：1. 副所見のいずれかを有するもの
　　　　2. 主要所見の C のみを有するもの
　　　　3. 主要所見 A または B を有するが虚血性大腸炎，潰瘍性大腸炎と鑑別が出来ないもの

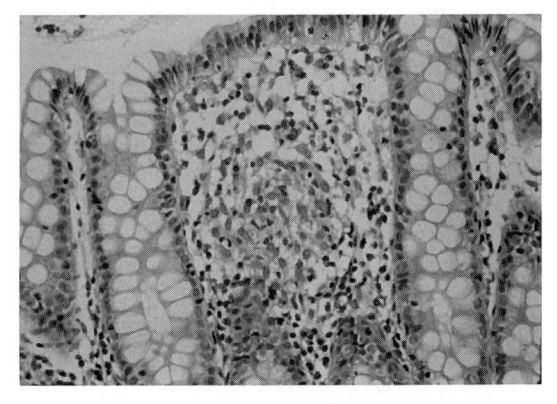

図 6.12 切除標本にみられた粘膜固有層内の肉芽腫

CT，MRI：腫瘤形成や膿瘍形成などのときその大きさや周辺臓器との関係を診断するのに有用である．

血管造影検査：出血部位の検索が困難な場合は血管造影検査が必要となることもある．

e．治療方針，手術適応

冒頭に述べたように，本症の治療は内科治療が原則となる．表 6.14 に厚生省研究班（下山班）による治療指針（案）[11] を示す．

1）内科治療

a）栄養療法

本症の治療の基本は栄養療法と薬物療法である．なかでも栄養療法は消化吸収障害下での栄養補給，全身状態の改善のみならず，食餌に含まれる抗原や増悪因子の低減を図る意義があり，最も重要である．

b）薬物療法

ステロイドとアミノサリチル酸製剤が主に用い

表 6.14 Crohn 病の治療指針[11]
(厚生省難治性炎症性腸管障害調査研究班のクローン病治療指針改訂案より抜粋)

治療原則

クローン病を完治させる治療法は，現時点ではない．治療の目的は，病勢をコントロールし，患者の QOL を高めることである．そのために，薬物治療法，栄養療法，外科療法を組み合わせて，栄養状態を維持し，症状を抑え，炎症の再燃・再発を予防することにある．

治療にあたっては患者にクローン病がどのような病気であるかを良く理解させ，患者個々の社会背景や環境を十分に考慮し，治療法を考慮し，治療法を選択する．

初診・診断時および急性増悪期の治療

原則として入院・検査の上，栄養療法を行う．
初診時でも炎症の程度によっては，5アミノサリチル酸製剤，あるいは副腎皮質ホルモンによる薬物療法(後記)や両者の併用療法から開始してもよい．

1) **経腸栄養法** (enteral nutrition)

栄養状態を改善・維持し，腸管の負荷を軽減するために経腸栄養法を行う．経腸栄養剤としては成分栄養剤(elemental diet, エレンタール®)が望ましい．大腸病変のみの症例では消化態栄養剤 (エンテルード®)でも良い．経鼻チューブを用いて十二指腸〜空腸に投与する．最初は低濃度を注入ポンプを用いて緩やかに投与する．次第に漸増し，数日で維持量に移行する．1回の維持投与量は 2,000 kcal (あるいは理想体重 1 kg 当たり 35〜40 kcal) 以上を投与する．

2) **完全静脈栄養法** (total parenteral nutrition)

病勢が重篤と判断される場合や高度な合併症を有する場合には，より腸管の安静をはかるために，絶食とし中心静脈を用いた高エネルギー輸液 1 日 2,000 kcal 以上を行う．発熱を伴うときには広域スペクトル抗生物質を併用する．病勢の鎮静化とともに経腸栄養法に移行するか，緩解まで継続して緩解維持療法に移行する．

3) **栄養療法の限界**

栄養療法によっても，腸閉塞症状や瘻孔による症状が改善消失しない症例や，経口摂取により同じ症状がすぐ再出現するような症例では外科療法に移行する．

関節症状，皮膚症状，眼症状などの腸管外合併症を有する症例では，プレドニゾロンを併用する．

緩解維持療法および術後再燃・再発予防

栄養療法により緩解に導入でき，栄養状態が改善したら，外来で緩解維持療法に移行する．また，外科手術により合併症が取り除かれた後は再燃(残存病変の悪化)防止・再発(新病変による症状出現)予防のための治療に移行する．

1) **在宅経腸栄養法**

易再燃例，経口摂取のみでは栄養管理が困難な症例では在宅経腸栄養法に移行する．日中は低脂肪・低残渣食を必要エネルギーの約半分を経口摂取させる．夜間に自己挿管したチューブより，成分栄養剤，あるいは消化態栄養剤を 1,200 kcal 前後注入する．半消化態栄養剤の経口投与によっても同等の緩解維持効果が報告されている．確実に緩解維持をはかりたい場合あるいは症例には，成分栄養剤を理想体重 1 kg 当たり 30 kcal 以上投与すれば，長期に緩解を維持できる．投与法や栄養剤の選択に当たっては，患者個々の QOL および ADL を考慮して選択する．

2) **5アミノサリチル酸製剤**

在宅経腸栄養法併用の有無に関わらず，経口摂取を再開したら，ペンタサ® 1.5〜3 g/日を開始し，長期間(最低 2 年間)維持する．大腸型ではサラゾピリン® 2〜3 g/日でもよい．

再燃・再発に対する治療

緩解あるいは外科手術後の無症状の状態から，CRP の陽性化，血沈の上昇がみられ症状が再出現した場合は，以下の治療を単独あるいは併用して施行する．

1) **在宅経腸栄養法**

在宅経腸栄養法を継続している症例では，経口摂取量を減らし，経腸栄養剤の投与量を増やす．効果が上がらないときには，経口摂取を中止し，完全経腸栄養療法に切り替える．緩い状態に至ったら，経口摂取の量を徐々に増加する．

2) **薬物療法**

(1) 5アミノサリチル酸製剤

ペンタサ® を 3 g/日に増量する．大腸型ではサラゾピリン 3〜4 g/日でもよい．4〜6 週間で明らかな改善があれば引き続きこの量を投与する．緩解状態になったら，緩解維持療法に移行する．5アミノサリチル酸製剤の増量によっても明らかな改善がない場合，あるいは緩解維持療法で最大量投与している場合は，以下の治療を行うか，入院させて栄養療法を再度施行する．

(2) 副腎皮質ホルモン

症状が"激しい"ときには最初からプレドニゾロンを投与してもよい．プレドニゾロンを 1 日 40〜60 mg 投与する．2 週間毎に効果を判定し，症状が改善したら，(40)，30, 20 mg と 2 週間ずつ減量し，以後は 5 mg ずつ減量して離脱する．減量に伴い症状が再燃するときには隔日のみ減量して，15 mg 前後の隔日投与を継続するのもひとつの方法である (15 mg と 10 mg を交互に 2 週間投与，15 mg と 5 mg を 2 週間投与，以後 15 mg 隔日投与とする)．その後は徐々に減量・離脱する．

(3) 免疫抑制剤

プレドニゾロンの減量・離脱が困難なときには，アザチオプリン (イムラン®など) あるいは 6 MP 1 日 50〜100 mg を併用するのもひとつの方法である．

(4) メトロニダゾール

5アミノサリチル酸製剤やプレドニゾロンで明らかな改善がないときには，メトロニダゾール (フラジール®) 1 日 750 mg を併用してみるのもよい．

3) **再入院のタイミング**

どの段階からでも治療効果がみられない場合は，入院のうえ栄養療法を再度施行するのが，より確実な緩解導入法である．

肛門部病変に対する治療

腸管病変の活動性を鎮め，緩解状態にもっていくような治療に努める．膿瘍形成時にはメトロニダゾール，あるいは広域スペクトル抗生物質を投与し，外科・肛門科医に診療・治療を依頼する．

られる．

ステロイドは活動期に用いられ，有効性が確証されている．しかし，緩解維持効果については証明されておらず，その有効性は長期投与による副作用発現の危険性を凌駕するものではない．

アミノサリチル酸製剤として長く sulfasalazine (SASP, サラゾピリン®) が使用されてきた．SASP は腸内細菌のはたらきにより 5-アミノサリチル酸 (5-ASA) と sulfapyridine (SP) に分解される．この 5-ASA が有効成分と考えられているため，SASP は小腸型には無効とされ，大腸型に対し使用されてきた．しかし，1996 年より 5-

表 6.15 Crohn 病の手術適応と頻度

	NCCD (1979)	Mt. Sinai Hosp. (1985)	Cleveland Clinic (1985)		
			Ileocolic	Colon or anorectal	Small intestine
閉塞	45.2(%)	33(%)	48.2(%)	22.3(%)	61.1(%)
瘻孔	12.3	26	26.8	17.0	22.1
内科治療に抵抗	16.4	21			
膿瘍	8.2	19			
穿孔	1.4	1	21.6	13.8	15.8
出血	1.4				
toxic megacolon			5.0	26.6	2.1
肛門周囲病変	13.7		31.7	37.9	15.8
癌疑い	1.4				
症例数	79 例	91 例	199 例	97 例	100 例

ASA 製剤（mesalazine，ペンタサ®）が市販され小腸型にも効果が期待されている．SASP の緩解維持効果は証明されていない．

metronidazole（フラジール®）は特に大腸型に有効とされ，また肛門病変に効果があるといわれる．

免疫抑制剤は主としてステロイド無効例に試みられる．また，腸瘻合併例や metronidazole が無効の肛門部瘻孔例に内科治療として適応がある．しかし，効果がみられるまでに約 3 か月かかること，白血球減少や肝障害などの副作用，さらに健康保険上の適応症になっていないことなどから，わが国では使用頻度は少ない．

2） 外 科 治 療

a） 手術率

表 6.15 に諸家[12]により報告された病型別手術率を示す．長期経過で手術率は 88～96％ に達するという報告がある[13]．

b） 手術適応

表 6.16 に手術適応を示す．

ⅰ） 緊急・準緊急手術

（1） 穿孔： Crohn 病における腸穿孔合併頻度は 1.5％ といわれる．筆者らの集計によると[14]穿孔部位では本邦報告例，欧米報告例いずれも圧倒的に回腸が多く，多発例が約 15％ にみられた．

（2） 虫垂炎疑い： 回盲部の Crohn 病はしばしば虫垂炎として手術される．手術時に回腸末端や盲腸の病変に気づき回盲部切除術が行われることもあるが，術後に外瘻を生じ，初めて診断されることも少なくない．虫垂・盲腸のみに限局する特殊型があるがまれである．

（3） 大出血： 外科的処置を必要とするような大出血はまれである．諸家の報告では頻度は約 1％ である．小腸型より大腸型に多いとする報告があるが，本邦報告例では回腸よりの出血が圧倒的に多い[15]．大腸内視鏡検査により出血部位確認や内視鏡的止血術が可能なこともある．また，選択的腹部血管造影により出血部位の確認を行い，同時に塞栓術や vasopressin 動注療法も試みられている．4 単位（1600 ml）以上の輸血を行っても止血しない場合や出血を反復する場合は，手術適応と考えられる．

（4） 激症大腸炎および toxic megacolon： まれに潰瘍性大腸炎と鑑別が困難な激症の大腸炎や，toxic megacolon が起こることがある．toxic megacolon の合併頻度は 2.3～6.3％ の報告がある[16]．潰瘍性大腸炎における強力静注療法に準じ，

表 6.16 Crohn 病の手術適応

腸閉塞，狭窄
瘻孔（内瘻，外瘻）
腹腔内膿瘍
内科治療に抵抗
腸穿孔
大出血
toxic megacolon
癌化
腸管外合併症
　関節炎，水腎症など
　成長障害
肛門病変
　肛門周囲膿瘍
　痔瘻
　skin tag

補液や広域スペクトラム抗生物質，ステロイドホルモン投与（prednisolone 1.0〜1.5 mg/kg/日）を行いつつ，経鼻胃管や経肛門直腸カテーテルにより腸管の減圧を図るが，短期間の間に改善がみられない場合は緊急手術にふみ切る．

ⅱ）待機手術

（1）閉塞および狭窄： 小腸型では手術適応として最も多い．部位は遠位側回腸が最も多い．浮腫や線維化を伴う腸管の全層に及ぶ炎症，腸管の癒着，近傍の膿瘍による圧迫などにより通過障害をきたす．腹痛や腹部膨満などの症状は保存的治療に反応することが多く，緊急手術を要するような状況は比較的少ない．しかし，閉塞・狭窄のため経口的栄養療法に移行できない場合や著しい栄養障害をきたす場合は手術適応となる．

（2）瘻孔，膿瘍： 本症はしばしば隣接する腸管や膀胱，腟，子宮などの管腔臓器に内瘻を形成したり，体表に通じる外瘻を生じる．その頻度は20〜40％と報告されている[17]．瘻孔は自然に発生するものと術後に発生するものがあり，自然に発生するものの多くは肛門側に狭窄性病変を伴う．また，術後にみられる瘻孔は腸管の縫合不全や膿瘍から発生することが多い．腸瘻の症状は外瘻か内瘻か，また内瘻では通じた相手の臓器により異なり，治療についても無症状で保存的に経過観察できるものから早期手術が望まれるものまで，さまざまである．

外瘻

しばしば，術後の縫合不全や膿瘍に起因する．内科的治療として azathioprine, 6-mercaptopurine, cyclosporine などの免疫抑制薬が有効との報告があり，経静脈的完全栄養法 TPN の併用により一時的に瘻孔の閉鎖がみられることがある．しかし，経口摂取を始めると早晩ほとんどの症例で再発がみられる．早期手術が望まれるのは，特に瘻孔から腸内容の漏出が多い（high output）場合である．

内瘻

（a）腸-腸瘻： 特に回腸-S状結腸瘻，回腸-回腸瘻の頻度が高い．小腸間の内瘻は症状も少ないので，ほかに合併症を伴わないかぎり手術適応になることは少ない．ただし，肛門側腸管の狭窄性病変が瘻孔発生の要因となっていることが多く，狭窄が強い場合は瘻孔が閉じる可能性が少なく，拡張腸管穿孔の危険があるので，早期手術を考慮すべきである．

（b）胃-腸瘻，十二指腸-腸瘻： 胃-結腸瘻はきわめてまれであり，十二指腸-結腸瘻または十二指腸-小腸瘻も比較的まれであるが，回腸・右側結腸切除，回腸結腸吻合術の吻合部に生じやすい．無症状か症状が軽微なときは保存的治療を行う．しかし，下痢，体重減少など消化吸収障害を伴い，一定期間保存的治療を行っても効果が得られない場合は手術適応となる．

（c）腸-膀胱瘻： 腸-膀胱瘻の頻度は2〜6％と報告されている[18]．解剖学的差異のため男性が女性の約2倍多く，部位は回腸-膀胱瘻，S状結腸-膀胱瘻が大多数を占める．保存的治療で閉鎖した報告例があるので，症状が軽微な場合は内科的治療の余地がある．しかし，多くの場合，内科的治療の効果がみられないので比較的早期に手術適応とする意見が多い．

（d）直腸-腟瘻： 直腸-腟瘻の頻度は1.7〜23％の報告がある[19]．直腸肛門病変が波及し腟瘻をきたすが，大半は恥骨直腸筋以下の肛門に瘻孔の開口がみられる肛門腟瘻であり，ほかに肛門病変を合併していることが多い．治療は6-mercaptopurine や metronidazole が有効といわれており，症状が軽ければ内科治療を試みる．しかし，予後は直腸病変の活動性に依存し，最終的に手術適応となるものが少なくない．

（3）内科治療に抵抗： 内科治療に反応せず，長期にわたり腹痛や発熱，貧血，低栄養など病状の改善がみられないとき，また，副作用のため薬物療法が遂行できなくなった場合など病勢が強いにもかかわらず内科治療の限界がみえたとき外科的治療が考慮される．外科治療によっても治癒は望めないが，緩解状態に導入することは可能である．

（4）癌化： 潰瘍性大腸炎より頻度は少ないが，悪性疾患とくに小腸癌および大腸癌の合併が知られている．しばしばdysplasiaを合併してお

り，多くは10年以上の長期罹患例であることから潰瘍性大腸炎と同様の発生機序が考えられる．また，手術により空置された腸管に発生することが報告されている．その診断においては炎症による狭窄や腫瘤形成との鑑別が困難であり，長期経過例においては潰瘍性大腸炎と同様，内視鏡下生検や腫瘍マーカーなどのcancer surveillanceが必要である．

f．手術方法
1）狭窄部形成術（strictureplasty）

比較的狭い範囲の腸狭窄に対し，第一に考慮すべき方法である．病変部での縫合を行う狭窄部形成術（以下，SXPL）は，広範囲切除と対照的な術式であり，Crohn病に対する手術はminimal surgeryを行うべきとする立場にたつ術式といえる．

わが国においても数年前よりSXPL施行症例が増加している．厚生省研究班の馬場らによると[20]，平成5年度までに累積で69症例，189か所が集計されている．総開腹数に占めるSXPLの割合も平成2年度の7.8%から漸増し，平成5年度には14.3%になっている．

a）適応

SXPLの適応とする腸管狭窄の判定法には視診・触診によるもの，バルーンによるもの，術中内視鏡によるものなどがある．

視診では漿膜の発赤，腸間膜側のfat wrapping，口側腸管の拡張などを目安にする[21]．狭窄の多くは視診で診断可能であるが，漿膜側の変化が軽い狭窄部もある．

Alexander-Williamsら[22]はバルーン付きのFoleyカテーテルによる検索を勧めている．腸管の口径が20mm以上あれば臨床上問題が少ないとして，Foleyカテーテルを小腸に挿入し，バルーンを径が20mmになるように膨らませて引き抜き，引っかかった部位をSXPLの適応としている．

SXPLの適応となる小腸病変は孤立したopen

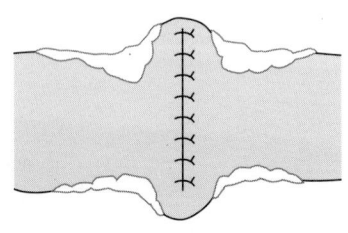

図6.13 strictureplasty（Heinecke-Mikulicz法）

a）支持糸をかけ，腸間膜対側に腸管の長軸方向に切開を加える．

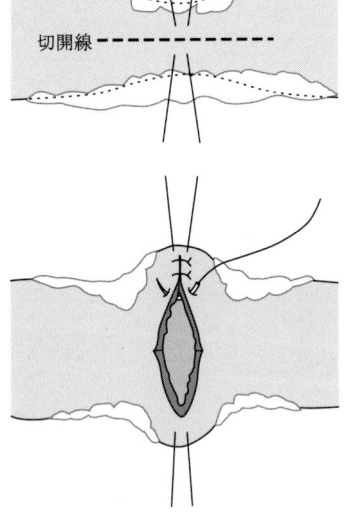

b）腸管の長軸と直行する方向に縫合閉鎖する．

c）完成

ulcer のない非活動性病変が望ましい．SXPL は小腸病変に対して行われており，大腸狭窄に対する SXPL の報告はほとんどない．大腸病変は切除の対象となることが多いが，回腸結腸吻合術後の狭窄や限局性の非活動性狭窄性病変に対しては SXPL の適応が考えられる．

SXPL の個数については，現在のところ多数箇所の SXPL を行っても特に問題がないとする意見が多い．

b) 狭窄部形成術手技の実際
i) Heinecke-Mikulicz 法

通常は腸間膜側に病変があり，腸間膜対側は炎症が軽いので，腸間膜対側を切開する．図 6.13 のように漿膜筋層に 2 本の支持糸をかけ，腸管の長軸方向に狭窄部より 2〜3 cm 長く切開する．ついで 3-0 吸収糸と絹糸を用いて Albert-Lembert 縫合にて腸管の長軸と直交する方向に縫合閉鎖する．口径の大きさを稼ぐため Gambee 縫合などの 1 層縫合も行われる．

ii) Finney 法，Jaboulay 法

10 cm 程度の長い狭窄に対しては Finney 法が行われる（図 6.14）．しかし，Finney 法は狭窄部を中心に腸管を曲げて縫合することになるので腸管の柔軟性がなく，狭窄部の屈曲が困難なときや狭窄部に縫合に適する部分が残されていない場合は短いバイパスの形となる Jaboulay 法が用いられる（図 6.15）．Finney 法では腸管切開を狭窄部の長さより 4〜5 cm 長くとる．

linear stapler を用いる場合[23]は，図 6.16 のようにする．

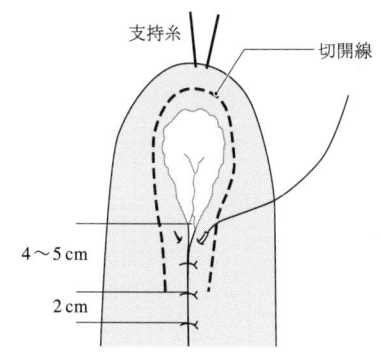

a) 腸管切開を狭窄部より 4〜5 cm 長くとる．切開予定長より 2 cm 長く，後壁の漿膜筋層縫合をおく．
b) 腸管を切開し，全層縫合を開始する．
c) 前壁の全層縫合を行う．
d) 前壁の漿膜筋層縫合を行って完成

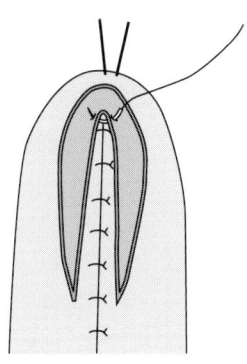

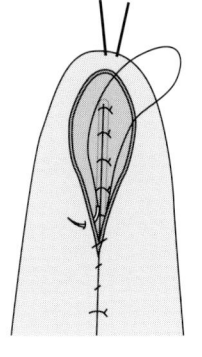

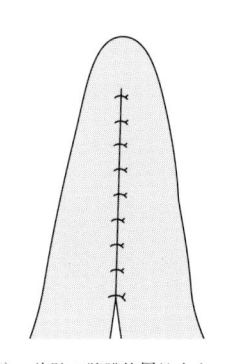

図 6.14 strictureplasty（Finney 法）

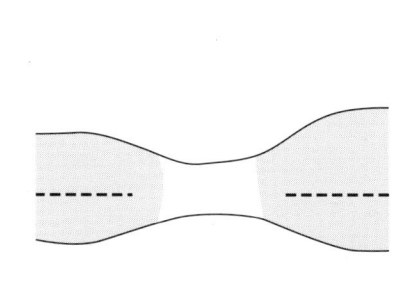

a) 狭窄部の切開・縫合が難しい場合は短いバイパスの形とする．
b) 後壁の漿膜筋層縫合後に切開を加え，全層縫合する．
c) 前壁の漿膜筋層縫合を追加して完成

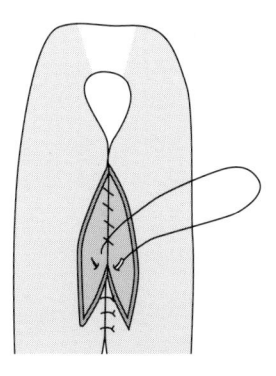

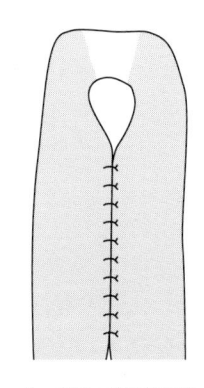

図 6.15 strictureplasty（Jaboulay 法）

数針の漿膜筋層縫合を行い，linear stapler 挿入部に支持糸をおいてから stapler をかける。

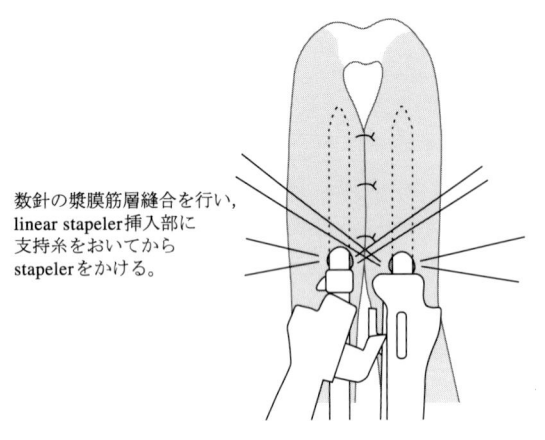

図 6.16 strictureplasty
（linear stapler を用いた Jaboulay 法）

2）バイパス手術

本術式はバイパスした病変部の再燃率が高く，空置腸管の癌化の報告もあり，最近では全身状態不良例や隣接臓器を損傷する危険が大きい場合など，バイパス手術の適応は限られている．やむなくバイパス手術を行う場合も空置腸管に盲端をつくるような exclusion bypass は避け，盲端となる腸管がある場合は粘液瘻造設術としたほうがよい．

3）腸部分切除術 (partial intestinal resection)

最も頻度の多い術式であるが，小腸と結腸では切除範囲の考え方を変えるべきである．すなわち，小腸では短腸症候群を避け，機能温存を重要視し，切除は最小限にとどめる．結腸では比較的広範囲切除が行われている．腸切除術は，再発を少なくするため広範囲に切除するか，小範囲切除にとどめるかが問題にされてきた．術後再発は吻合部口側に起こりやすいといわれており，口側の病変の取り残しから再発が起こるという考え方がある．free margin の確認に術中迅速病理組織検査が必要とする意見もみられる．しかし，本症がいずれの消化管をも侵す疾患であり，肉眼的に健常にみえる部位にも病理組織学的に肉芽腫などの病変がみられることが知られてきて，現在では surgical margin は 5～10 cm あればよいとする考え方が主流となっている．

4）回盲部切除術 (ileocecal resection)

回盲部が好発部位であるので初回手術として行われることが多い術式である．腸間膜は肥厚し，リンパ節の腫大もみられるので腸間膜の血管処理に注意し，集束結紮を行った後はできるだけ血管断端を別に結紮しておく．癒着が少なく全小腸の検索が可能ならば，遺残病変を検索し，温存小腸の長さを計測しておく．

5）結腸全摘術，一時的回腸瘻，粘液瘻造設術 (total colectomy, ileostomy and mucus fistula)

この術式は大出血や toxic megacolon など急性の重篤な合併症を併発したときに緊急もしくは準緊急手術として行われる．粘液瘻は正中手術創下端か左下腹部に造設する．結腸の遠位切離線は粘液瘻が最短距離で造設予定線に引き出せる位置とする．通常，直腸 S 状結腸移行部付近となる．

6）結腸全摘術，回腸直腸吻合術 (total colectomy and ileorectal anastomosis)

直腸に狭窄や瘻孔がなく肛門機能が保たれている必要がある．回腸と直腸で口径差があるので手縫いが難しいときは器械吻合法が勧められる．

7）大腸全摘術，永久回腸瘻造設術 (total proctocolectomy and ileostomy)

直腸肛門病変が高度で口側の人工肛門造設術も奏効しないときに行われる．直腸切断にさいしては自律神経を損傷することのないよう腸管に接して遊離を進める．本症では直腸切断後の会陰創の治癒が遷延することがある．

8）肛門病変に対する手術

肛門病変の合併は 20～80% といわれる[24]．一般の肛門手術に比べ手術創の治癒が遷延することが多いので，適応と術式を十分検討する必要がある．活動性腸病変を合併しているときは内科的治療により腸病変が緩解すれば肛門病変も沈静化するといわれるが，腸病変が再燃したときに肛門病変も再燃することが多い．肛門手術を行う場合は緩解期にするほうがよい．

a）痔核手術

痔核手術の適応は少ない．本症ではしばしば特徴的な浮腫状の skin tag がみられるので痔核と誤らぬよう注意が必要である．この病変は保存的治療を行う．大きな隆起性病変が多発し肛門を清潔に保てない場合は切除してもよいが，肛門狭窄

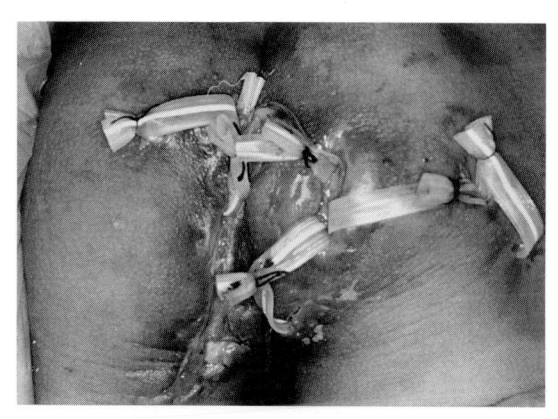

図 6.17 Penrose シリコンドレーンによる seton 法

を防ぐため肛門管上皮 anoderm を切除しないよう，それぞれの基部で最小限の切除をする．

b) 肛門周囲膿瘍

切開排膿ドレナージを行う．一期的根治手術は控えるべきである．

c) 痔瘻根治術

手術創の治癒遷延を心配し手を出しにくい面もあるが，全身的な Crohn 病の治療を行っても改善がみられず，肛門痛や膿排出など局所症状が続く場合は，全身治療下に行えば成績はそれほど悪くない．

手術は基本的には一般の痔瘻根治手術と同じである．しかし，「便失禁は progressive disease が原因というより aggressive surgeon によるものである」という Alexander-Williams の警告[25]を念頭に肛門機能温存を心掛けねばならない．

肛門のみならず殿部に及ぶような多発性の高位複雑痔瘻の場合は seton 法が勧められる．seton 法は痔瘻に対し古くから行われてきた処置であるが，近年 Crohn 病の複雑痔瘻に有効な姑息的治療法として見直されている．一般に seton 法の目的は，① 線維化を促し括約筋を固定し第 2 期手術時の括約筋断端の離開を防ぐ，② 徐々に緊縛を強くして瘻孔開放を図る (cutting seton)，③ 長期にわたる排膿ドレナージ効果で病変の沈静化を図り，過大な手術を回避する (drainage seton) などの目的で行われる．seton 法で使用する材料は目的によりいろいろなものが使われている．絹糸やゴムバンドのほか，Penrose ドレーンやプラスチック管が使用される．Crohn 病の複雑痔瘻にはほとんどが drainage seton として使用されているようである（図 6.17）．

g．手 術 成 績
1) 術後合併症

術後死亡率は年代，患者の状態，術式などによりさまざまな報告があり，専門病院の待機手術例では 0〜2% と低く，腸穿孔を合併した緊急手術例は 15〜30% と高い[26]．同様に，術後合併症頻度も 10〜50% とさまざまである[27]．本症は比較的若い患者が多いが，本症にみられる免疫異常や炎症メディエーター異常のほか，術前の栄養障害，ステロイドホルモン使用，腸閉塞や膿瘍などの合併症の存在など術後合併症発生については不利な状況にある．

a) 感染症

術後早期は一般の腹部外科手術と同様，呼吸器感染，腹腔内感染，尿路感染に気をつける．特に術前ステロイドホルモン使用例や膿瘍，穿孔，瘻孔などの手術では創感染に注意が必要である．広範囲の腸管切除や複数回の手術既往が危険因子とする報告もある．

b) 縫合不全

本症の手術で最も危惧される合併症である．1〜10数% の報告がある．Post ら[27]は 429 例 658 箇所の腸吻合で縫合不全が 2.1% にみられ，術前ステロイドホルモン使用と腹腔内膿瘍が術後合併症の危険因子と述べている．

c) イレウス

非感染性合併症のなかで最も多い．腸管をできるかぎり愛護的に扱い，腹膜欠損部を少なくする努力が必要である．

2) 狭窄部形成術の手術成績

SXPL の縫合不全発生率は 0〜3% と低い報告が多い．また，Fazio ら[28]は 116 例に 425 か所の SXPL を行い術後早期合併症として SXPL 部に関連した瘻孔/膿瘍が 7 例 (6%) にみられたと報告している．厚生省研究班の成績では 189 か所の SXPL で創部皮下膿瘍やイレウスなどの合併症が 3 例にみられたが縫合不全は 1 例もみられなか

表 6.17 strictureplasty の成績（Fazio ら，1993）[28]

	Fazio らの報告	8施設の集計
症例数	116 例	115 例
観察期間（中央値）	6月～7年（中央値3年）	6～40 月
有症状再発	28（24%）	41（36%）
再手術	17（15%）	17（15%）
内科治療/非手術	11（9%）	25（22%）
有症状 SXPL 部再狭窄	2.8%	5%？

ったと報告している[20]．

SXPL の長期成績の報告は欧米においてもまだ少ない．Fazio ら[28]がまとめた成績を表 6.17 に示す．再狭窄について Fazio は観察期間中央値3年（6月～7年）で 2.8% と報告している．SXPL 施行症例も再手術率は腸切除症例と変わらないが，SXPL が再手術理由となることは少ないとする報告が多い．

h．遠隔成績

わが国における Crohn 病症例は欧米に比べ少なく，その累積生存率，累積手術率についての報告は少ない．

1）累積生存率

厚生省研究班で行ったアンケート調査の報告では[29] 436 例を検討し，発症後累積生存率は5年後 99.8%，10 年後 98.9%，15 年後 97.6% であった．各病型間での有意差はない．診断後累積生存率は5年後 99.2%，10 年後 96.9%，15 年後 96.9% であった．やはり各病型間での有意差はない．また，中原らの報告によれば[30]，小腸型 83 例（40.9%），小腸大腸型 60 例（29.6%），大腸型 25 例（12.3%），初診時既手術例 20 例（9.9%），その他 15 例（7.4%）の総計 203 例において，平均観察期間 4.4 年の予後を報告している．観察期間が3年未満の症例が 42.6%，10 年以上の症例が 4.4% であった．3年後の累積生存率は 100%，5 年後は 98.9%，10 年後は 98.9% であった．これは期待生存率と有意差はなかった．

欧米の成績としては，累積生存率では，性，年齢を一致させた対照群を設定し，期待値を算出し，比較した Prior ら[31]によると，平均 14.5 年経過を観察した 513 例について，死亡危険率は一般人口に比べ 1.97 倍であり，経過年数の増加とともに低下すると報告している．Sales ら[32]は死因の約半数は本症またはその合併症に直接関連しており，そのうちの 1/2～2/3 は敗血症など術後合併症で死亡すると報告している．Andrew ら[33]は 1974 年以前は敗血症による死亡が最も多かったが，1975～1984 年の間に死亡した 30 例中消化器癌が 13 例（43%）と最も多く，ついで敗血症7例（23%），肺塞栓4例（13%）などの順であったと報告している．

2）累積手術率

厚生省研究班の調査[29]によると，発症後の累積手術率は5年後 30.3%，10 年後 70.8% であった．病型別にみると，小腸型では5年後 21.3%，10 年後 58.7%，小腸大腸型では5年後 35.8%，10 年後 68.7%，大腸型では5年後 20.3%，10 年後 80.7% であり，各病型間に有意差はなかった．診断後累積手術率は診断5年後 44.4%，10 年後 80.1% であった．病型別にみると小腸型では5年後 39.4%，10 年後 78.9%，小腸大腸型では5年後 48.0%，10 年後 77.0%，大腸型では5年後 36.9%，10 年後 84.7% であり，各病型間で有意差はなかった．手術理由は腸閉塞を含む狭窄が 57.2%，内瘻・外瘻が 16%，膿瘍 6.1%，穿孔 2.3%，大出血 2.3%，内科治療に抵抗 3.0%，その他 13.1% であった．

中原らによると[30]，図 6.18 のように，発症後の累積手術率は3年後 9%，5 年後 16.2%，10 年後 39.1% であった．病型別の検討によると，小腸型

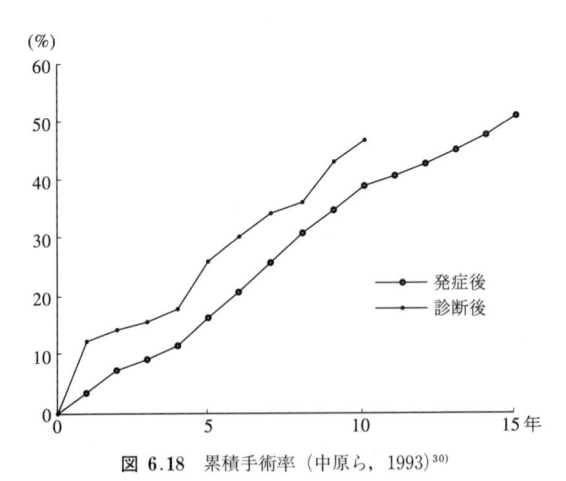

図 6.18 累積手術率（中原ら，1993）[30]

表 6.18 切除後の症状に基づく再発率（Williams ら，1991）[37]

Study	n	Length of follow-up (years)		Cumulative reccurence rate (%)			
		Range	Mean	5 years	10 years	15 years	20 years
Lennard Jones and Stalder	78	1～15	—	23	51	—	—
deDombal et al.	168	0.5～20	—	22	35	—	52
Greenstein et al.	100	—	8	59	80	93	—
Nygaard and Fausa	83	2～10	4	52	84	—	—
Kirkegaard et al.	20	5～14	9	24	45	—	—
Hellers	618	1～20	10.5	30	50	60	—
Karesen et al.	59	1～24	10	29	35	45	45
Luke et al.	41	0.5～18	9.5	33	52	52	—
Trnka et al.	113	0～49	19.5	29	52	64	78
Wolfson et al.	102	＜18	—	48	60	67	—
Lindhagen et al.	207	0.5～20	10	42	51	53	—
Heen et al.	113	2～18	—	49	76	—	—
Speranza et al.	90	1～22	9.5	53	69	85	—

では1年後6％，5年後18.7％，10年後39.4％，小腸大腸型では1年後5％，5年後16.4％，10年後48％，大腸型では1年後0％，5年後9％であった．いずれの累積手術率においても各病型間には有意差は認められなかった．また，診断後の累積手術率は3年後15.5％，5年後25.9％，10年後46.9％であった．病型別には，小腸型では1年後13.8％，5年後30.2％，10年後47％，小腸大腸型では1年後16.1％，5年後34.6％，10年後51％，大腸型では1年後8.5％，5年後8.5％であった．小腸型と大腸型，小腸大腸型と大腸型の間で有意差が認められ，大腸型がほかの病型に比較して有意に低かったと報告している．

欧米では発症後の累積手術率はLindらによると[34]，5年後32％，10年後61％，15年後78％であり，わが国の成績のほうが低い．さらに，診断後の累積手術率では，Harperら[13]は5年後61.9％，10年後74.8％，Binderら[35]は5年後47％，10年後55％であり，こちらもわが国の成績のほうが低い．Salesら[32]によれば発症後および診断後5年でそれぞれ36％，40％，10年で57％，60％，15年で65％，70％が腸手術を受けている．

笹川ら[36]が厚生省研究班に登録された全国Crohn病患者2011例のうち，10年以上経過した症例526例をアンケート調査し，119例を解析したところ，アンケート解答時現在通院なしが60例50.4％，死亡5例4.2％，治療・観察中54例45.4％であった．内科治療内容は，サラゾピリン34例63％，プレドニン21例38.9％，ED 16例29.6％であった．外科治療としては，手術は診断後5年までに11例23.4％，10年までに25例46.3％に行われている．経過中の合併症は30例55.6％に認められ，狭窄14例46.7％，瘻孔8例26.7％，腸閉塞5例16.7％，出血4例13.3％，膿瘍4例13.3％である．社会生活は，やや制限あり34例63％，まったく普通14例25.9％，障害が大きい3例5.6％，社会復帰不能3例5.6％であった．

一方，Crohn病の再発の定義は難しいが，欧米での手術症例の術後再発の報告はWilliamsら[37]が表6.18のようにまとめている．

おわりに　Crohn病の病因が判明しなければ根本的な治療はむずかしいが，治療法は着実に進歩している．実際の診療にあたっては，目前にある病状の改善に努めるだけでなく，長期的な視点が必要であることを強調したい．

［中野博重・藤井久男・稲次直樹］

文献

1) 八尾恒良：Crohn病診断基準（改訂案）．In：厚生省特定疾患 難治性炎症性腸管障害調査研究班 平成6年度研究報告書，pp 63-65，1995．
2) 中村健一，蓑輪眞澄，尾崎米厚，ほか：厚生省患者調査に基づく炎症性腸管疾患の患者数推計．In：厚生省特定疾患 難治性炎症性腸管障害調査研究班（班長武藤徹一郎）平成5年度研究報告書，pp 326-328，1994．
3) 守田則一，広橋紀正，中村健一，ほか：IBDの全国疫

学調査(第2報):クローン病の疫学的研究.In:厚生省特定疾患 難治性炎症性腸管障害調査研究班 平成4年度研究報告書, pp 149-151, 1993.
4) Keighley MRB: Crohn's disease. In: Surgery of the Anus, Rectum & Colon. (Keighley MRB and Williams NS), pp 1592-1822, WB Saunders, London, 1993.
5) 笹川 力, 木村 明:クローン病の疫学.In:厚生省特定疾患 炎症性腸管障害調査研究班 昭和55年度業績集, pp 248-256, 1981.
6) Wakefield AJ, Pittilo RM, Sim R, et al: Evidence of persistent mealses virus infection in Crohn's disease. J Med Virol **39**: 345-353, 1993.
7) Ward M: The pathogenesis of Crohn's disease. Lancet **11**: 903-905, 1977.
8) 守田則一, 古野純典, 白木和夫, ほか:IBDの全国疫学調査(第9報):CDの罹患範囲の特徴.In:厚生省特定疾患 難治性炎症性腸管障害調査研究班 平成5年度研究報告書, pp 192-193, 1994.
9) Bozdeck JM, Farmer RG: Diagnosis of Crohn's disease. Hepato Gastroenterol **37**: 8-17, 1990.
10) 渡辺 晃, 八尾恒良, 棟方昭博, ほか:検査法も含めた患者の取り扱い方(management)指針作成.In:厚生省特定疾患 難治性炎症性腸管障害調査研究班 平成4年度研究報告書, pp 84-93, 1993.
11) 樋渡信夫:クローン病治療指針改訂案.In:厚生省特定疾患 難治性炎症性腸管障害調査研究班 平成9年度研究報告書, pp 104-107, 1998.
12) Farmer RG, Whelan G, Fazio VW: Long-term follow-up of patterns with Crohn's disease. Gastroenterology **88**: 1818-1825, 1985.
13) Harper PH, Fazio VW, Lavery IC, et al: The long-term outcome in Crohn's disease. Dis Colon Rectum **30**: 174-179, 1987.
14) 中野博重, 浜野恭一, 八木田旭邦:重症クローン病の転帰―腸穿孔症例について.In:厚生省特定疾患 難治性炎症性腸管障害調査研究班 平成6年度研究報告書, pp 106-109, 1995.
15) 山本雅由, 杉田 昭, 山内 毅, ほか:大量下血を伴ったクローン病の4例:治療法の検討を中心に. 日本大腸肛門病会誌 **48**: 446-451, 1995.
16) Greenstein AJ, Sachar DB, Gibas A, et al: Outcome of toxic dilatation in ulcerative colitis and Crohn's disease. J Clin Gastroenterol **7**: 137-144, 1985.
17) 藤井久男, 中野博重, 山本克彦, ほか:腸瘻を合併したCrohn病. 外科 **57**:1321-1328, 1995.
18) Greenstein AJ, Sachar DB, Tzakis A, et al: Course of enterovesical fistulas in Crohn's disease. Am J Surg **147**: 788-792, 1984.
19) Scott NA, Nair A, Hughes LE: Anovaginal and rectovaginal fistula in patients with Crohn's disease. Br J Surg **79**: 1379-1380, 1992.
20) 馬場正三, 浜野恭一, 佐々木 巌:Strictureplastyの実績と成績に関する研究.In:厚生省特定疾患 難治性炎症性腸管障害調査研究班 平成5年度研究報告書, pp 127-129, 1994.
21) 藤井久男, 中野博重, 山本克彦, Crohn病に対するstrictureplasty. 手術 **48**:1561-1568, 1994.
22) Alexander-Williams J: The technique of intestinal strictureplasty. Int J Colorect Dis **1**: 54-57, 1986.
23) Keighley MRB: Stapled strictureplasty for Crohn's disease. Dis Colon Rectum **34**: 945-947, 1991.
24) Pescatori M, Interisano A, Basso L, et al: Management of perianal Crohn's disease. Dis Colon Rectum **38**: 121-124, 1995.
25) Alexander-Williams J, Buchmann P: Perianal Crohn's disease. World J Surg **4**: 203-208, 1980.
26) Tjandra JJ, Fazio VW: Surgery for Crohn's colitis. Int Surg **77**: 9-14, 1992.
27) Post S, Betzler M, Ditfurth B, et al: Risk of intestinal anastomoses in Crohn's disease. Ann Surg **213**: 37-42, 1991.
28) Fazio VW, Tjandra JJ, Lavery IC, et al: Long-term follow-up of strictureplasty in Crohn's disease. Dis Colon Rectum **36**: 355-361, 1993.
29) 八尾恒良, 櫻井俊弘, 樋渡信夫, ほか:Crohn病の長期予後に関する調査研究―累積死亡率・累積手術率について.In:厚生省特定疾患 難治性炎症性腸管障害調査研究班 平成3年度研究報告書, pp 49-51, 1992.
30) 中原 束, 八尾恒良, 櫻井俊弘, ほか:Crohn病の長期予後. 日消会誌 **88**:1305-1312, 1991.
31) Prior P, Fielding JF, Waterhouse JAH, et al: Mortality in Crohn's disease. Lancet **1**: 1135-1137, 1970.
32) Sales DJ, Kirsner JB: The prognosis of inflammatory bowel disease. Arch Intern Med **143**: 294-299, 1983.
33) Andrews HA, et al: Motality in Crohn's disease-a clinical analysis. Q J Med **71**: 399-405, 1989.
34) Lind E, Fausa O, Fjone E, et al: Crohn's disease. Treatment and outcome. Scand J Gastroenterol **20**: 1014-1018, 1985.
35) Binder V, Hendriksen C, Kreiner S: Prognosis in Crohn's disease based on results from a regional patient group from the country of Copenhagen. Gut **26**: 146-150, 1985.
36) 笹川 力, 木村 明, 市井吉三郎, ほか:全国クローン病の長期予後(10年以上)調査―中間報告.In:厚生省特定疾患 難治性炎症性腸管障害調査研究班 平成4年度研究報告書, pp 163-164, 1993.
37) Williams JG, Wong WD, Rothenberger DA, et al: Recurrence of Crohn's disease after resection. Br J Surg **78**: 10-19, 1991.

6.3 腸型 Behçet 病

Behçet 病は 1937 年に H. Behçet により報告され[1], 口腔粘膜, 皮膚, 眼, 外陰部を主とし, ときには血管, 神経, 腸管に広範囲に反復, 遷延した経過をとる難治性の炎症性疾患である. わが国では重田が報告した再発性前房蓄膿性虹彩炎の症例[2] が現在の完全型 Behçet 病である. 消化管病変の合併は, Beckgaard[3] によって初めて報告され, わが国での初めての腸管病変合併症例は 1953 年の西村らによる回盲部の潰瘍性病変を有する症例である[4]. 1972 年に厚生省特定疾患ベーチェット病調査研究班による診断基準が作成され, 1987 年には改訂された (表 6.19)[5], 消化器症状は副症状で(表 6.21)[6], 腸管 Behçet 病は特殊型に分類され血管 Behçet 病, 神経 Behçet 病とともに生命の予後に影響する臓器病変として重要とされている.

a. 発生頻度

Behçet 病の患者数は, 1972 年に全国疫学調査が初めて行われ登録患者数は 6228 名であったが, 推定患者数は 8500 名であった (完全型, 不全型, 疑いを含む). その後徐々に症例が増加し, 1991 年には 18300 名と推定され, 性差はほとんどなく, 発症時平均年齢は 37.8 歳である (表 6.21)[7]. 世界では数万人と推定され, シルクロード沿いの民族に多発している[8].

Behçet 病の諸症状のうち, 何らかの消化器症状の発現頻度は 23.4% であり (表 6.20), 腸管潰瘍を伴う腸管 Behçet 病症例は全体の 4.7% である[9].

b. 病理, 病態生理
1) 病因

Behçet 病の病態は好中球の機能亢進, 免疫異常 (免疫グロブリン量, 自己抗体の出現, 細胞性免疫の異常など), 易血栓形成 (血小板機能昂進など) である[7]. Behçet 病患者では HLA B 51 の発現頻度が正常人に比べて有意に高く, この素因に外因が加わって発病の条件が形成されるといわれている[10].

本症の病因は現在まで明らかにされていない. 環境汚染, 溶血性連鎖球菌の関与などが報告されている[10].

2) 病理
a) 肉眼所見

腸管の潰瘍性病変のうち, 80% が回腸末端から盲腸にみられる. 小腸では円形または類円形の, 辺縁明瞭な深い抜き打ち潰瘍 (pounched out) が腸間膜反対側に多発する. 潰瘍は直径 2 cm 以下で下掘れ傾向があり, 潰瘍底は白苔に覆われている. 腸間膜反対側で穿孔例が多い[9]. 浅い副潰瘍は腸間膜反対側以外にも存在する[11]. 穿孔例では周辺粘膜の浮腫, 特に粘膜下浮腫が著しい[12]. 裂溝も高頻度にみられる[13]. 大腸の潰瘍も多発するが, 腸間膜付着部との位置関係は特に関連がみられない[11]. 潰瘍が治癒すれば粘膜集中像や瘢痕収縮による腸管の変形がみられる. 潰瘍の穿通により結腸回腸瘻などの内瘻や腸管皮膚瘻を形成することがある[14]. また, 定型的腸潰瘍以外に, 口腔内アフタに類似した周辺の変化に乏しいアフタ様潰瘍もみられる[15].

b) 組織所見

潰瘍病変部に限局してリンパ球, 形質細胞を主体とする非特異性肉芽腫を認める. 深い潰瘍では固有筋層が破壊, 消失しており[11], 結合織反応が弱い. 細小血管, 特に静脈に血管内膜の肥厚がみられ, 潰瘍に付随した病変と考えられている[12]. 比較的太い腸間膜静脈系に血栓を生ずると虚血性病変により縦走潰瘍を生ずることがある[11].

c) 病変部位

食道から直腸にいたるすべての消化管に潰瘍性病変を合併するが, 小腸, 結腸に多い.

本邦手術例 245 例中病変部の明らかな 243 例の報告でみると[14], 小腸型 33%, 小腸結腸型 45%, 結腸型 20% で, 食道の病変は少ない (表 6.22).

表 6.19 Behçet病の臨床診断基準(厚生省特定疾患ベーチェット病調査研究班, 1987)[5]

Ⅰ．主症状
1) 口腔粘膜の再発性アフタ性潰瘍
2) 皮膚症状
　ⓐ 結節性紅斑
　ⓑ 皮下の血栓性静脈炎
　ⓒ 毛嚢炎様皮疹，痤瘡様皮疹
　　参考所見：皮膚の被刺激性亢進
3) 眼症状
　ⓐ 虹彩毛様体炎
　ⓑ 網膜ぶどう膜炎（網脈絡膜炎）
　ⓒ 以下の所見があればⓐⓑに準じる
　　ⓐⓑを経過したと思われる虹彩後癒着，水晶体上色素沈着，網脈絡膜萎縮，併発白内障，続発緑内障，眼球癆
4) 外陰部潰瘍
Ⅱ．副症状
1) 変形や硬直を伴わない関節炎
2) 副睾丸炎
3) 回盲部潰瘍で代表される消化器病変
4) 血管病変
5) 中等度以上の中枢神経病変
Ⅲ．病型診断の基準
1) 完全型
　経過中に4主症状が出現したもの
2) 不完全
　ⓐ 経過中に3主症状，あるいは2主症状と2副症状が出現したもの
　ⓑ 経過中に定型的眼症状とその他の1主症状，あるいは2副症状が出現したもの
3) 疑い
　主症状の一部が出没するが，不全型の条件を充たさないもの，および定型的な副症状が反復あるいは増悪するもの
4) 特殊病型
　ⓐ 腸管(型) Behçet 病
　ⓑ 血管(型) Behçet 病
　ⓒ 神経(型) Behçet 病
Ⅳ．参考となる検査所見
1) 皮膚の針反応
2) 炎症反応
　ESRの亢進，血清CRPの陽性化，末梢血白血球数の増加
3) HLA-B 51(B 5) の陽性

［補　遺］
1) 主症状，副症状とも，非典型例は採り上げない．
2) 皮膚症状のⓐⓑⓒはいずれでも多発すれば1項目でもよく，眼症状もⓐⓑどちらでもよい．
3) 眼症状について
　虹彩毛様体炎，網膜ぶどう膜炎を経過したことが確実である虹彩後癒着，水晶体上色素沈着，網脈絡膜萎縮，視神経萎縮，併発白内障，続発緑内障，眼球癆は主症状として採り上げてよいが，病変の由来が不確実であれば参考所見とする．
4) 副症状について
　副症状には鑑別すべき対象疾患が非常に多いことに留意せねばならない（鑑別診断の項参照）．鑑別診断が不十分な場合は参考所見とする．
5) 炎症反応のまったくないものは，Behçet病として疑わしい．また，γ-グロブリンの著しい増量や，自己抗体陽性は，膠原病などをむしろ疑う．
6) 主要鑑別対象疾患
　ⓐ 粘膜，皮膚，眼を侵す疾患
　　多形滲出性紅斑，急性薬物中毒，Reiter病
　ⓑ Behçet病の主症状の1つをもつ疾患
　　口腔粘膜症状
　　　慢性再発性アフタ症，Lipschütz病（陰部潰瘍もある）
　　皮膚症状
　　　化膿性毛嚢炎，尋常性痤瘡，結節性紅斑，遊走性血栓性静脈炎，単発性血栓性静脈炎，Sweet病
　　眼症状
　　　転移性眼内炎，敗血症性網膜炎，レプトスピローシス，サルコイドーシス，強直性脊椎炎，中心性網膜炎，青年再発性網膜硝子体出血，網膜静脈血栓症
　ⓒ Behçet病の副症状とまぎらわしい疾患
　　関節炎疾状
　　　慢性関節リウマチ，全身性エリテマトーデス，強皮症などの膠原病，痛風
　　消化器症状
　　　急性虫垂炎，Crohn病，潰瘍性大腸炎，急性・慢性膵炎
　　副睾丸炎
　　　結核
　　血管系症状
　　　高安病，Buerger病，動脈硬化性動脈瘤，深部静脈血栓症
　　中枢神経症状
　　　感染性・アレルギー性の髄膜・脳・脊髄炎，全身性エリテマトーデス，脳・脊髄の腫瘍，血管障害，梅毒，多発硬化症，精神病，サルコイドーシス

このうち回盲部から右側結腸に病変を有する例が86％と多く，回腸潰瘍を有する99例のうち，84例（99％）が回盲弁より50 cm以内に潰瘍がみられたことから[14]，回腸末端から右側結腸にかけての病変が大部分を占めた．

d) 潰瘍の数

Behçet病の腸管潰瘍は多発することが多く，手術例で検討した多発性潰瘍の頻度は67％[16]，73％[17]である．手術例75例の検討では[16]，4個以内が44％，5～9個は21％，10個以上が35％であり，病変部位別では小腸型，小腸結腸型では多発した

表 6.20 Behçet 病諸症状の発現頻度（前田ら，1988）[6]

		男			女			合計			性差
		有	無	不明	有	無	不明	有	無	不明	%	(X^2)
主症状	口腔粘膜アフタ	929	55	47	1246	38	61	2175	93	108	95.9	9.1
	皮膚症状	788	163	80	1061	198	86	1849	361	166	81.8	0.7
	眼症状	748	235	48	601	613	131	1349	848	179	61.4	160.9
	外陰部潰瘍	620	299	112	964	275	106	1584	574	218	73.4	28.4
副症状	関節炎	468	439	124	730	473	142	1198	912	266	56.8	17.0
	消化器症状	202	697	132	238	873	194	480	1570	326	23.4	0.7
	副睾丸炎	96	766	169							11.1	
	血管系症状	137	743	151	105	1052	188	242	1795	339	11.9	19.5
	中枢神経症状	165	729	137	142	1022	181	307	1751	318	14.9	15.1

アンダーラインは女性に多い症状

表 6.21 Behçet 病の疫学像の変遷（坂根・西川，1993）[8]

	1972 年	1984 年	1991 年
推定患者数	8500	12700	18300
性 比（総数）	1.20	0.92	0.96
性 比（完全型）	1.79	1.14	1.19
性 比（不全型）	1.02	0.79	0.95
完全型の割合	37.0%	34.7%	29.0%
不全型の割合	43.0%	50.0%	55.4%
平均年齢（調査時）	37.8 歳	44.0 歳	47.6 歳
男 性	35.3	42.1	45.6
女 性	39.5	45.7	49.4
平均年齢（発病時）	32.2 歳	35.5 歳	37.8 歳
男 性	31.0	33.4	37.3
女 性	33.8	37.0	38.3

表 6.22 腸管 Behçet 病の罹患部位（手術例）（馬場・寺本，1994）[15]

部 位		例数	計（%）
小 腸 型	回腸末端部	72	
	回腸（部位不明）	5	81（33.3）
	小腸（部位不明）	4	
小腸結腸型	回腸〜盲腸	88	
	回腸〜上行結腸	12	108（44.5）
	回腸〜横行結腸	6	
	回腸〜S 状結腸	2	
結 腸 型	盲腸	33	
	盲腸〜上行結腸	4	
	盲腸〜横行結腸	2	
	横行結腸	3	47（19.3）
	下行結腸	3	
	S 状結腸	1	
	大腸（部位不明）	1	
胃・十二指腸	胃・十二指腸	5	5（2.1）
食 道	食道	2	2（0.8）
計			243（100.0）

小潰瘍が多く，結腸型では単発で大きい潰瘍が多くみられる．

e) 腸管 Behçet 病の症状

本症の多くは，主症状のうち，口腔粘膜のアフタ性潰瘍はほぼ必発であるが，眼症状を欠くことが多い（口腔粘膜アフタ 96%，陰部潰瘍 91%，皮膚症状 78%，眼症状 42%[16]）．多くは Behçet 病の他の症状が先行するが，腸管病変が先行することもある[18]．

腸管潰瘍，穿孔，瘻孔，膿瘍形成により種々の腹部症状が出現する．腹痛，下痢，下血が最も多い症状であり，腹痛は右下腹部に多いが，穿孔例では汎発性腹膜炎を生ずる．ほかには発熱，穿通や内瘻形成による炎症性腫瘤，腸管皮膚瘻がみられる．腸閉塞症状はみられない[19]．Behçet 病には肛門部病変として肛門皮膚移行部の有痛性，浅い pounched out の潰瘍がみられる．ときには深い潰瘍を形成したり，外肛門筋群の断裂や直腸腟瘻を合併することがある[14]．

腸管 Behçet 病は穿孔の頻度が高く，35% にみられ（83/234 手術例），穿孔例のうち，多発穿孔が 48%（40/83 例）を占める（表 6.23）[14]．小腸病変が穿孔しやすい．現在のところ，穿孔を予見でき

表 6.23 腸管 Behçet 病の穿孔例（馬場・寺本，1994）[15]

病変部位	穿孔例 多発	穿孔例 単発	非穿孔例	（穿通例数）	不明	計
小腸型	20	19	34	（4）	—	73
小腸結腸型	18	14	82	（20）	3	117
結腸型	2	8	31	（4）	1	42
胃・十二指腸型	0	2	0	（0）	—	2
計	40	43	147	（28）	4	234

る臨床上の指標はみられない．

c．分類
1）病型による分類
わが国の1985年までの腸管Behçet病手術症例245例では，

　完全型　59例（24.1％）
　不全型　135例（55.1％）
　疑い　　51例（20.8％）

で不全型が多く，主症状では口腔内アフタ，外陰部潰瘍の頻度が高い[14]．腸管Behçet病の90％が不全型との報告もある[19]．

d．外科診断
厚生省特定疾患ベーチェット病調査研究班による診断基準，および腹痛，下痢，下血などの症状から腸管Behçet病を疑う．腹部所見では右下腹部痛が多いが，腸穿孔による腹膜炎や腹部腫瘤の有無に留意する．

1) 注腸造影検査，大腸内視鏡検査：　右側結腸，回盲部に抜き打ち状の潰瘍，潰瘍の治癒による粘膜皺襞の集中像，変形，裂溝，瘻孔を認める．
2) 小腸造影検査：　主に回腸に同様の所見がみられる．
3) 腹部CT検査：　炎症性腫瘤，腹腔内膿瘍

を疑う症例に行う．

一般臨床検査では炎症反応がみられるが，腸管Behçet病に特徴的な変化はない．

鑑別診断として，

1) 単純性潰瘍：　形態学的にBehçet病との鑑別は困難である．単発例が80％を占め，Behçet病の他の症状を欠く．
2) Crohn病：　口腔内アフタを伴うことがある．
3) 急性虫垂炎

などがある．

e．治療方針，手術適応
Behçet病の治療は，活動期には全身療法を行うとともに，生命の予後，各臓器の機能障害の程度を考慮して方針を立てる[5]．腸管Behçet病は腸穿孔，大量出血などで緊急手術になることが多いため，腸管病変の有無を早期に診断し，手術適応例では主病変部の切除を行う．術後再発率が高く，現在のところ有効な再発防止治療はないため，症状があれば対症療法を行う．

1）内科的治療
Behçet病に対して現在使用されている薬剤を示すが（表6.24），腸管Behçet病に確実に奏効する薬剤は現在のところない[5]．corticosteroidの長期使用は腸穿孔を促し，眼症状に悪影響があるた

表6.24　Behçet病に対する主な薬剤と使用法
（薬剤投与量は1日量であり，およその目安である）
（厚生省特定疾患ベーチェット病調査研究班，1987）[5]

①コルチコステロイド剤 　原則として神経ベーチェット病など，生命の予後に関係したり，重篤な機能障害をきたす恐れのある症例にのみ，短期間全身投与を行う（プレドニン換算60～100mg程度より漸減）．本剤は，一般的には有効であるが，長期連用は眼症状の予後を悪くする．
②白血球機能抑制剤 　コルヒチン（0.5～1.0mg），オーラノフィン（9mg）
③免疫抑制剤 　サイクロフォスファミド（50～100mg），アザチオプリン（50～100mg），6メルカプトプリン（30～50mg）
④非ステロイド抗炎症剤
⑤自律神経に作用する薬剤 　アトロピン製剤，トランキライザー
⑥抗凝固剤 　アスピリン（50～100mg），ワーファリン（2～20mg），ジピリダモール（250～300mg）
⑦漢方薬，ビタミンE製剤 　黄蓮解毒湯，温清飲など

め行わない[5]．最近，有効といわれているのは活性酸素を除去する liposomal encapsulated superoxide dismutase[19] や cyclosporine[5] であり，栄養療法が潰瘍治癒や炎症反応の改善に有効との報告がある[20]．

2) 外科治療
a) 手術適応
i) 絶対適応

手術例の過半数は緊急手術例であり，最も多い Behçet 病の直接致命因子は消化管潰瘍からの大出血と穿孔である[7]．

1) 腸穿孔，穿孔性腹膜炎： 手術適応のうち最も多くを占め，小腸穿孔，多発穿孔が多い．急に発症する腹痛には穿孔を念頭において早期に診断する．

2) 大量出血： 選択的血管造影後，pitoressin 動注が有効であった報告もあるが[14]，軽快しない場合は時期を失せず手術を行う．

3) 腹腔内膿瘍： 深い潰瘍が穿通して盲腸周囲に膿瘍を形成することがある．

ii) 相対適応

相対適応についてはいまだ議論があるが，以下の病態は内科治療では軽快せず，手術適応と考えられる．

① 腸管皮膚瘻
② 腹部腫瘤：潰瘍の穿通による炎症性腫瘤である．
③ 狭窄
④ 内科治療無効例
⑤ 腸管外合併症：まれであるが，壊疽性膿皮症など外科治療が有効な合併症がある[15]．
⑥ 肛門病変

b) 手術時期

本邦手術 72 例の retrospective な検討では，Behçet 病の初発（主，副症状）から腸切除までの期間は，5年までが 43%，5～10 年までが 40% で，10 年までに 83% が手術されていた[16]．

緊急手術時には術前に腸管 Behçet 病と診断された症例は 13%（7/55 例）にすぎず[17]，適切な手術を行うためには他の症状から術前に本症と診断することが重要である．また，緊急手術例は Behçet 病の病期としても悪化している時期が多い．

待機手術は術前診断がついていることが多く，Behçet 病の全身症状が軽快しているときが望ましい．

f. 手術方法

穿孔や出血を生じた潰瘍を含み，深い潰瘍のある腸管を切除することを原則とし，全身状態が良好であれば術中内視鏡を行って口側腸管の潰瘍を検索する．深い潰瘍は漿膜側からも触知できる．切除範囲については，口側腸管を 70～80 cm 切除することが再発防止に有効との報告がある[22] が，潰瘍のない腸管にも血管炎があり口側の健常部腸管を長く切除しても根治性が得られず[23]，広範な腸切除後の消化吸収障害も考慮して深い潰瘍を含めた主な病変のある病変部腸管のみの切除でよいと考えられる（図 6.19）．

実際に行われている手術は，病変部が回腸末端から右側結腸にかけてが多いことから，回盲部切除術と結腸右半切除術が多く，それぞれ 50%，25% と報告されている[17]．

1) 腸穿孔，汎発性腹膜炎

穿孔部は回腸末端が多く，また多発穿孔が多いため，回盲弁から 50 cm 以内を中心に慎重に穿孔部を検索する．穿孔部および深い潰瘍を含めて腸切除を行う．全身状態が良好であれば一期的に腸管吻合を行うが，全身状態が不良または縫合不全の危険性がある場合は病変部を切除し，口側は人

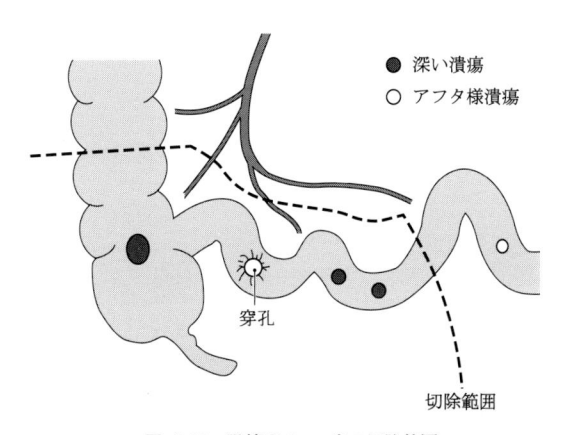

図 6.19 腸管 Behçet 病の切除範囲

工肛門，肛門側は粘液瘻として全身状態が改善した後に腸吻合を行う．術直後にステロイドを使用する場合もあり，腹腔内を十分洗浄して適切なドレナージを行うことが重要である．

2) 大量出血

術中内視鏡を行い，出血部位の同定とほかの潰瘍を検索し，腸切除を行う．術前の血管造影検査で出血部位が同定されていればこれを参考にする．腸吻合を一期的，または二期的にするかは患者の状態で判断する．

3) 瘻 孔

腸管皮膚瘻，腸管腸管瘻は瘻孔部を含めた病変部切除を行う．

4) 肛門病変

肛門の難治性潰瘍や直腸腟瘻には，人工肛門の造設をはじめとする外科的処置が必要である[14]．

g．術後合併症

合併症として縫合不全，他の腸管の再穿孔，下血，創感染などがあり，経口摂取まで中心静脈栄養を行う．術後の再穿孔，再閉塞の防止のためステロイドのミニパルス療法が必要なことがある[5]．

h．遠隔成績

Behçet病は術後再発が24.8%（32/128手術例）[17]，29.3%（22/75手術例）[16]と高率である．術後再発は術式別には回盲部切除術が28%，結腸右半切除術が19%と両者に有意差はなかった[17]．手術から再発までの期間は7日から7年で，再手術の適応は縫合不全，再発潰瘍による穿孔性腹膜炎，難治性瘻孔，吐下血であった[16]．再発部位は吻合部，または吻合部口側の回腸に多い（89%）ことが特徴であった[16]．　　　　　　　［杉田　昭］

文 献

1) Behçet H：Uber rezidivierende, aphtose durch ein Virus verursachte Geschwure am Mund, am Auge und an den Genitalien. Dermatol Wochenschr **105**：1152-1157, 1937.
2) 重田達夫：前房蓄膿ヲ伴フ再発性紅彩炎ニ就テ其病理解剖．日眼会誌 **28**：516, 1924.
3) 馬場正三：腸型Behçet病　新外科学体系23 B, p 85-93, 中山書店，東京，1991.
4) 西村長応，前田行造：鼻結核の根治手術後に続発した粘膜皮膚眼症候群の剖検症例．皮膚と泌尿 **16**：232-236, 1954.
5) 厚生省特定疾患ベーチェット病調査研究班，昭和61年度研究業績集，pp 8-29, 1987.
6) 前田和甫，懸　俊彦，中江公裕：全国を対象としたベーチェット病疫学調査．ベーチェット病研究班 昭和55年度研究業績，p 196, 1981.
7) 坂根　剛，西川　恵：Behçet病　日本臨牀 **51**：596-610, 1993.
8) 大野重昭：ベーチェット病研究15年間のあゆみ—ベーチェット病の疫学と遺伝．最新医学 **43**：240-248, 1993.
9) 高橋恒男，武田弘明：特発性小腸潰瘍，腸管ベーチェット病．消化器科 **13**：106-116, 1988.
10) 松田隆秀，水島　裕：ベーチェット病研究15年間のあゆみ—病因・病態・治療．最新医学 **43**：249-258, 1988.
11) 馬場正三：Entero-Behçet. 別冊・医学のあゆみ，消化器疾患，pp 339-342, 1993.
12) 渡辺　勇：腸管型Behçet病の病理組織学的研究．胃と腸 **14**：903-913, 1979.
13) 馬場正三：腸管Behçet病の診断基準と問題点．medicina **24**：200-203, 1987.
14) 馬場正三，寺本龍生：Behçet病．炎症性腸疾患の外科，医学教育出版，東京，pp 251-263, 1994.
15) 森　伸一，徳富研二，日下　洋，ほか：特殊病型ベーチェット病，腸管ベーチェット病．最新医学 **43**：329-334, 1988.
16) 寺田紘一，近藤慶二，村上　仁，ほか：本邦報告例からみた腸型Behçet切除75例の臨床．外科 **45**：1421-1429, 1983.
17) 中房裕司，宮崎耕治，中山文夫：腸型ベーチェット病の5例．日消外会誌 **18**：1731-1734, 1985.
18) 萩野鉄人，清水　保：Behçet病，特にIntestinal Behçetの診断．胃と腸 **14**：863-901, 1979.
19) 林　清文：ベーチェット病リポソームSOD．最新医学 **43**：372-375, 1988.
20) 小林清典，五十嵐正広，菊池芳春，ほか：腸型ベーチェット病に対する栄養療法の臨床的研究．日本大腸肛門病会誌 **42**：1265-1271, 1989.
21) 公平不二雄，山川達郎：二期的手術により救命しえた腸管Behçet病による穿孔性腹膜炎の1例．日臨外会誌 **42**：796-799, 1981.
22) 白鳥常雄，稲次直樹：本邦における腸型ベーチェット病手術症例66例の文献的考察．外科治療 **38**：129-139, 1978.
23) 三浦誠司，小平　進，三重野寛治，ほか：腸管型Behçet病．別冊 日本臨牀　領域別症候群，pp 401-404, 1995.

6.4 単純性潰瘍

単純性潰瘍（simple ulcer）は原因不明の病変で，primary ulcer, solitary ulcer, idiopathic ulcer, non-specific ulcer, benign ulcer などの名称があり，独立の疾患単位というよりいくつかの未知の疾患の集まりといわれていた．武藤はこの疾患を広義と狭義に分け，前者に原因不明の潰瘍病変のすべてを含め，後者は抜き打ちの潰瘍のみとし[1]，また渡辺は単純性潰瘍を「境界明瞭な円形または卵円形で，下掘れ傾向が強く，回盲弁，その近傍に好発し，組織学的には慢性活動性の非特異性炎症所見を示すUL-IVの潰瘍」と定義した[2]．八尾はこの2つの論文以来，単純性潰瘍が1つの概念として定着したようであると述べており[3]，Behçet病との異同などもあるが，非特異性潰瘍のなかの独立したひとつの疾患単位を確立しつつあると考えられる．好発部位は小腸，大腸を含めた回盲部近傍である．大腸の単純性潰瘍はCruveilheirにより1832年にはじめて報告され，わが国では1936年に亀井がはじめて盲腸の単純性潰瘍を報告している[4]．今回は単純性潰瘍の病理所見，臨床症状，診断，治療，予後について述べる．

a．発生頻度

本症はまれな疾患で，わが国では上村ら[5]が106例，北ら[6]が81例（1936～1983年），石川ら[7]が136例（1983～1993年）を報告している．好発年齢は20～40歳代であるが，どの年代でも起こり，男女比は3：1で男性に多い[8]．欧米での報告もまれでMahoneyら[9]が1987年までに123例を集計している．

b．病理，病態生理

1）病因

薬剤，消化性潰瘍，憩室炎，感染，循環障害などが推察されているが，現在のところ原因は不明である．

2）病理

a）肉眼所見

潰瘍は回盲弁近傍で腸間膜反対側にみられることが多く，大きさは4mm～6cm前後である[2]．単純性潰瘍には時期によって形態が異なり，急性型では潰瘍はUL-IIからUL-IVの円形または卵円形で，周堤は浮腫状である[10]．典型的な所見はUL-IVの慢性活動型潰瘍で正常粘膜との境界が鮮明な円形，または卵円形で下掘れ傾向があって辺縁が盛り上がっており，打ち抜き状である．潰瘍が深くなると周堤形成が著しく，皺襞の集中を伴う[8]．周辺の粘膜には炎症はみられない．潰瘍が慢性化して周辺組織の線維性瘢痕化が進んだときには，瘢痕性の収縮が認められ，ときには腫瘤を形成することもある[11]．潰瘍が治癒すると皺襞の集中を伴う潰瘍瘢痕となり，腸管の著しい変形を示す．

b）組織学的所見

潰瘍部は慢性活動性の非特異性炎であり，潰瘍底にはときに短い裂溝がみられる．類上皮性肉芽腫はなく，潰瘍部や近傍に閉塞性動脈内膜炎や静脈炎がみられる[2]．これらの所見はBehçet病と類似しており，病理組織学的には両者の鑑別は困難である[2]．

c）病変部位

病変部位は本邦報告例ではほとんどが回盲部であるが，欧米ではS状結腸にも多くみられる（表6.25）．潰瘍は単発であることが多い（表6.26）．単発潰瘍，または多発性潰瘍のうち最大の潰瘍はほとんどが回盲部であった[12]．

d）症状

病変が小さい間はほとんど無症状であり，炎症が完成された終末期になって症状が出現する[13]．

ⅰ）腹痛　腹痛はほぼ必発で回盲部周辺の右下腹部痛が多く，腸穿孔での発症[8]や膿瘍を形成することがある[11]．腹痛の頻度は93％で，70％以上は右下腹部痛である[6]．虫垂炎の症状に下

表 6.25 単純性潰瘍の病変部位

病変部位	日本（北ら[6]）	欧米（Mahoney[9]）
回腸末端	4例（5%）	—
回盲部	31 （38）	—
（Bauhin 弁上）	（24）	
盲腸	40 （49）	57 （46）
上行結腸	4 （ 5）	25 （20）
肝彎曲	—	1 （ 1）
横行結腸	—	6 （ 5）
脾彎曲	—	6 （ 5）
下行結腸	—	4 （ 3）
S状結腸	—	20 （16）
直腸	—	4 （ 3）
その他	2 （ 3）	—
計	81例	123例

表 6.26 潰瘍の数（本邦81例）
（北ら，1985）[6]

潰瘍の数	例　数
1	60 （74%）
2	11 （14）
3	2 （ 3）
4	3 （ 4）
5	2 （ 2）
6	1 （ 1）
10	1 （ 1）
50	1 （ 1）

部消化管出血が随伴している例では本症を疑う[11]．

ii）腫瘤触知　潰瘍部腸壁の炎症性肥厚と慢性化した線維化により炎症性腫瘤を触知することがあり，頻度は33%[12]，または48%[6]と述べられている．

iii）発　熱　発熱は病変が活動期である例にみられ，30%の症例で出現する[6]．

iv）貧　血　大量出血はまれであるが，貧血が徐々に進行する．

そのほか，口腔内アフタが出現する例が少なくない[8]．また，頻度は少ないが下痢，悪心，全身倦怠感などがみられる．S状結腸の単純性潰瘍では便秘が多い[11]．

c．外科診断

臨床症状で本症を疑い，注腸造影検査，大腸内視鏡で回盲部，またはS状結腸に抜き打ち状の潰瘍を確認する．生検所見は非特異性炎である．腫瘤を形成した例では腹部CT検査，超音波検査で腫瘤の性状を検索する．

鑑別診断として，以下のものがある．

1）Behçet病：　Behçet病の定型的腸潰瘍は単純性潰瘍と肉眼形態，組織所見からの区別は困難である[2]．両疾患の鑑別はBehçet病にみられる他の臨床症状の有無で行う．両疾患の異同について，多田は単純性潰瘍は回盲部，特に盲腸に限局するのに対して，Behçet病では病変が一過性ではあるがすべての消化管に発生し，潰瘍は多発することがあって，単純性潰瘍症例に完全型Behçet病症候群としての症状が後日発現したことはなくまた両者の移行がなかったなどの点より，両者は別の疾患であることを示唆している[14]．石川らの集計で両者の手術適応をみると，Behçet病は穿孔が多いのに対し，単純性潰瘍では少ない．以上の点から現在までのところ，両疾患の異同についてはさらに長期にわたり経過をみて検討する必要がある．

2）Crohn病：　回盲部が好発部位であるが，縦走潰瘍や敷石像，非乾酪性類上皮性細胞の存在で鑑別する．

3）腸結核：　潰瘍は輪状で高度の管腔狭窄を伴うことがあり，周辺粘膜には萎縮瘢痕帯を伴う．

4）大腸癌：　単純性潰瘍は腫瘤を形成するが，術前，術中にも癌との鑑別が困難なことがある[12]．生検で確定する．

5）悪性リンパ腫

d．治療方針，手術適応

本症に対しては保存的治療と外科治療がある．根治的な治療法はなく，現在は対症療法を行っている．手術適応は内科的治療の不成功など相対的適応が多く，緊急手術の多いBehçet病と異なる．

1）保存的治療

サラゾピリン，ステロイド，栄養療法がある．サラゾピリンは無効，ステロイドは有効例があり[15]，栄養療法の有効性は高いと報告されている[16]が，現在，確立された内科治療はない．

2）外科治療

手術適応は表6.27に示すように，絶対的適応と

表 6.27 単純性潰瘍の手術適応

1. 絶対的手術適応
    1) 穿孔
    2) 大出血
    3) 腸閉塞
2. 相対的手術適応
    1) 瘻孔
    2) 狭窄
    3) 腹部腫瘤
    4) 内科的治療に反応しない例
       (症状持続)

表 6.28 単純性潰瘍 100 例の初回手術適応
(石川ら, 1995)[7]

1. 緊急手術例 (26 例)
    虫垂炎疑い   11 例 (42%)
    穿孔   10   (39)
    出血   5   (19)
2. 待機的手術例 (74 例)
    良性潰瘍   27 例 (36%)
    内科的治療不応 19 (26)
    悪性疑い   13   (18)
    狭窄   3   (4)
    腹部腫瘤   3   (4)
    結核疑い   3   (4)
    クローン病疑い 2 (3)
    瘻孔   2   (3)
    急性増悪   1   (1)
    腸閉塞   1   (1)

相対的適応がある.実際の手術適応をみるとこれら以外に虫垂炎,悪性腫瘍,Crohn病などの疑いが含まれている.初回手術適応が明らかな100例をみると,待期的手術例では悪性腫瘍疑いが,緊急手術例では虫垂炎疑いが多くを占めており(表6.28),まず,本症を的確に診断することが重要である.

e. 手術方法

潰瘍の好発部位が回盲部であるため,回盲部切除術を行う(図 6.20).上行結腸に病変があれば結腸右半切除術を行う.切除範囲と術後再発との関連は不明であり,必要のない腸切除は行わず,切除は主病変のみとする.潰瘍の多発例があるため,術中に十分腸管を触診する.

腸管皮膚瘻を形成した例では病変部腸管の切除とともに,瘻孔部の皮下を十分に搔爬して皮下にドレーンを挿入する.

f. 遠隔成績

術後再発率は, 12% (8/65 例)[17], 15% (5/34 例)[18], 20%(16/81 例)[6] で,再発 16 例のうち再々発が 3 例にみられた.再発までの期間の中央値は36 か月 (1.5〜132 か月) であった[6].再発部位は吻合部またはその口側である.

手術例では術後再発を念頭において経過観察をする必要があるが,術後治療は確立されていない.再発因子と在宅栄養療法を含めた再発予防治療の検討が必要である.

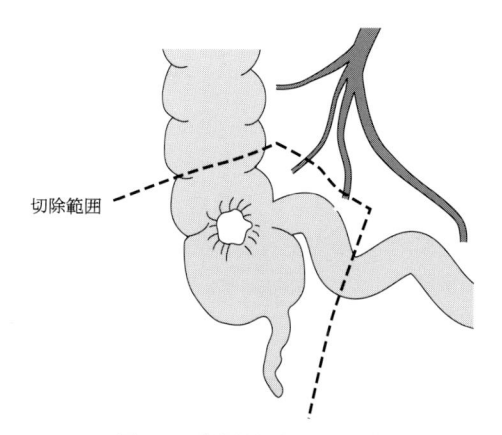

[杉田 昭]

図 6.20 単純性潰瘍の切除範囲

文 献

1) 武藤徹一郎:いわゆる 'Simple ulcer' とは.胃と腸 14:738-748, 1979.
2) 渡辺英伸,遠城寺宗知,八尾恒良:回盲弁近傍の単純性潰瘍の病理.胃と腸 14:749-767, 1979.
3) 八尾恒良:腸型 Behçet 病と simple ulcer.胃と腸 27:273-285, 1992.
4) 亀井照見:盲腸部円形潰瘍乃 1 例.治療及処方 17:1923, 1979.
5) 上村卓良,高島茂樹,小坂健夫,ほか:単純性非特異性大腸潰瘍の 2 例.消化器外科 5:1351-1355, 1982.
6) 北 陸平,中村積方,松島康博,ほか:回盲部単純性非特異性潰瘍―自験 2 例と本邦報告 81 例の検討.消化器外科 8:111-120, 1985.
7) 石川博文,中野博重,藤井久男,ほか:急性腹症の治療,小腸,大腸,Behçet 腸炎,単純性潰瘍.外科 57:1479-1482, 1995.
8) 月岡 恵,笹川 力:単純性潰瘍.別冊 日本臨牀, pp 314-316, 1995.
9) Mahoney JJ, Budrick MP, Hitchcok CR, et al: Nonspecific ulcers of the colon. Dis Colon Rectum 21:623-626, 1978.

10) 大田玉紀,渡辺英伸,味岡洋一,ほか:腸型Behçet病と腸simple ulcerの病理形態像の推移.胃と腸 **27**:276-286, 1992.
11) 池永達雄:単純性潰瘍.In:炎症性腸疾患の外科,医学教育出版社,東京, pp 265-275, 1995.
12) 池田典次:非特異性潰瘍,特に回盲部単純性潰瘍を中心に.In:クローン病,医学図書出版,東京, pp 95-104, 1987.
13) 多田正大:Behçet病,単純性潰瘍 臨床症状の特徴と診断基準.In:消化器診療プラクテイス 炎症性腸疾患,文光堂,東京, pp 79-82, 1995.
14) 多田正大,傍島淳子,清水誠治,ほか:腸型Behçet病とsimple ulcerの臨床経過.胃と腸 **27**:313-318, 1995.
15) 真武弓子,谷口友章,飯塚文瑛,ほか:プレドニンが著効を示した単純性潰瘍(simple ulcer)の1例.日消誌 **81**:1062-1065, 1984.
16) 月岡 恵,鈴木 雄,森 茂紀,ほか:栄養療法が奏効した回盲部単純性潰瘍の1例.日消誌 **87**:1074-1077, 1990.
17) 後藤精俊,大西信行,大西長久,ほか:回盲部非特異性潰瘍について―自験4例と本邦報告集計65例についての考察.三重医学 **26**:71, 1982.
18) 風戸計民,宇南山史郎,新井三郎,ほか:回盲部に発生した単純性非特異性潰瘍の1例.胃と腸 **14**:253, 1979.

6.5 憩室症

大腸憩室とは粘膜が粘膜筋板を伴って壁外に向かって囊状に突出したもので,仮性憩室である(図6.21).憩室が存在する状態を憩室症(diverticular disease)という.憩室の発生は大腸の運動と固有筋層の異常によって生じた結果であり,臨床的には続発するさまざまな合併症が治療の対象となる.

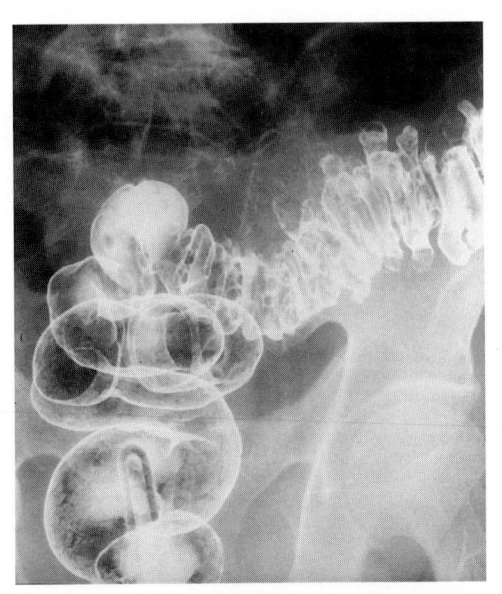

図 6.21 S状結腸憩室症の注腸造影写真
憩室は腸壁外に突出する半円形の像として認められる.腸管のスパスムスと肥厚した半月ヒダによりS状結腸は短縮し,アコーデオン状になっている.

a. 発生頻度

わが国では1960年代までの大腸憩室症の頻度は,対象や診断法の問題があり,0.004%から4.9%とばらつきも多いが[1],いずれにしても低い値であった.その後の食生活の欧米化により,大腸疾患が増えるとともに憩室症も増加してきた.また,憩室症の発見率の増加は注腸二重造影法の普及が大きく関与している.

東京都内の病院での注腸二重造影法による憩室症の頻度は,1975年は9.2%だったがその後徐々に増加し,1983年には18.3%,1985年には25.4%となった[2].同様の増加傾向は地方都市でも観察されているが,東京よりは低い値であった[3].1985年度の発見率は福岡が16.6%,兵庫が20.7%,新潟が12.3%,弘前が7.9%であり,全体では14.5%であった.また,憩室の頻度は年齢とともに増加し,30歳代では6.0%であるが,50歳代で9.9%,70歳代では13.9%であった[3].

欧米での大腸憩室症の頻度は最近報告はないが,注腸検査に基づいた検討では,1959年にSmith(USA)は21.8%,1971年にRichie(UK)は15.1%と報告しており,剖検例の研究ではParks(UK)が37%,Hughes(Austria)が45%と高い頻度を報告している[2].

b. 病理，病態生理
1) 病理
a) 左側大腸憩室
i) 肉眼所見

憩室を有する腸管は腸壁が厚く短縮し，腸管腔は狭い．腸管軸に沿って開くと，憩室は mesenteric taenia と2本の antimesenteric taenia の間に長軸に沿って2列ずつ並んでいる(図6.22)．この部位は直動脈が腸管壁を貫通する位置に一致している．ホルマリン固定標本では肥厚した腸壁と管腔の狭小化がより明らかとなる(図6.23)．半月ヒダは厚く大きくなり，腔内に突出している．憩室はこの半月ヒダの間に開口している．

ii) 組織学的所見

憩室は仮性憩室であり，粘膜が粘膜筋板とともに内輪筋の間隙を貫通し，菲薄な縦走筋を伴って結腸周囲脂肪織に達している(図6.24)．その貫通路は血管の進入部であるため，憩室の近傍には動脈を認める．

組織学的特徴は筋層の肥厚であり，taenia と輪状筋のいずれもが厚くなっている．これは taenia のスパスムスにより腸管が長軸方向に短縮した結果輪状筋が圧縮され肥厚することによる．Hughes は輪状筋の肥厚を以下のように3型に分類した[4]．

1) circular bands due to simple infolding of the circular muscle (図6.25)
2) circular bands due to localized muscle thikening
3) uniform circular thikening

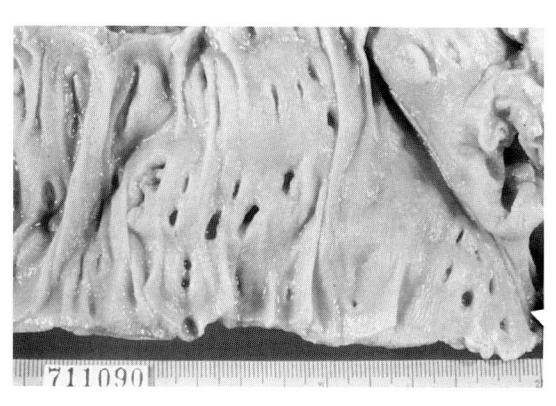

図6.22 憩室は mesenteric taenia と antimesenteric taenia の間に，腸管の長軸に沿って2列ずつ並んでいる．

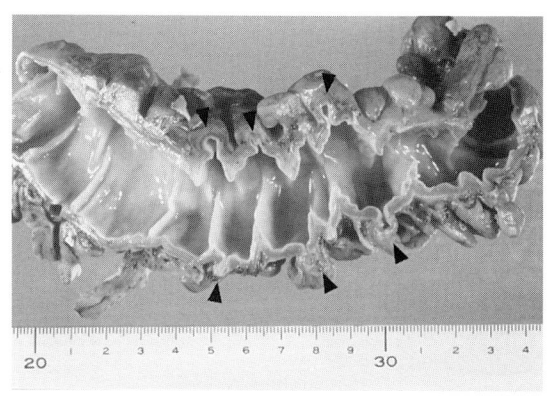

図6.23 肥厚した腸壁と半月ヒダを認める．↑は憩室を示す．

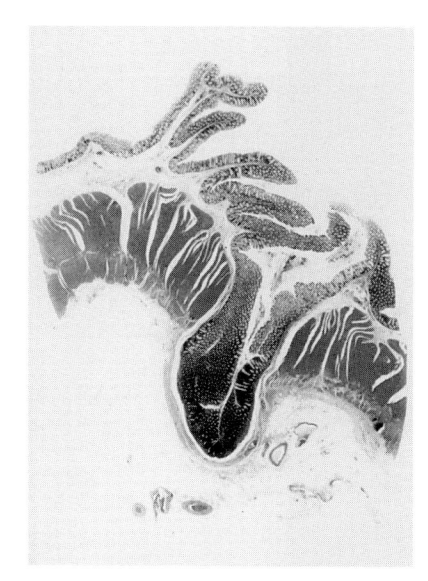

図6.24 組織学的には憩室は仮性憩室であり，粘膜が粘膜筋板を伴って腸壁外に突出している．

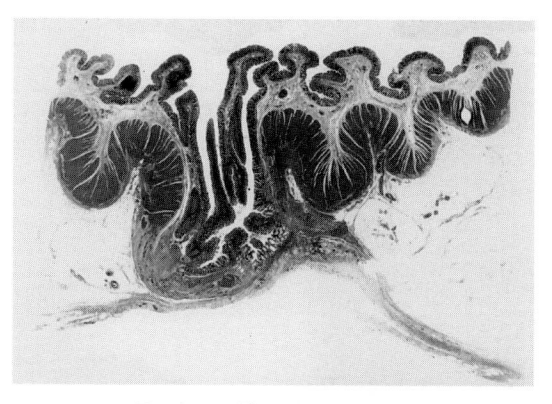

図6.25 肥厚した内輪筋の組織像
Hughes の分類した circular bands due to simple infolding of the circular muscle.

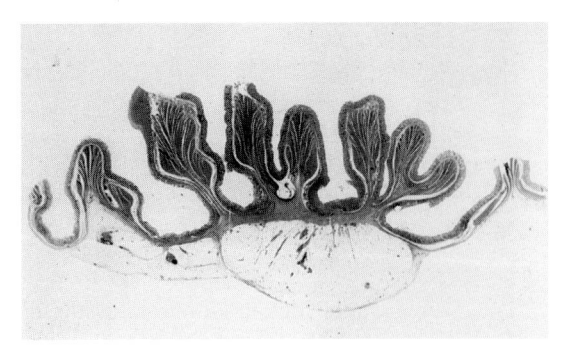

図 6.26 肥厚した内輪筋の組織像
infolding と localized thikening が組み合わされ，太い muscle band が形成されている．

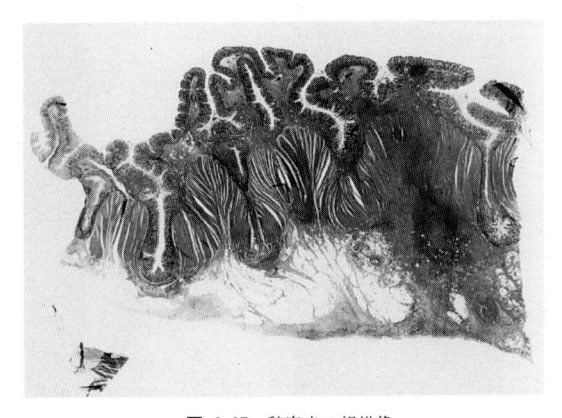

図 6.27 憩室炎の組織像
憩室の近傍に炎症性細胞浸潤と小さな膿瘍を認める．炎症は固有筋層にまで及んでいるが，粘膜固有巣には炎症を認めない．

このような変化は同一標本内でも肥厚の型や程度に違いがある．infolding と localized thikening が組み合わされると輪状筋が背中合わせになり，太い muscle band を形成する（図 6.26）．

また，このような腸管の短縮により粘膜が余剰となり，それらが腔内に突出する（図 6.24，図 6.25）．

憩室炎は腸壁外結合織に突出した憩室周囲の炎症として始まり（憩室周囲炎），進行すれば限局性膿瘍を形成する（傍結腸膿瘍）（図 6.27）．炎症のごく初期には憩室近傍にあるリンパ濾胞に炎症性細胞浸潤を認める．炎症は憩室の粘膜固有層に及ぶことは少なく，腸壁外を腸管に沿って広がっていく．

b) 右側大腸憩室
i) 肉眼所見
右側大腸憩室では左側大腸憩室のような著しい

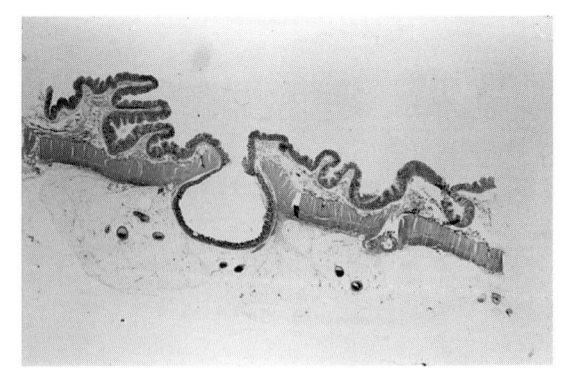

図 6.28 上行結腸の憩室．左側憩室と同様に仮性憩室であるが，筋層の肥厚はみられない．

筋層の肥厚は認められないが，憩室は mesenteric taenia と antimesenteric taenia の間に長軸に沿って2列に発生することや，半月ヒダの数の増加は左側大腸憩室と同じ所見である．

ii) 組織学的所見
著しい筋層の肥厚以外は左側大腸憩室と同じである（図 6.28）．欧米の教科書では単発の盲腸憩室は真性憩室と記載されていることがあるが，その根拠ははっきりしない．右側大腸憩室は単発であっても仮性憩室である．

2) 発生病態
大腸憩室症は憩室そのものがこの疾患の本態ではない．大腸の運動異常による腸管内圧の上昇と腸管壁に圧抵抗の弱い部分が存在することの2つの因子の相互作用の結果できたものが憩室である．

欧米に多い左側憩室症に関しては，Painter[4]が腸管内圧を，Morson[5]が病理組織を，Meyers[6]が血管造影を用いた病理組織を研究し，その発生病態を明らかにした．

繊維成分の少ない食事を摂取しつづけると便は長期間S状結腸にとどまり小さな硬い塊となる．この便を押し出そうとするS状結腸は過剰の分節運動を強いられ，その結果S状結腸内圧が著しく上昇する．この腸管内圧の上昇により，粘膜が腸管壁の抵抗の弱い部分，つまり血管が固有筋層を貫通する通路に沿って漿膜側に脱出する．また，S状結腸がスパスムスにより短縮することにより，腸管壁が肥厚し，内腔が狭小化し，半月ヒダ

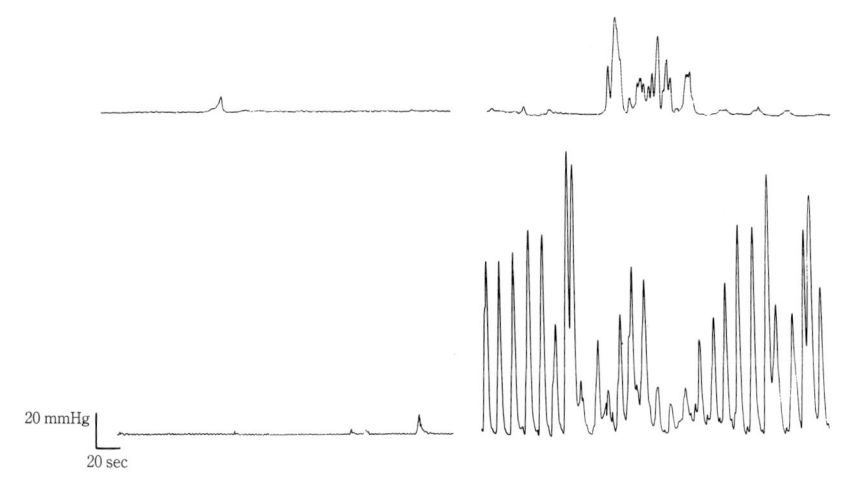

図 6.29 上行結腸の腸管内圧測定
右上：正常例の安静時　　左上：正常例の neostigmin 刺激時　　右下：右側憩室症の安静時
左下：右側憩室症の neostigmin 刺激時
右側憩室症では neostigmin 刺激により腸管運動が亢進し，腸管内の高い圧が発生している．

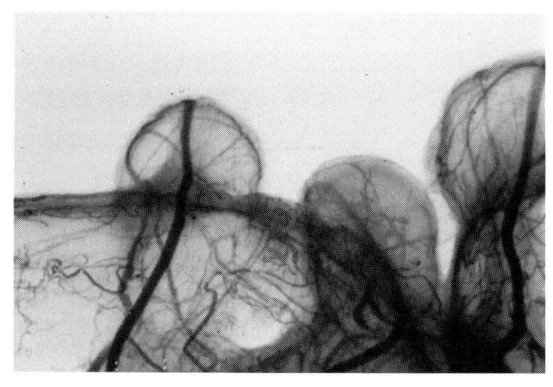

図 6.30 右側結腸憩室の血管造影像
動脈が憩室のドームを乗り越えるようにして走っている．

が内腔に突出する．このような変化は，過長となった粘膜とともに，S 状結腸内腔を小さな閉鎖空間にしてしまう．この状態が腸管内圧の上昇をさらに助長する[5]．このように左側憩室症は腸管の運動異常により発生すると考えられている．

わが国に多い右側憩室症では，上行結腸の運動異常と腸管内圧の上昇がみられること（図6.29）と憩室と腸管壁に分布する血管とは密接な関係があること（図6.30）から，右側大腸憩室も左側大腸憩室と同様の機序で発生すると推測される．しかし，右側大腸憩室症は食物繊維を比較的多く摂取しているアジアに多いこと，若年者にも発症していること，固有筋層の肥厚はないことから，別の因子の関与も推測される．

c．分　　類

大腸憩室症は憩室の存在部位により，
右側型：憩室が盲腸と上行結腸に限局している
左側型：憩室が S 状結腸と下行結腸に限局している
両側型：憩室が右側結腸と左側結腸の両方にある

に分けることができる．

一般に，欧米では左側型が憩室症全体の 60〜90% を占め，一方，わが国では 70% が右側型である[8]．しかし，わが国でも加齢とともに左側結腸に憩室のある頻度が増えており，40歳以下では右側型が 90% 以上を占めているが，70歳以上では右側型は 30% に減少する[8]．

また，憩室の数により単発型，散発型（2〜14個），群発型（1区域に 15個以上が密集する）に分類することができる．散発型が最も多いが，右側型の 1/3 は単発型であり，群発型は左側型に多い[8]．

欧米では男女比は約 1 であるが，わが国ではそれが 2：1 と男性優位である[8]．特に群発型では 5：1 となる．

また，大腸憩室症はその症状に基づいて 4 群に

分けることができる．

第Ⅰ群
集団検診や人間ドックまたは他疾患の検索のさい偶然に発見された無症状群であり，全体の40～60%を占める．

第Ⅱ群
本症の発生要因である腸管の運動異常に基づく症状を訴える群で，40～50%を占める．腹痛，腹部不快感，腹部膨満感や便秘，下痢などの便通異常を伴う．腹痛の多くは鈍痛で，間欠的である．左側憩室症では炎症反応や白血球増多はないが，左下腹部に強度の腹痛が起こり，圧痛のあるS状結腸を触知することがある．これは過度のスパスムスによると考えられ，painful diverticular diseaseであり，憩室炎とは鑑別すべきである．

第Ⅲ群
炎症を合併した群である．憩室内に糞便が貯留するなどして憩室周囲に細菌感染が起これば急性炎症を合併する（憩室周囲炎）．これは必ずしも憩室の穿孔を伴うとは限らない．さらに進行すれば，膿瘍を形成する（傍結腸膿瘍）．急性炎症を繰り返すことにより周囲臓器と炎症性癒着を起こし，さらに進めば，膀胱や子宮，小腸と瘻孔を形成する．また，腸管の狭小化により腸閉塞をきたすこともある．

最も重篤な合併症である汎発性腹膜炎は傍結腸膿瘍の穿破や憩室の穿孔により起こる．この汎発性腹膜炎は左側大腸憩室症に合併するが，右側大腸憩室症には少ない．

憩室炎は欧米では10～25%に合併すると報告されているが，わが国では6.1～16%である[9]．憩室炎の頻度は憩室の存在部位とは関係なく，つまり，右側型，左側型，両側型のいずれにおいてもその発生頻度は同じである．しかし，憩室数が多くなると憩室炎の頻度も増え，群発型では20%に合併する[8]．また，女性より男性により多く発生する．

右側憩室炎は若年者に好発し，憩室周囲炎または傍結腸膿瘍など軽度の炎症であるが，左側憩室炎は老年者に多く，汎発性腹膜炎，瘻孔，狭窄を合併し，重篤に陥ることがある．

第Ⅳ群
憩室からの出血を合併した群である．出血は必ずしも憩室炎を伴ってはいない．憩室の発生には腸壁に分布する動脈と密接な関係があり，憩室の近傍には小動脈が走っている．憩室の伸展・縮小による機械的な刺激が動脈壁に変化を及ぼし，血管壁の脆弱化が起こり，大量出血すると推測されている[10]．憩室出血の診断は大腸内視鏡検査や血管造影でも困難なことが多く，除外診断で行われるため，その頻度はばらつきが多い．特に，angiodysplasiaとの鑑別が重要である．

d．外科診断

1) 大腸憩室の診断

大腸憩室の診断には注腸二重造影法が最も有効である（図6.21）．憩室は腸管外へ突出する円形ないしは半円形像を示す．左側憩室症ではスパスムスや半月ヒダの肥厚のためS状結腸が蛇腹状となり，腸管径は狭くなる．また，上部消化管造影後の腹部単純X線写真で憩室内に残留したバリウムが描出されることがある．大腸内視鏡検査では憩室は腸管壁の円形の凹みとして認められ，正常粘膜に覆われており，粘膜下の血管透見もみられる．

2) 憩室炎の診断

憩室炎の多くは傍結腸憩室炎であるため，限局性腹膜炎の所見を呈する．つまり，限局した腹痛や圧痛を伴い，ときにはrebound tendernessを認める．注腸二重造影検査では腸管の拡張不良，圧排・辺縁の不整・けばだち像，狭窄などを認める（図6.31）．

右側憩室炎では右下腹部痛が主症状であり，急性虫垂炎との鑑別が困難である．両疾患の鑑別のポイントは，憩室炎では虫垂炎に比べ発症がおだやかで経過が長く（病悩期間は3日から5日），嘔気・嘔吐は少なく，また，圧痛部位はMcBurney圧痛点をはずれている，ことである．

左下腹部痛と圧痛のある腫瘤を左下腹部に触知し，白血球増多を認めれば左側憩室炎を疑い注腸検査を行う．

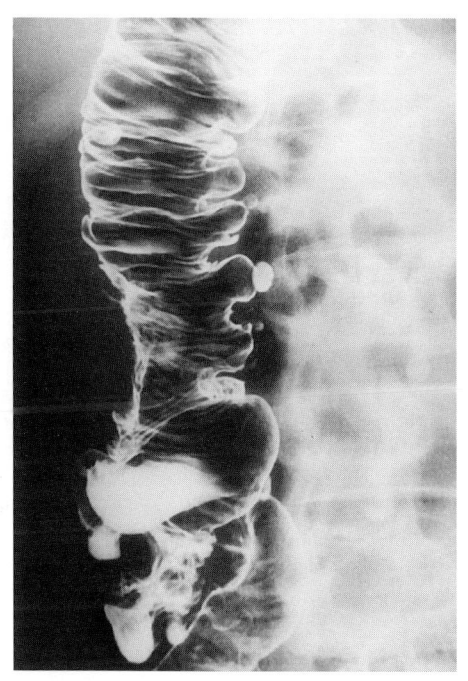

図 6.31 上行結腸憩室炎
上行結腸中部に伸展不良，壁の硬化像，けばだちを認める．

左側大腸憩室炎においても，重篤な合併症を伴わなければ保存的治療にて改善する[8]．しかし，左側大腸憩室炎では保存的治療後の再燃が25%に起こることや膀胱瘻や狭窄を合併する場合もあり，急性炎症の消退後に待機的にS状結腸切除を行うのがよい．

f．手術方法，手術成績
1) 右側大腸憩室炎

急性虫垂炎の診断にて開腹し，正常な虫垂と盲腸ないしは上行結腸に炎症性腫瘤を認めたら憩室炎と判断してよい．炎症の及んでいない腸管壁に憩室を確認できることもある．この場合，虫垂切除と炎症部のドレナージを行う．虫垂切除は，その後憩室炎を再燃した場合の鑑別を容易にするためである．また，膿瘍形成していても同部のドレナージのみで十分である．回盲部切除や憩室切除をすすめている論文もある[11]が，次に述べる理由から賛成はできない．①通常腰椎麻酔による手術であり回盲部切除のための十分な視野が得られない．②全身麻酔に切り替えたとしても，緊急手術であり，全身麻酔に対する術前準備がなされていない．③術前腸内清掃がなされていない．以上のことから麻酔または手術による合併症の危険が高くなる．さらに，④ドレナージのみで憩室炎は消退し，合併症も少ないことや[8]，⑤憩室炎を反復する頻度は10%ほどであり[12]，⑥反復したとしても保存的治療で改善する．したがって，緊急手術で腸管切除を行う利点はない．

憩室切除も行われているが，炎症の原因になっている憩室は炎症性腫瘤の中に埋もれており，認められる憩室は炎症の原因でなく切除は無意味である．

炎症性腫瘤と癌との鑑別が困難な症例もあるが，その場合でもそのまま閉腹する．急性期を過ぎた時点で注腸検査や大腸内視鏡検査にて診断を確定し，癌であればリンパ節郭清を伴う右半結腸切除を行う．

炎症を繰り返す症例は約10%であり，群発型に多い．炎症を繰り返しても保存的治療で十分であるが，腸切除を適応してもよい．切除範囲は炎症

e．治療方針，手術適応

臨床症状により分類した4つの群に基づいて，それぞれ治療方針が異なる．無症状である第I群は治療の対象にはならない．第II群の症状は腸管の運動異常に伴うものであるから，繊維成分の多い食物（穀物，野菜，果物）の摂取をすすめ，抗コリン薬，マイナートランキライザー，整腸薬を投与する．症状に応じて緩下薬や止痢薬を用いる．

憩室が存在するだけでは手術の適応にはならない．憩室炎を合併した場合その程度により治療法，手術法が異なる．

右側大腸憩室炎と急性虫垂炎との鑑別は困難であるが，経過が長く，圧痛点がMcBurney圧痛点をはずれていたり，虫垂切除の既往があることから憩室炎を疑えば，まず絶食，輸液，抗生物質による保存的治療を開始する．大多数の症例はこの治療法で改善する[8]．炎症症状が消失したら，注腸検査にて診断を確認する．炎症を繰り返す場合は手術の対象となるが，炎症に伴う重篤な合併症は少ないことから基本的には保存的治療で十分である．

を合併しやすい憩室の密な区域のみでよく，憩室を有する腸管をすべて切除する必要はない．

2) 左側大腸憩室炎

炎症が限局していれば保存的療法で改善する[8]．しかし，左側大腸憩室炎では保存的治療後炎症の再燃が25％に合併し，また汎発性腹膜炎や狭窄，瘻孔などの重篤な合併症を伴うことから，待期的腸切除の適応は右側憩室炎より広く考えてよい．

Farmakisら[13]は120例のS状結腸憩室炎の追跡調査を行った．10例が憩室炎の再燃の合併症で死亡していた．そのうちS状結腸切除を受けていたのは1例のみであった．残り110例中手術を受けていた症例が77例あり，再燃は2例のみであった．一方，手術を受けなかった43例中37例に炎症の再燃をみた．Ambrosettiら[14]の報告でも保存的治療にて改善した160例のうち42例がS状結腸切除を受けていた．また，左側大腸憩室炎後保存的治療のみを受けた症例の62.5％で症状が持続していたとの報告もある[15]．したがって，左側大腸憩室炎では炎症の消退後待期的にS状結腸切除が適応される．瘻孔や狭窄が合併すれば手術の絶対適応である．Rodkeyら[16]の左側大腸憩室炎の手術例350例のうち，狭窄は10.9％，瘻孔は9.7％であった．瘻孔例の大多数はS状結腸膀胱瘻であり，通常の腸内清掃後瘻孔部を含む膀胱部分切除とS状結腸切除を一期的に行う．

傍結腸膿瘍穿破ないしは憩室の遊離穿孔にて汎発性腹膜炎が起こる．敗血症に陥っている例が大部分であり，急速に全身状態が悪化するため，緊急に腹腔内洗浄とドレナージが必要となる．これに対しては，手術時間が短く吻合を伴わないPaul-Mikulicz手術やHartmann手術，穿孔部の体外誘導(exteriorization)がよい[17]．全身状態が改善した3～4か月後に結腸瘻の切除と腸管吻合を行う．穿孔部の縫合閉鎖＋ドレナージ（＋横行結腸瘻）もときには用いられているが，炎症ある病変部が腹腔内に留置されるため縫合部の哆開が起きやすく，結腸瘻までに残存している便により持続的汚染の危険があり，この方法は避けるべきである．

[杉原健一]

文献

1) 大森尚文，秋本 伸，亀岡信吾，ほか：大腸憩室症―統計的考察．大腸肛門病会誌 **32**：502-511，1979．
2) 杉原健一，武藤徹一郎，森岡恭彦：大腸憩室症．医学と薬学 **18**：666-671，1987．
3) 井上幹夫，蓑田智憲，森本健司，ほか：疫学．In：大腸憩室疾患（吉田 豊，井上幹夫編），pp 1-19，南山堂，東京，1990．
4) Hughes LE: Postmortem survery of diverticular disease of the colon. Gut **10**: 336-351, 1969. Am J Roent **82**: 996-999, 1959.
5) Painter NS: Diverticular disease of the colon. In: A Deficiency Disease of Western Civilization, William Heinemann, London, 1975.
6) Morson BC: The muscle abnormality in diverticular disease of the sigmoid colon. Br J Radiol **36**: 385-392, 1963.
7) Meyers MA, Volberg F Katzen B, et al: The angioarchitecture of colonic diverticula. Radiology **108**: 249-261, 1973.
8) Sugihara K, Muto T, Morioka Y, et al: Diverticular disease of the colon in Japan. A review of 615 cases. Dis Colon Rectum **27**: 531-357, 1995.
9) 久保明良：合併症とその治療．In：大腸憩室疾患（吉田 豊，井上幹夫編），pp 61-74，南山堂，東京，1990．
10) Meyers MA, Alonso DR, Gray GF, et al: Pathogenesis of bleeding colonic diverticulosis. Gastroenterology **71**: 577-583, 1976.
11) Lo CY, Chu KW: Acute diverticulitis of the right colon. Am J Surg **171**: 244-246, 1996.
12) Harada RN, Whelan T: Surgical management of cecal diverticulitis. Am J Surg **166**: 666-671, 1993.
13) Farmakis N, Tudor RG, Keighley RB: The 5-year natural history of complicated diverticular disease. Br J Surg **81**: 733-735, 1993.
14) Ambrosetti P, Robert JH, Witzig JA, et al: Acute left colonic diverticulitis in young patients. J Am Coll Surg **179**: 156-160, 1994.
15) Munson KD, Hensien MA, Jacb LN, et al: Diverticulitis. A complihensive follow-up. Dis Colon Rectum **39**: 318-322, 1996.
16) Rodkey GV, Welch CE: Changing patterns in the surgical treatment of diverticular disease. Ann Surg **200**: 466-478, 1984.
17) 杉原健一，武藤徹一郎，森岡恭彦：大腸憩室炎・穿孔．手術 **43**：659-665，1989．

6.6 急性出血性直腸潰瘍

急性出血性直腸潰瘍（acute hemorrhagic rectal ulcer）は1982年，河野ら[1]の報告に始まり，1984年に広岡ら[2]の報告以来一般化してきた疾患である．

重症基礎疾患のある高齢者に突然無痛性の大量下血で発症する歯状線直上の急性の潰瘍性病変である．潰瘍の形状は浅い不整形，地図状，帯状，多発性などでしばしば潰瘍底に露出血管を伴う．

成因はストレス，血流障害などが考えられているが，なかには宿便性の潰瘍もあると考えられる．

a．発生頻度

頻度は明らかではないが，高齢社会の進行につれ増加し，直腸・肛門の急性出血性疾患として重要な疾患の一つになっている．

基礎疾患としては脳血管障害が大半を占め，そのほか重症感染症，心不全，血液疾患，肝不全，腎不全，悪性腫瘍の末期などがある[3~5]．

1) 症　　状

重症基礎疾患，特に脳血管障害を有し，臥床中に突然無痛性の大量新鮮下血があれば，まず本症である．

出血の程度はさまざまで少量からショックに至るまである．

2) 内視鏡所見

潰瘍は歯状線直上せいぜい10 cm以内に発生する．特に歯状線に接する場合が多い．

形状は浅くて不整形，地図状，帯状，多発性など急性潰瘍の特徴をそなえており，大きさはほぼ全周性のものから小病変までさまざまである（図6.32, 6.33）．潰瘍底は白苔を伴い，しばしば凝結塊が付着し，露出血管を認める場合が多く複数のこともある．ときに拍動性，噴出性の動脈性出血

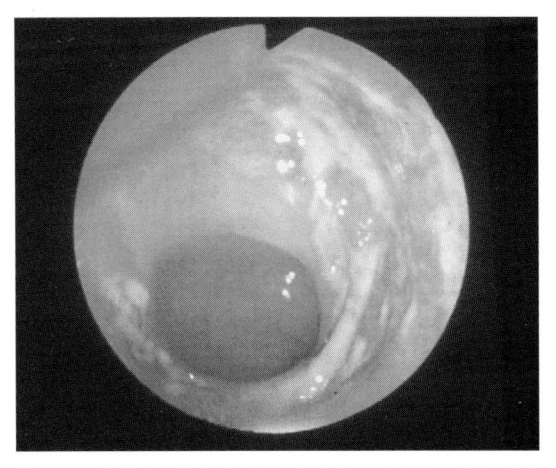

図6.33　急性出血性直腸潰瘍（75歳女性），脳出血．多発，不整形の浅い潰瘍

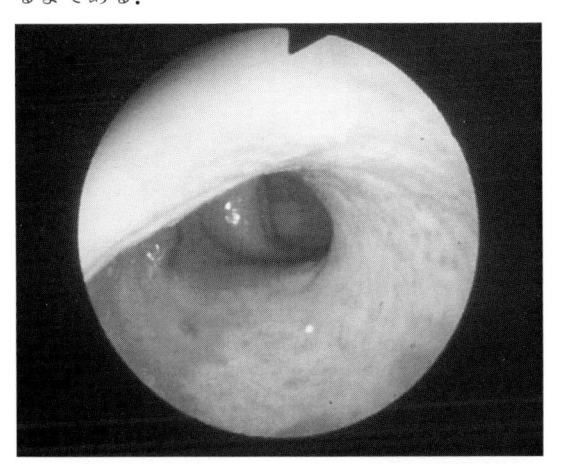

図6.32　急性出血性直腸潰瘍（80歳女性），脳梗塞，典型的な浅い地図状の潰瘍

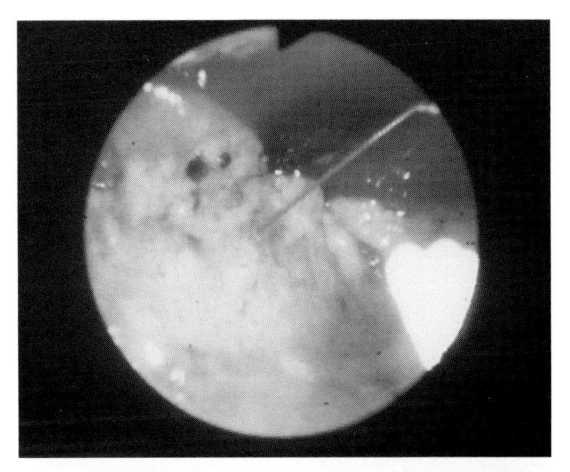

図6.34　急性出血性直腸潰瘍（62歳男性），急性心筋梗塞，腎不全浅い地図状潰瘍の中心部から噴出性の出血を認める．

がある（図6.34）．

前処置は全身状態に問題がある場合が多いため，まずは100〜200 ml程度の浣腸で行う．

b. 分類

急性出血性直腸潰瘍の報告が増え臨床像の考察も進み，名称についても顕出血のない症例報告に基づき急性直腸粘膜病変[6,7]，また肛門管に病変が及ぶため急性直腸肛門管病変[8]にすべきではないか，などの意見がある．

しかし，急性出血性直腸潰瘍は急性胃粘膜病変の場合とは異なり，重症基礎疾患があるため，ほとんどの場合，検査機会が出血時に限られる．したがって，急性出血性直腸潰瘍が日常臨床的には実際的だと考える．

原因が明らかにされた時点で名称を再考することになるだろう．

むしろ，宿便性潰瘍（stercoral ulcer）との異同の問題が重要と考えるので，鑑別診断の項で症例を提示して説明する．

c. 外科診断

基礎疾患を有し臥床中に，突然無痛性の新鮮下血が起こった場合に本疾患を念頭におくことが重要である．

痔出血などと安易に考え診断が遅れると状態の悪化を招くので積極的に内視鏡検査を行うべきである．

内視鏡時の注意点は，病変が肛門管に近いため，同疾患を念頭におかないと見過す可能性があることである．そのため必要に応じ直腸で反転検査を行うべきである（図6.35）．

ことに凝結塊のため十分な観察ができない場合は，翌日にでも浣腸・洗腸などの後に再検査を行う．病変がかなり明らかでも見落とすことがあるからである．

鑑別診断，特に宿便性潰瘍との鑑別診断

図6.36は健常高齢者に発生した宿便性直腸潰瘍と考えられた1例である．急性出血性直腸潰瘍と異なる点は，便秘がちの健常人が硬便を排便後に大量出血した点と内視鏡所見で底掘れの深い潰瘍があった点である．

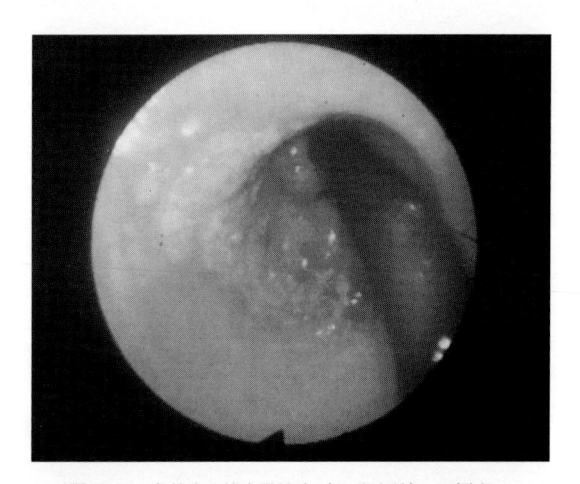

図 6.35 急性出血性直腸潰瘍（70歳女性），脳梗塞．反転で観察した地図状の浅い潰瘍．

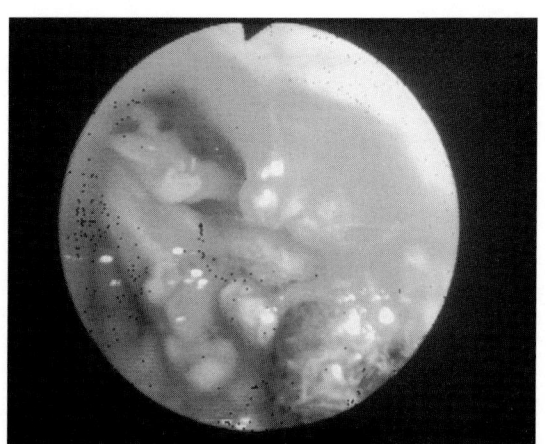

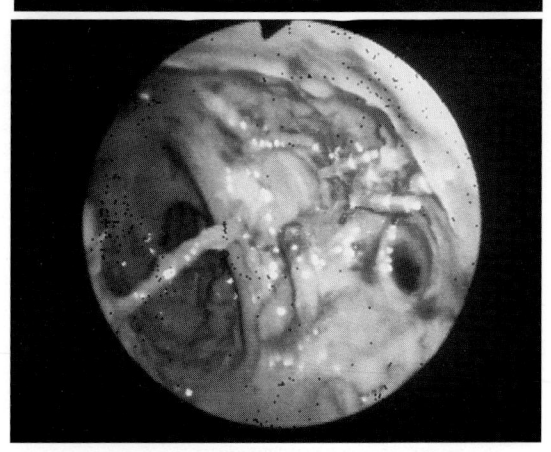

図 6.36 宿便性直腸潰瘍と考えた1例（84歳男性），便秘がちの健康高齢者
上：下部直腸に拍動性出血を認めたが病変の形状は不詳，アルコール止血とクリッピングを行った．
下：止血翌日の底掘れの深い潰瘍と止血用クリップを示す．

S状結腸などには宿便性潰瘍や宿便性大腸穿孔があり，当然直腸にも宿便性潰瘍[9]があると考えられ，今後これらの考えが整理されていくものと考える．

d．治療方針，手術適応

大量出血のため，ときに輸血やショック対策が必要なこともあるが，一般的には内視鏡的止血で十分である．

内視鏡で露出血管を検索し，積極的に内視鏡的止血療法を行う．

純エタノール局注療法，ボスミンの局注療法，ヒータープローブなど種々の方法があるが，純エタノール局注とクリップの併用やクリップ単独も有効と考える．

上部消化管出血の止血法の応用であるから日常，最も慣れた方法がよい．

また，潰瘍面が広い場合は露出血管が複数のことがあるので注意を要する．

内視鏡止血操作が不可能な施設ではボスミンを浸したガーゼでタンポナーゼを行うのも一法である．

外科的方法としては経肛門的に出血点の結紮を行う．誤って開腹手術などを行わないことが肝要である．

e．遠隔成績

潰瘍自体の予後は良好であるが，基礎疾患に左右される．

低蛋白血症など全身状態が悪い場合が多く，潰瘍の修復機転がはたらき難いことがあり，このような場合は再出血しやすく予後も悪くなる．

再出血のさいは複数露出血管も考慮に入れ，積極的に対処すべきである． ［広岡大司］

文 献

1) 河野裕利, 勝見正治, 浦 伸三, ほか：脳疾患患者にみられた急性出血性直腸潰瘍の2症例. 日本大腸肛門病会誌 33：222-227, 1980.
2) 広岡大司, 湯浅 肇, 板倉恵子, ほか：急性出血性直腸潰瘍—臨床像を中心に. Gastroenterol Endosc 26：1344-1350, 1984.
3) 広岡大司, 大地宏昭, 岸本 明, ほか：急性出血性直腸潰瘍. 胃と腸 22：297-302, 1987.
4) 山本 博, 永山恵子, 脇谷勇夫, ほか：急性出血性直腸潰瘍17例の臨床的検討. Gastroenterol Endosc 33：2052-2061, 1991.
5) 藤巻英二, 菅原光宏, 井上義博, ほか：急性出血性直腸潰瘍31例の臨床的検討. Gastroenterol Endosc 35：2421-2425, 1993.
6) 北原健二, 今村健三郎, 前田和弘, ほか：顕出血を欠いたいわゆる急性出血性直腸潰瘍の1例. Gastroenterol Endosc 32：142-146, 1990.
7) 林 繁和, 荒川 明, 加納潤一, ほか：基礎疾患, 誘因なく発症した急性出血性直腸潰瘍の1例. Gastroenterol Endosc 34：588-590, 1992.
8) 生ièlle啓芳：下部直腸, 肛門管病変に起因する大量出血の診断と治療. Gastroenterol Endosc 32：1659, 1989.
9) 荒川正一, 上野文昭, 岩村健一郎, ほか：Stercoral ulcer（宿便性潰瘍）の臨床病理学的検討—自験例の内視鏡および病理組織学的所見に基づいて. Gastroenterol Endosc 30：3106-3114, 1988.

6.7 特発性腸穿孔

特発性大腸穿孔は，1962年Noussiasら[1]により初めて提唱された概念である．Noussiasらは，従来"spontaneous rupture"として報告されていた大腸穿孔症例のなかには，癌や憩室など大腸病変を伴っていた症例があることを指摘して，肉眼的に認める病変を伴わない大腸穿孔のみを"idiopathic rupture"として報告した[1]．その後，坂部ら[2]は，①穿孔部腸管壁に肉眼的病変がなく，②腸管内異物の存在あるいは通過障害もなく，③癒着，内ヘルニアなどの腹腔内異常および腸壁のヘルニアも認められず，④腹部への直達外力および医療行為による腸管損傷を否定しうるものを特発性大腸穿孔とした．しかし，その後穿孔部を含めた切除標本の検討で，肉眼的に特発性と診断された症例のなかに組織学的には憩室穿孔の所見を認める症例が存在することが明らかにされ

た[3,4]．組織学的には，憩室穿孔では粘膜が漿膜側に入り込み底部で穿孔し，筋層断裂像は認められない．これに対し，特発性大腸穿孔の組織学的特徴として，乾ら[4]は，①粘膜は穿孔部辺縁で途絶えて漿膜側に入り込むことなく，②鋭利な筋層断裂像を呈し，③局所には急性炎症の所見しか認めない，としている．このように本症の診断には，手術の肉眼所見だけでは限界があり，組織学的な所見の必要性が指摘された．本症は開腹時にすでに重篤な状態であることが多く，曠置術（exteriorization）のみ行う場合など，採用術式によっては必ずしも穿孔部を含めた切除標本を得ることはない．そこで，黒島ら[5]は本症を肉眼レベルでの広義のものと，組織学的に裏づけられた狭義のものに分けるべきであるとしている．

a．発生頻度

大腸穿孔全体の中で特発性大腸穿孔の占める率は，10～20％程度であり，比較的まれな疾患である[3,6,7]．わが国では，1933年の七田[8]の報告が1例目である．七田[8]は腹痛とともに発症した63歳女性の直腸前壁破裂部からの小腸肛門脱出例を報告している．以後，わが国では現在までに180例以上の症例が報告されている[5~12]．

一般に本症は便秘傾向の高齢者に多く，60歳以上が70％を占めている[5,9]．性別は女性にやや多い傾向がある[5,12]．鈴木ら[9]による本邦報告例181例の検討では，平均年齢65.3歳，男性97例，女性84例であった．

穿孔部位はS状結腸が最も多く，次はrectosigmoid junctionであり，上行結腸はまれである[13]．Noussiasら[1]によれば，36例の大腸穿孔症例中，S状結腸21例（58％），rectosigmoid junction 10例（28％），直腸4例（11％），そのほか横行結腸1例（3％）であった．本邦報告例ではS状結腸穿孔例が多く，黒島ら[5]によれば106例（84.8％）としている．穿孔部位は腸間膜付着部対側が多い．

b．病態生理
1）発生機序

本症の発生機序としては，①腸管壁の脆弱性，②腸管内圧の異常上昇などが関与すると考えられている[2,5,11]．すなわち，慢性便秘や硬便の蓄積による大腸壁の菲薄化，過伸展，さらにこれに伴う腸壁の循環障害が生じたところに，排便時のいきみや食後の腸管蠕動亢進による内圧の上昇が加わり，腸管穿孔を生じるというものである．実際，本症は便秘症例に多く，黒島ら[5]によれば，本症の誘因として，便秘既往55％，排便行為33％，食事11％とされている．また，発症時期に関しても，約70％の症例は午前中に発症しており排便との関連が示唆される[9,12]．しかし，全例に上記前駆症状が存在するわけではなく，内圧上昇のみでは説明できない点もある．このほかに，Noussiasら[1]はヘルニアの関与を指摘している．彼らの検討した39例中（小腸3例，大腸36例），鼠径ヘルニア5例，瘢痕ヘルニア1例あったとしている．さらに，原因不明症例のなかには，内ヘルニアの関与の可能性を指摘している．

2）症候

通常，突発する激しい下腹～左下腹部痛で発症する．穿孔が遊離穿孔，被覆穿孔あるいは穿通のいずれかにより若干異なるが，一般の大腸穿孔と同様に激しい症状を呈する．本症の場合，多くの症例ではS状結腸の穿孔であるため，遊離穿孔の場合が多く，下腹部の圧痛，筋性防御を伴った腹膜炎症状を呈する．穿孔が生じれば，糞便の腹腔内への漏出が起こり，早期に汎発性腹膜炎へと進行するので敗血症，ショックに留意して早急に治療を開始する必要がある．

c．外科診断

急性腹症と診断され，手術時に大腸穿孔が確認されることが多い．発症時の状況，便秘の有無，年齢など聴取する．白血球増多は認められない場合のほうが多く，むしろ減少している場合が多い．上部消化管穿孔とは異なり，腹部X線写真の遊離ガスの陽性率は低く20～40％程度である[5,14,15]．そのほか，CTが診断上有用であったとの報告もある[16,17]．

鑑別を要する疾患としては，stercoraceous ulcerがある．両疾患ともに高齢者で便秘症例に

発症しやすい．stercoraceous ulcer は硬い糞塊により潰瘍さらには円形あるいは卵型の穿孔を生じるものであり，組織学的には穿孔部に壊死および炎症所見を認める．これに対して idiopathic rupture では穿孔部はいわゆる"tear"（裂けた）状態であり[18]，組織学的にも正常で壊死，炎症などは認めない．

d．治療方針，手術適応

本症は発症した時点で，腹膜炎を呈しており，早急な手術が必要である．発症から手術までは早いほうがよいが，ショックを併発している場合もあり，vital sign を確認して，全身状態をできるだけ改善して手術に備える．

術式の選択は，穿孔部位およびその状況，腹膜炎の程度，発症後経過時間，患者年齢，全身状態，腸管内の糞便の状態などを総合的に考慮して決定する．

e．手術方法

一期的手術としては，① 穿孔部縫合閉鎖，② 穿孔部切除＋腸管吻合などで，二期的手術としては，① 穿孔部縫合閉鎖または穿孔部切除・腸管吻合後に人工肛門造設，② Hartmann 手術，③ 曠置術（exteriorization）などがある．

全身状態良好で，腹腔内の汚染も軽度，腸管の炎症も軽度であるような場合は，一期的手術の適応があるが，一般に，本症は高齢者に多く，発症と同時に腹膜炎を併発しており，開腹時にはすでに全身状態不良のことが多い．したがって，手術は短時間に感染源を除去することが重要であり，このような症例には，一期的な吻合を避け，穿孔部の切除，非再建（Hartmann 手術）や曠置術（exteriorization）により，腸管内容を体外に誘導し，洗浄，ドレナージを徹底することが重要である[10]．

f．手術成績

術後合併症は 60～90％ と高率である[19]．腹壁膿瘍が多く認められるが，高齢者が多いため，そのほか心血管系の合併症も認められる．死亡率は 30～50％ と高く[5,20,21]，特にショック合併例の予後は不良である．

［渡辺聡明］

文 献

1) Noussias MP : Spontaneous rupture of bowel. Br J Surg **50** : 195-198, 1962.
2) 坂部 孝，依光好一郎，山形省吾，ほか：特発性大腸穿孔．外科 **32**：684-692，1970．
3) 酒向 猛，岸本若彦，市原 透，ほか：特発性横行結腸穿孔の2治験例．外科 **42**：539-541，1980．
4) 乾 秀，亀山仁一，佐々木 巌，ほか：特発性大腸穿孔の一例と単発性結腸憩室穿孔の二例．外科診療 **24**：1027-1030，1982．
5) 黒島一直，寺田宰，愛甲 孝，ほか：いわゆる特発性破裂の病態と治療：特発性大腸破裂．臨床外科 **42**：343-348，1987．
6) 小暮公孝，中村卓次：大腸穿孔の臨床．外科 **40**：731-740，1978．
7) 吉川 澄，山口時雄，宮川周士，ほか：特発性大腸穿孔症例の検討．日臨外会誌 **43**：1398-1403，1982．
8) 七田龍雄：初めて見聞せし急性「イレウス」の一例．実地医家と臨床 **10**：464-467，1933．
9) 鈴木秀郎，小坂 篤，中川俊一，ほか：特発性大腸穿孔の一例．三重医学 **37**：379-382，1993．
10) 松峯敬夫，福留 厚，松尾 聡，ほか：非外傷性大腸穿孔について．外科診療 **24**：721-728，1982．
11) 和田信昭，小沢邦寿，永島嘉嗣，ほか：特発性大腸穿孔．臨床消化器内科 **6**：1191-1202，1991．
12) 増田秀樹，谷口利尚，林 成興，ほか：特発性大腸穿孔6例の検討．日大医誌 **50**：750-755，1991．
13) Sanan DP : Spontaneous rupture of the ascending colon. Br J Surg **50** : 199, 1962.
14) 下山孝俊，川口照男，副田 豊，ほか：特発性大腸穿孔の治療経験．外科 **49**：708-711，1987．
15) 仁科雅良，藤井千穂，福西克之，ほか：特発性大腸穿孔の検討．外科 **50**：282-286，1988．
16) 小野誠治，小西 浩，馬場裕二，ほか：CT が診断上有用であった特発性大腸穿孔の1例．臨放 **34**：629-632，1989．
17) 村田 淳，有馬正明，東 仲宣，ほか：後腹膜腔に穿破下特発性 S 状結腸穿孔の1例．外科診療 **8**：1085-1088，1992．
18) Huttunen R, Heikkinen E, Larmi TKI, *et al* : Stercoraceous and idiopathic perforations of the colon. Surg Gynecol Obstet **140** : 756-760, 1975.
19) 岸本弘之，澄川学，狩野卓夫：特発性大腸穿孔症例の検討．外科 **52**：941-943，1990．
20) 松崎正明，上野正樹，神谷 勲，ほか：特発性結腸穿孔の1治験例．日臨外会誌 **43**：571-575，1982．
21) 伊康隆康，森崎 隆，岸川英樹：特発性 S 状結腸穿孔の2治療経験．外科診療 **30**：1597-1600，1988．

6.8 腸間膜脂肪織炎

腸間膜脂肪織炎は，1960年にOgdenらによりはじめて報告された腸間膜の非特異的炎症性疾患である[1]．小腸あるいは大腸の腸間膜脂肪組織の変性，壊死を特徴とするまれな疾患であり，ときに悪性疾患との鑑別を要する[1,2]．わが国では，1968年に木下ら[3]により腸間膜脂肪織炎の名で第1例が報告された．その後，高橋[4]，上谷ら[5]により症例が報告されたが，上谷ら[6]が示すように，本疾患はOgdenらの報告以前にもすでにさまざまな名称で報告されており（表6.29），古くはJura(1924)ら[7]によりretractile mesenteritisとして報告された症例も本疾患と同一の疾患とみられている[5,8]．わが国でも1935年に竹村ら[9]が慢性繊維性腸間膜炎（mesenteritis chronica fibrosa）として在日ドイツ人患者の症例を報告しているが，これも本疾患と考えられている．わが国における本疾患の呼称は，木下の報告以来，mesenteric panniculitisとほぼ統一されている．

a．発生頻度

本疾患の報告例は，Ogdenら[1]の27例，Durstら[10]の68例およびReskesら[11]の148例と欧米に比較的多いとされてきた．わが国では，きわめてまれな疾患とされていたが，最近では報告例も増加傾向にあり，現在まで50例以上の報告例がある[12]．本邦報告例では，発症年齢は4～85歳，平均年齢57.5歳，男女比41：17と男性に多い[12]．

b．病態生理

1）成　　因

本症の成因として，細菌感染説，薬剤起因説，アレルギー説，外傷説，腹部手術既往歴との関係などが考えられているが，はっきりした成因は不明である[2,10,13]．Durstら[10]によれば68例中12例が過去に腹部手術を受けた既往があったと報告している．

2）臨　床　像

腹痛，腹部腫瘤，腹部膨満感，嘔気・嘔吐，発熱，便秘，下痢などが認められる．自覚症状としては腹痛が最も多く，Durstら[10]によると68例中46例(68%)に認められ，嘔気・嘔吐22例(32%)，発熱および腹部腫瘤触知はそれぞれ11例(16%)に認められている．そのほか，病変の部位によって症状は異なり，小腸腸間膜の場合は，嘔吐，食欲不振，体重減少，結腸間膜の場合は，下痢，テネスムス，直腸出血などがある．

表6.29　Mesenteric panniculitisの様々な名称と報告者（上谷，1986）[6]

a．英文	1.	Retractile Mesenteritis	Falcon (1922), Jura (1924), Tedeschi (1962), Roberts (1964), Lawrence (1966), Aach (1968), Clemett (1969)
	2.	Intestinal Lipodystrophy	Pemberton (1947)
	3.	Isolated Lipodystrophy	Crane (1955), Rogers (1961)
	4.	Lipodystrophy of Mesenteric Fat	French (1966)
	5.	Mesenteric Manifestation of Weber-Christian Disease	Herrington (1961)
	6.	Lipogranuloma of Mesentery	Weeks (1963)
	7.	Sclerosing Lipogranulomatosis	Pallette (1967)
	8.	Primary Liposclerosis	Erskine (1964)
	9.	Liposclerotic Mesenteritis	DeCastro (1967)
	10.	Panniculitis of the Mesentery or Mesenteric Panniculitis	Ogden (1960, 1965), Grossman (1963), Handelsman (1965), Gaylis (1973), Durst (1977)
b．邦文	1.	慢性繊維性腸間膜炎	竹村 (1935)
	2.	瘢痕性腸間膜炎	井上 (1955)
	3.	腸間膜脂肪織炎	木下 (1968)，高橋 (1969) など

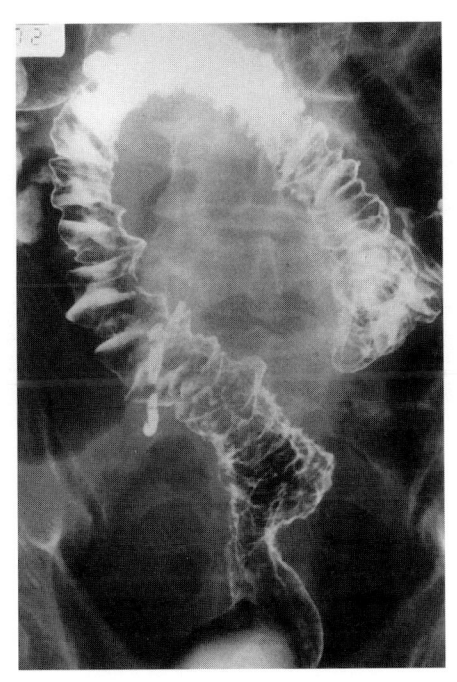

図 6.37 腸間膜脂肪織炎の注腸像
腸管の短縮, 硬化像とアコーデオン様所見が認められる.

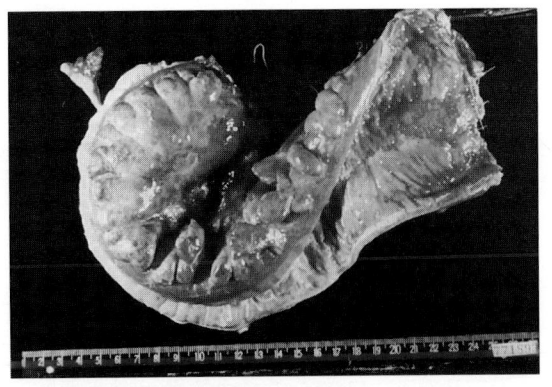

図 6.38 腸間膜脂肪織炎の切除標本（S状結腸）
腸間膜の著しい肥厚と炎症. 腸管短縮に伴い, 粘膜にびらんが認められる. びらんは虚血性変化と考えられる.

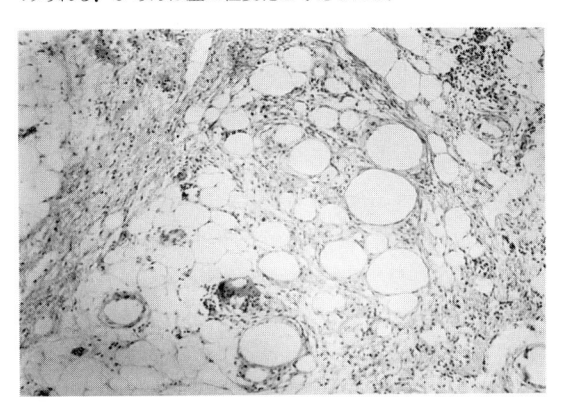

図 6.39 腸間膜脂肪織炎の組織所見
脂肪織のびまん性炎症が認められる.

　発生部位は, 欧米では小腸間膜に限局した症例が多い[10]が, わが国ではS状結腸間膜と小腸の報告が多い. 平ら[12]によれば, 本邦報告59例中S状結腸間膜27例（46％）, 小腸間膜20例（34％）とS状結腸が約半数弱を占め, S状結腸, 小腸で全体の80％を占めている.

c. 外科診断

　血液生化学検査では, 本症に特異的なものはない. 一般に, 赤沈の亢進, CRP値の高値など炎症所見が認められるが, 強い炎症所見を呈することは少ない. また, 白血球数も正常範囲であることが多い[5].

　注腸検査では, 腸管壁の硬化, 狭窄, 伸展不良, 腸間膜付着側の不整鋸歯状変化などを呈する[14]. 狭窄像は, 憩室炎様のアコーデオン像や腸管軸に沿った広範囲な狭窄像を呈する（図6.37）. 鑑別診断としては, 憩室炎, びまん性浸潤型大腸癌, 転移性大腸癌などである. 注腸上, pericolic abscess の有無, 近接腸管に憩室の有無, 癌症例では狭窄, 伸展不良が強固な点, 潰瘍が認められる点などで鑑別される.

　内視鏡所見は病変部腸管の拡張不良, 粘膜面の浮腫, 発赤などの炎症所見が認められ, びらんは認められる場合があるが, 潰瘍形成はないとされている.

　最近は, 腸間膜の肥厚, 腫瘍性変化描出のためにCTおよび腹部超音波検査の有用性も指摘されている[15〜17]. Mataら[16]によれば, 病期により腫瘍の描出され方は異なるとされており, 初期の脂肪変性を主体として, 細胞浸潤を伴った炎症性変化の優位な時期には脂肪組織にかなり近いCT値を示し, 進行して線維化が起こるとCT値が上昇し軟部組織陰影が主体となるという.

　確定診断は手術時の肉眼所見と病理組織学的診断による. 肉眼所見の特徴は, 腸間膜の肥厚, ゴム状に変性した黄灰色結節性腫瘤である（図6.38）. 組織学的には脂肪細胞の変性, 壊死, 脂肪を貪食した貪食細胞, 形質細胞やリンパ球の浸潤,

さまざまな程度の線維化が認められる（図6.39）[10,18]．本症が疑われた場合は，本症の確診およびびまん性浸潤型大腸癌，転移性大腸癌などの除外診断のためにも，まず生検を行う．生検で悪性所見がなく，腸閉塞など重篤な合併症を併発していない場合は，生検と試験開腹のみにとどめ，腸切除は行わずに保存的治療を行う．

d．治療方針，手術適応

診断が確定した場合，内科的治療が第1選択であり，ステロイド薬，抗生物質の投与，放射線治療，免疫抑制薬投与などが試みられている．ステロイドが著効を呈したとの報告もあるが確立されていない[19]．腫瘤を認めたりするので，手術されている例が多い．悪性疾患との鑑別がつかない場合，強度の通過障害がある場合などは手術を行うが，開腹して本症と診断されたら試験開腹にとどめる．欧米では試験開腹が60％であり[10]，不必要な腸切除はできるだけ避ける．通過障害を伴う場合でも確定診断が得られれば，バイパス術，一時的人工肛門造設術にとどめるべきで，外科的切除は不必要といわれている[19]．特に病変が直腸に及ぶときは，術後のQOLを考慮して曠置術を行う．

e．手術方法

前項で述べたように，本症で手術適応のある例は少ない．切除が必要であることはなく，人工肛門造設によって病変部を空置し，炎症が消退した段階で人工肛門を閉鎖する．人工肛門の造設法，閉鎖法は通常の方法に準ずる．

f．遠隔成績

本症は一般に予後良好で自然治癒を示す例もある[10]．Durstら[10]によれば，試験開腹および生検のみを行った40例のうち39例はその後の治療なしに軽快している．腹部腫瘤は術後2～11年間触知され1例は12年目に死亡した．病理学的にもreversibleであり，人工肛門により病変部空置後治療せしめた症例もある[20]．Kifperら[21]は，5年以上経過した46例中31例が生存し，14例が他疾患で死亡，1例は，不明と良好な予後を報告している．

[渡辺聡明]

文献

1) Ogden WW, Bradburn DM, Rives JD: Panniculitis of the mesentery. Ann Surg 151: 659-668, 1960.
2) Soumerai S, Kirkland WG, McDonnel WV, et al: Nodular mesenteritis: Report of simulating carcinoma of the sigmoid colon and analysis of its histologic profile. Dis Colon Rectum 19: 448-452, 1976.
3) 木下康民，荻間 勇，森田 俊，ほか：Mesenteric Panniculitisの1症例．内科 22：537-540，1968．
4) 高橋雅俊，島崎和郎，荘司啓一，ほか：腸間膜脂肪織炎の稀有なる症例．外科治療 21：385-388，1969．
5) 上谷潤二郎，武藤徹一郎，斉藤英昭：腸間膜脂肪織炎（Mesenteric Panniculitis）の2例と文献的考察．日本大腸肛門病会誌 34：543-548，1981．
6) 上谷潤二郎：腸間膜脂肪織炎．大腸肛門病疾患の診療指針（武藤徹一郎編），pp 302-305，中外医学社，東京，1986．
7) Jura V: Sulla mesenterite retrattile e sclerosante. Policlinics (Sez. Prat) 31: 575-581, 1924.〔文献8)より引用〕
8) Soergel KH, Hensley GT: Fatal mesenteric panniculitis. Gastroenterology 51: 529-536, 1966.
9) 竹村文祥，平間 章：慢性繊維性腸間膜炎に就て．東京医事新誌 2938：1863-1867，1935．
10) Durst AL, Freud H, Rosenmann ER, et al: Mesenteric panniculitis, Review of the literature and presentation of cases. Surgery 81: 203-211, 1977.
11) Reske M, Namiki H: Sclerosing mesenteritis. Am J Clin Pathol 64: 661-667, 1975.
12) 平 昇：水腎症を呈したS状結腸―直腸間膜脂肪織炎の1例．日本大腸肛門病会誌 47：442-447，1994．
13) Pallette EM, Pallette EC, Rives RW: Its several abdominal syndromes. Arch Surg 94: 803-810, 1967.
14) 藤岡正樹，松本好市，入江圭二，ほか：Mesenteric panniculitisの1例．胃と腸 16：905-910，1981．
15) 野田良材，金親正敏，倉重真澄，ほか：結腸間膜に生じた mesenteric panniculitisの1症例．臨床外科 40：995-999，1985．
16) Mata JM, Inaraja L, Martin J, et al: CT features of mesenteric panniculitis. J Comput Assist Tomogr 11: 1021-1023, 1987.
17) 林 三進，小山和行，平川 賢，ほか：Mesenteric panniculitis―症例とCTを含めた放射線診断について．臨放 27：143-146，1982．
18) Grossman LA, Kaplan HJ, Preuss HJ, et al: Mesenteric panniculitis. JAMA 183: 318-323, 1963.
19) Tygat GN, Roozendaal K, Winter WW, et al: Successful treatment of a patient with retractile

mesenteritis with prednisolone and azathioprin. Gastroenterology 79 : 352-356, 1980.
20) 佐藤輝彦, 鎌野俊紀, 近藤慶一郎, ほか：術前に診断し人工肛門造設術にて治癒せしめた腸間膜脂肪織炎の1例. 日消病会誌 81 : 2582-2587, 1984.
21) Kipfer RE, Moertel CG, Dahlin DC : Mesenteric lipodystrophy. Ann Int Med 80 : 582-588, 1974.

6.9 放射線障害性腸炎, 腸結核, 感染性腸炎

a. 放射線障害性腸炎

放射線障害性腸炎は直腸癌, 子宮頸癌, 膀胱癌などの骨盤内悪性腫瘍に対する放射線治療によって照射を受けた周辺の腸管に生じる腸炎で, 1897年 Walshu が最初に報告した[1].

1) 発生頻度

腹部, 骨盤内の放射線照射後の 1～5% の頻度で発生する. 総放射線量が 55 Gy で 1～5%, 80 Gy では 20～50% の症例で 5 年の経過で照射を受けた腸管に潰瘍, 線維化, 狭窄が起こる. 障害腸管は照射野に入る直腸, S 状結腸が最も多く, ついで回盲部, 回腸に多い.

2) 病態生理

早期の障害は消化管粘膜への直接的な障害で, 放射線照射後 3 か月以内に出現し多くは照射後 6 週間以内に回復する. 下痢, 嘔気, 腹痛, 軽度の血便, 全身倦怠感を呈し, 通常は一過性で照射後数週間で症状は消失する. 晩期の障害は 6 か月から 1 年以上経過してから発症し, 腸管や結合織の閉塞性血管炎がみられしばしば非可逆的な変化を呈する. 初期では腸管粘膜の充血, びらん, 潰瘍がみられるが, しだいに粘膜下層の線維化により狭窄や閉塞を呈するようになる. 小腸狭窄型では腹満, 嘔吐, 腹痛, 便秘などのイレウス症状を呈し, 直腸炎型では血便, テネスムス, まれに大量下血を呈する. 晩期障害は進行性であり, 腟, 膀胱, 腹壁に瘻孔を形成したり, 穿孔による腹膜炎を呈することもある.

3) 分類

放射線障害性腸炎は Todd ら[2] の acute reaction の早期障害と late reaction の晩期障害とに分けられる.

4) 外科診断

臨床的に診断が問題となるのは晩期障害で, 放射線治療の既往があれば本症を第一に疑って精査する. 診断には放射線治療の既往歴の把握と, 大腸内視鏡, 注腸造影, 小腸造影, 血管造影が重要である. 内視鏡所見の診断基準として Sherman 分類 (表 6.30) がある. 粘膜は浮腫状顆粒状で易出血性で, 真赤な新鮮血出血 (oozing) がみられる. 毛細血管の拡張 (図 6.40), 辺縁がシャープな潰瘍や, ときに狭窄も認められる. 出血が高度であるにもかかわらず粘膜面に変化が乏しく, 全周性に炎症があっても一部に正常粘膜が介在する[3]. 注腸造影所見では病期により粘膜不整から潰瘍, 囊状変化を呈する. 血管造影では障害腸管部は avascular で動脈の狭窄や閉塞像を認める. 病変は直腸, S 状結腸に最も多いので, 内視鏡検査を行えば診断は比較的容易である. 本症のごとく新鮮下血が起こる疾患はほかに薬剤性出血性大腸炎, 虚血性大腸炎で, これらはいずれも一過性であり, また罹患部位も異なり, 放射線治療の既往がなければ鑑別は難しくない. 潰瘍や狭窄がみられる場合には原疾患の再発か, 放射線障害によるものかの鑑別が必要になる.

5) 治療方針, 手術適応

早期障害では放射線治療を休止するか, 照射線

表 6.30 放射線障害性腸炎の内視鏡分類 (Sherman 分類)

Grade Ia	: 限局性発赤, 血管拡張があり, 粘膜は脆弱で易出血性であるが潰瘍, 狭窄はない.
Grade Ib	: びまん性の発赤があり, 直腸周囲炎と疼痛を伴う.
Grade II	: 潰瘍を形成し, 灰白色の痂皮, 壊死物質が直腸前壁に付着している.
Grade III	: 狭窄があり, 直腸炎, 潰瘍を伴う.
Grade IV	: 直腸炎, 潰瘍, 狭窄に直腸腟瘻または腸穿孔を伴う.

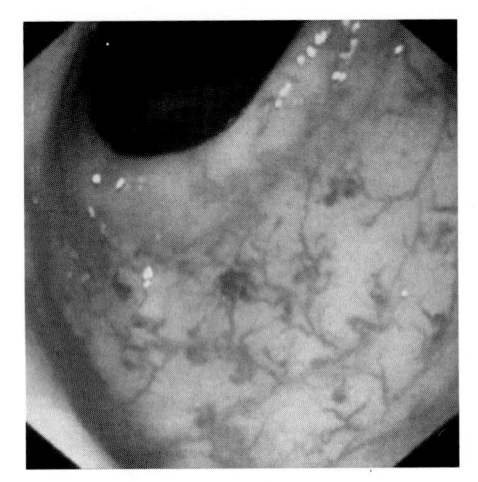

図 6.40 放射線障害性腸炎
毛細血管の拡張がみられる．

量を下げビタミン薬の投与とともに脂肪制限食，経腸栄養食とする．晩期障害でびらんや潰瘍があるが狭窄を伴わない場合には，保存的療法を行う．ステロイド坐薬・注腸，中心静脈栄養，経腸栄養を行うが治療に抵抗することが多い．保存的に止血困難例や，狭窄，閉塞，瘻孔に対しては手術が必要になる．

6) 手術方法（図6.41）

術式としては障害腸管を積極的に切除する方法とバイパス術，腸瘻造設に分けられる．理想としては障害腸管の一期的切除，再建であるが小骨盤内が frozen pelvis の状態で腸切除や剥離操作も不能な症例も多い．切除を前提としない癒着剥離は穿孔の原因となることが多く，安易な剥離操作は最小限に止めることが重要である．

7) 手術成績，遠隔成績

Swan ら[4]の報告では放射線障害性小腸炎の切除吻合群では 36% の高率で縫合不全を呈し，21% が死亡しているのに対し，バイパス群では縫合不全は 6%，術死は 10% でバイパス群がすぐれているとしている．しかしバイパス症例では空置した病変腸管に穿孔，瘻孔，出血などの blind loop syndrome を起こす可能性が残る．Piver ら[5]は病変部小腸を切離し，肛門側を mucous fistula とし

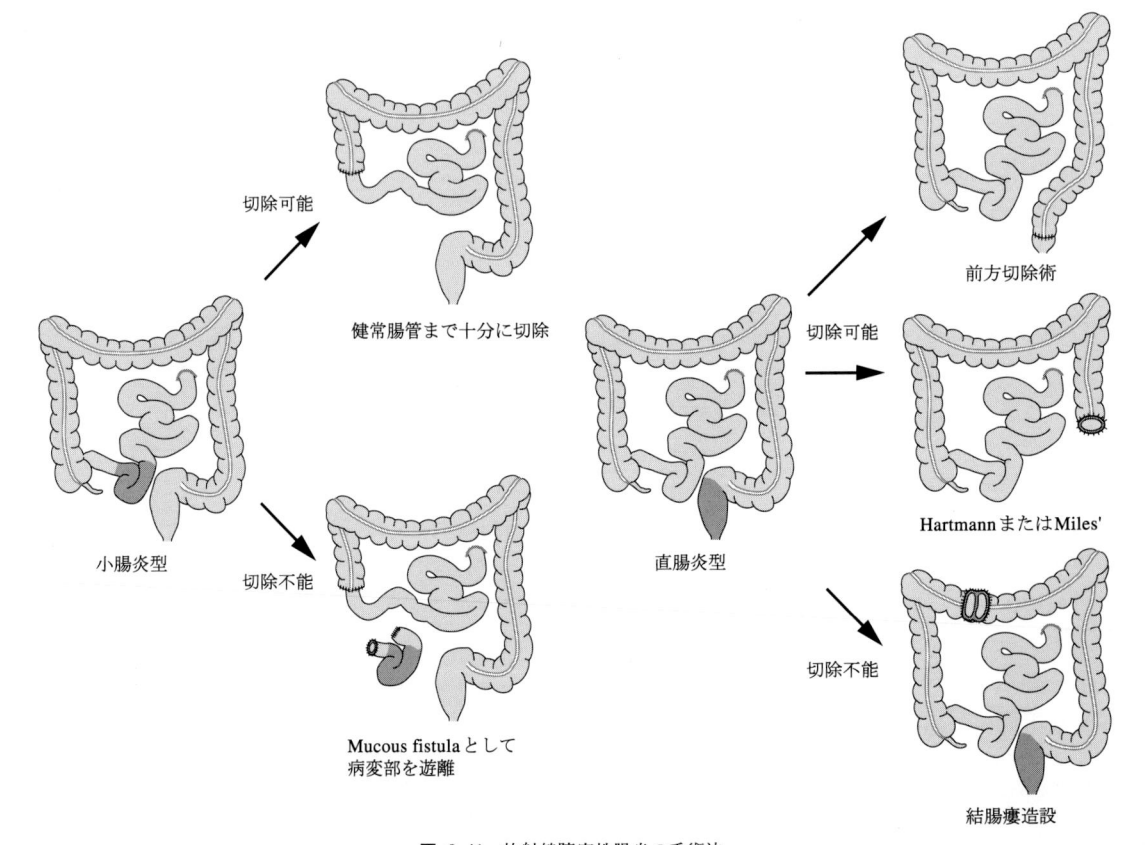

図 6.41 放射線障害性腸炎の手術法

病変部を完全に遊離させ，健常小腸と結腸吻合を行い良好な成績を報告している．

b. 腸結核

腸結核は欧米ではきわめてまれな疾患とされており[6]，わが国でも疫学上腸結核の症例は著明に減少してきたが，最近でもときに遭遇する疾患であり，炎症性腸疾患の鑑別のさいには常に鑑別診断の1つとして考慮しておかなければならない[7]．

1) 発生頻度

1971年から結核の精密統計が得られなくなっているが，過去の減少傾向が持続しているとすれば，腸腹膜結核罹患者は10万人対約0.35，実数で約400人，死亡者は15人前後と推定されている．

2) 病態生理

活動性病変がある場合の体重減少，発熱，易疲労感は最近の症例ではむしろ少ない．小腸結核では腹痛，腹部膨満，嘔気，腹鳴と腸管の狭窄による症状が認められ，大腸結核では下痢，軟便が多く認められる．下血をきたすことは比較的少ない．

3) 分類

腸結核には肺結核に合併した二次性腸結核と，肺結核に合併しない原発性腸結核がある．化学療法が出現する以前は，肺に結核菌の排菌源となるような病巣があれば腸に二次性の結核病変がまずあると考えてよかった．しかし最近では，肺結核の既往や活動性肺結核を認められない腸結核症例のほうが多くなってきている．好発部位は回腸・回盲部が多く，次は上行結腸で肛門側ほど頻度が少なくなる．

4) 外科診断

確診には生検材料で，① 類上皮細胞肉芽腫のほかに，② 乾酪壊死，③ 結核菌染色陽性，④ 結核菌培養陽性のいずれかが必要とされているが[8]，結核菌が証明される率は16〜58%と高くはない．乾酪性肉芽腫はリンパ節に最も高率に見出されるが，治癒傾向の症例では約60%とこれも決して高くはない．糞便中，生検組織中の結核菌陽性率は10%以下である．ツベルクリン反応陽性率は84%と高率であるが，これだけでは診断の決め手にはならず，むしろ確診例での陰性例が15%もあったことに留意すべきである．したがって，最近では結核菌が証明されなくても現病歴，現症と併せて，X線検査，内視鏡検査によって特徴的な所見が得られれば腸結核の診断をつけるようになってきた[9]．

a) X線所見

腸結核では多彩な像を呈することが多く，活動期には潰瘍形成や偽ポリープ，偽憩室を認めるが，寛解期では瘢痕形成により変形をきたすようになる．小腸結核では，① 輪状ないし帯状潰瘍または瘢痕がみられ，求心性，対称性狭窄として描出され，② 瘢痕帯がみられる，という2つの特徴がある．大腸結核では小腸と異なり潰瘍は輪状を呈するとはかぎらず，大小の円形，楕円形，不定形の多発潰瘍が癒合し，大きくて深い潰瘍は治癒してもレリーフの集中を残し，瘢痕収縮のため腸管の短縮，狭小，変形をきたす（図6.42）．特に盲腸，上行結腸で著しい．X線的には，① 変形，② 瘢痕帯，③ 多発瘢痕を伴う萎縮帯が特徴で，特に③の所見は診断価値が高い．

b) 内視鏡所見

従来結核の代名詞のようにいわれてきた下掘れ潰瘍から，小円形潰瘍や不整形で浅い潰瘍など非

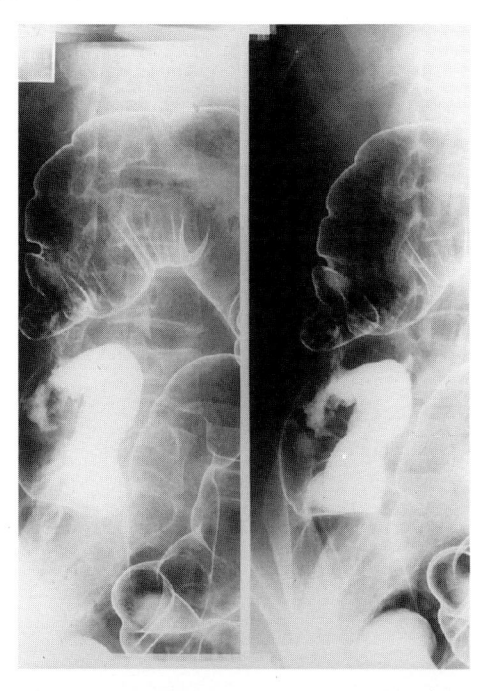

図 6.42 回盲部腸結核にみられた腸管の短縮と変形

特異的な潰瘍が認められる(図6.43)[10]. 残存粘膜がポリープ状を呈する偽ポリープの形成も認められる. 治癒期には浅い潰瘍では何の瘢痕も残さず治ることがあるが, UI-III以上の深い潰瘍では瘢痕治癒をきたし囊(pouch)形成を認める(図6.44).

c) 鑑別診断

鑑別診断としては, 好発部位が回盲部で, 肉芽腫を形成するCrohn病があげられる. 症状, 発症とも類似していて臨床像からの鑑別が困難な症例があるが, 典型例ではX線像の特徴が異なっているため鑑別は容易なことが多い. 腸結核をCrohn病と誤診してステロイドを投与し, 結核を悪化させるような誤りを防ぐために, 鑑別の困難な症例にはまず抗結核療法を行ってみるのがよい.

d) 治療方針

内科的治療にはリファンピシン(RFP), イソニコチン酸ヒドラジド(INH)が主体であり, これにエタンブトール(EB), あるいはストレプトマイシン(SM)を加えた薬剤が使用される. 腸結核は化学療法によく反応し治りやすいので, 手術適応になるのは合併症を併発したときで, ①開放性穿孔, ②膿瘍を伴う限局性穿通, ③瘻孔形成, ④瘢痕狭窄による通過障害が適応となる[11].

e) 手術方法, 手術成績

術式は腸結核の病態によって選択する. 穿孔, 穿通による腹膜炎を合併している場合には, ドレナージ術を最優先とし病変部を切除後回腸瘻, mucous fistulaを造設し腹膜炎の炎症が治癒してから再吻合を行う. 瘻孔, 狭窄症例では病変部の一期的切除と吻合を行う[12]. いずれにせよ外科的治療は結核の根本的治療ではないので, 並行して化学療法を行い治癒せしめることが重要である. 遠隔成績は化学療法によく反応するのでよい.

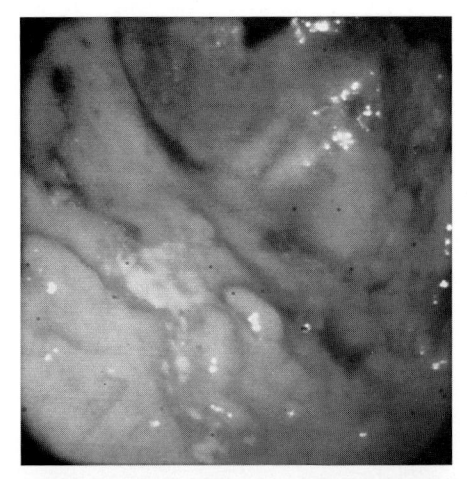

図6.43 不整形の浅い潰瘍で黄白色苔に覆われている.

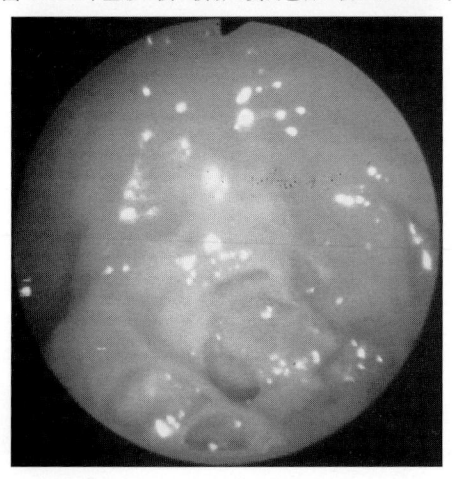

図6.44 腸結核に認めた憩室形成

c. 感染性腸炎

公衆衛生の向上, 予防医学の進歩, 化学療法薬の出現により感染性腸炎の発生頻度は減少した[13]. しかしながら, 近年, 海外旅行者が増加するに伴って, 海外で感染して帰国する患者数が増えてきており注意を要する疾患である. 感染性腸炎の原因となる起炎菌を表6.31に示したが, 内視鏡的に特徴のある潰瘍を呈する赤痢アメーバを除いて, 臨床像や内視鏡所見から起炎菌を推定することは困難なことが多く[14], 便や生検による細菌学的検査によって診断がつけられる.

1) サルモネラ腸炎

戦前から戦後に猛威をふるった腸チフス(*S. typhi*)・パラチフス(*S. paratyphi*)は激減し, 罹患率は10万対0.3までに低下している. 現在はほとんどが*S. typhimurium*などによる食中毒型の腸炎である. 下痢症の起炎菌として分離されたヒト由来の病原菌としては本菌が最も多い. 腸チフス・パラチフスの4大症状は, 高熱, 徐脈, バラ疹, 脾腫である. 重症例では鼓腸をきたし下血もみられる. 食中毒型腸炎の症状は腹痛, 水様性の

表 6.31 感染性腸炎の起炎菌

細菌
　サルモネラ：Salmonella typhi, S. paratyphi, S. typhimurium
　カンピロバクター：Campylobacter Jejuni, C. coli, C. fetus ss.
　病原性大腸菌：Enterotoxigenic E. coli, Enterohemorrhagic E. coli
　エルシニア：Yersinia enterocolitica
　赤痢菌
　腸炎ビブリオ：Vibrio parahaemolyticus
原虫
　赤痢アメーバ：Entamoeba histolytica
寄生虫
　アニサキス：Annisakis marina
　ランブル鞭毛虫：Giardia lamblia
　線虫：Strongyloides stercoralis
　住血吸虫：Schistosoma japonicum, S. mansoni
真菌
　放線菌症：Actinonysis bovis
ウイルス
　Norwalk-like virus
　Rotavirus

下痢で，多くは2～3日で自然に軽快するが，老人，小児では脱水をきたす危険性がある．罹患部位は主として下部大腸であり，直腸には通常病変は認められない．多くは軽症であるが，重症例ではアミノベンジルペニシリン，ホスホマイシン，クロラムフェニコールを使用する．

2) カンピロバクター腸炎

全年齢層に感染するが小児の下痢症の最も多い原因である．起炎菌は Campylobacter jejuni/coli で主要症状は腹痛，下痢，下血，発熱，嘔吐で他の細菌性腸炎と比べて特異的なものはなく，ほとんど自覚症状のないものから高熱や粘血便を呈するものまでさまざまである[15]．直腸-S状結腸をおかし回盲弁上に円形の潰瘍が認められることが特徴である．下痢，発熱はサルモネラ腸炎に比較すると短期間で軽快し，予後は良好な疾患で必ずしも抗生物質は必要としない．

3) 病原性大腸菌

一般の大腸菌は健康な人の大腸内に生息しているが，病気を起こすことはない．しかし，一部の大腸菌は下痢，発熱，腹痛，嘔気を引き起こし病原性大腸菌と総称される．1996年には病原性大腸菌O-157による食中毒の集団発生をみ，総患者数は全国で9804人にのぼり，うち11人が死亡した[16]．O-157とは大腸菌のO抗原の157番目を意味し，1982年にアメリカでハンバーガーが原因となった食中毒の起因菌である．潜伏期は1～10日とされ一般の食中毒に比して長い．O-157のベロ毒素による出血性腸炎は激しい腹痛で発症し，出血を伴う水様性下痢を呈し10％の頻度で溶血性尿毒症症候群 (hemolytic uremic syndrome)，血栓性血小板減少性紫斑病，けいれん，意識障害を併発する．子供や老人の場合には重篤になりやすく，死亡率は500～1000人に1人とされる．O-157では早期のテトラサイクリン，ニューキノロン系の抗生物質投与が有効であるが，ある程度進行した病態では抗生物質の投与により，ベロ毒素が一度に放出され病状を悪化させるため早期の診断と治療が望まれる．止痢薬の使用は害の方が多く使用を避け，脱水，電解質バランスの補正を確実に行う．

4) エルシニア腸炎

グラム陰性球桿菌の Yersinia enterocolitica や Y. pseudotuberculosis が起炎菌である[17]が，前者の頻度が高い．本菌が腸間膜リンパ節に入る急性腸間膜リンパ節炎や回腸末端炎を呈し，右下腹部痛，発熱，下痢などの症状をきたす．急性虫垂炎やCrohn病との鑑別が必要である．大腸のリンパ濾胞がおかされると1～2mmのアフタ様潰瘍がみられる（図6.45）．Yersinia関節炎や多形性紅斑，結節性紅斑などの皮膚症状をみることもある．

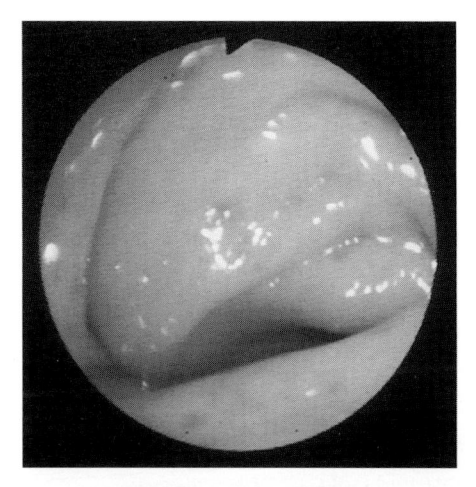

図 6.45 エルシニア腸炎
大腸にみられたアフタ様潰瘍

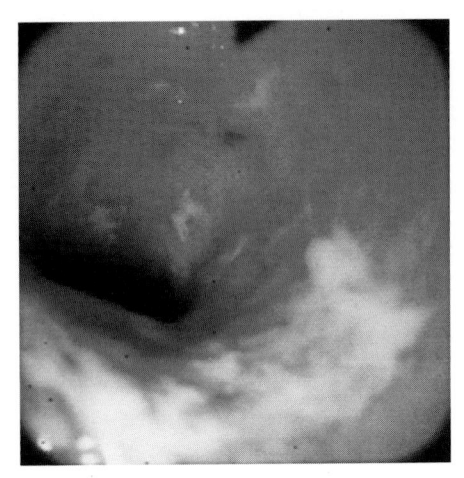

図 6.46 アメーバ赤痢
直腸に認めた白苔に覆われた潰瘍が多発している．

本菌による下痢症は軽度で，通常は特別な治療を要しないことが多い．

5) アメーバ性大腸炎

Entamoeba histolytica の原虫の感染によって起きる[18]．本症も1979年までは低下傾向にあったが，海外渡航者の増加に伴い症例数の増加が認められる．また，男性同性愛者間での感染も確認されている．症状は粘血便，腹痛が主であるが，一般にその発症は緩徐であり，急性期を過ぎると緩解，増悪を繰り返す慢性型となる．*E. histolytica* は栄養型（trophozoite）とシスト（cyst）に大別され，栄養型は粘血便を有する急性期の症例から，シストは慢性期や臨床症状のない原虫保有者から多く検出される．前者は新鮮粘血便の検鏡で赤血球を貪食し活発に動き回るアメーバ虫体が観察される．粘液の塗抹標本や潰瘍辺縁壊死層の生検標本のPAS，鉄ヘマトキシリン染色も有用である．罹患部位は盲腸・上行結腸や直腸・S状結腸が多い．内視鏡所見ではさまざまな大きさの潰瘍が認められ，潰瘍面は汚い白苔に覆われ（図6.46），周辺粘膜には発赤と隆起がみられ，ときにはタコイボ状を呈する．アメーバ性肝膿瘍を合併することもある．アメーバ性肝膿瘍では血清アメーバ抗体は100％近い陽性率を示すが，大腸炎では罹患期間や病勢により必ずしも陽性とはならない．治療は metronidazole（フラジール）が著効を示す．

［阿川千一郎］

文 献

1) Walsh D: Deep tissue traumatism from roentgen ray exposure. Br Med J **2**: 272, 1897.
2) Todd TF: Rectal ulceration following irradiation treatment of carcinoma of the cervix uteri. Surg Gynecol Obstet **67**: 617-631, 1938.
3) Goenka MK, Kochhar R, Mehta SK: Spectrum of lower gastrointestinal hemorrhage: an endoscopic study of 166 patients. Indi J Gastroenterol **12**: 129-131, 1993.
4) Swan RW, Fowler WC, Boronow RC: Surgical management of radiation injury to the small intestine. Surg Gynecol Obstet **142**: 325-327, 1976.
5) Piver MS: Enterovaginal and enterocutaneous fistulae in women with gynecologic malignancies. Obstet Gynecol **48**: 560, 1976.
6) Palmer KR, Patil DH, Bastran GS: Abdominal tuberculosis in urban Britain a common disease. Gut **26**: 1296-1305, 1985.
7) 丸山雄一，田中　容，佐々木喬敏：腸結核．日本大腸肛門病会誌 **37**: 646-655, 1984.
8) 渡辺英進，遠城寺宗知，八尾恒良：腸結核の病理．胃と腸 **12**: 1481-1496, 1977.
9) 中野　浩，八木伸郎，徳田　敦，ほか：慢性炎症性腸疾患の診断と治療―腸結核のX線，内視鏡診断．Innervison **11**: 15-21, 1996.
10) 長廻　紘，佐々木宏晃，青木　暁，ほか：大腸結核の内視鏡診断．胃と腸 **12**: 1623-1635, 1977.
11) Aston NO: Abdominal tuberculosis. World Surg **21**: 492-499, 1997.
12) Jadvar H, Mindelzun RE, Olcott EW, Levitt DB: Still the great mimicker: abdominal tuberculosis. AJR **168**: 1445-1460, 1997.
13) 斎藤　誠，中谷林太郎，松原義雄編：日本の感染性腸炎，感染性腸炎研究会―25年間の研究調査総括．菜根出版，東京，1986.
14) 多田正大：腸の炎症　炎症性腸疾患の内視鏡診断と生検病理診断．綜合臨牀 **45**: 1603-1609, 1996.
15) Looss RW Jr, Mangla JC, Pereira M: Campylobacter colitis presenting as inflammatory bowel disease with segmental colonic ulcerations. Gastroenterology **79**: 138-140, 1980.
16) 窪田達也：腸管出血性大腸菌（O-157）感染症の病態と診断・治療．臨床麻酔 **21**: 65-70, 1997.
17) Saebo A: *Yersinia enterocolitica* infection in acute abdomen surgery. A clinical study with a 5-year follow up period. Ann Surg **198**: 760-765, 1983.
18) Pittman FE, El-Hashini WK, Pittman JC: Studies of human amebiasis. Gastroenterology **65**: 581-587, 1973.

7. 血管性疾患

7.1 虚血性大腸炎

　大腸への血流障害による病変は，1882年にLauenstein[1]が胃切除時の中結腸動脈結紮後に発生した横行結腸壊死の報告が最初とされ，以後主に直腸癌手術や腹部大動脈瘤切除術にさいして行われる下腸間膜動脈切離や動脈硬化性閉塞などを原因とした壊死性病変についての検討が行われてきた．しかし，血流障害を受けても病変発生は一過性で，壊死穿孔に至らず軽快する例があることを1963年Boleyら[2]が報告し，同年Bernstein[3]は医原性に下腸間膜動脈切離を行った後に潰瘍性病変が持続した例をischemic ulcerative colitisと呼称した．さらにBoleyら[4]やMarstonら[5]は，イヌを用いて種々の大腸虚血モデルを作成して注腸像や肉眼所見，病理組織所見を検討し，ヒトでの報告例と同様の臨床像を示しながら壊死穿孔に至らず軽快する可逆性の虚血性大腸病変があることを示した．1966年にMarstonら[6]が本症を虚血性大腸炎 ischemic colitis と呼称して以来，X線学的，内視鏡的診断の進歩とともに，一疾患単位として広く認められるようになったが，個々の症例での虚血の証左は必ずしも明らかではない．

　本症は高齢者に多くみられることから，老人人口の増加が著しいわが国においてもまれな疾患ではなくなり，腹痛と下血を主訴として来院する患者の鑑別診断の1つとして，常に念頭においておくべきものの1つとなっている．

a．発生頻度

　大腸に虚血を生じる病態はさまざまで(表7.1)，それぞれの母集団における虚血発生の頻度は明ら

表 7.1　大腸虚血の原因，背景疾患

動脈閉塞	静脈閉塞
上・下腸間膜動脈血栓症，塞栓症	静脈血栓症
血管炎	プロテインCやS欠損症
結節性動脈周囲炎	アンチトロンビンIII欠損症
高安動脈炎	急性膵炎
全身性紅斑性狼瘡	門脈圧亢進症　　など
閉塞性血栓血管炎	
放射線照射後血管炎　など	血管非閉塞性虚血
アミロイドーシス	ショック
糖尿病性細血管症	脱水
外因性閉塞—腫瘍，外傷　など	心不全，不整脈
医原性	薬剤性—ジギタリス，バゾプレシン　など
大動脈血行再建後	大腸閉塞
大腸切除後	腫瘍
婦人科手術後	腸捻転
交換輸血後	Hirschsprung病　など

かではない．下腸間膜動脈の結紮切離という外科的操作が大腸虚血発生の主な原因と考えられる腹部大動脈瘤切除再建の場合には，1～10%の頻度が報告されている[7]が，遠位側大腸の血流には上腸間膜動脈や内腸骨動脈領域からの血流支配も関与しており，腹部大動脈瘤術後の例であっても大腸虚血発生の正確な頻度は明らかではない．

本症は虚血性腸管障害患者の50～60%を占めるとされ，Brandtら[8]は50歳以上で腸炎症状を呈した81例の75%は虚血性のものであったと報告している．下血を主訴とした患者のなかでの頻度について，Tedescoら[9]は下血あるいは便潜血反応が陽性であった304例中の2例が虚血性であったとし，Boleyら[10]は65歳以上の下血例のうち，輸血を必要としたり貧血や血圧低下がみられた大量下血例100例中の2例，少量出血例84例中の3例が本症であったと述べている．したがって，一般的な下血患者のなかでの頻度は低いが，高齢者で腸炎症状を呈して下血がみられる例では，本症を強く疑う必要がある．

b. 病態生理

表7.1に示したように，大腸に虚血を生じる病態は多様であるが，虚血性大腸炎例の多くは原因が明らかではない．血管造影で描出される太さの主幹動脈に閉塞性病変を認めないことが多く，放射線照射後や非特異的な血管炎，アミロイドーシス，糖尿病などによる細小血管の閉塞原因が背景にある例も少なく，さらに細い血管における限局性の血管非閉塞性の虚血を生じていると考えられる．大腸血流は腸管のなかでも流量が少ないとされており，摂食後の腸管蠕動亢進時や排便時，精神的ストレスなどによる灌流低下が虚血発生の契機となるとされている．本症は，血栓性閉塞が徐々に進展して虚血が進行していく静脈血栓症によることはまれで，多くは動脈血流の減少により発生してくるものと考えられ，この場合虚血の発生は瞬時であり，腸管壁における虚血の深達度や側副血行路の良否により創傷治癒機転が異なり，さらに虚血後の再灌流障害が治癒機転を修飾するため病像は多彩となり，そのことが一つの臨床的な特徴ともなっている．

本症と診断された例の多くは虚血の証左を得ることが困難であり，臨床病像が一過性病変型と壊死穿孔あるいは狭窄に進行するものとで大きく異なっていることから，発症機序を含めて両者が異なった病態である可能性もあり，現時点では本症を広義に急性大腸粘膜病変と理解し，虚血はその一因と考えておくのがよいと思われる．

本症は大腸のどの部位にも発生しうるが，右側結腸領域はまれで，脾曲部から下行結腸，S状結腸にかけてが最も多く，Brandtら[8]の250例の検討ではこの領域が65%を占めている．わが国での136例の集計[11]でも，下行結腸からS状結腸が最も多く63%を占めており，直腸病変も6%に認められている．

c. 分類

Marston[12]は本症を虚血により生じる大腸病変と広くとらえ，壊死型，狭窄型，一過性病変型の3型に分類しているが，BrandtとBoleyら[8]は虚血により生じる大腸の組織学的変化が，壊死や狭窄などをもたらさない可逆性のものか不可逆性のものかにより分類し，Huetら[13]は血管の閉塞様式から閉塞性か非閉塞性かに分類している．しかしこれらの分類は，血管撮影所見の結果や腸管への虚血性障害の結果からみた分類であり，臨床的には虚血が発生し転帰が不明な時点での分類，特に外科的処置を必要とするか否かという観点からの分類が望まれ，Price[14]は壊死性か非壊死性かにより分けている．広義には壊死性のものや血管閉塞性のものを含め虚血性大腸炎と呼称しているが，内視鏡的，X線学的，あるいは生検組織診断などの鑑別診断を中心とした観点からは，壊死性あるいは不可逆性のものを除いたものについて述べられることが多い．

病型別の発生頻度は，Marstonの分類でみると一過性病変型が60%，狭窄型が30%で壊死型は10%のみとされ，Brandtらの報告[8]では可逆性のものが45～55%，不可逆性のものがほぼ同数で，壊死性のものは全体の15～20%を占めている．わが国での集計[11]でもほぼ同様の頻度で，一

過性病変型が59%,狭窄型が28%,壊死型が11%の割合となっている.しかし,報告例の多くが外科系施設からのものであり,動脈硬化性疾患に対する血管外科手術後のものや死戦期にみられた例などを含んだ場合には重症例の頻度が高くなる傾向にあるが,一般的には内科的保存療法が主に行われる一過性病変型の多い本症では,壊死型や狭窄型の頻度は相対的にさらに少ないと考えられる.

d. 外科診断
1) 背景因子

男女差はなく60歳代に最も多く50歳以上が報告例の85%以上を占めている.高血圧や糖尿病,虚血性心疾患,脳梗塞,下肢の閉塞性動脈硬化症などの全身的な動脈硬化性病変を有していることが明らかな例もみられ,脳梗塞や心不全の治療中,消化管手術後など血行動態や凝固線溶系の変動が契機となっていることもある.排便や食物摂取などの腸管蠕動亢進時,精神的ストレスなどの誘因を認めることもあるが,明らかでないことも少なくない.まれではあるが,若年女性や前立腺疾患患者での女性ホルモン薬服用例にみられることもある.

2) 臨床症状

強い腹痛を伴う下血や粘血便,水様性下痢のみられることが特徴的で,発症は急激でときに下血は大量であることもある.嘔気や嘔吐,発熱,腹部膨満がみられることも少なくない.腹部の圧痛も半数にみられるが,筋性防御や腹膜刺激症状,ショック症状のみられることは少ない.白血球増多や赤沈値の亢進もみられるが,下血が大量である例を除いては貧血を認めることは少ない.

3) 注腸造影所見

本症は発症して治癒に至る過程が多彩であるため,造影時期により所見は異なる.発症後まもない急性期には,粘膜や粘膜下層の出血や浮腫が原因と考えられるthumb-printing像(拇指圧痕像)が特徴的所見で(図7.1左),二重造影によりよく描出される.多発性の浅い潰瘍や腸管の攣縮によって生じるsaw-tooth irregularity像(鋸歯状不整像)も特徴的で(図7.1右),haustraは消失し腸管は鉛管状となり伸展は不良である.不整型の浅い潰瘍もしばしばみられ,結腸ヒモに沿って縦走する傾向があるが,出血や浮腫のためX線像での描出は困難であることも多い.

そのほかのKerckring皺襞に類似した所見を示すtransverse ridging, cobblestone様所見な

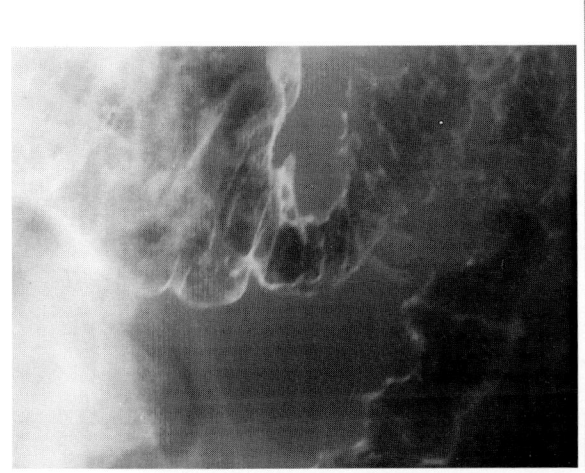

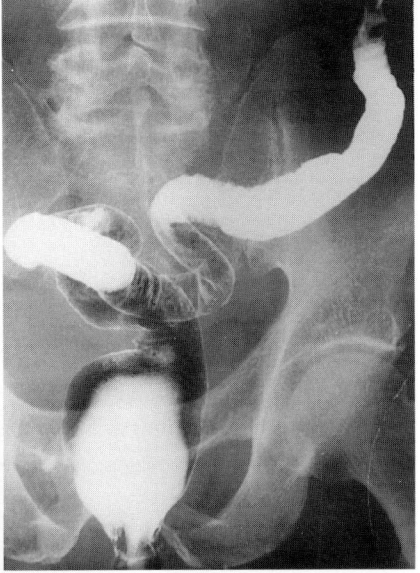

図 7.1 66歳男性.左:脾曲部から下行結腸にかけてthumb-printing像を認める.右:下行結腸遠位側からS状結腸にかけては壁の伸展不良とsaw-tooth irregularityがみられる.

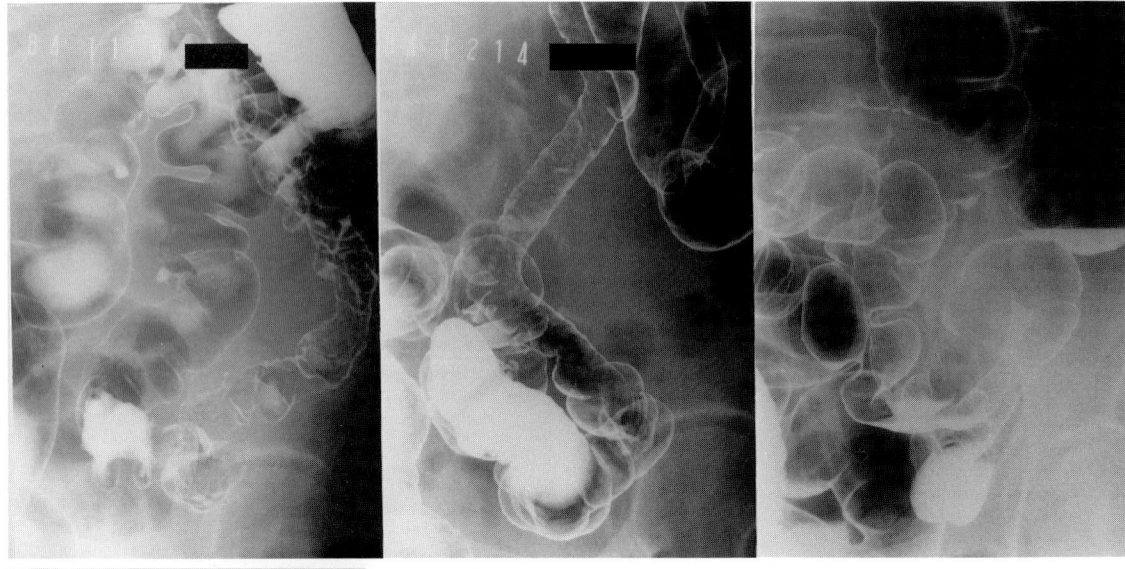

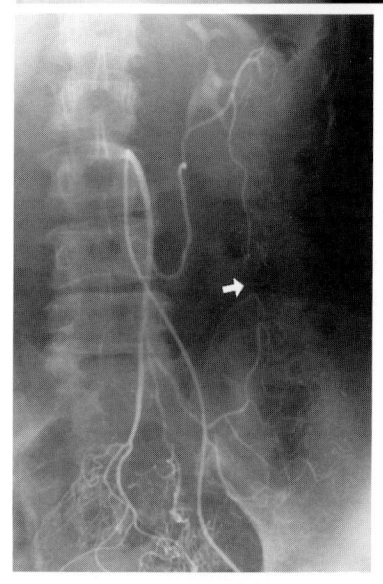

図 7.2 56歳女性．上：左から発症時，40日後，4か月後の注腸像を示す．軽度の鉛管状の伸展不良期を経てほぼ正常に回復している．左：血管撮影像では大腸辺縁動脈に造影遅延がみられるが(矢印)，壁内血管構築は保たれている．

ど，発症早期の造影所見は多彩である．これらの所見の多くは発症後1〜2週以内の例にみられ，それ以後は回復期に入っていることが多く，粘膜や粘膜下層の浮腫や出血は消退し，線維化が始まり腸管の短縮や変形がみられはじめ，縦走潰瘍の描出は容易となってくる．さらに治癒過程が進み瘢痕期では，狭窄像やsacculation(嚢形成)，pseudo-diverticula(偽憩室)などと呼ばれる変形が著明となり，腸管の短縮も進行し，これらの変化を示すものでは外科的切除を必要とする例もみられる．このように注腸造影は病期の判定や病変の広がり，治癒過程を知るうえできわめて有用であり重要である(図7.2上)．

4) 内視鏡所見

注腸造影像と同様病期により異なる種々の所見がみられるが，患者の既往歴や背景因子を考慮することにより本法による診断は容易で，特に一過性病変型の軽症例では必須の検査法である．急性期には粘膜の浮腫や発赤，粘膜下出血と考えられる暗赤色に膨隆した粘膜，白苔に覆われた浅い不整形の潰瘍やびらん，粘膜ヒダの肥厚などの多彩な所見が特徴的で，経過とともに浮腫や暗赤色粘膜は軽快消失し，潰瘍面には赤色調の再生粘膜が出現し，潰瘍は結腸ヒモに沿った縦走潰瘍の形態

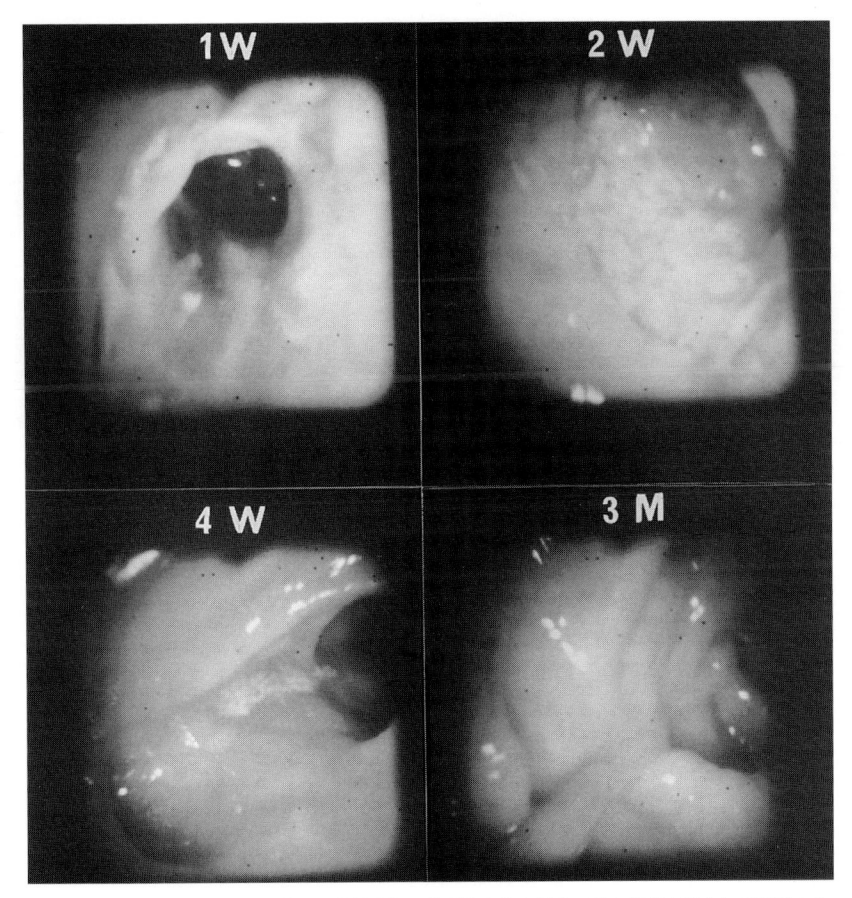

図 7.3 80歳男性．一過性病変型の内視鏡像の経時的変化を示す．縦走潰瘍を形成して治癒する経過がみられる．

が明らかとなり瘢痕化していく（図7.3）．虚血の深達度が比較的深いと考えられる例では分節的なgurdle ulcer（帯状潰瘍）を示すこともあり狭窄性病変に進展していくことが多い．治癒期には一過性病変型で変化を残さず治癒するものから，軽度の粘膜萎縮や縦走潰瘍瘢痕を残すもの，狭窄が高度のため内視鏡の挿入が困難となるものまで虚血の重症度により病変は多様である．

5）生検病理組織所見

虚血性腸炎に特徴的な所見は少なく，病期により異なるが，いわゆる炎症性細胞浸潤像が最も多くみられる．一過性病変型では杯細胞の減少や腺管の脱落，間質への出血やフィブリンの滲出などが特徴的であるが，本症に特有の所見ではない．病期に応じて肉芽組織や線維増生がみられ，本疾患に特有とされるヘモジデリン沈着やフィブリン血栓，壁内微小血管の閉塞像などをみることは少なく，生検組織像のみから本症と診断することは困難である．

6）動脈撮影所見

本法は本来組織の解剖学的虚血を診断するのに最も適した検査法であるが，主幹動脈の閉塞像や狭窄像，腸管壁内血管陰影の減少や静脈のうっ滞などの所見が得られる例は少なく[15]，主幹動脈の閉塞が明らかな例では腸管壊死に陥っていることが多い（図7.4）．

本症と診断される例の多くで撮影所見に異常を認めず，回復期には虚血と対照的に腸管壁内の血管陰影の増強をみる例もあり，いわゆる虚血性腸炎の診断に本法が有効であることは少ない．

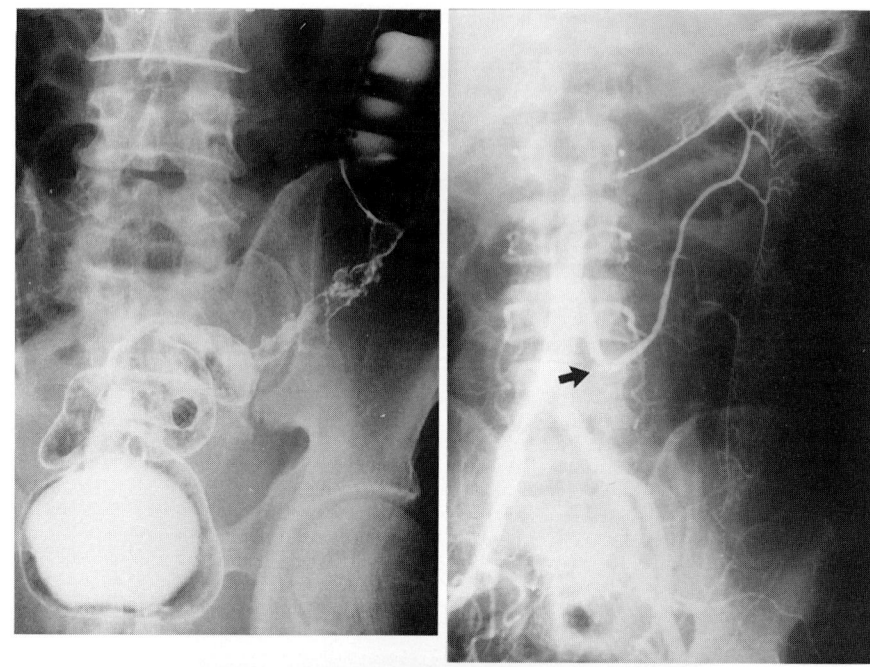

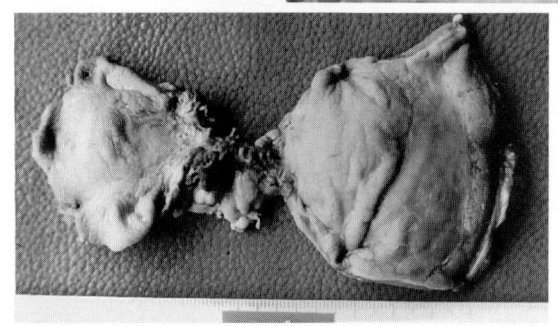

図 7.4 58歳男性.上左：注腸造影像でS状結腸の短縮,狭窄がみられる.上右：血管撮影では左結腸動脈分岐部で上直腸動脈とS状結腸動脈が閉塞している（矢印）.下：切除標本ではS状結腸の一部は壊死融解し,帯状潰瘍もみられる.

e. 治療方針,手術適応

ほとんどの例が腹痛と下血を伴って発症するため,来院までの時間的経過の短い例が多い.本症の半数以上は可逆性病変型であり,壊死穿孔型は10％程度にすぎないことから,十分な補液と電解質バランスの補正,抗生物質投与,禁食,胃管挿入,腸間膜動脈攣縮を生じるジギタリス薬などの使用例では他薬への変更,腹痛に対する鎮痛薬投与,腸管蠕動の抑制,腸管循環改善のために低分子デキストランやプロスタグランジン E_1 製剤投与,などの保存的治療を開始する.下血が大量で,血圧低下がみられたり貧血が進行するものでは,輸血をはじめとした循環動態の管理と改善が必要となる.副腎皮質ホルモンの投与は腸管病変の改善には役立たない.

来院後の急性期に,腹痛が増強遷延し腹部膨満が進行したり,発熱や白血球数の増多を伴って腹部の筋性防御,腹膜刺激症状が出現するもの,血液ガス所見でアシドーシスが著明であったり進行するもの,麻痺性イレウスに進行するもの,超音波検査や腹部単純X線像で門脈ガス像を認めるもの,超音波検査で腹水貯留がみられるもの,血管撮影所見で下腸間膜動脈などの主幹動脈閉塞を認めるもの,などでは腸管壊死の可能性を考慮し,救急手術を検討しなければならない.

急性期の所見に開腹精査の適応がなく,保存的

に加療を継続した多くの例では，2～3週間以内に臨床症状や注腸造影像，内視鏡所見などは軽快するが，3週間以後も腸閉塞症状が遷延したり下血を繰り返すものなどでは，虚血による狭窄性病変の出現が考えられ，病変部位の精査を行って，改善がみられない場合には外科的切除の適応となる．

本症発生時には腸管壁内の虚血の深達度は明らかではなく，注腸像や内視鏡所見から腸管のviability を予測することは困難であるため，壊死穿孔型や狭窄型への進行の有無を注意深く観察することが重要である．

f. 手術方法

臨床症状や所見などから開腹術の適応となったものでは，虚血範囲の同定が術前には必ずしも容易ではないため，腹部正中切開にて開腹する．全層壊死に陥っている場合には血性あるいは汚濁した腹水がみられる．壊死に陥った腸管は灰白色や緑白色（図 7.5），黒色に変色し，壁は薄く脆弱で破れやすいため，周囲組織からの遊離や剥離などの手術操作に慎重を要する．温生食水タオルなどでくるみ，穿孔させないように操作を進める必要がある．壊死腸管の遊離を後にして，切除範囲に入る健常部分から切除を進めていくのがよい．虚血範囲は漿膜面にみられる変化よりも広範であることが多いため，壊死部分から十分な距離をとって腸管切除を行い，ただちに標本を開いて粘膜面の観察を行い病変のないことを確認する必要がある．切除後腸管の一期的吻合再建は避け，口側端を人工肛門とし，肛側端は縫合閉鎖して時期をみて再建を行うのがよい．穿孔している場合は当然であるが，穿孔していない例でも壊死型の場合には，十分な腹腔内の洗浄と遺残膿瘍を生じないようにドレナージが必要である．

漿膜面に変化を生じていない場合には虚血範囲の同定はさらに困難で，大腸辺縁動脈やvasa recta の拍動の良否は切除範囲の指標とはならないため，術前の注腸造影所見などから虚血が予想される範囲を十分に切除し，同様の処置を行う．残存腸管の粘膜面に変化がなく，vasa recta の拍動も良好な場合には一期的な吻合再建を行ってもよい．

腸管の狭窄を生じている場合には，小腸や大網などの組織が癒着していることも多く，これらを損傷しないように剥離を進め，狭窄部分を切除する．狭窄性病変が出現する時期は，吻合が行われる部分の腸管壁は虚血からの十分な回復過程にあることが多いため，一期的な吻合再建を行う．

g. 手術成績，遠隔成績

本症全体としては，内科的保存療法により死亡例がほとんどみられない一過性病変型が多いため治療成績は良好で，136例の集計例[11]でも92％の生存が得られている．しかし壊死型のものは腹膜炎や腹腔内膿瘍，腎不全，敗血症，などすでに全身状態が不良であることに加えて，心疾患や動脈硬化性疾患などの背景を有している例が多く予後は不良である．Saegesser ら[16]は壊死型の22例中手術を施行した20例中の10例（50％）が，Guttormson ら[17]も外科的治療を行った20例中13例（65％）が死亡しており，近年になっても手術成績の向上はみられていない．狭窄型のものでは虚血の深達度は深いものの壊死穿孔には至っていないため，手術成績は比較的良好であるが，背景疾患に伴う手術危険度を考慮する必要がある．治療成績報告結果を表7.2に示した．

本症は single event であることが1つの特徴であり，その再発頻度は低いとされ，Marcuson[18]は122例中の2例のみであったとし，Reinus ら[19]は

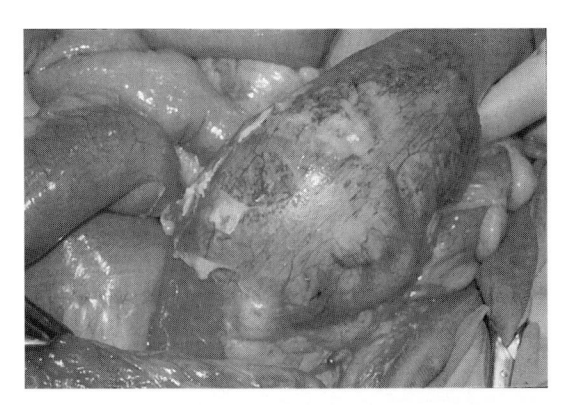

図 7.5 73歳女性．住血吸虫卵塞栓によるS状結腸壊死で腸管は灰白色に変色している．

表 7.2 虚血性大腸炎の死亡率

報告者	報告年度	患者数	対象病型	死亡例(%)
Marcuson[18]	1972	58	狭窄型	5 (9)
Wittenberg ら[15]	1975	15	手術例	7 (47)
		26	保存例	8 (31)
O'Connell ら[20]	1976	26	全病型	12 (46)
Hagihara ら[21]	1977	7	壊死型	4 (57)
Saegesser ら[16]	1981	52	一過性型	0 (0)
		43	狭窄型	2 (5)
		22	壊死型	12 (55)
三島,重松[11]	1982	131	全病型	11 (8)
Abel ら[22]	1983	18	全病型	9 (50)
Guttormson ら[17]	1989	20	手術例	13 (66)
		19	保存例	8 (42)
計		437		91 (21)

全体で5%,Saegesserら[16]は一過性病変型の52例中5例に再発がみられたとしている.本症の予後を追跡した期間によっても再発率は異なるものの,背景疾患を有する例であっても虚血が再発することがまれであることは,本症の発生機序を検討するうえで重要な事実と考えられる.

おわりに　虚血性腸炎の診断は病理組織学的に pathognomonic なものではなく,臨床的な全体像からなされており,個々の症例で虚血が明らかにされているわけではない.本症が一疾患単位であるとしても,虚血が明らかでない例が多いことから,むしろ急性大腸粘膜病変(acute colonic mucosal lesion)として分類し,虚血が明らかなものを虚血性大腸炎と考えていくことが本症の病態をより深く理解するために重要と考えられる.

［重松　宏］

文　献

1) Lauenstein C : Einunerwartetes Ereignis nach der Pylorusresektion. Zentralbl Chir **9** : 137-141, 1882.
2) Boley SJ, Schwartz S, Lash J, et al : Reversible vascular occlusion of the colon. Surg Gynecol Obstet **116** : 53-60, 1963.
3) Bernstein WC, Bernstein EF : Ischemic ulcerative colitis following mesenteric artery ligation. Dis Colon Rectum **6** : 54-58, 1963.
4) Boley SJ, Krieger H, Schultz L, et al : Experimental aspects of peripheral vascular occlusions of the intestine. Surg Gynecol Obstet **121** : 789-794, 1965.
5) Marston A, Marcuson RW, Chapman M, et al : Experimental study of devascularization of the colon. Gut **10** : 121-130, 1969.
6) Marston A, Pheils MT, Lea TM, et al : Ischemic colitis. Gut **7** : 1-15, 1966.
7) 重松　宏:血行再建後の腸管虚血についての臨床的,実験的研究.日外会誌 **82** : 1268-1279, 1981.
8) Brandt LJ, Boley SJ : Colonic ischemia. Surg Clin N Am **72** : 203-229, 1992.
9) Tedesco FJ, Waye JD, Raskin JB, et al : Colonoscopic evaluation of rectal bleeding. A study of 304 patients. Ann Intern Med **89** : 907-909, 1978.
10) Boley SJ, DiBiase A, Brandt LJ, et al : Lower intestinal bleeding in the elderly. Am J Surg **137** : 57-64, 1979.
11) 三島好雄,重松　宏:虚血性腸炎の臨床病態.厚生省特定疾患炎症性腸管障害に関する調査研究班報告書,昭和57年,pp 1-12.
12) Marston A : Ischaemic colitis. In : Intestinal ischemia, pp 143-175, Edward Arnold, London, 1977.
13) Huet R, Jacobson ED : Ischemic colitis. Dig Dis **5** : 222-236, 1987.
14) Price AB : Ischemic colitis. Curr Top Pathol **81** : 229-246, 1990.
15) Wittenberg J, Athanasoulis CA, Williams LF Jr, et al : Ischemic colitis-Radiology and pathophysiology. Am J Roentgenol **123** : 287-300, 1975.
16) Saegesser F, Loosli H, Robinson JWL, et al : Ischemic diseases of the large intestine. Int Surg **66** : 103-117, 1981.
17) Guttormson NL, Bubrick MP : Mortality from ischemic colitis. Dis Colon Rectum **32** : 469-472, 1989.
18) Marcuson RW : Ischemic colitis. Clin Gastroenterol **1** : 745-765, 1972.
19) Reinus JF, Brandt LJ, Boley SJ : Ischemic diseases of the bowel. Gastroenterol Clin N Am **19** : 319-343, 1990.
20) O'Connell TX, Kadell B, Tompkins PK : Ischemia of the colon. Surg Gynecol Obstet **142** : 337-342, 1976.
21) Hagihara PF, Parker JC, Griffen WO Jr : Spontaneous ischemic colitis. Dis Colon Rectum **20** : 236-251, 1977.
22) Abel ME, Russell TR : Ischemic colitis. Comparison of surgical and nonoperative management. Dis Colon Rectum **26** : 113-115, 1983.

7.2 血管の形態異常

　消化管にかぎらず血管の形態異常の分類はさまざまになされてきており，同一と考えられる病変についても，現在でも用語上の混乱がみられている．その主な原因は，病変の認識と呼称が血管撮影などによる診断学の進歩を背景に多様化し分類様式が変遷してきたこと，動静脈奇形や瘻として表現される動静脈の異常交通は，交通という機能生理学的な血行動態の異常を病理形態学の立場から確認することが必ずしも容易ではないこと，などにあると考えられる．

　血管の形態異常についての検討は四肢におけるものについて詳しく検討されている．血管系の発達は，原始間葉内に blood lake として現れた血管原基から動静脈系の毛細血管網が形成され，管状構造をとって分化してくるが，Woolard[1] はその過程を3つの時期に分類している．まず動静脈の区別がない毛細血管網期（capillary network stage），ついで動静脈の区別はまだないものの大きな蔓状の管腔構造が形成される時期（retiform stage），そして動脈幹構造が明らかとなる時期（stage of mature vascular stem）としている．Malan ら[2] はこの発生学的にみられる形態観察から，遺残した原始血管網や動静脈吻合の存在部位により4型に分類し，angiodysplasia と総称した（図7.6）．Szilagyi ら[3] は，異常動静脈交通を Woolard 分類による血管系の発達時期における異常として理解し，交通様式を中心に4型に分類し，arteriovenous fistula と総称している．いずれも血管の系統発生学に基づいたすぐれた分類であるが，個々の症例での病変発生の部位や時期は必ずしも一定でないために，臨床的には移行型が多く認められる結果となっている．このように angiodysplasia や fistula という用語は，血管発生学上の形態異常を総称して用いられているために，現在狭義に用いられている用法との混乱を生じている．

　消化管，特に腸管におけるこうした動静脈交通異常の存在が臨床的に認められ重要視されるようになったのは近年のことで，1974年 Galdabini[4] が病理組織学的に angiodysplasia と呼称して以来一疾患単位として認識されるようになった．しかしながら，腸管における血管の形態異常は血管腫についてはすでに検討されていたものの[5~7]，四肢の場合と異なり，交通異常の概念は血管撮影手

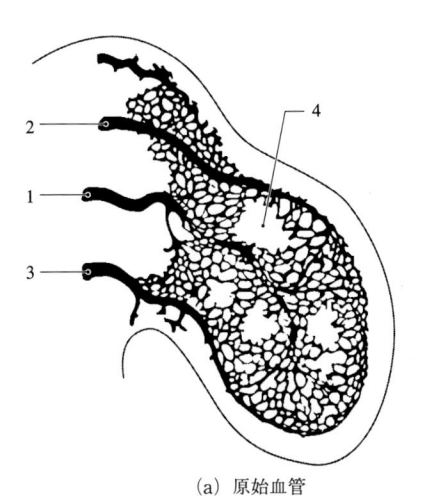

(a) 原始血管
1. 軸動脈，2. 外側辺縁静脈，3. 内側辺縁静脈，4. 原始毛細血管網の再吸収．

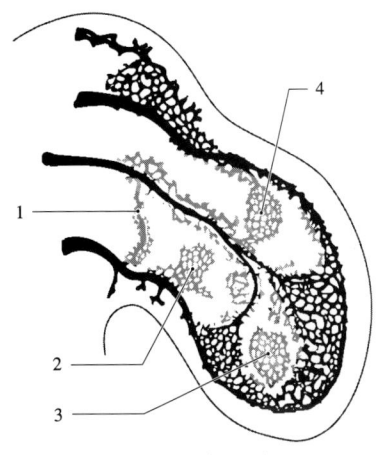

(b) 血管の形態異常の発生
1. 本幹系動静脈瘻，2. 静脈系血管奇形，3. 毛細血管腫，4. 血管腫型動脈瘻．

図 7.6 血管系の発生学からみた異常な動静脈吻合の存在部位による分類（Malan, 1964[2]）をもとに作画）

表 7.3 腸管の血管形態異常：分類
（Camilleri ら，1984）[10]

Ⅰ．Arteriovenous malformations (angiodysplasia, vascular ectasia)
Ⅱ．Multiple phlebectasia
Ⅲ．Telangiectasia
　a) Hereditary haemorrhagic telangiectasia (Osler-Weber-Rendu)
　b) Turner's syndrome
　c) Calcinosis - Raynaud's - sclerodactyly - telangiectasia (CRST) syndrome and systemic sclerosis
Ⅳ．Haemangioma
　a) Capillary
　b) Cavernous-single or diffuse
　c) Mixed capillary-cavernous
　d) Peutz-Jegher's syndrome
　e) Blue rubber bleb naevus syndrome
　f) Klippel-Trenauney-Weber syndrome
Ⅴ．Disorders of connective tissue affecting blood vessels
　a) Psudoxanthoma elasticum
　b) Ehler's-Danlos syndrome

表 7.4 腸管の血管病変分類（Richardson, 1991）[11]

Type	Description
1	Acquired vascular lesions limited to mucosa and submucosa and therefore rarely detected at operation
1 A	Limited to cecum and right colon or terminal ileum (most common type)
1 B	Multiple lesions in colon or right colon lesion seen angiographycally with involvement of other portion of gastrointestinal tract
2	Congenital arteriovenous malformation and may be found throughout gastrointestinal tract. Frequently seen in small bowel. Full-thickness gastrointestinal involvement common ; therefore, may be detected at operation
3	Hereditary hemorrhagic telangiectasia characterized by oral mucosal lesions and pangastrointestinal involvement with telangiectasia (Osler-Weber-Rendu)
4	Multiple acquired vascular lesions. Most commonly occur in elderly patients with cardiac disease or patients with associated disease such as chronic renal failure or collagen vascular disease. No hereditary tendency. Surgical treatment not as option.

技の導入を契機に見出されたもの[8]で，腸管血管の系統発生学的見地からの検討はなされていない．

分　類

腸管血管の形態異常の分類については Kaijer[5] や Gentry ら[6]の主に血管腫を対象とした詳細な検討（後述）があるが，現在いわゆる angiodysplasia として表現されている病態を当時は認識されておらず，その分類を消化管における血管の形態異常の分類として用いるのは適切ではない．1976 年 Moore ら[9]は血管種とは別に動静脈奇形を 3 型に分類した．type 1 は 50 歳以上の高齢者の右半結腸にみられる小さな限局性の孤立性病変，type 2 は 50 歳未満に発症し小腸に多く，先天性と考えられる比較的大きな肉眼で確認できる病変，type 3 は遺伝性出血性毛細管拡張症（Osler-Weber-Rendu 症候群）などにみられる点状の多発性 angioma とした．しかし，その後の報告例で，type 1 病変は若年者や胃や小腸にもみられること，type 2 病変に phlebectasia による静脈の瘤病変が含まれている可能性があることなどから，腸管血管の形態異常の分類は Moore 分類のように単純ではないとし，Camilleri ら[10]は全身的な背景疾患や病変血管の大きさや性状を考慮した分類を（表 7.3），Richardson[11] は Moore 分類の改編を提唱している（表 7.4）．

Moore が type 1 とした病変の病理組織学的特徴は，出血源となっているものは粘膜や粘膜下層の 1～2 層の内皮細胞からなる血管で正常血管と類似しており，四肢の動静脈奇形にみられるような血管構築上の異常を伴っておらず，星彩状血管腫に似ているとされている．Galdabini[4] はこうした特徴をもつ病変を，先天性の含蓄がある malformation を用いず angiodysplasia (agnos or angeion=vessel; dys=ill or badly; plasis=a fashioning or molding) と呼称している．Boley ら[12,13]はこのような退行性変性に基づく後天的なものであることを強調し，ラテン語とギリシャ語が混在しているものの vascular ectasia と呼称している[14]．

このように血管形態異常の分類は，形態学と，交通という機能生理学の組み合わせの困難さに加えて，語源学上の複雑な背景から，現在でも統一されたものはないが，本節では血管の形態異常の分類を，動静脈間の交通異常を早期静脈陰影の出現として血管撮影などで描出されず腫瘍形態をと

る血管腫，主には後天性と考えられ特徴的な血管撮影所見を有し，多くは Moore 分類の type 1 に属する angiodysplasia (vascular ectasia)，Moore 分類の type 2, 3 に属し先天性と考えられる phlebectasia や telangiectasia を意味するものを含んだ狭義の動静脈奇形，外傷や感染，腫瘍，医原性などを原因として主幹動静脈やその分枝間に交通を生じたものを動静脈瘻，と用語を理解しそれらについて述べる．

a. angiodysplasia
1) 発生頻度（表 7.5）

本症を有していても出血がみられない例では診断されることはまれであることや，血管撮影や大腸内視鏡などの診断手技によっても描出しうる頻度は異なるため，正確な発生頻度は明らかではない．切除標本や剖検例を用いた検討では，Boley[12]は出血既往のない 60 歳以上の大腸癌患者の右半結腸切除標本で，15 例中 8 例に拡張蛇行した粘膜下層の静脈を認め，うち 4 例では粘膜血管にも拡張がみられたとし，Sabanathan[15] は剖検で得られた 52 例中 26 例に本症がみられ，盲腸部のみではなく右半結腸に広く認め加齢による変化としているが，Baer と Ryan[16] は造影剤を注入して観察した 39 例では本症はみられなかったとしている．Richiter ら[17] は出血のために大腸内視鏡を行った 1044 例中 26 例 2.6％に，出血以外の理由で内視鏡を行った 1400 例中の 13 例 1.4％に本症を観察し，Foutch[18] はスクリーニングのために健常人に行った 964 例中 9 例 0.93％にみられたとしている．St. Marks 病院の Danesh ら[19] は 10000 例の大腸内視鏡例のうち，下血の 879 例中 16 例 2％，貧血の 171 例中 15 例 9％が本症であったとしている．Hemingway[20] は消化管出血検索以外の目的で血管撮影を行った 450 例中右半結腸が適切に描出された 166 例の 3.6％に本症に一致した造影所見を得ている．いずれにしても本症の頻度は高いものではなく，出血例でも 5～6％以下と考えられる．

本症の発生部位は，一般に盲腸から上行結腸に多くそれが特徴的ともされているが，出血やその他の理由で内視鏡を施行されたものでは，11～39％の例で横行結腸から遠位側にも病変が認められている．多発することも少なくなく，Roberts ら[21] は 17％で，Hochter ら[22] は 42％で多発例を認め，Richter ら[17] は 1 人当たり平均 1.5 病変がみられたと報告している．

2) 病態生理

Boley ら[12,13] は本症が高齢者の右半結腸に多いことから加齢による変性病変であるとしている．静脈が腸管壁内の筋層を貫く部位で腸管の蠕動や拡張による反復性の閉塞刺激を受け，粘膜下層の静脈からさらに細静脈が拡張し，前毛細血管括約筋の不全を生じて毛細血管レベルでの動静脈交通を生じる，とするもので，盲腸部は大腸のなかでも横径が大きいために LaPlace の法則で壁にかかる圧も高いために，本症が右側結腸に多いとされている．また，Heer ら[23] は本症と診断された 19 例を性別や年齢を一致させた対照群と比較し，本症に虚血性心疾患や脳血管障害，閉塞性動脈硬化症などの血管疾患を有したり，高血圧や糖尿病を併存する例が有意に多いことから，後天的な閉塞性動脈病変による慢性的な粘膜下層の動静脈シャントが粘膜虚血の原因となっていると推測している．一方，大動脈弁狭窄症患者で不明の消化管出血がみられることが知られ，最初の報告者の名前[24]にちなんで Heyde 症候群と呼ばれている．この場合には，低灌流圧が粘膜上皮の虚血を生じ

表 7.5 angiodysplasia の発生頻度と部位

報告年度	著者	内視鏡数	発生頻度	平均年齢	多発頻度
1985	Hochter[22]	1938	59 (3.0%)	61	25 (42%)
1987	Heer[23]	306	19 (6.2%)	67	記載なし
1987	Danesh[19]	1050	34 (3.2%)	70	18 (53%)
1993	Foutch[18]	96	49 (0.9%)	61	記載なし
	計	4258	121 (2.8%)	65	43 (46%)

すでに存在する本症が易出血性となる、あるいは大動脈弁狭窄症にかぎらず心機能不全例では、腸粘膜の慢性的な低酸素状態のために毛細血管の増殖と拡張が起こるためと考えられている[25]．また、Hemingwayら[20]は病変の多くが回盲弁近傍に存在することから、小腸液などに含まれる化学物質が刺激となって異常な動静脈交通が粘膜面に生じるという仮説を述べている．いずれにしても現時点では病因は明らかではないが、大多数が高齢者で心血管病変を併存する例が多いことから考えて、何らかの退行性変性疾患である可能性は高い．

3) 外科診断

不明の消化管出血に対して行った血管撮影により病変が描出されたことから、本症が一疾患単位として注目を集めるようになったが、Baumら[8]やMillerら[26]は血管撮影所見による本症の診断基準を次のように述べている．それらは、①動脈相で腸管壁内の小動脈の異常な集簇、②毛細血管相で造影剤は血管腔内に集積し腸管壁が濃染されること、③病変腸管から流出する静脈が早期に描出されること、④静脈相の遅い相まで静脈陰影が濃染して残存していること、などである（図7.7）．しかし同様の所見は、炎症性腸疾患やポリープ、悪性腫瘍などでも認められることや、診断精度のより高い大腸内視鏡の普及により、当初の病変存在の証左としての本法の診断意義は少なくなってきており、むしろ切除標本の造影が、病変部位を確認し病理組織学的検索を正確に行うために重要である．

大腸内視鏡が本症の診断に最も有用で[22,23,27]、平坦あるいは軽度に隆起した発赤として認められ、通常2～10mm径程度の大きさである（図7.8）．形状は円形で境界はときに鮮明な星状、波型あるいはシダ状を示して不整で、拡張した流入あるいは流出血管がみられることもある．鑑別が困難となる、内視鏡の接触や吸引によるartifactを避けるために注意深い操作が必要である．貧血が高度であったり出血により循環血液量が減少し

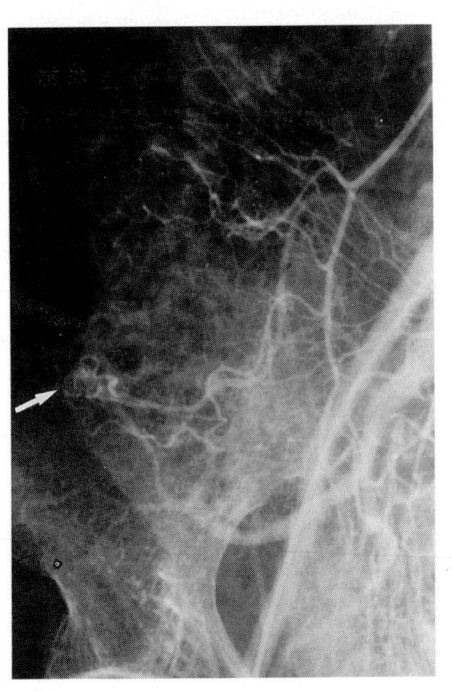

図7.7 73歳女性．頻回の下血のために入院、上腸間膜動脈撮影で右結腸動脈分枝に異常小動脈の集簇、毛細管の濃染、拡張した静脈の早期流出像が認められた（矢印）．
（キッコーマン総合病院外科症例）

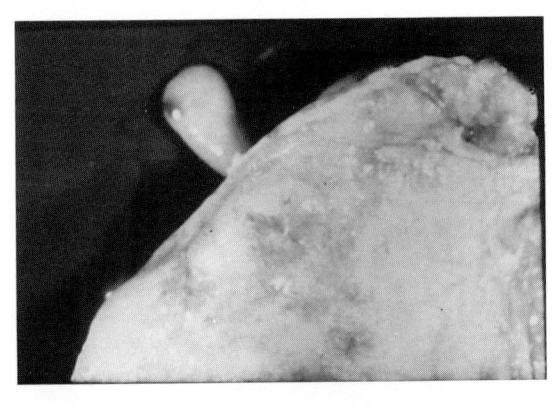

図7.8 図7.7症例の切除標本では粘膜面に強い発赤を認めた．

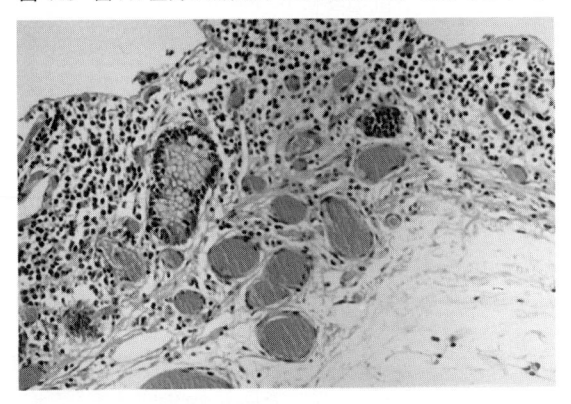

図7.9 図7.7症例の病理所見では粘膜下層の血管の異常な拡張が認められた．

ている例では，特徴的な発赤所見がみられないこともある．

粘膜のみが得られる生検組織から診断することは困難なことが多く，粘膜下層まで得られたものでも組織学的に診断しうるものは50％以下とされている．病理組織学的には拡張蛇行したthin-wallの血管が粘膜や粘膜下層に認められ，血管壁は通常1層の内皮細胞からなり，ときに平滑筋細胞も認められる．病変が小さいことやそのままの固定では血管が虚脱して診断は困難となるため，ゼラチンとバリウムを混じたものを切除標本血管に注入して固定するなどの工夫が必要とされる．

内視鏡での診断精度についてRichterら[17]は80例を対象に検討し，sensitivityは68％，predictive valueは90％とし，Salemら[28]も盲腸まで観察しえたものでは血管撮影で描出されたものの88％まで診断可能であるとしているが，Meyerら[29]は内視鏡的に観察できなかった例を血管撮影で多数観察している．50歳以上の高齢者で，下血や出血源不明の潜血反応陽性便，鉄欠乏性慢性貧血などがあり，悪性腫瘍や憩室症などの他疾患が否定され本症が疑われるものでは，内視鏡と血管撮影を併用して診断を進めるのがよいと考えられる．

4) 治療方針，手術適応

大腸内視鏡の普及により偶然に本症が診断される場合も増加しており，治療は出血の有無やその程度，病変の大きさや数などにより異なる．病変が小さく数も少ない場合には電気凝固やレーザー焼灼，無水エタノールの局所注入などが行われる[41]が，出血のために観察が十分行えず病変の同定が困難な場合には血管撮影手技を用いた止血が試みられる．以前は大量出血時の緊急止血法として，バゾプレシンの動注が行われたが，カテーテル法の進歩や極細カテーテルの開発により腸間膜動脈分枝まで超選択的に造影や塞栓術が可能となった．種々の塞栓物を用いて流入動脈を閉塞させ止血するが，再出血例もみられ注意深い観察が必要である．これらの方法で止血が得られない場合や，出血部位の同定が行えない場合には外科的に病変部を含む腸管切除の対象となる．

5) 手術方法

手術術式は病変部位を含む腸管切除で，盲腸から上行結腸に位置する場合には，多くの場合回盲部切除や右半結腸切除が選択されるが，本症では病変部位を漿膜面からの観察や術中の触診によって同定することが困難なため，術中動脈撮影や術中内視鏡が併用される．病変部位があらかじめ内視鏡的に確認されているが，大きさや技術的要因などで外科的治療の適応となったものでは，術前に病変部位の点墨を行って位置確認をしておくのがよい．病変が多発していてあらかじめ出血の責任病変が同定されていないものでは，右半結腸切除を行っても再出血する例がみられ，結果として結腸亜全摘になる例もある．全身状態が不良な例で腸管切除吻合後の縫合不全が予想される例では，術中内視鏡により病変を同定後内腔から縫合止血を行った報告[31]もある．

6) 治療成績

偶然に認められた例や出血が少ない例，併存疾患のために手術が危険な例などでは内科的保存療法あるいは，血管カテーテル法や内視鏡による止血が試みられ，外科的に罹患腸管切除を行う例は減少する傾向にあり，非侵襲的治療手技の進歩とともに治療法の選択やその成績は異なってきている．治療成績のendpointは主には再出血の有無にあるが，追跡観察期間によってもその成績は異なる．

Baumら[8]は血管撮影で本症が疑われた消化管出血34例中24例に手術を施行し，17例が本症でうち4例に出血の持続がみられ，血管撮影により2例に新たな病変が描出されたとし，Richardsonら[32]は小腸に存在する例を含めて39例に外科的切除を行い，1例の手術死亡，平均観察期間3.1年で4例の再出血を報告している．Smithら[30]は24例中17例に手術を行い，病変が盲腸に限局していなかったもの14例には結腸亜全摘を施行し，再出血例はなかったが3例21％に手術死亡がみられたとしている．

1980年代に入ってからは内視鏡的診断や治療が積極的に行われるようになり，Trudelら[27]は56例中11例は保存的に，28例は内視鏡的に，17

例は外科的に治療を選択し,再出血はそれぞれ45%,50%,24%であったが,これらの再出血23例中7例は再び内視鏡を行って止血しており,その有用性を報告している.Richterら[33]は外科的治療を行った31例,内科的治療の36例,内視鏡治療の19例の遠隔期再出血率は,1年でそれぞれ16%,26%,34%,3年でそれぞれ24%,26%,53%で,統計的有意差はないが出血傾向のある例では内視鏡治療は再出血しやすいとしている.こうした成績から,病変が同定できて大きくない例や出血傾向のない例,併存疾患が重篤な例などでは内視鏡治療をまず選択するのがよいが,再出血の頻度が少なくないこと,外科的処置による止血率は高いことを考慮し,症例に応じた治療法を選択していくのがよい[34,35].

b. 血管腫
1) 発生頻度と部位

大腸血管腫は1839年Phillips[36]がクルミ大の直腸血管腫からの出血例を報告したのが最初とされ,Headら[37]は1973年までに50例,Allredら[38]は1974年にMayo Clinicでの大腸から肛門部にみられた40例を報告し,Cunninghamら[39]は1989年に直腸海綿状血管腫の報告は欧米で100例に満たないとしている.わが国での報告例も少なく斉藤ら[40]は1990年に大腸の海綿状血管腫51例を集録しているにすぎない.海綿状血管腫以外の血管腫や発見されない例を含めてもその頻度はきわめてまれと考えられるが,正確な発生頻度は明らかではない.

発生部位はS状結腸から直腸にかけてが多く60〜70%を占め,口側に向かうほど頻度が少ないことから,発見が容易なものが報告例の多くを占めていることは考えられる.

2) 病態生理

先天性と考えられるが小児に認められる例はむしろ少なく,診断時平均年齢は30〜40代であり,成人になって発見されるもののほうが多い[41].発生原因は不明であるが先天的に存在したものが加齢とともに成長発育することは考えられ,17%の例で血管腫そのものやそれが先導する腸重積,捻転などのために腸閉塞症状がみられている[37].

3) 分類

Kaijser[5]は消化管血管腫を,I 多発性静脈拡張症(多発性小海綿状血管腫),II 海綿状血管腫:a びまん性,b ポリープ型,III 単純性毛細血管腫,IV 血管腫症:遺伝性・非遺伝性を含め全身に多発する特殊型,の4型に分類した.しかしGentryら[6]はKaijserのI型とIV型の遺伝性多発性血管腫との区別が困難なことや,毛細血管腫と海綿状血管腫が混在する例があることなどから,混合型を別分類した(表7.6).細分類は別にして臨床的には,毛細血管腫か海綿状血管腫か,びまん性か限局性か,単発か多発か,などが明らかになって

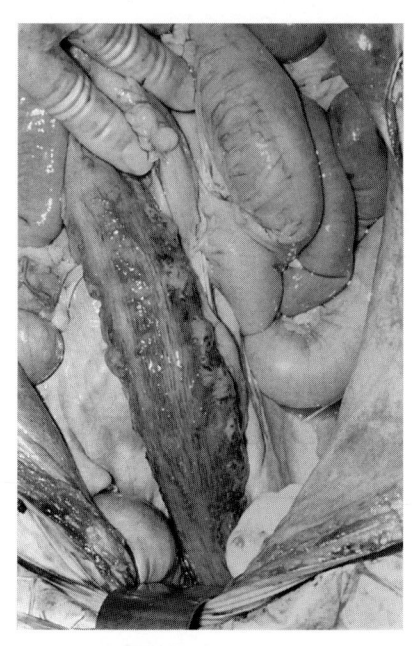

図 7.10 34歳女性.Klippel-Trenaunay-Weber症候群.S状結腸から直腸にかけて広範な血管腫が認められ,繰り返す下血の原因となっていた.

表 7.6 消化管の良性血管病変

A. Telangiectasis (hereditary and nonhereditary types)
B. Hemangioma
  1. Capillary hemangioma (simplex, mostly single)
  2. Mixed capillary and cavernous hemangioma
  3. Cavernous hemangioma
    a. Multiple phlebectasis (small cavernous)
    b. Simple polypoid (single cavernous)
    c. Diffuse expansive (single contiguous)
    d. Diffuse expansive (multiple noncontiguous)

4) 外科診断

　主症状は下血や貧血が 70〜80% の例でみられ，腹痛や下痢，腸閉塞症状などを契機に発見される例もある．腹部単純 X 線像で 50% 以上の例で静脈結石（phleboliths）を認めるとされ，通常みられる子宮広靱帯や前立腺などと異なる部位にみられるときには血管腫によるものが疑われる．結石の部位から血管腫が存在する範囲の推定にも役立つ．

　海綿状血管腫による腫瘍が大きいものでは注腸像で陥入像や粘膜下腫瘍による狭窄像などが得られる[41]．蛇行した不規則な腫瘍陰影やブドウの房状所見，全周性に小葉癒合像などがよくみられ，腫瘍陰影内に静脈結石像がみられることもある．内視鏡的には，ポリープ状に隆起して拡張した静脈血管を粘膜下に透見できるものから，中心部に陥凹を伴い粘膜面には変化がみられない粘膜下腫瘍像や，びらんによる出血がみられるものまで多様である．鉗子の圧迫により柔らかく陥凹する cushion sign が特徴とされる．

　血管撮影は本症に avascular 像が少なくないため存在診断には有用ではないが，海綿状血管腫からの大量出血例での造影剤の漏出や，静脈相での血管腫による造影剤の消失の遷延 puddling 像が描出される例もある[37]．CT 検査は血管腫の広がりや進展様式をみるのに有用で，肥厚した腸管壁像，造影により淡く不均一に増強される腫瘍陰影や管腔構造などがみられ，ときに腫瘍内に結石陰影が含まれる[43]．MRI は腫瘍内への血流の描出や脂肪織との境界鑑別に CT よりもすぐれており，T_2 強調で不均質な高信号が得られるが，静脈結石像は描出されない[44]．超音波内視鏡では高エコーと無あるいは低エコーの領域が混在する不均一な内部エコー像が特徴的で，腸管壁内での血管腫の広がりを観察するのに適している．

　病変の存在や範囲の同定など目的とする診断内容について，これらの種々の診断法のそれぞれの特徴を生かして検討することが重要である．

5) 治療方針，手術適応

　血管腫による症状や存在部位と広がりなどにより治療方針の選択は多様である．腫瘍による内腔閉塞や先導による腸重積などのために生じた腸閉塞の場合には，病変部を含めた腸管切除が行われるが，本症ではときには大量となる下血や慢性的貧血が主症状であることが多く，出血の程度と病変の部位と範囲により手術適応や術式が異なる．

　病変が 1 cm 以下と小さくポリープ状の病変で，局在が粘膜下層にとどまるものに対しては内視鏡的治療が行われ成績も良好であるが，小さな血管腫であっても病変の漿膜側で固有筋層を欠いている例もあり，内視鏡的切除の適応や施行後の大腸穿孔に注意が必要である．しかし，本症でポリープ状のものは少なく，多くは海綿状血管腫で大きく外科的切除の対象となる．

6) 手術方法

　腫瘍が限局性で上部直腸より口側のものでは罹患腸管切除が容易であるが，びまん性海綿状血管腫で直腸から肛門部に位置するものでは病変の進展範囲を十分に評価する必要がある．周囲臓器への浸潤がなく限局性で，pararectal space が保たれている例では，前方切除や pull-through 術，腹会陰式直腸切断術などが施行される[41,45]．病変の進展のため下部直腸の切除が困難な例や機能温存が重要な例に，Jeffery ら[46]は大腸と肛門部の sleeve 吻合を提唱している．腹膜翻転部の直下で直腸を切離し，肛側直腸については血管腫を切除しないで肛門側から粘膜下層で剥離を口側に進めて粘膜切除を行い，健常大腸を肛門管に吻合する

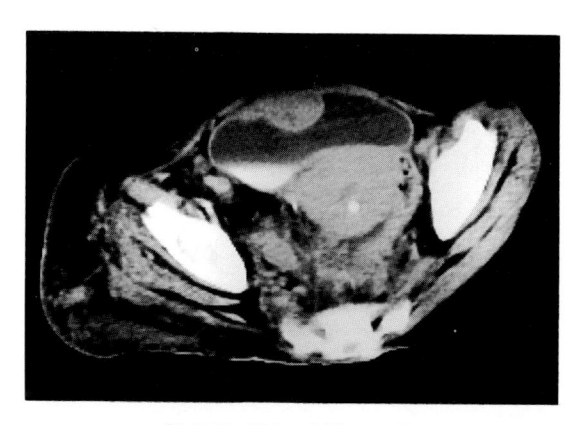

図 7.11 図 7.9 症例の CT 像
直腸壁には全周に血管腫による腫瘍形成がみられ，膀胱内腔にも血管腫がみられる．

方法で，肛門・性機能温存の長期成績も良好である[47]．対象患者に若年者が多いことから，近年は腹会陰式直腸切断術よりも本法やSwenson術式などの機能温存手術が選択されている[48~50]．

切除が困難な例では排便時の便による血管腫刺激を避けるために人工肛門の造設や放射線照射，血管腫内への硬化剤の注入，上直腸動脈結紮，ステロイド投与なども試みられるが，血管腫からの出血を長期に制御することは期待できない．

7) 遠隔成績

長期の生命予後についての報告はほとんどみられないが，制御不能な出血例を除いては比較的良好と考えられる．Sleeve吻合術の長期成績について，Londono-Schimmerら[47]は12例の平均116か月の観察で，吻合部からと考えられる軽度の出血が3例にみられたが，性・肛門機能は11例に温存され良好な結果であったと報告している．

c．その他の血管形態異常

1) 動静脈瘻

腸間膜動脈領域の動静脈瘻はきわめてまれで，腸管切除や胃切除後などの医原性のもの，銃創や刺創などの外傷によるものなどが報告されているが，ほとんどは上腸間膜動脈領域の小腸に発生しており，下腸間膜動脈領域の大腸での報告はきわめて少ない[51]．先天性の骨盤内動静脈瘻のなかで直腸からの出血や不快感を主訴としているものもある．

腹部血管雑音が聴取され，動脈撮影所見では流入動脈の拡張，瘻孔血管の瘤様拡張，早期静脈相の出現，還流静脈の拡張などの所見が特徴的で，門脈圧亢進症がみられることもある．

治療は瘻孔の結紮や流入動脈塞栓術，瘻孔を含めた罹患腸管切除などが行われる．

2) 腸管静脈瘤

肝硬変や肝外門脈閉塞性疾患による門脈圧亢進症患者に食道静脈瘤を生じるのと同様に，腸間膜血管領域から全身循環への還流側副血行路として，十二指腸や小腸，胆嚢や胆管，直腸などに静脈瘤が発生する[52]．直腸肛門領域にみられるのがほとんどで，門脈圧亢進症患者の16〜78%にみら

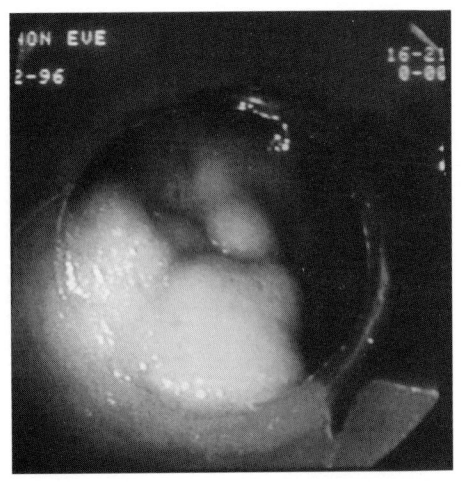

図7.12 52歳男性．肝硬変による門脈圧亢進症のため，直腸粘膜下に発達した静脈瘤を認める．

れまれではないが，大量出血に至る例は少なく1〜2%以下の頻度と報告されている[53,54]．

大腸内視鏡で直腸壁内の粘膜下腫瘤様隆起性病変として認められ，拡張膨隆した青色の静脈が透見される．経肛門的あるいは経腟的超音波検査が壁内拡張静脈瘤の描出に有用である[55]．

静脈瘤を認めても出血の頻度は低く，治療を必要とする例は少ないが，内視鏡的硬化療法や内視鏡的静脈瘤結紮術が行われる．

3) 遺伝性出血性毛細血管拡張症（Rendu-Osler-Weber症候群）

常染色体優性遺伝による先天性疾患で，皮膚や口腔，鼻腔，舌などの粘膜に血管腫が多発し出血を繰り返す．肺や脳，肝の動静脈瘻，肝や脾動脈瘤などの血管形態異常を伴うことが多く，1985年までにわが国で61例が報告されているのみである[56]．消化管出血は本症の13%にみられるとされ，血管腫は広範に多発しており，治療が困難であることが多い．

おわりに 大腸の血管形態異常はいわゆるangiodysplasiaが一疾患単位として登場し，さらに内視鏡の普及により分類のみではなく診断や治療法も大きく変化してきた．わが国においては人類史上まれにみる超高齢者社会を前にして，大腸における血管病変は今後ますます増加すると考えられ，病態生理を含め検討が必要である．Boley[14]

が引用している Charcot の言葉は印象的である.

Disease is very old and nothing about it has changed. It is we who change as we learn to recognize what was formerly imperceptible.

［重松　宏］

文献

1) Woolard HH : The development of the principal arterial stems in the forelimb of the pig. Cont Embryol **14** : 139, 1922.
2) Malan E, Puglionisi A : Congenital angiodysplasia of the extremities. J Cardiovas Surg **5** : 87-130, 1964.
3) Szilagyi DM, Elliot JP, DeRusso FJ, et al : Peripheral congenital arteriovenous fistulas. Surgery **57** : 61-81, 1965.
4) Case Records of the Massachusetts General Hospital. N Engl J Med **291** : 569-575, 1974.
5) Kaijser R : Uber Hamangiome des Tractus gastrointestinalis. Arch Klin Chir **187** : 351-388, 1936.
6) Gentry RW, Dockerty MB, Clagett T : Vascular malformations and vascular tumors of the gastrointestinal tract. Int Abstr Surg **88** : 281-323, 1949.
7) Shepherd JA : Angiomatous conditions of the gastro-intestinal tract. Br J Surg **15** : 409-421, 1953.
8) Baum S, Athanasoulis CA, Waltman AC, et al : Angiodysplasia of the right colon : A cause of gastrointestinal bleeding. AJR **129** : 789-794, 1977.
9) Moore JD, Thompson NW, Appleman HD, et al : Arteriovenous malformations of the gastrointestinal tract. Arch Surg **111** : 381-389, 1976.
10) Camilleri M, Chadwick VS, Hodgson HJF : Vascular anomalies of the gastrointestinal tract. Hepato-gastroenterol **31** : 149-153, 1984.
11) Richardson JD : Vascular lesions of the intestines. Am J Surg **161** : 284-293, 1991.
12) Boley SJ, Sammartano R, Adams A, et al : On the nature and etiology of vascular ectasias of the colon. Gastroenterology **72** : 650-660, 1977.
13) Boley SJ, Sammartano R, Brandt L, et al : Vascular ectasias of the colon. Surg Gynecol Obstet **149** : 353-359, 1979.
14) Boley SJ, Brandt L : Vascular ectasias of the colon-1986. Dig Dis Sci **31** : 26 S-42 S, 1986.
15) Sabanathan S, Nag SB : Angiodysplasia of the colon. A post-mortam study. J Roy Coll Surg Edin **27** : 285-291, 1982.
16) Baer JW, Ryan S : Analysis of caecal vasculature in search for vascular malformations. AJR **126** : 394-405, 1976.
17) Richter JM, Hedberg SE Athanasoulis CA, et al : Angiodysplasia. Clinical presentation and colonoscopic diagnosis. Dig Dis Sci **29** : 481-485, 1984.
18) Foutch PG : Angiodysplasia of the gastrointestinal tract. Am J Gastroenterol **88** : 807-818, 1993.
19) Danesh BJZ, Spiliadis C, Williams CB, et al : Angiodysplasia-an common cause of colonic bleeding : colonoscopic evaluation of 1,050 patients with rectal bleeding and anaemia. Int J Colorect Dis **2** : 218-222, 1987.
20) Hemingway AP : Angiodysplasia : current concepts. Postgraduate Med J **64** : 259-263, 1988.
21) Roberts PL, Schoetz DJ, Coller JA : Vascular ectasia. Diagnosis and treatment by colonoscopy. Am Surg **54** : 56-59, 1988.
22) Hochter W, Weingart J, Kuhner W, et al : Angiodysplasia in the colon and rectum. Endoscopic morphology, localisation and frequency. Endoscopy **17** : 182-185, 1985.
23) Heer M, Sulser H, Hany A : Angiodysplasia of the colon : An expression of occlusive vascular disease. Hepato-gastroenterol **34** : 127-131, 1987.
24) Hyde EC : Gastrointestinal bleeding in aortic stenosis. N Engl J Med **259** : 196, 1958.
25) Greenstein RJ, McElhinney AJ, Reuben D, et al : Colonic vascular ectasias and aortic stenosis : Coincidence or causal relationship ? Am J Surg **151** : 347-351, 1986.
26) Miller KD Jr, Tutton RH, Bell KA, et al : Angiodysplasia of the colon. Radiology **132** : 309-313, 1979.
27) Trudel JL, Fazio VW, Sivak MV : Colonoscopic diagnosis and treatment of arteriovenous malformations in chronic lower gastrointestinal bleeding. Clinical accuracy and efficacy. Dis Colon Rectum **31** : 107-110, 1988.
28) Salem RR, Wood CB, Rees HC, et al : A comparison of colonoscopy and selective visceral angiography in the diagnosis of colonic angiodysplasia. Ann R Coll Surg Engl **67** : 225-226, 1985.
29) Meyer CT, Troncale FJ, Galloway S, et al : Arteriovenous malformations of the bowel : An analysis of 22 cases and a review of the literature. Medicine **60** : 36-48, 1981.
30) Smith GF, Ellyson JH, Parks SN, et al : Angiodysplasia of the colon. Arch Surg **119** : 532-536, 1984.
31) Jabbour N, Ramos H, Wright H, et al : Transluminal ligation of bleeding angiodysplasia of the small bowel without need for surgical resection. Dig Dis Sci **38** : 2305-2306, 1993.
32) Richardson JD, Max MH, Flint LM Jr, et al : Bleeding vascular malformations of the intestine. Surgery **84** : 430-436, 1978.
33) Richter JM, christensen MR, Colditz GA, et al :

Angiodysplasia. Natural history and efficacy of therapeutic interventions. Dig Dis Sci **34**: 1542-1546, 1989.
34) Price AB : Angiodysplasia of the colon. Int J Colorect Dis **1**: 121-128, 1986.
35) Kheterpal S : Angiodysplasia : A review. J Roy Soc Med **84**: 615-618, 1991.
36) Phillips B : Surgical cases. London Med Gaz **23**: 514-517, 1838-1839（文献37, 38から引用）.
37) Head HD, Baker JQ, Muir RW : Hemangioma of the colon. Am J Surg **126**: 691-694, 1973.
38) Allred HW Jr, Spencer RJ : Hemangioma of the colon, rectum, and anus. Mayo Clin Proc **49**: 739-741, 1974.
39) Cunningham JA, Garcia VF, Quispe G : Diffuse cavernous rectal hemangioma-sphincter sparing approach to therapy. Dis Colon Rectum **32**: 344-347, 1989.
40) 斎藤康晴, 成宮靖二, 青木裕彦, ほか：小児大腸海綿状血管腫の1例—自験例と本邦報告大腸海綿状血管腫51例の文献的考察. 日消誌 **87**: 1232-1235, 1990.
41) Lyon DT, Mantia AG : Large-bowel hemangiomas. Dis Colon Rectum **27**: 404-414, 1984.
42) Bland KI, Abney HT, MacGregor AMC, et al : Hemangiomatosis of the colon and anorectum : case report and a review of the literature. Am Surg **40**: 626-635, 1974.
43) Perez C, Llauger J, Valls J : Hemangioma of the rectum : CT appearance. Gastrointest Radiol **12**: 347-349, 1987.
44) Lupetin AR : Diffuse cavernous hemangioma of the rectum : Evaluation and MRI. Gastrointest Radiol **15**: 343-345, 1990.
45) Coppa GF, Eng K, Localio SA : Surgical management of diffuse cavernous hemangioma of the colon, rectum and anus. Surg Gynecol Obstet **159**: 17-22, 1984.
46) Jeffery PJ, Hawley PR, Parks AG : Colo-anal sleeve anastomosis in the treatment of diffuse cavernous hemangioma involving the rectum. Br J Surg **63**: 678-682, 1976.
47) Londono-schimmer EE, Ritchie JK, Hawley PR : Coloanal sleeve anastomosis in the treatment of diffuse cavernous haemangioma of the rectum : long-term results. Br J Surg **81**: 1235-1237, 1994.
48) Luukkonen P, Jarvinen HJ, Rintala R : Colo-anal sleeve resection for rectal hemangioma. Acta Chir Scand **155**: 613-616, 1989.
49) Poggioli G, Marchetti F, Selleri S, et al : Colo-anal anastomosis with colonic reservoir for cavernous hemangioma of the rectum. Hepato-gastroenterol **40**: 279-281, 1993.
50) Telander RL, Ahlquist D, Blaufuss MC : Rectal mucosectomy : A definitive approach of extensive hemangioma of the rectum. J Ped Surg **28**: 379-381, 1993.
51) 小山和行, 林 三進, 木暮 喬, ほか：下腸間膜動静脈瘻の1例報告と文献的考察. 日本医放会誌 **40**: 944-950, 1980.
52) Federle M, Clark RA : Mesenteric varices : A source of mesosystemic shunts and gastrointestinal hemorrhage. Gastrointest Radiol **4**: 331-337, 1979.
53) Kozarek RA, Botoman VA, Bredfeldt JE, et al : Portal colopathy : Prospective study of colonoscopy in patients with portal hypertension. Gastroenterology **101**: 1192-1197, 1991.
54) Hosking SW, Smart HL, Johnson AG, et al : Anorectal varices, haemorrhoids, and portal hypertension. Lancet **1**: 349-352, 1989.
55) Malde H, Nagral A, Shah P, et al : Detection of rectal and pararectal varices in patients with portal hypertension : Efficacy of transvaginal sonography. AJR **161**: 335-337, 1993.
56) Kato S, Ichihara K : Hereditary hemorrhagic telangiectasia with malignant lymphoma : An autopsy case. Acta Pathol Jpn **38**: 383-391, 1988.

8. 機能性疾患

8.1 慢性便秘症,成人巨大結腸症

　慢性便秘症,成人巨大結腸症はともに慢性便秘を主症状とする疾患である.

　便秘は日常診療における最もありふれた愁訴の一つであるが,その内容は,排便間隔が長いこと以外にも,1回の排便量が少ない,便が硬い,便柱が細い,便が出にくい,残便感があるなど多彩である.排便がないときの腹部膨満感や腹痛が「便秘」として訴えられることもある.そこで,便秘の定義が問題となるが,排便が週3回未満である場合,または排便が困難で常時いきみを要する場合に便秘であるとするのが一般的である[1].また,本稿で扱う慢性便秘症の病悩期間は文献の多くで年単位である.

　一方,巨大結腸は大腸が高度に拡張している状態を示す用語で,一般には直腸S状結腸移行部の径が6.5 cm[2]または8 cm[3]以上の場合に用いられる.

　便秘の原因が大腸の器質的な通過障害である場合は少なくなく(器質性便秘),便秘の診療においては,大腸癌など治療に急を要する器質的疾患をまず第一に除外しなければならない.また,巨大結腸を呈する代表的な疾患はHirschsprung病で成人になってから発症する例(成人型Hirschsprung病)もあり,成人巨大結腸症の鑑別診断のうえで重要であるが,Hirschsprung病はaganglionosisという器質的な異常を有し,大腸の機能的な異常が原因である成人巨大結腸症とは異なる範疇の疾患である.器質的な原因による便秘症やHirschsprung病については他章に譲り,本節では,機能的な異常を原因とする慢性便秘症・成人巨大結腸症について述べる.

a. 発生頻度

　わが国のgeneral populationにおける慢性便秘の頻度に関する報告は少ない.中路ら[4]は一農村の一般住民1669名の便通状況を調査し,男性の18%,女性の36%が便秘を自覚していたと報告し,貞広ら[5]は注腸造影検査を受けた768例に対する問診の結果,男性の7.9%,女性の13.4%が4日に1回以上下剤を使用していたと述べている.アメリカ,イギリス,フランスなどでは慢性便秘の頻度は0.9~6.3%と報告されており[1],先進諸国において慢性便秘はありふれた愁訴であるといえる.

　一方,成人巨大結腸症は慢性便秘症に比べるとはるかにまれな疾患である.多数例をまとめた報告はわが国にはなく,general populationにおける頻度に関する報告は欧米にもないため,巨大結腸症の頻度は個々の文献報告における症例数から推測せざるをえない.Barnesら[2]はSt. Mark's病院での65例(16年間)の経験を報告し,Keighley[6]はBirmingham大学での32例(17年間)の手術経験を紹介しているが,どちらもイギリスの専門施設での症例数である.わが国では,岡本らが9例[7],杉原が7例[8]の手術例を紹介している程度である.

b. 病態生理

慢性機能便秘の病態は，大腸の便輸送力低下と直腸肛門部における便排泄障害の2つに要約することができる．大腸の便輸送力の低下は colonic inertia と呼ばれ，大腸の収縮運動の全般的な低下や mass movement（大腸内容の急激な移動を生じ排便を誘発すると考えられている強収縮）の欠如が原因と考えられている．一方の直腸肛門部での便排泄障害は outlet obstruction と呼ばれ，その原因としては，随意的に排便しようとするさいに正常ならば弛緩すべき肛門括約筋群が反対に収縮してしまうアニスムス（anismus, paradoxical pelvic floor contraction とも呼ばれる）が代表的である．このほか，直腸瘤（女性に多く，いきみのさいに直腸前壁が腟側に脱出する変化）による便の捕捉や直腸内重積（いきみのさいに上部直腸が下部直腸内腔に重積する変化），腸管瘤 enterocele（いきみのさいに S 状結腸など口側の腸管が下部直腸を前方から圧迫する変化）も outlet obstruction の原因となりうる．

colonic inertia では腸内容が大腸全般で停滞することにより大腸通過時間の延長が生じ slow transit constipation の状態となっている．outlet obstruction でも直腸肛門部での通過時間の延長により大腸通過時間の延長を生じる例があるが，困難ながらも排便が毎日ある例では大腸通過時間は正常である．また，自覚的に「便秘」であっても大腸通過時間が正常で outlet obstruction も認められない例があり，過敏性腸症候群の便秘型にあたるが，慢性特発性便秘症の一つの型でもあり[9]，症状は大腸の過分節運動によると考えられている．

慢性便秘症の切除大腸の組織学的検索では筋間神経叢の好銀性細胞の減少[3,10]のほか，粘膜層を除く大腸壁の vasoactive intestinal polypeptide (VIP) の減少[11,12]，粘膜下神経叢，筋間神経叢における nitric oxide (NO) の過剰[12]が報告されている．腸管の蠕動運動において，VIP は収縮した部位の遠位側を弛緩させ腸管内容の推進を容易にする作用を有し，NO は腸管の収縮運動全般を抑制する作用を有する．したがって，これらの神経

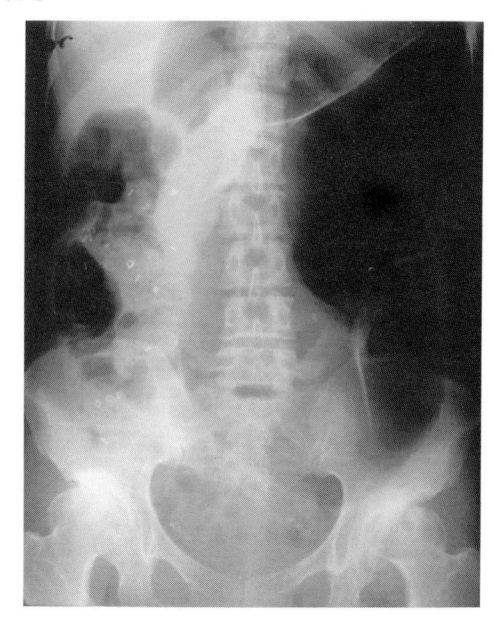

図 8.1 成人巨大結腸症の腹部単純 X 線像
この例では X 線不透過マーカーを用いた transit study が併施されており，マーカーは右側大腸で停滞する colonic inertia 型の slow transit を示した．

伝達物質の異常は大腸の便輸送力を低下させ，colonic inertia の原因となりうると推測されている[12]．ただし，これらの組織学的変化は下剤の長期連用の結果生じた変化である可能性もある．

成人巨大結腸症は，慢性機能性便秘が長期間継続し，多量の糞便が大腸内に蓄積されることが繰り返されて生ずると考えられ，慢性便秘の病態としては colonic inertia と outlet obstruction が併存した状態となっている（図 8.1）．直腸が拡張した巨大結腸症例では，直腸内に大きな便塊が形成されて fecal impaction を生ずることも多い．成人巨大結腸症の切除大腸の組織学的検討では，慢性便秘症と同様に筋間神経叢の好銀性細胞の減少[3,10]が観察されている．

c. 分 類
1) 慢性機能性便秘症の分類（表 8.1）

慢性機能性便秘症は，大腸以外の原因を同定できる慢性続発性便秘症と大腸そのものに原因があると考えられる慢性特発性便秘症に分けられる．慢性特発性便秘症は「病態」の項で述べたように，colonic inertia と outlet obstruction の有無によ

表 8.1　原因による慢性便秘の分類

1. 先天性便秘 　　Hirschsprung 病 2. 器質性便秘 　　大腸癌，炎症性腸疾患，術後の癒着，大腸憩室症，直腸瘤，軸捻症，後天性 aganglionosis（＝Chagas 病）など 3. 続発性便秘 　1) 内分泌疾患によるもの 　　グルカゴノーマ，高カルシウム血症（副甲状腺機能亢進症，ミルク-アルカリ症候群），甲状腺機能低下症，汎下垂体機能低下症候群，褐色細胞腫，妊娠 　2) 中毒によるもの 　　ヒ素，鉛，水銀，リン 　3) 神経疾患によるもの 　　中枢神経疾患（腫瘍，外傷，血管障害），多発性硬化症，Parkinson 病，末梢神経疾患（von Recklinghausen 病，自律神経の neuropathy，多発性内分泌腫瘍），脊髄瘻 　4) 代謝性疾患によるもの 　　アミロイドーシス，糖尿病，低カリウム血症，ポルフィリン症，尿毒症	5) 心因性の原因によるもの 　　不安，抑うつ，強迫 6) 薬剤性の便秘 　　麻酔薬，鎮痛薬，抗コリン薬，制酸薬，抗うつ薬，抗ヒスタミン薬，硫酸バリウム，ビスマス，利尿薬（特に低カリウム血症を合併するとき），Parkinson 病の治療薬，ガングリオンブロッカー，鉄剤，降圧薬，長期連用の下剤，筋弛緩薬，麻薬（モルヒネ，コデイン），経口避妊薬，向精神薬 7) その他 　　食事性（食物繊維の摂取不足），水分摂取不十分，運動不足，環境の変化など 4. 特発性便秘症 　1) 過敏性腸症候群の便秘型 　2) outlet obstruction 　　アニスムス（paradoxical pelvic floor contraction），直腸瘤（直腸腟壁弛緩症＝rectocele），直腸内重積，粘膜脱症候群（＝孤立性直腸潰瘍症候群）などによるもの 　3) colonic inertia 　4) 慢性偽性腸閉塞症

って分類される．

わが国では従来，慢性特発性便秘症は痙攣性便秘，直腸性便秘，弛緩性便秘の3つのタイプに分類されてきた．痙攣性便秘が過敏性腸症候群の便秘型に，直腸性便秘が outlet obstruction に，弛緩性便秘が colonic inertia に相当すると考えられる．

2) 成人巨大結腸症の分類

成人巨大結腸症も，大腸以外の原因による続発性の例と，大腸そのものに原因があると考えられる特発性の例に分類される．特発性巨大結腸症は拡張した大腸の部位により，①結腸のみが拡張した例，②直腸S状結腸のみ拡張した例，③直腸を含む大腸全体が拡張した例に分けられ[6]，症状の出現した年齢により，①10歳以下発症例と②11歳以上発症例に分けられている[2]．これらの分類が特発性巨大結腸症のうちの本質的に異なる subgroup を意味するのか否かは明らかではないが，後述するように，治療法を選択するうえで有用である．

d．外科診断（図8.2, 8.3）
1) 問　　診

慢性便秘を診療するうえで「便秘」として訴えられる内容を正確に把握することはきわめて重要である．患者自身が「便秘」を訴えていても排便はある場合が少なくない．通常の問診に加え，便通状況や随伴する肛門部・腹部症状を2週間程度の期間，日記形式で記録させると有用である．また，続発性便秘の原因となりうる基礎疾患・常用薬剤に関しても詳細な問診を行う必要がある．

2) 血液検査

甲状腺機能低下症，高カルシウム血症，糖尿病などに特に注意する．

3) 腹部単純X線撮影

小腸ガス像，鏡面像などのイレウス所見や巨大結腸の有無をみる．慢性反復性にイレウス所見が出現する場合には偽性腸閉塞症である可能性がある．

4) 注腸造影，大腸内視鏡検査

慢性機能性便秘症としての特殊検査を進める前に注腸造影，大腸内視鏡検査で器質的疾患による通過障害，特に癌性狭窄を除外しておかなければならない．

5) 大腸通過時間検査

大腸通過時間の延長の有無を診る検査で，X線不透過マーカーを経口投与した後，X線でマーカーの移動を追跡する方法が広く行われている．一般には，経口投与されたマーカーの80％以上が5日間以内に便中に排泄されれば大腸通過時間の著

8. 機能性疾患

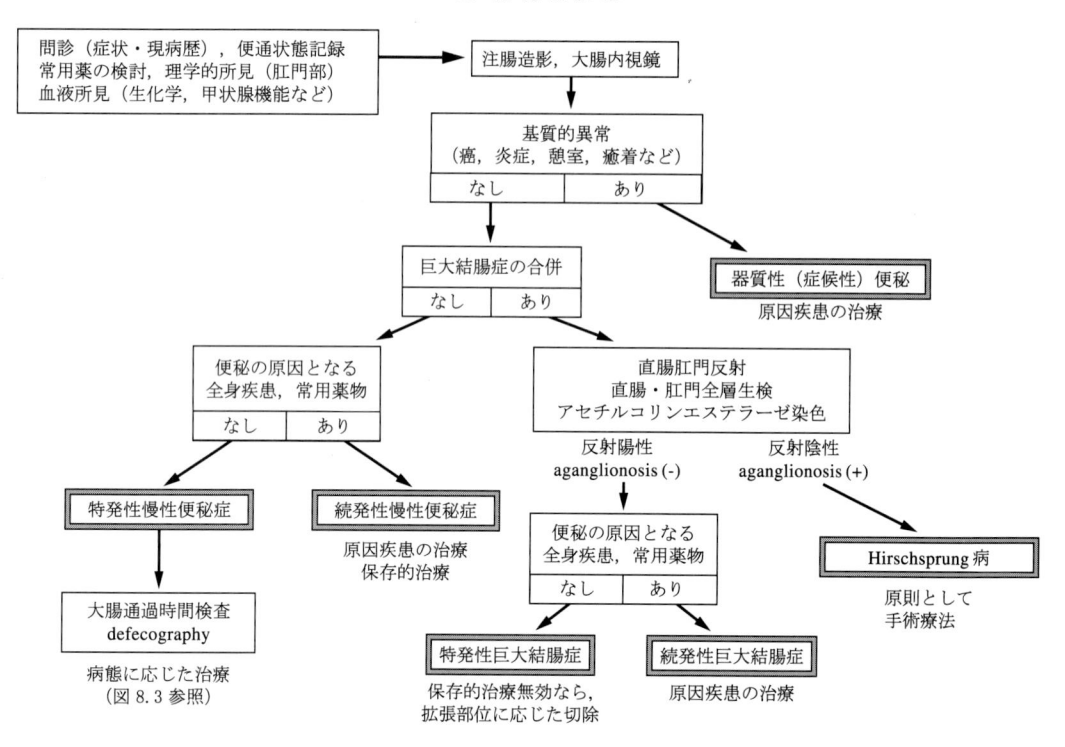

```
問診（症状・現病歴），便通状態記録    →    注腸造影，大腸内視鏡
常用薬の検討，理学的所見（肛門部）              ↓
血液所見（生化学，甲状腺機能など）         基質的異常
                                    （癌，炎症，憩室，癒着など）
                                    なし        あり
                                     ↓           ↓
                            巨大結腸症の合併    器質性（症候性）便秘
                            なし    あり        原因疾患の治療
```

図 8.2 慢性便秘症，巨大結腸症の診断と治療のフローチャート

- 便秘の原因となる全身疾患，常用薬物（なし／あり）
  - なし → 特発性慢性便秘症 → 大腸通過時間検査 defecography → 病態に応じた治療（図 8.3 参照）
  - あり → 続発性慢性便秘症 → 原因疾患の治療，保存的治療

- 直腸肛門反射，直腸・肛門全層生検，アセチルコリンエステラーゼ染色
  - 反射陽性 aganglionosis (-) → 便秘の原因となる全身疾患，常用薬物
    - なし → 特発性巨大結腸症（保存的治療無効なら，拡張部位に応じた切除）
    - あり → 続発性巨大結腸症（原因疾患の治療）
  - 反射陰性 aganglionosis (+) → Hirschsprung病（原則として手術療法）

大腸通過時間検査
経口投与したマーカーの5日間の便中排泄数

- 80%未満 → slow transit（通過時間延長あり）
- 80%以上 → normal transit（通過時間正常）

defecography

- 随意的排便時に骨盤底筋群の奇異性収縮あり → アニスムスによる outlet obstruction → 排便訓練（biofeedback）
- 直腸瘤，直腸内重積 → 形態的異常による outlet obstruction → 形態的異常を手術的に治療することもある
- 正常 → colonic inertia
  - 異常 → 精神医学的評価，上部消化管運動機能検査 → 保存的治療
  - 正常 → 症状により腸切除の適応あり
- 過敏性腸症候群の便秘型 → 保存的治療

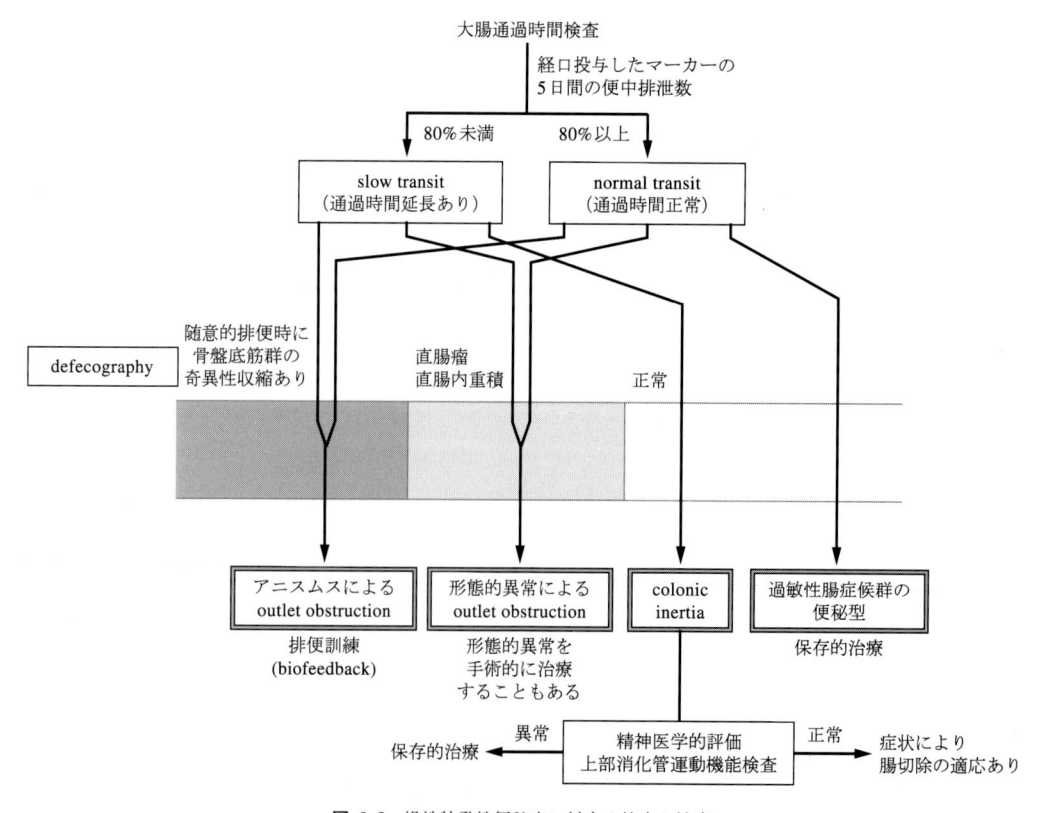

図 8.3 慢性特発性便秘症に対する検査と治療

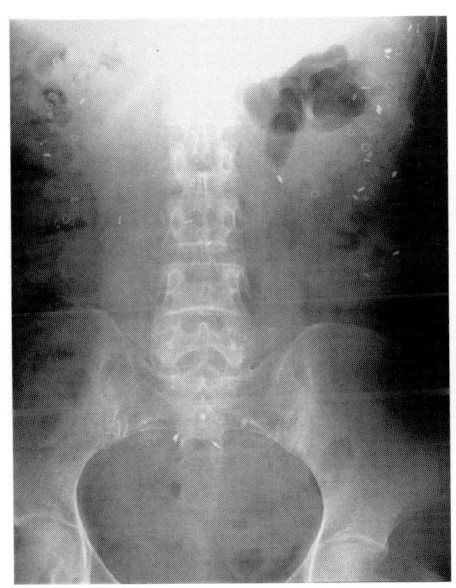

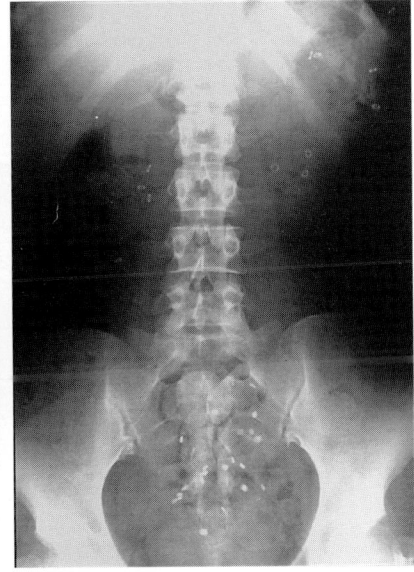

図 8.4 X線不透過マーカーを用いる大腸通過時間の実例
形状の異なる3種類のX線不透過マーカー5日前，3日前，1日前に経口投与したうえで，撮影した腹部単純X線像である．左の例は，マーカーは大腸全体に分散して残存する colonic inertia のパターンを示し，右の例は，マーカーが主にS状結腸直腸に集積して outlet obstruction のパターンを示している．

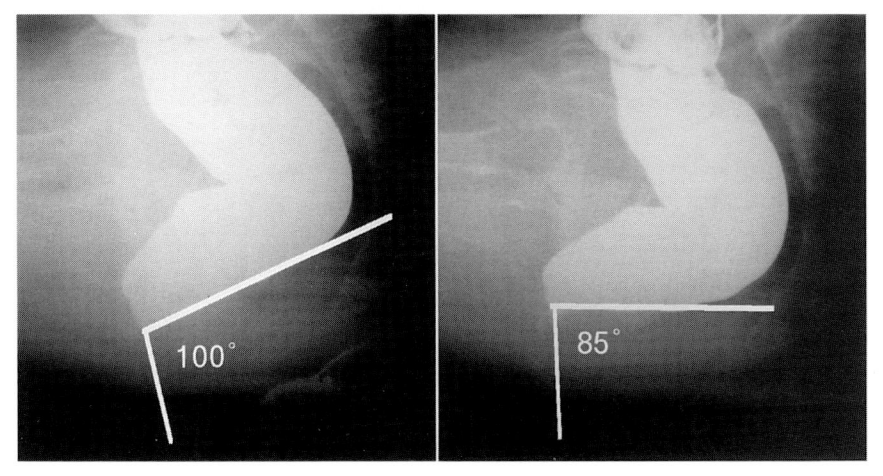

図 8.5 アニスムス症例の defecography の実例
安静時（左）には直腸肛門角が100°であるが，随意的に排便を試みているとき（右）では直腸肛門角が85°とむしろ鋭角化しており，造影剤の排泄もみられない．随意的排便時に骨盤底筋群はむしろ収縮していると診断される．

明な延長はないとされている[13]．また，残存したマーカーが大腸全体に分散して認められれば colonic inertia が，S状結腸直腸に集積していれば outlet obstruction が疑われる（図8.4）．

6) defecography

outlet obstruction の有無をみるための検査で，便に近い性状に調製した造影剤を直腸内に注入し，随意的に排泄させながら直腸肛門部のX線撮影を行う．正常では，注入された造影剤の90％以上が3分以内に排泄される．造影剤排泄時間の延長や排泄率の低下が認められる場合には outlet obstruction が示唆される．「病態」の項で述べたアニスムス（図8.5），直腸瘤，直腸内重積，腸管瘤などの異常の診断には defecography が必要で

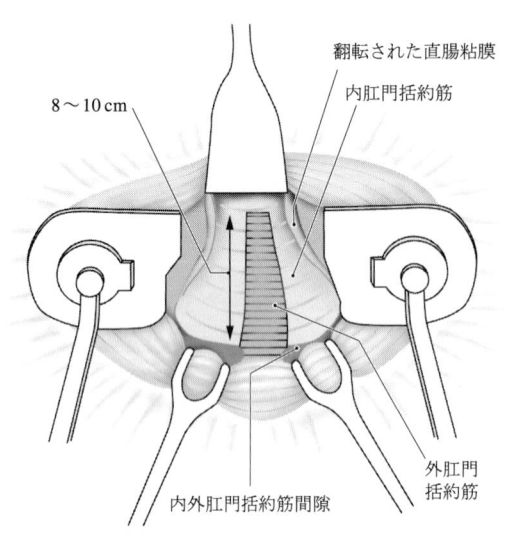

図 8.6 直腸肛門筋切除術（anorectal myectomy）
（Keighley, 1993[20]）をもとに作画）

ある．

7）直腸肛門反射

巨大結腸を伴う例において直腸肛門反射（直腸をバルーンなどで拡張させると肛門管内圧が下降する反射）が陽性であることが確認できれば Hirschsprung 病は除外できる（直腸肛門反射が陰性であっても Hirschsprung 病であるとは診断できない）．

8）直腸肛門部全層生検

巨大結腸症で直腸肛門反射が陰性の場合，直腸肛門部全層生検または直腸肛門筋切除術（anorectal myectomy：図 8.6）を行い aganglionosis を証明できれば Hirschsprung 病と確定診断される．なお，アセチルコリンエステラーゼ染色を用いると粘膜・粘膜下層のみの生検でも Hirschsprung 病であるか否かの鑑別が可能とされている[14]．

e．治療方針，手術適応
1）続発性便秘症への対処

何らかの基礎疾患に続発した続発性便秘症例に対しては，その基礎疾患に対する治療と並行して緩下剤を適宜投与する．薬剤性便秘症に対しても可能ならばその薬剤を休薬または減量するが，治療上その薬剤の継続投与を要する場合には緩下剤を併用する必要がある．たとえば，癌性疼痛に対して経口モルヒネを投与するさいの緩下剤の併用はこのケースである．

2）慢性特発性便秘症

軽症例や発症後間もない例に対しては食事療法，生活指導による便通の改善をまず試みる．食事療法の基本は十分量（1 日 30 g 程度）の食物繊維の摂取であるが，セルロース（葉菜，穀物などに多く含まれる）などの不溶性（拡散性）の繊維よりも，マンナン（こんにゃく），ペクチン（果実，さといも），アルギン酸ナトリウム（海藻）などの水溶性の繊維のほうが好ましく，プルーン，バナナなども推奨される[15]．生活指導においては，朝食後に便意が生じやすいことに留意し，このときに時間的余裕をもって排便できるようにさせる．食事療法，生活指導をきちんと実行しても改善しない例に対しては緩下剤が適応となるが，各薬剤の作用機序を十分理解して最小限の投薬から開始する．

緩下剤，特に刺激性下剤の連用が必要な例では原則として大腸通過時間検査・defecography を行う．十分量の緩下剤を投与した後に一時的に休薬させて大腸通過時間検査を行い，緩下剤非投与時の便通状況，大腸通過時間延長の有無を調べるとともに，defecography で outlet obstruction の有無を診断し，便秘の病態を鑑別する（図 8.2）．

通過時間が正常で outlet obstruction のない例，すなわち過敏性腸症候群の便秘型と考えられる例に対しては，便秘の自覚症状はあっても機能検査上は腸内容の停滞がないことを十分説明して精神的なサポートを行いつつ，消化管運動調整薬の併用などにより下剤からの離脱を図る．高繊維食による食事療法も有効である．

outlet obstruction のうちアニスムスによる例に対しては，肛門内圧または筋電図をモニターしながら肛門括約筋を排便時に弛緩させる訓練を行う biofeedback training が第 1 選択の治療とされている[16]．しかしながら，biofeedback はマンパワーと長時間を要するため，わが国においては限られた専門施設以外ではほとんど行われていない．したがって，機能検査によってアニスムスと

診断された場合，刺激性下剤の連用，もしくは浣腸などのirrigationによって症状を緩和せざるをえないことが多い．アニスムスに対して，有効性が確立された手術法は現状ではなく，重症例では人工肛門造設術が考慮される．outlet obstructionの原因が直腸瘤や腸管瘤であると考えられる例では，これらに対する手術が施行されることがある．

colonic inertiaに対して，シサプリドやパンテチンなどの消化管運動亢進薬は試みる価値がある．colonic inertiaで，保存的治療で便通が得られない例や大量の下剤を要する例は腸切除の適応となる場合がある．しかし，colonic inertiaとoutlet obstructionの両方の病態を有する例では腸切除を行う前にoutlet obstructionに対する治療を行わなければならない[9]．また，慢性便秘を訴える患者にはうつ病，神経性食思不振症などの精神医学的問題を有する例が多く[17]，こうした患者にはどのような治療も奏効しにくいので，腸切除が考慮される例に対しては術前の精神医学的評価が必須である．

3）成人巨大結腸症

成人巨大結腸症に対しても基本的には保存的治療を行う．拡張した大腸に大きな便塊が形成されるのを予防するために緩下剤の使用は必須である．

保存的治療を行っていても腹部膨満感や悪心嘔吐などの腹部症状が強い例や拡張大腸内に巨大な便塊が形成され保存的に除去できない例，fecal impactionを繰り返す例では拡張した大腸を切除する適応がある．Barnesら[2]は，10歳以下発症例は慢性便秘を主症状とし保存的治療によく反応するが，11歳以上発症例は腹痛や腹部膨満を主訴とする例が多く保存的治療の効果が不良で腸切除を要する例が多いと述べている．

f. 手術方法

1）結腸全摘術＋回腸直腸吻合術

重症の慢性特発性便秘症に対して大腸部分切除術が行われた時期があったが，その成績が不良であったため[18]，慢性特発性便秘症に対しては結腸全摘術＋回腸直腸吻合術が標準術式として行われるようになった．本術式は，成人巨大結腸症で直腸の拡張がなく結腸のみが拡張した例に対しても施行される．

潰瘍性大腸炎に対する結腸全摘術＋回腸直腸吻合術と同様の術式で，骨盤内自律神経は全温存する．通常は器械吻合が施行できる．

盲腸を残した結腸亜全摘＋盲腸直腸吻合術では温存した盲腸が原因で便秘が再燃しやすい．

2）S状結腸直腸切除＋結腸肛門吻合術

成人巨大結腸症のうち直腸S状結腸が主に拡張した例に対して施行される．このような例では直腸壁が高度に肥厚している例が多いため器械吻合は難しく，経肛門的な手縫い縫合が施行されることが多い．ループ式回腸瘻を造設しておいたほうが安全である．

3）大腸全摘術＋回腸（囊）肛門吻合術

成人巨大結腸症で直腸を含む全大腸が拡張した例に対して適応がある．J型回腸囊肛門吻合術においても直腸壁の肥厚のために手縫い縫合がしばしば必要であり，その場合にはループ式回腸囊が必要である．

4）アニスムスに対する手術

anorectal myectomyや恥骨直腸筋側方切開術といった肛門管内圧を低下させる手術がアニスムスに対して試みられた時期があったが，便秘に対して長期間の改善が得られないうえ術後に便失禁などを生じることが多く，今日では施行されなくなった．Williamsら[19]は，浣腸による逆蠕動性のirrigationに代わって，順蠕動性にirrigationを施行できるようにする術式としてcontinent colonic conduitを紹介しているが，少数例の経験にとどまっている．アニスムスに対する手術として便通に関して最も確実な効果があるのは，人工肛門造設術である．

5）直腸瘤修復術（図8.7）

outlet obstructionの患者で，defecographyで直腸瘤が認められ造影剤が捕捉される場合には，直腸瘤修復術によって，便秘の症状が改善する場合がある．修復術には経肛門的修復術[20]，経腟的修復術[21]，前方肛門挙筋形成術[22]の3つの方法がある．

a) 経肛門的修復術
歯状線直上の直腸粘膜を横切開し，粘膜下を剥離する．

b) 前方肛門挙筋形成術（anterior levatoplasty）
腟と直腸との間を剥離する．

c) 経腟的修復術
腟粘膜を三角形に切除する．

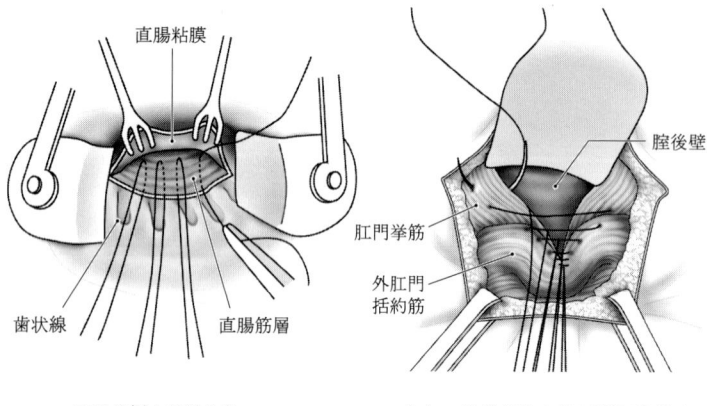

直腸筋層を縫縮する．
(Keighley, 1993[20] をもとに作画)

左右の肛門挙筋と外肛門括約筋を縫縮する．(Pinho ら, 1992[22] をもとに作画)

直腸壁を巾着縫合で縫縮する．
(高野ら, 1989[21] をもとに作画)

図 8.7 直腸瘤修復手術

6) 人工肛門造設術

腸切除などの術式が奏効しなかった例に対する最後の手段として施行される．結腸人工肛門よりも回腸瘻のほうが効果は確実である．低侵襲手術であることを生かして，腸切除にふみ切る前段階で施行されることもある．

g. 手術成績

1) 慢性特発性便秘症（表 8.2）

大腸通過時間検査，および defecography を中心とした生理学的検査と精神医学的評価により手術適応が決定された colonic inertia に対する結腸全摘術＋回腸直腸吻合術の成績は良好である[9,23]．手術の合併症としては小腸イレウスの頻度が高い．

術前に腹痛・腹部膨満感などの腹部症状が強かった例では，腸切除によって排便回数が増加しても腹部症状が術後も残る例が多く，術前にはなかった腹部症状が出現する場合もある[24,25]．

2) 成人巨大結腸症（表 8.3）

諸家の報告によれば，成人巨大結腸症に対する腸切除の成績は一般に良好である．術後合併症としては，直腸の肥厚が原因と考えられる縫合不全，出血，骨盤内膿瘍などが報告されており，長期的には慢性特発性便秘症に対する手術同様に小腸イレウスの頻度が高い．

表 8.2 慢性特発性便秘症の手術成績（文献報告のまとめ）

報告者	（報告年）	報告雑誌名	総患者数	手術症例数	結腸全摘術症例数	生理学的検査法と施行率（％）	術後観察期間（月）	手術成功症例数（％）[注1]	術後腸閉塞頻度（％）
Roe	(1986)	Br J Surg	74	7	7	TS＋M＋DF(100)	5	5/7(71)	—
Kamm	(1988)	Gut	—	44	33	TS(82)，Bal(66)	—	22/44(50)	18
Vasilevsky	(1988)	Dis Colon Rectum	—	24	注2	TS(57)，M(31)	46	17(79)	34[注3]
Zenilman	(1989)	Arch Surg	—	12	12	TS＋M(100)	24	12(100)	—
Yoshioka	(1989)	Br J Surg	—	40	34	TS(93)，M(100)	—	23/40(58)	10
Pemberton	(1991)	Ann Surg	277	38	36	TS＋DF(100)	20	36/37(97)	10
庭本	(1993)	日消外会誌	—	12	10	TS(100)	—	12/12(100)	—
Piccirillo	(1995)	Br J Surg	416	54	54	TS＋DF(100)	27	51/54(94)	9

—：記載なし，TS：大腸通過時間検査，M：直腸肛門内圧検査，DF：defecography，Bal：直腸内バルーン排泄検査
注1：排便回数に関する改善率での評価
注2：大多数の症例は回腸S状結腸吻合術が施行されている．
注3：結腸亜全摘術全体（成人巨大結腸症例も含む）における頻度

表 8.3 成人巨大結腸症の手術成績（文献報告のまとめ）

報告者	（報告年）	報告雑誌名	拡張部位	症例数	術　式	成功率(%)	合併症	術後腸閉塞症例数(%)
Vasilevsky	(1988)	Dis Colon Rectum	記載なし	14	結腸亜全摘	13/14(93)		
Stabile	(1991)	Br J Surg	RS Total	18 2	Duhamel 手術	13/20(65)	骨盤内膿瘍3例 糞瘻5例	4/20(20)
Stabile	(1991)	Gut	RS Total	11 29	CRA(7), IRA(2), SC(2) CRA(15), IRA(9), SC(5)	8/10(80) 22/26(85)	腹腔内感染1例	4/36(11)
Stabile	(1992)	Dis Colon Rectum	RS	7	SCAA	5/6(83)	術中出血1例（死）	―
Stabile	(1992)	Int J Colorectal Dis	RS Total RS	6 2 4	結腸人工肛門造設術 結腸人工肛門造設術 回腸瘻造設術	5/6(83) 0/2(0) 4/4(100)	―	―
庭本	(1993)	日消外会誌	記載なし	8	IRA(7), CRA(1)	7/7(100)	―	
Stewart	(1994)	Br J Surg	RS Colon Total	18 1 14	SCAA(10), CJAA(8) IRA IAA	15/18(83) 1/1(100) 9/14(64)	―	1/33(3)

―：記載なし．略号に続く（　）内の数字は，各術式による症例数を示す．
拡張部位　　RS：直腸S状結腸，Colon：結腸のみ，Total：全大腸．
術式　　　　CRA：結腸亜全摘術＋盲腸（または上行結腸）直腸吻合術，IRA：結腸全摘術＋回腸直腸，SC：S状結腸切除術，SCAA：ストレート型結腸肛門吻合術，CJAA：J型結腸嚢肛門吻合術，IAA：大腸全摘術＋回腸嚢肛門吻合術．

3) 直腸瘤修復術の成績

直腸瘤修復術の臨床的な有効率は，経肛門的方法を用いての欧米での報告で79.5〜94%，経腟的方法を用いての高野らの報告で95%である[21]．前方肛門挙筋形成術の有効率はまだ報告されていない．

h. 遠隔成績

慢性便秘症，巨大結腸症に対する手術，特に腸切除術後の遠隔成績で問題になるのは，便秘の再燃と便失禁などの肛門機能障害である．Pembertonら[9]，Piccirilloら[23]の慢性特発性便秘に対する結腸全摘術＋回腸直腸吻合術のすぐれた成績はそれぞれ術後平均20か月，27か月における成績であり，さらに長期の遠隔成績の報告が待たれる．

Hosieら[26]は慢性特発性便秘症で結腸亜全摘術後に便秘が再燃した8例に対して大腸全摘術＋回腸嚢肛門管吻合術を行い，8例中6例で患者自身の満足を得ているが，2例は回腸瘻に移行している．Stewartら[27]の成人巨人結腸症に対する腸切除例の報告では，大腸全摘術＋回腸嚢肛門管吻合術を施行された14例中4例が回腸瘻に移行している．

［大矢正俊］

文　献

1) Ehrenpreis ED: Definition and epidemiology of constipation. In: Constipation. Etiology, Evaluation and Management (ed by Wexner SD, Bartolo DCC), pp 3-8, Butterworth-Heinemann, Oxford, 1995.
2) Barnes PR, Lennard-Jones LE, Hawley PR, et al: Hirschsprung's disease and idiopathic megacolon in adults and adolescents. Gut 27: 534-541, 1986.
3) 庭本博文, 大橋秀一, 岡本英三：重症特発性慢性便秘症における結腸壁内神経叢に関する細胞計測学的および薬理学的研究. 日消外会誌 26：203-213, 1993.
4) 中路重之, 坂本十一, 菅原和夫, ほか：一般住民における便通, 便硬度と食品, 嗜好品摂取との関連性. 大腸肛門誌 46：225-239, 1993.
5) 貞広荘太郎, 大村敏郎, 山田良成, ほか：排便習慣に影響する因子の検討―年齢・性・大腸の形態との関連性. 日本大腸肛門病会誌 43：111-115, 1993.
6) Keighley MRB: Adult Hirschsprung's disease, megacolon and megarectum. In: Surgery of the Anus, Rectum and Colon, pp 639-674, WB Saunders, London, 1993.
7) 岡本英三, 庭本博文, 大橋秀一：難治性の慢性便秘症. この症例における検査のすすめ方と治療方針. 外科 55：2-6, 1993.
8) 杉原健一：偽性腸閉塞症. 外科 55：49-54, 1993.
9) Pemberton JH, Path DM, Ilstrup DM: Evaluation and surgical treatment of severe chronic constipation. Ann Surg 214: 403-413, 1991.

10) Krishnamurthy S, Schuffler MD: Pathology of neuromuscular disorders of the small intestine and colon. Gastroenterology 93: 610-639, 1987.
11) Milner PM, Crowe R, Kamm MA, et al: Vasoactive intestinal polypeptide levels in sigmoid colon in idiopathic constipation and diverticular disease. Gastroenterology 99: 666-675, 1990.
12) Cortesini C, Cianchi F, Infantino A, et al: Nitric oxide synthase and VIP distribution in enteric nervous system in idiopathic chronic constipation. Dig Dis Sci 40: 2450-2455, 1995.
13) Hinton JM, Lennard-Jones JE, Young AC: A new method for studying gut transit times using radiopaque markers. Gut 10: 842-847, 1969.
14) 横山穣太郎:Hirschsprung 病—病態と診断. In:消化管内圧測定法(葛西森夫監修), pp 131-153, 医学書院, 東京, 1983.
15) 松枝 啓, 梅田典嗣, 山本辰芳, ほか:便秘・下痢の新しい食事療法, 同文書院, 東京, 1985.
16) Wexner SD, Cheape JD, Jorge LMN, et al: Prospective assessment of biofeedback for the treatment of paradoxical puborectalis contraction. Dis Colon Rectum 35: 145-150, 1992.
17) Fisher SE, Breckon K, Andrews HA, et al: Psychiatric screening for patients with faecal incontinence and chronic constipation referred for surgical treatment. Br J Surg 76: 352-355, 1988.
18) Preston DM, Hawley PR, Lennard-Jones JE, et al: Results of colectomy for severe idiopathic constipation in women (Arbuthnot Lane's disease). Br J Surg 71: 547-552, 1984.
19) Williams NS, Hughes SF, Stuchfield B: Continent colonic conduit for rectal evacuation in severe constipation. Lancet 343: 1321-1324, 1994.
20) Keighley MRB: Constipation. In: Surgery of the anus, rectum and colon, pp 609-638, WB Saunders, London, 1993.
21) 高野正博, 藤好建史, 高木幸一, ほか:Rectocele の病態と治療. 日本大腸肛門病会誌 42: 987-993, 1989.
22) Pinho M, Ortiz J, Oya M, et al: Total pelvic floor repair for the treatment of neuropathic fecal incontinence. Am J Surg 163: 340-343, 1992.
23) Piccirillo MF, Reissmann P, Wexner SD: Colectomy as treatment for constipation in selected patients. Br J Surg 82: 898-901, 1995.
24) Kamm MA, Hawley PR, Lennard-Jones JE: Outcome of colectomy for severe idiopathic constipation. Gut 29: 969-973, 1988.
25) Yoshioka K, Keighley MRB: Clinical results of colectomy for severe constipation. Br J Surg 76: 600-604, 1989.
26) Hosie KB, Kmiot WA, Keighley MRB: Constipation: another indication for restorative proctocolectomy. Br J Surg 77: 801-802, 1990.
27) Stewart J, Kumar D, Keighley MRB: Results of anal or low rectal anastomosis and pouch construction for megarectum and megacolon. Br J Surg 81: 1051-1053, 1994.

8.2 直腸粘膜脱症候群(孤立性直腸潰瘍症候群)

粘膜脱症候群は排便機能障害に伴う直腸粘膜の脱出が反復して起こることから,主として直腸粘膜に潰瘍性あるいは隆起性病変を生じる疾患である.また,本症はその病態から時代とともにその名称・概念[1~4]が変遷しており,症候群とみなされたのは比較的に新しいことである.

a. 発生頻度

本症の概念が登場してきてからまだ新しく,罹患率や有病率などの正確な報告は少ないが,以前でも孤立性直腸潰瘍症候群や深在性嚢胞性大腸炎の存在診断は困難でなかったと思われるので,比較的まれな疾患と考えられる.参考までに検査による粘膜脱としての頻度[5]を表8.4に示す.また,その発症は若年層に多く,性差には差異を認めないとされている[2,6].

b. 病態生理

臨床症状は直腸痛,粘液便や血便をきたしやすく,特に排便時に"いきみ"(straining)を伴う習慣をもつことが特徴的である.病変が直腸粘膜に限局し,孤立性あるいは多発性の潰瘍性病変を生じることから solitary rectal ulcer syndrome とも称された[2,3,6].形態的には前述した潰瘍病変に加えて隆起性病変が混在しており,不顕性の直腸脱,粘膜脱を伴存することが知られている.また,

表 8.4 粘膜脱の頻度—defecographyによる（2816症例）

正　常	684（例）	23（％）
直腸重積	887	31
直腸脱	371	13
直腸瘤	768	27
腸　瘤	548	19
会陰下降異常	249	9
失　禁	202	7
粘膜脱	144	5
括約筋反応奇異	110	4

注）診断名が重複するために％は実際より多い．
(Mellgrenら, 1994)[5]

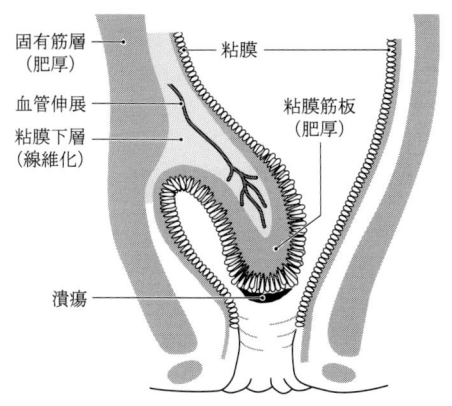

図 8.8　粘膜脱の発生機序 (Losdale, 1993[7]) をもとに作画）

直腸下部に限局して発生する深在嚢胞性大腸炎は組織学的に線維筋症（fibromuscular obliteration）の所見を認めることから，本症の範疇に入るものとされている．病因としてはもともと排便機能異常があるために過度な"いきみ"が習慣的となり，主に直腸前壁から粘膜脱が生じる．さらに，局所の虚血や外傷が加わり潰瘍性病変を生じ，経過中の慢性的な刺激により隆起性病変を惹起すると考えられる（図8.8)[7]．

c. 分　類

形態的には隆起型，平坦型と潰瘍型の3型に分類され[8]，発生する部位・位置により形態が多少異なる．すなわち，直腸上部では潰瘍型が多く，粘膜下血管の拡張，蛇行や内膜肥厚などの虚血性変化を認める．一方，直腸下部においては粘膜肥厚を形成しやすく隆起型をとることが多く，しかも粘膜下層への伸展が強くないので潰瘍性変化は認めがたい．

d. 外科診断

臨床症状，注腸造影（defecographyを含む）や内視鏡検査（生検を含む）などにより総合的に診断されることが多い．隆起性病変は直腸下部に楕円形から不整型を呈するので，内視鏡検査にはその表面に発赤を認め，頂部には黄白色の偽膜様変化を認めることが少なくない．他方，潰瘍型では直腸の前壁に周堤様の変化がみられ，内視鏡的にはその周堤は平滑な浮腫状であり，潰瘍は辺縁が鋭的で，縦長卵円形である．前者においては腺腫や早期癌，後者においては進行癌との鑑別が必要である．生検所見からは腺管の過形成，間質の線維増生がみられ，なかでも粘膜固有層の線維筋症は最も特徴的な所見である[1]．機能的検査所見としては，defecographyによる骨盤底筋群の緊張や弱体化などの所見が得られやすく[9,10]，粘膜脱や不顕性直腸脱を発見することができる．

e. 手術適応

本症候群の治療は発生病理を念頭におき，方針を組み立てることが重要である．すなわち排便時の過度な"いきみ"がそれぞれの病態に関与しているために，この"いきみ"をできるだけ自制させ，主として直腸肛門機能を正常化に復させる．そのためには高繊維食を中心とした食事療法による便通の改善を奨め，時によっては緩下薬の服用を試みる．また，排便時の姿勢や時間の短縮を図るように指導し，可及的に洋式トイレの励行を指導する．このような生活習慣の改善により，粘血便症状は軽減し，粘膜面の発赤，びらんの消失，あるいは病変の縮小がみられる．しかしながら，改善されない病変に対してはステロイド，サラゾピリンの坐薬，トランキライザーなどの薬剤が試みられているが，その効果に関する一定の見解は得られていない[11~13]．そのほかに保存的治療としては，痔核に行われる硬化療法があり，ごく軽症の症例に対しては効果的と考えられる．保存的治療を行っても，奏効せずに出血，肛門痛，裏急後重などの頑固な症状が持続するような症例に対し

外科的治療の適応を考える．かかる難治性症例の形態的変化は，一般に病巣が大きく，その環周度が広く，潰瘍を有する虚血性病変であることが多い．また本症に特有な粘膜脱，不顕性直腸脱の明らかな症例においても同様に難治性として対応する必要がある．したがって，このような形態的変化を有し頑固な症状が持続する症例では，それぞれの病態に応じた手術選択が必要になる．

f．手術方法

本症は非腫瘍性の良性疾患であるので，過大な侵襲の手術は極力避けるべきである．本症に対して通常行われる手術術式を表 8.5 に示した．また，手術の選択としては一般には隆起型，深在性嚢胞性大腸炎では局所切除術を行い，潰瘍型では直腸粘膜下層における歪みを強化する目的から粘膜抜去術[14]，粘膜脱，不顕性直腸脱を伴うさいには直腸粘膜縫縮術[15,16]，直腸固定術[17~19]が選択される．特に直腸固定術は欧米では広く用いられている．

1) 局所切除術

隆起型病変は直腸下部に占居することが多く，しかもその隆起が大きければ，各種の局所的腫瘍切除術が選択される．アプローチとしては経肛門的，経括約筋的，経仙骨的などがある．いずれの方法も侵襲性が低く，肛門括約機能が健常に温存される利点を有している．手術手技は直腸腺腫や早期癌に対する方法に準じて行う．

2) 直腸粘膜縫縮術

粘膜脱を伴う症例では，その粘膜の一部を摘みあげて結紮し，粘膜面のいわゆる"絞り染め"を行う要領で縮小する方法である．一般には三輪-Gant 法[15,16]と称し，直腸脱に対する手術としてわが国では広く用いられている．この方法は手技が

表 8.5　手術術式

1) 局所切除術 　　内視鏡的，経肛門的，経括約筋的
2) 直腸粘膜縫縮術 　　三輪-Gant 法
3) 直腸粘膜抜去術 　　経肛門的，経仙骨的
4) 直腸固定術 　　後方固定，前後方固定
5) 一時的人工肛門造設術

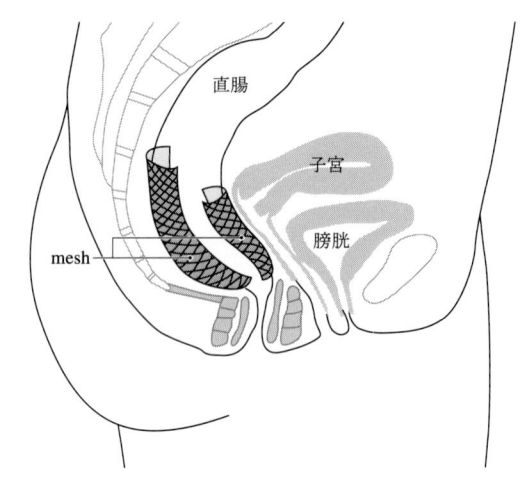

図 8.9　直腸固定術

簡便で，しかも低侵襲性の術式である．

3) 直腸粘膜抜去術

潰瘍を含めて，粘膜切除を行い，粘膜欠損部に対しては両切離端を縫合閉鎖する方法である．潰瘍部が広い場合や管状切除の場合には経仙骨的アプローチで行われる．

4) 直腸固定術

潰瘍性病変や隆起性病変は粘膜脱により惹起されることから，その原因を除去するのを目的とした手術法である．本法は開腹下に直腸を骨盤腔の周囲組織から遊離させ，上方へ牽引させて直腸の走行を矯正するように直腸を周囲組織に固定する．固定用材質としては marlex mesh などの合成線維を使用する．固定部位は直腸上部の前壁が多かったが，最近では直腸下部で，前壁とともに後壁にも固定されることが多い（図 8.9）．

g．手術成績，遠隔成績

局所切除術，粘膜縫縮術などの手術成績は 50% 以下が不成功に終わり，直腸固定術の 90% が成功したとの報告[20]があり，特に不顕性粘膜脱を有した症例においては効果的と考えられる[18]．手術により直腸が安定して仙骨面に沿うように矯正されることが有用視されている．直腸固定術後の合併症としては便秘の発症が少なくないので，術後経過については長期的な観察がぜひとも必要である．長期予後については本症の生理的・機能的異常からも十分な検討が必要であるが，現在のとこ

ろ不明である.　　　　　　[磯本浩晴]

文献

1) Madigam MR, Morson BC : Solitary ulcer of the rectum. Gut **10** : 871-881, 1969.
2) Rutter KRP, Riddel RH : The solitary ulcer syndrome of the rectum. Clin Gastroenterol **4** : 505-530, 1975.
3) Boulay CHD, Fairbrother J, Isaacson PG : Mucosal prolapse—a unifying concept for solitary ulcer syndrome and related disorders. J Clin Path **36** : 1264-1268, 1983.
4) 武藤徹一郎, 鈴木公孝, 州之内広紀, ほか : 直腸孤立性潰瘍症候群の病態と治療. 日本大腸肛門病会誌 **42** : 994-999, 1989.
5) Mellgren A, Bremmer S, Johansson C, et al : Defecography-Results of investigations in 2816 patients. Dis Colo Rectum **37** : 1133-1141, 1994.
6) Martin CJ, Parks TG, Biggart JD : Solitary rectal ulser syndrome in northern Ireland. Br J Surg **68** : 744-747, 1981.
7) Losdale RN : Microvascular abnormalities in the mucosal prolapse syndrome. Gut **34** : 106-109, 1993.
8) 渡辺英伸, 味岡洋一, 田中夕美子, ほか : 直腸の粘膜脱症候群の病理形態学的検討. 胃と腸 **22** : 303-312, 1987.
9) Hoffman MJ, Kodner IJ, Fry RD : Internal intussusception of the rectum, diagnosis and surgical management. Dis Colon Rectum **27** : 435-441, 1984.
10) Sun WM, Read NW, Donnely TC, et al : A common pathophyiology for full thickness rectal prolapse, anterior mucosal prolapse and solitary rectal ulcer. Br J Surg **76** : 290-295, 1989.
11) Ford MJ, Anderson JR, Gilmour HM, et al : Clinical spectrum of "solitary ulcer of the rectum". Gastroenterology **84** : 1533-1540, 1983.
12) Thompson G, Clark J, Gillespie G : Solitary ulcer of the rectum or is it ? A report of six cases. Br J Surg **68** : 21-24, 1981.
13) Malatjalian DA, Williams CN : 5-ASA therapy in solitary rectal ulcer syndrome, Report of 3 patients. Can J Gastroenterol **1** : 18-21, 1988.
14) 前谷俊三, 西川俊邦, 飯島康介, ほか : 下部直腸のびまん性管状絨毛腺腫の1例と posterior approach による直腸粘膜管状抜去術. 日本大腸肛門病会誌 **35** : 157-160, 1982.
15) Gant SG : Disease of the Rectum, Anus and Colon, Vol II, pp 22-57, WB Saunders, Philadelphia, 1923.
16) 三輪徳定 : 肛門病の治療, pp 101-105, 南山堂, 東京, 1962.
17) Ripstein CB : Surgical care of massive rectal prolapse. Dis Colon Rectum **8** : 34-38, 1965.
18) Nicholls RJ : Anteroposterior rectopexy in the treatment of solitary rectal ulcer syndrome without overt rectal prolapse. Br J Surg **73** : 222-224, 1986.
19) Kuijpers HC, Schreve RH, Hoedemakers HTC : Diagnosis of functional disorders of defecation causing the solitary rectal ulcer syndrome. Dis Colon Rectum **29** : 126-129, 1986.
20) Schweiger M, Alexander WJ : Solitary ulcer syndrome of the rectum, Its association with occulta rectal prolapse. Lancet **1** : 170-171, 1977.

8.3　便　失　禁

　無意識のうちに便あるいはガスが漏れる失禁は直接患者の健康をおびやかす疾患ではないが, 不愉快で, 耐え難い障害であり, 他人はいうまでもなく家族からも忌み嫌われ, 患者を不幸な状態に陥れる病態である. 原因としては中枢神経の障害によるもの, 肛門括約筋そのものの障害, 末梢支配神経の障害によるものなどが考えられるが, これらの解剖学的, 生理学的特徴を十分に把握してその病態に応じた治療を行わなければ, さらに患者の苦痛を増大させることになる.

a. 発生頻度

　アメリカでは人口の2.3%もの患者が何らかの便失禁に悩んでいると報告されている[1]が, わが国では致命的でないという理由から的確な治療をされることなく看過されていることが多く, その実態は正確に把握されていないのが現状である.
頻度の高いものとしては痔核, 痔瘻などの肛門手術や交通外傷, 分娩時の括約筋損傷によるものがあげられる. そのほか直腸脱, 鎖肛や髄膜瘤などの先天性疾患, 糖尿病, 脊髄末梢神経疾患, 骨盤

内悪性疾患手術後のものなどが多い．

b. 病態生理
1) 肛門管の解剖，生理

図8.10左に示すように，肛門管は直腸の不随意平滑筋である内輪筋が肥厚した内肛門括約筋と随意骨格筋である外肛門括約筋が輪状に肛門管周囲を取り巻いた二重構造により形成され，常に閉鎖状態に保たれている．さらに，肛門管上部はやはり随意筋である漏斗状の肛門挙筋，特に肛門挙筋の最下端を形成する恥骨直腸筋などの骨盤底筋群により支持されている．この恥骨直腸筋は肛門管の後面をループ状に走行し，肛門管を前方に牽引しながら前方の恥骨に付着しているため直腸と肛門管に一定の角度を形成することになる．この肛門直腸角が鋭角に保たれていると，強い腹圧がかかっても肛門管直上で肛門管を閉鎖する形になるので便の漏れを防止することになり，continenceを保つうえで最も重要な解剖学的構造と考えられている[2]（図8.10右）．

内肛門括約筋は骨盤神経叢からの自律神経により支配されており，外肛門括約筋および肛門挙筋は第2,3,4仙髄より発する体制神経である陰部神経により支配され，これらの協調作用により肛門機能は微妙に維持されている[3]．特に外肛門括約筋，肛門挙筋は筋電図学的に通常の骨格筋と異なり，静止状態でも一定の活動電位を発しているという特徴があり，随意筋でありながら疲労することなく常に肛門を閉鎖状態に維持できる特性を示す[4]．すなわち，これらの括約筋，支配神経および相互の解剖学的構造が損なわれることにより便失禁をきたす．

c. 分類

失禁には大きく分けて内外肛門括約筋，恥骨直腸筋などの外傷による断裂により解剖学的輪状構造が損なわれたものと，筋肉の変性疾患や支配神経の障害による各筋肉そのものの機能不全によるものとに分けられる．前者には交通外傷，出産時のⅢ度の会陰裂傷，肛門手術時の過大な切除による医原性のものなどが含まれる．後者には長期にわたる直腸脱により括約筋が伸展萎縮したものや皮膚筋炎などによる筋肉の変性，脊髄末梢神経疾患，外傷や骨盤内悪性疾患手術により筋肉への支配神経に異常をきたしたものなどが含まれる．

d. 診断
1) 問診，視診，肛門指診
a) 問診

肛門手術，外傷，出産などの既往の有無を聴取し，また糖尿病，神経疾患などの病歴，排便時の怒積の習慣など詳細に検討する．次に患者の訴えを詳細に聴取し，失禁の状態がsoiling（下着の汚染），ガスあるいは水様便のみを制御できない場合には内肛門括約筋不全または括約筋を支配する自律神経障害を考え，さらに硬便までも制御できない場合には外肛門括約筋，恥骨直腸筋およびその支配神経の障害によるものと考える．

b) 視診

肛門の瘢痕，変形，肛門が閉鎖状態にあるか，肛門周囲皮膚が分泌物の付着によるびらんがないかを観察する（図8.11）．

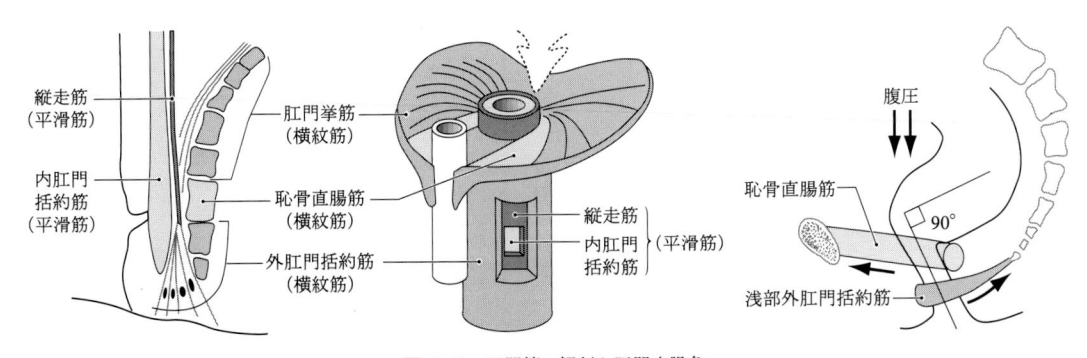

図8.10 肛門管の解剖と肛門直腸角

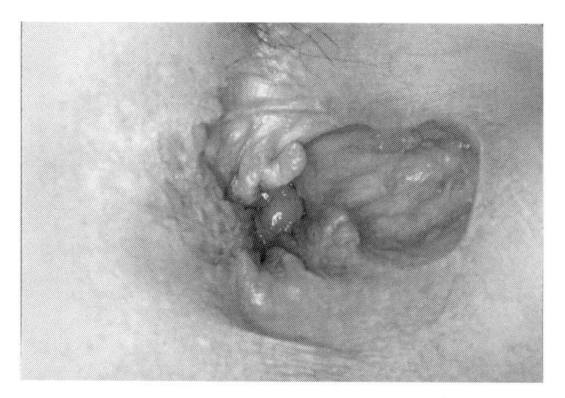

図 8.11 痔瘻術後の肛門変形
変形，閉鎖状態，周囲のびらんなどについて観察する．

c) 肛門指診

肛門指診は括約筋の状態を把握できる最も重要な診察法で，熟練した医師ならば肛門指診のみで括約筋の障害の状態，治療方針を判断できる．まず示指に潤滑剤を塗布して，肛門の緊張度，輪状に走行する内外括約筋の欠損の有無を触知する．さらに，示指を挿入して肛門管後方の恥骨直腸筋の緊張度，肛門直腸角を触れる．次に肛門を随意的に閉鎖させたり，咳をさせることにより括約筋の収縮時の緊張度を触れる．

2) 生理学的診断

肛門の生理学的検査法については本節では詳細には触れないが，肛門内圧検査，筋電図検査，病理組織化学検査，defecography などがある[5〜7]．最もひろく行われている内圧検査では静止時内圧と随意収縮時の内圧測定により，それぞれ内肛門括約筋機能と外肛門括約筋機能を知ることができる．筋電図検査では外肛門括約筋の静止時でも活動電位を発しているという特徴を利用した筋電図 mapping により筋肉の断裂の範囲を知ることができる．また，電気刺激に反応して得られる反応筋電図より支配神経伝導時間を測定して神経の障害を推測できる．筋肉の組織化学検査は筋原性変化や末梢神経障害の程度を診断するのに有用である．defecography では肛門直腸角の測定や排便時の異常を動的にとらえることができる[8]．

e. 治療方針，手術適応

図 8.12 に便失禁に対する治療方針のフローチャートを示したが，括約筋に直接損傷の加わったもののうち内痔核や裂肛などの肛門手術後で，内肛門括約筋のみ障害されてガスや水様便を制御できない程度の軽度の失禁の場合には便通の調整などの保存療法で十分である．痔瘻手術，分娩時や交通外傷などで外肛門括約筋，特に恥骨直腸筋まで断裂したものに対しては括約筋修復術が適応とされる．筋肉の変性，萎縮，末梢神経障害により肛門直腸角の開大したものに対しては Parks が開発した恥骨直腸筋を縫縮して肛門直腸角を鋭角にする post anal repair が適応になる[9]．さらに括約筋が著しく変性，萎縮してしまったり，断裂が広範で括約筋としての機能が廃絶したものに対し

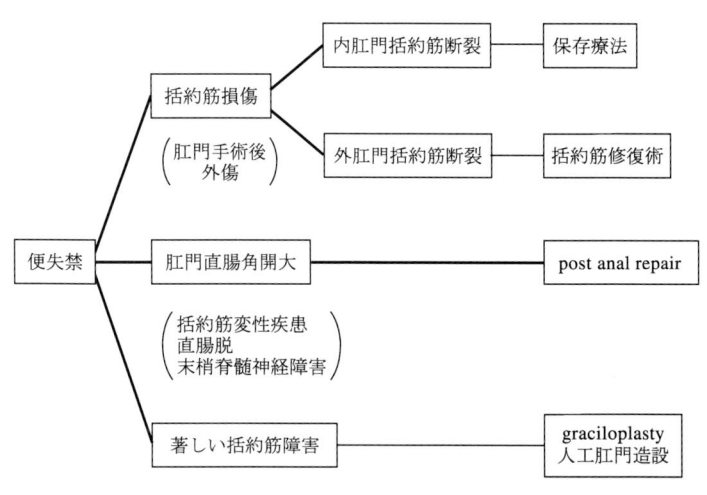

図 8.12 便失禁患者の治療方針

ては人工肛門造設を余儀なくされることも少なくない．近年，このような症例に対して持続電気刺激を利用した graciloplasty により新しく肛門を再建する術式も検討されている[10,11]が，いまだ広く普及しておらずその成績も明らかではない．

f．手術方法

ここでは，筆者らが行っている括約筋修復術と post anal repair の要点について述べる．

1） 括約筋修復術

括約筋の断裂した部位を解剖学的に正しく再縫合し，輪状に修復することである．

a) 離断筋肉断端の確認および皮切

図 8.13 は出産時の会陰裂傷によるものであるが，肛門前方の内外肛門括約筋が断裂し，腟と直腸の隔壁が消失している．詳細な肛門指診，筋電図マッピングにより筋肉の離断範囲を想定して，その直上の瘢痕組織に横切開を加える．

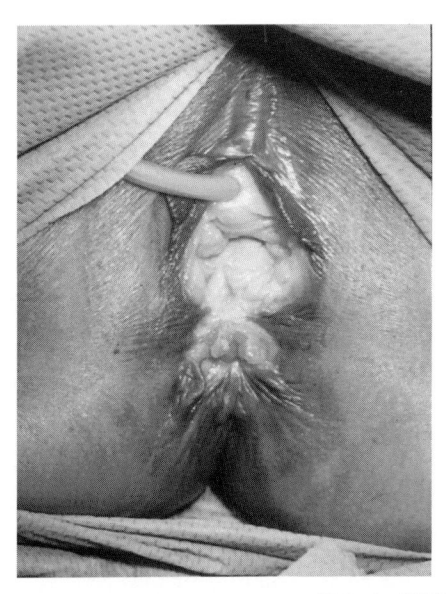

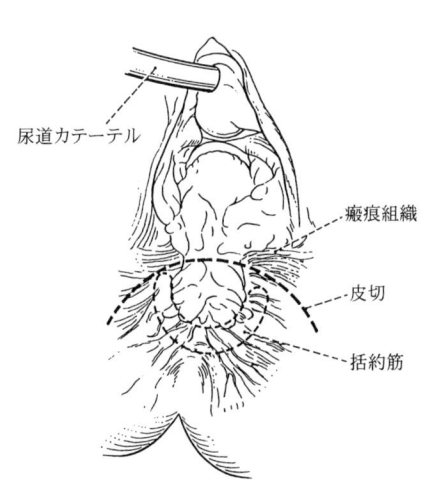

図 8.13 括約筋修復術，皮切

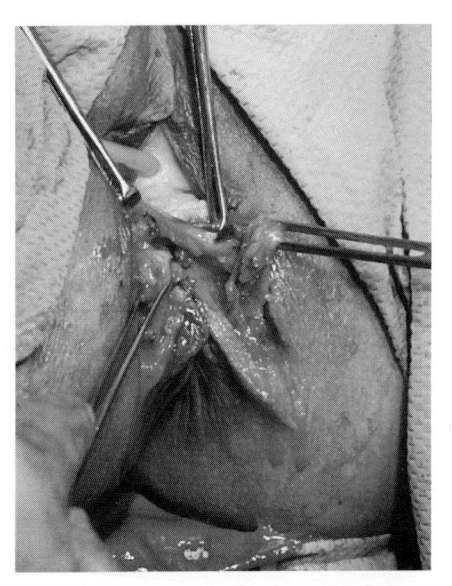

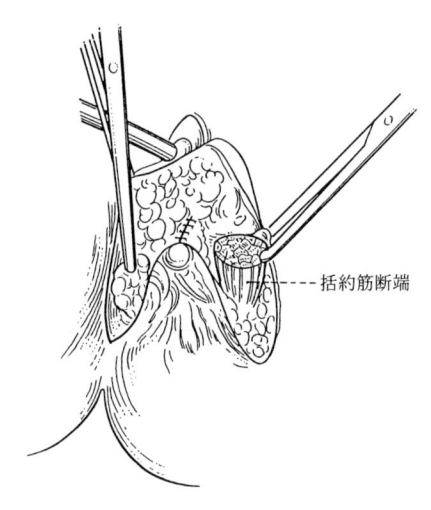

図 8.14 括約筋断端の遊離

b) 離断筋肉断端の遊離

瘢痕組織を切除しながら埋没した筋肉断端を遊離するのであるが，外肛門括約筋は電気メスで触れると収縮するので容易に断端の位置を確認できる．図8.14のように括約筋断端を鉗子にて把持牽引しながら周囲の瘢痕組織とともに一塊として遊離する．筋肉を遊離する範囲は縫合に必要最小限にとどめることが肝要で，過剰に筋肉そのものを露出すると後の縫合にさいして縫合糸の支持力を損なうのみならず，外側から分枝する陰部神経を損傷することがある．

c) 括約筋断端の縫合

筋肉断端の縫合は1-0の吸収糸を用いて3～4針のマットレス縫合により一塊としてゆるく縫合する．縫合糸をあまり強く締めすぎると後に断端が壊死に陥り離開することがある（図8.15）．再縫合時には肛門は狭窄をきたすが，括約筋は離断収縮したのみのことが多いので，術後に排便運動を繰り返すことにより本来の状態に伸展し，特に拡張術を必要とすることはない．

d) 閉創

創の止血を確認し，洗浄した後，suction drainを留置して一期的に縫合する．なお，原則として

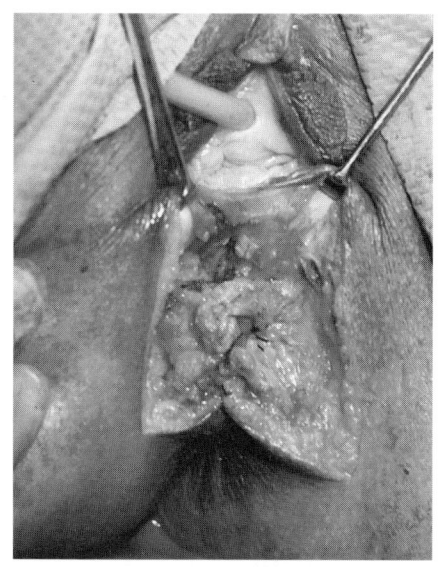

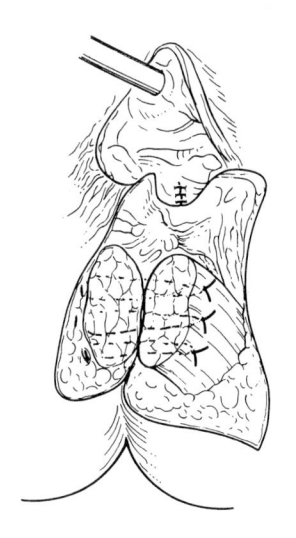

図8.15 括約筋断端の縫合

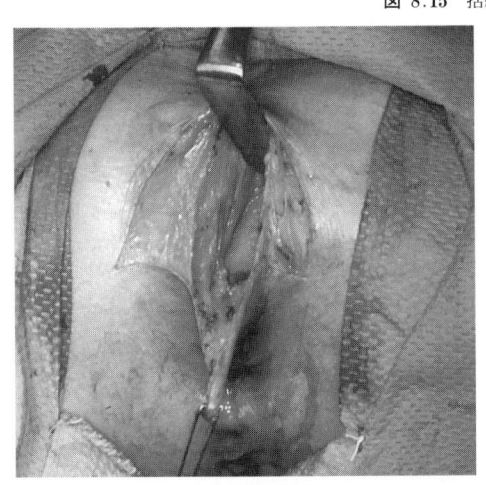

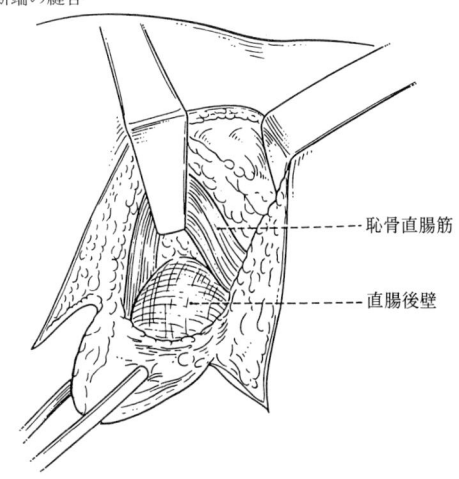

図8.16 post anal repair
逆V字型の皮切で内外肛門括約筋間を肛門挙筋上縁まで剝離する．

covering colostomy の造設は必要としない.

2) post anal repair

肛門直腸角の開大による失禁に対して行われるもので，恥骨直腸筋を後方より縫縮して直腸肛門角を鋭角にする術式である．

a) 内外肛門括約筋間の剥離

ジャックナイフの体位で肛門後方の皮膚に逆V字型の皮切を加え，皮弁状に肛門縁に向かって皮下を剥離し，内外肛門括約筋最下端の筋間を確認する．筋間をプッシャーを用いて鈍的に剥離しながら恥骨直腸筋さらに肛門挙筋上縁まで達し，直腸は後面約2/3周が露出するように十分剥離する（図8.16）．このさい，直腸壁は菲薄なので損傷しないように注意する．

b) 筋肉の縫縮

肛門挙筋，恥骨直腸筋に1-0吸収糸を3～4針かけて（図8.17），筋肉を損傷しないようにゆるく順次縫縮する（図8.18）．この操作により直腸膨大部は前方に移動することになり鋭角な肛門直腸角が形成されることになる．

c) 閉創

深部および浅部外肛門括約筋も3-0吸収糸にて縫縮した後，皮膚は緊張がかからないように逆Y字型に縫合する．

d) 術後管理

肛門直腸角の開大をきたす原因の一つとして排便時の強い怒責の習慣が考えられている[12]．したがって本術式後，排便時には強い怒責をさせないように緩下薬や排便を容易にする坐薬を投与して排便時の怒責の習慣を改めさせることが重要である．

g. 手術成績

表8.6に教室で過去に施行された便失禁に対する術式と原疾患を示したが，分娩時の会陰裂傷が最も多く，ついで直腸脱に伴うものが多かった．術後の評価を硬便および水様便，ガスの制御が可能か，あるいはときにガスが漏れるものをexcellent，水様便とガスを制御できないものをgood，ときに便を制御できないものをfair，術前と変わらないものをpoorとすると，括約筋修復術を行った17症例のうち，16例がexcellentあるいはgoodで，鎖肛術後の1例がfairであり括約筋修復術の成績は良好である．post anal repair はexcellentはなく，9例中4例がgood，3例がfair，直腸脱の1例は直腸脱根治術が追加され，括約筋肉そのものが荒廃していた皮膚筋炎症例は術後にも失禁状態の回復が得られず人工肛門が造設さ

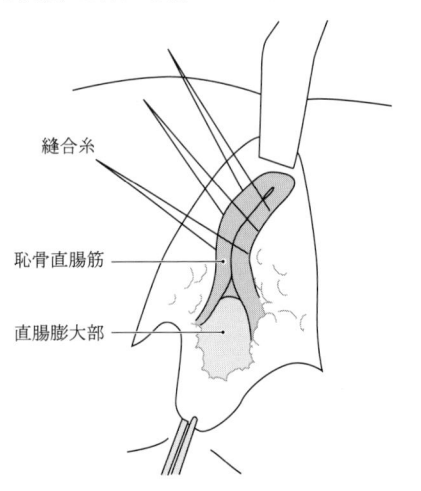

図8.17 筋肉の縫縮

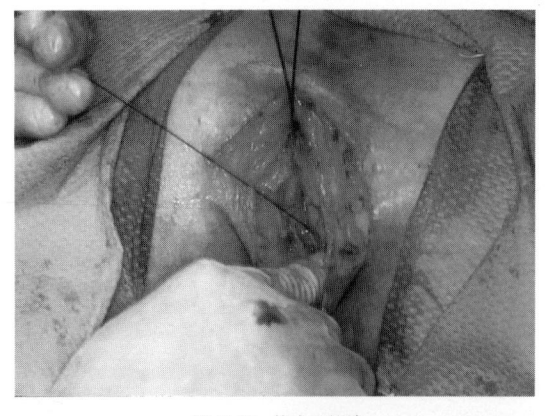

図8.18 筋肉の縫縮
吸収糸を用いてゆるく縫縮すると，直腸膨大部は前方に移動する．

表8.6 手術術式と原疾患

括約筋修復術……17例	
産後会陰裂傷	11例
痔瘻術後	4
交通外傷	1
鎖肛術後	1
post anal repair……9例	
直腸脱に伴うもの	7例
皮膚筋炎	1
糖尿病	1

れた. ［寺本龍生・渡邊昌彦・北島政樹］

文 献

1) Nelson R, Norton N, Cautley E: Prevalence of fecal incontinence in Wisconsin household. Dis Colon Rectum **37** (Suppl) : 9, 1994.
2) Shafik A : A new concept of the anatomy of the anal sphincter mechanism and the physiology of defecation. Invest Urol **12** : 412-419, 1975.
3) 寺本龍生：機能からみた肛門管の解剖, 生理. 日消外会誌 **23** : 2147-2150, 1990.
4) Floyd WF, Walls EW: Electromyography of the sphincter ani externus in man. J Physiol (Lond) **122** : 599-609, 1953.
5) 寺本龍生, 小平 進, 原 彰男, ほか：肛門機能不全の診かた. 胃と腸 **22** : 291-296, 1987.
6) Henry MM, Swash M : Assessment of pelvic floor disorders and incontinence by electrophysiological recording of the anal reflex. Lancet **1** : 1290-1291, 1978.
7) Beersiek F, Parks AG, Swash M : Pathogenesis of ano-rectal incontinence, a histometric study of the anal sphincter musculature. J Neurol Sci **42** : 111-127, 1979.
8) 朴 哲在, 季 基周, 隅越幸男：排便障害の診断：Defecography. 日本大腸肛門病会誌 **43** : 606-612, 1990.
9) Parks AG : Anorectal incontinence. Proc R Soc Med **68** : 21-26, 1975.
10) Cavina E, Seccia M, Evangelista G, et al : Perineal colostomy and electrostimulated gracilis "neosphincter" after abdomino-perineal resection of the colon and anorectum : a surgical experience and follow-up study in 47 cases. Int J Colorectal Dis **5** : 6-11, 1990.
11) Baeten CGMI, Konsten J, Spaans F, et al : Dynamic gracilloplasty for treatment of fecal incontinence. Lancet **338** : 1163-1165, 1991.
12) Parks AG, Swash M : Denervation of the anal sphincter causing idiopathic anorectal incontinence. J R Coll Surg Edinb **24** : 94-96, 1979.

8.4 偽性腸閉塞症

偽性腸閉塞症（intestinal pseudoobstruction）は，腸内容の輸送障害により腸閉塞の症状を示すが，原因となる機械的な通過障害が見出されない状態に対して用いられる症候診断名である[1]．急性腹膜炎や開腹手術によって生じる麻痺性イレウスも偽性腸閉塞症の一型ではあるが，偽性腸閉塞症と呼ばれることは少ない．偽性腸閉塞症と一般に呼ばれるのは急性大腸偽性腸閉塞症（Ogilvie症候群[2]）と，慢性反復性にイレウス症状をきたす慢性偽性腸閉塞症である．成人巨大結腸症も慢性偽性腸閉塞症の1つの型で，大腸が選択的におかされる疾患（慢性大腸偽性腸閉塞症）であるが，小腸が主におかされる通常の慢性偽性腸閉塞症とは診療方針がまったく異なる．成人巨大結腸症に関しては，「慢性便秘症，成人巨大結腸症」の節で詳細に論じられているので，本節では，急性大腸偽性腸閉塞症と慢性偽性腸閉塞症について述べる．

a. 発生頻度

急性大腸偽性腸閉塞症（Ogilvie症候群）も慢性偽性腸閉塞症もいずれもまれな疾患であり，一般人口における発生頻度に関する報告はなく，単一施設における多数例を集積した検討はわが国ではみられない．欧米での報告をみると，急性大腸偽性腸閉塞症に関してはVanekら[3]の16年間の文献報告例400例を集積した検討が最大の集計であり，慢性偽性腸閉塞症に関してはSchufflerら[4]の27例（7年間）の検討が代表的なものである．わが国では，急性大腸偽性腸閉塞症の多数例を集積した報告はなく，慢性偽性腸閉塞症に関しては，宮内ら[5]が特発性の例について1978〜1990年までの文献報告例26例を集計し検討している．

b. 病態生理

腸内容の輸送は腸管平滑筋，腸管壁在神経叢，外因性自律神経，腸管作動性ホルモンによって制御されており，これらのどれかに異常が生じると，

表 8.7　急性大腸偽性腸閉塞症(Ogilvie 症候群)の基礎疾患

1) 特発性
2) 心血管系疾患
   心筋梗塞，うっ血性心不全，脳血管障害，クモ膜下出血，肺塞栓，腸間膜血行障害，末梢血管疾患
3) 外傷後
   腹腔内外傷，骨盤骨折，脊椎骨折，後腹膜血腫，大腿骨折，熱傷
4) 手術後
   腹部手術，骨盤内(婦人科)手術，出産後，帝王切開，腎移植，心臓胸部手術，股関節手術，神経手術
5) 悪性腫瘍
   後腹膜腫瘍，腹膜播腫，白血病，骨盤内放射線照射
6) 感染症
   腹腔内・後腹膜膿瘍，急性虫垂炎，急性胆嚢炎，急性膵炎，敗血症，帯状疱疹
7) 呼吸器系疾患
   肺炎，人工呼吸管理
8) 代謝性
   電解質異常，腎不全，肝不全，アルコール中毒，甲状腺機能異常，糖尿病，Parkinson 病
9) 薬物
   抗うつ薬，フェノチアジン系，抗 Parkinson 病薬，麻薬，睡眠薬中毒
10) 神経系疾患
    神経根圧迫，多発性硬化症，下部脊髄疾患

機械的な通過障害がなくても，腸内容の輸送は障害される．偽性腸閉塞症は，腸管の運動機能を支配する神経系，または腸管壁の平滑筋の機能障害により腸内容の輸送障害を生ずる状態である．神経障害の場合には，腸管の収縮力自体は保たれるが収縮波が有効に伝播されないために輸送障害が生じ，平滑筋障害の場合には，消化管の収縮波の伝播は正常ながら収縮力が低下するために輸送力が低下する．

急性大腸偽性腸閉塞症(Ogilvie 症候群)は，骨盤内副交感神経($S_{2～4}$)の機能障害による左側大腸の機能的な通過障害が本態であると考えられ[6]，左側大腸の急性閉塞の症状，すなわち右側大腸の拡張と排便・排ガスの停止をきたす．何らかの基礎疾患(表 8.7)を有する例が多く，しばしば入院中の患者に発生する．治療が有効でない場合には右側大腸，特に盲腸の拡張が高度となり，盲腸穿孔から急性腹膜炎を生じることがある．

慢性偽性腸閉塞症では，腸閉塞症状のため経口摂取が不可能となる状態を反復する．通常は小腸閉塞の症状を生じるが，食道から大腸まで消化管のどの部位もおかされうるので，食道がおかされた例では嚥下障害をきたし，十二指腸がおかされた例では胃排出障害の症状が生じる．腸内容が停滞する結果，小腸での細菌の異常増殖や吸収不良症候群により低栄養状態となる例が多い．腸閉塞症状を生じるさいの嘔吐によって誤嚥性肺炎を生じることもある．

c.　分　　類

偽性腸閉塞症(pseudoobstruction)は，急性に発症するものと慢性反復性に症状が出現するものとに分けられる．また，腸内容の輸送障害が生じる部位により，小腸・大腸の両方がおかされる通常の偽性腸閉塞症と，大腸のみがおかされる大腸偽性腸閉塞症に分類される．さらに，腸管以外に何らかの疾患や薬剤など原因を同定できる続発性の例と，こうした原因を見出せない特発性の例に分類される．

1)　急性偽性腸閉塞症
a)　麻痺性イレウス

急性腹膜炎，開腹手術後などの腸管運動の低下によって生じる．本症も偽性腸閉塞症の1つのタイプではあるが，「偽性腸閉塞症」という場合，一般には本症は含まれない．

b)　急性大腸偽性腸閉塞症（Ogilvie 症候群）

骨盤内副交感神経($S_{2～4}$)の機能障害による左側大腸の機能的な通過障害が原因で，主に右側大腸の急性拡張を生ずるものである．

2)　慢性偽性腸閉塞症(chronic intestinal pseudoobstruction, CIP)

a)　慢性続発性偽性腸閉塞症

慢性偽性腸閉塞症のうち腸管平滑筋や腸管運動の支配神経に異常をきたす種々の疾患や薬剤によって生じるものである(表 8.8)．原因疾患としては進行性強皮症(PSS)が最も多く，近藤によれば[7]，PSSにおける食道病変，十二指腸病変，大腸病変の頻度は各 57.1%，20.2%，5.9% であった．

b)　慢性特発性偽性腸閉塞症(chronic idiopathic intestinal pseudoobstruction, CIIP)

慢性偽性腸閉塞症のうち，腸管外の原因が認められない例で，腸管に分布する自律神経自体の

表 8.8 慢性続発性偽性腸閉塞症の原因

1) 平滑筋をおかす疾患
   膠原病
     強皮症(PSS)，皮膚筋炎，多発性筋炎，全身性エリテマトーデス(SLE)，結節性動脈周囲炎
   アミロイドーシス
   原発性筋疾患
     筋緊張性ジストロフィー，進行性筋ジストロフィー
2) 内分泌疾患
   甲状腺機能低下症，副甲状腺機能低下症，糖尿病，褐色細胞腫
3) 神経疾患
   Parkinson病，Hirschsprung病，腸管hypoganglionosis，Chagas病，家族性自律神経失調症，脊髄損傷，多発性硬化症，腸管ganglioneuroma
4) 薬剤
   三環系抗うつ薬，抗Parkinson病薬，神経遮断薬，フェノチアジン系薬，麻薬，クロニジン，キノコ(アマニタ)毒素
5) 腫瘍
   肺小細胞癌，気管支カルチノイド
6) その他
   Celiac disease(小児脂肪便症)，空腸-回腸バイパス，空腸憩室症，腸間膜血行不全，セロイド沈着症，放射性腸炎，アルコール依存症，精神病，下剤濫用，腹腔神経節をおかす腫瘍，腸回転異常，糞虫感染症，窒素血症

neuropathy，または腸管壁の平滑筋自体のmyopathyによるとされている．小児期発症のCIIP症例も少なくなく，CIIP症例の30％は家族性発症であり，遺伝形式は常染色体優性遺伝と常染色体劣性遺伝の両方が報告されている[8]．

c) 慢性大腸偽性腸閉塞症（成人巨大結腸症）

慢性偽性腸閉塞症のうち，大腸だけがおかされ大腸の拡張を生じるもので，成人巨大結腸症と同義であり，慢性便秘症の1つのタイプでもある．

d. 外科診断

1) 急性大腸偽性腸閉塞症（Ogilvie症候群）

急性に発症した左側大腸閉塞の症状，すなわち腹部膨満，腹部仙痛，悪心嘔吐，便秘が主症状である．何らかの基礎疾患のために入院中の患者に発生することが多く，入院中の患者にこれらの症状が出現した場合には本症である可能性を念頭におくべきである．

腹部単純X線撮影では横行結腸・右側結腸の拡張がみられるが，大腸内容はガスが主体で鏡面像を認めることが少ないことやハウストラが比較的保たれていることなどが，機械的な閉塞や炎症性腸疾患による中毒性巨大結腸との鑑別点となる．

本症が疑われる場合，ガストログラフィンを用いる注腸造影または大腸内視鏡検査によって機械的な原因による大腸閉塞を除外する．大腸内視鏡検査は診断と同時に治療としての減圧を行える利点があるが，前処置なしで腸内容が多量にある状態で少なくとも横行結腸まで観察する必要があるうえ，送気により穿孔を生じる危険性もあるので，習熟した術者が施行すべきである．また，腹部単純X線上で盲腸が高度（径14 cm以上）に拡張した例では，穿孔の危険が大きく，これらの検査は禁忌と考えられる．

2) 慢性偽性腸閉塞症

反復性に腸閉塞症状を生ずる症例で，食道から大腸までの全消化管の検査で機械的な通過障害を証明できない場合に本症が疑われる．続発性に本症を生じる疾患や薬剤投与（表8.8）の有無に関する問診は重要である．

X線上は小腸ガス像や鏡面像などの小腸閉塞の像を示す．本症の患者は腸閉塞症状に対する開

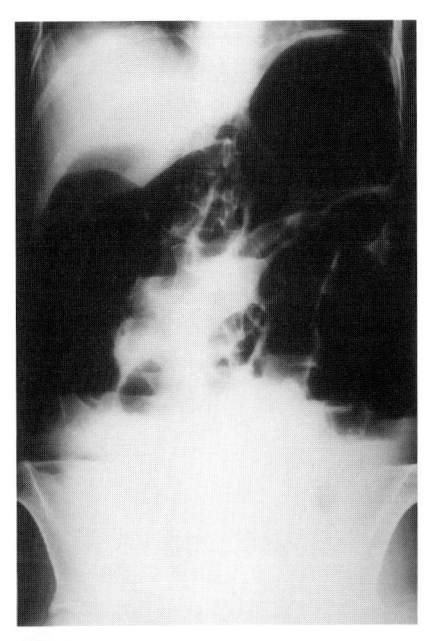

図 8.19 慢性偽性腸閉塞症の腹部単純X線像
（杉原健一博士の提供による）
小腸ガス像とともに大腸の拡張もみられる．

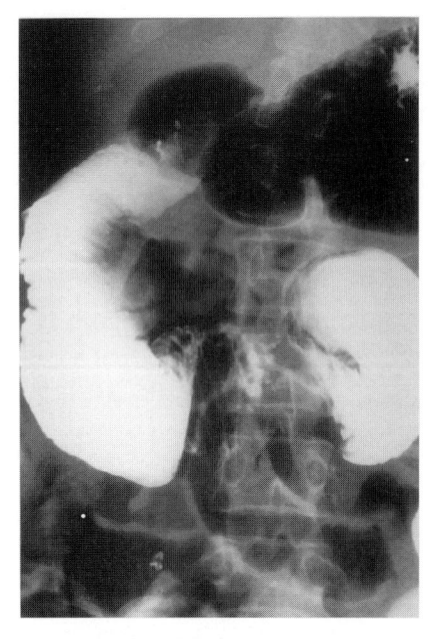

図 8.20 慢性偽性腸閉塞症の上部消化管造影
（杉原健一博士の提供による）
十二指腸の拡張が著明である．

腹手術の既往を有する例が多く，術後の癒着性イレウス（小腸閉塞）との鑑別を要することがしばしばあるが，大腸の拡張が伴っていれば本症が示唆される（図8.19）．また，十二指腸や食道の拡張（図8.20）は本症に特徴的である．

食道内圧測定や小腸内圧測定は本症であると積極的に診断するために有用で，食道内圧測定では不規則な収縮波や下部食道括約筋の弛緩不全が認められ，小腸内圧測定では収縮波の縮小や収縮波の伝播異常が記録される[9]．

慢性偽性腸閉塞症がmyopathyによるものかneuropathyによるものかの鑑別は，表8.9に示したような所見によってなされる．食道，十二指腸の拡張や尿路系の拡張はmyopathyによる例の特徴である[10]．

e．治療方針，手術適応
1）急性大腸偽性腸閉塞症（Ogilvie症候群）
（図8.21）

本症に対してはまず，減圧胃管挿入，絶食，補液，経肛門的ガス抜き，cisapride投与，硬膜外ブロック（交感神経ブロック）などが施行される．オピアトや抗コリン薬が投与されている例では薬剤を中止する．

大腸内視鏡を用いての減圧処置は診断と治療を兼ねているが，前処置は行わず，検査中の送気は最小限にしなければならない．内視鏡的減圧後の再発率は22％と報告されており[3]，内視鏡的減圧後にガイドワイヤーを用い減圧チューブを盲腸に留置する処置も有用である．

内視鏡的減圧を含めた保存的治療が不成功である場合や盲腸の穿孔・切迫穿孔（径14 cm以上）の所見のある場合はただちに手術を施行すべきである．

2）慢性偽性腸閉塞症

続発性の慢性偽性腸閉塞症に対しては，原因疾患の治療や薬剤の中止が最も優先されるべきであるが，原因疾患が治療困難である例や薬剤を中止

表 8.9 慢性偽性腸閉塞症におけるmyopathyとneuropathyの鑑別

	myopathy	neuropathy
食道	下部食道収縮圧低下 嚥下時，最初の収縮欠如 下部食道括約筋正常	中部下部食道の蠕動波欠如 繰り返す収縮波 下部食道括約筋弛緩不全
十二指腸	高度拡張しばしばあり	拡張は通常なし
小腸運動	蠕動波低下	蠕動波は活発，不規則 同時性収縮，逆蠕動など 食事への反応異常 （食後期パターンへの変化なし）
尿路系	拡張を伴う	拡張なし
組織所見	平滑筋筋線維の変性・空胞化 外縦走筋の消失 筋萎縮 筋線維の膠原線維による置換	壁在神経叢・腹腔神経節の 　ニューロンの変性 好酸性核内封入体 Schwann細胞浸潤

8.4 偽性腸閉塞症

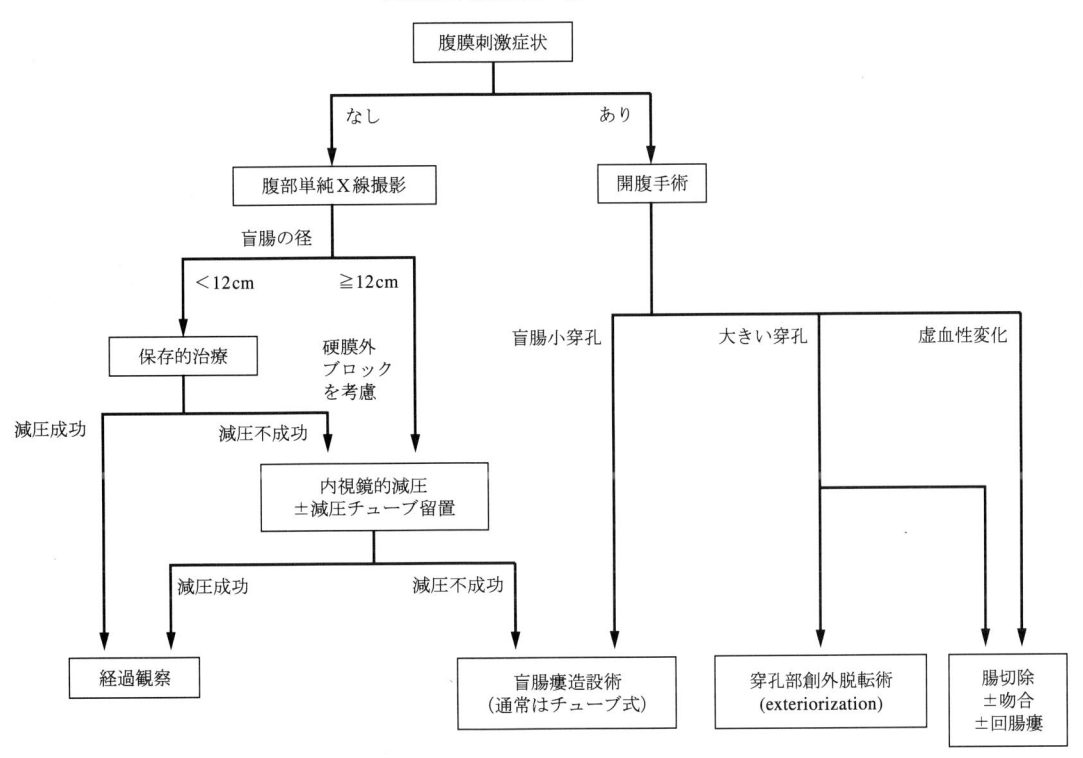

```
                    急性偽性大腸閉塞症の疑い
                            │
                      ┌─────────────┐
                      │ 腹膜刺激症状 │
                      └─────────────┘
                    なし         あり
                     │           │
             ┌──────────────┐  ┌────────┐
             │ 腹部単純X線撮影 │  │ 開腹手術 │
             └──────────────┘  └────────┘
                   盲腸の径
              <12cm    ≧12cm
               │        │
          ┌────────┐ ┌──────────┐
          │保存的治療│ │硬膜外    │
          └────────┘ │ブロック  │
                     │を考慮    │
                     └──────────┘
      減圧成功  減圧不成功
                     │
              ┌──────────────┐
              │ 内視鏡的減圧 │
              │±減圧チューブ留置│
              └──────────────┘
            減圧成功   減圧不成功
              │           │
         ┌────────┐  ┌──────────────┐ ┌──────────┐ ┌──────────┐ ┌──────────┐
         │経過観察│  │盲腸瘻造設術  │ │穿孔部創外│ │腸切除    │
         └────────┘  │(通常はチューブ式)│ │脱転術    │ │±吻合    │
                     └──────────────┘ │(exteriorization)│ │±回腸瘻  │
                                      └──────────┘ └──────────┘
```

図 8.21 急性大腸偽性閉塞症の治療のフローチャート

できない例も多く，このような場合には慢性特発性偽性腸閉塞症に対するのと同様な治療を行う．

慢性特発性偽性腸閉塞症は原因不明のイレウスとして開腹手術を施行される例が多いが，手術の時点で全身状態が不良である例も多く合併症を生じやすく，また，いったん開腹術を受けると，その後のイレウス症状が慢性特発性偽性腸閉塞症の増悪のためか術後の癒着性イレウスのためかの鑑別が困難となる．したがって，諸検査によって本症の確定診断が得られた場合には保存的治療が原則とされている．しかしながら，慢性特発性偽性腸閉塞症を根本的に改善させうる治療法はなく，増悪期には，輸液，経鼻胃管による減圧などの対症的治療が主体となる．下痢が主症状の例では，腸内細菌の増殖抑制のための抗生物質の経口投与，低脂肪・低食物繊維・無乳糖食が有効な場合があるが，下痢を止めるとイレウス症状が増悪する例もある．

慢性偽性腸閉塞症例（続発性，特発性）に対して種々の消化管運動亢進薬の投与が試みられているが，確実に有効な薬剤はまだ見出されていない．cisaprideは慢性偽性腸閉塞症例を適応症としており，慢性偽性腸閉塞症における胃排出低下を改善するが，臨床症状が必ずしも改善するとはかぎらない[11]．Verneらは，抗生物質erythromycinと長時間作用性のsomatostatin相似体octreotideを組み合わせた投与法が14例中5例で有効であったと報告している[12]．

長期間にわたって経口摂取が不十分な例に対しては高カロリー輸液（中心静脈栄養）を行うが，ビタミンや微量元素の欠乏に注意する．在宅高カロリー輸液の適応となる症例もある．

Murrら[13]は最近，罹患範囲が限局性の例に対する腸切除術・バイパス術や，罹患範囲が広汎性の例に対する減圧・栄養投与を目的とした腸瘻造設術を行い，慢性偽性腸閉塞症例に対しても積極的な外科治療が患者のQOL改善に有効である可能性を指摘している．手術的治療も加味した本症

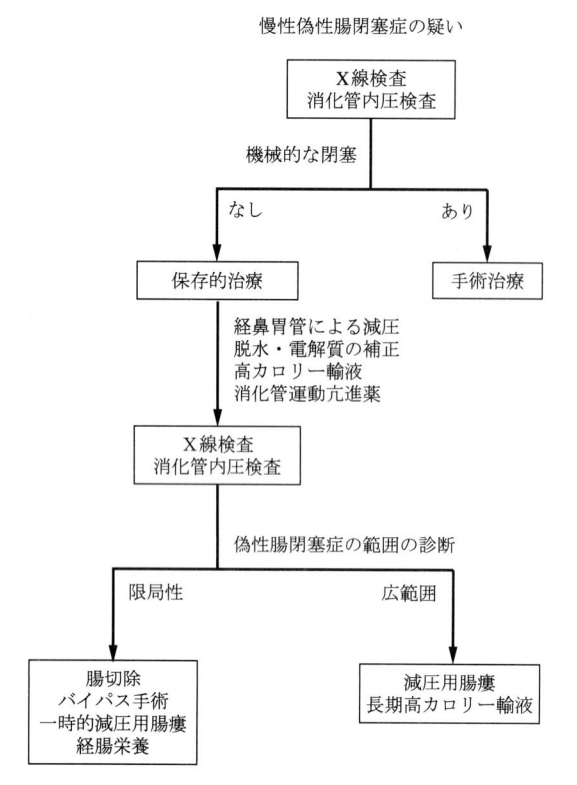

図 8.22 慢性偽性腸閉塞症への対処のフローチャート

の治療方針を図 8.22 に示した．

f. 手術方法
1) 急性大腸偽性腸閉塞症（Ogilvie 症候群）
a) チューブ式盲腸瘻造設術

盲腸の穿孔や壊死のない例に対して施行される．交錯切開を用いて局所麻酔下でも施行できるが，穿孔や虚血が疑われる例では傍腹直筋切開を用いる．盲腸の前壁に巾着縫合をおいて中心に小孔をあけ，太めの Foley カテーテルを挿入し，右半結腸を減圧し，カテーテルを腹壁外に導く．盲腸のカテーテル挿入部を腹壁に固定し，腹壁を閉鎖する．虫垂が残っている例では虫垂切除を行い，虫垂根部からカテーテルを挿入することもできる．さらに，穿孔があっても小さい例では，穿孔部からカテーテルを挿入する術式が可能である．Foley カテーテルを 2〜3 週間後に抜去すると瘻孔は自然に閉鎖される．

b) 解放式盲腸瘻造設術

チューブ式盲腸瘻のカテーテル閉塞による減圧不良を避けるために，盲腸を脱転して腹壁外に引き出し，腹壁と盲腸漿膜筋層を縫合して固定し，盲腸全層と皮膚（全層または真皮層）とを縫合する方法である．閉鎖術を要するのが短所である．

c) 腸切除術

盲腸の大きな穿孔や壊死を伴う例では腸切除が必要となる．虚血に陥っている範囲により回盲部切除術や右結腸切除術が施行される．穿孔性腹膜炎合併例では一期的な再建を行わず，口側を回腸瘻としておいたほうが安全である．

2) 慢性偽性腸閉塞症

Murr らの報告[13]では，罹患範囲が限局性の例に対しては罹患部の部分切除術またはバイパス手術が行われ，罹患範囲が広汎な例に対して腸瘻造設術が施行されている．

g. 手術成績
1) 急性大腸偽性腸閉塞症（Ogilvie 症候群）

Vanek ら[3]の集計によれば，チューブ式盲腸瘻による減圧成功率は 100％，手術死亡率は 15％，開放式盲腸瘻による減圧成功率は 95％，手術死亡率は 21％，腸切除術による減圧成功率は 100％，手術死亡率は 40％ である．手術症例全体の死亡率は 30％ で，保存的治療の場合の死亡率 14％ よりも高いが，腸切除を要した例では穿孔や腸管壊死を伴い，保存的治療がなされた例よりも術前状態が不良であることが影響していると考えられる．

2) 慢性偽性腸閉塞症

Murr らの論文[13]によれば，治癒を目標とした腸切除術またはバイパス術を 9 例に施行し，バイパス術を施行した 3 例中 1 例で術後イレウスを生じた．また，減圧目的で腸瘻造設術を 12 例に行い，12 例中 4 例は経口摂取が可能となり腸瘻チューブを抜去された．残る 8 例は経口摂取不能で，7 例では腸瘻チューブが減圧に使用されているという．

h. 遠隔成績
1) 急性大腸偽性腸閉塞症（Ogilvie 症候群）

本症そのものは適切な治療により 3〜6 日で通常は改善するが，長期予後は併存疾患の予後に大

きく左右される．保存的・手術的に減圧に成功してもある程度の死亡率があるのは，本症発症時すでに全身状態が不良である例が少なくないためである．

2) 慢性偽性腸閉塞症

続発性の慢性偽性腸閉塞症の長期予後は原疾患の予後によって異なる．慢性特発性偽性腸閉塞症は緩解と増悪を繰り返すが，本症と診断された後も長期間生存できる例が多い．本症患者の主な死因は，症状増悪期の消化管内容の誤嚥や消化管軸捻症，手術の合併症である．

Murrらの手術症例の平均5.7年の経過観察[13]では，腸切除術またはバイパス術を施行された9例中2例で症状の再燃がみられている．しかしながら，腸瘻造設術のみの例を含めてもほぼ全例で，入院頻度と自覚症状の面で改善がみられたと述べている．

[大矢正俊]

文献

1) Dudley HAF, Sinclar ISR, McLaren IF, et al : Intestinal pseudo-obstruction. J Roy Coll Surg Edinb **3** : 206-217, 1958.
2) Ogilvie H : Large-intestine colic due to sympathetic deprivation. A new clinical syndrome. Br Med J **2** : 671-673, 1948.
3) Vanek VW, Al-Salti M : Acute pseudo-obstruction of the colon (Ogilvie's syndrome). An analysis of 400 cases. Dis Colon Rectum **29** : 203-210, 1986.
4) Schuffler MD, Rohrmann CA, Chaffee RG, et al : Chronic intestinal pseudo-obstruction. A report of 27 cases and review of the literature. Medicine **60** : 173-196, 1981.
5) 宮内邦浩，大島行彦，清水正夫，ほか：慢性特発性偽性腸閉塞症の1症例と本邦報告例の検討．日消誌 **88**：1359-1363，1991．
6) Dorudi S, Berry AR, Kettlewell GW : Acute colonic pseudo-obstruction. Br J Surg **79** : 99-103, 1992.
7) 近藤啓文：進行性強皮症．In：最新内科学体系24，免疫・アレルギー疾患 3.膠原病と類縁疾患（井村裕夫，尾形悦郎，高久史麿，ほか編），pp 95-105，中山書店，東京，1993．
8) Anuras S, Shaw A, Christensen J : The familial syndromes of intestinal pseudoobstruction. Am J Hum Genet **33** : 584-591, 1981.
9) Verne GN, Sninsky CA : Chronic intestinal pseudoobstruction. Dig Dis **13** : 163-181, 1995.
10) 辻 景俊：慢性特発性偽閉塞症の成人例における消化管・尿路系異常の検討．大阪大学医学雑誌 **43**：31-43，1991．
11) Camilleri M, Malagelada J-R, Abell TL, et al : Effect of six weeks of treatment with cisapride in gastroparesis and intestinal pseudoobstruction. Gastroenterology **96** : 704-712, 1989.
12) Verne GN, Eaker EY, Hardy E, et al : Effect of octreotide and erythromycin on idiopathic and scleroderma-associated intestinal pseudoobstruction. Dig Dis Sci **40** : 1892-1901, 1995.
13) Murr MM, Sarr MG, Camilleri M : The surgeon's role in the treatment of chronic intestinal pseudoobstruction. Am J Gastroenterol **90** : 2147-2151, 1995.

9. 肛門疾患

9.1 痔核

　肛門管に出現する痔核（piles）は，人類が直立歩行をするようになったことにより，肛門管の静脈環流が重力の影響を受けるためこれにより生じるのではないかとの説明がある．痔核はそもそも肛門管静脈叢のうっ滞により起こる変化を指している．静脈環流では静脈自身ポンプをもたないため，いきみ（strainer），肥満あるいは肝硬変症での門脈圧亢進症など基礎疾患を有する患者では小骨盤腔に静脈のうっ滞をきたす病態がみられ，このため痔核が誘発されやすい．肛門管静脈叢はanal cushionとして便の漏出を阻止するのに大事な役目を果たしているが，一度この静脈叢の弁が上記の原因などで破壊されると痔核としての病態を示すこととなる．

a．発生頻度[1]

　アメリカでのアンケート調査では年間4.4%，また内科医を訪れた患者での罹患率は年間13.3%に対しイギリスでは36.4%との報告がある．一方，アメリカでは人口10万当たり，年間1180人程度（1.18%）が病院を訪れ痔核の診断を受けており年齢のピークは，46～64歳にみられる．また，イギリスでも若干男性に多いが，人口10万当たり年間男性1250人程度（1.25%），女性1170人程度（1.17%）の罹患率でアメリカの統計とほとんど差がみられない．一般に便秘およびstrainerを有する患者，さらには経産婦に多くみられる．日本での正確な発生頻度は不明であるが，30～40歳代の中年層に多くみられ男性が女性より若干多い．しかし，長期間の罹患患者は女性のほうが多いとの報告もある．

b．病態生理[2,4]

　痔核の病態を述べる前に，肛門の解剖および生理機能を知ることが不可欠である．肛門管は組織学的および解剖学的に区別される．この肛門管はanal cushions[3]により取り囲まれており，組織学的には粘膜下層の静脈叢，これを支える平滑筋，弾性線維さらには数多くの神経線維などにより構成されている．anal cushionsはそもそも肛門管より便の漏出をおさえるという大事な役目を担っている．このanal cushionsのうち，これを主に構成するのが静脈叢で，痔核の場合この静脈叢は動静脈瘻となっている．しかし，これはlacunar vascular spaceを欠如しており，尿道海綿体のような精巧なものではない．anal cushionsの深層には内肛門括約筋が取り巻いており，さらにその外側には肛門挙筋，恥骨直腸筋に連なる外肛門括約筋がある．内・外肛門括約筋間にはconjoined longitudinal muscleがあり，それぞれの線維束は内肛門括約筋線維束間を内側に貫きネットワークをつくりanal cushionsとしての静脈叢を支えている．昔からこの静脈叢に注ぎ込む上直腸動脈分枝（痔動脈）は右に2本（7時，11時）左（3時）計3本あるとされているが，よく観察すると変化が多く実際にみられるのはたかだか20%にしか満たない[2]ので注意が必要である．痔核は最近までanal cushions内の静脈叢のうっ滞であるといわれてきた

が，corpus caverunosum recti の過形成であるとの考え方もある．正常人では排便時，conjoined longitudinal muscle さらに内肛門括約筋の収縮により anal cushions 内の静脈叢はドレナージされるが，痔核はドレナージされないでそのまま残る．また，肛門内圧のうち静止内圧は正常人よりも常に高い．さらに，肛門括約筋は筋束の過形成を起こしている．

c．分　類

内痔核と外痔核に分類される．内痔核は肛門管の内痔動脈支配領域の静脈叢のうっ血を，また外痔核は外痔動脈支配領域の静脈のうっ血をいうが，実際には外痔核は臨床上，内外痔核として確認されることが多い．臨床上の重症度分類としてGoligher 分類（第1度〜第4度）[4]が多用される．

第1度
排便怒責で内痔核が肛門管内でわずかに膨隆する．臨床的には出血のみである．肛門管から脱出しない．一般には，そのほかに疼痛などの臨床像を呈しない．

第2度
排便怒責時痔核が脱出するが，自然に還納する．排便時に出血，疼痛を伴う．

第3度
排便時痔核が脱出し，排便後も残存するが用手還納が可能である．出血，疼痛が著しい．

第4度
排便時以外でも痔核脱出し，一度脱出すると用手還納が不可能である．すなわち，この状態となると痔核嵌頓に陥りやすく，日常生活が困難で外科的処置が必要である．

d．外 科 診 断

痔核を有する患者は排便時の出血を主訴に来院することが多い．内痔核の場合，肛門鏡または直腸指診で肛門管に痔核を確認すれば診断は確定する．しかし，痔動脈の支配領域である3時，7時，11時に必ずしも痔核を確認できるわけではないことは前述のとおりである．内痔核が長期に存在すると肛門管のみにとどまらず下部直腸に及ぶ場合もある．この場合，粘膜上皮は metaplasia を起こし白っぽくみえる．一方，肛門痛を有する血栓形成性外痔核は視診にて容易に診断がつく．陳旧性の外痔核の場合，裂肛に付随してみられる見張りイボ（skin tag）あるいは尖圭コンジローム，Bowen 病，肛門部 Behçet 病，類基底細胞腫などの疾患との鑑別が必要である．

また，大腸癌と痔核をともに有する症例の場合，大腸癌が見落とされることがある．これは安易な診察で痔核を確認して安心し，癌の存在を見落とすためである．放置された大腸癌が気づかれたときにはすでに切除不能となっている症例もある．よって，この確率をゼロに近づけるためには，まず直腸指診を行い下部直腸の隆起性病変の有無を確認することである．そのとき，便の性状および便への血液の混入（テステープ使用）あるいは便への血液の付着などをよく観察することが肝要である．必要に応じてロマノスコープを併用する．患者の現病歴と照らし合わせ痔核の診断のみでは説明がつかない場合は躊躇することなく，注腸造影あるいは大腸ファイバーによる検査を追加する．痔核からの出血の場合，血液は鮮血で排便直後にみられることが多い．また，便に筋状の血液の付着がみられたと訴える患者も少なくない．一方，長期経過観察中の痔核患者でもときどき大腸癌を併発することがあるので，外来での安易な投薬を経続することなく症状に合わせ診察や検査を組むことが必要となる．なお，痔核を有する患者の便潜血反応をみると，2.1〜5.9% に陽性が示される．一方，スクリーニングで便潜血反応陽性により癌が発見される確率は 0.1〜0.3% である．

e．治療方針，手術適応

痔核は Goligher の重症度分類で3度，4度が手術適応となるが，高齢者の場合2度でも肛門より便汁の漏出をきたす症例が多いため，症状に合わせ手術にふみ切ることもある．

重症度分類での1度，2度の場合，その治療は原則的には軟膏，坐薬による保存的療法を行う．

現在，臨床上よく用いられている軟膏として，強力ポステリザン，プロクトセディル，ボラザG

などがある.

強力ポステリザンは1g中ヒドロコルチゾン2.5 mg, 大腸菌死菌浮遊液0.163 ml (大腸菌死菌約3.3億個) が含まれており白血球遊走を促進し局所の感染防御および肉芽形成を促すといわれている.

プロクトセディルは1g中ヒドロコルチゾン5 mg, 硫酸フラジオマイシン7.1 mg, 塩酸ジブカイン5 mg, エスクロシド10 mg を含む. ヒドロコルチゾンおよびエスクロシドは抗消炎作用を, 硫酸フラジオマイシンは抗菌作用を塩酸ジブカインは鎮痛作用を有する.

ボラザGは, トリベノシド200 mg, リドカイン40 mg をそれぞれ含み, 循環障害改善および鎮痛作用を有する.

上記3剤はそれぞれの特徴があるため, 症状, 臨床経過に合わせて使い分け特に出血が強い場合はボラザGなどを第1選択とする. 原則として, これら薬剤の長期投与は行わない. それは, それぞれ薬剤にステロイドあるいは局所麻酔薬が混入されているからにほかならない.

Goligherの重症度分類で3度, 4度の症例は手術適応である. また, 2度でも社会的制約が損なわれて, 患者が手術を希望している場合は手術適応としてもよい.

f. 手術方法
1) 術前準備

基礎疾患を有しない一般の患者の術前準備としては, 術前日に緩下薬を内服させ手術当日に浣腸をする程度でよい. これは, 痔核根治術が free drainage を伴う手術であるという観点からである. 一方, 白血病などの血液疾患患者, 抗凝固薬内服患者, 肝硬変による門脈圧亢進症患者は血液凝固能がおちているため, 術後出血をきたしやすいので外科的処置としての手術は極力避け, もしどうしても回避できない場合には術前に状態把握をし, 適切な術前処置をしっかりと施す必要がある.

2) 術式

最近では腰麻酔下にジャックナイフ体位で行うのが一般的であるが, 部位によっては砕石位で行うほうがやりやすい場合もある.

a) Milligan-Morgan法[5]

まず, 用手的に肛門管を開き指が2本程度楽に挿入できるようにする. 痔核を有する患者では上述のように肛門括約筋が筋束の過形成を起こしているためであり, また術後の肛門管狭窄を回避する意味でも重要な操作である. 次に, Parks開口器などを用い痔動脈を確認し高位にて結紮する. よく観察すると粘膜下に動脈が筋状に下降しているのがみえるし, 拍動を指にて確認すれば確実である. このとき, 指を軽く粘膜に置くような触診のしかた (図9.1) が肝要で, これを怠ると動脈の拍動を確認できないことが多い. まず, 触知する痔動脈を吸収糸で結紮する (図9.2). これが終了した時点で切除する痔核および範囲を決定する.

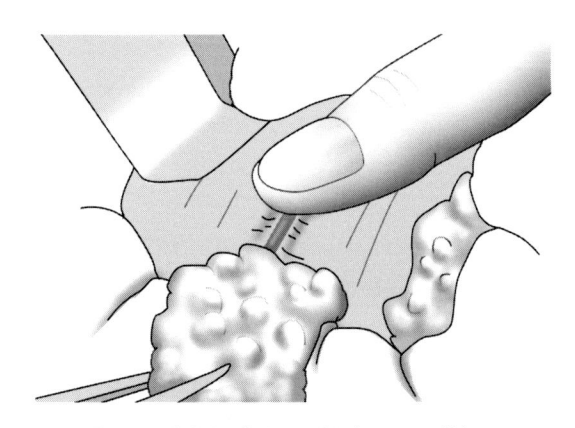

図 9.1 痔動脈を指診にて確認する. この場合, ペアンなどを用い痔核を前方に引き出すようにすると見つけやすい.

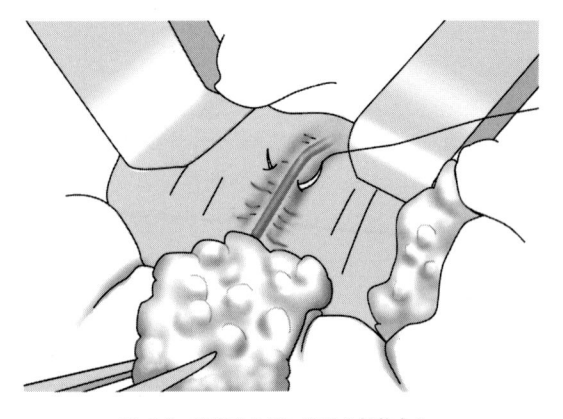

図 9.2 吸収糸を用い動脈を結紮する.

痔核切除に移った場合，まずペアンでドレナージする部分の皮膚をつまみ痔核を外方に引き出すようにし切除線を決める．粘膜下にボスミン加20万倍の生理食塩水を注入する（図9.3）．後方のドレナージを置く意味から肛門縁より周囲の皮膚をわずかに含めてV字あるいはU字に切離する（後方ドレナージ）（図9.4）．

しだいに肛門管口側に向かい，先ほどの動脈結紮に向かい収束する（V字）ように静脈叢を含めた肛門管粘膜切離を行う．このさい，あくまでも口側肛門管に向かい裾広がりにならないように心掛けなければならない．動脈結紮より2～3mm肛門側で吸収糸によるtransfixingを行いその末梢側を切離する（図9.5）．3か所の痔核切除が終わった後もまだ痔核が存在している場合もある．この場合，痔核の核出術を切離縁肛門粘膜より追加しtrimingする．この処置により術後浮腫は軽減し，残存痔核はほとんど消失する．一方，痔核が大きく2～3個有する場合，すべて切除すると術後の肛門管狭窄をきたす原因となる．この場合mucosal flap様に粘膜を残し痔核を極力切除するのがよい．Milligan-Morganの原法にのっとって操作を進めるとこのままで終わるが（図9.6），これだと粘膜欠損部が大きく術後排便時の疼痛を長期に伴うことは避けられない．また，術後出血の原因となることもあるし，粘膜が完全に覆うのに約1.5～2か月を要するなど不利な点があげられる．そこで現在では，術後疼痛を軽減し創傷治癒を早める半閉鎖法が主流となっている．

b) 半閉鎖法

手術方法はMilligan-Morgan法に準じ，まず

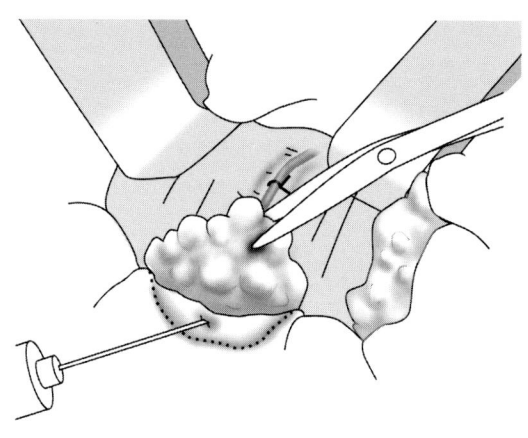

図9.3 肛門縁および粘膜下にボスミン加生理食塩水を注入する．

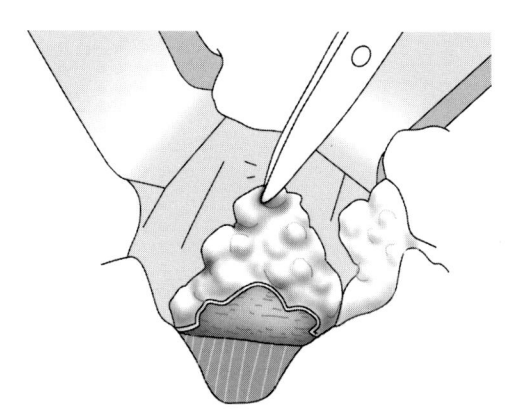

図9.4 痔核の切除
陳旧性痔核の場合，粘膜下層が線維化を起こしテント状に静脈叢に付着していることが多いので，内肛門括約筋を切離しないような剥離操作が必要である．a：mucosal flap．

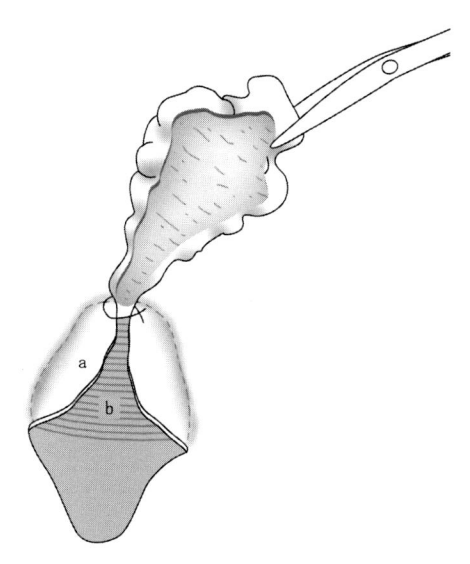

図9.5 a：mucosal flap
b：内肛門括約筋

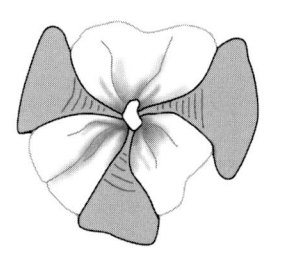

図9.6 Milligan-Morgan法

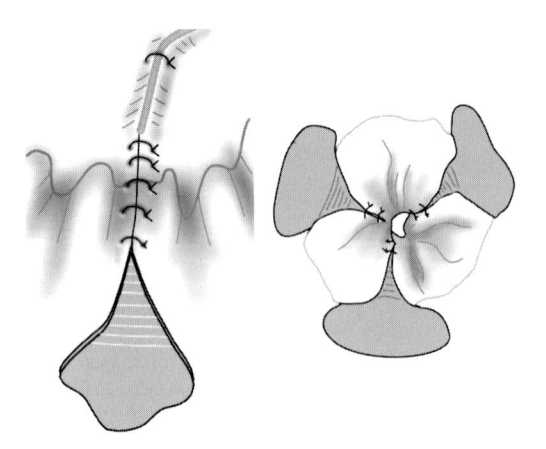

図 9.7 不完全閉鎖法
胞内管の一部までを縫合閉鎖する．

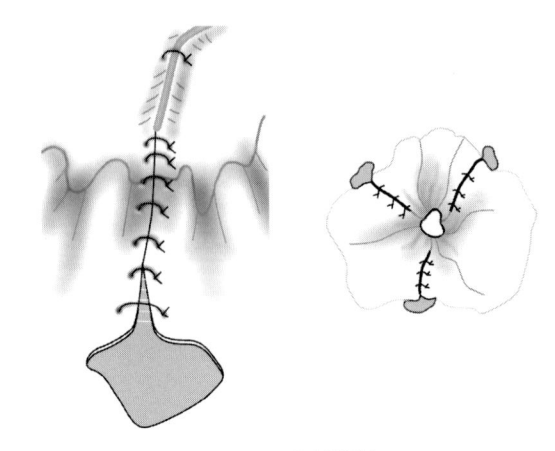

図 9.8 完全閉鎖法
肛門管をすべて縫合閉鎖する．

痔核の結紮切除を行う．半閉鎖法とは肛門管上切り上げた粘膜欠損をさらに縫縮する方法である．肛門管粘膜切離端より肛門管に沿って歯状線まで吸収糸により粘膜縫合を行う（図9.7）．この場合，針糸が内肛門括約筋および歯状線にかかると術後の疼痛をきたすので注意が必要である．また，吸収糸に固いものを用いると隣接する正常肛門管粘膜を刺激し同様に術後疼痛をきたすことになるので，バイクリル，クロミック・カットグート等吸収糸のうち柔らかいものを用いるのがよい．また，この半閉鎖法は後で肛門管が狭くなりがちなので人指し指が楽に入る程度にとどめるのがよい．

c) 全閉鎖法

半閉鎖法をさらに拡大解釈すると，肛門縁まで肛門管の粘膜を縫縮しても感染は起こらないと考えられ実際に施行している施設もある．われわれは肛門縁の皮膚は縫縮せずそのままとし，後方ドレナージに利用する全閉鎖術式を頻用している（図9.8）．これにより，術後の疼痛の軽減ははるかに改善される．

d) Baron's ligation

局所麻酔下に痔核のみを結紮糸で結紮するもので，根治的なものではない．リスクの高い患者で出血を伴っている症例に有効である．結紮された痔核は壊死に陥り自然に脱落する．結紮直後は疼

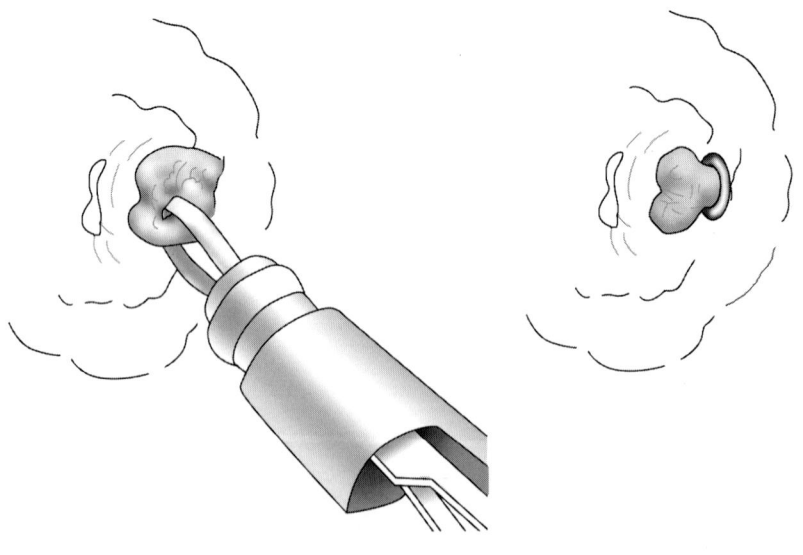

図 9.9 Baron's ligation

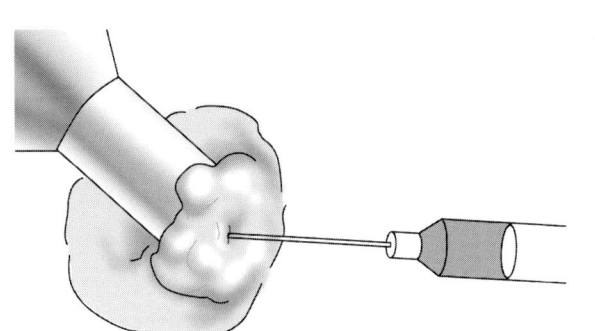

図 9.10 パオスクレーによる硬化療法

痛を伴うので鎮痛薬の投与が欠かせない．最近では，ゴム輪で痔核を絞扼する簡便式の器具 (Baron's rubber ring ligation) が開発され有用である（図 9.9）.

e) パオスクレーによる硬化療法（図 9.10）

パオスクレー（5% フェノール含有アーモンドオイル）を 2～3 ml 痔核内に注入することにより，静脈叢を破壊するのを目的とするものである．痔核より出血している患者に有効で症状に合せ何回も使用できることが特徴である．ただし，この方法は根治的でない点を明記しておく必要がある．

g．術後管理

まず，創部の治癒を高めるためには理想的な肛門管理が重要である．抗生物質の全身投与は不要である．便は形状のある状態が好ましく排便後はぬるま湯，ウォシュレット，シャワーなどによる肛門創部の洗浄が欠かせない．できれば，1週間以上続けるのが好ましい．消毒液を用いるとかえって炎症を助長するし，そもそも手術時に open drainage をしてあるので原則的には必要はない．手術創が開放創となっているため軟便の場合便自体が刺激となるので好ましくないが，硬便だと排便時の苦痛を伴うので緩下薬を適度に投与することもある．手術直後は肛門痛を伴うので朝夕に消炎鎮痛薬としての坐薬を用いるのがよい．また，創傷治癒を図る意味でステロイド含有が少なく肉芽の上がりを期待できる強力ポステリザンなどの軟膏を用いるとよい．また，痔核切除術は肛門の手術であるので残便感を伴うことも多々あり，長時間トイレに入る傾向がでてくるのでトイレは 5 分以内に済ますように指導する．また，半閉鎖法を用いると長期的にみて肛門管が狭くなりがちなので，外来にて適切な時期に用手拡張術を追加する必要もある．

付）ホワイトヘッド・アヌス

痔核の手術を安易に行うと，全周狭窄による術後排便機能失調をきたし患者に長期にわたって苦痛を与える結果となる．原因は広汎な粘膜切除による肛門管の狭窄である．よって，痔核を 3 か所切除した場合，粘膜を広汎に切除せず mucosal flap を作成することが肝要である．もし，術後肛門管狭窄をきたした場合には，早期に用手ブジーを行い瘢痕狭窄に至らないように注意しなければならない．もし，外来にホワイトヘッド・アヌスの患者がきた場合には，一か所とその対側に大きな sliding skin graft をおくのがよい．肛門ブジーは肛門管の裂傷をおこすだけで効果のみられないことが多いため，早期に手術にふみ切るのがよい．

h．遠隔成績

予後に関して明らかに示されている統計はない．これは，術後なにをもって再発とするか明確な基準がないことによる．一方，日本においては術後出血に関して 0.5～1.0% が示されている．

［森田博義］

文 献

1) Johnson JF, Sonnenberg A : Temporal change in the occurrence of haemorrhoids in the United States and England. Dis Colon Rectum **34** : 585-591, 1991.
2) Loder PB, Kamm MA, Nocolus RJ, Phillips KS : Haemorrhoids : Pathophysiology and aetiology. Br J Surg **81** : 946-950, 1994.
3) Stiev H : Uber die Bedeutung des venoser Wundernetze fur den Verschus einzelner Offungen des menschliachen Korper. Dtsch Med Wochenscher **54** : 87-90, 130-133, 1928.
4) Goligher JC : Surgery of the Anus, Rectum and Colon, 3rd ed, Baillier Tindall, 1975.
5) Milligan and Morgan : Surgical anatomy of the anal canal and the operative treatment of haemorrhoid. Lancet **2** : 119, 1993.

9.2 裂　　　　肛

裂肛（fissure ano）は肛門上皮に生じた，亀裂，びらん，潰瘍を総称していい，その程度には浅い損傷程度のものから深い潰瘍状になったものまでさまざまである．

また，原因も外傷や内括約筋の痙攣によるもの，肛門腺の感染によるもの，特殊な疾患に由来するもの，他疾患に合併するものなどさまざまである．

いずれにせよ裂肛は肛門疾患のなかで頻度が多く，日常臨床上，よく遭遇する疾患であり，その病態，治療に対して十分な理解が必要である．

a．発生頻度

裂肛は肛門疾患のなかで頻度が多く，俗に痔核，痔瘻とともに肛門の3大疾患といわれている（図9.11）．

男性では痔核，痔瘻に次いでいるが，女性においては痔核に次いで多く，肛門疾患のおよそ15〜20％程度を占めている．そして好発年齢は20歳代から40歳代である．

b．病態生理

裂肛の好発部位は肛門後方であり，全体の約80％程度を占め，ついで前方10％程度であり，その他の部位は少ない．

病変の初期においては，硬い便の排出により生じた外傷であって，肛門上皮のみの浅い裂創である．

裂創底部は縦走筋線維よりなっており，裂創底部をみると縦走する線維がみえる（図9.12）．

肛門上皮が裂け，脊髄神経の知覚神経終末端が露出するために，そこに大便の通過により刺激を受け，排便時の疼痛が生じる．そして，この排便時の疼痛により内括約筋の反射的な痙攣が生じ，結果として排便後も持続する持続性疼痛を引き起こす．

便秘による硬便の排出により生じた外傷が，何らかの局所の要因により治癒しないで慢性化するか，肛門陰窩，肛門腺の感染により肛門上皮の破壊が生じるなどして慢性化すると，肛門上皮部は難治性の潰瘍となる．

慢性となり潰瘍となると，その潰瘍底は筋層に達し横走する内括約筋が露出するようになる．そして，潰瘍は感染の溜り場となるために潰瘍周辺には二次的な肥大乳頭や skin tag が形成される（図9.12）．

また，内括約筋は炎症による線維化が生じ，そのために器質的肛門狭窄をきたし肛門管の伸展性は失われるようになる．

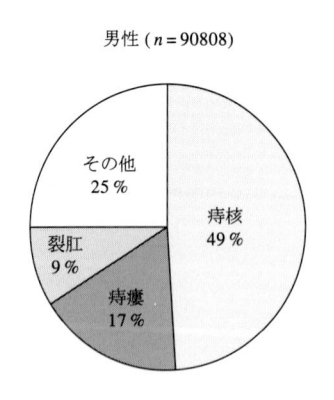

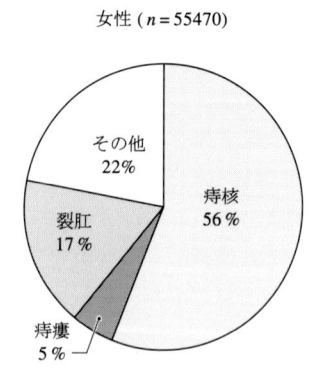

男性（$n=90808$）

その他 25％
痔核 49％
裂肛 9％
痔瘻 17％

女性（$n=55470$）

その他 22％
痔核 56％
裂肛 17％
痔瘻 5％

図 9.11 肛門疾患外来統計
社会保険中央総合病院大腸肛門病センター（1960〜1994）

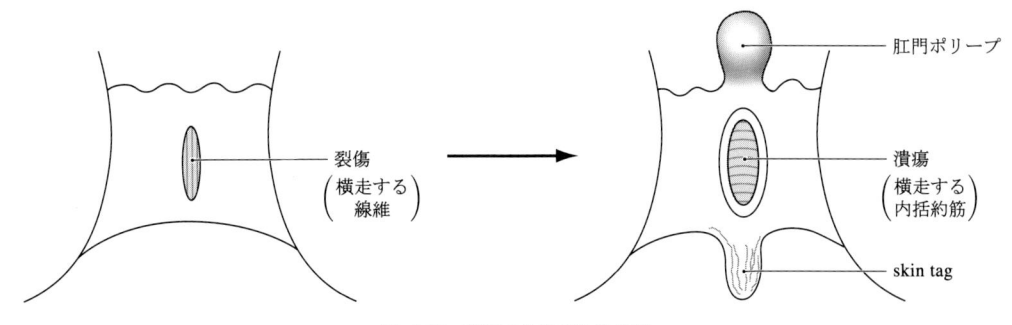

図 9.12 裂肛の急性期と慢性期
左：急性期，右：慢性期

c．病型分類

裂肛は，その成因，病態などから急性のもの，慢性のもの，随伴性のもの，その他のものに分けることができる．

1) 急性の裂肛

便秘における硬い便の排出や下痢のさいの下痢便の急激な排出によって生じる肛門上皮の機械的損傷で，肛門上皮部の浅い裂創である．

2) 慢性の裂肛（肛門潰瘍）

急性裂肛が慢性化して生じるもので，裂肛部は難治性となり潰瘍状となる．そして，潰瘍周辺には口側に肛門ポリープが，肛門側に sentinel tag, skin tag が形成される．そして内括約筋に炎症による線維化を生じ，器質的肛門狭窄をきたす．

3) 随伴性裂肛

痔核や肛門ポリープが肛門外に脱出するさいに，肛門上皮部が牽引され裂創を生じることがある．また，肛門周囲皮膚の湿疹，真菌感染などで肛門上皮が脆弱となり裂肛を生じることがある．このような肛門内外の病変に随伴して生じる裂肛を随伴性裂肛という．

4) その他のもの

肛門部以外の他臓器疾患や全身性疾患の部分的病変としての肛門部の潰瘍をいう．

Crohn 病や潰瘍性大腸炎，梅毒などの性病，Behçet 病などに合併するものが知られている．

臨床上，裂肛といった場合は，通常は急性裂肛と，それが慢性化した慢性裂肛を指す．

d．外科診断

問診により特異な症状から，大まかな診断は可能である．つまり，裂肛の患者は排便時，および排便後も続く排便と関連した痛みを訴える．そして出血は痔核と異なり量は少量であり，紙につく程度のわずかなものである．

局所の診察は肛囲の視診を行う．

skin tag により潰瘍病変がどこにあるかの検討をつけ，潰瘍病変部外側の肛門縁左右をよく牽引することで，潰瘍部を肛門管外に引き出すようにして観察することが可能となる．

指診，肛門鏡診を行うさいは，指尖，肛門鏡が潰瘍に触れないように反対側に圧をかけつつ行う．また肛門括約筋の緊張がとれるように患者にいきませつつ行う．

指診で疼痛を訴え括約筋によって締めつけられるのを感じるなら spasm の存在があるといえる．

肛門鏡診は細い口径のものを用いて行うと，無駄な疼痛を患者に与えず良い．

裂肛底部をみて縦走する縦走筋線維がみられるなら裂肛の急性期であり，横走する内括約筋がみられるなら慢性化した時期といえる．また，肛門ポリープや skin tag が合併しているなら慢性期である．

なかには痛みがひどく十分な診察ができないものもあるが，そのような際はあえて指診，肛門鏡診は行わず，日を改めて症状の緩解を待って行う．

悪性病変の存在が疑われる場合は腰麻下もしくは局麻下に診察が必要となる．

e．治療方針，手術適応

裂肛に対する治療は急性期にかぎらず慢性期にも原則として保存療法を行う．つまり，通常の肛

門疾患への保存療法と同様に便通を整え肛門衛生に留意する．そして坐薬，軟膏の外用薬を主体とした薬物療法を行う．

薬物療法としては就寝前は通常の坐薬を，排便後は鎮痛用の坐薬を使用し，硬い便には緩下薬の投与を加える．

そして，保存的療法にて効果がみられないものや，再発を繰り返すもの，疼痛が強度でspasmが強度のものには外来処置としての用手肛門拡張や側方内括約筋切開術を試みる．

外来処置で再発を繰り返すものや，裂肛が慢性化し器質的肛門狭窄をきたし肛門管の伸展性が失われ肛門ポリープや皮膚痔などの合併病変を有するものには入院しての手術を考慮する．

随伴性裂肛や，その他の裂肛については主病変に対する治療が優先する．

薬物的内括約筋切開術

薬物，つまり硝酸グリセリン（ニトログリセリン）やボツリヌス毒素による一時的な内括約筋の弛緩，不全麻痺を利用して裂肛を治癒させようとする試みが成されている[1~4]．硝酸グリセリンは非アドレナリン性，非コリン性経路経由で内括約筋を弛緩させる効果がある．また，ボツリヌス毒素は，アセチルコリンのシナプス間隙への放出を阻害し，内括約筋の数週間持続する不全麻痺をひき起こす．

Watsonら[3]は19人の慢性裂肛患者に0.2～0.8％の濃度の異なる硝酸グリセリン軟膏を局所に使用し，25％以上の最大静止圧の減少を得，そしてフォローアップ不明を除いた15例中9例に裂肛の治癒を認めている．そして，治癒に要した硝酸グリセリン軟膏の濃度は9例中8例が0.3％以上の濃度を必要としたと報告している．

Lundら[4]は21例の慢性裂肛患者に0.2％の硝酸グリセリン軟膏の塗布を1日に2回，4～6週使用し，4週までに11例に，6週までに18例に裂肛の治癒を認めたと報告している．

また，Jostら[2]は裂肛の12人に薄めた0.1mlのボツリヌス毒素を左右の外括約筋に注射し，注射後の翌日には裂肛の痛みはなくなり，3日後には明らかに括約筋の緊張は減少し，12週後に10人に裂肛の治癒を認めたと報告している．

また，Guiら[1]は10人の慢性裂肛患者にボツリヌス毒素Aを左右側方の内括約筋にそれぞれ5単位，後方に5単位，計15単位を注射し，2か月後に7人において裂肛の治癒を認めたと報告している．

以上の薬物による内括約筋の弛緩，不全麻痺はあくまで一時的なものであって，したがって一時的な括約筋不全しかひき起こさない点に長所がみられる．今後，さらなる検討が成され，裂肛の新しい治療法として確立が期待される．

f．手術方法

1）用手肛門拡張（stretching）

局所麻酔下，もしくは低位腰麻下に肛門に指を挿入し徐々に肛門管を拡張，進展させる．肛門の左右に左，右示指2本で1～2分，拡張後，左右示指，中指4本で左右方向に1～2分，前後方向に1～2分拡張を行う（図9.13）[5,6]．拡張の度合いは，拡張により輪状に硬く収縮する内括約筋を確認しつつ，その収縮が一段階，消失する程度にゆっくりと行う．

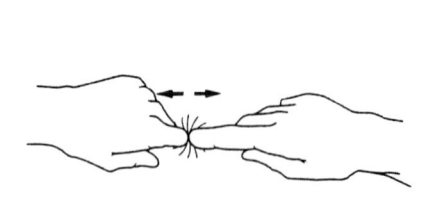

a） 肛門の左右に左右示指2本での拡張　　b） 左右示指，中指4本での左右方向への拡張　　c） 左右示指，中指4本での前後方向への拡張

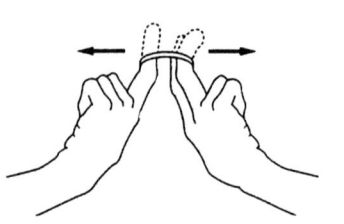

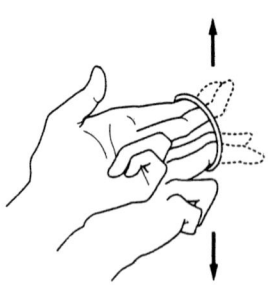

図 9.13 用手肛門拡張

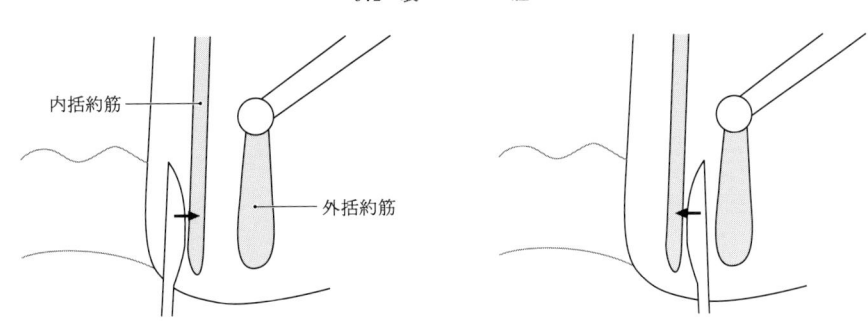

図 9.14 Blind法
左：Notaras法，右：Hoffman法

2) 側方内括約筋切開術

内括約筋を側方で切開することによって，肛門のspasmをとり肛門管の伸展を取り戻す術式である．

直視下に内括約筋を切断するopen法とblindで行うblind法がある．そして，blind techniqueにはメスを内括約筋と肛門上皮の間にいれて外側に刃を向け内括約筋を切断するNotaras法[7]とメスを内外括約筋間にいれて刃を内側に向けて内括約筋を切断するHoffman, Goligher法[8]がある（図9.14）．

open法とblind法では侵襲の少ないblind法が，またNotaras法とHoffman, Goligher法では手技的に容易であるNotaras法が好まれて行われている．

側方内括約筋皮下切開術（LSIS）—**Notaras法の実際**

外来で局麻下での手術も可能であるが，通常は根治を目的として入院しての腰麻下での手術が行われている．以下，腰麻下での手技について述べる．

1) 肛門開創器を閉じた状態で肛門内に挿入し，ついで内括約筋が索状に触れられるようになるまで十分に開創器を開く（図9.15 a）．

2) 索状に触れる内括約筋を目標にボスミン加の局麻薬を内外括約筋間の，やや外側肛囲皮膚から歯状線を越える肛門上皮，粘膜下に浸潤させる（図9.15 b）．

3) 号数の少ないメス（フェザー替え刃15号）を索状に触れる内括約筋のやや外側の肛門周囲の皮膚から寝かせるようにして，肛門上皮と内括筋約間に歯状線の手前までcryptとcryptの間をねらって挿入する（図9.15 c）．

4) 歯状線までメスが挿入されたことが肛門上皮下に透見できたなら，メスの刃を外方に向け内括約筋の切開を行う（図9.15 d）．切開の度合いは示指を肛門管内に挿入し外方へ筋切開部を圧して段差が感じられるように行う（図9.15 e）．

5) 括約筋の切開が終わったならば，2～3分

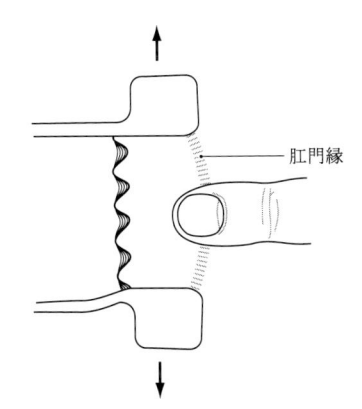

図9.15 a 開創器の挿入
開創器を内括約筋が索状に触れられるようになるまで拡張．

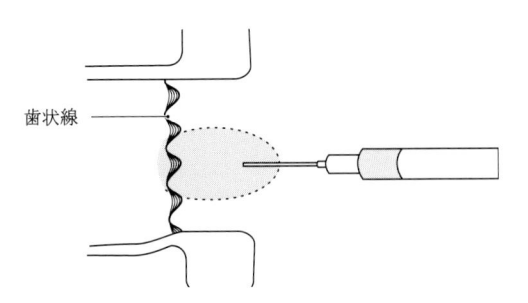

図9.15 b ボスミン加液の浸潤
歯状線をややこえるあたりまでボスミン加局所麻酔薬を浸潤．

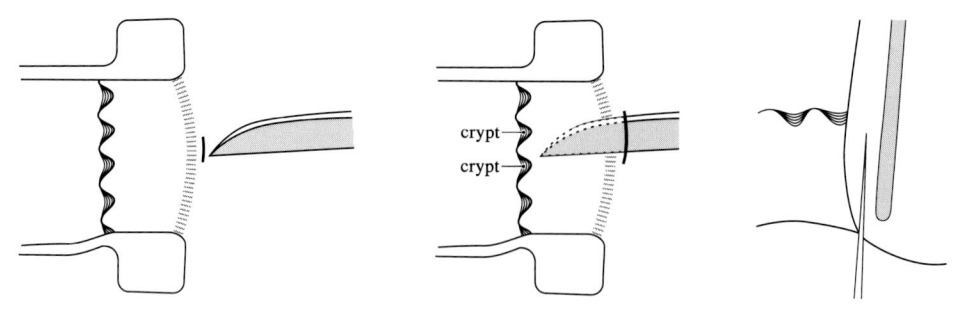

図 9.15 c　メスの挿入
メスの刃を寝かせるようにして crypt と crypt の間をねらって歯状線の手前まで挿入．

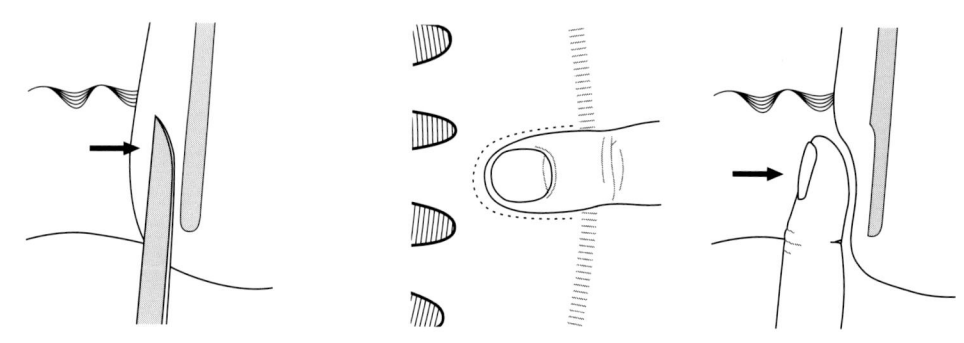

図 9.15 d　内括約筋切開
メスの刃を外方に向け，内括約筋切開．

図 9.15 e　切開の確認
示指で圧して段差が感じられるように．

間，開創器の柄を切開部に押し当て拡張したままとして圧迫止血を図る．

　6)　肛門ポリープや皮膚痔の切除は潰瘍部周辺の突起物を切除しドレナージのよい形に整えるように行い，潰瘍部の切除は行わない．

3) SSG (sliding skin graft) 法，皮膚便移動術

裂肛を切除し狭窄解除後に粘膜皮膚縫合を行い，その外側に減張切開を加え皮膚弁を作成して肛門管内に移動させる術式で，裂肛に対する術式として広く行われてきた[9,10]．

麻酔は一般の肛門手術と同様に低位腰麻下に体位はジャックナイフ体位にて行う．

　1)　開創器を挿入し，肛門を開大する．開創器の挿入が狭窄で困難な場合は，後方の裂肛部分で内括約筋を少し切開し肛門を広げた後に開創器を挿入する．

　2)　開創器を挿入後，肛門潰瘍に合併した病変部，つまり skin tag，肥大乳頭などの切除を行う（図 9.16 a）．術後の創治癒遷延を防ぐために裂肛に隣接する deep crypt も切除する．

　3)　肛門を十分に開大し内括約筋に十分な緊張を与えた後に内括約筋に切開を加え狭窄の解除を行う．内括約筋の切開は左右どちらかにずらすようにして行う．また，1 か所の切開で十分な拡張を得ようとせず，数か所に分けて少しずつ行う．肛

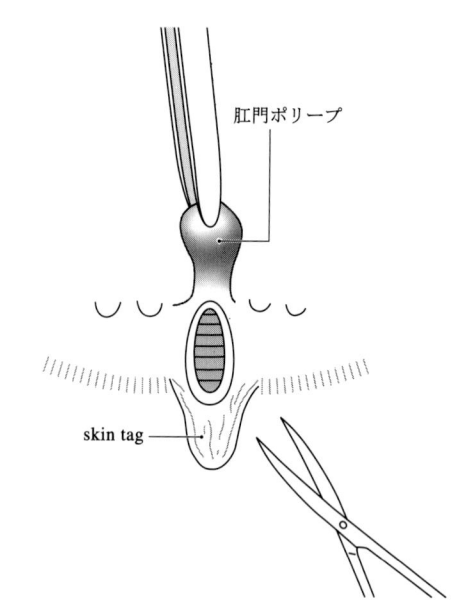

図 9.16 a　合併病変の切除

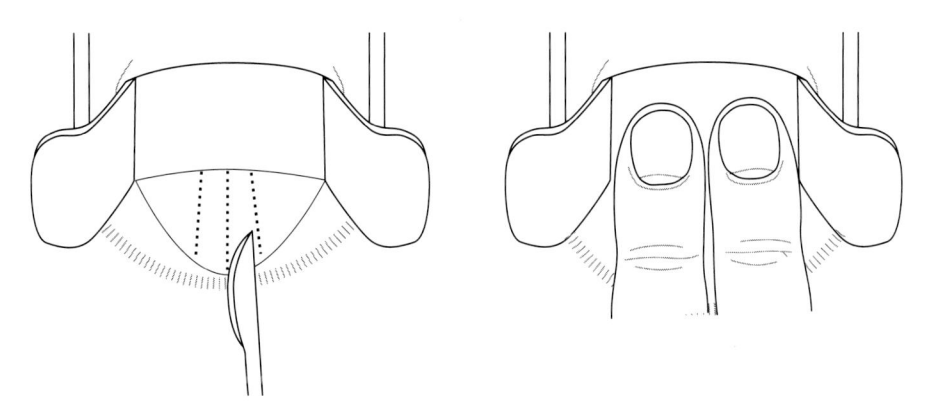

図 9.16 b 狭窄の解除
括約筋切開は 3〜4 か所で，皮下外括約筋の一部を含めて行い，示指が 2 本入るくらいをめやすに．

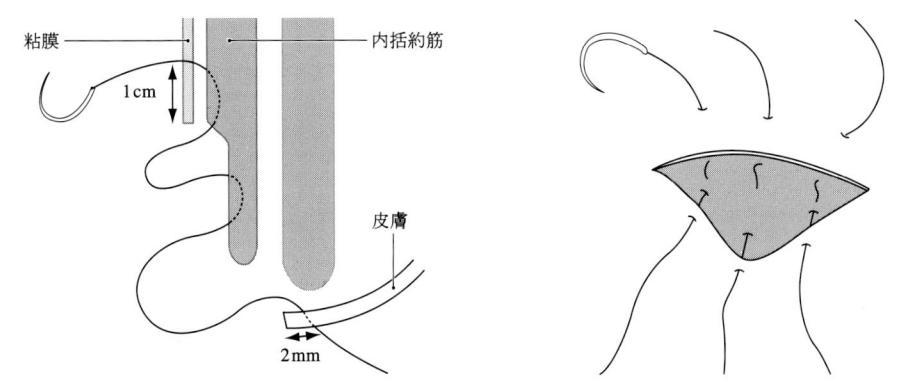

図 9.16 c 粘膜皮膚縫合
3〜4 か所で粘膜，皮膚縫合を行う．縫いしろは粘膜側が 1 cm，皮膚側 2 mm 程度とする．粘膜側は筋層にかけ底部にもかける．

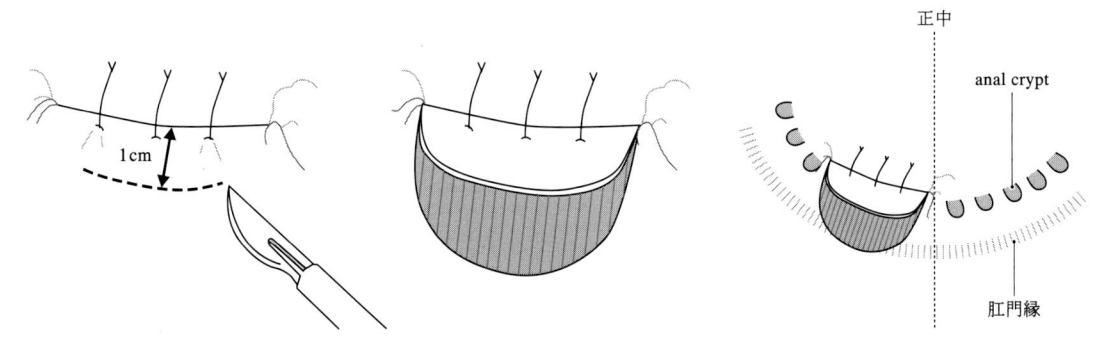

図 9.16 d 減張切開
約 1 cm ほどの皮膚弁を作成する．なるべく浅く，正中を避けて行う．

門潰瘍辺縁の瘢痕も可及的に切除しながら示指 2 本が容易に肛門管内に挿入できる程度に行う（図 9.16 b）．

4) 直腸粘膜と皮膚の 3〜4 か所の縫合を 4-0 のマクソン，2-0 の catgut，バイクリル 3-0 などの合成吸収糸を用いて行う．それ以上の幅の縫合は肛門管内に送り込む皮膚弁を幅広くつくることとなり，術後の肛門管に輪状に配列された瘢痕をつくる結果となる．縫いしろは粘膜側がおよそ 1 cm，皮膚が 1〜2 mm を目安とし，粘膜側は筋層に

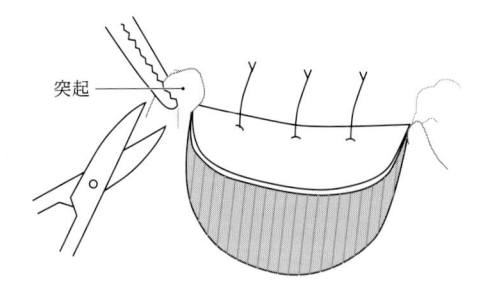

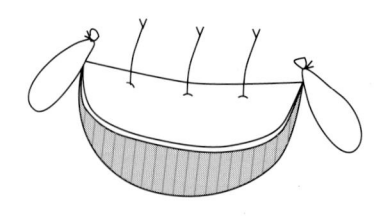

図 9.16 e 皮膚弁両端の切除
皮膚弁両端の突起を切除し創を整える．

かけ底部にも1針かける（図9.16 c）．

5）縫合線より1cmくらい，離れた皮膚に浅く平行に切開を加え，ついでコの字形に移動皮膚弁の両側を切開し皮膚弁を移動させる．この皮膚切開は術後瘢痕形成をきたさないように，皮膚弁が移動できるのに必要最小限の深さで，なるべく浅く行う．また，左右どちらかに偏るように作成する．皮膚弁移動後に皮膚欠損部が正中に存在すると創治癒の遅れとなる（図9.16 d）．

6）皮膚弁の両端の突起や膨隆部は術後ドレナージ不良や治癒の遅れ，術後の浮腫，疼痛の原因となるので切除する（図9.16 e）．

g．手術成績，遠隔成績
1）用手肛門拡張法

用手肛門拡張法は術式として容易であり，創も形成されないという長所がある．しかし，肛門拡張後の括約筋は8日目には元へ戻る[11]，一度拡張した後の再発例に本術式を繰り返し行っても効果はない[12]との報告もある．

また，用手肛門拡張術を受けた32例に2～6年後にアンケート調査をし，12.5%に minor incontinence を認め，そして超音波内視鏡で調べた20例中13例65%に括約筋の損傷を認め，うち失禁を有した2例には内括約筋の損傷を，そして失禁を有しない18例のうち11例に括約筋の損傷を認め，以上から用手肛門拡張は約半数に括約筋に損傷を与えるが，incontinence となるものはわずかである[13]との報告がある．

いずれにせよ手技における拡張の度合が難しく再発や術後の肛門機能障害の点で批判的な意見[14,15]が多い（表9.1）．

表 9.1 裂肛の手術療法の成績

	症例数	再発(%)	失禁(%)
用手肛門拡張法			
Watts (1964)	95	16	28
Hawley (1969)	18	28	0
Marby (1979)	77	5	—
内括約筋側方切開術			
Hawley (1969)	24	0	0
Hoffman, Goligher (1970)	99	2	12
Notaras (1971)	82	0	6
Marby (1979)	75	16	—

2）側方内括約筋切開術

一般的に，側方内括約筋切開術の成績はよく，Notaras[7]によれば82例中に再発はなく minor incontinence は6%，Hoffman, Goligher[8]によれば99例中再発は2%で minor incontinence は12%にみられたという（表9.1）．

自験例においては13%（130例中17例）に minor incontinence がみられたが，ほとんどが程度の軽いガス漏れであった[16]．

術式は簡単であり外来で局麻下でも可能であるが，根治を目的とするなら局麻下では不十分との意見もある[17]．また，内括約筋側方切開術の種々の術式の成績は，報告者によりさまざまである．

側方内括約筋切開術の open 法と blind 法をrandomized study で検討し（open 法54例，blind 法58例），合併症の点では差がないものの（出血4例，排尿障害3例，蜂巣炎1例，血栓形成1例），術後在院期間の短さや術後疼痛の少なさからblind 法を良いとする報告[18]がある．

また，500人の慢性裂肛に内括約筋側方切開術を行った平均5.6年後のフォローアップで，わず

かな下着の汚れ，ガスの漏れ，出血などの合併症がopen法15%，blind法8%である点からblind法の良さを示唆する報告[19]がある．

慢性裂肛に対する20年の経験（open法1191例，blind法200例）から全体としての早期の合併症は排尿障害1.4%，出血1.1%，膿瘍や痔瘻形成0.7%であり，後期の合併症はガスや液状便の漏れ1.5%，創の2か月以上にわたる治りの遅れ1.4%，再発1.3%，肛門違和感1.1%などであり，open法とblind法の比較では出血0.6%：4%，膿瘍や痔瘻形成0.4%：2.5%，ガスや液状便の漏れ1.2%：3%と，いずれもopen法に合併症が少ないとの報告[20]がある．

内括約筋側方切開術において手技は好みの問題であって，要は切開の具合が問題で，切開の具合によっては術後にminor incontinenceを引き起こすことを考慮し，繊細に行う必要がある．

3) SSG法

SSG法についてはminor incontinenceが20〜30%[21,22]にみられる点や，長期経過後，粘膜皮膚縫合部の口側の粘膜面に発赤が生じるなどの欠点から，しだいに適応は見直されつつある．しかし，いまだ根治性の点ですぐれており，強度狭窄例，肛門上皮瘢痕強度形成例などに適応となる．

［岩垂純一］

文献

1) Gui D, Cassetta E, Anastasio G, et al : Botulinum toxin for chronic anal fissure. Lancet **344** : 1127-1128, 1994.
2) Jost WH, Schimrigk K : Therapy of anal fissure using botulin toxin. Dis Colon Rectum **37** : 1321-1324, 1994.
3) Watson SJ, Kamm MA, Nicholls RJ, et al : Topical glyceryl trinitrate in the treatment of chronic anal fissure. Br J Surg **83** : 771-775, 1996.
4) Lund JN, Armitage NC, Scholefield JH : Use of trinitrate ointment in the treatment of anal fissure. Br J Surg **83** : 776-777, 1996.
5) Goligher JC, Hughes ESR : Sensibility of the rectum and colon, Its role in the mechanism of anal continence. Lancet **1** : 543, 1951.
6) Sanan DP, Singh A : Results of sphincter dilatation under local anestesia in anal fissure. Dis Colon Rectum **11** : 470, 1968.
7) Notaras MJ : The treatment of anal fissure by lateral subcutaneous internal sphincterotomy. Br J Surg **58** : 96-100, 1971.
8) Hoffman DC, et al : Lateral subcutaneous internal sphincterotomy in treatment of anal fissure. Br Med J **3** : 673-675, 1970.
9) 坂部 孝，長崎祥祐，矢口 修：肛門疾患に対するsliding skin graft. 外科治療 **16** : 634-636, 1967.
10) 隅越幸男，佐藤昭二，平塚 襄，ほか：裂肛の手術手技．外科治療 **26** : 386-396, 1972.
11) Duthie HL, Benett RC : Anal sphincter pressure in fissure in ano. Surg Gynecol Obstet **119** : 19-21, 1964.
12) Goligher JC : An evaluation of internal sphincterotomy and simple sphincter stretching in the treatment fissure in ano. Surg Clin N Amer **45** : 1299-1304, 1965.
13) Nielsen MB, Rasmussen OO, Pederson JF, et al : Risk of sphincter damage and anal incontinence after anal dilatation for fissure-in-ano. Dis Colon Rectum **36** : 677-680, 1993.
14) Hawley PR : The treatment of chronic fissure in ano. Br J Surg **56** : 915-918, 1969.
15) Watts JM, Bennett RC, Goligher JC, et al : Stretching of anal sphincter in treatment of fissure in ano. Br Med J **2** : 342-343, 1964.
16) 岩垂純一，隅越幸男，小野力三郎，ほか：裂肛の治療．外科治療 **68** : 192-199, 1993.
17) Marby M, Alexander-Williams J, Buchmann P, et al : A randomised controlled trial to compare anal dilatation with lateral subcutaneous sphincterotomy for anal fissure. Dis Colon Rectum **22** : 308-311, 1979.
18) Kortbeek JB, Langevin JM, Khoo RE, et al : Chronic fissure-in-ano : a randomized study copraring open and subcutaneous lateral internal sphincterotomy. Dis Colon Rectum **35** : 835-837, 1992.
19) Pernikoff BJ, Eisenstat TE, Rubin RJ, et al : Reappraisal of partial lateral internal sphincterotomy. Dis Colon Rectum **37** : 1291-1295, 1994.
20) Oh C, Divino CM, Steinhagen RM : Anal fissure. 20-year experience. Dis Colon Rectum **38** : 378-382, 1995.
21) 住江正治，石田 裕，坂田寛人，ほか：裂肛の手術療法．日本大腸肛門病会誌 **30** : 410-414, 1977.
22) 松田保秀，浅野てる，浜辺 昇，ほか：肛門形成術 (sliding skin graft) 術後の排便感覚の追跡調査について．日本大腸肛門病会誌 **28** : 134, 1975.

9.3 肛門周囲膿瘍

　肛門周囲膿瘍は直腸・肛門管周囲の結合組織間隙に生じる膿瘍の総称であり，罹患した患者の多くは急激に発症した肛門周囲の疼痛を主訴として来院する．発症後間もない初期には膿瘍の特徴である腫脹・硬結が明らかでないことも多く，しばしば裂肛や血栓性外痔核などの疼痛を呈する他の肛門疾患と間違えられ，その結果適切な治療がなされないままに重症化したと考えられる例をみることもまれではない．本疾患は緊急な外科的処置を要する（surgical emergency）という意味で重要な肛門疾患の1つである．

a．発生頻度

　最近の2年間（1991.4〜1993.3）に筆者らの施設にて経過観察しえた肛門周囲膿瘍症例（乳児痔瘻およびCrohn病など他疾患の随伴病変としてみられるものを除く）は469例であり，これを同一時期の総新患数の2.5%に相当した．性別では男性が93%を占めており，明らかに男性に多くみられる疾患である．発症年齢別にみると，男女とも20代から50代の青壮年層での発症が圧倒的に多数を占めており（94.2%），19歳以下の若年者（3.6%）および60歳以上の高齢者（1.9%）での発症が非常に少ないことが特徴的である．

b．病態生理

　肛門周囲膿瘍は肛門直腸異物，外傷，血栓性痔核，裂肛，感染性皮膚疾患（化膿性汗腺炎など）およびCrohn病の随伴病変として発症することがある．それらのものを除いたいわゆる特発性の肛門周囲膿瘍は痔瘻と同じく肛門小窩，肛門腺の細菌感染に由来する（crypt-glandular infection theory）ものと考えられている[1]．このため最近では本疾患は痔瘻と同一の疾患として扱われることが多い[2〜4]．しかし，Goligher[5]のように異なった見解をもつ者もおり，またすべての症例が痔瘻化するものではないことを考えると，本疾患の原因に関してはまだ検討の余地を残しているものと考えられる．

c．分　類

　残念ながら，国際的に共通した分類は確立されていない．本節では肛門周囲膿瘍を存在部位および進展経路によって4型に分類した（図9.17）．各型の頻度は表9.2に示すごとくであり，日常経験される症例の大多数がAのperianal abscess（狭義の肛門周囲膿瘍）である．以下，坐骨直腸窩膿瘍，筋間膿瘍，挙筋上膿瘍の順に頻度が減少していた．

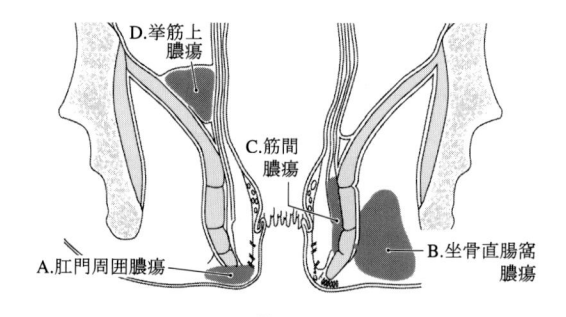

図 9.17
（GordonとNivatvongs, 1992[4]をもとに作画）

表9.2　分類および頻度
（自験例469例による）

分類		頻度
A	肛門周囲膿瘍	83.4%
B	坐骨直腸窩膿瘍	10.9%
C	筋間膿瘍	4.9%
D	挙筋上膿瘍	0.8%

d．外科診断

　肛門周囲膿瘍患者の自覚症状の種類とその頻度を表9.3に示した．患者のほぼ全例に肛門周囲の疼痛・腫脹の両方，あるいはそのいずれか一方が認められた．また，約半数の症例が発熱および白血球増加を伴っていた．これらの症状より本症の診断はおおむね容易であるといえよう．肛門病変

表 9.3 肛門周囲膿瘍の症状
（自験例 469 例による）

症　状	発症率
1　疼　痛	91.0%
2　腫　脹	75.5%
3　出　血	12.4%
4　排　膿	11.9%

の診察に習熟した医師であれば膿瘍の占居部位，原発病変（primary lesion）の有無およびその部位の診断は可能であることが多い．このさい一番大切なのは注意深い指診であり，肛門内に挿入した示指と母指で挟むようにしながら硬結・腫脹した病変とその広がりを追跡していくようにする．しかし，強い疼痛のある患者では診察が困難である場合もあり，ときには麻酔下での診察が必要となることがある．曖昧な診断のまま放置され重症化してしまうケースが多いので，疑わしい場合は躊躇すべきではない．最近では補助診断法として経肛門的超音波診断[6]，CT 診断[7]などの画像診断の有用性が報告されており，特に深部の病変で，触診のみではわかり難いものなどにはたいへん有用な検査と考えられる．

e. 治療方針，手術適応

診断が確定した後はできるかぎりすみやかに外科的な切開排膿（surgical drainage）を施行するのが原則である．急性白血病に随伴した膿瘍などの特殊な症例を除いては，一般的には保存療法の適応はない．ただし，糖尿病など免疫状態の低下を伴う全身疾患の合併がある症例に対しては，適切なドレナージと同時に補助的な抗生物質の投与が考慮されるべきである．

手術適応に関しての問題点は，急性期の膿瘍に対し一期的に原発病変の処置を含めた根治手術を行うのか，切開排膿のみにとどめておき痔瘻化した場合に二期的に根治手術を行うかの選択であろう．従来より意見の分かれる問題であるが，急性期には原発病変の確定が困難なことも多く，そのような症例ではともすれば手術侵襲が過大となりがちであり，また一期的に手術を行った場合に術後肛門機能障害が多くみられたとの報告[8]もある

ことを考慮すると，一般的には二期的に治療するほうが安全かと思われる．筆者は，原発巣が明確で肛門括約筋の温存が可能な症例には一期的手術を施行しているが，それ以外の症例は二期的に治療している．

f. 手術方法

膿瘍の型によって若干の相違があるので，各型ごとに概説する．

1) 肛門周囲膿瘍（perianal abscess）

最も多くみられる膿瘍で，通常病変は皮膚直下に存在しているので局所麻酔下に切開ドレナージが可能である．このさい注意すべきポイントは，① 単なる皮膚切開（incision）では早期に創縁が癒合し膿瘍の再形成をきたすことがしばしばみられるので，少なくとも 1 cm 径くらいの円形あるいは楕円形の皮膚切除（excision）を行う（膿瘍が広範囲に及ぶ場合はさらに大きめに切除する）こと，② 切開部位を単純に膿瘍の中心に設定するのではなく，原発病変に最も近い場所（明らかでない場合は膿瘍の中心線上で，できるかぎり肛門縁に近い部位）にて切開することによって，後に痔瘻化した場合でも瘻管の走行が最短となるように配慮することの 2 点である（図 9.18）．

2) 坐骨直腸窩膿瘍（ischiorectal abscess）

肛門周囲膿瘍の約 10% がこの型の膿瘍であり，その大部分は肛門後方の原発病変より後述する Courtney 腔を経由して坐骨直腸窩へ波及したものであり，しばしば膿瘍は左右両側に広がる（馬蹄型膿瘍）．膿瘍が皮下に波及していれば局所麻酔下にドレナージが可能であるが，膿瘍が坐骨直腸窩深部に存在している場合は腰椎麻酔または硬膜外麻酔下（以下，腰麻・硬麻と略記）でのドレナージが必要となる（図 9.19）．

Courtney 腔膿瘍（deep postanal abscess）

肛門管後方で外肛門括約筋と肛門挙筋の間に存在する粗な間隙は Courtney 腔（deep postanal space）と呼ばれ，後方の原発病変から炎症が上方に波及した場合このスペースに大きな膿瘍を形成することがある（図 9.20）．病変が深部に存在するために診断が困難であり，しばしば見逃され，坐

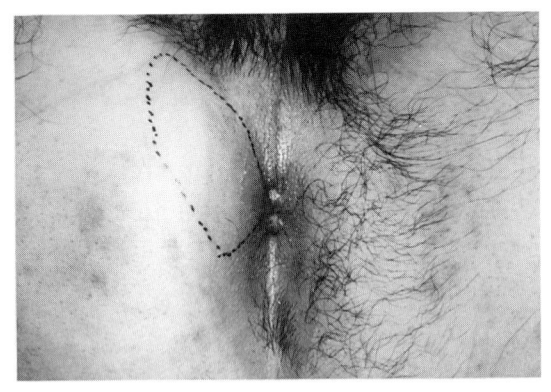

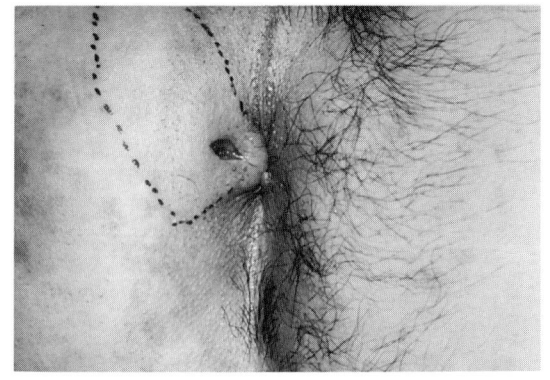

図 9.18 perianal abscess の切開例
左：破線で囲われた部位（肛門右前方）に膿瘍を形成している．
右：局麻下に原発病変に最も近くなる部位にて皮膚を紡錘形に切除しドレナージを図る．

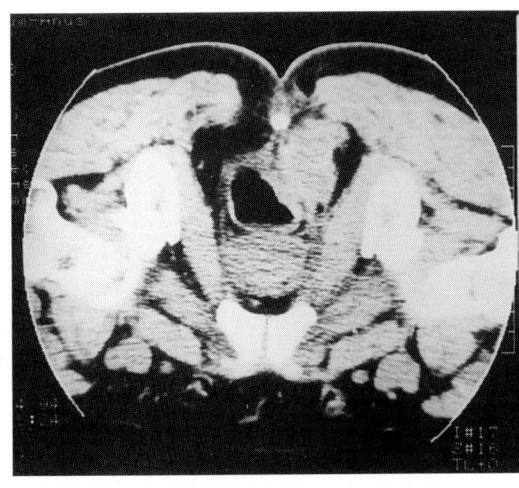

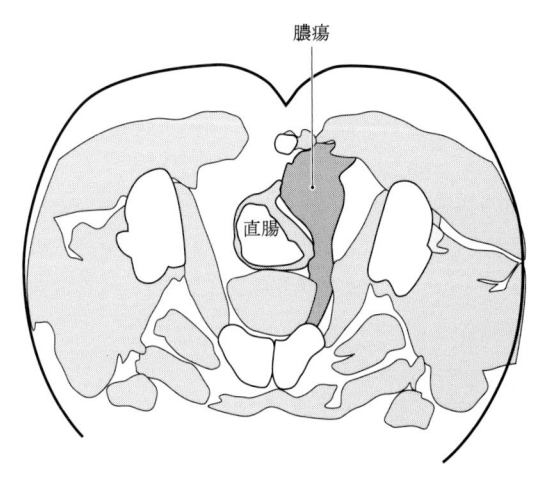

図 9.19 坐骨直腸窩膿瘍の CT 像
右坐骨直腸窩深部に巨大な膿瘍を形成している．左側には炎症の波及は認められない．

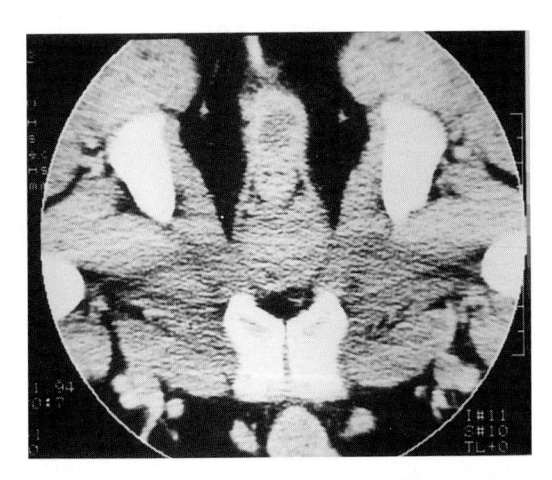

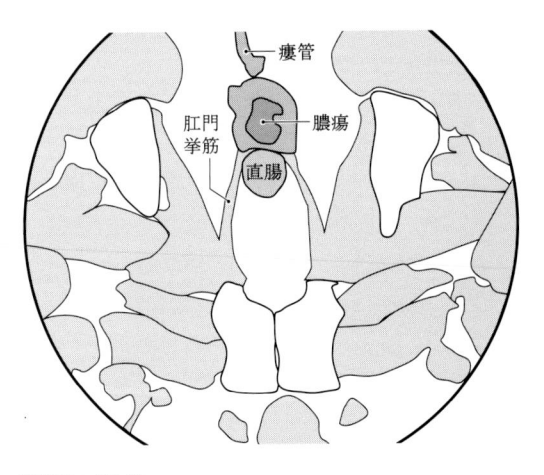

図 9.20 Courtney 腔膿瘍の CT 像
膿瘍を強調するために造影剤を使用している．この症例ではすでに右坐骨直腸窩に瘻管が進展しかけている．

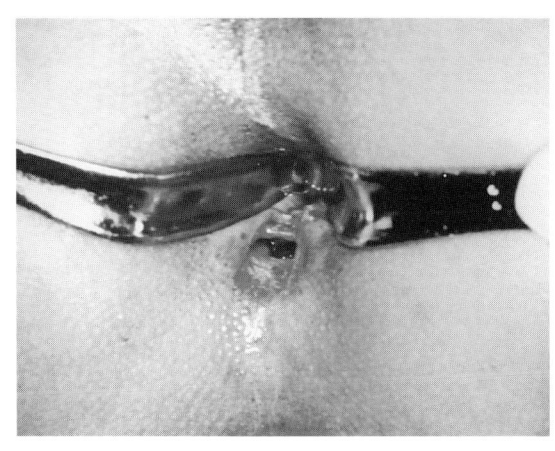

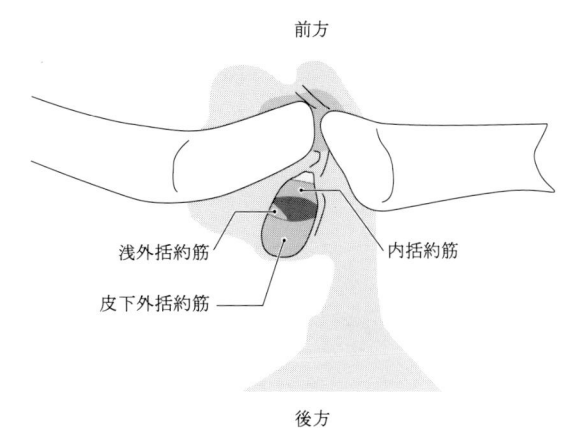

図9.21 Courtney 腔膿瘍の切開例
内外肛門括約筋間を鋭的に剥離し膿瘍腔を開放する．十分に排膿した後ペンローズドレーンを留置する．

骨直腸窩膿瘍に進展して初めて診断がつくことが多い．この型の膿瘍に対して，従来は Hanley[9] が提唱したように，肛門後方にて原発病変を含めた内括約筋，皮下外括約筋および浅外括約筋の一部を切離して一期的に手術することが多かったが，最近では括約筋の損傷をより少なくするために内外括約筋間隙を鋭的に剥離して膿瘍腔を開放した後ドレーンを留置しておき，膿瘍の縮小を待ってから根治手術を行うようにしている（図9.21）．

3）筋間膿瘍（intersphincteric abscess）

約5％と比較的まれであるが，診断は必ずしも容易ではなく初期には見逃されやすい．放置されると挙筋上膿瘍に進展することがあるため注意が必要である（図9.22）．患者は強い肛門痛を訴え，ときに指診も不可能なほど激しい圧痛を有する．明らかな腫脹・硬結を認めないこともあり，しばしば裂肛（fissure in ano）もしくは血栓性外痔核（thrombosed external hemorrhoid）と間違われる．局麻下の切開ドレナージは困難なので，疑わしい場合は腰麻・硬麻下に注意深く診察することにより膿瘍の存在が明らかとなるだけでなく，原発病変の同定も可能であることが多い．この型の膿瘍はほぼ全例が痔瘻化するといわれている[10]ので，単なるドレナージのみでなく原発病変以下の内括約筋切開を行うことにより一期的に根治手術を行うことが望ましい（図9.23）．

4）挙筋上膿瘍（supralevator abscess）

たいへんまれな膿瘍であるが，最も重篤な病変である．疼痛は肛門周囲のみでなく殿部全体におよび高熱，白血球増加を伴うことが多い．挙筋上腔（supralevator space）に圧痛を伴う腫瘤を触知することにより診断可能であるが，麻酔下に初め

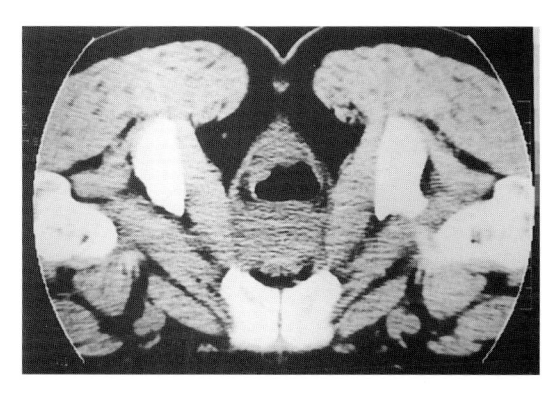

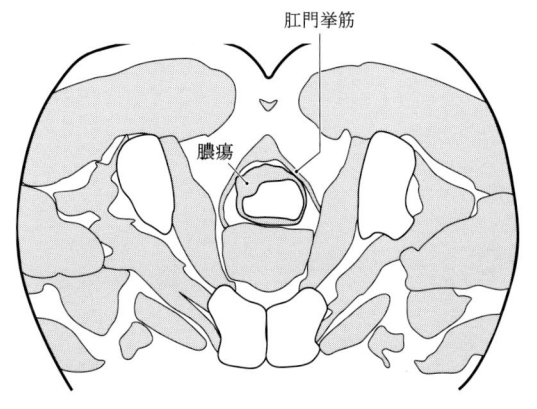

図9.22 筋間膿瘍のCT像
直腸左後方に著明な壁の肥厚として膿瘍が描出されている．

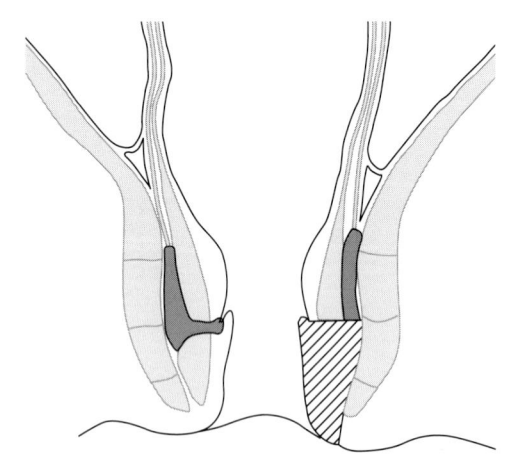

図 9.23 筋間膿瘍に対する一期的手術
斜線で示した内括約筋を切開し原発病変を切除すると同時に，膿瘍のドレナージを行う．

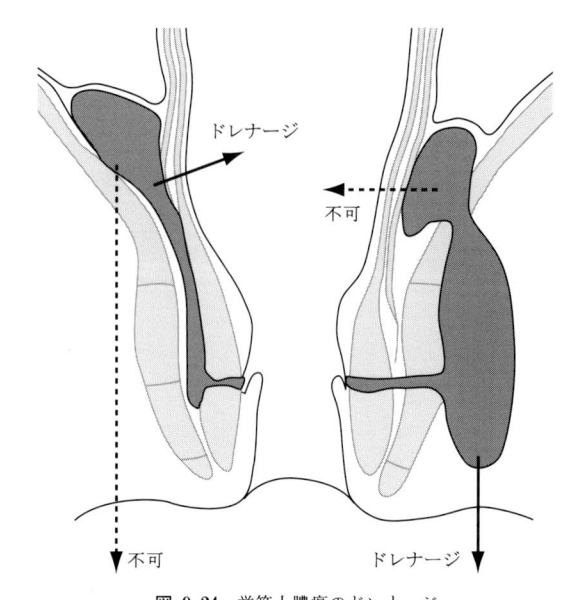

図 9.24 挙筋上膿瘍のドレナージ
左：筋間膿瘍より進展したものは直腸内へドレナージする．
右：坐骨直腸窩膿瘍より進展したものは会陰側へドレナージする．

て診断がつくこともある．挙筋上腔に炎症が進展する経路には，①筋間膿瘍が上方に進展し直腸壁を穿破して広がったもの，②坐骨直腸窩膿瘍が直接肛門挙筋を穿破して広がったもの，③骨盤内の病変（虫垂炎，大腸憩室炎，卵管炎，大腸手術後など）に由来するもの，の3者が考えられ，それぞれによって治療法も異なる．特に①と②を間違え誤ったドレナージを行うと，後に括約筋外痔瘻（extrasphincteric fistula）を形成し治療に難渋するので，正確な診断が必須である（図9.24）．最近では画像診断の精度が向上し，このような深部の病変の診断には非常に有用である（図9.25）．いずれにせよ，この型の膿瘍も，疑わしい場合は筋間膿瘍と同様，入院後麻酔下に慎重に診察し治療法を決定する必要がある．

①の場合には，直腸内にドレナージを行い高位筋間痔瘻となってから根治手術を行ってもよいが，筋間膿瘍の場合と同じく原発病変を含む内括約筋を切開し内外括約筋間隙より膿瘍に達しドレナージを行う一期的手術も可能である（図9.26）．②の場合には，坐骨直腸窩の膿瘍を開放し，挙筋上に広がった膿瘍腔を十分に掻爬しておき二期的

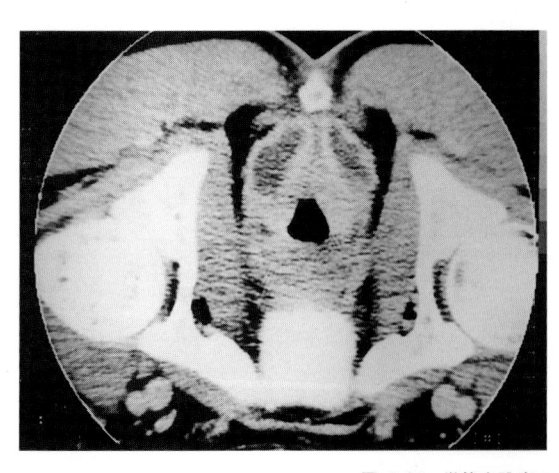

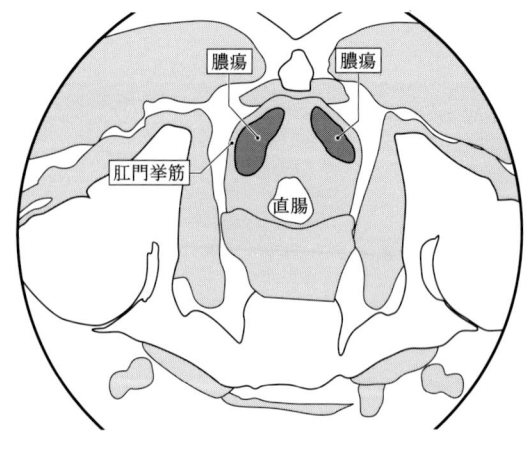

図 9.25 挙筋上膿瘍のCT像（造影剤使用）
直腸壁と肛門挙筋の間に馬蹄型に広がった巨大な膿瘍像を認める．この症例では坐骨直腸窩膿瘍は伴っていない．

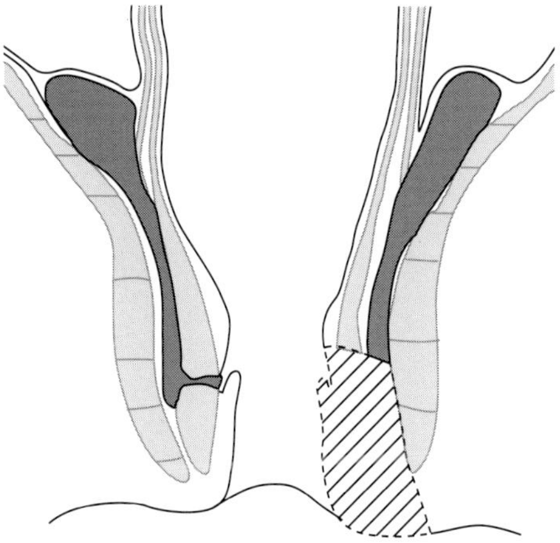

図 9.26 筋間膿瘍より進展した挙筋上痔瘻に対する一期的手術
斜線で示した内括約筋(皮下外括約筋・浅外括約筋の一部を含む)を切開し原発病変を切除,内外括約筋間隙より膿瘍をドレナージする.

に根治手術を行う.術者の経験,技量によっては一期的手術も可能であるが,括約筋に対する侵襲が大きくなりやすいので無理をしないことが大切である.③に対する治療は,原疾患の病態によって個別に決定されるべきである.

g. 手術成績

肛門周囲膿瘍の切開排膿はほとんどが局所麻酔下に外来処置として施行されるので,その術後経過を長期にわたって観察することが困難であり,再発ないし痔瘻化の正確な頻度は明らかではない.文献的には切開排膿のみで経過観察した症例中,二期的な手術を必要としなかったものが(施設によってかなり差がみられるが)34〜66%もあると報告されており[11〜13],再発例および痔瘻の合併が明らかな症例を除いては二期的に治療するのが妥当であろうと思われる. 　　　　[野垣正樹]

文献

1) Morson BC, Dawson IMP: Gastrointestinal Pathology, Blackwell Scientific Publ, New York, 1972.
2) Goldberg SM, Gordon PH, Nivatvongs S: Essentials of Anorectal Surgery, Lippincott, New York, 1980.
3) Thomson JPS, Nichols RJ, Williams C: Colorectal Disease, William Heinemann Medical Books, 1981.
4) Gordon PH, Nivatvongs S: Principles and Practice of Surgery for the Colon, Rectum and Anus, Quality Medical Publ, New York, 1992.
5) Goligher JC, Ellis M, Pissidis AG: A critique of anal glandular infection in the etiology and treatment of idiopathic anorectal abscesses and fistulas. Br J Surg 54: 977-983, 1967.
6) 辻　順行:経肛門的超音波検査による痔瘻・肛囲膿瘍の診断.日本大腸肛門病会誌 43: 526-532, 1990.
7) 鈴木紳一郎,松本昭彦,河野一男,ほか:深部痔瘻におけるCT検査の有用性と限界.日本大腸肛門病会誌 43: 400-407, 1990.
8) Schouten WR, Vroonhoven TJMV van: Treatment of anorectal abscess with or without primary fistulectomy. Dis Colon Rectum 34: 60-63, 1991.
9) Hanley PH: Conservative surgical correction of horseshoe abscess and fistura. Dis Colon Rectum 8: 364-368, 1965.
10) Chrabot CM, Prasad ML, Abcarian H: Recurrent anorectal abscesses. Dis Colon Rectum 26: 105-108, 1983.
11) Scoma JA, Salvati EP, Pubin RJ: Incidence of fistulas subsequent to anal abscesses. Dis Colon Rectum 17: 357-359, 1974.
12) Vasilevsky CA, Gordo PH: The incidence of recurrent abscesses or fistula-in-ano following anorectal suppuration. Dis Colon Rectum 27: 126-130, 1984.
13) Winslett MC, Allan A, Ambrose NS: Anorectal sepsis as a presentation of occult rectal and systemic disease. Dis Colon Rectum 31: 597-600, 1988.

9.4　痔　　　瘻

痔瘻(anal fistula)は,痔核や裂肛とともに一般的な肛門疾患ではあるが,実地臨床医にとってはしばしば診断・治療に難渋する外科的疾患でもある.

痔瘻の診断・治療にさいしては,その成因,病理,分類および局所解剖を十分に把握しなければ

a. 発生頻度

痔瘻は一般肛門外来を受診する痔疾患の10〜25%を占めるが，圧倒的に男性に多く，GolignerやKeighleyらによれば欧米では女性の5〜8倍[1,2]，わが国では高野，松田らの報告によると5〜6倍の頻度でみられ[3,4]，筆者の最近の経験でも男性695例（84.9%），女性124例（15.1%）であった．

好発年齢は30〜50歳代であるが，先天性の乳幼児痔瘻を除いたとしても若年から高年齢まで広くみられる．また，痔核が便秘に多いのに反して痔瘻は軟便や下痢便に多くみられる．

b. 病態生理

痔瘻とは肛門管や直腸下部と肛門周囲皮膚とが瘻管で交通された病態のことで，通常は直腸肛門周囲膿瘍が排膿された後に形成される．痔瘻の発生にはCrohn病や裂肛，肛門内異物などによって生じる例外を除いて，肛門小窩・肛門腺（図9.27）の存在が重要な原因的意義をもつとされており，その機序を解明する目的でさまざまな研究がなされてきたが，今日ではcrypt-glandular infection theoryが定説となっている[1,2,5,6]．つまり，細菌が肛門小窩・肛門腺から侵入，内外括約筋間に感染巣を形成し，炎症が肛門周囲の解剖学的構造に沿ってさまざまな方向に波及，直腸肛門周囲組織に膿瘍を生じ，さらにその膿瘍が自壊したり切開排膿されて肛門周囲皮膚に瘻孔を形成したものが痔瘻である．

一般に，細菌の侵入口を原発口（一次口，内口，primary opening），内外括約筋間の感染巣を原発巣（primary lesion），肛門周囲皮膚の瘻孔を二次口（外口，secondary opening）と呼ぶ．一次口は

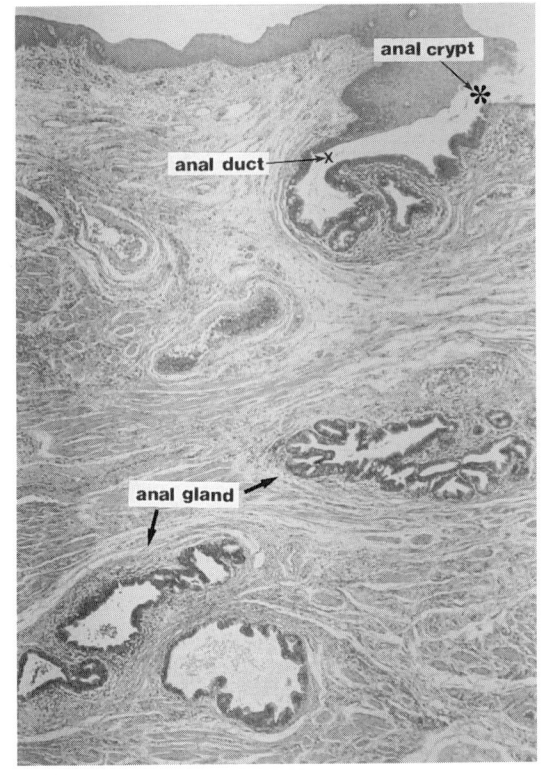

図9.27 肛門小窩・肛門腺の病理組織像
anal cryptの右が直腸側．短いanal ductと拡張蛇行したanal glandを認め，その周囲にはリンパ球浸潤を伴っている．×40, HE

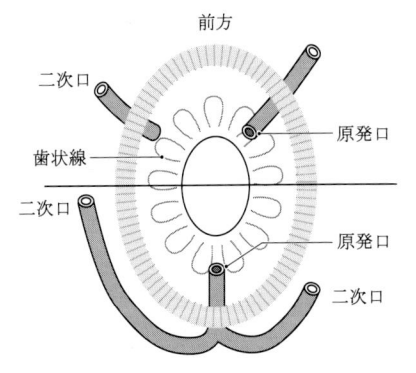

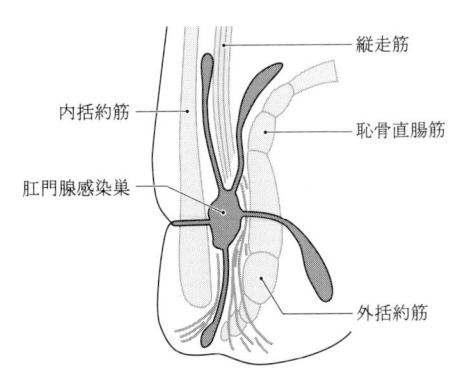

図9.28 痔瘻の進展様式（Parks, 1961[5]をもとに作画）
左：Goodsallの法則：原発口が前方にある場合は瘻管が直線的で，後方にある場合は曲線的である痔瘻が多い．
右：肛門腺感染によって形成された括約筋間膿瘍（原発巣）が直腸肛門周囲に波及する状態を示す．

肛門腺のある部位ならどこにでも生ずるが，通常は80％程度が後方，約15％が前方にあり，残りが左右側方にある[7,8].

原発巣は硬結として触れる結合織に囲まれた膿瘍である．その原発巣からどのような経路で二次口に達しているかが痔瘻の進展様式として問題となる．痔瘻の走行について，原発口が前方にある場合は瘻管が直線的であり，後方にある場合は曲線的で馬蹄型を示したりするというGoodsallの法則が知られている．この法則も臨床的にある程度は参考になる．しかし病理学的に瘻管は原発巣から炎症が多方向に波及することによって形成され，その走行は内外括約筋，連合縦走筋，肛門挙筋やCourtney腔などの組織間隙からなる複雑な直腸肛門周囲の解剖学的構造によって規定される（図9.28）[5,9].その結果，複雑な痔瘻ではその診断，治療に難渋する場合がある．

いずれにしてもcrypt-glandular infection説は肛門小窩・肛門腺の解剖学的特殊性と多くの病理学的研究からreasonableであり，原因除去を目的とした痔瘻の外科的治療における理論的根拠として非常に理解しやすく便利な考え方である．

c．分　類

痔瘻は諸家によってさまざまな基準で分類され[1,10,11]，単純痔瘻，複雑痔瘻，皮下痔瘻，馬蹄型痔瘻などとその病型でいろいろ呼ばれてきたが，診断・治療にさいし不統一で混乱をきたす場合があり，治療まで難解にさせてきた．しかし近年，わが国では直腸肛門部の解剖学的構造の特性を考慮し，部位，方向，複雑性を明確にした隅越の分類が汎用されることによって，痔瘻の病態が理解しやすくなった（図9.29）[11]．この分類は診断・治療にも有用で，結果として痔瘻の外科的治療が飛躍的に進歩した．

隅越[11]の分類では瘻管が内外括約筋および肛門挙筋のどの部位を走行しているかによって基本型が4分類され，さらにその高さ，複雑さなどによって11型に細分類，その病型を記号で簡単に表現するようになっている．つまり，括約筋を貫かない痔瘻をⅠ型，内外括約筋間の痔瘻をⅡ型，肛門挙筋下の痔瘻をⅢ型，肛門挙筋上の痔瘻をⅣ型とし，高位をH，低位をL，両側性をB，片側をU，単純なものをS，複雑なものをCと表現する．この分類はcrypt-glandular infectionで説明できるほとんどすべての痔瘻を網羅し，記号で表すことができるものと考える．たとえば両側性で複雑な坐骨直腸窩痔瘻はⅢBC，単純な低位の筋間痔瘻はⅡLSと表現する[11]．

筆者が最近経験した819例の手術症例では，皮下痔瘻（Ⅰ型）92例（11.2％），低位筋間痔瘻（ⅡL型）523例（63.9％），高位筋間痔瘻（ⅡH型）97例（11.8％），坐骨直腸窩痔瘻（Ⅲ型）93例（11.4％），骨盤直腸窩痔瘻（Ⅳ型）14例（1.7％）であり，諸家の報告とほぼ同様の頻度であった（表9.4）[12,19]．

d．外科診断

近年，痔瘻・肛門周囲膿瘍の診断に対して経肛門的超音波検査などの画像診断の有用性が論じられているが，実際には現在でも主として視診や触診に頼る場合が多く，熟達すれば確実である．特に，肛門周囲膿瘍の排膿後の経過についての問診が参考になる．

1）問　診

瘻孔や硬結の形成，膿の排出，疼痛や狭窄の有無などの症状の程度と病悩期間について正確に確認する．また，以前に受けた手術などの既往にも注意する．

2）視　診

二次口の位置，数，形態（陥凹，隆起，疣状な

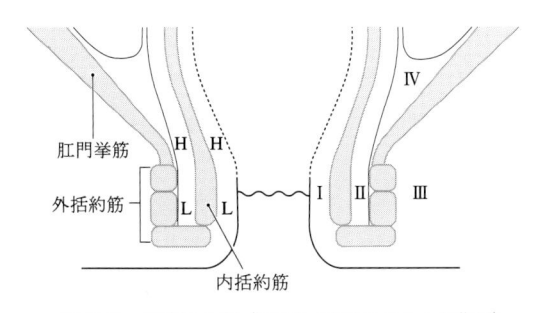

図 9.29 痔瘻の分類（隅越ら，1972[11]をもとに作画）

表 9.4 痔瘻型別手術症例数
（痔瘻の型分類は隅越分類による）[11]

型	黒川（1989〜1993）		高野（1982〜1984）	
I	92 例	(11.2%)	118 例	(15.0%)
II L	523	(63.9)	440	(56.0)
II H	97	(11.8)	96	(12.2)
III	93	(11.4)	99	(12.6)
IV	14	(1.7)	33	(4.2)
計	819	(100%)	786	(100%)

```
I  皮下または粘膜下痔瘻        〈記号〉
    L  皮下痔瘻               I L
    H  粘膜下痔瘻             I H
II 内外括約筋間痔瘻
    L低位筋間 ─┬ S 単純なもの    II LS
              └ C 複雑なもの    II LC
    H高位筋間 ─┬ S 単純なもの    II HS
              └ C 複雑なもの    II HC
III 肛門挙筋下痔瘻
    U片側のもの ┬ S 単純なもの   III US
               └ C 複雑なもの   III UC
    B両側のもの ┬ S 単純なもの   III BS
               └ C 複雑なもの   III BC
IV 肛門挙筋上痔瘻               IV
```

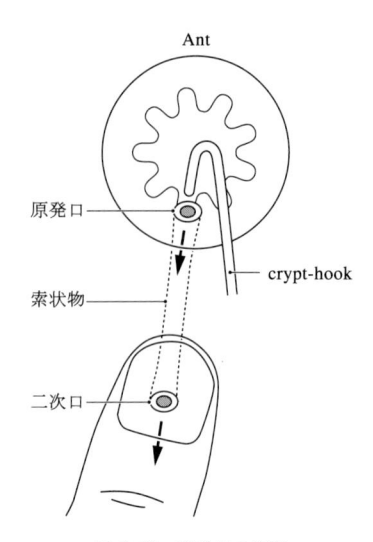

図 9.30 原発口の検索
二次口や索状物（瘻管）を外側に牽引すると原発口の存在する crypt が漏斗状にくぼむ．同部に crypt-hook をかけ，深さを確認する．

ど）およびその周囲皮膚の発赤，びらんの状態と瘻孔から排出される膿や分泌物の性状を確認する．特に，粘液またはコロイドが排出されるときは癌に注意する．

3) 触　診

肛門周囲の触診および肛門内指診にて陥凹（くぼみ），硬結，括約筋の硬さ，索状物の位置と走行の状態などを検索し，痔瘻の診断と分類を試みる．肛門内指診にさいして狭窄や瘢痕の有無のみならず，内痔核，肛門ポリープ（肥大乳頭），直腸内腫瘍などの合併症を確認すると同時に糞便の状態や示指に付着した血液，膿などにも注意しなければならない．また，男性では前立腺の状態，女性では子宮や腟壁との関連を確認する．

4) 原発口（一次口）の検索（図9.30）

使用する肛門鏡は筒型肛門鏡でもよいが，痔瘻の場合は二枚貝式肛門鏡（ストランゲ改良型）が便利である．触診で確認した原発口と思われる陥凹のある crypt の部位を肛門鏡の中央にして，二次口または肛門周囲の索状物（瘻管）を外側に牽引すると crypt が漏斗状のくぼみとして確認できる．この場合は低位筋間痔瘻（II L型）であるが，瘻管の牽引が難しく，恥骨直腸筋が硬ければ坐骨直腸窩痔瘻（III型）か骨盤直腸窩痔瘻（IV型）である．また陥凹のある crypt の外側を圧迫することによって膿の排出を認める場合には，同部に原発口が存在する．次に crypt-hook をかけ，その crypt の深さを確認する．

通常，原発口の部位別頻度は後方が最も多く，筆者の経験でも後方が 631 例（77.0%）で，前方は 122 例（14.9%），左右側方は 66 例（8.1%）であった．

5) その他の検査

直腸鏡や大腸ファイバースコープ，注腸検査による大腸疾患の合併の精査，また瘻管造影や超音波検査による痔瘻の広がりを知ることも有用である．

e. 治療方針，手術適応

痔瘻の治療は外科的療法が原則であるが，根治手術を膿瘍期に行う考えと[13]，排膿後，瘻管が形成されてから実施する考えとがある．しかし膿瘍期には原発口の発見が難しく，正確な診断が困難なことが多いので，後者が一般的である．

手術には基本的に原発口，原発巣，瘻管およびドレナージなどの的確な処理と機能障害の回避が

必要である．また，瘻管の走行，炎症の程度，周囲の病変，合併症の有無などによって手術手技の難易度が異なるので，術者の経験や能力で適応も異なってくる．特に低位筋間痔瘻の前方や側方の場合，後方でも坐骨直腸窩や骨盤直腸窩痔瘻の場合には術式の選択を誤ると失禁などの重篤な術後障害を残したり，軽度であっても肛門の変形やsoilingを残すので細心の注意を要する．

f. 手術方法
1) 開放術式（lay open 法）（図 9.31）
痔瘻の手術における基本的な術式で，再発の少

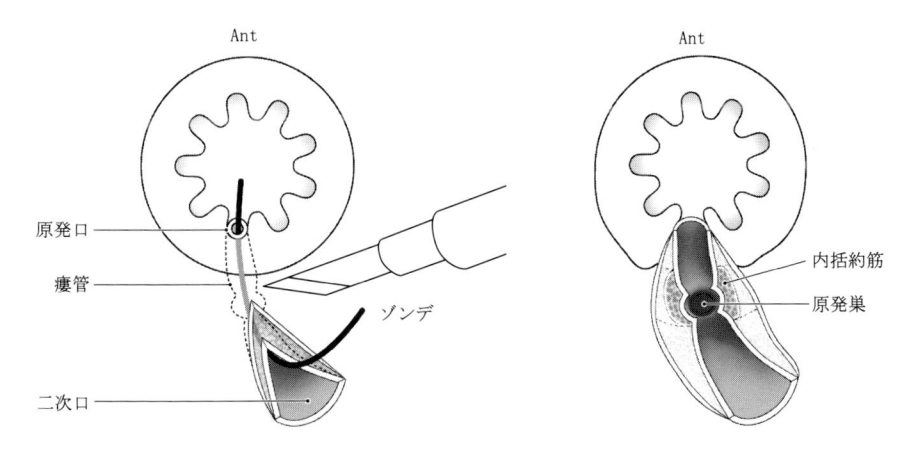

図 9.31 開放術式（lay open 法）
左：二次口から sonde を慎重に挿入し，原発口までの瘻管を切開開放する．
右：原発巣を十分掻爬し，開放創とする．創が深い場合は創底を縫縮したり，括約筋を引き寄せる．

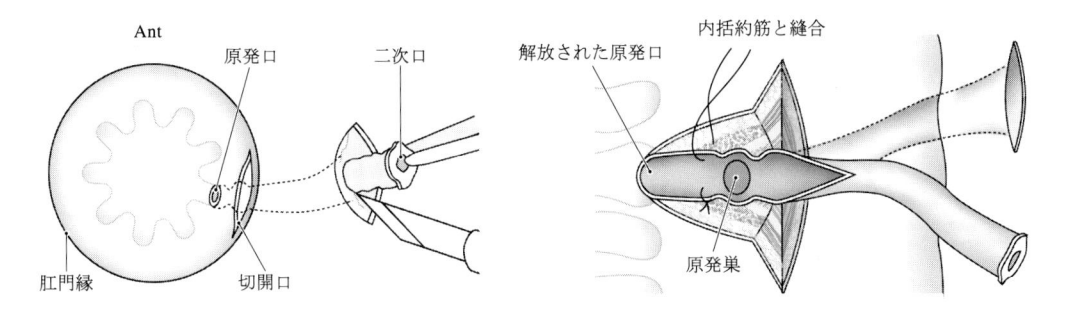

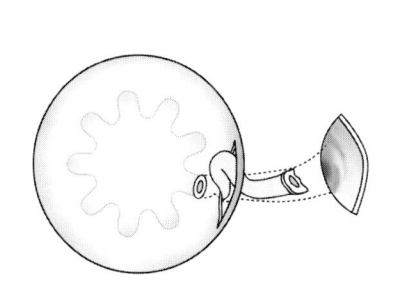

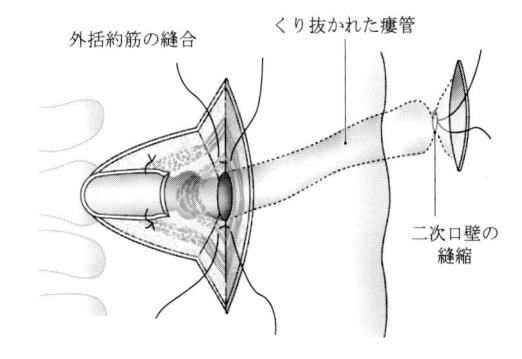

図 9.32 低位筋間痔瘻の括約筋温存術式（本郷ら，1993[14]）をもとに作画）
上左：二次口から瘻管を剥離し，原発口外側の肛門縁に近い部に切開を加える．
上右：原発口から瘻管を切開，原発巣を確認し，内括約筋，連合縦走筋の断端と瘻管を開いたまま縫合固定する．
下左：切開口から瘻管を引き出す．
下右：瘻管後壁の外括約筋，連合縦走筋を縫合し，原発巣を含めて瘻管を切離．二次口後壁を縫縮する．

ない方法であり，一般的には最も頻度の高い低位筋間痔瘻（II LS）に対して行われているが，変形やsoilingを残さない後正中線近くの比較的浅いものに限って施行すべきである．

開放術式の原則は原発口と原発巣を切除，さらに二次口までの瘻管を切開開放する方法である．しかし，ただ漫然と切開開放するのではなく，術後の肛門機能障害や創治癒の遷延などが生じないような工夫が必要である．たとえば，①皮下外括約筋の切断だけにする，②創が深い場合は創底を縫縮する，③瘻管が長い例にはcoring out術式を行うなどである．

2) 括約筋温存術式

Parksによる原発口，原発巣の切除後に二次口から外括約筋までの瘻管をcore outする括約筋温存術式の報告[5]以来，さまざまな方法が報告されてきた．

いずれの術式も肛門の変形や機能障害を最小限にとどめるため，いかに括約筋を温存し，さらに確実な治癒成績をおさめるかを問題としている．低位筋間痔瘻でも前方や側方の場合，後方でも複雑な痔瘻の場合は変形やsoilingを残さないように，肛門括約筋を温存する術式を選択しなければならない．

以下に前方・側方の低位筋間痔瘻に対する本郷らの術式[14]と坐骨直腸窩痔瘻に対する高野らの術式[15,19]について述べる．

a) 低位筋間痔瘻（前・側方）[14]

浅くても前・側方の痔瘻は予想外の変形や機能障害が残るので，瘻管のcoring outを原則とするべきである．

1) 二次口から瘻管を剥離，牽引しながら原発口をcrypt-hookで確認し，その外側の肛門縁に近い部に切開を加える（図9.32上左）．

2) 切開口から剥離した瘻管を引き出し（図9.32下左），原発口にcrypt-hookをかけその瘻管を切開する．そのさい，内肛門括約筋，連合縦走筋は切断されるが，その断端を開かれた瘻管に縫合固定する．同時に原発巣は容易に確認できる（図9.32上右）．

3) 瘻管のくり抜きにさいして剥離した瘻管後壁の外肛門括約筋や連合縦走筋を寄せ合わせ，原発巣を含め瘻管切離を行う（図9.32下右）．

b) 坐骨直腸窩痔瘻[15,19]

基本術式は原発口から原発巣（Courtney腔）までの開放と二次口までの瘻管の処理であるが，発原巣除去後の創部に対して縫縮や筋肉重鎮などが行われる傾向にある．

1) 二次口から瘻管を剥離し，原発巣のあるCourtney腔まで到達するか，浅外括約筋を分けてCourtney腔に達する．そのさい，原発巣から二次口に向かう瘻管を輪状皮膚切開を加え剥離する（図9.33上左）．

2) 原発口，原発巣および瘻管を一括して切除するが，内括約筋，浅外括約筋の損傷は最小限に留める（図9.33上右）．

3) 原発巣除去後の欠損部は切断された内括約筋，浅外括約筋で縫縮し，可能であれば肛門上皮を縫合閉鎖する．また輪状の皮膚切開が大きい場合はdrainageが残る程度に縫合する（図9.33下）．

3) 痔瘻結紮療法[12]

本法は古典的な方法ではある[12,16~18]が，最近その有用性について一部で見直されている．基本的な考え方は瘻管を一気に切開開放するのではなく，ゴム紐や糸（絹糸，Kshara Sutra[18]）などで時間をかけて開放する方法である．したがって，瘻管の離断がすすむ一方で開放創が修復するので，筋組織などが離開しがたく，肛門機能障害や再発が少ないのが特徴である．

また，本法を習熟すれば適応範囲も広く，瘻管が深く筋組織を大きく切断しなければならない場合，Crohn病や潰瘍性大腸炎に併発した場合，全身状態が悪い場合，術後再発の場合などには効果的である．

結紮療法の手技の基本はゴム紐などによるseton法でもKshara Sutraによる結紮法であっても同じであり，瘻管の走行が直線的で単純か，曲線的で複雑かによって若干の工夫が必要である．以下に筆者が実施している方法について述べる．

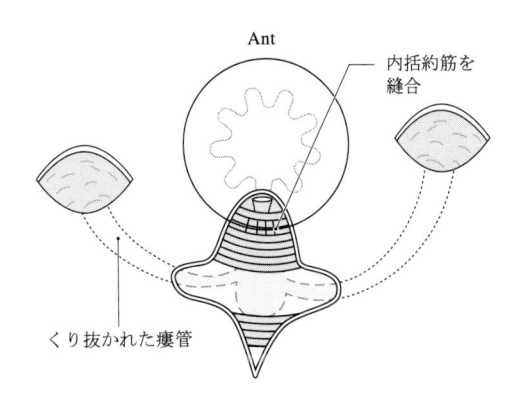

図 9.33 坐骨直腸窩痔瘻の括約筋温存術式
　　　　（高野, 1990 [19]）をもとに作画）
上左：二次口から瘻管を剥離し，同時に浅外括約筋を分けて Courtney 腔（原発巣）に到達．また，二次口に向かう瘻管を剥離する．
上右：瘻管をくり抜き，原発口，原発巣を切除する．
下　：原発巣除去後の欠損部は切断された内外括約筋，浅外括約筋で縫合し，肛門上皮を閉鎖する．

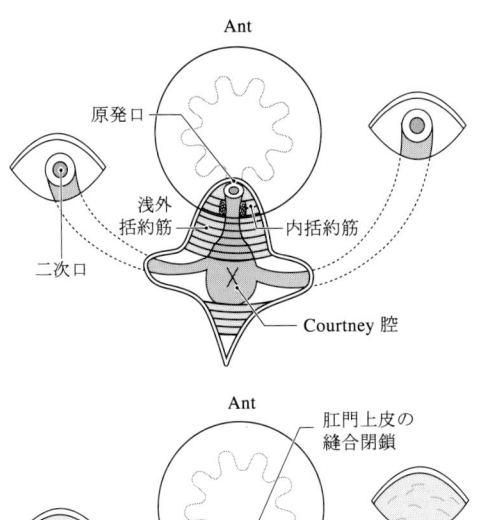

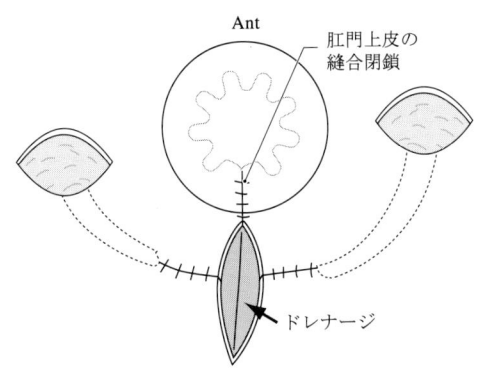

a) 瘻管の走行が単純な場合（図 9.34）

1) 原発口または二次口から先端に穴の開いたゾンデを瘻管に通し，その先端に絹糸を把持，ゾンデを抜去する．
2) 絹糸でゴム紐を瘻管に通し，それを絹糸で結紮固定，軽く緊縛する．
3) 約 1 週間でゴムがゆるむので，少し締める．これを 1 週ごとに繰り返す．

b) 瘻管の走行が複雑な場合（図 9.35）

1) 原発口から二次口までを 2〜3 か所に分割してゴムを通すか，二次口から原発巣の近くまでの瘻管を core out する．この場合，原発口から原発巣のやや外側までは 1 か所でゴムを通すほうがよい．

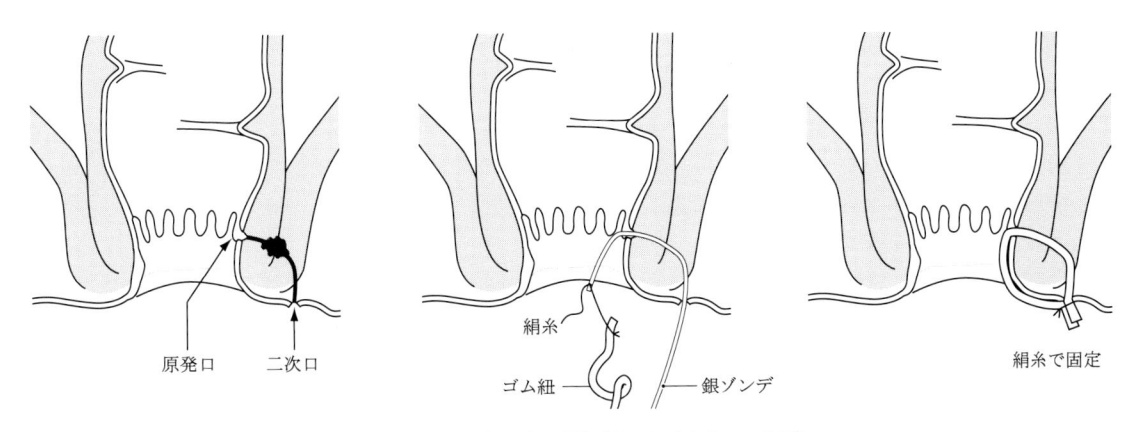

図 9.34 痔瘻結紮療法の手技（黒川ら [12]）をもとに作画）
左：原発口，二次口を確認する．
中：ゾンデを瘻管に挿入し，その先端に糸付きゴム紐を固定する．
右：ゾンデを引き，ゴム紐を瘻管に貫通させ固定する．

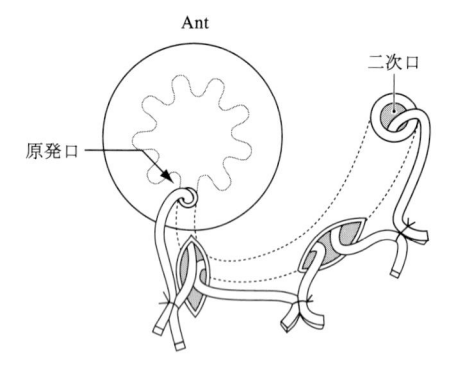

図 9.35 複雑痔瘻の結紮法（黒川ら[12]）をもとに作画）
瘻管の途中に切開を加え，分割して結紮する．

2) 単純な痔瘻の手技a）の 2），3）と同様の手順で施行する．

g．手術成績，遠隔成績

痔瘻の手術成績と遠隔成績は施設や術者によってかなり異なるが，従来から手術創の治癒遷延，括約筋切断による肛門機能不全，再発などが問題となり，必ずしも良好とはいいがたい[19〜21]．現在でも，肛門疾患を専門とする施設においては，痔瘻の術後数年を経て再発したり，治癒していない症例や肛門の変形，括約筋の機能不全による便やガスの漏れなどを訴えて来院する症例が 10% 程度の頻度で認められるのが現状である．

1) 治 癒 遷 延

一般に，痔瘻の術後治癒日数は 1〜1.5 か月であるが，治癒までに数か月以上かかる治癒遷延例が 10% 程度みられ，ときには 7〜8 か月かかる例も経験する．これらの治癒遷延例を難治性痔瘻と呼んでいる．その原因としては，①原発口，原発巣の不適切な処理，②ドレナージ創の不足，③不十分な術後管理などが考えられるので，術者はこれらの点に留意する必要がある[4]．

2) 肛門機能不全

肛門括約筋の機能不全については，長期遠隔成績を詳細に調査，解析した論文が少なく，その実態は必ずしも明確ではないが，括約筋温存術式が導入・定着したことにより，最近では lay open 法でしばしば生じていた高度の便失禁や著しい肛門変形は明らかに減少したと思われる．しかし，実際には軽度の便やガスの漏れ，下着の汚れ程度の愁訴はかなりの頻度でみられ，1987 年の第 42 回日本大腸肛門病学会のシンポジウム「痔瘻手術の選択と長期遠隔成績」における諸施設の成績でも 10〜20% 程度に認められている[21]．このような肛門機能不全は術式の選択を誤ると簡単に起こるが，患者にとっては非常に大きな問題であるので，最小限にとどめなければならない．

括約筋温存術式は，1961 年に Parks が痔瘻の pathogenesis から原発口，原発巣の切除と外括約筋の保全を提唱して以来[5]，Goligher, Eisenhammer, Hanley らによってさまざまな方法が報告されてきた[1,6,7]．わが国でもただちに括約筋温存術式が導入され，1972 年に隅越分類[11]が報告されると積極的に臨床応用されるようになった．しかし，この術式は肛門機能の保全という点では良好な手術成績をおさめる反面，瘻管を全開放する lay open 法に比し，再発率が高いという大きな問題を包含していたので[2,19]，その後，多くの研究者によって，根治性と機能温存という矛盾に対して改良が加えられてきた[8,14,15]．

3) 再　　発

1980 年，隅越らの報告[8]によると，痔瘻手術 3370 例のなかには，以前に痔瘻根治手術を受けているにもかかわらず治癒していなかった症例が 12.4% も存在していたとしている．

その後，岩垂らは各種の括約筋温存術式を実施し，その再発率を比較検討した結果[20]，Parks 法と外括約筋貫通部の瘻管を残す隅越法が良好で，再発率は数% であったと述べている．また，第 42 回大腸肛門病学会におけるシンポジウムでも[21]，各施設の再発率は数% 以下に改善されているが，単純痔瘻か複雑痔瘻かによって大きな差異がみられた．

1990 年，高野は括約筋温存術式の遠隔成績を解析し，低位筋間痔瘻では 1.5% と低率であったのに反し，坐骨直腸窩痔瘻では 9.5%，骨盤直腸窩痔瘻では 23.8% と高率に再発が認められたと報告している．その結果，複雑な痔瘻の手術にさいしては，再発を最小限度に防ぐために細心の注意を払って原発口・原発巣の的確な切除と十分なドレ

表 9.5 高位痔瘻に対する Seton 法の成績

	症例数	再発(%)	便・ガス漏れ(%)
Parks と Stitz	57	1.8	17.5
Ramanujam ら	45	0	2.2
Williams ら	74	17.6	4.1
黒川ら	36	8.3	5.6

ただし，黒川らの症例は seton 法を実施した 182 例のうち，II H，III，IV型の 36 例を高位痔瘻とした．

ナージ創の形成に努めなければならないと述べている[19]．

一方，seton 法や Kshara Sutra 法など古典的な治療法の成績についての報告は，わが国ではほとんど認められないので[12,18]，不明な点も多い．しかし，欧米では seton 法の有用性や高位痔瘻の成績についての多くの報告がみられる[22~24]．なお，筆者らが最近 5 年間に経験した seton 法を含む古典的治療法は 253 例で，これらの平均治癒日数は 42.7 日と外科的療法の 1.4 倍であったが，機能不全は軽度なもの 3 例(1.2%)，再発は 4 例(1.6%)と少なく，比較的良好な成績であった[12]．また，高位痔瘻に対する seton 法の成績についてみると(表 9.5)，欧米の報告と同様，諸家の括約筋温存術式と遜色がない．

いずれにしても痔瘻の手術に起因する，これらの括約筋の障害や再発はその症状の軽重を問わず，患者にとってはきわめて不愉快なものであるので，皆無にする努力が必要である．したがって，痔瘻の手術にさいして，術者は常に痔瘻の病態を把握し，同時に根治性と機能温存という 2 大要素を十分考慮する必要があり，手術操作上，肛門括約筋の扱いには慎重でなければならないと考える． ［黒川彰夫］

文 献

1) Goligher JC: Fistula-in-ano: Surgery of the Anus, Rectum and Colon, 5 th ed, pp 178-220, Bailliere Tindall, London, 1984.
2) Keighley MRB, Williams NS: Anorectal Fistula: Surgery of the Anus, Rectum and Colon, pp 418-466, WB Saunders, London, 1993.
3) 高野正博，藤好建史，高木幸一，ほか：女性の前方痔瘻．日本大腸肛門病会誌 43：165-171，1990．
4) 松田直樹：難治性痔瘻．日本大腸肛門病会誌 44：1150-1154，1991．
5) Parks AG: Pathogenesis and treatment of fistula-in-ano. Br Med J 1: 463-469, 1961.
6) Eisenhammer S: The anorectal fistulosu abscess and fistula. Dis Colon Rectum 9: 91-106, 1966.
7) Hanley PH: Conservative surgical correction of horseshoe abscess and fistula. Dis Colon Rectum 8: 364-368, 1965.
8) 隅越幸男，岡田光生，岩垂純一，ほか：痔瘻の手術に必要な肛門の解剖・生理．日本大腸肛門病会誌 33：444-447，1980．
9) 黒川彰夫：肛門部の解剖と生理．臨外 53：961-965，1998．
10) Parks AG, Gordon PH, Hardcastle JD: A classification of fistula-in-ano. Br J Surg 63: 1-12, 1976.
11) 隅越幸男，高野正博，岡田光生，ほか：痔瘻の分類．日本大腸肛門病会誌 25：177-184，1972．
12) 黒川彰夫，木附公介，黒川幸夫：古典的な痔瘻根治術—痔瘻結紮療法と枯痔釘療法．日本大腸肛門病会誌 48：1113-1120，1995．
13) 高野正博，藤好建史，日高久光，ほか：肛囲膿瘍に対する一期的括約機能温存根治術．日本大腸肛門病会誌 40：777-785，1987．
14) 本郷啓之，黒川彰夫：単純痔瘻の手術—低位筋間痔瘻に対する切開・くり抜き術．手術 47：1389-1394，1993．
15) 高野正博，藤好建史，相良泰至：深部痔瘻に対する新しい括約筋温存術式の試み．日本大腸肛門病会誌 38：345-354，1985．
16) 李 潤庭：肛門直腸病学，pp 81-100，遼寧科学技術出版，瀋陽，1987．
17) 土屋周二：Proctology の歴史．In：肛門疾患の知識（宇都宮譲二，隅越幸男，土屋周二，武藤徹一郎編），pp 1-12，永井書店，大阪，1995．
18) 田澤賢次，佐伯俊雄，竹森 繁，ほか：クシャラ・スートラによる痔瘻の手術．消化器外科 17：1847-1851，1994．
19) 高野正博：痔瘻括約筋温存術式の遠隔成績．日本大腸肛門病会誌 43：561-571，1990．
20) 岩垂純一，柳田 通，岡田光生，ほか：治療法の動向—痔瘻—括約筋温存術式．臨外 38：45-50，1983．
21) 第 42 回日本大腸肛門病学会シンポジウム：痔瘻手術の選択と長期遠隔成績．日本大腸肛門病会誌 40：514-516，1987．
22) Parks AG, Stitz RW: The treatment of high fistula in ano. Dis Colon Rectum 19: 487-499, 1976.
23) Ramanujam PS, Prasad L, Abcarian H: The role of seton in fistulotomy of the anus. Surg Gynecol Obstet 157: 419-422, 1983.
24) Williams JG, MacLeod CA, Rothenberger DA, et al: Seton treatment of high anal fistulae. Br J Surg 78: 1159-1161, 1991.

9.5 毛　巣　洞

毛巣洞（pilonidal sinus）は，Goligherによると1847年にAndersonによって初めて記載され，1880年にHodgesが名付けた仙尾骨部の正中付近に瘻孔を形成，その内腔に毛髪を有する疾患であり[1,2]，わが国では1959年に河村らが最初に毛巣疾患として報告している[3]．同義語としては毛巣瘻（pilonidal fistula），毛巣嚢胞（pilonidal cyst），jeep diseaseなどとも呼ばれる．

a．発生頻度

本症は20歳代の男性に多く，人種的には白人に多く，黒人，黄色人種には少ないとされている．わが国における頻度は，堀，高野らによると外科外来の0.03～0.08%程度の患者にみられると報告している[4,5]．また明確な統計学的報告はないが，毛深い人に多いことは一般に知られていることである．

b．病態生理

本症の発生原因については，古くから先天性説と後天性説とに大別され，Goligherはこれらの説について詳述している[1]．先天性説は胎生期の脊髄管の遺残組織から嚢胞や皮様嚢腫が発生した考え方で，後天性説は摩擦や圧迫などの恒常的な外因によって毛髪が皮下に押し込まれ，嚢胞を形成した考え方である．特に第2次大戦中にジープの乗車兵士に多発した事実から本症はjeep diseaseと称し，後天性説の根拠としている．しかし高野らの報告では，毛深く皮脂腺などの盛んな青年に多い傾向があり，職業別に発生率をみると車を運転するものが27.3%とやや高率ではあるが，車の普及に伴って急増する傾向はなく，車の運転との関係を否定的に述べている[5]．いずれにしても本症の発生原因については依然として不明のままである[1,2]．

c．病理形態

本症は，仙骨尾部正中の肛門に近い小さな窪みに瘻孔を形成し，その内部が洞状になったもので，開口部から膿や粘液様分泌物の排出を認め，膿瘍の自壊を繰り返す症例では頭側に二次口の形成を認める（図9.36上）．また開口部には皮膚が捲れ込み，洞内壁の一部に及び，その内腔に毛髪を認める（図9.36下）．

病理組織学的にも開口部の一部には扁平上皮の被覆がみられるが，さらに深層の洞内では上皮を認めず（図9.37上），炎症性肉芽組織からなり，その中に毛髪を伴っている（図9.37下）．毛髪は半数以上の症例にみられるが，毛根，毛包，皮脂肪などの付属器が認められないことより[1,5,6]，dermoid cystとは異なる．また，epidermoid cystが破れて生じた炎症性肉芽と組織学的に酷似するが，角化物がなく毛髪が存在することを説明できない．

本症の原因としてのさまざまな興味ある仮説が

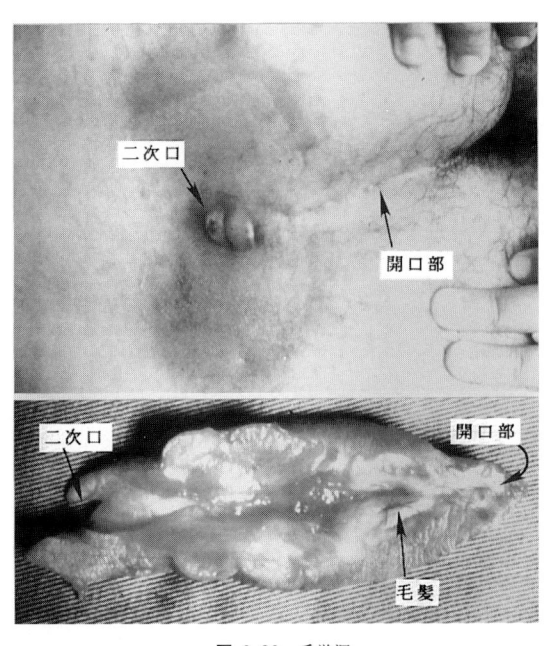

図 9.36　毛巣洞
上：二次口が形成され，膿瘍のために隆起している．
下：切除された毛巣洞の割面．内腔に少量の毛髪を認める．

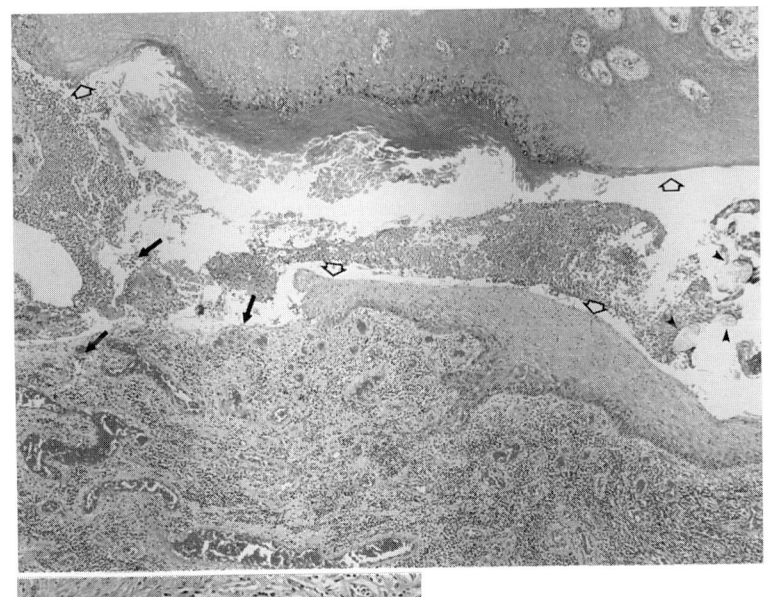

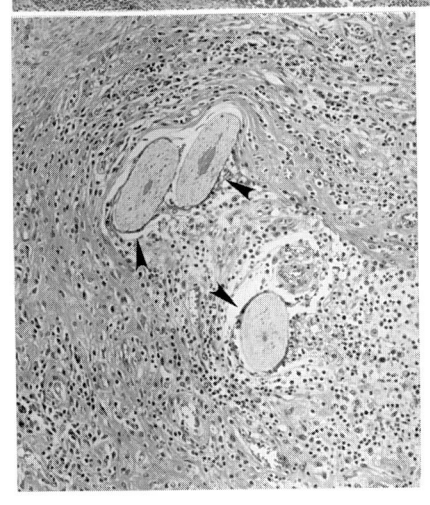

図 9.37 毛巣洞の病理組織像
上：開口部では扁平上皮の被覆（⇧）を認めるが，洞内には上皮はなく炎症性肉芽組織（↑）だけである．×40 HE
下：炎症性肉芽組織中に毛髪（▲）を認める．×100 HE

ある[6,7]が，pathogenesis は不明である．

d．外科診断

診断は発生部位や特徴的な形態から容易である．本症の患者の多くは，瘻孔からの排膿や炎症による発赤，疼痛，腫脹で受診し，瘻孔の開口部に毛髪をしばしば認める．開口部からゾンデを挿入すると頭側への洞状の広がりが確認でき，ときには二次口が存在する．

本症の鑑別疾患としては，癤，癰，膿皮症，痔瘻などがあるが，開口部の形状や瘻管の走行，広がりから鑑別は容易である．

e．治療方針，手術適応

治療としては，一般的に根治を目的とした手術療法が実施される．しかし，急性炎症が著しく膿瘍形成などがみられる場合には，切開を加え，抗生物質，消炎薬などの投与による保存的療法を行った後，根治手術を実施する．手術療法には単純切開法と瘻管切除法とがあるが，その根治性からは基本的に瘻管や洞の切除が必要であると考えられる．切除後創に対しては開放術式と閉鎖術式とがあり，わが国では閉鎖術式が好んで実施されている[5,8]．

また，本症の発生する仙尾骨部は皮膚の緊張が強いので，長紡錘形の皮切によって瘻管や洞などの病巣を完全に切除すると死腔を形成し，創が哆

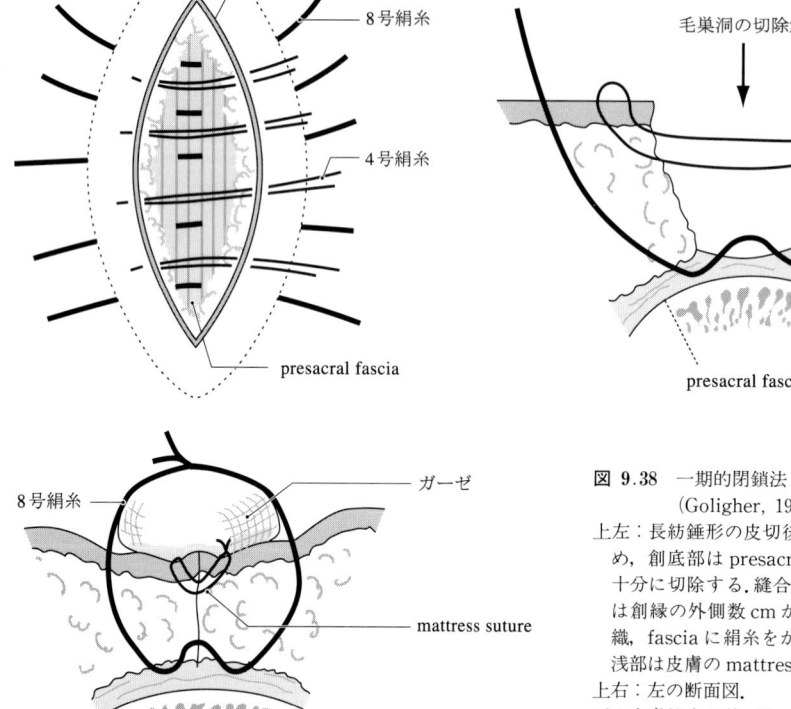

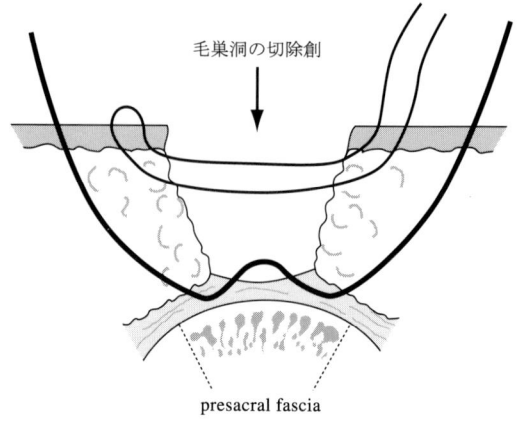

図 9.38 一期的閉鎖法
　　　　　(Goligher, 1984[1] をもとに作画)
上左：長紡錘形の皮切後，周囲脂肪織を含め，創底部は presacral fascia に接して十分に切除する．縫合は2層に分け，深部は創縁の外側数 cm から皮膚，皮下脂肪織，fascia に絹糸をかけ十分に寄せる．浅部は皮膚の mattress suture とする．
上右：左の断面図．
下：皮膚縫合の後，ガーゼを枕状に当て，減張用の深部縫合の絹糸で圧迫固定する．

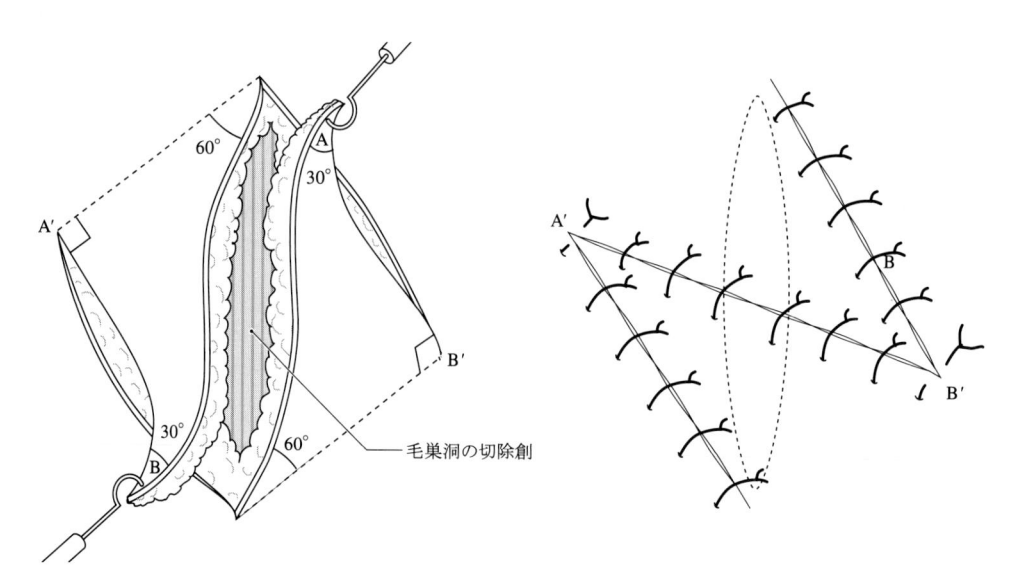

図 9.39 Z-plasty
左：毛巣洞の切除創を軸とした逆Z型の皮切を加え，30°，60° の直角三角形になる flap を作成．
右：A-A′，B-B′ を合わせて，Z型になるように縫合する．

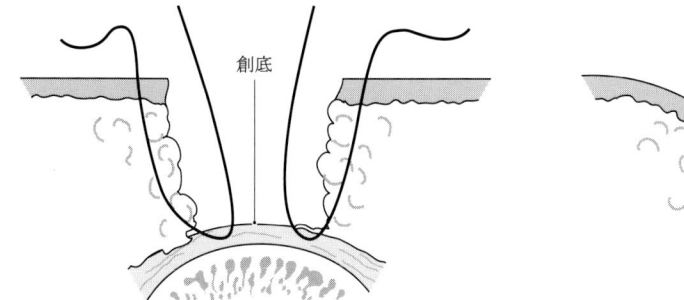

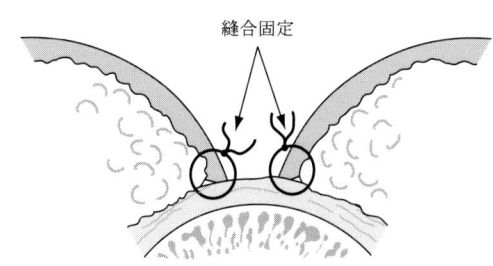

図 9.40 marsupialization 法（Keighley と Williams, 1993[2]）をもとに作画）
左：洞内腔を搔爬するか，洞を完全切除してから創辺縁と創底とを縫合固定する．
右：手術創は開放したままの状態とする．

開する場合もあるので，諸家によってさまざまな閉鎖術式が考案されている[1,2,9]．

f．手術方法

最も一般的な手術方法としては Goligher の閉鎖術式が知られており[1]，わが国で頻用される傾向にあり，Marks の開放術式[10]を実施する施設は比較的少ない．また最近では，術後創の修復に有茎皮弁や Z-plasty[9] など形成外科的手法を積極的に実施する傾向にある．

一方，単純切開法は根治性に問題があるので，急性炎症の強い場合にだけ施行するが，古典的な方法とされている marsupialization 法は，その手技が簡単で患者に対する負担も少ないことから，症例を選んで施行される場合があり，再発率も比較的少ないと報告されている[1,2,11]．

1）一期的閉鎖法（図 9.38）[1]

1) 瘻孔から洞全長にわたる部位を術前に印をつけ，長紡錘形の皮切を加える．線維性の洞壁と周囲皮下脂肪織を含め，創底部は仙骨の presacral fascia に接して十分に切除する．

2) 切除後創の閉鎖は創縁の外側数 cm から，皮膚，皮下脂肪織，腱膜を深部より十分に寄せて死腔を形成しないように縫合し，皮膚だけを mattress suture する．

3) そのさい，Goligher は皮膚縫合を先に行い，その上にガーゼを枕状に当て，減張用の深部縫合の絹糸で圧迫固定する．

さらに，皮膚の緊張が強い場合は創の外側に減張のための皮切を加えたり，幅広の絆創膏で両側臀部を肛門側に引き寄せたりして創の哆開を防止する術者もいる．筆者らは創面の減張を図るために Z-plasty（図 9.39）を好んで実施している．

2）marsupialization 法（図 9.40）

瘻孔から洞内にゾンデを挿入し，全長にわたって切開，内腔の肉芽組織を搔爬する．つまり，瘻管の単純切開法を実施した後，洞の壁を形成している線維性組織と創辺縁の皮膚とをカットガットで縫合するが，壁を含めて完全切除してから実施する場合もある．なお，手術は開放創の状態で終了する．

g．手術成績，遠隔成績

毛巣洞は炎症性の良性疾患であるので，病巣を除去すれば根治する疾患であるが，常に治癒期間と再発が問題となる．根治性のある確実な方法としては開放術式である反面，創治癒期間が 2～3 か月を要し，さらに大きな瘢痕創を残す場合がある．一方，創治癒の短縮を目的として考案されたさまざまな一期的閉鎖法[1,2,9]では，治癒期間は約 1 か月程度と良好な成績をおさめている．わが国では毛巣洞の術後の治癒期間や再発について詳細に解析した論文が少ないので，手術成績や遠隔成績は

表 9.6 毛巣洞の術式別再発率[2,9,11,12]

	術式	症例数	再発（%）
Notaras	単純切開法	45	13
	切除＋単純切開法	41	13
	切除＋一期的閉鎖法	43	9
McCaughan	切除＋一期的閉鎖法	1080	26
Cavanagh ら	marsupialization 法	26	8
Mansoory ら	Z-plasty	120	2

明確ではない．ただ高野らの報告によると，根治性や再発率などは切除後一期的閉鎖術式が良好な成績であったと述べている[5]．しかし，症例数の圧倒的に多い欧米の成績を参考にすると，再発率はKeighley[2]によると開放術式が10%前後（0～24%），閉鎖術式が20%前後（1～46%），Z-plastyが数%（0～10%）であったと述べている（表9.6）[1,2,9～13]．これらの成績は，術式や施設によって大きな差があるものの，かなり高い再発率である．

したがって，毛巣洞の治療には，いまだ治癒期間の短縮と再発の防止という大きな問題が残されているものと思われ，術者は手術にさいして，この点を十分考慮しなければならないと考える．

［黒川彰夫］

文献

1) Goligher JC: Pilonidal Sinus. In: Surgery of Anus, Rectum and Colon, 5th ed, pp 221-235, Bailliere Tindall, London, 1984.
2) Keighley MRB, Williams NS: Pilonidal Sinus. In: Surgery of the Anus, Rectum and Colon, pp 467-489, WB Saunders, London, 1993.
3) 河村雄一，村瀬晃朔：毛巣疾患 Pilonidal diseaseに就いて．日外宝 28：2458-2462, 1959.
4) 堀 泰祐，菅 典道，浜垣 仁：本邦における毛巣疾患—自験例4例と本邦報告例の検討．日外宝 53：437-446, 1984.
5) 高野正博，藤好建史，高木幸一，ほか：毛巣瘻・膿皮症・蜂窩織炎について．日本大腸肛門病会誌 40：822-833, 1987.
6) Patey DH, Scaff RW: Pathology of postanal pilonidal sinus. It's bearing on treatment. Lancet 2: 484-486, 1946.
7) Palmer WH: Pilonidal disease. A new concept of pathogenesis. Dis Colon Rectum 2: 303-307, 1959.
8) 岩垂純一：毛巣瘻 pilonidal sinus. In：肛門疾患の知識（宇都宮譲二，隅越幸男，ほか編），pp 168-171, 永井書店，大阪，1995.
9) Mansoory A, Dickson D: Z-plasty for treatment of disease of the pilonidal sinus. Surg Gynecol Obstet 155: 409-411, 1982.
10) Marks J, Harding KG, Hughes LE, et al: Pilonidal sinus excision-healing by open granulation. Br J Surg 72: 637-640, 1985.
11) Cavanagh CR, Schnug GE, Girvin GW, et al: Definitive marsupialization of the acute pilonidal abscess. Am Surg 36: 650-651, 1979.
12) Notaras MJ: A review of three popular methods of treatment of postanal (pilonidal) sinus disease. Br J Surg 57: 886-890, 1970.
13) McCaughan JS: The results of surgical treatment of pilonidal cysts. Surg Gynecol Obstet 121: 316-318, 1965.

9.6 直腸脱

直腸脱（rectal prolapse, procidentia）の治療法に関しては多彩な方法が選択されてきており，外国の報告を調べても手術術式が100種類以上にものぼる．その理由としては，成因が複数因子に絡んでいることでわかるように，小児期，青壮年期，老年期にわたって発症することや，再発が多いことによる．

a．発生頻度

高齢化社会を反映して，直腸脱の発生は増加することが予測されている．直腸脱の発生時期は通常，幼児期と成人期に分けられ，幼児期においては不顕性なものを含めて不完全型直腸脱が大半を占めるとされる．しかも2歳までに発症することが多く，5，6歳以降に発症することはきわめて珍しい[1]．一方，成人型においては完全型直腸脱が多く（図9.41），欧米では女性が圧倒的に多く，その年齢層も60～70歳代にピークがある．男性においては特定した年齢層はなく，あらゆる層において発症している[2]．また，わが国における報告ではむしろ男性が多い[3]ようであるが，最近の集計がなく正確さに欠けるきらいはあるものの，最近10年間の筆者らが経験した症例の約80%は70歳以上の女性であった．今後，わが国における性差や年齢層も欧米なみになっていくことが十分に考えられる．また，本症は病悩期間が長いことも特徴的

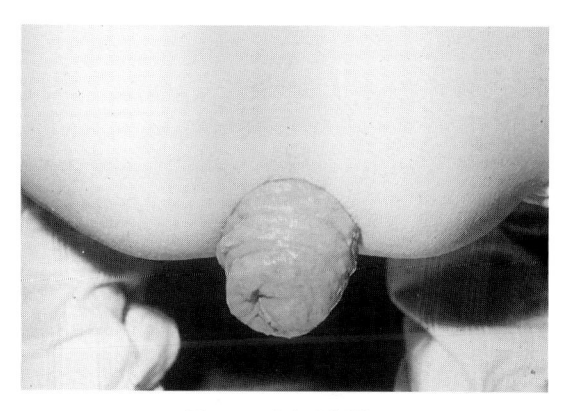

図 9.41 完全型直腸脱

であり，約 5 年以上の病悩期間を有する例が 50％に及ぶことからも，その実態はなお不明な点も少なくない．

b．病態生理

乳幼児における不完全な直腸脱は仙骨曲の角度が少ないために，立位や坐位をとるときには直腸と肛門管が垂直な筒型になりやすく，しかも坐骨直腸窩での支持組織を構成する脂肪が未発達なことなどの先天的な誘因が考えられ[1]，成長の過程で治癒することが少なくない．一方，成人型では先天的な因子のほかに，便秘，多産婦や既手術者などがあげられ，なかには精神薄弱との関連性も指摘されており[2]，種々の誘因があげられ，いったん発症した場合には自然治癒することはない．直腸脱の原因に関しては決して明確にされたとはいえないが，Moschowitz[4] が主唱した sliding hernia 説にかわって近年では上部直腸から始まる腸重積（intussusception）説[5~7] が広く支持されるようになってきた．この intussusception による直腸脱の形態的な所見には，① 深い Douglas 窩があり，そこに② 上部直腸が重積するために，③ 直腸を支持する周囲組織の固定が正常よりも脆弱化し，また④ 骨盤底と肛門管を形成する筋肉群も弛緩しているなどの変化がみられる．この intussusception の動的変化をみる目的から，Theuerkauf 法[6,8] に準じ，肛門外へ脱出した腸管粘膜に marker を付して注腸造影を行った．それをビデオにて撮影して腸重積の起こる過程を再現した．

その観察によれば，排便動作を随意に繰り返すことにより上部直腸は肛門側方向に向けて，強く牽引されながら位置を下方へ移動してくる．さらに排便動作を激しく加えると，いったん静止していた直腸先進部（重積をきたす起始部）が肛門側へ激しく移動したところで，直腸が塊状になって，肛門外へ脱出する．腹腔内での重積先進部と Douglas 窩の高さを比較したところ，重積先進部は Douglas 窩の位置よりもはるかに高い上部直腸にあることがわかる．また，この重積起始部の所見を開腹のさいに観察すると，腸管は漿膜面がやや白色を帯び，壁は全体的に浮腫状に肥厚しており，しばしば硬く触知することができる．起始部より肛門側直腸の口径が大きく，腸管壁が薄いために，intussusception を惹起しやすくしている．Devadhar[5] はこの重積を起こす直腸壁を crucial point と称し，そこには前述したような重積起始部を示唆するにたる所見を有するとしている．部位的には仙骨岬角からおおよそ 5 cm 下方に位置する上部直腸を指摘している．このような病態下にある直腸は，その周囲支持組織の弱体化に伴って重積を誘い，腹圧，腸管運動などが相互に関与して腸脱出が起こるものと考えられる[9]．むろん，骨盤底を形成する肛門挙筋や肛門括約筋の脆弱化も脱出を助長させる結果になっている．

c．分類

直腸脱の分類は，他の肛門疾患や病因との関連性を反映させようとの意図がみられる[3,10]．通常，直腸脱は直腸壁の全層が肛門外に反転脱出している完全直腸脱を指しているが，直腸肛門粘膜の一部が不完全ながら脱出する場合も広義の直腸脱とすることが多い．また，Tuttle の分類によれば，脱出時の肛門管がともに外反しているか否かにより分類している．図は古典的ながら代表的な分類をあげた（表 9.7）．

d．外科診断

診断としては本症の発生メカニズムをできるだけ詳しく認識する必要性があり，そのためにも一般的には内視鏡検査，注腸造影，defecography[11]

表 9.7 直腸脱の分類

Hochenegg	Buie	Tuttle	
肛門脱	顕性直腸脱	不完全型(部分的)直腸脱	
肛門直腸脱		完全型直腸脱 1度	
直腸脱		2度	
	不顕性直腸脱	3度	

1) 臨床症状の特徴

初期症状としては残便感や閉塞感で始まり，特に不顕性の直腸脱はこの症状が比較的長い期間にわたっていることが多いとされている．また，排便時や歩行時において直腸の外反脱出を主訴とした場合にも，患者自身は痔核と勘違いしていることが多いなど本症診断に至るまでに長い経過を要していると考えられる．慢性的な排便異常を訴える患者には defecography などを積極的に行う必要性がある．一方，放置されている直腸脱のなかには，外反した粘膜面が皮膚や下着に接触して粘膜びらんや皮膚発赤を引き起こし，粘膜分泌の増加や会陰部の疼痛をきたす原因になっている．成人型直腸脱のなかには，括約筋機能が正常に保たれているために脱出した腸管が括約筋群により絞扼され腔内へ還納できずに浮腫や疼痛を増強させていることもまれにある．このような形態，時期や経過により多彩な症状を現す本症に対しては排便習慣や排便における些細な事柄を聴取することが大切である．

2) 内視鏡所見

重積を含めて直腸脱症例の約半数が直腸，S状結腸の粘膜面に，直腸炎，潰瘍，びらん，浮腫や

が行われ，さらに直腸肛門管内圧測定や筋電図検査などが追加的に行われる．しかし，最も肝要なことは経過を追った臨床症状の把握にある．

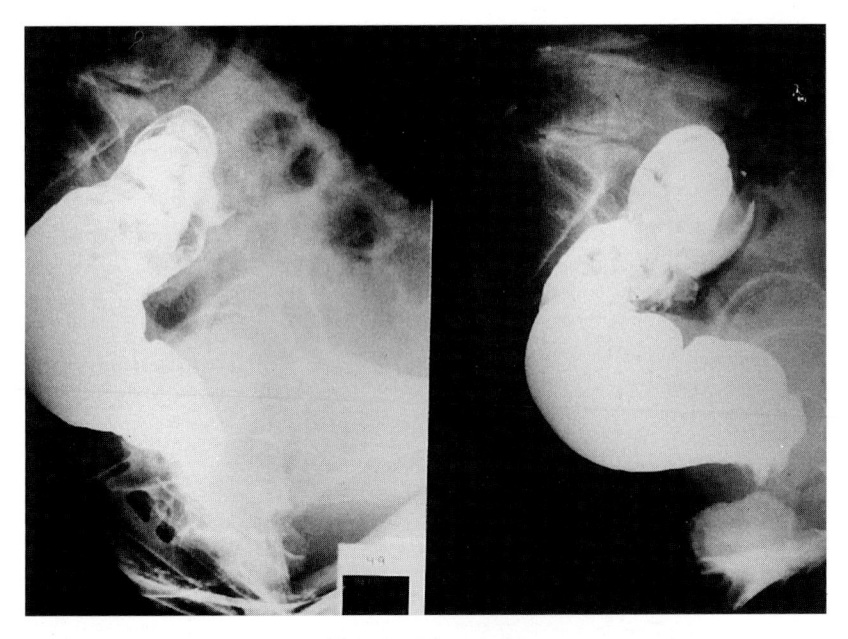

図 9.42 defecography
左：排便時，右：安静時．

発赤などの所見を認めるので，炎症性腸疾患との鑑別が必要である．defecography を加えて本症を診断することが望ましい．

3) defecography

本法は排便時の直腸と肛門管の動きを動的に観察するために，半流動状の造影剤を直腸内に注入し，同時に排便を促し，排便時における直腸や肛門管の動きをX線透視下に観察する方法である（図 9.42）．したがって，撮影時には便器に坐らせて，ふだんと同じように排便動作を促し，その状態を側面から透視下に観察し，ビデオテープにて録画して分析する．完全直腸脱の場合には排便時のいきみにより，口側の直腸壁が内腔に向け，たたみ込むように陥入するのが観察される．最初はたたみ込みが小さいがしだいに大きくなり，塊状になって肛門外に脱出するのが観察できる．不顕性の直腸脱の場合は重積する瞬間が観察されるので診断の決め手になる．また，直腸と肛門管のなす角度（anorectal angle）を安静時と排便時で比較することにより機能的評価が得られる．

4) その他

直腸肛門管内圧測定，筋電図などを組み合わせて，包括的な肛門機能の把握が必要であり，術後の機能評価にも有用である．特に，小児期の直腸脱の原因が解剖学的未発達や内外肛門括約筋機能の不均衡が考慮されているので，原因除去に対応するためにも，これらの検査結果に負うところが多い[12]．

e. 治療方針，手術適応

直腸脱は良性疾患であり，しかも高齢者の発症が少なくない．したがって，QOL を考慮した治療方針が重要である．治療方法は一般に保存的治療と外科的治療に分けられ，保存的治療としては脱出部を還納し，圧迫するなどの対症療法，原因疾患の治療，骨盤底筋群の運動強化法，肛門周囲への注射や塗布療法[8]がある．保存的治療の対象は不完全型直腸脱あるいは日常生活に制限を受けるようなハイリスクの症例が多い．これらの方法は姑息的な要素が大きいだけにむしろ手術療法の補助的手段として併用される場合がある．一方，外科的治療はすべての直腸脱に対象となる．特に高齢者に対しては，全身状態の把握と管理が優先的に行われるべきで，そのうえでリスクと脱出の程度に適した治療方針を決める必要がある．さらに，直腸脱とともに排便異常（便秘，incontinence）が潜在的に存在することを熟知しておくべきで，治療方針を立てるうえできわめて重要である．

顕性直腸脱はおおむね共通した状態に到達している．その共通した"脱出"の状態により惹起さ

表 9.8 直腸脱の手術術式

I 経肛門的アプローチ 　1) 肛門輪縮小術 　　　Thiersch…銀線 　　　Kirshner…筋膜弁 　　　Economopoulos 法…ナイロン糸 　2) 脱出腸管に対する手術 　　　Mikulicz…腸管全層切除 　　　Rehn-Délorme 法…粘膜切除，筋層縫縮 　　　Gant-三輪法…絞り染め式粘膜縮小術 　　　Altemeier 法…肛門挙筋縫縮，Douglas 窩閉鎖，脱出腸管切除 II 経腹的アプローチ 　1) cul de sac の閉鎖 　　　Moschcowitz 法…Douglas 窩を環状縫合閉鎖 　2) 骨盤底の補強手術 　　　Roseoe-Graham 法…恥骨直腸筋の縫縮，Douglas 窩閉鎖，結腸固定 　　　C. W. Mayo 法…広筋膜による骨盤底補強	3) 直腸結腸縫合固定手術 　　　Kümmel 法…仙骨岬角付近の縦走靱帯に固定 　　　Jeannel 法…腸腰筋に固定 　　　Bacon 法…腱靱帯および腸腰筋と固定 　4) 懸吊，固定手術 　　　Pemberton 法…直腸周囲剝離，再修復，固定 　　　Orr 法…2 法の広筋膜片にて固定 　　　Repstein 法…teflon mesh にて固定 　　　Wells 法…polyvinyl-alcohol sponge にて固定 　5) 直腸縫縮手術 　　　Devadahar…重積起始部を逆重積する手術 　6) 直腸切除術 　　　Theuerkauf 法…前方切除術 III その他 　1) 経腹，経会陰的アプローチ 　　　Duaphy 法…骨盤底筋の補強と他術式の併用 　2) 経仙骨的アプローチ 　　　Lockhart-Mummery 法…仙骨と直腸後方の強化術 　3) 腹腔鏡下手術

れた病態を修復し，機能の回復を図ることが肝心である．したがって，手術適応は直腸脱が存在し，脱出による症状の苦痛はもとより，合併症による症状を取り除くことにも目を向ける必要がある．過去の報告[3]からは本症に対し85％以上の症例が手術を行っている．一方，不顕性直腸脱に対しては，頑固な便秘，排便障害あるいは粘膜脱症候群などの症状を有しているために，かかる症状の改善を図る目的から手術適応を検討する．したがって，肛門外への腸管脱出のみにとらわれずに，潜在する排便異常の存在にも目を向けることが大切である．また本症は，小児，若年者，あるいは高齢者といった各年齢層において多少病態が異なってくるために，手術適応への考え方にも微妙な違いがあり，それぞれの手術選択にも反映されてくる．すなわち，小児の直腸脱に対しては解剖的あるいは生理学的な未発達の部分が成長とともに自然緩解するといった特徴を十分に考慮して，適応を考え，そして外科治療を行うにしても侵襲の大きい手術や解剖学的構造や生理機能を無視した術式は好ましくない．若年者直腸脱にとっては根治性を優先させて，再発がない，しかも自律神経を積極的に温存することを念頭におき，手術適応を決めながら術式を選択する．高齢者の直腸脱においては個々人の生活態度と脱出程度の両面からのQOLを配慮した手術術式を選択することが望ましい．また，本症は病悩期間が長いだけに苦痛の程度や期間は想像以上に大きいので，手術適応が決まればその時期はできるだけ早く行うことも肝要である．

f．手術方法

直腸脱の手術は主として，①骨盤底の弱体，②直腸の直線化，③過長腸管，④肛門括約筋弛緩，⑤深いcul de sacなどを補強するための手段として行われてきた．あるいはTheuerkraufが述べたように直腸脱がintussceptionを引き起こすさいに直腸壁の厚い部分が重積するcritical pointの存在などが手術術式のターゲットになり，種々の方法が開発，考案されてきた．したがって，本症に対する手術は類似の方法を加えれば100以上をこえるといわれている．それらの術式の概要については表9.8に記した．このなかから代表的な手術術式について述べる．

1）肛門輪縮小術

古くから行われてきた経肛門的なアプローチによる方法である．弛緩した肛門管を狭小化させ，腸管脱出を防止するために肛門周囲の皮下層を環状に縫縮する方法である[13]．銀線を用いて縮小するThiersch法は最も代表的な方法としてあまりにも有名である．縫縮に用いる材質としては種々の素材が利用されているが，最近では刺激性の少ない合成製品が用いられている．その代表的なものとしてはナイロン糸，テフロン糸，テフロンメッシュや筋膜などである．縮小する肛門管の大きさは2横指幅ぐらいの長さにする．手技は簡便であるが，再発が多い．

2）直腸粘膜縫縮術（Gant-三輪法）[14,15]

肛門輪縮小術と同様に経肛門的アプローチである．脱出した直腸粘膜の一部を鉗子で軽く摘み，もち上げたところを針で刺入させてから結紮，縫縮するために，そのできあがりが絞り染めに似ることから"絞り染め式粘膜縮小術"とも呼称される（図9.43）．手技が簡便で，低侵襲性なために高齢者やハイリスクの症例が適応になる．特に，肛門輪縮小術を併用することにより，一般的な直腸脱にも適応を拡大させて，成績を向上させうるともいわれている．しかし，若年者や活動的な高齢者には再発の面から問題点が多い．本法は適応さえ選べば安全性と簡便性からまず第一に選択して

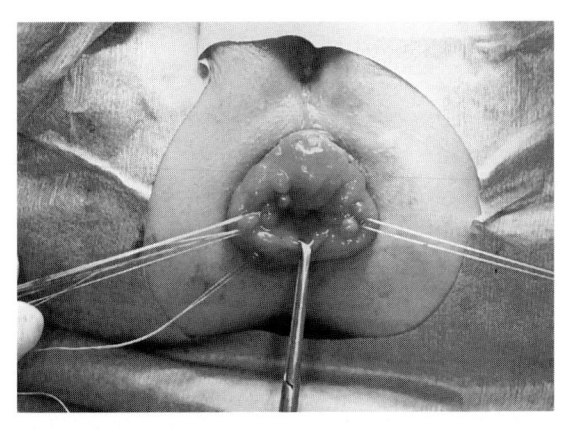

図9.43 Gant-三輪の手術

もよい手術術式と考えられる．

3）骨盤底形成術

骨盤底筋の補強や肛門挙筋の再建を目的とする手術である．本来は直腸脱の原因としての滑脱ヘルニヤを防止するために行われてきた方法である．恥骨直腸筋の縫縮を行うことで，脱出を防止する Rosco-Graham 法[16]はよく知られた術式の1つである．今後，defecography による結果をふまえて ano-rectal angle を生理的に改善する方法として人工筋膜などの開発が実現化すれば期待がもてる術式になる．

4）直腸（結腸）固定術

経腹的な腸管固定手術は以前から広く行われてきた方法である．たとえば，直腸と仙骨岬角部の縦走靱帯に固定する Kümmel 法，腸腰筋膜に固定する Jeannel 法，腹横筋膜や外腹筋膜に固定する Moore 法，腱筋膜と腸腰筋膜に固定する Bacon 法など，あるいは相互に併用する方法が行われてきた．これらの古典的な手法は直接的に直腸と結合織を縫合・固定するために，固定の恒常性に問題点があるとして腸管を広い面として用いる工夫をした方法が，広筋膜片で固定する Orr 法，直腸周囲を広く剝離したうえで周囲と直腸を固定する Pemberton 法などである．さらに，生体に順応性が高い材質を用いる方法としては polyvinyl-alcohol sponge を用いた Wells 法が注目をあびたが，その後は teflon mesh を用いた Ripstein 法が直腸固定法としては代表的な手術にあげられるようになった（図 9.44）．Ripstein 法[7,17]は直腸を骨盤壁から遊離させ，上方に挙上した状態で T 型に作製した graft を直腸に巻き，その前方は直腸の重積を防ぐために，graft と直腸前壁と数針縫合固定する．直腸後方は仙骨岬角下の仙骨弓に graft を縫合固定する．この方法も graft の大きさ，広さに工夫が加えられ，あるいは直腸や仙骨の固定部位にも適切な位置が選択されるようになった．根治性の面から高い評価を受けている術式である[18]．最近では非開腹下の経仙骨的に直腸を固定する方法も行われている．

5）前方切除術

本法は重積起始部を含めた過長な S 状結腸の腸管分節を切除し，同時に周囲の脆弱な支持組織や直腸壁の弛緩を強化・補強できることから，再発の少ない手術としての評価は高い．特に，切除に加えて補助的な固定術を付加することに有用性が高く，Goldberg[19]によれば再発率は皆無であったとしている．また，Theuerkauf は直腸癌の手術に準じて，直腸を完全に肛門挙筋や恥骨から遊離することが肝要だとしている．腸管縫合においては器械吻合の進歩から簡便でしかも安全に行われるようになったこともこの術式の利点になっている．ただし，本症にとっては侵襲性の高い手術であることが最大の欠点といえる．

6）腹腔鏡下手術

腹腔鏡下手術による直腸脱治療の応用が普及してきている．ことに直腸周囲の剝離・遊離が比較的簡単にできること，そして仙骨靱帯をはじめとする周囲組織への固定などが非開腹下に遂行できるので低侵襲性な方法として有用性が期待される[20]．腹腔鏡下での手術方法は主として Ripstein 法に準じた直腸固定術が選択されている．

f．手術成績

直腸脱の成因などの違いもあって，わが国と欧米では術式の選択が異なるように，その成績も微妙な差異がみられる．わが国における手術術式の

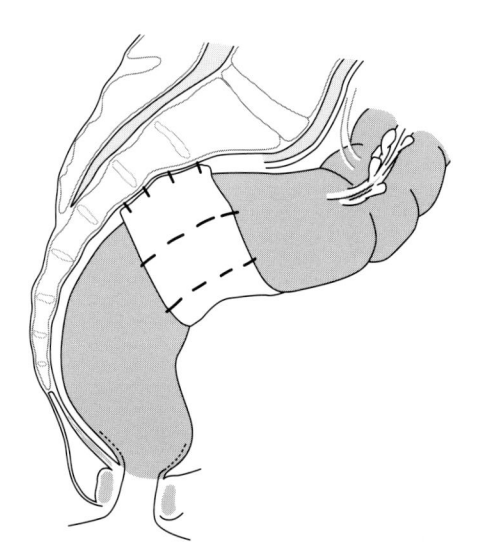

図 9.44 直腸脱に対する腹腔鏡下直腸固定術（Ripstein 法）

選択は荒川[3]によれば，経肛門手術が約57％を占めるほど多く，そのために手術死亡例をはじめとする術後合併症はきわめて少ない．本来，直腸脱は良性疾患であるために，侵襲性が低く，安全性の高い術式が望まれるのは当然のことではあるが，逆に根治性の少ない術式を無為に行っている傾向もないとはいえない．手術成績からみても，機能面を重視した術式の選択が向後とも重要と考えられる．一方，欧米における直腸脱手術に対しては，経腹的手術が圧倒的に多く，しかも直腸固定術が主流をなし，それに腸管切除を追加することにより，術後成績は良好になるとの見解が強くうかがわれる．しかし，本症が本来有する便秘とincontinenceの病態をいかにして解決していくのかといった点においては，腸管切除の付加手術を行うことによりそれらの症状が減少していることからも，今後の課題と思われる．したがって，本症の外科治療は微妙に機能温存が要求されるために，術後成績もそれぞれの術式を反映して，比較しがたい面がある．ここではTheuerkauf[21]による報告者の集計から手術成績をみると，直腸固定術における手術死亡率がWell法で1.5％，Ripstein法は0.9％であり，また文献的な集計を参考にしても，ほぼ同様である（表9.9，表9.10）．一方，腸管切除のMuir法では1.4％，Goldenbergの1.0％であり，前方切除術と直腸固定術単独の間では死亡率には差異はない．したがって両者間では，手術における侵襲性にそれほどの差異は認められないものと思われる．合併症についてみると，骨盤膿瘍をはじめとする合併症はRipstein法では高いので16.5％とあり，その内容は糞便閉塞，仙骨出血，狭窄，小腸閉塞，瘻孔，性機能障害などの直腸固定術の操作に関連した合併症がみられる．一方の前方切除術の合併症は5.8％で，その内容は縫合不全が1.8％，骨盤膿瘍，大腸および小腸閉塞，難治性の仙骨前出血などである．このうち再手術になったものは4％ほどにみられており，やはり侵襲の面では決して低いとはいいがたい．

g．遠 隔 成 績

遠隔成績の面から各種術式別の再発についてみると，肛門狭小術は高く，肛門外からの腸管切除，単純な結腸切除の成績も同様に不良である．直腸固定術の再発率は約3％と低率であるが，さらに前方切除術が低い．したがって再発率の面からは前方切除術が最も良好な術式と考えられる[22]．さらに，術後の機能としての便秘，incontinenceの状態では結腸切除術と直腸固定術を併用した方法

表9.9 手術術式と成績(1) （Theuerkaufら，1985）[21]

術式	症例数	死亡例 例数	死亡例 ％	追跡 症例数	再発例 例数	再発例 ％
Moschcowitz	128	3	2.3	115	55	47.8
Rectosigmoidectomy	520	4	0.8	416	166	39.9
Thiersch	439	0	—	437	142	32.5
Delorme	444	9	2.0	435	90	20.7
Pemberton	277	1	0.4	244	42	17.2
Kümmel	1029	13	1.3	591	73	12.4
Graham	238	6	2.5	234	17	7.3
Altemeier	130	0	—	129	9	7.0
Orr	228	2	0.9	224	10	4.5
Dunphy	29	0	—	29	1	3.4
Ripstein	647	6	0.9	583	20	3.4
Wells (polyvinyl-alcohol sponge)	655	10	1.5	570	19	3.3
Hughes and Johnson	207	3	1.4	166	5	3.0
Anterior resection	277	4	1.4	272	5	1.8
Nigro	60	0	—	60	0	—
Thomas	44	0	—	44	0	—
Moore	31	0	—	31	0	—
Devadhar	28	1	3.6	27	0	—
Notaras	19	0	—	19	0	—

表9.10 手術術式と成績(2) （Theuerkaufら，1985）[21]

手術術式	症例数	死亡例 例数	死亡例 ％	追跡 症例数	再発例 例数	再発例 ％	合併症(％) 総数	合併症(％) 再手術率
Ripstein	647	6	0.9	583	20	3.4	5.6	2.0
Wells (polyvinyl-alcohol sponge)	655	10	1.5	570	19	3.3	4.9	3.1
Anterior resection	277	4	1.4	272	5	1.8	5.8	4.0

が良好な成績をおさめている．良性疾患の治療としては術後成績を十分に期待するためには侵襲性の高い術式に頼らざるをえない面も有している．治療成績からみても直腸脱の外科的治療は病状の程度，年齢，性，リスク，既治療の状況や社会的状況を考慮して手術の選択を行うことが望ましいと考える．　　　　　　　　　　［磯本浩晴・荒木靖三］

文　献

1) 衣笠　明，土屋周二：小児肛門疾患の病因論．小児外科 **9**：235-238, 1977.
2) Goligher JC：Surgery of the Anus, Rectum and Colon, pp 289-333, Cassell, London 1967.
3) 荒川広太郎：直腸脱の現況—最近10年間の本邦全国集計．日本大腸肛門病会誌 **32**：224-229, 1979.
4) Moscwitz AV：The pathogenesis；anatomy and Cure of prolapse of the rectum. Surg Gynec Obstet **15**：7, 1912.
5) Devadher DSC：A new concept of mechanism and treatment of rectal procidentia. Dis Colon Rectum **8**：75-77, 1965.
6) Theuerkauf FJ, Beahrs OH, Hill JR：Rectal prolapse-causion and surgical treatment. Ann Surg **171**：819-832, 1970.
7) Ripstein CB：Etiology and surgical therapy of massive prolapse of the rectum. Ann Surg **157**：259-264, 1963.
8) 磯本浩晴，山内　胖，納富昌徳，ほか：直腸脱の治療と予後．手術 **28**：997-1003, 1974.
9) Ihre T, Seligson U：Intussusception of the rectum-internal procidentia：Treatment and results in 90 patients. Dis Colon Rectum **18**：391-396, 1975.
10) Altermeier WA：Nineteen years experience with the one stage perineal repair of rectal prolapse. Ann Surg **173**：993-998, 1971.
11) Burhenne HJ：Intestinal evacuation study—A new rentogenologic technique. Radiol Clin **33**：79-84, 1964.
12) 野口哲彦，矢野博道：小児の直腸脱—殊に直腸肛門内圧学的検討．日本大腸肛門病会誌 **34**：463-470, 1982.
13) 竹村　浩，土屋周二，小林俊介：経肛門的アプローチによる手術—とくに Gant-三輪・Thiersch 法併用手術．日本大腸肛門病会誌 **35**：476-482, 1982.
14) Gant SG：Disease of the Rectum, Anus and Colon, Vol II, pp 22-57, WB Saunders, Philadelphia, 1923.
15) 三輪徳定：肛門病の治療，南山堂，東京，pp 101-105, 1962.
16) Graham R：Repair of massive rectal prolapse. Ann Surg **115**：1007-1014, 1942.
17) Keighley MRB, Fielding JWL, Alexander-William J：Results of Marlex mesh abdominal rectopexy for rectal prolapse in 100 consecutive patients. Br J Surg **70**：229-232, 1983.
18) 土屋周二，島津久明，中野春雄：直腸脱の成因・治療方針についての考察．日本大腸肛門病会誌 **24**：149-157, 1971.
19) Goldberg SM, Gordon PH, Nivatvongs S：Esentials of Anorectal Surgery, JB Lippincott, Philadelphia, 1980.
20) Cuschieri A, Shimi SM, Velpen GV, et al：Laparoscopic prosthesis fixation rectopexy for complete rectal prolapse. Br J Surg **81**：138-139, 1994.
21) Theuerkauf FJ Jr, Kodner IJ, Hoffman MJ, et al：Rectal prolapse and internal intussusception of the rectum：diagnosis and surgical treatment. In：Colon, Rectum and Anal Surgery, Current Technique and Contraversies (ed by Kodner IJ, Fry RD, Roy JP), pp 76-90, CV Mosby, St. Louis, Tronto, Princeton, 1985.
22) McKee RF, Lauder JC, Poon FW, et al：A prospective randomized study of abdominal rectopexy with and without sigmoidectomy in rectal prolapse. Surg Gynec Obstet **174**：145-148, 1992.

9.7　化膿性汗腺炎

　化膿性汗腺炎（hydradenitis suppurativa）は 1839 年に世界で初めて報告された[1]．その 15 年後にはすでにその病態がアポクリン汗腺の炎症を母体とする疾患であると確認されている．すなわち，アポクリン汗腺を有する腋窩，鼠径，恥部，肛門周囲，乳輪下に好発し肥満，痤瘡を有する思春期以降の 20～40 歳までの女子に多いのが特徴である．

a．発　生　頻　度

　女性は腋窩に脂腺の発達する思春期以前および閉経後には，その発生をみないのが特徴である．

しかし，2歳の幼児に発生したというまれな報告もある．また，男性では，肛門周囲に発生頻度が高い．男女比1：3で痤瘡が強い女性に多く，欧米では白人：黒人＝1：3と人種間では黒人に多くみられるが，正確な頻度は不明である．アポクリン汗腺を有する腋窩，鼠径部に多く殿部〜外陰部にかけては全体のわずか7％にすぎないごくまれな疾患である．

b．病態生理

apocrine duct の閉塞→sinus または fistula の拡張形成不全＋細菌感染→皮下への穿破→dermal cellulitis となり，化膿性肝腺炎が完成しアポクリン汗腺は破壊される[2]．原因菌として *Streptococcus milleri* があげられる．生検でアポクリン汗腺の炎症を確認すれば診断は確定するが炎症が慢性化するとアポクリン腺は破壊され診断は困難となる．一方，残存した炎症産物はさらに炎症を誘発し，その周囲の正常アポクリン汗腺炎に炎症を波及再燃させる．また，腋窩に発生したアポクリン汗腺炎が同時性あるいは異時性に，対側の腋窩あるいは肛門周囲のアポクリン汗腺（異所性）に炎症を誘発させることも臨床的に報告されている．一般に，思春期，妊娠，あるいは生理の高温期での女性は血中ホルモン値でのエストロジェン，アンドロジェン比が高い．このホルモン分泌の異常がアポクリン汗腺炎と密接に関係しているという指摘もある[3]が，その40％は正常範囲にとどまっている．また，全身の代謝異常としての糖尿病，Cushing 症候群，先端巨大症に合併することもあるが，臨床像，血清学的あるいは免疫学的に有意な相関はみられていない．また，アポクリン汗腺炎はアトピー性皮膚炎，薬剤アレルギー，湿疹などの疾患を高率に併発する．しかし，アポクリン汗腺のサイズは対照群と同等であり，これらの疾患との相関はみられていない．

c．外科診断

初期像としては，腋窩，鼠径，恥部，肛門周囲などのアポクリン腺を有する部位にエンドウ豆までの硬い皮下結節を1〜数個触知する．そこは，急

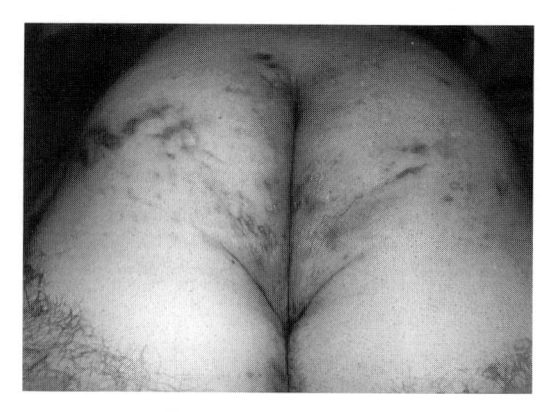

図 9.45 アポクリン汗腺炎

性炎症像を示しており疼痛があり，しだいに増大して自解し悪臭を放つ．膿汁の排泄後は慢性化しやすく，真皮あるいは皮下組織に多発膿瘍を形成する．肛門周囲の化膿性汗腺炎は肛門周囲膿瘍や痔瘻との鑑別が問題となる．それは，肛門管下2/3がアポクリン腺を豊富に含んでいることによる．一次孔が dentate line の crypt glandular element と交通のないことより痔瘻と鑑別可能とされているが，実際には鑑別の困難なことが多い．病悩期間は8〜10年と長く，痔瘻として治療されている場合が多い．

d．治療方針，手術適応

初期像を有する患者が外来にみえた場合は，まず切開，排膿が基本であり菌に感受性のある抗生物質（penicillin 系，tetracycline 系，aminoglycoside group）を投与する[4]．また，局部を洗浄し清潔を保つと治癒は早まる．この処置により，1/3の症例で慢性化に移行するのを阻止できる．これとは別に，合成ビタミンAの誘導体である isotretinoin（13-cis-retinoic acid）の投与で軽快せしめたとの報告もある．一方，血中アンドロジェンが高い患者に抗アンドロジェン製剤を用いて治療を試みる方法もある．regimen としては，ethinyloestradiol 50 μg＋cryprotestrone acetate 50 mg, ethinyloestradiol 50 μg＋norgestrel 500 μg を用い18か月間約40％の患者に disease free を認めたとの報告もあり，一度試みてもよい方法である[5]．

一度慢性化すると，炎症が皮下組織をこえ筋膜

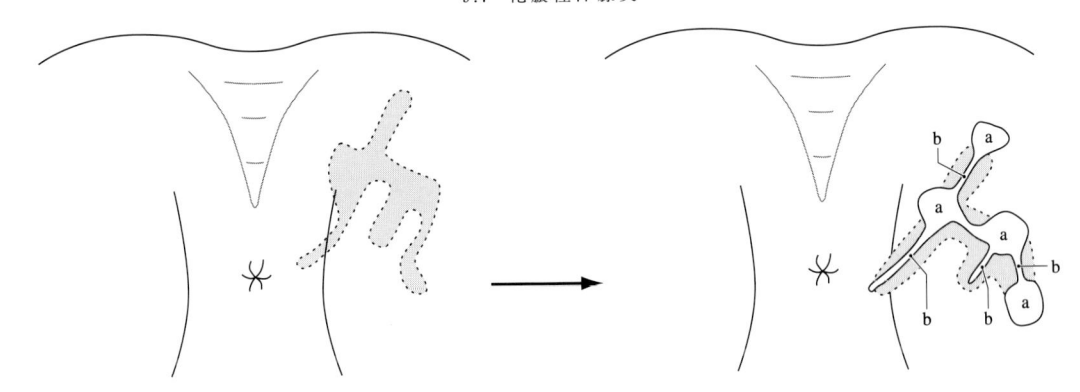

図 9.46
a：開放ドレナージ，b：deloofing．
アミ目部分は débriodement する．

表 9.11

術　式	症例数	術後入院日数	治癒期間(週)	観察期間(年)	再発率(%)
一次縫合閉鎖	24	7～20	6～12	2	9
分層皮膚移植	41	7～14	6～8	1	15
皮膚移植 (低部へ固定)	30	7	4	1	6
皮膚片回転移植	27	16～30	5～8	1	11
皮膚有茎移植	18	14	4～8	1	16

や血管周囲に及ぶことも少なくなく，治療に抗して難治性となる．この疾患はすべてのアポクリン腺が罹患しているという考え方が強い．その場合，基本的にはアポクリン腺の有する部位を完全に切除することが求められるが，この原則に沿って外科的処置を行うと皮膚の欠損部は広大となり形成外科的再建も困難となる．手術方法の確立されていない現在，まず deloofing procedure を行い十分な同部の débridement とそれぞれ適当な部位にドレナージをおくのがよいようである（図9.46）．Mayo Clinic では，この手技で再発をみていないと報告しているが実際には再発がしばしばみられ，もし再発した場合は外科的処置をさらに加えることを念頭におく．

e．手術成績，遠隔成績

初期には，切開排膿に抗生物質の全身投与および局所を清潔に保つことで，その1/3の症例で慢性化を阻止できうる．慢性化した症例での外科的処置においては，その約90%が満足できうる結果である（表9.11）[6]．しかし，報告者によっては再発率がいずれも高いとの指摘もあり，治療の困難さを物語っている．

［森田博義］

文　献

1) Velpeau A : Dictionnaire de Medicine, un Repertoire General des Sciences Medicales sous la Ropport. Theorique et Practique. 2nd ed Vol 2. Parisd : Bechet Jeune, 1839, 1991.
2) Yu CC, Cook MG : Hidradenitis supprativa : a disease of follicular epithelium rather than apocrine glands. Br J Dermatol **122** : 763-769, 1990.
3) Mortimer PS, Dawber RP, Gaales MA, *et al* : Mediation of hidradenitis suppurativa by androgen. BMJ **292** : 245-248, 1985.
4) Clemmensen OJ : Topical treatment of hidradenitis supprativa with clindamycin. Int J Dermatol **22** : 325, 1983.
5) Mortimer PS, Dawber RP, Gales MA, *et al* : A double-blind controlled cross-over trial of cryproterone acetate in femals with hidradenitis supprativa. Br J Dermatol **115** : 253-268, 1986.
6) Banerjee AK : Surgical treatment of hidradenitis supprativa. Br J Surg **79** : 863-866, 1992.

9.8 尖圭コンジローム

ギリシャ時代より尖圭コンジロームは女性の陰唇に生じ,性的感染を起こすことが知られていた.特に,同性愛者,性技乱交,近親相姦ではその感染が著明であった[1].思春期〜老齢期までの女性に多くみられるといわれてきたが,最近では低年齢化している.1968年に至り,尖圭コンジロームの患者組織より human papilloma virus が同定された.婦人科疾患や外陰癌,陰茎癌,外陰部 Bowen 法などの外陰部-肛門疾患との関連性も注目されている.

a. 発生頻度

1990年での集計では全体の発生頻度は,1000人に対して2.4人と高率であり,男女比は1:1.3である.また年齢別では,20〜24歳にピークがあり,これらの年齢層では1000人に対して12人を占め,また15〜19歳の女性では,1000人に対して14人と若年齢化が目立つ.これは,free sex が若年者に浸透していることを物語っている[2].

b. 病態生理

現在,性行為感染症といわれるものは,感染の原因により多岐にわたっている.細菌性のものとして梅毒,軟性下疳やウイルスによる陰部疱疹,尖圭コンジローム,伝染性軟属腫のほかクラミジアによる子宮頸管炎,尿道炎,鼠径リンパ肉芽腫,真菌による外陰部,腟カンジダ症,原虫によるアメーバ赤痢,腟トリコモナス,マイコプラズマによる尿道炎などがあげられる.古典的な梅毒,軟性下疳が横ばいないし減少傾向にあるのに対し,性行為感染症にあげられる尖圭コンジロームは明らかに増加している.男性では肛門性愛で感染しやすく,最近 AIDS 患者の約20%にこの疾患がみられる(94%が男性で,そのうちの10%が homosexual)との報告もあり注意を要する.ときに,淋病や軟性下疳にも合併する.1968年組織の細胞核内よりヒト乳頭腫ウイルスが確認され,尖圭コンジロームがウイルス感染症であるとの事実が判明した.性行為あるいは異常性行為が感染のきっかけとなるが,女性の場合,帯下や恥垢の刺激がしばしばその誘因となるとの指摘もある.配偶者が感染している場合,一度治癒しても再感染を起こしやすく,事実,女性の cervical flat condyloma の患者の場合,この患者との性行為により25〜65%の高率な感染を相手の男性に起こさせるといわれる.潜伏期間は数週間〜数年(平均3か月)である.このヒト乳頭腫ウイルスは60種類以上の subtype があり,6型と11型の検出率は84〜90%と高率で子宮癌などの婦人科疾患や外陰部 Bowen 病,陰茎癌,外陰癌など肛門周囲の悪性新生物に検出される16型,18型との関連も示唆されている.ヒト乳頭腫ウイルスのうち11型,31型,33型はその10%が悪性像を示し,尖圭コンジロームと発癌との関連についても注目されつつある.現在,PCR をかけることにより DNA の同定が可能であり,pseudocondyloma から真のコンジロームを選別することができる[3].

c. 分類

尖圭コンジロームと巨大尖圭コンジロームとに大別される.

1) 尖圭コンジローム

粘膜と皮膚の移行部にでき病変部の表面は細顆粒状で多発する傾向がある.ときには,これらが癒合して鶏冠状を呈することもある.

2) 巨大尖圭コンジローム

Busche-Lowenstein tumor[4] ともいわれ,巨大なカリフラワー状のものであるが,大きさは母指頭大から30cmにまで及ぶ.男性に好発し病変部は陰茎に多く,ついで肛門周囲の順である.

d. 外科診断

尖圭コンジロームは外性器や肛門周囲に乳頭状,鶏冠状あるいはカリフラワー状に増殖する(図

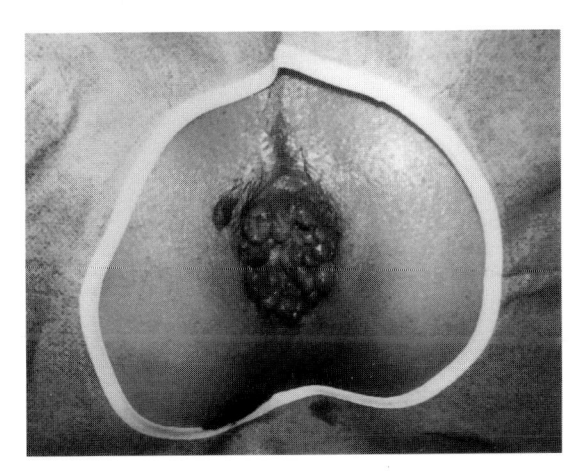

図 9.47 肛門管から肛門縁全周にわたりカリフラワー状に増殖している.

9.47). この疣贅は, 男性の場合陰茎小帯, 亀頭冠, 亀頭に好発し, 陰茎包皮, 外尿道口, 陰茎体, 肛門, 陰嚢などにもみられる. 女性では, 腟入口部が最も多く, 以下小陰唇, 会陰, 肛門, 腟, 尿道口の順である. 表面は湿潤で軟化し悪臭を放つ. この尖圭コンジロームは数 cm になると giant condyloma acuninatum (Buschke-Lowenstein tumor) といわれ組織像で under growth がみられるようになり low grade malignancy として扱われる. 組織学的には 2 核細胞, koilocyte が squamous cell epithelium の上層部にみられる. 悪性転化はその 50〜60% にみられる. 鑑別すべき疾患として梅毒 (condylomata lata), keratosis, nevocellular nevi, penile and vestibular papules, Bowen 病があげられ, 特に Bowen 病は carcinoma in situ であるので取り扱いに注意を要する.

e. 治療方針

治療として, ポドフィリン, 5-Fu 軟膏, 液体窒素による凍結凝固や電気焼酌, 炭酸ガスレーザー, 外科的切除などが試みられているが, いずれも再発率が高い. ポドフィリンは全身的な合併症や発癌性の問題があり, 薬剤そのものを日本で購入すること自体不可能である.

1) ポドフィリン

mayapple plant の根より抽出されたレジンであるポドフィリン (podophylotoxin) は抗腫瘍効果を示す. 0.25〜0.5% の乳濁液が用いられ, 糖尿病患者と同様自己注射が可能である[5]. 副作用としては, 高度の壊死, 瘢痕化, 痔瘻形成などがみられる.

2) 5-FU 軟膏

5% の 5-FU 軟膏を局所に塗布する. 局所に炎症が起きたらすぐに中止する. 可能であれば, 6〜10 週間行うのがよい[6]. 小陰唇や腟などの尖圭コンジロームに有効である. 簡便なため推奨される.

3) CO_2 レーザー

CO_2 レーザービーム噴射口より 6〜10 cm 離して wart に直接当てる. その周辺の健丈組織にも当てるのがよい. wart の周辺に残った破壊されない DNA virus が再発を起こすため照射後, 同部に idourine cream (0.5%) を週に 2 回 2 週間以上塗布すると成績がよく, 85% の完全寛解をみたという報告もある. $α_2$-インターフェロンの局注を行うとさらに効果があがる[7]. そのプロトコールとして $1×10^6$ IU ($10×10^6$ IU/ml 生食水) を 1 回量として 1 個の wart に $5×10^6$ IU まで 3 週間局注する. 治癒率は CO_2 レーザー単独で 14% であるのに対し, $α_2$-インターフェロンを組み合わせると 53% と高率になる. また, 6 か月後の再発率はそれぞれ 45%, 9% であった.

4) インターフェロン[8〜10]

インターフェロンは $α$, $β$, $γ$ の 3 種類があり, それぞれ白血球, 線維芽細胞, リンパ球より分泌されその生物学的活性も若干異なる. インターフェロンはウイルスの複製を阻止する酵素を誘導するため, これを用いることにより抗腫瘍効果を期待しようとする考え方である. すなわち, natural killer lymphocyte の cytotoxic activity を助長させ, 肥満細胞からの IgE-mediated histamine release を増加させる. また, macrophage の phagocytosis や antibody-dependent cellmediated cytotoxicity をも増加させる. インターフェロンは冷凍保存が可能なため分割投与が適している. 局注あるいは全身に投与されるが, その副作用として筋肉痛, 発熱, 頭痛, 嘔吐, 全身倦怠感などがあげられる. しかし, しだいにその副作用は消

表 9.12 再発尖圭コンジロームに対する治療

方法	有効率(%)	利点	欠点	推薦
局所塗布				
ポドフィリン	20～40	低価,自宅での使用可	催奇形性,異形性出現 頻回に使用しなければならない.	単一での使用は不可
5-Fu	50～70	容易に使用できる. 尿道,膣内での使用も可	長期使用で粘膜炎を併発 びらん性皮膚炎あり.	10週間隔週で使用
レーザー焼灼	60～90	短期治療で有効	麻酔が必要,治療費が高い. 臭気を発する.	有効度高い.
インターフェロン				
局所塗布	―	全身投与のような副作用なし	無効	局所投与は推奨されない.
局所注入	40～60	初発,再発例に有効	腫瘍径とインターフェロンの量が有効率と相関する. 何回も繰り返す必要があるため,治療費がかさむ.	週3回,最大5×10⁶単位 3～8週間
全身投与	―	感染を併発した尖圭コンジロームに有効	副作用あり.有効率悪い.	他の療法と併用

失するのが一般的である.また,血液学的に白血球や血小板減少が一過性にみられることもある.局所注射として,$1×10^6$IU 週3回,5週間,初回 $3×10^6$IU/週2回,第2週より $8.5×10^6$IU/週2回,計5週間,また全身投与として $1×10^6$IU,$3×10^6$IU,$18×10^6$IU 週3回,計4～5週間などのプロトコールが用いられる.これにより 25～35% の寛解を得ている.

このほか,2%のDNCBアセトンを健常皮膚に塗布し感作させ,その2週間後の局所の wart に連日塗布する方法もある.

以上は局所外用薬を用いた治療方法であるが,表9.12[11]に示すようにそれぞれの効果は 20～60%と限界があるため,冷凍療法,電気乾燥法(electronodesication:小さい火花間隙をもった単極電導子を用い,ジアテルミー法により破壊する方法),電気焼灼法など併用するか,あるいは場合により単独で使用する.これにより,80～95%の症例で6か月間 disease free に保つことができたとの報告もある.

f．治療成績

外用薬塗布は一般に予後不良である.ポドフィリン,5-Fu の再発率はそれぞれ 50～80%,30～60% である.一方,外科的治療を追加した場合の全体の再発率は 25% である. 　　　　　　［森田博義］

文献

1) Bafvestedt B: Condylomata acuminata — Past and present. Acta Derm Venereol **47**: 376-381, 1967.
2) Persson G, Andersson K, Krantz I: Symptomatic genital papillomavirus infection in a community. Incidence and Clinical Picture **75**: 287-290, 1996.
3) Schiffman MH, Kiviat NB, Burk RD, et al: Accuracy and interlaboratory reliability of human papillomavirus DNA testing by hybrid capture. J Clin Microbiol **33**: 545-550, 1995.
4) Bruchke A, Lowenstein L: Uper carcinomahnliche condylomata des penis. Klin Wochenschr **36**: 1726-1728, 1925.
5) Wang B, Shao T: A primary clinical trial of genital warts treated with domestic highly purified podophillotoxin. Chung Kuo J Hsueh Yuan Hseh Pao **16**: 122-125, 1994.
6) Krebs HB: Treatment of genital condylomata with topical 5-fluorouracil. Dermatol Clin **9**: 333-341, 1991.
7) Condylomata International Collaborative Study Group: Randomized pracebo-controlled double-blind combined therapy with laser surgery and systemic interferon alpha 2 a in the treatment of anogenital condylomata acuminatum. J Infect Dis **167**: 822-829, 1993.
8) Browder JF, Araujo OM, Myer NA, et al: The interferons and their use in condyloma acuminata. Ann Pharmacother **26**: 42-45, 1992.
9) Kraus SJ, Stone KM: Management of genital infection caused by human papillomavirus. Rev Inf Dis **12**: s 620-632, 1990.

10) Barton S, Tyring SK, Fleischmann WR, et al : The interferons : mechanisms of actions and clinical applications. JAMA **266** : 1375-1383, 1991.

11) Congilosi SM, Madoff RD : Current therapy for recurrent and extensive anal warts. Dis Colon Rectum **38** : 1101-1107, 1995.

9.9 肛門瘙痒症

肛門瘙痒症[1~3]とは，本来疾患としてではなく症候群に含まれる．肛門瘙痒症は精神的ストレスや心因的影響，コーヒーあるいはアルコールなどの嗜好品の多飲，便通異常などにより内肛門括約筋の弛緩を誘発し便汁の漏出（トリプシンなど蛋白分解酵素や胆汁酸による肛門皮膚の刺激）により肛門およびその周囲に瘙痒感を生じるものである．このような状態に至ると，同部位を搔爬し二次感染を起こす．この治癒過程で瘙痒感が出現し再度搔爬する．このため修飾された皮膚炎が肛門周囲に生じ慢性疾患へと移行する（瘙痒サイクルの完成）．

a．発生頻度

発生頻度は明らかでない．多かれ少なかれ人間は排便時あるいは日常肛門の瘙痒感を感ずることがある．瘙痒感とは本来，温痛覚と同様個人的感受性に負うところが多い．それゆえ，肛門周囲の irritation-瘙痒～二次感染による瘙痒感により耐えられなくなってクリニックにくる患者のみを肛門瘙痒症として診断してよいかとの疑問がある．外来にくる患者のなかには，訴えが肛門部違和感，肛門部痔核突出，肛門部粘膜脱などが主で瘙痒感など必ずしも訴えないにもかかわらず，診察時に肛門周囲皮膚は皮膚炎を起こしており明らかに二次的肛門瘙痒症ができあがっていることが明白である場合もある．一次性肛門瘙痒症の発生頻度は，75～95％を占める[4]．また，二次性肛門瘙痒症のうち痔核20％，痔瘻12％で肛門疾患が約その半数を占め悪性新生物は23％であったとの報告もある[5]．また，一次性肛門瘙痒症の病悩期間は1.5～20年（平均5.3年）および平均年齢は40歳（27～64歳）と中年～壮年が主であることがわかる[6]．

b．病態生理

肛門瘙痒症とは，一般に瘙痒感をきたす肛門および周囲の皮膚炎を指す．すなわち，いろいろな原因による正常皮膚の破綻とそれに伴う皮膚の修復過程での臨床像を示し皮膚科，心理学，さらには直腸肛門領域に及ぶ疾患単位である．たとえば，乳児のオムツカバーによる肛門周囲の皮膚炎（nappy rash）は便汁の漏出と外気との疎通性が悪いといかに皮膚炎を起こしやすいかという典型的な例である．特別な肛門疾患なくして肛門瘙痒症をきたすシナリオとしては，下痢のエピソードを有する場合が多い．何回もトイレにいき紙による拭き取り操作は，そうでなくとも外界に対してデリケートな肛門皮膚粘膜の破綻をきたす．粘膜あるいは表皮の脱落は，軽い痛み，灼熱感とともに瘙痒感が出現し，引っ搔き→その修復過程での痂皮形成→引っ搔きによる二次感染が起こり瘙痒サイクルが確立する．また，高齢者は肛門括約筋の緊張低下をきたしているため，胆汁酸あるいはアルカリ便の漏出は瘙痒感を助長させ，瘙痒サイクルが確立されやすい．また，便に含まれる proteolytic enzyme (trypsin, endopeptidase[7]) は多くの腸内細菌叢とともに肛門周囲皮膚に付着すると蛋白を融解し瘙痒感をきたす（図9.48）．本来，肛門瘙痒症をきたす患者の resting anal pressure, maximum anal squeeze pressure, length of anal high-pressure zone, anorectal angle, rectal compliance は正常の対照群と変わりがなかったが，肛門部より生理食塩水を注入した場合，肛門より生理食塩水の漏出がみられ，対照群と残量に有意差がみられた[8]．また，肛門瘙痒症の患者はコ

図 9.48 肛門瘙痒症

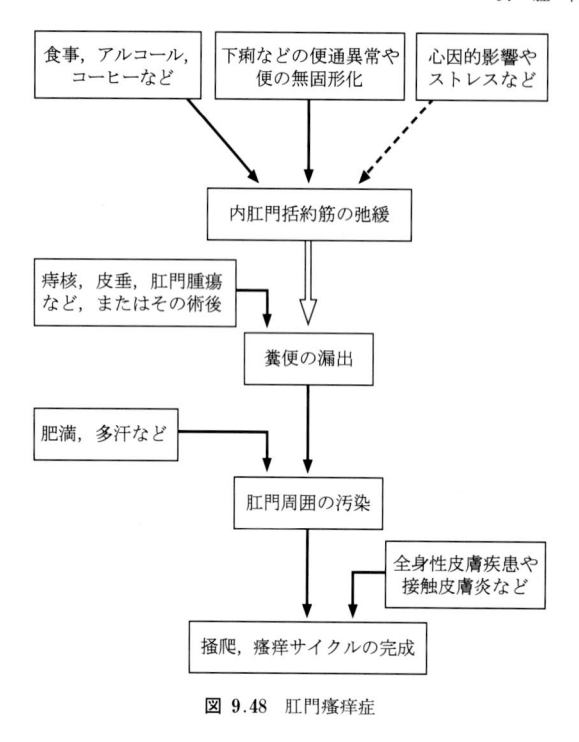

ーヒー，アルコールの飲用により肛門内圧は低下している[9]．

瘙痒サイクルが確立して外来を訪れる患者の大多数は多種軟膏あるいはクリームをすでに使用しており，病変の修飾を受けて他の皮膚科疾患との鑑別を要することも少なくない．また，高齢者などの場合は基礎的疾患がなくとも尿失禁，腟からの分泌物あるいは肛門からの便，粘液失禁がしばしばみられる．それゆえ，皮膚科学的・心理学的あるいは肛門科的見地からこれらの状態をふまえた対策を立てることが必要となる．

c. 分類

一次性（特発性）肛門瘙痒症と二次性肛門瘙痒症に大別される．

1) 一次性（特発性）肛門瘙痒症

本来，肛門疾患あるいは全身疾患，皮膚疾患を有せず肛門瘙痒症をきたしたものをいう．ここでいう肛門瘙痒症とは，肛門周囲の irritation→瘙痒→二次感染による瘙痒感を伴っているもの（瘙痒サイクル）を指す．それゆえ，肛門周囲はおのずから炎症を伴うかあるいは炎症を伴った皮膚変化を有している．しかし，瘙痒サイクルをきたしていない場合も含める．

2) 二次性肛門瘙痒症

原疾患があり，それに伴って随伴する肛門瘙痒症である．すなわち，肛門瘙痒症をきたす前に局所疾患としての直腸肛門疾患，皮膚疾患，感染症，婦人科および泌尿器科疾患，精神疾患（肛門神経症，慢性肛門痛，うつ病，性的神経症）などがまずみられるものを指す．

d. 診断

まず，一次性（特発性）肛門瘙痒症と二次性肛門瘙痒症を鑑別しなければならない．それには，患者の既往歴はもちろんのこと最近の生活態度（食事，嗜好品），内服薬の有無，精神面で問題がないかなど原疾患が随伴していないかをチェックする．診察上は視診が大事である．肛門周囲が便で汚染されていないか，湿り気がないか，引っ掻き傷がないか，それによる炎症所見がないかなど原疾患を含めた幅広い診断が要求される．特に，瘙痒サイクルをきたした後の皮膚の変化は皮膚科領域との鑑別が困難であるので，皮膚科医の診察，意見を抑ぐ必要がある．特に，検査にて真菌症が確認された場合は，一次性（特発性）肛門瘙痒症で瘙痒サイクルができあがり，その軟膏塗布による真菌症合併がみられるのか，あるいは一次性（特発性）肛門瘙痒症はなく，消耗性疾患による真菌症合併がみられるのかが問題となる場合もある．この場合，生理食塩水の下部直腸注入試験も参考になる．

e. 治療

1) 一次性（特発性）肛門瘙痒症[1]

一次性（特発性）肛門瘙痒症の場合は下記のガイドラインに沿って治療を行うことが基本となる．しかし，高度の肛門瘙痒症に至ると，必ずしも十分効果の現れない場合もある．その場合，抗ヒスタミン薬，minor tranquilizer などの薬剤投与を必要とする．ひどい肛門瘙痒症を有する皮膚炎の治療には今まで行われてきたすべての治療をストップすることから始まる．

a） 腸管の安定化

まず，腸管の働きを活発にし毎日排便をする習慣をつける．繊維性の多いものを多く摂取し便に繊維が十分含まれるようにする．水洗便器で水面に便がわずかに浮く程度がベストといわれている．繊維性の少ないフランス料理など欧米に近づいた食事を好んで摂取すると，便は泥状となり肛門刺激の要因となりうるので注意しなければならない．また，腸内細菌叢を変化させるためにビオフェルミンなどの整腸薬を併用させることも考慮する必要がある．また逆に，便秘症でstrainerの場合も緩下薬の投与を必要とし便通の維持を最大限に考慮する．

b） 肛門周囲を清潔に保つ

排便のみならず朝夕も坐浴，ウォシュレット，シャワー（しかし熱い湯は禁忌），婦人科の生理用品を用い肛門周囲を洗浄する．特に，夜間の瘙痒感が強い場合は就寝前に風呂に入ることが勧められる．これにより肛門皮膚ヒダからの汚物除去が可能となる．

c） 石鹸の使用を避ける

肛門およびその周囲の洗浄にさいし石鹸の使用を避ける．十分な洗浄が行われないと石鹸が肛門皮膚ひだに残りこれが瘙痒感を助長させる一因となる．すなわち，特別な洗浄液は必要とせず微温湯でよく，またガーゼなど柔らかな物を使用して肛門皮膚，粘膜の二次的損傷を避ける．また，外出時には女性の生理用品である減菌済皮膚洗浄綿を携帯し，ウォシュレットのない場合はこれを使用する．減菌済皮膚洗浄綿を携帯していない場合は，トイレット用紙を水で濡らしそれを使用する．

d） 肛門周囲を乾燥させる

殿溝の深い人は，一般に肛門皮膚が閉鎖腔となりやすい．このような場合は，同部は必然的に湿度が高くなり細菌あるいは真菌の繁殖を助長させる条件を満たすことになる．肛門周囲の湿潤を避けるためには，まず排便後上記b）項を忠実に守り，同部を柔らかい紙あるいはタオルを使用し，擦らないようにし水分を拭きとる．このあとドライヤーを用い柔軟に乾燥させるのもよい．そのほかピッタリとした下着やジーンズ，女性の場合ナイロン性の下着やガードル，タイツを避けるのはいうまでもない．また，事務系あるいは車の運転手の場合は坐位で長時間仕事に従事することが多いため肛門周囲は湿潤になりやすい．仕事中でも，立ち上がり歩行の時間を設けるとか職業変えのアドバイスを必要とする場合もある．

e） ステロイド含有軟膏の使用を極力制限する

ステロイド含有軟膏の使用は局所の感染を助長しやすい．しかし，皮膚欠損のある場合は0.5% silver nitrateあるいは50% Castellani's solutionが欧米では好んで用いられる．

2） 二次性肛門瘙痒症

原因疾患が明らかにありそれに伴って生ずると考えられる二次性肛門瘙痒症は，その原因となるべき疾患の治療がまず第一に必要となる．原因別として感染，機械的外傷，アレルギーまたは接触皮膚炎，肛門疾患があげられる．

a） 感 染

肛門周囲の感染としてpinworms (*Enterobius vermicularis*, *Candida albicans*) が最も多くみられる．カンジダ腟炎が肛門およびその周囲に及ぶとカンジダ皮膚炎を併発し，しばしば肛門瘙痒症をきたす．治療としては，抗真菌薬の投与とステロイド含有軟膏あるいはクリーム塗布の併用が有効である．

b） 接触皮膚炎，アレルギー性皮膚炎

アレルゲンとして，まず接触皮膚炎，アレルギー性皮膚炎を起こす物質の同定が必要である．洗浄剤，ティッシュなどに含まれる色素，下着などの漂白剤，香料などがあげられる．また，一般に常用される薬剤として抗痔疾薬，日除け止めクリームなどもある．これらによる初期像は，局所のひどい痒みと同部の浮腫である．まず，原因が明らかになったらそれぞれの使用をただちにやめることである．

c） 悪性疾患

いろいろの原因による肛門周囲粘膜に潰瘍形成が生じた場合，その臨床経過中まったく治癒傾向を示さないときは，Bowen病，扁平上皮癌，Paget病などを疑い，皮膚科と相談のうえ皮膚生検による組織学的な検討を要する．これらの悪性疾患が

確認されれば，肛門機能温存を目的とした早期の肛門形成術，局所切除＋放射線療法などの選択肢が求められる．

3) 心因性肛門瘙痒症

瘙痒-引っ掻きサイクルが完成すると痂皮形成時に，また瘙痒感が出現する．しかし，これらはストレスの程度によって大きく左右される場合が多い．すなわち，ストレスが高じると瘙痒の閾値を下げ引っ掻きの回数を増やす結果となる．よって，カウンセリングを必要とする場合がでてくる．

f．治療成績，遠隔成績

治療成績，予後について述べられている文献はみあたらないが，一次性（特発性）肛門瘙痒症に限ってみれば患者-医師相互の努力と信頼感により上記の概念にのっとって治療を行えば，決して諦める病気ではなく好転することは事実である．

[森田博義]

文 献

1) Alexander-Williams J: Pruritus ani. Br Med J **287** (Jul): 159-160, 1983.
2) Alexander-Williams J: Causes and management of anal irritation. Br Med J **287** (Nov): 1528, 1983.
3) Smith LE, Henrichs D, McCullah RD: Retrospectivs studies on the etiology and treatment of pruritus ani. Dis Colon Rectum **25**: 358-363, 1982.
4) Berardi RS, Chen HP: Perianai extramammary Paget's disease. Surg Gynecol Obstet **167**: 359, 1988.
5) Daniel GL, Longo WE, Vernava AM: Pruritus ani—Causes and concerns. Dis Colon Rectum **37**: 670-674, 1994.
6) Farouk R, Duthie GS, Pryde A, *et al*: Abnormal transient internal sphincter relaxation in idiopathic pruritus ani: physiological evidence from ambulatory monitoring. Br J Surg **81**: 603-606, 1994.
7) Caplan RM: The irritant role fo feaces in the genesis of perianal itch. Gastroenterology **50**: 19-23, 1966.
8) Allan A, Ambrose NS, Silveerman S, *et al*: Physiological study of pruritus ani. Br J Surg **74**: 576-579, 1987.
9) Smith LE, Henrichs D, McCullah RD: Prospective studies in the aetiology and treatment of pruritus ani. Dis Colon Rectum **25**: 358-363, 1982.

10. 発生異常

10.1 鎖肛

　鎖肛(imperforate anus)は直腸肛門奇形(anorectal malformations)とも呼ばれる．すなわち，鎖肛とは肛門管が閉鎖または狭窄を示す先天性疾患であり，狭窄をきたした肛門管が瘻管となって他の臓器や会陰部外表に連なっていることもある．このように，肛門が完全に閉鎖している疾患ばかりではないので，後者のほうがより正しい疾患名である．

a．発生頻度

　頻度としては，出生数4000ないし5000例に1例の割合で本疾患が発生する[1]．わが国における年間の発生数は250例ないし400例と想定されており，新生児期にみられる外科疾患のうち，最も多い疾患である．ちなみに，先天性食道閉鎖症，横隔膜ヘルニア，腸閉鎖，腹壁異常，Hirschsprung病と鎖肛とが従来より新生児外科緊急6大疾患といわれてきた．

　後に示す種々の病型があるが，これらをひとまとめにすると，男児のほうが女児よりもやや多い[1]．

b．病態生理

　鎖肛の発生原因は不明である．また，明確な遺伝性や鎖肛の発生に関与する遺伝子の存在は明らかにされていない．しかし，本疾患には仙骨奇形を合併している症例が比較的多く，神経系の異常に随伴して発生異常としての本疾患が発生するとする考えが有力である[2]．

　通常の場合，挙肛筋群の一つである恥骨直腸筋と内外の肛門括約筋が一体となって，括約筋作用(continence)をつかさどっている．しかし，高位型や中間位鎖肛で手術治療を行った場合，術後のブジーなどにより内括約筋や外括約筋の作用はほとんど期待できないような状態となる．このような状況下に括約筋作用(continence)の主役を演ず

表 10.1　鎖肛病型のメルボルン分類(1970)

男　児	女　児
A．低　位	
1．正常の肛門の位置	1．同　左
a）肛門狭窄	a）同　左
b）完全被覆性肛門	b）同　左
2．会陰部	2．同　左
a）肛門皮膚瘻	a）同　左
（不完全被覆肛門）	
b）前方会陰部肛門	b）同　左
B．中間位	
1．肛門無形成	1．同　左
a）無瘻孔	a）無瘻孔
b）直腸球部尿道瘻	b）瘻孔あり
	i）直腸前庭瘻
	ii）直腸腟瘻
2．直腸肛門狭窄	2．同　左
C．高　位	
1．直腸肛門無形成	1．同　左
a）無瘻孔	a）無瘻孔
b）瘻孔あり	b）瘻孔あり
i）直腸尿道瘻	i）直腸腟瘻
ii）直腸膀胱瘻	ii）直腸総排泄腔瘻
2．直腸閉鎖	iii）直腸膀胱瘻
	2．同　左
D．雑	
膜様肛門閉鎖	
総排泄腔外反	
その他	

るのは恥骨直腸筋係蹄（puborectalis sling）である[2]．したがって，術後の排便機能を評価するにはこのような骨盤底筋群の病態生理をよく理解しておくことが重要である．

c．分　類

1960年代までは Ladd と Gross の病型分類[3]，すなわち，
Type 1　肛門狭窄または直腸狭窄
Type 2　膜様肛門閉鎖
Type 3　高位鎖肛（肛門は存在しない）
Type 4　直腸閉鎖（肛門は正常）
が用いられていたが，男児の鎖肛はすべて Type 3 に入るなど欠陥が多く，1970年に表10.1に示すメルボルン分類が提示され，広く受け入れられるところとなった[4]．このメルボルン分類ではすべての直腸奇形が網羅されており，筆者自身はこれでよいと考えてはいるが，このメルボルン分類に対しては，煩雑である，詳細にすぎるとの批判が多く寄せられ，1984年にシカゴ郊外のウィングスプレッドで表10.2に示す病型分類[5]がまとめられ，今日では各国でこの分類が用いられている．なお，さらに簡略化して実用的分類を用いているものもある[1]．

メルボルン分類以降の新しい分類の骨子は直腸盲端の下端がハンモック状となった骨盤底挙肛筋群（恥骨直腸筋を含む）の頭側にあるか，これをくぐり抜けてさらに下方にまで達しているか，あるいは，ちょうど挙肛筋群のハンモックの位置に止まっているかによって，それぞれ，高位，低位，中間位とに分けるというものである．さらに，主として瘻孔（尿路または生殖器系への）の位置により，表10.1または表10.2に示した各病型に分類される．

病型分類はこのように解剖学的位置関係により定められるが，個々の患者において実際にどのような解剖学的関係になっているかについては，次に示す外科診断により明らかにされる．

d．外科診断

鎖肛の患者が来院したならば，まず会陰部をつぶさに観察する．女児であれば，瘻孔の有無，外陰部への開口部の数を観察し，男児の場合は会陰部にみられる特有のひだの有無をチェックする．これらの所見が病型診断への大きな補助となる．

ついで，倒立位撮影（invertography）を行い，直腸盲端の高さを明らかにする．正しく倒立位撮影を行うには，腸管ガスが直腸盲端にまで達している必要があり，生後12時間以上経過していないとこの撮影は誤った情報を与えることになる（図10.1）．直腸盲端の高さは，腸骨，恥骨，坐骨などのランドマーク点を通過する線，すなわち，PC線，I線，M線（PC線とI線の中間）を基準にして読み取り，高位，中間位，低位の別を明らかに

表 10.2　鎖肛病型のウィングスプレッド分類(1984)

Male	Female
High	High
1. Anorectal Agenesis	1. Anorectal Agenesis
a）with rectoprostatic urethral fistula	a）with rectovaginal fistula
b）without fistula	b）without fistula
2. Rectal atresia	2. Rectal atresia
Intermediate	Intermediate
1. Rectobulbar urethral fistula	1. Rectovestibular fistula
2. Anal agenesis without fistula	2. Rectovaginal fistula
	3. Anal agenesis without fistula
Low	Low
1. Anocutaneous fistula	1. Anovestibular fistula
2. Anal stenosis	2. Anocutaneous fistula
	3. Anal stenosis
	Cloaca
Rare Malformations	Rare Malformations

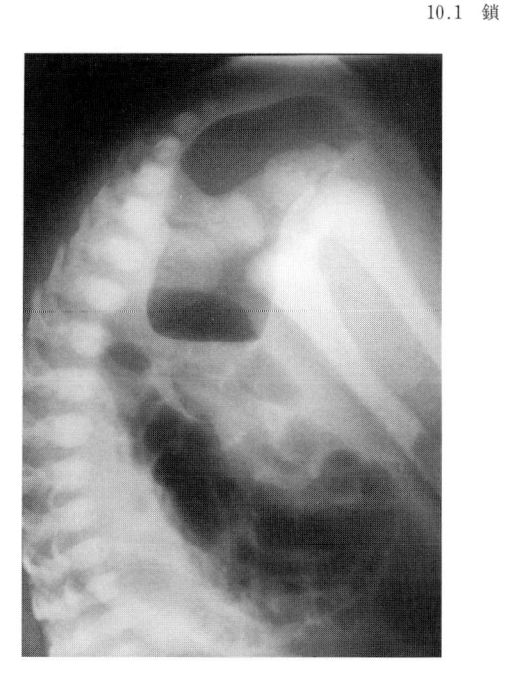

図 10.1 invertography
症例は低位鎖肛例であり,ガス像はM線をこえて下方に達している.

するが,恥骨直腸筋が収縮状態にあるときに撮影を行えば,中間位や低位であってもこれらを高位と読みまちがえることがある.正確な高位,中間位,低位の鑑別は次に述べる瘻孔造影によってはじめて可能であるが,新生児期においては,人工肛門の造設が必要であるか,必要でないかが正確に診断されればまずよいと考えて差しつかえない.低位を高位と読み間違えた場合は実害はさほど大きくないが,高位を低位と読めば取り返しのつかない悪い術式を選択することになるので,逆の読みまちがえをしないよう,くれぐれも注意することが大切である.

ついで,瘻孔造影により正確な病型診断を行う.この場合,人工肛門の造設を必要とした症例では,この人工肛門を用いて瘻孔造影を行うが,人工肛門が周囲組織と固定し,すっかり安定した1か月後ぐらいが瘻孔造影の適期である.また,排泄性膀胱尿道造影(voiding cystourethrography)を併用して,恥骨直腸筋係蹄が弛緩した状態にて正常な病型診断を行う.

さらに,症例によっては,尿道用留置カテーテルと張力計を用いて,瘻孔の長さと幅を実測する.

なお,これらの外科診断の具体的な手法については,わが国の研究会にまとめたものがあり(図10.2),文献6)を参照されたい.これらの外科診断が完了したならば,図10.2に示す登録用紙に記入し登録を行う.

e. 治療方針,手術適応

すべての鎖肛症例が外科的治療の適応となる.ただし,きわめてまれなものではあるがcompletely covered cloacal exstrophy(外反のない膀胱腸裂)[7]という疾患があり,外見上鎖肛の1型に似ているが非なるものであり,治療方針も異なっている.

さて,鎖肛には表10.1, 10.2に示した各型があり,厳密にいえばそれぞれ治療方針や治療時期が異なっている.以下,男女鎖肛の代表的な病型について治療方針の概略を述べるが,大まかにいえば,男女の高位と中間位では新生児期に人工肛門造設術を行い,一定の時期(4〜6か月)を経て根治手術(腹会陰式根治手術,仙骨会陰式根治手術,Peña法など)を行う.低位鎖肛については,男児では新生児期に会陰式手術にて根治手術を完了し,女児ではその大多数にみられる瘻孔を若干拡大し,ここから排便させ,生後4か月ないし6か月に達したところで根治手術を行う.女児無瘻孔性の低位鎖肛では,人工肛門を設けてから根治手術を行ったほうが安全である.

なお,このほかまれなタイプではあるが,鎖肛のない肛門前庭瘻(perineal canal)という疾患があり,欧米には少なく,日本やアジア各国では多い.その治療方針は特殊であるので,文献8)を参照されたい.

f. 手術方法

1) 人工肛門造設術

人工肛門はS状結腸,横行結腸右半,または,横行結腸左半に造設する.S状結腸に造設する場合は,①後にこのストマを外してそのままpull-throughする場合(二期的根治手術)と,②S状結腸のストマをそのままにして仙骨会陰式手術(Peña法による場合を含む)にて肛門を作成し,

10. 発生異常

図 10.2 (a) 男児の直腸肛門奇形記録用紙

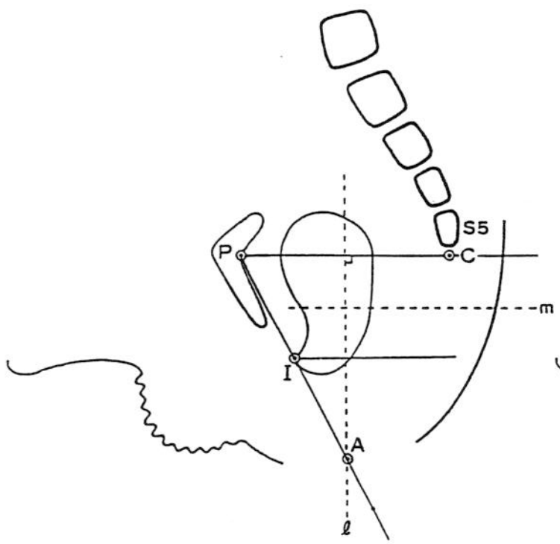

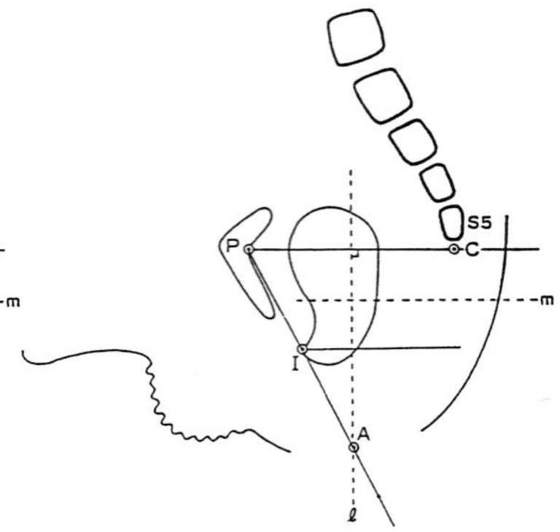

10.1 鎖肛

直腸肛門奇形記録用紙（女児）

病歴番号　　　　　　　　　　　記載日　19　年　月　日
氏　名　　　　　　　　　　　　施設名
　19　年　月　日生　　　　　　19　年　月　日初診

1. 生下時体重　　g　在胎　　週
2. 発見の動機　　肛門部視診　嘔吐　腹満　便秘　その他（　　）
3. 会陰部所見　　19　年　月　日（　　歳　　月　　日）

外観スケッチ

会陰部皮膚異常隆起
　＋ (a, b, c)　　－
肛門窩　　＋　　－
　＋の場合　陥凹　平坦
着色　　＋　　－
Hymen　　＋　　－
異常所見
　Double vagina
　Labial fusion
　Perineal canal
　Perineal groove
歯状線　　＋　　－
その他

4. 外瘻孔　19　年　月　日（　　歳　　月　　日）
　　　＋　　－　　その他
　検査前の拡張
　大さ（ネラトン No.　　）
　方向性　頭方側　尾方側　両方側
　長さ　　mm
5. 尿中メコニウム　＋　　－
6. 直腸指診，内視鏡　19　年　月　日（　　歳　　月　　日）
　所　見

7. Invertogram（生後　　時間） 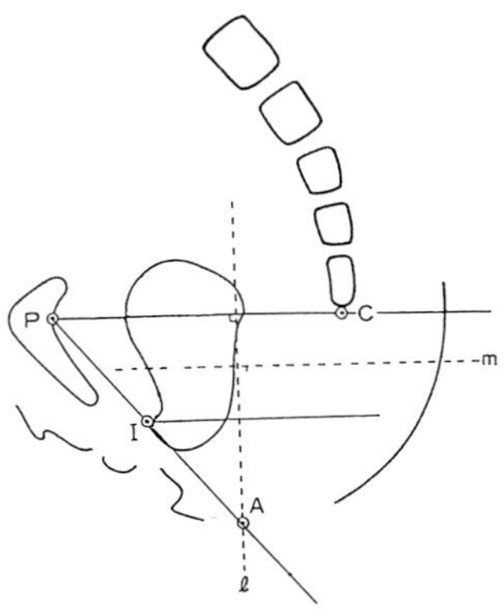
8. 造影　19　年　月　日（　　歳　　月　　日）

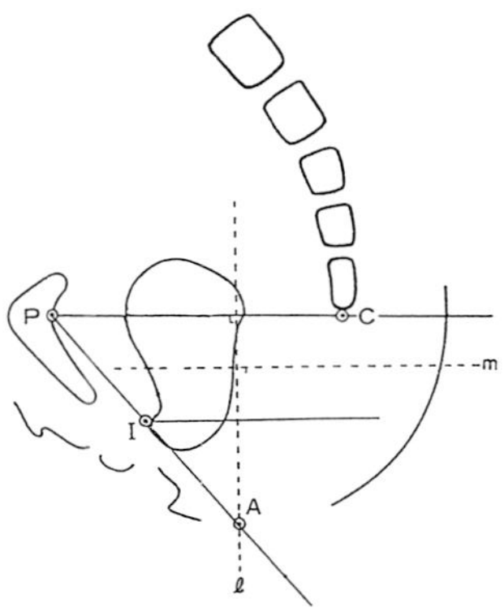

病型診断

診断根拠　　臨床　　手術　　剖検

合併奇形
　尿路生殖器奇形
　仙骨奇形（図示）
　その他

人工肛門造設　19　年　月　日（　　歳）
　部位
根治手術　19　年　月　日（　　歳）
　術式
人工肛門閉鎖　19　年　月　日（　　歳）

図 10.2（b） 女児の直腸肛門奇形記録用紙

後にこれを閉鎖する場合とがある（三期的手術）．鎖肛の手術においては，恥骨直腸筋係蹄の前方をできるだけ細い腸管を通すべきであるので，このような三期的手術がよい．invertography などにより，中間位ならびに高位であっても直腸盲端が PC 線（恥骨と尾骨とを結ぶ線）よりも若干下方に位置し，仙骨会陰式手術により根治手術が可能と判断された場合には，S 状結腸に人工肛門を造設するのがよい．

以上の理由により，直腸盲端の位置が高い（腹仙骨会陰式手術または腹会陰式手術が必要）と判断された場合，ならびに直腸盲端の高さが不明の場合は横行結腸右半に人工肛門を造設するのがよい．なお，一律に横行結腸左半に人工肛門を造設する小児外科医もある．確実に三期的手術が行えるとするならば，横行結腸の右半であっても左半であってもよいといえる．

なお，新生児においては，横行結腸と S 状結腸の見極めがときとしてつきにくいことがある．また，S 状結腸間膜が成人に比して長い．したがって，左下腹部に小切開を置いても，なかなか S 状結腸が見つからないし，また右上腹部に小切開を置いた場合も，直下に S 状結腸が存在し，大網組織のきわめて未発達な新生児の横行結腸と見誤まることが多い．

人工肛門を 2 連銃式の loop colostomy とするか，あるいは肛側結腸と口側結腸を別にストマとする divided colostomy とするかについてはいろいろ意見が分かれるところである．Peña らをはじめ，divided colostomy を推奨する小児外科医が多い[1]が，loop colostomy のほうが手術時間も少なくてすみ，loop colostomy の欠点とされる盲端への糞便貯溜も外来通院時にチェックして洗浄などの処置により対処できる．ただし，人工肛門造設術は決してやさしい簡単な手術ではない．よく慣れた小児外科医の指導のもとにこれを行う必要がある．loop colostomy は十分すぎるほど腸管を思い切って引き上げて固定し，また腸管がガスにて緊満しているときは loop colostomy の頂点となるべき位置の結腸にガス抜き用のネラトンカテーテルを挿入して脱気を行ってから腸管と腹壁との固定に移る．固定が全周にわたって完了したならば腸壁を切開して primary open とする（図 10.3）．

2） 根治手術

初期の頃，会陰式，あるいは腹会陰式手術においては解剖学的理解が十分でなく，術後の排便機能は惨憺たるものであった．しかし，1960 年代の後半に Stephens らの研究が進み，恥骨直腸筋が術後の排便機能，とりわけ括約筋作用にきわめて重要な役割を演じていることが明らかにされ，恥骨直腸筋係蹄を愛護的に温存しつつその前方に腸管を引きおろすことを骨子とした術式が提唱され[9]，広く各国で行われるようになった．

本術式の採用により手術成績は飛躍的に向上し，高位鎖肛の症例であっても 5 歳頃までに一応の continence と社会的自立が得られるというところまで進歩がみられるようになった[10,11]．なお，本術式の唯一の欠点は術野が狭いということである．このため，直腸尿道瘻を切離するのがやや難しいという欠点が残る．

1982 年，Peña ならびに de Vries は posterior sagittal anorectoplasty という画期的な手術方法を発表した[12]．本法は尾骨から前方の尿路系に至る会陰部の正中線を広く切開し，さらに挙肛筋やその一部である恥骨直腸筋もすべて正中線において切開し，広く術野をとって瘻孔の処理や腸管

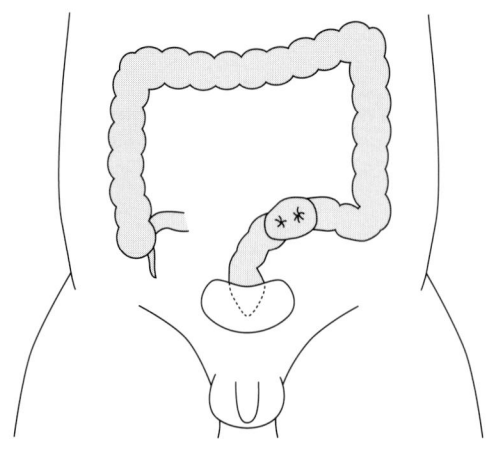

図 10.3 人工肛門造設術
S 状結腸に人工肛門を造設する場合を示す．状況によっては右横行結腸に人工肛門を造設する．

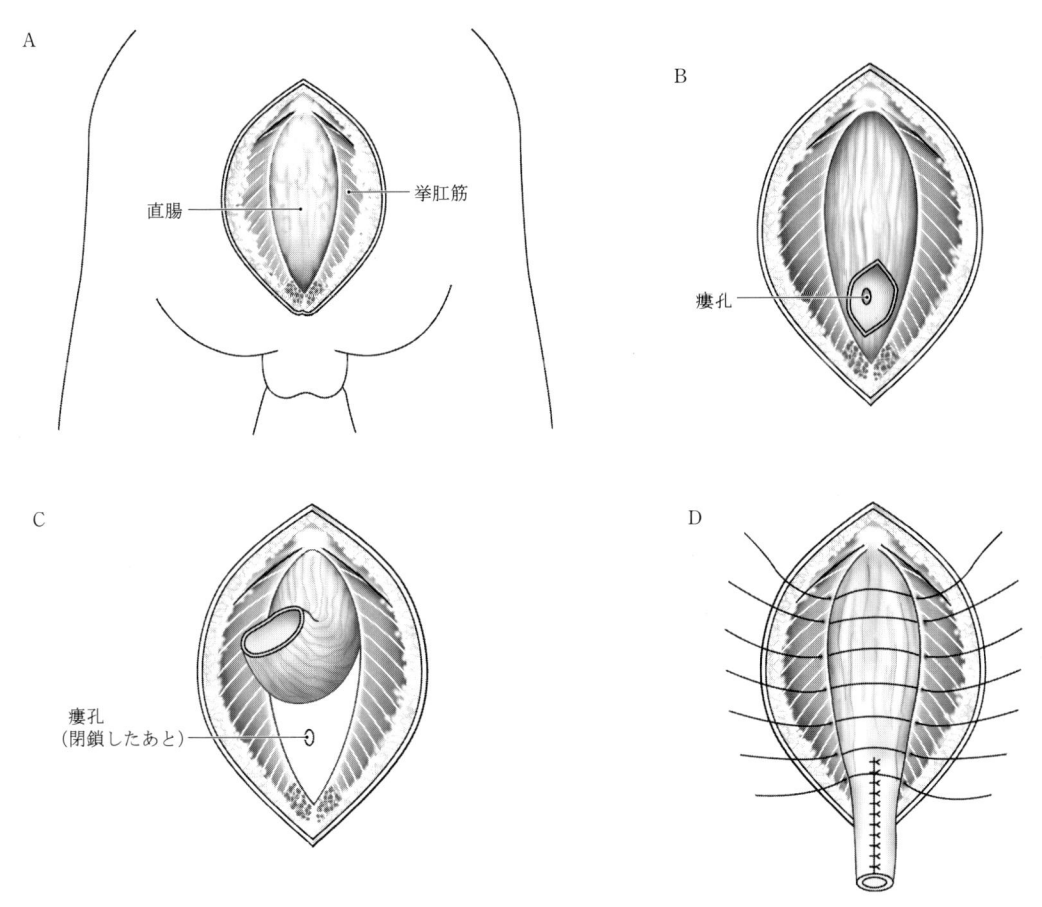

図 10.4 posterior sagittal anorectoplasty（男児，鎖肛・直腸尿道瘻に対して）
患児を腹臥位とし，A→B→C→Dの順に手術を行う．直腸が太いときはDに示すようにtaperingを行う．

のpull throughを行った後，再び挙肛筋群を縫い合わせて手術を終わるというものである．従来のStephens法ではU字型をした恥骨直腸筋係蹄を愛護的に温存することをモットーとして手術を行うが，Peña法ではそのかわりに引き出す腸管がある程度細いということが要求されるし，また，術後において感染が絶対に発生しないということが大きな前提条件となる．たしかに正中線上は神経が横切っていないので，正中線をキープして手術を進めるかぎり，神経損傷ということはない．術野が広くとれるという点が大きな利点であり，特にrecto-cloacal fistulaの手術のさいにはこのPeñaのposterior sagittal anorectoplastyは絶対の適応となる．なお，Peña法はきわめてデリケートな手術であり，この手術を行おうという人は同教授自身の手術を一度は直接見学してからこれを始めるよう願いたい．

各病型に対する術式のすべてをここで紹介することは紙数の関係でできないが，男児の高位鎖肛の典型的なタイプである鎖肛直腸尿道瘻に対するPeña法を図10.4に示し，紹介することとする．

このような根治手術が完了したならば，1か月後に人工肛門の閉鎖術を行う．

g．手術成績

近年，新生児に対する外科的治療が進歩し，図10.5に示すごとく，鎖肛（直腸肛門奇形）症例の新生児期における死亡は5％前後にまで低下してきた[13]．しかし，今なお5％前後の死亡があるということは，心奇形や食道閉鎖症（VATER奇形）との合併があるためと考えられる．仮に，VATER奇形の合併がみられても積極的な手術治療を行う

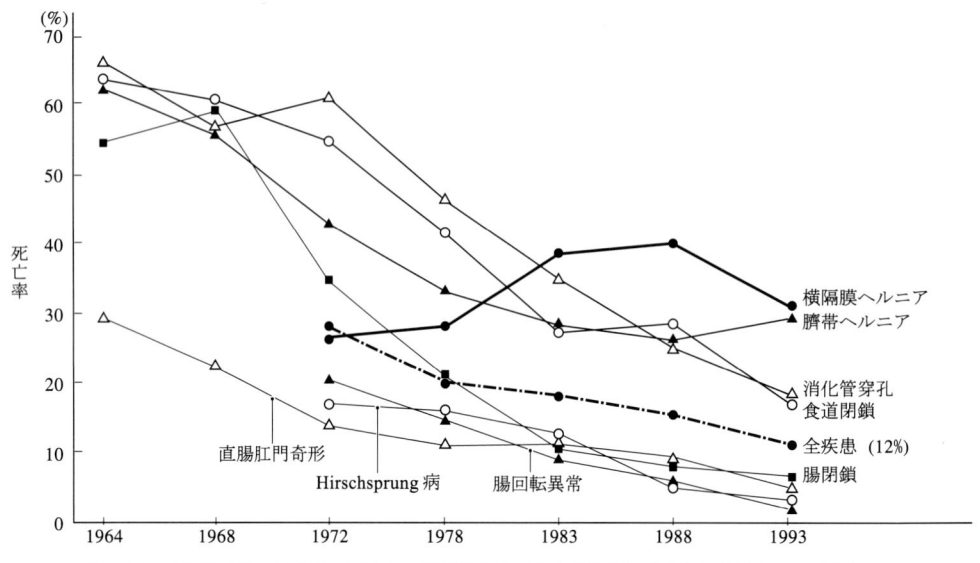

図 10.5 主要新生児外科疾患の死亡率の年度別推移（日本小児外科学会学術委員会，1994）[13]

べきである[14]．

h．遠隔成績

女児の低位鎖肛である鎖肛-肛門前庭瘻の場合と男児の高位鎖肛である鎖肛-直腸尿道瘻（rectoprostatic urethral fistula と rectobulbar urethral fistula をともに含む）の場合とに分けて述べる．

術後の排便機能評価は，臨床評価として便を教える，パンツをよごすなどの臨床症状と恥骨直腸筋の収縮触知とからなる臨床的評価によってまず行い，ついで直腸造影所見と直腸肛門内圧検査とからなる客観的評価によってこれを行う[10]．

日常的に重要な排尿排便知覚の発達の程度を鎖肛症例についてみると，表10.3に示すごとくであり，女児の鎖肛-肛門前庭瘻の場合はむしろ正常児に近い排便排尿機能である．一方，男児の直腸尿道瘻でStephensによる仙骨会陰式を行った場合は，便を教え始めるのが平均2歳8か月，完全に自分で教えるようになるのが3歳9か月とやや遅れるが，それでも5歳までには自立排便が可能となっている．Peña法を行うようになってからはいまだ日が浅いが，おそらくは同程度の排尿排便機能の発達が期待されるものと考えられる．

表10.3に腹会陰式，腹仙骨会陰式としたのはStephensの考え方による手術を採り入れる前の手術がほとんどであり，たしかにこれら症例の排便機能は不良であった．これら症例のその後を追跡して調査してみると，小学校の3～4年で問題はほぼ解消し，中学生以上では自分で十分にコントロールが可能となり，学校生活や職場生活をふつうに行っている．結婚生活もふつうに行っているようであるが，男性不妊に陥っている症例が1例みられた．

表 10.3 術式別にみた排尿排便知覚の発達（東京大学小児外科症例）（土田ら，1981）[10]

	尿	大便
	尿を教えはじめる→完全に自分で教える	便を教えはじめる→完全に自分で教える
腹会陰式 (n=7)	1歳11か月→2歳5か月	3歳3か月→4歳5か月
腹仙骨会陰式 (n=6)	2歳10か月→3歳5か月	5歳11か月→
仙骨会陰式 (n=11)	2歳2か月→2歳6か月	2歳8か月→3歳9か月
会陰式 女 (n=10)	1歳8か月→2歳1か月	2歳1か月→2歳6か月
会陰式 男 (n=13)	1歳10か月→2歳5か月	2歳2か月→2歳7か月

なお，排便機能の評価法については，外国のもの[15]，国内のもの[10,11]の2種があって統一が得られていないが，それぞれ，これらの文献[10,11,15]を参照いただきたい．国内のもののほうがより詳細である．

［土田嘉昭］

文献

1) Peña A : Atlas of Surgical Management of Anorectal Malformations, pp 1-98, Springer-Verlag, New York, Berlin, Heidelberg, 1990.
2) Chatterjee SK : Anorectal Malformations, pp 1-218, Oxford Medical Publ, Oxford, 1993.
3) Gross RE : The Surgery of Infancy and Childhood, pp 348-360, WB Saunders, Philadelphia, 1953.
4) Santulli TV, Kiesewetter WB, Bill AH Jr : Anorectal anomalies : A suggested international classification. J Pediatr Surg **35** : 281-287, 1970.
5) Stephens FD, Smith ED : Classification, identification and assessment of surgical treatment of anorectal anomalies : A report of a Workshop meeting held at Wingspread Convention Center. Pediatr Surg Int **1** : 200-205, 1986.
6) Japan Study Group of Anorectal Anomalies : A group study for the classification of anorectal anomalies in Japan with comments to the International Classificasion (1970). J Pediatr Surg **17** : 302-307, 1982.
7) Komura M, Tsuchida Y, Honna T, *et al* : Completely covered cloacal exstrophy : Recognition of a new clinical sub-entity. Pediatr Surg Int **8** : 157-161, 1993.
8) Tsuchida Y, Saito S, Honna T, *et al* : Double termination of the alimentary tract in females : A report of 12 cases and a literature review. J Pediatr Surg **19** : 292-296, 1984.
9) Stephens FD, Smith ED : Anorectal Malformations in Children, pp 1-411, Year Book Medical Publ, Chicago, 1971.
10) 土田嘉昭, 間 浩明, 斉藤純夫, ほか : 直腸肛門奇形症例における術後排便機能, 特に便秘の予防策と排便機能検査所見について. 日小外会誌 **17** : 103-111, 1981.
11) 間 浩明 : 直腸肛門奇形症例における術後排便機能評価法に関する研究. 日小外会誌 **19** : 863-891, 1983.
12) Peña A, de Vries PA : Posterior sagittal anorectoplasty : Important technical considerations and new applications. J Pediatr Surg **17** : 796-811, 1982.
13) 日本小児外科学会学術委員会 : 平成5年次 (1993年) 新生児外科の現況. 日小外会誌 **30** : 1348-1358, 1994.
14) 森川栄司, 土田嘉昭, 佐伯守洋, ほか : VATER association 完全型の1例. 日小外会誌 **23** : 97-101, 1987.
15) Kelly JH : The clinical and radiological assessment of anal continence in childhood. Aust NZJ Surg **42** : 62-63, 1972.

10.2 Hirschsprung病

新生児・乳児期の慢性的な便秘による腹部膨満，嘔吐を主訴に小児科あるいは小児外科の外来を初診する症例をみたなら，肛門から連続的に腸管壁内神経節を欠落している Hirschsprung 病 (以下本症) の可能性をまず第一に念頭にいれて，この病態を見逃さぬように診察を進める必要がある．多くの患児は一過性の"慢性便秘症"に帰結され，一時的な緩下薬投与，浣腸施行，綿棒による肛門部刺激などにより便秘から脱却できるが，本症を明確に除外診断できずに保存的療法のみに頼っているうちに，重篤な腸炎，さらには敗血症などに進行することがあるので，小児消化器疾患に接する小児科医，小児外科医にとって本症の臨床像と診断過程を熟知しておくことはきわめて重要である．

a. 発生頻度

人種に関係なく，4500～5000出生に1の発生頻度といわれている[1]．男女比は3 : 1と男児に多いが，本症の本質的病態である無神経節腸管が全結腸以上に及ぶ重症例では女児の割合が高い．一般の新生児疾患では，未熟児の占める割合は20～40％と高いが，本症児の95％は成熟児で合併症も少ない．家族内発生が3％にみられ，近年の研究で本症を規定する遺伝子の存在が示唆され[2,3]，実際に広域無神経節症例の家族発生は8人に1人と

高率で，遺伝子の関与の可能性をうかがわせる[4]．

b．病態生理

腸管壁内神経叢である筋層間神経叢（Auerbach's plexus），および粘膜下層神経叢（Meissner's plexus）の先天的欠落により正常な腸管蠕動が生ぜず，無神経節腸管より口側の腸管内に糞便貯溜による腸管拡張をきたす．19世紀前半より頑固な慢性便秘を伴った巨大結腸を呈する小児例は報告されていたが，拡張部腸管自体が原病変部と考えられたために"先天性巨大結腸症"（congenital megacolon）と長い間呼ばれていた．しかし，1948年にWhitehouseら[5]により病変は拡張腸管の肛門側の無神経節腸管であることが初めて示された．

無神経節症（aganglionosis）の腸管部（aganglionic segment）は常に肛門側から連続して存在する．岡本[6]によるcranio-caudal migration theoryによると，胎生5，6週に食道壁内に形成された神経節細胞は，順次肛門側に拡大分布（migrate）していくとされ，このmigrationが障害されると，肛門管から障害部までの連続した無神経節部が生じる．

狭小部（aganglionic）と拡張部（ganglionic）との間の移行帯（transitional zone）では神経細胞の数はまばら（oligoganglionic）で蠕動能は不十分である．

c．分　類

神経細胞の口側から肛門側へ向けてのmigrationがさまざまなレベルで障害されると，図10.6に示すようないろいろな長さの無神経節腸管が生じる．しかし，肛門からS状結腸までの病変が半数を占め，それより口側にいくに従ってまれとなる．池田[7]により全国集計1562例によると，無神経節腸管が腹膜翻転部以下の直腸下部に限局した極短域型（ultrashort segment）aganglionosisが399例（25.5％），S状結腸までの短域型（short segment）aganglionosisが840例（53.8％）で，合計すると約80％がS状結腸までの病変である．さらに，無神経節腸管が下降結腸以上の結腸

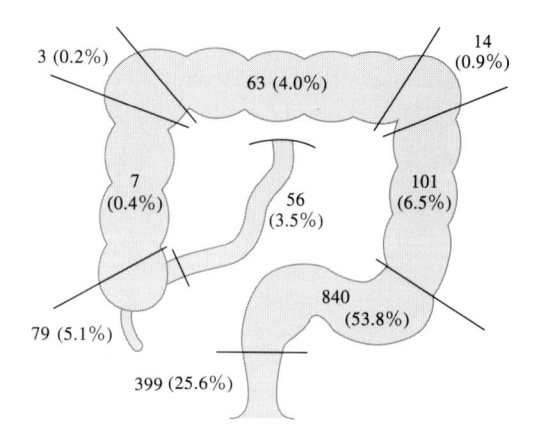

図10.6 Hirschsprung病における無神経節領域の広がり
（全国アンケート調査判明分，1562例の分析）
（池田，1983）[7]

に及ぶものは長域型（long segment）aganglionosisと呼ばれるが，このなかには結腸全体と回腸終末部にまで及ぶ全結腸型（total（またはentire）colon）aganglionosis（6.5％），回腸から空腸へも及ぶ広域型（extensive）aganglionosis（小腸大腸型）（3.6％）などが含まれる（図10.6）．

d．外科診断

1）症　　状

多くの症例では新生児期に胆汁吐物の嘔吐，腹壁を透かしてみえる腸蠕動不穏を伴う腹部膨満，胎便排泄遅延で始まる排便障害などで発症する．新生児期の終わり頃には過大腫脹と糞便堆積による大腸炎を併発し，生酸っぱい悪臭を伴った下痢，発熱をみる．さらに腸炎が進行すると，敗血症からエンドトキシンショックに陥り，人工肛門造設，非経口栄養投与などで腸炎の原因を除く処置を施さないと死亡する危険がある．

2）診断に必要な検査

a）腹部単純X線検査

立位単純正面像にて貯留ガスによる，鏡面像を伴った拡大小腸像を認め，先天性腸閉鎖との鑑別を要する（図10.7）．拡張腸管が内圧の上昇で穿孔を生じることがあり（約5％），立位で横隔膜下あるいは肝下面の腹腔内遊離ガスを認める．

b）注腸造影法

無神経節部の直腸は，拡張せずに"豚のシッポ

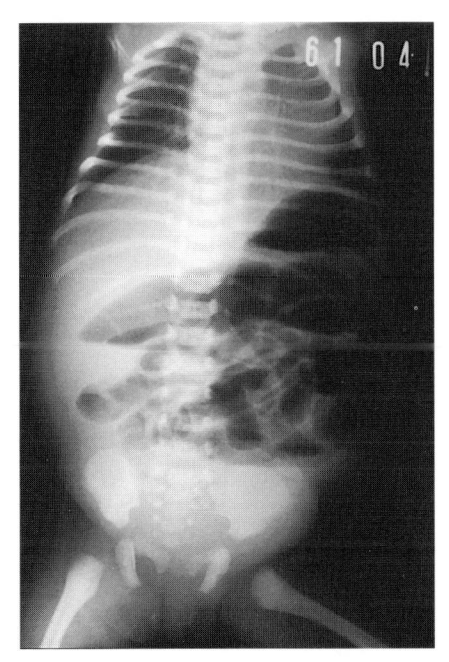

図 10.7 立位腹部単純 X 線像
先天性小腸閉鎖症を思わせる，鏡面像を伴った拡大小腸像を認める．

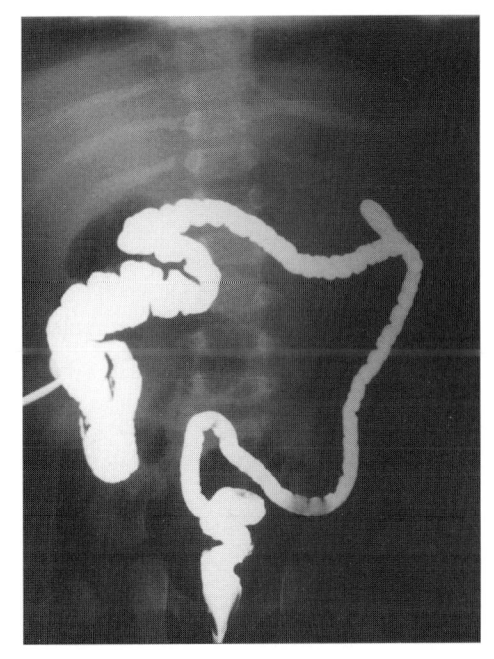

図 10.9 全結腸型無神経節症の注腸造影所見
先天性小腸閉鎖に特有な microcolon に似た細長い大腸ループとして造影されている．

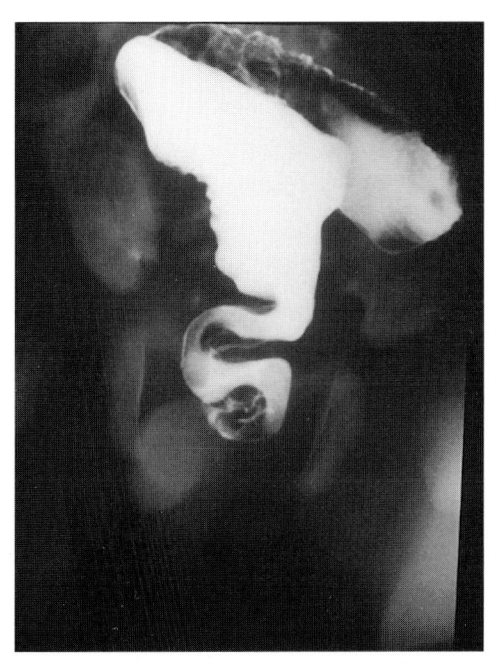

図 10.8 注腸造影により描出された無神経節部腸管
"豚のシッポ"様に渦巻いた狭小部として造影される．

(pig-tail)"様に渦を巻いた狭小部として造影されることが多く（図10.8），生後1か月以降には拡張部（有神経節部）との間の移行帯における口径変化（caliber change）が明瞭になってくる．超短域型では狭小部は存在しない．一方，全結腸型や広域型での結腸は，小腸閉鎖に特有な microcolon に似るが伸展性と haustra 像に乏しい，細長い円形大腸ループを呈する（図10.9）．

c) 直腸肛門内圧検査

正常直腸では，腸管壁が物理的に伸展拡張されると壁内神経中枢を介した局所反射により内肛門括約筋が弛緩し，また徐々に肛門管圧は元に戻る（図10.10 上）．一方，本症児ではこの弛緩反射（直腸肛門反射 recto-anal reflex）がみられない（図10.10 下）．本法を本症診断に利用するさいには，生後12日以内の新生児や未熟児，Hirschsprung 病類縁疾患（後述），甲状腺機能低下症，敗血症などでは本反射陰性であることを念頭におく必要がある．

d) 病理組織学的検査

i) アセチルコリンエステラーゼ（AChE）染色

従来広く施行されていた全身麻酔下の直腸全層生検に代わって，無麻酔下に肛門縁より3cmの直腸後壁の suction biopsy か punch biopsy のど

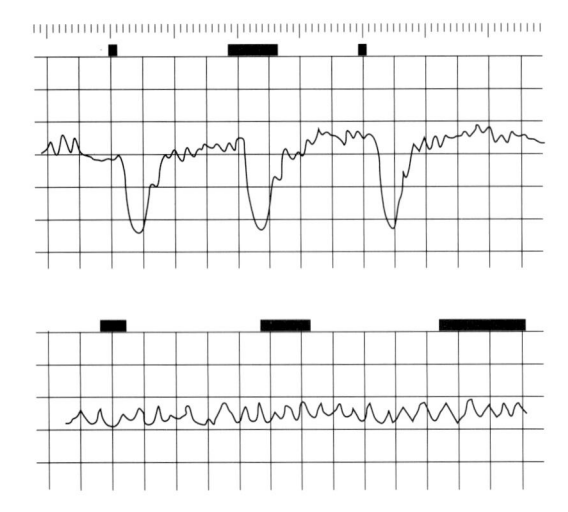

図10.10 直腸肛門反射テスト（■直腸内腔伸展刺激）
上：伸展刺激時間の長短にかかわらず，一定の弛緩反射がみられる．下：どんなに伸展刺激を長く加えても，弛緩反射はまったくみられない．

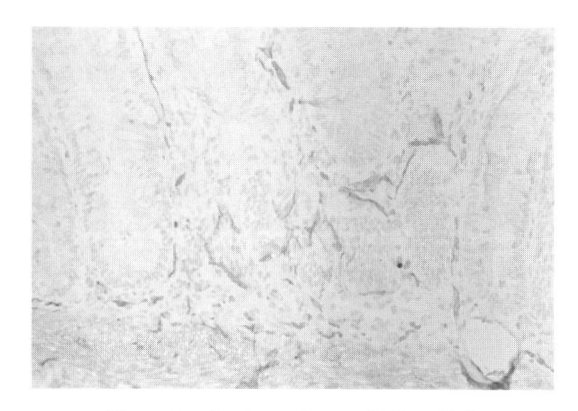

図10.11 アセチルコリンエステラーゼ染色
無神経節腸管の粘膜固有層内に，正常腸管にはみられないアセチルコリンエステラーゼ陽性の神経線維網増生（濃く染っている部分）が認められる．（国立小児病院病理部症例）

ちらかにより，粘膜固有層，粘膜筋板，粘膜下層までが採取できる．採取後ただちに凍結保存された生検組織から薄切（8～10μm）した凍結切片を用いてAChE組織化学染色[8]を行う．正常標本上では，粘膜下層に散在性にMeissner神経叢が陽性に染色されるのみで粘膜筋板や粘膜固有層は陰性である．本症児標本では，粘膜下層には太い神経束，粘膜筋板と粘膜固有層には太いAChE陽性神経線維網の増生が認められる（図10.11）．

ⅱ）直腸全層生検

すでに述べた直腸肛門反射やAChE組織化学染色によってもやはり診断が明確に下せないような場合のみ，全身麻酔下に歯状線より1.5～3cmの直腸後壁5mm×10mm大の全層組織（粘膜と内輪・外縦両筋層）を切除し，筋層間神経叢や粘膜下層神経叢の有無をHE染色で診断する．術後出血，創部感染，直腸狭窄などの術後合併症に注意する．

e．治療方針，手術適応

診断および病型が確定ししだい，ストーマ造設なしで浣腸，洗腸，排気などの保存的療法により根治術まで待機できるか，それともストーマをただちに造設しなければ発育が期待できないか，この二者択一を迫られる．

1）保存的療法

本症全体の80％を占めるS状結腸以下に限局した短域無神経節症では，Fr 14号ネラトンカテーテルを愛護的に可及的高位にまで挿入し，微温生理食塩水50～100mlずつの注射器による注入→排液・排ガスを日に2～3回繰り返すことにより，ミルク摂取が可能となり生後4か月以降の根治術まで保存的療法で管理できる．筆者の施設では，無神経節部が下行結腸～右横行結腸にまで及ぶ症例に対しても透視下にネラトンカテーテル先端を無神経節部を通して拡張腸管部（正常神経節部）に固定・留置し，保存的療法を入院体制あるいは在宅体制で施行し，ストーマなしで根治手術をむかえる方針をとっている（図10.12）[9]．いずれにせよ，これらは根治手術までの一過的処置である．

2）ストーマ造設術

前述の保存療法にては排気・排便を図れず，腹満増強・重篤な腸炎の出現をみる場合，ストーマ造設が必要となる．注腸造影にて描出したcaliber changeの部位を念頭に，短域型では左下腹部横切開で，長域型では拡張腸管部側に寄った上腹部横切開で開腹後，直視下に拡張部（正常腸管）下端を求め，全層組織の術中迅速病理検査により壁内神経叢と神経節細胞が証明された部位（移行帯のoligoganglionic segmentは避けて）に2連銃式ス

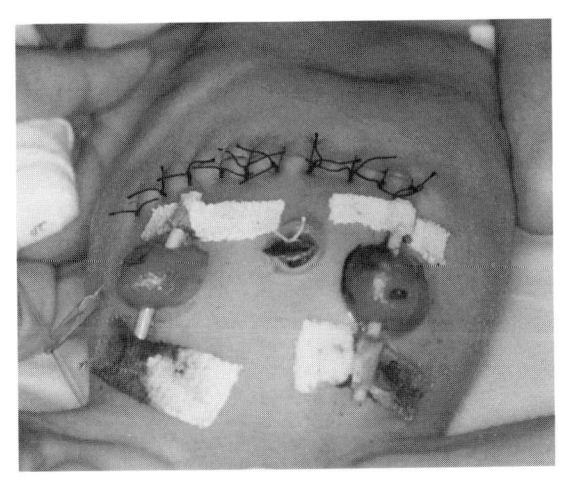

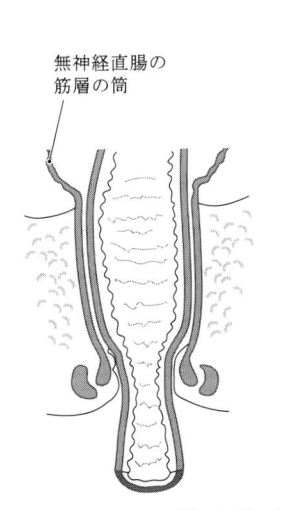

図10.12 広域型無神経節症におけるダブルストーマ造設
長い無神経節腸管内に貯留する腸液残渣による腸炎を防止する目的で，無神経節部の中間部位にもう1つのストーマを造設して，腸洗浄を容易にする処置がとられている．

トーマを造設する．このさい，狭小部腸管壁からも生検組織を採取し，無神経節であることを証明し，本症を組織学的に確認することが大切である．このように，ストーマ造設時には迅速病理組織検査が不可欠なので，どんなに緊急時であっても，迅速病理組織検査が可能な体制でのみストーマ造設を施行すべきである．

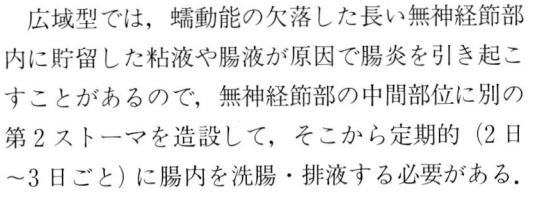

広域型では，蠕動能の欠落した長い無神経節部内に貯留した粘液や腸液が原因で腸炎を引き起こすことがあるので，無神経節部の中間部位に別の第2ストーマを造設して，そこから定期的（2日～3日ごと）に腸内を洗腸・排液する必要がある．

3） 根治手術

無神経節部腸管の切除と内肛門括約筋のachalasia解除を目標に，さまざまな術式が考案されてきた．以下に代表的な術式をあげる．

f．手術方法
1） Swenson法

移行帯を含む無神経節部を切除し，正常結腸を肛門部に引き下ろして肛門部で吻合する方法であり，単純で生理的な術式である（図10.13 a）[10]．しかし，熟練しないと縫合不全，吻合部狭窄，術後排尿・性機能障害（骨盤内神経の損傷による）などをきたすことがある．本法では内肛門括約筋は温存されるので，術後にachalasiaによる便秘と結腸炎が問題となり，直腸後壁側のみ歯状線のレベルまで切除する変法が施行される．本法はストーマ造設の1歳前後の時期に施行されるが，わが国では本法を施行する施設は少ない．

a) Swenson法　　b) Soave法　　c) Duhamel法　　d) Martin法

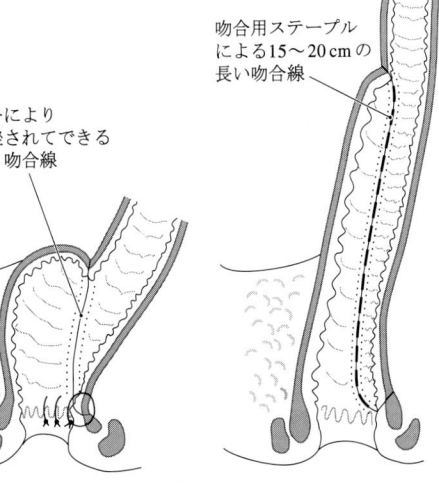

図10.13 手術方法

2) Soave法

直腸部の無神経節腸管の筋層と粘膜層との間を剝離し，筋層はそのままに残しながら粘膜層のみを肛外に内翻させて切除した後，その筋層の筒の中を通して正常腸管を引き下ろし，筋層内面と引き下ろし腸管漿膜面との自然な癒着を待って，二期的に結腸と直腸末端とをそれぞれ粘膜・筋層を合わせて1層とした端々吻合するものが原法（図10.13 b)[11]である．本法では，Swenson法で問題になる骨盤神経叢損傷の心配はなく，縫合不全がありえず，身体の小さな乳児などにも施行できる利点があるが，2重筋層縫合部での狭窄が生ずることがあること，および2度にわたる手術という点が不利である．そこで，肛門管と引き下ろし結腸との吻合を，筋層どうし，粘膜どうしとそれぞれ層別に2層に結節縫合して一期的吻合を行う変法（Soave-伝田変法）が考案され，現在ではこの一期的根治術が広くわが国で施行されている．

3) Duhamel法

骨盤神経叢の損傷を避ける目的で，無神経節部直腸の前壁側はそのまま手を加えず，後壁のみを仙骨前面に沿って肛門輪まで剝離し，この仙骨前トンネルを通して正常腸管を肛門外に引き出し，無神経節直腸後壁と正常引き下ろし結腸前壁とを側々吻合するもので，無神経節部粘膜の排便調節反射および引き下ろし正常結腸後壁の蠕動運動能により排便を得ようとするものである（図10.13 c)[12]．直腸後壁と引き下ろし腸管前壁との側々吻合は，Duhamel原法では図のように2本の鉗子による圧挫吻合であったので，直腸上部の盲管に宿便をきたしやすかったが，近年では先端が丸みをもった長楕円形圧座鉗子，GIA自動吻合器その他の器具による側々吻合が工夫されている．特に池田によるZ型吻合法は盲管形成を防ぐ方法として広く応用されている[13]．無神経節腸管が回腸よりもさらに口側にまで及ぶ全結腸型あるいは広域型では，腹膜翻転部以上の腹腔内にも及ぶ広範囲にDuhamel法に準じた側々吻合術（Martin手術）（図10.13 d)[14]が行われる．

g. 手術成績，遠隔成績

1983年の池田による全国集計[7]によると，全結腸型と広域型の重症例を除いた，根治術症例1355例においては，術後早期合併症として縫合不全，腸炎，イレウス，術後晩期合併症として腸炎，イレウス，肛門狭窄などがみられた．主要根治術別に合併症発症率をみると，Swenson法で65.8%，Soave原法で56.1%，Soave変法・Duhamel法とその変法で35%前後であった．72例（5.3%）においては再根治手術が行われ，Duhamel原法に特に再手術例が多かった．全登録症例1628例中の死亡例は115例（7.1%）で，その原因としては，敗血症，肺炎，心不全，腹膜炎の順に多かった．全結腸型および広域型では根治手術前に腸炎に起因する敗血症で死亡する率が高い．

根治術後20年以上経過した症例に関する全国アンケート調査[15]長期遠隔成績では，排便機能評価データ判明症例169例においては，正常排便可能例は136例（80.5%），正常ではないがオムツや下薬の不要なものは24例（14.2%），失禁または便秘が高度なものは7例（4.1%）であり，永久ストーマ例も2例含まれている．男23例，女10例の計33例は既婚であり，子供がある22家族においての33名の子供たちのなかにはHirschsprung病は認められていない．

［横森欣司］

文献

1) Ikeda K, Goto S : Diagnosis and treatment of Hirschsprung's disease in Japan : An analysis of 1628 patients. Ann Surg **199** : 400-405, 1984.
2) Edery P, Lyonnet S, Mulligan LM, et al : Mutations of the RET proto-oncogene in Hirschsprung's disease. Nature **376** (6461) : 378-380, 1994.
3) Puffenberger EG, Hosoda K, Washington SS, et al : A missense mutation of the endothelin-B receptor gene in multigenic Hirschsprung's disease. Cell **79** : 1257-1261, 1994.
4) 池田恵一：Hirschsprung病．新外科学大系　小児外科IV，pp 63-108，中山書店，東京，1990．
5) Whitehouse FR, Kernohan JW : Myenteric plexus in congenital megacolon : study of eleven cases. Arch Int Med **82** : 75-111, 1948.
6) 岡本英三：先天性巨大結腸症の成因に関する研究．大阪大医誌 **13**：285，1961．
7) 池田恵一：第20回日本小児外科学会会長講演―ヒル

シュスプルング病の診断と治療：全国集計を中心として．日小外会誌 **19**：803-819, 1983.
8) Goto S, Ikeda K, Toyohara T: An improved staining technique for acetylcholinesterase activity using rubeanic acid in the diagnosis of Hirschsprung's disease. Jpn J Surg **14**：13-138, 1984.
9) 横森欣司, 岩中 督, 河原崎秀雄, ほか：新生児周術期管理の工夫．外科診療 **35**：1027-1034, 1993.
10) Swenson O, Bill AH: Resection of rectum and rectosigmoid with preservation of the sphincter for benign lesion producing megacolon. Surgery **24**：212-220, 1948.
11) Soave F: Eine neue Methode zur Chirurgischen Behandlung des Morbus Hirschsprung. Zentralbl Chir **88**：1241-1249, 1963.
12) Duhamel B: A new operation for the treatment of Hirschsprung's disease. Arch Dis Child **35**：38-39, 1960.
13) Ikeda K: New techniques in the surgical treatment of Hirschsprung's disease. Surgery **61**：503-508, 1967.
14) Martin LW: Surgical management of Hirschsprung's disease involving the small intestine. Arch Surg **97**：183-189, 1968.
15) 池田恵一：Hirschsprung病根治術後20年以上経過例に関する全国アンケート調査による長期遠隔成績．In：ヒルシュスプルング病の基礎と臨床（池田恵一編著），pp 314-318, へるす出版, 東京, 1989.

10.3 回転・固定異常

胎生期における腸管の回転・固定過程の異常は，多くの場合乳幼児期の早期にその症状を発現し，対処が遅れると生命を脅かしかねない．それゆえ，異常を早期に診断し，最適の処置を迅速にとることが臨床上重要であるが，そのためには胎生期の正常な腸の回転と終局的な後腹膜への固定の過程を理解しておくことが必須である．この腸回転・固定の正常なプロセスを理解することにより，臨床上実際に経験するさまざまな腸管の形態的および位置的異常病態の発生理由が理解でき，はじめて適切な外科的治療法が選択できる．

a．発生頻度

腸回転異常・固定異常がありながら無症状のまま経過する症例があるはずだから，腸回転・固定異常の正確な発生頻度を把握することは不可能であるが，症状を呈する児の割合は6000例のlife birthに1例ほどであると報告されている[1]．一般剖検時に全小腸が腹腔の右側に，そして全大腸が左側にまとまって位置する．いわゆるnon-rotation型の回転異常がみつかる確率は0.5%ともいわれる[2]．一般集団におけるバリウム消化管造影の約0.2%に無症状の回転・固定異常が偶発的に認められるという[3]．

1988年度の新生児外科全国統計[4]によると，わが国では約8000出生に1の割合で本症がみられることになっているが，新生児以降の発症例や臍帯ヘルニア，腹壁破裂などにみられる固定不全を加味すると，1/8000よりはるかに大きな発生率が予想される．

b．病態生理

大腸の後腹膜への固定異常を示す1群の奇形を回転異常症（malrotation）と呼ぶ．腹腔外に出ていた原始腸管が胎生10週に腹腔内に還納されるさいに，正常では上腸間膜動脈の支配領域である中腸（将来の十二指腸下部〜横行結腸）は上腸間膜動脈を回転軸として反時計方向に270°回転し，回盲部は右後腹膜に，下行結腸は左後腹膜にそれぞれ固定される[5]（図10.14）．この270°回転が不十分であったり，逆に時計方向に回転すると，大腸の後腹膜への固定が不十分あるいは固定異常をきたす．

本症では，以下の3つの機序により腸閉塞症状が主症状となる．

1) 十二指腸閉塞

右上腹部後腹膜から上腹部中央の盲腸にかけて走る異常靱帯（Ladd靱帯）による圧迫により十二指腸に外因性の狭窄が生じ，胆汁性の嘔吐がみられる．

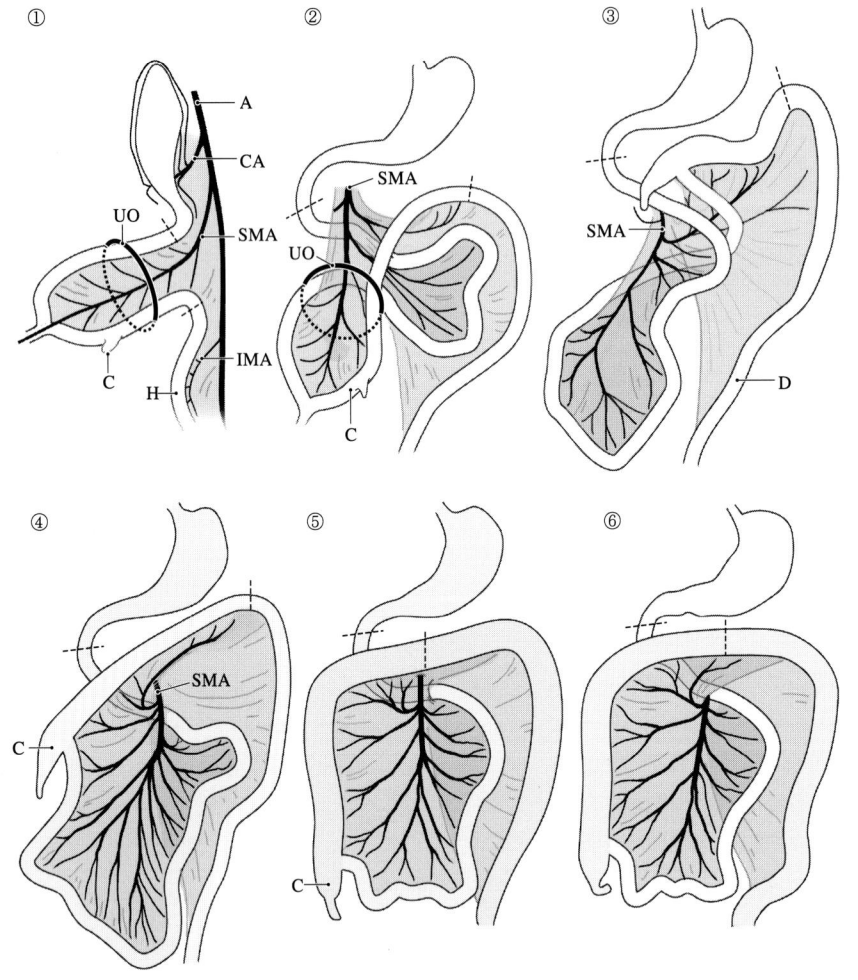

図 10.14 正常腸回転と腸間膜固定（Gross, 1956[5]）をもとに作画）

① 胎生 5 週
② 胎生 10 週
③ 胎生 11 週
④ 胎生 11 週後期
⑤ 腸回転完了
⑥ 腸間膜固定完了
A：腹部大動脈
CA：腹腔動脈
SMA：上腸間膜動脈
IMA：下腸間膜動脈
UO：臍輪
C：盲腸
D：下行結腸
H：後腸

2) 中腸軸捻

十二指腸-空腸移行部から右下腹部（正常な回盲部のあるべき部位）までの右下方斜めに走る幅広い中腸間膜後腹膜固定部が異常回転のために形成されず，幅の狭い腸間膜固定部を回転軸として時計方向に中腸軸捻転をきたす．この場合は空腸脚ばかりでなく回盲部も軸捻転に巻き込まれるので，胆汁性嘔吐のほかに下血も伴う．軸捻転が強度になると中腸は絞扼され容易に壊死に至る．

3) 内ヘルニア

固定不良の腸間膜の後側の後腹膜腔に腸管が脱出し内ヘルニアを生じ，腸閉塞症状を招来する．

c. 分 類

中腸回転の程度・方向および十二指腸，結腸，上腸間膜動脈の相互位置関係により，腸回転異常症は以下のように分類するのが臨床上有益である[6]（図 10.15）．

1) 無回転型 (complete absence of rotation)

中腸が腹腔内に還納されながらもまったく回転が起こらなかったために，後腹膜正中に固定された共通腸間膜が小腸かつ大腸を栄養する型で，臍帯ヘルニア，腹壁破裂，横隔膜ヘルニアなどにみられる（図 10.15 a）．

2) 90°回転型（いわゆる non-rotation）

最初の 90°だけ反時計方向に回転した時点で回

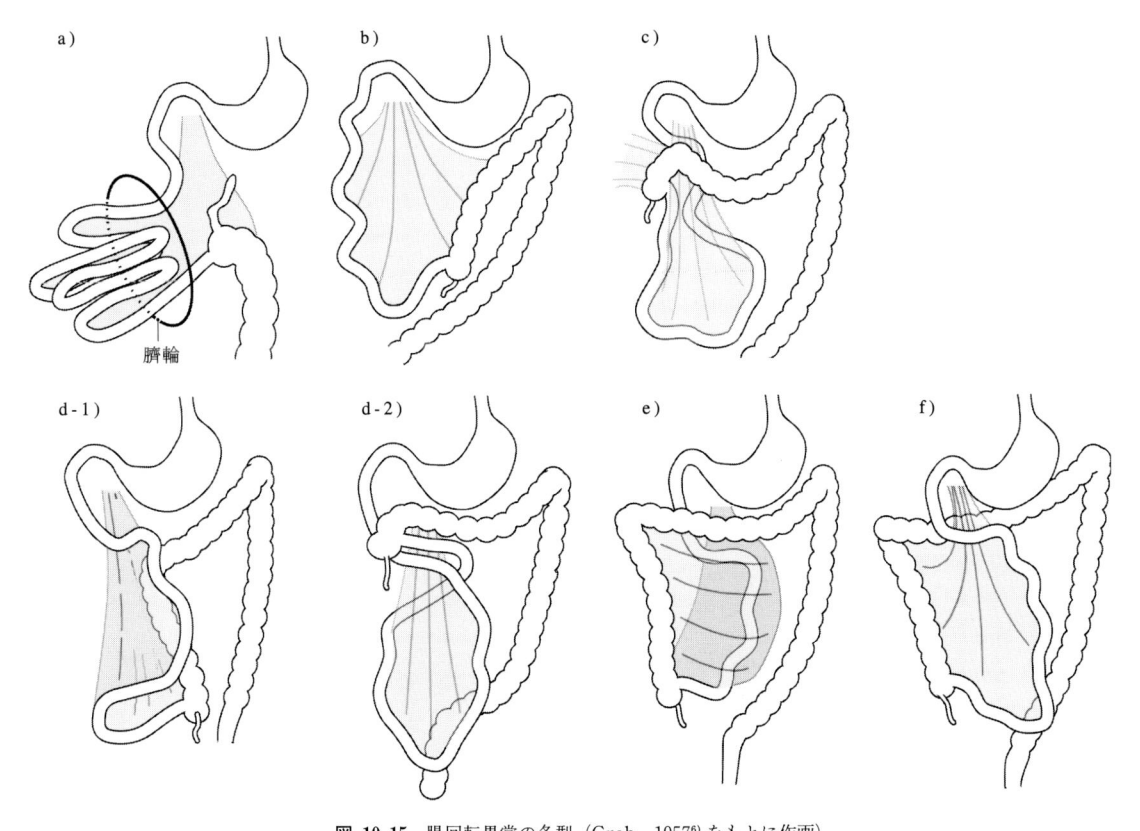

図 10.15 腸回転異常の各型（Grob, 1957[6]）をもとに作画）
a) 無回転型（臍帯ヘルニア，腹壁破裂など）　b) 90°回転型（いわゆる non-rotation）　c) 180°回転型
d-1) 複合回転型　d-2) 複合回転型　e) 結腸間膜ヘルニア型　f) 逆回転型

転を停止してしまった型で，十二指腸と小腸は上腸間膜動脈の右側に，盲腸と結腸は左側に位置する．このままでは機械的な通過障害は起きないはずだが，壁側腹膜と腸管ループが癒着すると発症する（図10.15 b）．

3) 180°回転型

臨床で最も頻度の高い型で，180°まで回転が進行しているので，十二指腸は上腸間膜動脈の後を通って下降するか，もしくは正中線を左にこえずに上腸間膜動脈の右側に沿って下降する．回盲部は正常の右下腹部には届かないが十二指腸の前面に位置し，十二指腸右側の後腹膜と線維性結合織で癒着し，直下の十二指腸を締めつけて閉塞状態を誘発する（図10.15 c）．

4) 複合回転型

最初の正常な反時計方向の90°回転に続いて，今度は時計方向に90°から180°だけ回転したもので，十二指腸は上腸間膜動脈の前方に位置する．盲腸～上行結腸は小腸間膜の背後に隠れるか（図10.15 d-1)，あるいは十二指腸の前面を右上腹部に上行移動する（図10.15 d-2）．ともにきわめてまれである．

5) 結腸間膜ヘルニア型

結腸間膜の背後に小腸ループが入り込み，内ヘルニアの状態になっている（図10.15 e）．

6) 逆回転型（reversed rotation）

中腸が時計方向に180°まで回転したために起こる回転異常で，横行結腸は上腸間膜動脈根部の背後に，盲腸～上行結腸は正常の右側腹部に位置している（図10.15 f）．やはり中腸軸捻が起きやすく，横行結腸も動脈根部の圧迫により外因性狭窄を呈することがある．

d. 外科診断
1) 臨床所見

本症新生児の3/4は生後1か月以内に胆汁性嘔吐,腹部膨満で発症し,軸捻が強度になると中腸壊死から下血・敗血症・ショックへと進行する.年長児では間欠的嘔吐・腹痛,栄養障害(軸捻によるリンパ管閉塞に起因)が主症状となる.

2) X線検査

単純X線像では,拡張した胃,空腸内の少量のガス像が一般的であるが,中腸軸捻が進むと胃内,十二指腸内のガス像が増強し,空腸以下のガス像はまばらとなる.注腸造影では正常な太さの結腸が腹部左半分に偏り,盲腸と虫垂は右上腹部に描出されることが多い.上部消化管造影では造影剤は十二指腸でうっ滞し,軸捻の程度が軽度の場合には体位変換によって右腹部を占める空腸内をループを描きながら下降するのが観察され,本来左上腹部にあるTreitz靱帯による固定がみられない.

e. 治療方針,手術適応

腸閉塞症状を呈する新生児例はすみやかに手術治療が必要である.X線検査などでたまたま発見されたような年長児では,症状がないかぎり手術すべきでない.

手術はLadd手術が行われる.すなわち,右寄りの上腹部横切開で開腹し,時計方向に捻転している中腸係蹄を腹腔外に出す(図10.16 a).捻転腸管束を術者の両手掌内で愛護的に把持しながら反時計方向に180°ずつ捻転解除し,上腸間膜動脈の走行が腸間膜面より透けてみえるまで全解除を旨とする.全解除できると盲腸を右側腹部に引き寄せているLadd靱帯の走行が確認できるので,これを鋭的に切離後さらに隣接している十二指腸と盲腸との間の線維性結合組織を切開して腸間膜の幅を拡張する(図10.16 b).虫垂は虫垂間膜を処理後に盲腸内に内翻結紮処理(inverted appendectomy)する.

中腸軸捻が高度で大量な壊死部分が認められるような場合にはそのまま腸切除を進めると短腸症候群に陥ってしまうので,軸捻の解除のみでいったん閉腹し,1〜2日間腸管循環の開腹を待ったあとで再開腹をするsecond-look operationを施行し,犠牲になる腸管の長さを最小にするように努

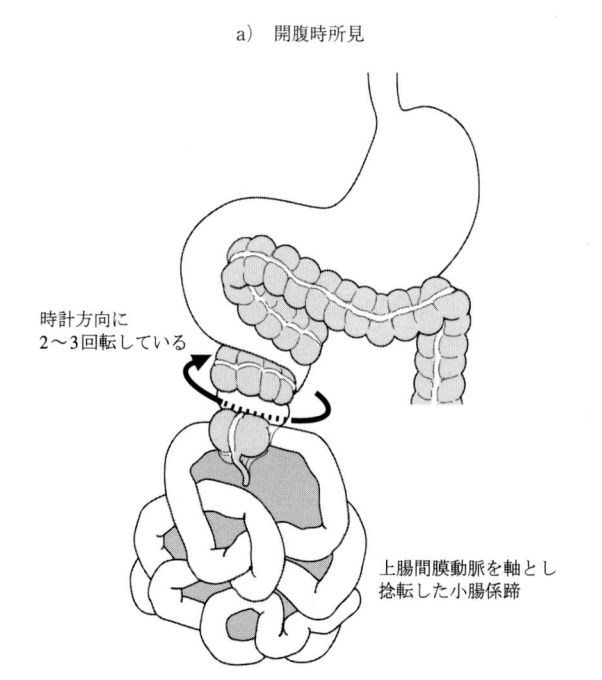

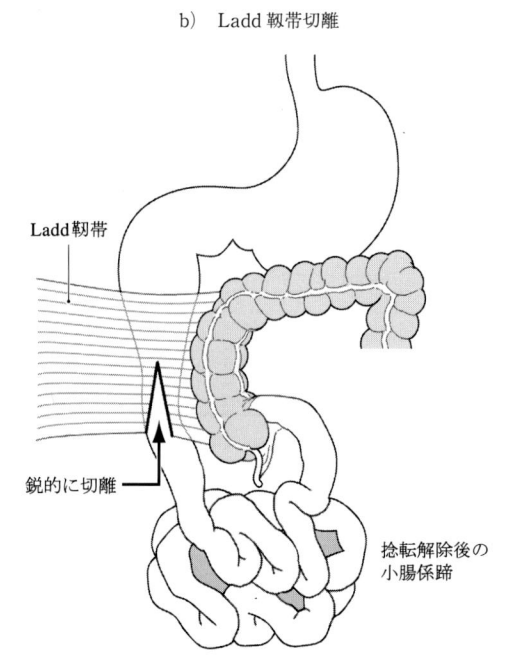

a) 開腹時所見

b) Ladd靱帯切離

図10.16 Ladd手術(Snyder, 1957[9])をもとに作画)

める．

f．手術成績，遠隔成績

回転異常に対する整復手術の術後死亡率は3〜9%といわれている[7,8]．腸軸捻転症による腸管壊死，未熟児，その他の奇形合併があると術後死亡率は上昇する[8]．

Ladd手術後の再軸捻の可能性は5%以下といわれる．Ladd手術のみの症例や切除壊死腸管の短い症例の予後は良好である．残存小腸が30 cm以下の短腸症例では，経中心静脈高カロリー栄養法をもってしても長期的良好な予後の確保は難しい．小腸移植に期待するところが多い．

[横森欣司]

文　献

1) Byrne WJ: Disorders of the intestines and pancreas. In: Disease of the Newborn (ed by Taeusch WH, Ballard RA, Avery ME) p 685, WB Saunders, Philadelphia, 1991.
2) Skandalakis JE, Gray SW, Ricketts R, et al: The small intestines. In: Embryology for Surgeons (ed by Skandalakis JE, Gray SW), 2nd ed, p 184, Williams & Wilkins, Baltimore, 1994.
3) Kantor JL: Anomalies of the colon: their roentgen diagnosis and clinical significance. Resume of 10 year's study. Radiology **23**: 651-662, 1934.
4) 中條俊夫：1988年度新生児外科の現況．日小外会誌 **26**：11-25, 1990.
5) Gross RE: Malrotation of the intestine and colon. In: The Surgery of Infancy and Childhood. Its principle and techniques. pp 192-203, WB Saunders, Philadelphia, 1956.
6) Grob M: Lehrbuch der Kinderchirurgie. Georg Thieme Verlag, Stuttgart, 1957.
7) Rescorla FJ, Shedd FJ, Grosfeld JL, et al: Anomalies of intestinal rotation in childhood: analysis of 447 cases. Surgery **108**: 710, 1990.
8) Messineo A, MacMillan JH, Palder SB, et al: Clinical factors affecting mortality in children with malrotation of the intestine. J Pediatr Surg **27**: 1343-1345, 1992.
9) Snyder WH, Chaffin L: Embryology and pathology of the intestinal tract. Presentation of 48 cases of malrotation. Ann Surg **149**: 368-380, 1954.

10.4　大腸重複症

腸重複症（intestinal duplication）とは，平滑筋を含む壁により消化管粘膜が被覆されている腸管様構造をなし正常腸管に近接して存在し正常腸管と血管支配を共有しているものを指す[1]．口腔内舌根部から肛門までの全消化管のどの部位にでもみられる先天的な囊胞性奇形病変である．嘔気，嘔吐，腹痛，腹部膨満，便秘など，特徴のない不定愁訴により虫垂炎，胃腸潰瘍，腸重積，腸回転異常症などに誤って診断されることが多いので，本病態の全体像を把握しておくことは大切である．

a．発生頻度

発生部位が舌根部から肛門までに広く分布しているが，回腸末端・回盲部を含む小腸が約半数を占め，結腸・直腸などの大腸病変は小腸についで多く，全体の約1/5に当たる[2,3]（表10.4）．結腸病変は全体の約13%を占め，直腸病変（約4%）よりも多くみられる[1]．あらゆる年齢層において症

表10.4　消化管重複症の発生部位

	Gross[2]	本邦症例[3]
舌　根　部	1（1.5）	0
食道（縦隔）	13（19.1）	18（10　）
胸腔〜腹腔	3（4.4）	2（1.1）
胃	2（2.9）	12（6.6）
十二指腸	4（5.9）	7（3.9）
小　　　腸	23（33.8）	33（18.3）
回腸末端 回盲部・虫垂	13（19.1）	63（35　）
結腸・直腸	9（13.2）	41（22.8）
後　腹　膜	0	1（0.6）
腸　骨　窩	0	1（0.6）
不　　　明	0	2（1.1）
計	68例	180例

（　）内は%．

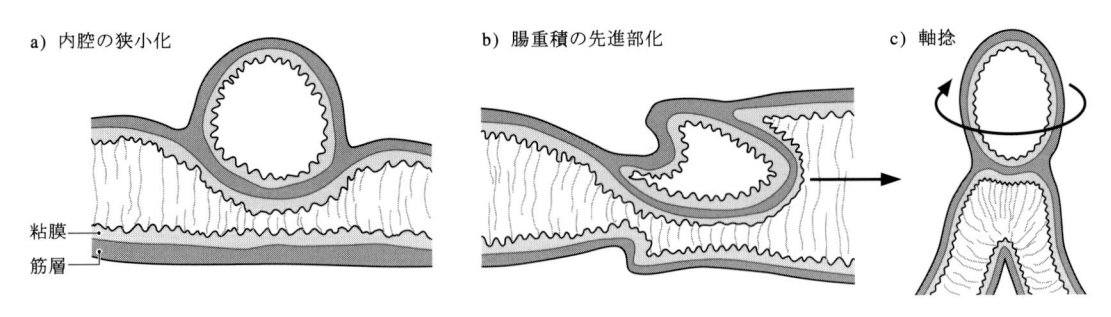

a) 内腔の狭小化   b) 腸重積の先進部化   c) 軸捻

粘膜
筋層

図 10.17 球状重複症の消化管閉塞機序

状を引き起こすが，症状を訴える症例の80%以上が2歳以下の乳幼児である．Gross[2]による68例の大きなシリーズ以来，長い間これに匹敵するような報告は少なく，Holcombら[4]の96例，さらにWrenn[5]の25例のシリーズがみられるのみである．

b．病態生理

一般的に重複腸管の形体は球状（spherical）のものが大部分であるが，大腸においては球状なものと管状（tubular）のものとがほぼ半数ずつみられる．球状の病変は漿膜・筋層が正常腸管と共有されていることが多く，このために球状重複腸管内貯留液により腫大した囊腫状腫瘤は，直接に隣接する正常腸管内腔を圧迫し狭窄をきたしたり，内腔への突出腫瘤が先進部となって重積したり，腫瘤を中心とした軸捻（volvulus）を惹起したりして新生児・乳幼児期の消化管閉塞の原因となることが多い[6]（図10.17）．一方，大腸に多くみられる管状病変では正常腸管の腸間膜側に伴走して存在し，内腔どうしに交通があることもある．この正常腸管との交通が重複腸管の口側・肛門側両末端にある場合や，肛門側末端のみにある場合には，重複腸管内の分泌液は，この肛門側交通孔を通し

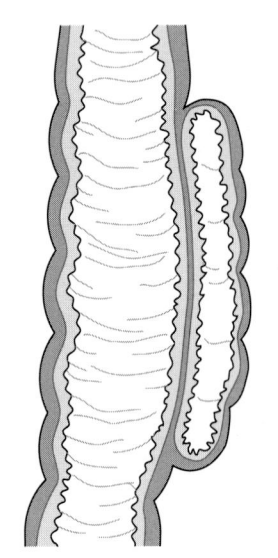

a) 非交通性
無症状に経過する．

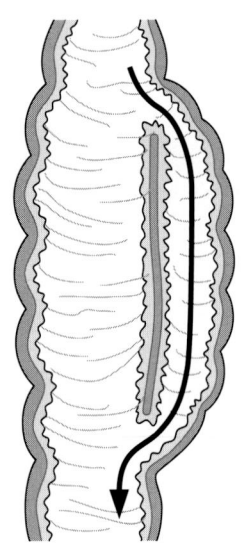

b) 完全交通性
口側，肛門側とも正常腸管に交通していると腸内容の貯留は起きない．

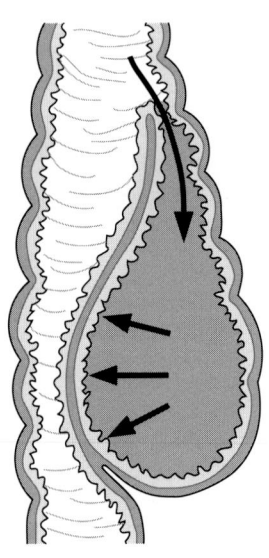

c) 一側交通性
口側の交通口より糞便が重複結腸に流入・貯留し，正常結腸を圧迫してイレウスを起こす．

図 10.18 管状重複症

て正常大腸内に誘導されるので無症状で経過する．しかし，交通孔が単一で肛門側末端よりかなり離れた口側よりに存在する場合には，分泌液や糞便が重複腸管末梢盲端に貯留してイレウス症状を惹起する（図10.18）．

発生学上，neuro-enteric canal の閉鎖障害に起因するとされ，楔状椎，脊椎前裂，椎体癒合などの脊椎奇形を伴うことがあり，こうした脊椎奇形と大腸重複症を合併する症例は特に"split cord syndrome"[7]と呼称される．泌尿生殖器奇形も合併する．

上行結腸や横行結腸の重複腸管は比較的まれである．Kufaas らの慢性嘔吐を主訴とした 7 か月児では，上行結腸に憩室様の管状重複腸管がみられた[8]．Higgins の症例では，横行結腸全域に伴走した結腸ヒモも haustra も認める重複結腸が糞便貯留で腫脹し閉塞症状を惹起した[9]．Schwartz らは，非交通性の S 状結腸重複腸管が軸捻転症をきたした 4 歳女児例を報告している[10]．本患児は終末回腸および上行結腸にも管状重複腸管を合併していたという．

大腸における重複腸管のほとんどは直腸背側の肛門に近い部位に発生し，直腸内腔圧迫により，あるいは肛門外に脱出した腫瘤として発症する[11]．ときとして仙骨前奇形腫と誤診されることがあり注意を要する．重複結腸の発癌例も報告されている[12,13]．

結腸から肛門までの全長における完全重複に膀胱，尿道，外性器の重複症を合併した症例がこれまでに 50 例以上報告されている[14]．二重結腸は共通壁を介して癒合しており，重複した終末回腸がそれぞれの結腸に連なっている．片方，ときには両方の結腸が盲端で終わっているか，直腸腟瘻や直腸尿道瘻のような不完全な会陰部瘻孔で終わっている場合には，糞便の貯留により閉塞症状をきたす．結腸の一部あるいは全体が 3 重に重複していることもある[15]．男児では，よく発達した陰茎が 2 本みられる．女児では，陰核，陰唇を備えた腟が 2 組ある．Ravitch らによる 4 歳半男児の報告例では単一回腸がU字型盲腸に連なり，正常な結腸は正常肛門に連なっていたが，U字型盲腸より正常結腸に伴走する重複結腸は骨盤深くで盲端に終わり大量の糞便貯留がみられた．さらに，膀胱，尿道が完全に重複して存在し，単一陰茎の亀頭部に尿道口が 2 つあった[16]．

c．外科診断

症状としては，腸内腔圧迫，腸重積症，腸軸捻転症に起因する腹部膨満，嘔吐，腹痛などの一般的腸閉塞症状が多い．大腸重複症としての特徴的なものとしては，直腸下部の重複腸管の肛門外脱出があるくらいで，術前診断は困難なことが多い．小腸に比べて，大腸重複腸管内の異所性粘膜による臨床症状を呈する頻度は低いが，悪性化する確

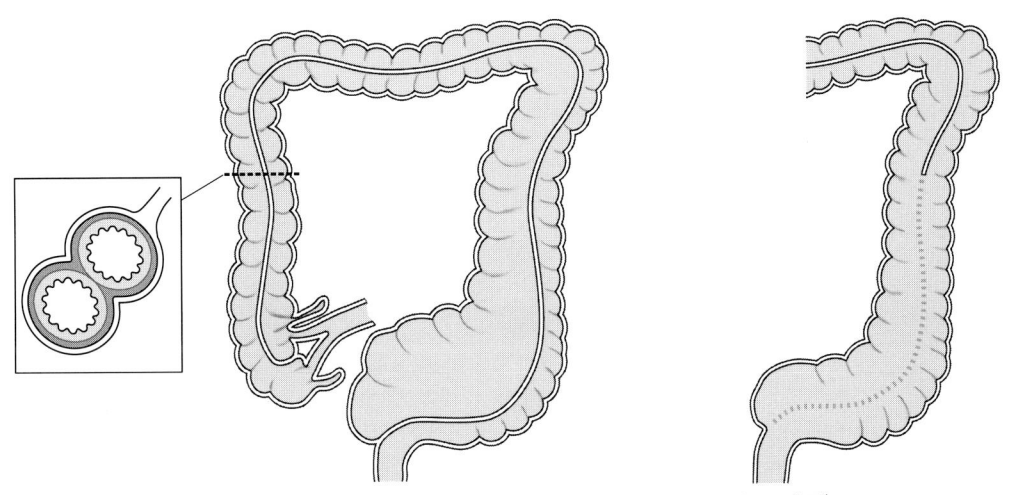

図 10.19 全結腸に及ぶ完全重複症の模式図（Soper, 1968[18] をもとに作画）

率は他の部位のものに比べてきわめて高い．脊椎異常や泌尿生殖器系異常の合併がみられるときには本症を念頭に入れながら，以下の画像診断を進める．腹部に表面平滑で可動性のある腫瘤を触知したなら，超音波検査，CT，MRIなどの非侵襲的画像診断で囊腫の形（球状 vs 管状）を確認する．注腸造影法により，球状重複腸管では正常腸管内腔圧迫像，正常腸管との交通孔を有する管状重複腸管では重複腸管そのものが描出される[16]．

d．手術適応，手術の実際

一般に重複腸管は正常腸管と共野の血管支配を受けているので，重複腸管のみの摘除は難しく，正常腸管を含めての重複腸管切除・端々吻合が原則とされる．しかし，大腸では小腸の重複腸管に比べて正常腸管との癒合が比較的疎であり，正常腸管を温存したままの重複腸管切除が可能なことが多い．特に直腸後方の重複腸管はここよりも中枢側の重複腸管に比べて正常腸管との癒着が軽度であり，傍肛門切開により容易に摘除可能である[11]．長い管状重複腸管では，切除不能な場合には粘膜抜去術が施行されることもある．Sulamaaらは腹部腫瘤を主訴とした8か月児において，胃と横行結腸とのあいだの横行結腸間膜部の重複腸管を切除している[17]．Kufaasらは7か月児の上行結腸に憩室様の管状重複腸管を摘除している[8]．Soperの報告した3歳女児では，図10.19左のように終末回腸より完全に重複した大腸ループが，肛門まで通じている正常大腸の内側（腸間膜側）を伴走して，肛門近くで盲端に終わっていた．そこで，図10.19右のように，下行結腸から肛門までの隔壁切除が施行され術後経過も満足できるものだったという[18]．当時は手縫いの隔壁切除であったろうが，現在では自動吻合器により隔壁切除は効率よく施行できるはずである．

e．手術成績，遠隔成績

術後の予後は良好であるが，大腸重複症では小腸の場合よりも重篤な合併（脊椎異常，泌尿生殖器奇形）が多く，長期的にはそちらの治療予後に大きく左右される．

[横森欣司]

文 献

1) Heiss K : Intestinal duplications. In : Surgert of Infants and Children (ed by Oldham KT, Colombani PM, Foglia RP), pp 1265-1274, Rippincott-Raven Publ, 1997.
2) Gross RE : Duplication of the alimentary tract. In : The Surgery of Infant and Children (ed by Gross RE), pp 221-245, WB Saunders, Philadelphia, 1967.
3) 長嶺信夫, 宮城 靖, 遠藤 巌, ほか：消化管重複症：症例報告ならびに本邦文献報告180例の統計的観察. 外科診療 **19**：466-471, 1977.
4) Holcomb GW, Gheissari A, O'Neill JA, et al : Surgical management of alimentary tract duplications. Ann Surg **209**：167-174, 1989.
5) Wrenn EL Jr : Alimentary tract duplications. In : Pediatric Surgery (ed by Ashcraft KW, Holder TM), 2nd ed, p 421, WB Sauders, Philadelphia, 1993.
6) 土田嘉昭：消化管重複症. 新版小児外科学 (橋都浩平, 岩中督編) pp 220-222, 診断と治療社, 東京, 1994.
7) Bentley JFR, Smith JR : Developmental posterior enteric remnants and spinal malformations. Arch Dis Child **35**：76-86, 1960.
8) Kufaas T, Lidman CR : Cystic duplication of the colon combined with nonrotation anomaly imitating pyloric stenosis. Acta Pediatr Scand **72**：467, 1983.
9) Higgins TT : A case of reduplication of the transverse colon. Br J Surg **38**：392, 1951.
10) Schwartz DL, Procaccino M, Becker KM, et al : Segmental colonic duplication presenting as a sigmoid volvulus. Z Kinderchir **38**：338, 1983.
11) Cogswell HD, Thompson HC : Duplication of the rectum. Am J Dis Child **73**：167, 1947.
12) Tamoney HJ, Testa RE : Carcinoma arising in a duplicated colon : Case report. Cancer **20**：4, 1967.
13) Orr MM, Edwards AJ : Neoplastic change in duplications of the alimentary tract. Br J Surg **62**：269, 1975.
14) Yousefzadeh DK, Bickers GH, Jackson JH, et al : Tubular colonic duplication : review of 1876-1981 literature. Pediatr Radiol **13**：65, 1983.
15) Gray AW : Duplication of the large intestine. Arch Pathol **30**：1215, 1940.
16) Ravitch MM, Scott HW : Duplication of the entire colon, bladder, and urethra. Surgery **34**：843, 1953.
17) Sulamaa AM, Nyberg LO : On duplications of alimentary tract (two cases). Acta Chir Scand **98**：171, 1949.
18) Soper RT : Tubular duplication of the entire colon, bladder, and urethra. Surgery **63**：998, 1968.

11. 虫垂疾患

a. 虫垂炎

虫垂炎に関する記述は，1827年のMelierによる報告が最初であるが，当時は盲腸の炎症と考えられていた．1886年，Fitzはこれを虫垂に原発する炎症として臨床病理学的に位置づけ，穿孔例に対し手術が必要であることを示した．McBurneyが圧痛点を記載し，穿孔前の虫垂切除術の必要性を報告したのはその8年後であった．虫垂炎の診断と治療については今世紀初頭にすでに確立された感があるが，今日なお，虫垂炎は，腹部の救急外科における最も重要な疾患であり解明すべき問題も少なくない．

1) 発生頻度

虫垂炎に対する手術は，すべての外科手術例の約1%を占めるという．虫垂切除術を要するような虫垂炎の発生頻度は，1940年代まで増加の傾向を示し，その後は減少傾向にある．その理由として，食生活，栄養面での改善，抗生物質の投与などが考えられている．それでも，現在，全人口の約5%の発生頻度がある．10～30歳の若年者に発生頻度のピークがある．この年代での男女比は3:2と女性に比し，男性での発生頻度はやや高いが，30歳以上では男女差はないとされる．

2) 病態生理

虫垂炎の原因としては，閉塞と感染の2つが考えられている．虫垂炎切除例の20～40%に便塊が見出されると報告されている．便塊のほかに，果物の種，寄生虫，消化管透視後のバリウムなども原因としてあげられている．そのほか，小児におけるlymphoid hyperplasia, AIDS患者におけるKaposi肉腫も原因となりうる．

通常の虫垂の内腔容量は0.1mlと低値で，以上のいずれかの機転で閉塞が発生した場合，分泌物の増加により虫垂の内圧の上昇をきたし，さらにうっ血をひき起こし，また細菌の増殖は加速される．

閉塞の認められない虫垂炎切除標本にadenovirus, measlesなどのウイルスの存在がときに認められることがあり，これらウイルスの関与も考えられている．

3) 分類

臨床経過より急性虫垂炎と慢性虫垂炎に分けられる．慢性虫垂炎とは，急性虫垂炎と思われる発作を繰り返すが，発作の休止期には，症状，理学的所見ともに認めない場合とされる．切除標本で虫垂壁の線維化，内腔の閉塞，潰瘍瘢痕などの所見を認める場合が多い．

急性虫垂炎は病理学的に，カタル性虫垂炎 (appendicitis catarrhalis)，蜂窩織炎性虫垂炎 (appendicitis phlegmonosa)，壊疽性虫垂炎 (appendicitis gangrenosa)に分類される．カタル性虫垂炎は，粘膜の浮腫，充血，粘液分泌の増加を特徴とし，蜂窩織炎性虫垂炎では，炎症は虫垂壁全層に及び，粘膜に潰瘍形成を認めたり，また漿膜面にはびまん性に膿あるいは線維素性膜様物が付着する．壊疽性虫垂炎では虫垂は壊死に陥り，虫垂壁は脆弱となりしばしば穿孔を引き起こす．

4) 外科診断

虫垂炎の診断率については近年ほとんど進歩がみられていない．病歴と現症で約80%の診断率を得ることは可能であるが，それをこえるための補助診断法に決定的なものはない．注腸造影で虫垂が造影されない場合や盲腸に圧排像を認めた場合，虫垂炎の存在を示唆するが，疑陽性，疑陰性率も高い．腹腔鏡も，開腹歴のある症例や盲腸後方に虫垂が存在する場合には有用とはいいがた

表 11.1 虫垂炎疑陽性率と穿孔合併率（Teicher ら，1983）[1]

筆者	年代	患者数	虫垂炎疑陽性率	穿孔合併率
Ross	1962	2322	42(%)	
Hobson	1964	820	19	16(%)
Lichtner	1971	959	75	
Chang	1973	183	33	17
Lewis	1975	1000	20	21
Mason	1976	403	36	18
Jess	1981	202	30	16
Van Way III	1982	476	24	37

表 11.2 Alvarado スコア（Alvarado ら，1986）[2]

臨床症状	
右下腹部痛	1
食欲不振	1
悪心・嘔吐	1
身体所見	
右下腹部圧痛	2
Blumberg 症状	1
発熱	1
検査所見	
白血球増多症	2
左方移動	1
計	10

く，また麻酔を必要とし，合併症のリスクも無視できない．近年，超音波検査が虫垂炎の診断に有用であると報告されているが，一方で診断率の向上に寄与していないとする報告も多い．

虫垂炎手術例の疑陽性率は 8～33% と高値である．しかし表 11.1 に示すように疑陽性率を低下させるために，いたずらに経過観察したり，上記の診断法に時間をさく場合には，穿孔合併率の上昇をもたらすものと考えられる[1]．

5）治療方針，手術適応

虫垂炎の典型的な症状，身体所見を有する患者や，虫垂炎の疑診例でも明らかな腹膜炎の所見を有する患者に対して緊急手術の適応があるのはいうまでもない．疑診例で腹膜炎の所見を伴わない症例に対する治療方針については見解の一致は得られていない．穿孔した場合の死亡率のほうが，手術そのものによる死亡率より高い，という理由から，それらの症例も手術の対象と考えれば，前節で述べた虫垂炎手術例の疑陽性率はより高値となるだろう．近年は，逆に患者の QOL も考慮に入れ，より保存的な治療指針も提唱されている．それには，近年における抗生物質を含めた保存的治療法の進歩，手術前後の患者管理の進歩に帰すところも大きい．Kang らは表 11.2 に示す Alvarado スコアに基づいた治療方針を提唱している[2,3]．すなわち，スコアの合計が 7 点以上を虫垂炎の確診例として緊急手術の適応としたが，6 点以下の症例は疑診例とし，入院管理のうえ，以下の条件が満たされた場合，手術の対象とした．①穿孔などの手術の絶対適応である場合，②スコアが 7 点以上に増加した場合，③症状が 24 時間以上持続した場合．しかしながら，このようなスコア法は疑診例の患者管理に有用と考えられるが，必ずしも絶対的なものでなく，その目的が手術適応の決定である点に留意すべきである．すなわち，腹膜炎の所見が得られたら，そちらを優先すべきだし，また経過観察も時間単位で厳格に行い，手術のタイミングを失ってはならない．

6）手術方法：虫垂切除術

皮切法には，代表的な 2 法があるがそれぞれ一長一短がある．最も一般的に選択される McBurney 交差切開法は Lennander 旁腹直筋切開法に比し，虫垂炎の炎症や膿瘍を腹腔内に拡散させない利点を有するが，逆に虫垂炎以外の術中診断で，第 2 の皮切を余儀なくされることもありうる（図 11.1）．開腹後，上行結腸の自由ヒモを下方にたどり虫垂を見出し，虫垂間膜内の虫垂動脈を結紮切離した後，虫垂根部も結紮切離する（図 11.2 左）．

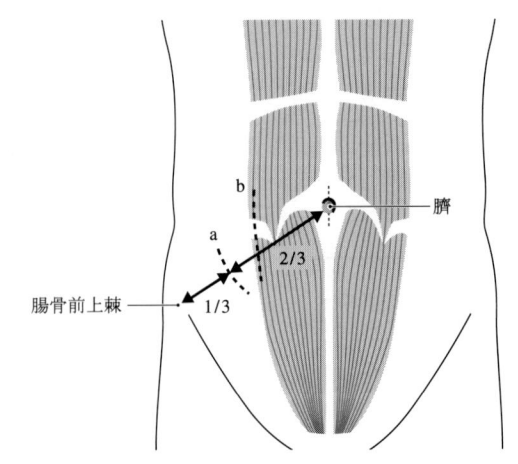

図 11.1 皮切法
a：Langer 皮膚割線に沿った McBurney 交差切開法
b：Lennander 旁腹直筋切開法

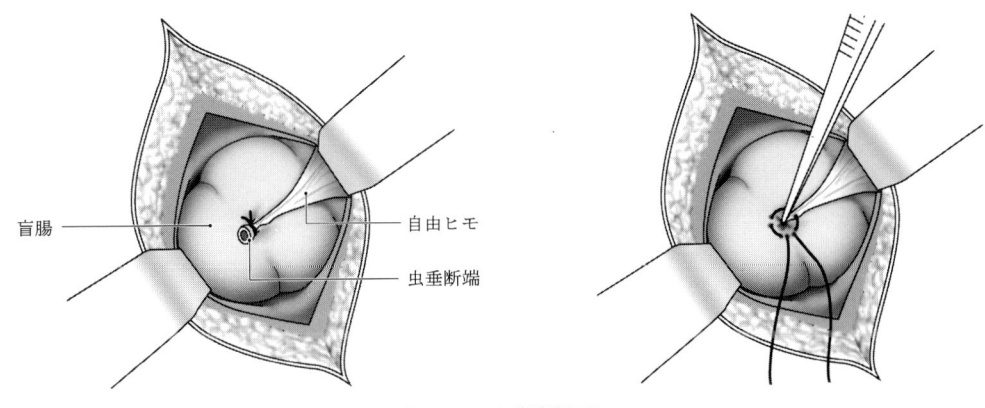

図 11.2 虫垂断端処理
左：結紮法，右：巾着縫合法．

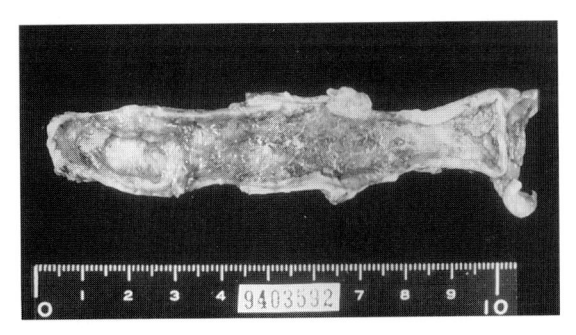

図 11.3 虫垂炎切除標本

虫垂断端の処理に関しては，1895年に，Dawbarnが，断端に巾着縫合を加えることを，①腹腔内の汚染が防げる，②術後の癒着の可能性が少ない，③2重の断端処理という点で安全であるなどの理由で推奨して以来，今日一般に行われている（図11.2右）．しかし，この方法では，埋没した盲腸壁内に膿瘍を形成する可能性があることも報告されており，また最近，結紮法と巾着縫合法とで術後の合併症のリスクの差はなかったとの報告があり，今後再検討すべき問題と考えられる．切除標本については，炎症の程度，腫瘍性病変の合併の有無をみるために割面を入れ，さらに病理診断を行う（図11.3）．

7）手術成績

穿孔虫垂炎の手術死亡率は約3％といわれ，これは非穿孔虫垂炎のそれの約30倍という．また，70歳以上の老人が穿孔虫垂炎を合併した場合の死亡率は約15％と高値である．すなわち，穿孔を合併する以前の早期診断，早期治療が患者の予後を規定する最も重要な因子であると考えられている．また，それは術後合併症の頻度にも相関している．術後早期に認められる主な合併症は，敗血症，腹腔内膿瘍，創感染であるが，いずれも穿孔合併例で頻度が高い．創感染についていえば，穿孔非合併例で4～8％であるのに対し，合併例では10～20％と高率となる．

8）遠隔成績

術後遠隔期の合併症としては，女性不妊，肝膿瘍，瘻孔，腸閉塞，腹壁瘢痕ヘルニアなどが知られている．

虫垂切除後に腹腔鏡検査が行われた女性965例に関する集計では，そのうち68％に何らかの癒着を認めたという．また不妊となった症例の半数では，癒着は卵巣および卵管に認められたという．また，穿孔例のほうが非穿孔例に比し不妊率はより高率であった，と報告されている．

虫垂静脈からの血行感染による門脈炎は重篤な合併症で，黄疸や高熱を特徴とし，しばしば多発性の肝膿瘍をひき起こす．起炎菌は大腸菌が多い．抗生物質の使用により最近ではまれな合併症である．

b．腺腫，囊胞腺腫

虫垂においても腺腫の合併を認めるが，報告例はきわめて少ない．その理由に大腸において虫垂の占める面積の割合が小さい点があげられる．虫垂腺腫も大腸腺腫と同様に腺管腺腫，腺管絨毛腺

腫，絨毛腺腫に分けられるが，一般の大腸で多く認められる腺管腺腫の虫垂での発生は，大腸腺腫症で認められるほかは非常にまれとされる．ほとんどは絨毛腺腫であり，その多くは肉眼的に，虫垂が閉塞し内腔に粘液が貯留して，粘液瘤腫 (mucocele) の形態を有し，囊胞腺腫 (cystadenoma) あるいは粘液囊胞腺腫 (mucinous cystadenoma) といわれる．虫垂囊胞腺腫は，1842 年に Rokitansky が hydrops processus vermiformis として初めて報告し，1877 年に Feré はこれを mucocele と命名した．

1) 発生頻度

虫垂腺腫の発生頻度は非常に低く，Collins は 71000 例の虫垂切除標本のうち 57 例 (0.08%) に良性ポリープの合併を認めたと報告している[4]．また，Wolff らは 29000 例中 42 例 (0.14%) に良性腫瘍の合併を認め，うち 4 例 (0.01%) が絨毛腺腫であったという[5]．虫垂絨毛腺腫の報告例は非常に少なく現在まで 100 例に満たない．これに対し，虫垂囊胞腺腫の頻度ははるかに多く虫垂腺腫全体の 32% と報告されている．

2) 病態生理

虫垂腺腫の肉眼形態は，有茎性より扁平隆起性となることが多いといわれるが，これには虫垂の管腔が狭いことが関係しているものと考えられている．

虫垂絨毛腺腫の報告例が少ないため，その自然史については不明であるが，囊胞腺腫と組織学的に区別できないこと，また絨毛腺腫が一般に粘液産生性であることから，虫垂囊胞腺腫は絨毛腺腫の虫垂内での粘液貯留が進行した病態と考えられている．

虫垂で認められる腺管腺腫の大きさは小さいものが多いので癌化のリスクは低いと考えられるが，絨毛腺腫では浸潤癌の合併頻度が高率である．Welch らは絨毛腺腫の 29% に浸潤癌の合併を認めたと報告している．しかし，他の報告者による合併頻度に差がみられるのは，虫垂では粘膜筋板がしばしば欠如し，粘膜下層への浸潤の有無の診断が困難となりうるからである．

虫垂腺腫を認めた症例では，消化管の他の部位での悪性腫瘍の合併率が高い．Wolff らは虫垂の良性腫瘍を認めた 42 例中 9 例 (21%) は大腸癌を合併していたと報告している[5]．

3) 分 類

表 11.3 に『大腸癌取扱い規約』における虫垂腫瘍の分類を示す．良性上皮性腫瘍として，粘液囊胞腺腫と腺腫および腺腫症とに分類されている．腺腫はさらに腺管腺腫，腺管絨毛腺腫，絨毛腺腫に分けられる．

表 11.3 虫垂腫瘍の分類（『大腸癌取扱い規約』）

1. 上皮性腫瘍
    1) 良性上皮性腫瘍
        1. 粘液囊胞腺腫（mucinous cystadenoma）
        2. 腺腫および腺腫症（adenoma and adenomatosis）
    2) 悪性上皮性腫瘍
        1. 粘液囊胞腺腫癌（mucinous cystadenocarcinoma）
        2. 腺癌（adenocarcinoma）
        3. その他の癌
2. カルチノイド腫瘍（carcinoid tumor）
3. 非上皮性腫瘍
4. リンパ細網系腫瘍
5. 分類不能の腫瘍
6. 転移性腫瘍

4) 外科診断

虫垂腺腫および虫垂囊胞腺腫はまれな疾患であり，開腹時に偶然発見されたり，虫垂炎として手術され認められることが多い．Morrison らによると，絨毛腺腫の報告例 45 例のうち 93% が偶然の発見例であり，残りの 3 例のうち 2 例が下血，1 例が腹痛であったという[6]．また，男女に頻度の差はなく，平均年齢は 46 歳であるが，17～80 歳と幅があるようである．

注腸 X 線検査，大腸内視鏡検査，超音波検査などにより，術前の診断が可能であったとする報告もあるが，いずれも少数の報告例であり確定診断には至っていない．

5) 治療方針，手術適応

術前・術中診断を得ることが困難なため，的確な治療方針については見解の一致は得られていない．一般に，ほとんどの虫垂腺腫は虫垂切除術の適応と考えられている．しかし絨毛腺腫に関しては，①浸潤癌の合併頻度が高いこと，②局所再発の可能性があること，③盲腸原発の可能性がある

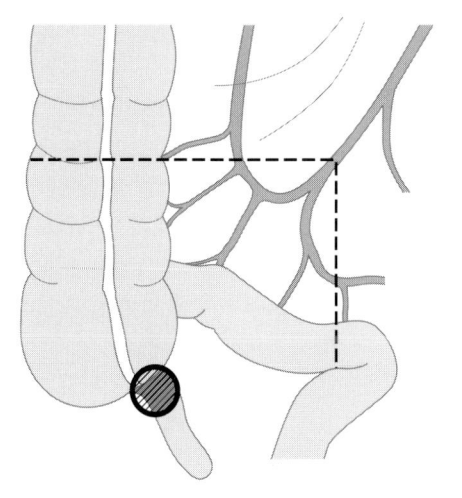

図 11.4 虫垂腺腫に対する回盲部切除術

ことなどの理由から，結腸右半切除術の適応と考える報告者もいる．少なくとも，虫垂切除後の切除標本の断端に腫瘍を認めたり，盲腸にも腫瘍の発育を認めている絨毛腺腫例では，回盲部切除術や右半結腸切除術の適応と考えられる．

6）手術方法

術前，術中の評価で，腫瘍が虫垂に限局していれば通常の虫垂切除術を行う．追加の回盲部切除術（図 11.4）や結腸右半切除術の適応を決定するために，虫垂切除後ただちに，切除標本に割面を入れ，迅速病理診断を行う．盲腸内への腫瘍の進展が疑われる場合には盲腸切開により確認すべきである．

虫垂腫瘍を有する患者の他の大腸には癌を合併するリスクが高いので，術後に注腸X線や大腸内視鏡検査を行う．

7）手術成績，遠隔成績

Higa らの 46 例の粘液囊胞腺腫の報告では，全例に虫垂切除術が施行され，そのうち 38 例は腫瘍が虫垂に限局していたが，残りの 8 例に対しては右半結腸切除術が必要であったという．46 例中 7 例に腹腔内に粘液を認めたが，そのうち 5 例に対しては虫垂切除術のみが，1 例に対しては結腸右半切除術が，残りの 1 例に対しては虫垂切除術と併存する直腸癌に対する腹会陰式直腸切断術が施行されたという．33 例に対し最長 18 年の追跡が可能であったが，腹腔内に粘液を認めた 7 例を含め再発は 1 人も認めなかったと報告している．Hameed らの 35 例の虫垂絨毛腺腫の集計でも，最長 13 年の追跡で再発例は認めておらず，虫垂断端および粘膜下層への浸潤さえなければ虫垂切除術を採用すべきであるとしている．

c．虫 垂 癌

虫垂癌の報告例は少なく，1882 年の Beger の報告以来今日までに約 250 例にすぎない．急性虫垂炎同様の症状を呈して虫垂切除術が行われ，切除標本の病理診断で初めて発見されることも多い．したがって，きわめてまれとはいえ，一般の消化器外科医が遭遇する機会もありうるので疾患への理解は重要である．

1）発生頻度

虫垂癌は消化管悪性腫瘍全体の 0.2～1%，虫垂切除例の 0.01～0.2% でありきわめてまれである．虫垂原発悪性腫瘍の約 12% を占める[7]．

2）病態生理

Cerame らは，虫垂癌の平均発症年齢は 57 歳で，一般の大腸癌の 63 歳に比し有意に若いと報告している（図 11.5）[8]．彼らはその理由に，虫垂の壁が薄いことにより，より早い時期に浸潤する可能性をあげている．女性よりも男性に発生頻度が高いとする報告が多いが，男女差はないとする報告も散見される．

3）分　　類

主として，粘液囊胞腺癌（mucinous cystadenocarcinoma）と結腸型腺癌（colonic adenocarcinoma）に分けられる．そのほかに，よりまれで

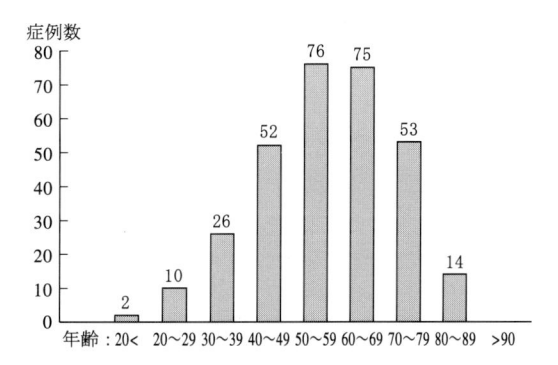

図 11.5 年齢別虫垂癌症例数（Cerame, 1988）[8]

表 11.4 虫垂癌報告例の術前診断
(Cerame ら, 1988[8])より一部引用）

術前診断	患者数	%
急性虫垂炎	139	47
虫垂炎穿孔	53	18
腹部腫瘤	30	10
慢性虫垂炎	17	6
偶然発見例	14	5
胆嚢炎	10	3
卵巣腫瘍	10	3
腸閉塞	8	3
鼠径部腫瘤	6	2
急性腹症	4	1
虫垂癌	3	1
水腎症	2	1
計	296	100

あるが，印環細胞癌などの低分化腺癌が報告されている．

4) 外科診断

表 11.4 に示すように，虫垂癌の術前診断はきわめてまれである．報告例の約 70% の術前診断は虫垂炎であり，約 15% は右側腹部の腫瘤と次に多く，虫垂癌の術前診断が可能であったのは 1% にすぎない．

術中診断が可能であるのは報告例の 38% にすぎないという．術前診断を虫垂炎とされた症例ではさらに低率で 25% という．

以上のように，文献的にみた虫垂癌の術前・術中診断は非常に困難である．注腸 X 線検査では管外性の圧排所見を認めることが多いとされるが，特異的な変化はない．CT，超音波検査は粘液嚢胞成分，石灰化などの描出にすぐれ，血管造影検査では腫瘤部の描出にすぐれるとする報告があるが，いずれも単独での質的診断は困難で，また症例数も少なく今後の課題である．

5) 治療方針，手術適応

大多数の虫垂癌に対しては，虫垂炎の術中診断で虫垂切除術が行われるが，切除標本をただちに切開し粘膜面の異常を認めた場合や，開腹所見に異常を認めた場合には迅速病理診断を施行すべきである．

虫垂癌の術前・術中診断の得られた症例は結腸右半切除術の適応とする意見が多い．すなわち，虫垂切除術単独の症例に対して，右半結腸切除術を行った症例では 14～42% の 5 年生存率の改善が得られるといわれ，また有意に局所再発率の減少がみられたと報告されているからである．

しかしながら，腫瘍の進行度，分化度，治癒度別にみた治療方針に関しては見解の一致は得られていない．すなわち，Dukes A 症例に対しては虫垂切除術のみでよいとする報告もあり，また Lewin らは結腸右半切除術の適応として，①低分化腺癌，②虫垂切離断端の癌遺残の所見を認めた場合としている[9]．また，根治性を高めるために，結腸右半切除術に両側の卵巣摘除術を加えるべきだとする見解もある．

6) 手術方法

術中確定診断が得られた場合は，一期的にリンパ節郭清を伴う結腸右半切除術を施行するが，得られない場合には数週後に二期的に行う．Ben-Aaron らは，虫垂炎の術前診断でも，虫垂癌の好発年齢である 50 歳以上の症例に対しては McBurrey 交差切開法より，Lennander 旁腹直筋切開法を勧めている．後者の方法により，盲腸領域のより広範な手術所見を得ることが可能となるからである（図 11.6，11.7）．

7) 手術成績，遠隔成績

虫垂癌の予後は不良である．Guivarch らによる

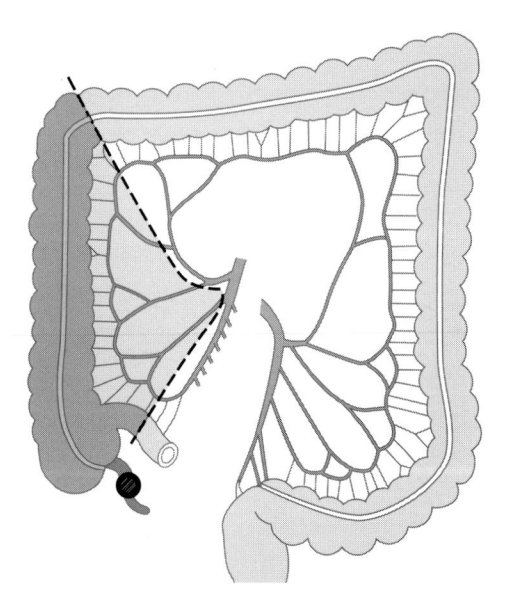

図 11.6 虫垂癌に対する結腸右半切除術

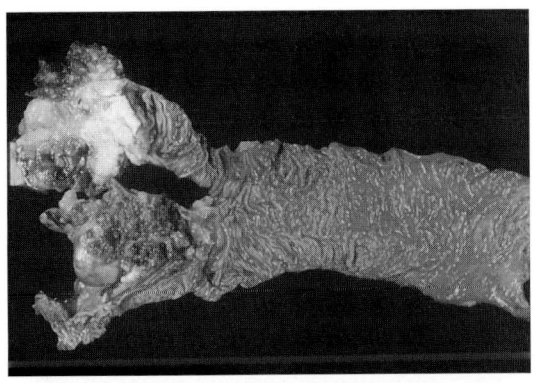

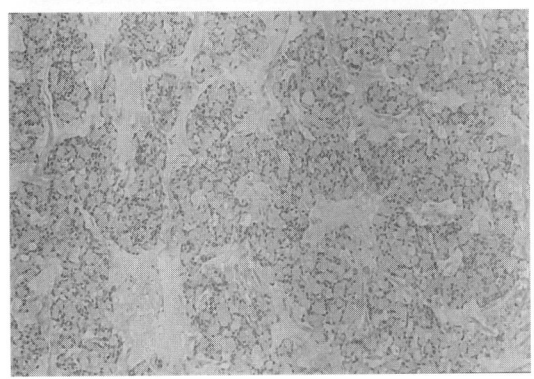

図 11.7 虫垂癌
上：切除標本，下：病理所見．

表 11.5 虫垂癌 80 例の Dukes 分類別にみた予後
(Ferro ら, 1985)[10]

Dukes 分類	患者数	手術法		死亡数	生存率(%)
		虫垂切除術	結腸右半切除術		
A	18	9	—	—	100
		—	9	1	89
B	46	14	—	4	71
		—	32	4	87
C	16	—	—	—	—
		—	16	9	43

と虫垂切除術後の5年生存率は約20%であり，一期的あるいは二期的に右半結腸切除術の行われた症例では45%であったという．Chang らは治癒切除例の5年生存率は43%であったが，非治癒切除例も入れると19%であったと報告している．一方，Ferroらは Dukes 分類別の予後を虫垂切除術のみの群と右半結腸切除術を施行した群とで比較し，Dukes BおよびCの症例では結腸右半切除および周囲臓器の合併切除を加えることで予後が改善しうると報告している（表11.5）[10]．

d．粘液瘤腫，腹膜偽粘液腫

粘液瘤腫（mucocele）は分泌された粘液が虫垂の内腔に貯留し囊状に拡張した状態を総称する．これまで述べてきたa．虫垂炎，b．虫垂腺腫，c．虫垂癌のいずれの病理学的疾患単位も粘液瘤腫の形態を呈しうる．それは大腸腺腫，大腸癌の大腸ポリープに対する関係に似ている．

虫垂癌のうち粘液瘤腫を形成するのは粘液囊胞腺癌（mucinous cystadenocarcinoma）と考えられており，これはときに穿孔し，腫瘍細胞の腹腔内播種をもたらし腹膜偽粘液腫（pseudomyxoma peritonei）となることがある．

1）発生頻度

虫垂粘液瘤腫は虫垂切除された切除標本の0.1～0.3%の頻度で認められるという．腹膜偽粘液腫の頻度は粘液瘤腫よりもまれで，虫垂粘液瘤腫を有する患者の6～9%がやがて腹膜偽粘液腫を合併し，逆に，腹膜偽粘液腫症例の約1/3は虫垂粘液瘤腫を合併しているという．また，開腹手術全体では，腹膜偽粘液腫の占める割合は0.02%という．

2）病態生理

虫垂粘液瘤腫の発生機序については意見の一致は得られていない．すなわち，虫垂炎により虫垂根部の線維性の狭窄が生じ，遠位虫垂の内腔の拡張が起こるという説と，もともと腫瘍性の変化であるとする説がある．

しかし，腹膜偽粘液腫に関しては，1949年のChengらの実験は興味深い．すなわち彼らはウサギの虫垂根部を結紮し，虫垂粘液瘤腫をつくり，無菌的に虫垂を穿孔させたが，局所の粘液の貯留は認めはしたものの，いわゆる腹膜偽粘液腫の病態は形成されなかったと述べ，腹膜偽粘液腫の病態の形成に何らかの悪性病変による閉塞が関与している可能性を示唆している．

3）分類

虫垂粘液瘤腫は，上述した発生機序に関する説により次の4つに病理組織学的に分類される．すなわち，①貯留囊胞（retention cysts），②粘膜過形成（mucosal hyperplasia），③粘液囊胞腺腫，④粘液囊胞腺癌である．それぞれの頻度は18%，

表 11.6 虫垂癌と虫垂粘液瘤腫(mucocele)の関係

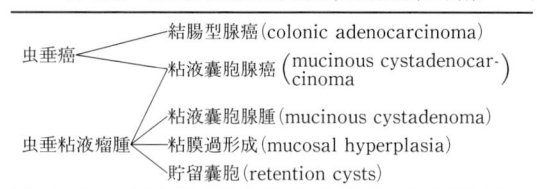

虫垂癌 ─┬─ 結腸型腺癌(colonic adenocarcinoma)
        └─ 粘液囊胞腺癌(mucinous cystadenocarcinoma)

虫垂粘液瘤腫 ─┬─ 粘液囊胞腺腫(mucinous cystadenoma)
              ├─ 粘膜過形成(mucosal hyperplasia)
              └─ 貯留囊胞(retention cysts)

20%, 52%, 10%である．表11.6に虫垂癌と虫垂粘液瘤腫の関係を示した．

4) 外科診断

虫垂粘液瘤腫の特徴的な所見としては，腹部単純X線での腫瘍周囲のリング状の石灰化像があげられる．良性に比し悪性ではより石灰化が強いともいわれる．注腸X線では，粘膜下腫瘍に類似した盲腸の陰影欠損像を呈するといい，また大腸内視鏡検査では，虫垂開口部を中心に隆起性変化(volcano sign)を認めるとされるが，いずれの検査でも粘膜下腫瘍との鑑別は困難である．一方，CTや超音波検査では境界鮮明な囊胞性病変としてとらえられ粘液瘤腫の診断に有用である．CTではX線吸収値は10～40HUといわれ，壁の一部の石灰化像が描出されることが多い．超音波検査では内部エコー像も認められるほか，内腔に突出する腫瘍の乳頭状変化の描出にすぐれているという．

腹膜偽粘液腫の診断に関しては，CTおよびMRIが有用とされている．すなわち，CTでは脂肪に近い吸収値を示す腹水とその内部に軟部組織の吸収値(30～40HU)を示す腫瘍が浮遊している像を認める．MRIではT_2強調画像で腹水と腫瘍の鑑別が可能であるという．腹腔穿刺や腹腔鏡も有用とされ，腹腔穿刺例53例中45例(85%)で確定診断が可能であったと報告されている．

5) 治療方針，手術適応

虫垂粘液瘤腫のうち，貯留囊胞，粘膜過形成，粘液囊胞腺腫は虫垂切除術の適応である．粘液囊胞腺腫の一部および粘液囊胞腺癌は右半結腸切除術の適応であるのは前節で述べたとおりである．しかしながら，腫瘍が虫垂の遠位2/3にとどまる場合にはリンパ節転移を認めないので虫垂切除術の適応とし，一方，腫瘍が虫垂の近位1/3に浸潤したり，回腸末端や盲腸との癒着を認める症例に対しては右半結腸切除術の適応と考える報告者もいる．

腹膜偽粘液腫では盲腸および上行結腸に腫瘍の浸潤を認めることが多いので右半結腸切除術が望ましい．

腹膜偽粘液腫に対しては，化学療法，放射線治療などの補助療法の有用性も報告されている．Sugarbakerらは表11.7に示すような根治的手術(cytoreductive surgery)および抗癌薬の腹腔内投与法を提唱している[11]．

6) 手術方法

虫垂粘液瘤腫の手術法はその病理組織学的分類である貯留囊胞，粘膜過形成，粘液囊胞腺腫，粘液囊胞腺癌のいずれかにより手術法が異なるので術中迅速診断は重要である．粘液囊胞腺癌が疑われる場合には虫垂切除のさいに穿孔を起こさないように注意が必要である．

腹膜偽粘液腫は通常の腹膜播種性転移と異なる低悪性度の腫瘍と考えられており，腹腔内のすべてのゼラチン様の腫瘍の徹底した摘除を行うべきである．大網への腫瘍の進展もしばしば認められ，その場合には結腸右半切除術のほかに大網切除術も行われる．また，卵巣への浸潤を認めた場合には両側の卵巣摘除術も行われる．手術は腫瘍の遺残がないように通常一期的に行われるが，6か月後の再開腹を勧める報告もある．

7) 手術成績，遠隔成績

Sugarbakerらは表11.7による方法で，38例の腹膜偽粘液腫を含む69例の虫垂癌腹膜播腫例を

表 11.7 腹膜偽粘液腫の治療例(Sugarbakerら, 1993)[11]

根治的手術(cytoreductive surgery)
1) 大網切除・脾摘
2) 左横隔膜下腹膜切除
3) 右横隔膜下腹膜切除
4) 骨盤内腹膜切除・S状結腸部分切除
5) 胆嚢切除・小網切除

術直後化学療法
1) mitomycin C：10 mg/m^2，腹腔内，1 POD
2) 5-fluorouracil：15 mg/kg，腹腔内，2～5 POD

回復期化学療法(1クール=5日間，3クール施行)
1) 5-fluorouracil：20 mg/kg，腹腔内，5日間連続
2) mitomycin C：10 mg/m^2，経静脈的，3日目に1回

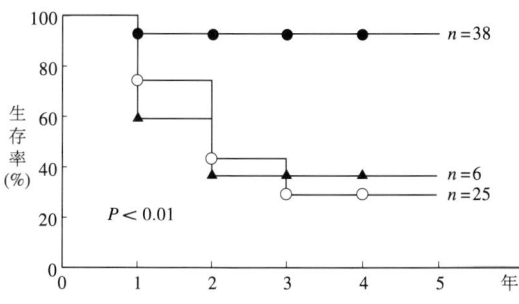

図 11.8 虫垂癌の手術後の生存率（Sugarbaker ら，1993）[11]
● 腹膜偽粘液腫，○ 粘液囊胞腺癌（腹膜偽粘液腫非合併例），▲ 結腸型腺癌．

治療し，図11.8に示すような良好な成績を得たと報告している[11]．すなわち，5年生存率は腹膜偽粘液腫で90％と，腹膜偽粘液腫を合併しない粘液囊胞腺癌の35％，結腸型腺癌の38％に比し有意に高いと報告している（$p<0.01$）．腹膜偽粘液腫の5年生存率に関する他家の報告をみると，Landenらは25％，Appelman は60％としており，Sugarbaker らの方法の有用性が示唆される[12]．しかし，この方法での術後合併症の頻度は35％と高率で，小腸瘻8例，術後出血3例，縫合不全2例などが認められ，1例は敗血症で死亡したという．

Fernandez らは，術後に2000～3000 rad の外照射を加えた群の5年生存率は75％と，術後化学療法の群の44％に比し良好であったと報告している[13]．しかし，いずれの方法も症例数が少ないこと，1施設試験であること，二重盲検法でないことから，腹膜偽粘液腫のより有効な治療法に関しては今後の課題と考えられる．

e．カルチノイド

虫垂のカルチノイド（carcinoid）は，1808年 Merling によって初めて記述された．その後，発育が緩徐で，癌より良性の経過をとる腫瘍として最初に「karzinoid」と命名したのは，1907年，Oberndorfer が最初である．しかしまれに悪性の経過をとることが，1934年の Cassidy の報告以来知られている．セロトニンなどの活性物質を産生し，カルチノイド症候群を示す点でも今日注目されている．

1963年，Gibbs らはカルチノイドと腺癌の両方の病理組織学的特徴を有する腫瘍として，杯細胞（goblet cell）カルチノイドの概念を提唱した．adenocarcinoid, composite tumor, mucinous carcinoma, crypt cell carcinoma とも呼ばれる．

1）発生頻度

カルチノイドは虫垂腫瘍のうち最も発生頻度が高く，全虫垂腫瘍の50～77％を占めると報告されている．goblet cell carcinoid の虫垂腫瘍に占める頻度はたかだか5％という．

虫垂カルチノイドは，虫垂切除症例の0.03～0.7％，剖検例の0.01～0.2％の頻度で認められるという．また欧米の報告例では，全消化管での発生順位は，虫垂（38～44％），小腸（11～27％），直腸（13～19％）と最も多い．わが国では，胃（33％），直腸（29％），十二指腸（15％），虫垂（9％）と4番目に位置する．

2）病態生理

虫垂カルチノイドは20～40歳代の若年者に多いが各年齢層でみられる．女性に多いが，婦人科手術での偶然の発見例も多い．表11.8，11.9に示すように大きさが1 cm 以下である例が約70％と多く，また約60％は虫垂遠位に発生する[14,15]．小腸カルチノイドと異なり，虫垂でのカルチノイド症候群の頻度はまれとされる．

虫垂カルチノイドは他の部位のカルチノイドに

表 11.8 虫垂カルチノイドの大きさと遠隔転移（Moertel ら，1987）[14]

腫瘍径	患者数（％）	遠隔転移（％）
≦1.0 cm	104（69）	0
>1.0<2.0 cm	23（15）	0
≧2.0<3.0 cm	14（9）	3（21）
≧3.0 cm	9（6）	4（44）
計	150	7（5）

表 11.9 虫垂カルチノイドの発生部位（Gouzi ら，1993）[15]

部位	患者数（％）
遠位	114（62）
中間部	27（15）
近位	13（7）
全体	9（5）
記載なし	23（12）
計	186（100）

表 11.10 虫垂アデノカルチノイド報告例（Bakら，1988）[16]

報告者	年	症例数(男/女)	平均年齢(歳)	遠隔転移(%)
Subbuswamyら	1974	12 (7/5)	52.6	1 (9.1)
Wolffら	1976	12 (8/4)	55.4	3 (33.3)
Haqqaniら	1977	6 (2/4)	47.2	1 (16.7)
Warkelら	1978	39 (25/14)	51.3	6 (17.1)
Chenら	1979	5 (3/2)	48.6	0 (0.0)
Olssonら	1980	4 (0/4)	35.0	1 (25.0)
Edmondsら	1984	10 (5/5)	44.3	4 (50.0)
Bakら	1988	20 (6/14)	58.8	6 (30.0)
計		108 (56/52)	51.5	22 (22.4)

比し遠隔転移のリスクは低い（1.4～8.8%）とされるが，径2cmをこえるものの転移率は高い[14]（表11.8）．また平均年齢でみると，転移例30歳，非転移例42歳と，若年の症例で転移のリスクが高いと報告されている．

Bakらの集計によれば，108例のgoblet cell carcinoid報告例の平均年齢は51.5歳と他の虫垂カルチノイドより高齢の傾向がある[16]．他の虫垂カルチノイドに比し，浸潤傾向が強いものが多く，平均の遠隔転移率は22%と高率である（表11.10）．

3) 分 類

WHO分類により，虫垂カルチノイドは銀還元性カルチノイド（argentaffin carcinoid），非銀還元性カルチノイド（nonargentaffin carcinoid），杯細胞カルチノイドの3亜型に分類されている．

4) 外科診断

虫垂カルチノイドは特有な症状はなく，偶然切除された虫垂の病理組織学的検索により初めて診断されることが多い．虫垂炎類似の症状を呈することが多く，術中に虫垂腫瘍の診断がつくのは約10%と少ない．術中に認めた場合には，虫垂先端あるいは体部が球根状に腫脹し，割面を入れると特徴のある灰黄色を呈している．

虫垂カルチノイドでカルチノイド症候群を呈した場合の多くは，広汎な遠隔転移例と報告されているので，遠隔転移例の診断に，尿中の5-HIAAの測定は有用である．

5) 治療方針，手術適応

径2cmをこえる場合の遠隔転移のリスクは高いので，結腸右半切除術の適応であると考えられている．1cm以下のカルチノイドの遠隔転移率は，小腸2～18%，直腸0～20%に比し虫垂ではより低くほとんど0%と報告されており，虫垂切除術のみでよいとされる．

1～2cmの大きさの虫垂カルチノイドの治療方針については意見の一致は得られていない．Moertelらは1～2cmでも遠隔転移率は0%であるため虫垂切除術でよいとしているが，Dentらはこの大きさでも遠隔転移例があるので，結腸右半切除術が必要であると述べている[14]．この大きさの虫垂カルチノイドの治療方針の決定にさいしては，腫瘍の深達度，脈管侵襲などをも考慮すべきである．Syracuseらは大きさ1～2cmで虫垂間膜への浸潤を認めた13例中2例（15%）にリンパ節転移を認めたとし，虫垂切除術のみでは不十分であるとしている．Bowmanらは虫垂間膜浸潤と漿

表 11.11 大きさ1～2cmの虫垂カルチノイド
（Bowmanら，1983）[17]

大きさ(cm)	リンパ管侵襲	虫垂間膜浸潤	手術	リンパ節転移	follow-up(年)
1	−	−	A	…	10
1.1	−	−	A	…	4
1.2	−	−	A	…	1
1.2	+	+	R	+	1*
1.3	+	+	A	…	7
1.3	−	+	R	−	15
1.5	+	+	A	…	4
1.5	−	−	A	…	7
1.5	−	−	A	…	21
1.5	−	−	A	…	7
1.5	−	−	A	…	14
1.5	−	−	A	…	2/3†
1.5	−	−	R	−	2

* 他病死，剖検で再発認めず．
† S状結腸癌の転移により死亡．
A：虫垂切除術，R：結腸右半切除術．

膜下リンパ管侵襲とを同時に認めた症例にかぎり結腸右半切除術を勧め，oversurgery とならないように警告している（表11.11）[17]．

goblet cell carcinoid の治療方針に関しては，初期の報告では一般の虫垂カルチノイドと同様の方針でよいとされていたが，Edmonds らの最近の報告にあるように，浸潤傾向の強い腫瘍を手術時に判定するのは困難であるため結腸右半切除の適応であるとする見解もある．Bak らは，①虫垂を越える腫瘍の浸潤，②中等度以上の核異型を認めた場合にのみ結腸右半切除術とし，認めない場合には虫垂切除術でよいとする中間の立場をとっている[16]．

6）手術方法

開腹時に虫垂カルチノイドが疑われた場合には，虫垂切除術を施行し，切除標本の迅速病理診断を行う（図11.9）．カルチノイドの診断が確定すれば，腫瘍の大きさに着目し，1cm 以下の場合には虫垂切除術のみでよく，2cm 以上の場合にはリンパ節郭清を伴う結腸右半切除術を行う．

goblet cell carcinoid の場合には，腫瘍の浸潤傾向，核異型度を参考にする．また，粘液瘤腫，腹膜偽粘液腫を合併することがあるので注意する．

7）手術成績，遠隔成績

Moertel らの報告によれば，腫瘍径2cm 未満で虫垂切除術の施行された122症例の長期経過はきわめて良好で，再発例は1例も認めていないという[14]．一方，腫瘍径2cm 以上の23例中，4例は初回手術時に切除不能の遠隔転移を認めたという．残りの19例中12例に対し虫垂切除術が施行されたが，うち1例は29年後に局所再発を認めたために結腸右半切除術が施行されたが，その後17年間再発なく生存し，11例は中央値28年（3〜45年）の観察期間中再発を認めていないという．一方，19例中7例に対し右半結腸切除術が行われたが，そのうち2例にリンパ節転移を認めたものの，7例とも中央値11年の観察期間中再発を認めていないという．

Gouzi らの虫垂カルチノイド181例の報告によると，146例（81%）に対し虫垂切除術を施行し，35例（19%）には右半結腸切除術を要したという[15]．35例中28例は虫垂切除術後に施行され，このうち5例（18%）の切除標本に腫瘍の遺残を認めたという．また1例の手術死亡例を初回に結腸右半切除が行われた症例に認め，さらに5例（3%）の術後再発例を認め，このうち1例の病理組織診断は adenocarcinoid であったという．

［鈴木公孝］

文　献

1) Teicher I, Landa B, Cohen M, et al : Scoring system to aid in diagnoses of appendicitis. Ann Surg **198** : 753-759, 1983.
2) Alvarado A : Practical score for the early diagnosis of acute appendicitis. Ann Emerg Med **15** : 557-564, 1986.
3) Kang WM, Lee CH, Chou YH, et al : A clinical evaluation of ultrasonography in the diagnosis of acute appendicitis. Surgery **105** : 154-159, 1989.
4) Collins DC : 71,000 human appendix specimens. A final report, summarizing forty years' study. Am J

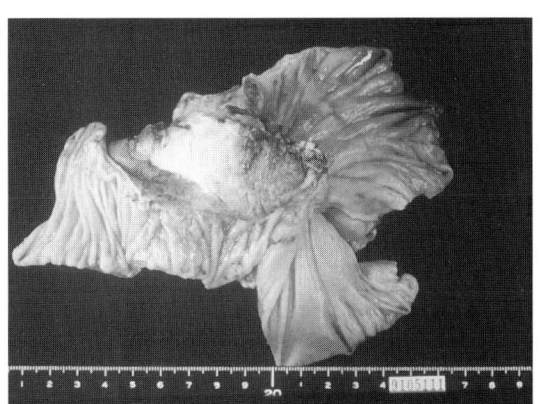

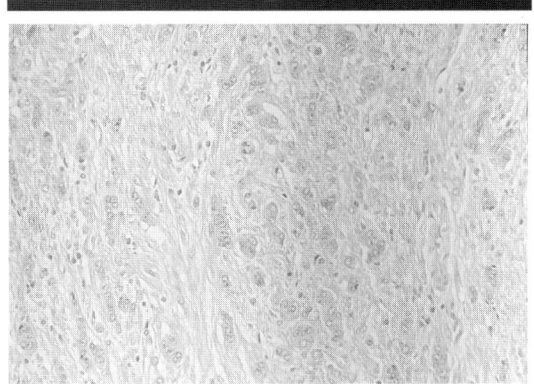

図 11.9　虫垂カルチノイド
上：切除標本，下：病理所見．

Proctol **14**: 365-381, 1963.
5) Wolff M, Ahmed N: Epithelial neoplasms of the vermiform appendix (exclusive of carcinoid). II. Cystadenomas, papillary adenoma:, and adenomatous polyps of the appendix. Cancer **37**: 2511-2522, 1976.
6) Morrison JG, Llaneza PP, Potts JR: Preoperative colonoscopic diagnosis of villous adenoma of the appendix: report of a case and review of the literature. Dis Colon Rectum **31**: 398-400, 1988.
7) Rutledge RH, Alexander JW: Primary appendiceal malignancies: rare but important. Surgery **111**: 244-250, 1992.
8) Cerame MA: A 25-year review of adenocarcinoma of the appendix: a frequently perforating carcinoma. Dis Colon Rectum **31**: 145-150, 1988.
9) Lewin KJ, Riddell RH, Weinstein WM: Tumors of the appendix. In: Gastrointestinal pathology and its clinical implications, pp 688-699, Igaku-shoin, New York, Tokyo, 1992.
10) Ferro M, Anthony PP: Adenocarcinoma of the appendix. Dis Colon Rectum **28**: 457-459, 1985.
11) Sugarbaker PH, Zhu WB, Sese GB, *et al*: Peritoneal carcinomatosis from appendiceal cancer: results in 69 patients treated by cytoreductive surgery and intraperitoneal chemotherapy. Dis Colon Rectum **36**: 323-329, 1993.
12) Landen S, Bertrand C, Maddern GJ, *et al*: Appendiceal mucoceles and pseudomyxoma peritonei. Surg Gynecol Obstet **175**: 401-404, 1992.
13) Fernandez RN, Daly JM: Pseudomyxoma peritonei, Arch Surg **115**: 409-414, 1980.
14) Moertel CG, Weiland LH, Nagorney DM, *et al*: Carcinoid tumor of the appendix: treatment and prognosis. N Engl J Med **317**: 1699-1701, 1987.
15) Gouzi JL, Laigneau P, Delalande JP, *et al*: Indications for right hemicolectomy in carcinoid tumors of the appendix. Surg Gynecol Obstet **176**: 543-547, 1993.
16) Bak M, Jørgensen LJ: Adenocarcinoid of the appendix presenting with metastases to the liver. Dis Colon Rectum **30**: 112-115, 1987.
17) Bowman GA, Rosenthal D: Carcinoid tumors of the appendix. Am J Surg **146**: 700-703, 1983.

12. 外傷，腸軸捻転，腸管内異物，直腸腟瘻

a. 外傷
1) 発生頻度
　腸管外傷は，物理的な作用によって惹起されるが，交通事故が半数を占め，ついでスポーツ，労災，検査，手術時の損傷によるものが続く．犯罪によって鋭利なものや突起物で損傷を受けるものもあり，近年は銃による射創（銃創）もある．また，シートベルトによる損傷はシートベルト症候群として特徴づけられている[1]．損傷部位は横行結腸が多く，続いてS状結腸，上行結腸の順となる．骨盤骨折の骨片などが原因となって複数の箇所に損傷が起こる場合もある．

2) 病態生理
　腸管損傷が生じれば腸管壁や腸管膜から腹腔内へ出血したり，汚染によって腹膜炎や感染症をひき起こす．開放性外傷では創部から腸内容の流出がみられることがある．非開放性損傷では触診から腹膜刺激症状などが現れる．

3) 分類
　病態による分類は大別すると鈍的外傷と鋭的外傷とがあるが，そのなかでは刺創，挫傷，破裂，銃創に分けられる．

a) 鈍的外傷
　鈍的外傷では交通事故や打撲によるもので，脾臓や肝臓など他の実質臓器の外傷に伴って起こることが多い．鈍的外傷による腸管外傷は，腹部単純X線写真によるfree airによって腸管穿孔が疑われる場合もあるが，術前診断は困難なことも多い．

b) 鋭的外傷
　刺創や銃創がある．刺創では体表部にみられる．刺創の方向から内臓の損傷部を推察し，重点的に検索する．

4) 外科診断
　大多数は腹腔内出血によるショック症状，腹膜刺激症状から開腹となる．外的な損傷の処置に追われて，腸管の損傷を見落とさないように注意する．

a) 視診，触診
　開放性外傷で創部からの腸内容の流出がみられるときは診断は容易である．非開放性損傷では触診から腹膜刺激症状がみられるときは腸管の穿孔を疑い，開腹手術を行う．

b) CT
　非開放性外傷で腸管損傷や腹腔内出血が疑わしいときは，腹部超音波検査やCTスキャンを行う．腹腔内膿瘍や出血巣が認められたときは，ただちに開腹手術を行う．

c) 試験的腹腔洗浄
　意識障害の患者などで腹部の理学所見がとりにくい患者は，腹腔内を試験的に穿刺洗浄することが有用である[2]．

5) 治療方針，手術適応
　治療方針はショックに対する治療，損傷腸管部に対する閉鎖または切除，感染巣の除去ドレナージなどである．手術は腸管損傷，腹腔内大量出血，上記が否定しきれないときに適応となる．早期診断が必要である．腹腔内膿瘍や出血巣が認められたときはただちに開腹手術を行う．明らかな腹膜炎症状や出血がみられないときでも，少なくとも24時間は禁食で全身状態をみながら慎重に経過観察を行う．開腹手術を施行すれば腹腔内所見が明らかになるという，容易な考えでの開腹手術は慎まなければならないが，腸管損傷を否定しきれないときは診断に時間を要することなく試験開腹手術を施行すべきである．開腹時には実質臓器の

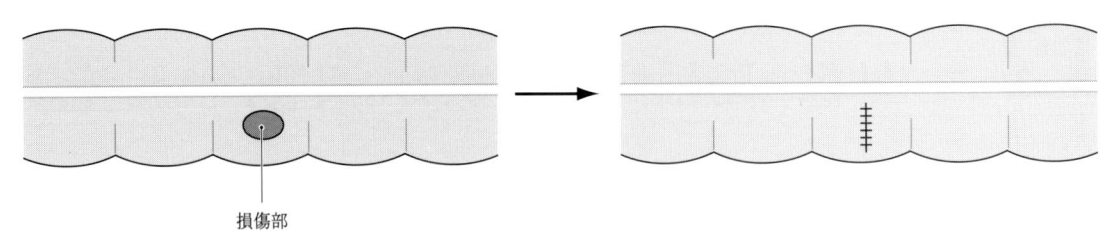

図 12.1 損傷部をデブリートマンし一期的に縫合する．

みならず腸管も入念に検索することが重要である．診断の遅れや見落としは患者の死亡率，合併症発生率を増加させる結果となる．

6）手術方法

損傷部の感染合併の有無によって，4通りの方法がある．

① 一期的縫合，② 一期的縫合後外置術，③ 切除後縫合，④ 人工肛門造設

それぞれの術式について概説する．

a）一期的縫合（一次縫合）

漿膜および小さな傷で局所の汚染がきわめて少ないときは一次縫合閉鎖を行う（図 12.1）．適切な前処置が行われた大腸ファイバー検査時に起こった機械的損傷（穿孔）にさいしては穿孔から数時間で開腹したときにはこの一次縫合で十分なことが多い．狭窄を防ぐために腸管の走行と直角方向の縫合を行う．

b）一期的縫合後外置術

一期的縫合が行える場合でも縫合部にやや不安が残るとき，および全身状態がよくないときは一次縫合をした部分を腹腔外に外置する（図 12.2）．そのさい縫合部に緊張がかかるときは18および皮膚を腸管軸の方向に長く切開しておく．

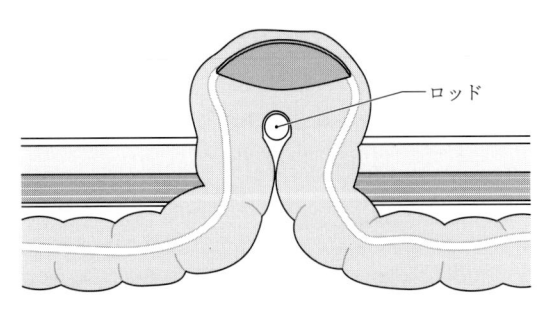

図 12.2 損傷部で人工肛門（外置術）

c）切除後吻合

損傷部が大きく中等度の汚染がみられ，損傷部が右側結腸のときは損傷部切除，右半結腸切除術を施行する．終末回腸は可能なかぎり温存するように切除線を決定する．

d）人工肛門造設

損傷部が左側結腸の場合には損傷部を創外に出し，ループの人工肛門を置く（感染が少なく，創部が比較的小さいときは一次縫合が可能な場合もある．損傷部が大きいときや中等度の汚染がみられるさいは，損傷部を腹腔外に出せるときは創部腸管切除と双孔式人工肛門造設を行う．低位直腸損傷や開放性骨盤骨折合併症には，人工肛門造設を施行する[2]．患者がショック状態や大量出血がみられるときは損傷部を創外に出し，ループの人工肛門を置く．損傷部を腹腔外に出せないときは，損傷部切除，その肛門側は盲端，口側を人工肛門として腹腔外に誘導する（図 12.3）．

ⅰ）刺創

刺創に対しては死亡率は低い．創部の汚染が少なければ一次縫合が第1選択である．しかし，創部の汚染が中等度以上になると創部を腹腔外へ誘導し，ループ人工肛門を造設したうえで創部を一次縫合する．

ⅱ）銃創

一般に創部に burning effect がみられるため，処置の方法は一次縫合のみは行わず，以下の方法による[3]．

＊銃創部腸管切除　双孔式人工肛門造設

＊銃創部を用いたループ人工肛門（銃創部を一次縫合しておくこともある）

＊右半結腸切除：創が右半結腸に存在し，断端に外傷による汚染が少ないときには右半結腸切

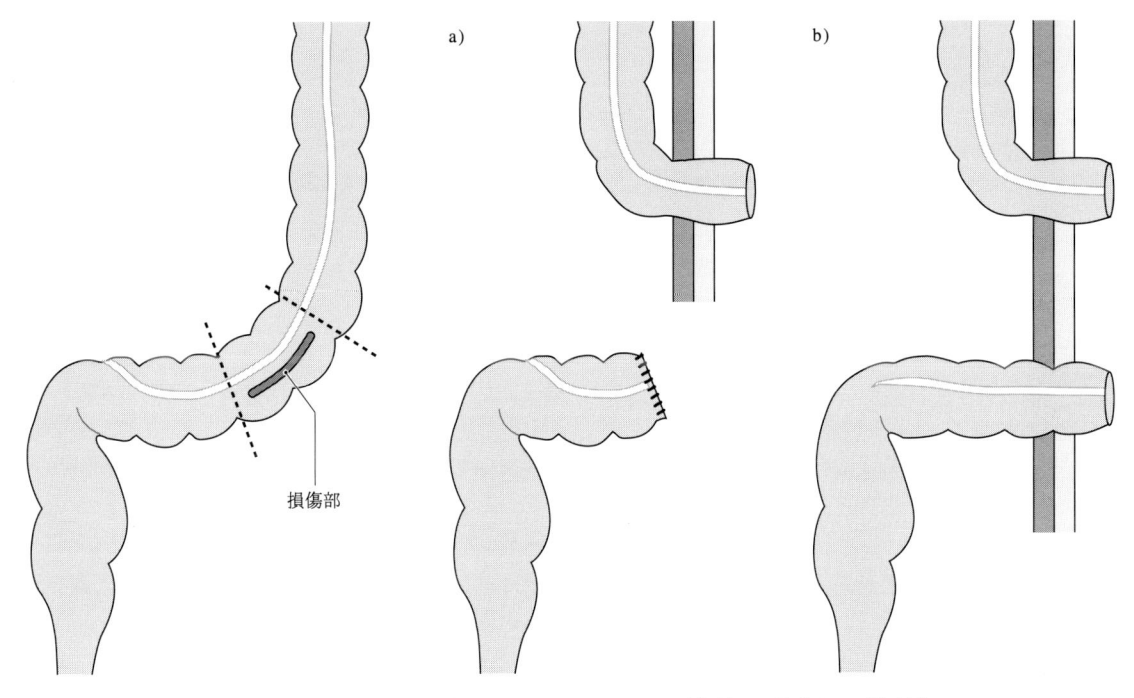

図 12.3 単孔式人工肛門（左），Hartmann's procedure（中央），双孔式人工肛門（右）

除，端々吻合を行ってもよい．

7) 手術成績

一期的縫合を行うか，外処置や人工肛門造設を行うかは，術者の判断にゆだねられている状況であるが，抗生物質や血液製剤の発達，医療レベルの向上により大腸損傷の死亡率は低下している．最近は一期的縫合の適応が拡大されて[24]，死亡率，合併症率ともに人工肛門造設術の適応と比べてみた場合，術式による有意差はないと報告されている（表12.1，12.2）．

b．腸軸捻転

軸捻症は腸間膜の軸がねじれるために起こる完全あるいは部分的腸閉塞の状態をいう．

1) 発生頻度および分類

わが国では全イレウスの10％程度が腸（軸）捻転といわれている．腸（軸）捻転には主に，結腸軸捻，盲腸軸捻の2つに分類される．結腸軸捻症が発症する部位はS状結腸，右側結腸ついで横行結腸の順であるとされているが，なかでも最も頻度の高いものはS状結腸軸捻症である．横行結腸軸捻症は他の腸閉塞症との鑑別は難しい．結腸軸捻症のうち60～76％がS状結腸軸捻症であるといわれている．盲腸軸捻症は，大人の腸閉塞症の2％以下といわれている（Anderson と Lee，1981）．人口の11～22％の人は先天的に右側結腸が固定されておらず移動性であるといわれ，軸捻

表 12.1 選択術式（大友，1995）[2]

	人工肛門造設(%)	一期的縫合(%)	切除一期的吻合(%)	一期的縫合後外置(%)
前期	12/22(55)	6/22(27)	4/22(18)	0/22(0)
後期	4/27(15)	13/27(48)	9/22(33)	1/27(4)

表 12.2 死亡率および合併症発生率（大友，1995）[2]

	前期			後期		
	全体(%)	一期的修復(%)	人工肛門(%)	全体(%)	一期的修復(%)	人工肛門(%)
死亡率	3/22(14)	0/10(0)	3/12(25)	2/27(7.4)	0/22(0)	2/4(50)
合併症発生率	14/22(64)	3/10(30)	11/12(92)	10/27(37)	7/22(32)	2/4(50)

症が起こりうるとされている．既往症として精神神経疾患が多い[5,6]．

2) 病態生理

結腸軸捻は急性,亜急性の腸閉塞症状を呈する．すなわち突然の腹部の激痛，嘔吐と便通の停止をみる．患者はしばしばショック症状を呈し，頻脈となる．盲腸軸捻の症状は腹痛，腹満感などの一般的なもので，他の腸閉塞症と鑑別することは困難であるとされている．

3) 外科診断

腹部単純X線写真は特徴的な像を示すため診断は容易である．診断困難な場合や閉塞部位の確認のために，水溶性造影剤を用いて注腸造影を行う．

4) 治療方針，手術適応

a) S状結腸軸捻症

軸捻症と診断しても結腸がまだ壊死に陥っていないと判断したときは，大腸内視鏡をそっとできるだけ送気を行わないで操作する．浮腫性の狭窄部をこえると大量の便汁とガスとともに腸管が減圧される．腸管の壊死または穿孔の可能性があり，腹膜刺激症状をみるときは緊急開腹手術を行う．S状結腸が壊死に陥っているときは，手術中操作で腸管の毒素（トキシン）が血中に流出するのを防ぐため，軸捻解除前に腸鉗子などで壊死腸管からの血流を遮断した後に可及的に壊死腸管を切除する．

b) 盲腸軸捻または右半結腸軸捻症

全例に開腹手術が必要である．大腸内視鏡による整復が数例に試みられたが，成功例は少なく，治療は開腹術が一般的である．

5) 手術方法

a) 結腸軸捻転

内視鏡による減圧が不成功に終わったとき，臨床的にあるいは内視鏡で腸管が壊死に陥っていることが疑われたとき，診断そのものが不確定で他の疾患も十分疑われるときなどには緊急手術を適応する．

i) 処置

1) S状結腸が壊死に陥っている場合： 手術中操作で腸管の毒素（トキシン）が血中に流出するのを防ぐため，可及的に壊死腸管を切除する．腸管切除後はHartmannまたはPaul-Mikulicz法に準じて人工肛門を造設する．一期的に縫合するのは避けたほうがよい（図12.4）．

2) S状結腸が壊死に陥っていない場合： この場合も腸管壁は薄くなっているので，即座に用手的にねじれを解除してはならない．必要があれば吸引の接続された細い針で減圧をしてからねじれを解除する．ただちに腸管を切除し，前述のようにHartmannまたはPaul-Mikulitz法に準じて人工肛門を造設する．この場合は一期的縫合を考慮してもよい．

あるいは初回開腹時には切除しないで，待機的に2～3週後に手術し，腸管切除，一次縫合を行う方法もある．待機中に軸捻症が再発することもあり，初回開腹時に切除しないことも論議のあるところである．最近の腹腔鏡手術の進歩により待機

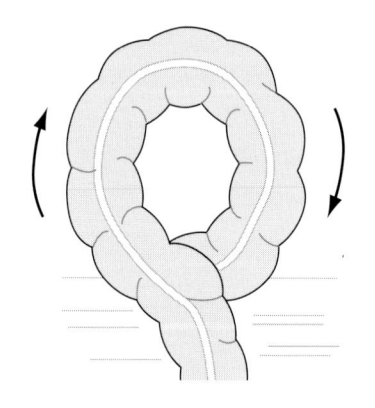

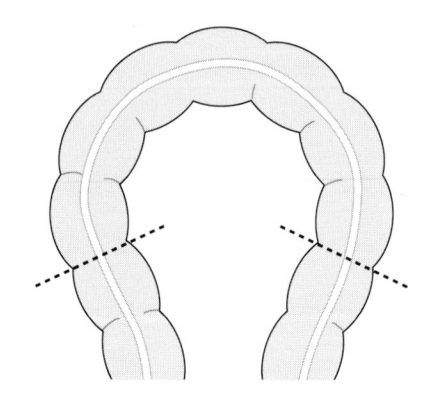

図12.4 S状結腸軸捻症
軸捻を解除し，壊死腸管を切除する．

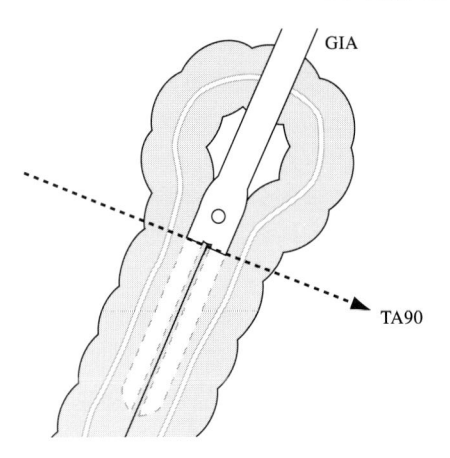

図 12.5 S状結腸軸捻症 Sharon の方法
軸捻を解除後，GIA と TA 90 を用いて腸管切除吻合を行う．

手術を腹腔鏡下に行い S 状結腸切除を行う方法もある．Sharon は軸捻症を起こした後の待機的腸切除にさいし興味ある方法を報告している．すなわち，それは局所麻酔下に左下腹部に小切開をおき，器械吻合を用いて S 状結腸を切除する方法である．

ii) **Sharon の方法**[7]
1) 左下腹部に小切開をおき，交叉切開を行い腹腔に至る（左の McBurney 切開）．
2) S 状結腸を創外に引き出し，創外で GIA と TA 90 を用いて，側々吻合（機能的端々吻合：functioning end to end）を行う（図 12.5）．

b) **横行結腸軸捻症**
ねじれた腸管は整復後血流のよいところで切除する．その口側端と肛門側端を人工肛門として腹腔外に誘導する．

c) **盲腸軸捻または右半結腸軸捻症**
治療の原則は軸捻の整復と右側結腸の固定である．軸捻の整復のみでは再発が多いため，治療としては不十分である．

右側結腸の固定には，壁側腹膜と右側結腸を針糸で固定する方法や，盲腸瘻（チューブを用いて）を作成する方法などが報告されている．あるいは右半結腸切除術を推奨する人もいる．

6) 手術成績

根治的腸切除を一期的に行うか，待期的に行うかは術者の判断にゆだねられている．開腹術のうち，一期的腸切除吻合例の術後に縫合不全の危険が高く，初回治療は捻転の整腹にとどめて待機的腸切除吻合を基本術式とし，腸管壊死のため一期的腸切除を施行する場合も人工肛門造設による待機的吻合が望ましいとの報告がある．精神障害の患者，術前状態の悪い患者は予後が悪いとされる．S 状結腸軸捻症の初回治療とその臨床経過のデー

表 12.4 S 状結腸軸捻症 58 例の治療法と結果

治療	壊孔腸管	創感染	死亡	再発
切除（n=19）	4(21)	2(10)	4(21)	1(5)
捻転整復後 S 状結腸固定（n=21）	1(5)	4(19)	3(14)	5(23)
内視鏡的減圧（n=17）	1(6)	0	2(12)	5(29)
治療なし（n=1）	1	0	1	1

数字は症例数（％）を示す．

表 12.5 盲腸軸捻症 23 例の治療法と結果

手術	壊孔腸管	創感染	死亡	再発
切除（n=11）	9(81)	2(18)	1(9)	0
盲腸瘻（n=7）	0	3(43)	1(14)	0
盲腸固定術（n=5）	0	0	0	2(40)

数字は症例数（％）を示す．

表 12.3 S 状結腸捻転症 19 例の治療経過（北村ら，1995）[8]

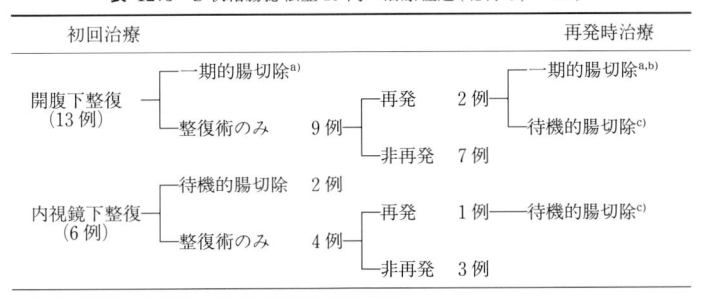

初回治療			再発時治療	
開腹下整復（13 例）	一期的腸切除[a]		一期的腸切除[a,b]	
	整復術のみ 9 例	再発 2 例	待機的腸切除[c]	
		非再発 7 例		
内視鏡下整復（6 例）	待機的腸切除 2 例			
	整復術のみ 4 例	再発 1 例	待機的腸切除[c]	
		非再発 3 例		

[a] 縫合不全，[b] 死亡，[c] 内視鏡下整復を先行

タを示す（表12.3〜12.5）．

c．腸管内異物
1) 発生頻度
侵入経路としては経口的なものが大部分を占めるが，まれに手術，検査時の器具の残置物もある．経肛門的異物は人為的挿入で，年々増加する傾向にある．

2) 病態生理
経口的，穿孔的に直腸，肛門に達した異物が腸管に刺入，感染して膿瘍を形成する．経肛門的に挿入されたものは直腸粘膜が刺激され肛門括約筋が過度に緊張しているため，用手的に摘出するのが困難となる．昨今，食生活や生活様式の変化，また性的な情報の氾濫などで，各種のものが侵入する傾向にある．異物の滞留によって排便時痛，持続痛，膿瘍形成，出血，排便困難，閉尿がある．

3) 分類
a) 経口的な異物
多くは誤飲によるものである．魚骨，入れ歯，針，鍵，硬貨，バリウムなどがある．

b) 穿通性異物
手術器具，銃弾，椎骨，骨盤骨折による骨などが直腸壁を穿通して腸管内に入ったものを指す．

c) 経肛門的異物
人為的または偶発的に挿入されたものであり，性玩具，スプレー缶，電池，電球，玩具，ビン類などがある．

3) 外科診断
大部分のものは問診により診断できるが，魚骨などの誤飲による場合は本人の自覚がなく，経肛門的異物の場合は患者からの情報を聞き取り難い場合が多いので，注意を要する．直腸指診，肛門鏡検査，大腸ファイバースコープ，腹部単純X線写真が有効な診断方法であるが，これらの検査で異物の種類，場所を特定する．

4) 治療方針，手術適応
原則として経肛門的に摘出を試みる．腹部単純X線写真で異物の位置を確認しておく．異物が直腸低位にあって果物のように柔らかく鉗子で把持できるときは鎮静薬を投与して経肛門的に摘出を試みる．ガラスなど破損の恐れがあり，把持できない場合には腰椎麻酔または全身麻酔下に摘出を試みる．経肛門的摘出が不可能で腹部の理学的所見から腹膜炎が疑われたり，腹部単純X線写真でfree airが認められるなど，腸管穿孔が疑われるときは緊急開腹手術を行う[9]．

5) 手術方法
肛門内異物は，経肛門的に鉗子や用手的に摘出する．直腸内の粘膜裂傷などがあればこれを修復しておく．術後数日間は経過を観察し，発熱や白血球数増加など膿瘍形成を疑うときは肛門周囲膿瘍に準じて処置を行う．

6) 手術成績
異物が直腸，肛門に残置されることなく摘出された場合は問題ないが，異物あるいは開腹手術に起因する合併症に対処する場合は，経時的観察が必要となる．

d．直腸腟瘻
1) 発生頻度
分娩時損傷によるものが最も多く，ついで放射線深部治療によるものが多い．そのほかは憩室炎，Crohn病，手術時損傷，腫瘍，先天的異形などによるものがあるが，比較的頻度は低い．

2) 分類
a) 分娩時損傷
陰裂傷による感染から瘻孔を形成したもので直腸粘膜に損傷を起こす．

b) 放射線深部治療
直腸粘膜は放射線感受性が強いために子宮癌，腟，直腸癌における放射線治療によって発生する．放射線治療後数年して発生することが多い．

c) 外科的損傷
直腸，子宮，腟疾患の手術のさいに直腸，腟を損傷し，その後の修復処置後発生する．

d) 腫瘍
子宮癌，腟癌，直腸癌の局所再発によって瘻孔が形成される．

e) Crohn病
病変によって穿孔をきたし難治性の瘻孔を形成する．

3) 病態生理
先天性の場合には鎖肛を伴っていることが多い．瘻孔が大きくなると腟より排ガス排便を生じ，

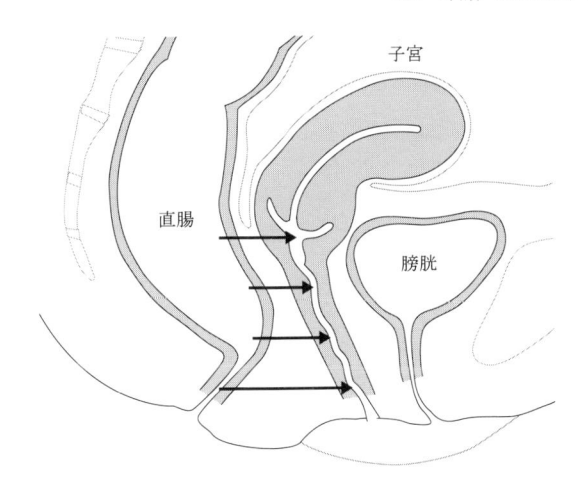

図 12.6 直腸腟瘻
瘻孔の高さによって高位，中位，低位に分けられる．

それに伴って感染症やびらんをひき起こす．位置によって高位，中位，低位の直腸腟瘻がある．

4) 外科診断

腟よりの便汁やガスの排出により明らかとなる．瘻孔の部位，瘻孔の程度をよく調べて，さらに婦人科，肛門疾患などの他疾患の有無を確認する．

5) 治療方針，手術適応

経肛門的に造影を行って瘻孔の存在と部位（高位，中位，低位）を確認する（図 12.6）．

治療法は瘻孔の高さとその原因疾患による．高位腟瘻では腫瘍や放射線によるものが多い．腫瘍による直腸腟瘻は根治的には直腸腟瘻を含めた切除が必要となる．癌の手術後に起こった直腸腟瘻では，それが腫瘍の再発によるものか，あるいは再発ではなく放射線照射などによるものかを，生検を行って悪性腫瘍が関係しているかどうかを検討しておく必要がある．腟の擦過細胞診は悪性腫瘍に関連した直腸腟瘻の 25% に陽性であり，試みてみるべき方法の一つである[10]．悪性腫瘍が関係しているときには腫瘍を含めた瘻孔切除が必要である．術式は低位前方切除術，あるいは骨盤内臓全摘術（主に後方骨盤内臓全摘術ですむことが多い）などが採択される．姑息的には横行結腸などに人工肛門を置く．

低位，中位の直腸腟瘻では出産後のものが多い．術後に起こる直腸腟瘻では Crohn 病の手術後，パウチ作成術後，癌に対する低位前方切除術後などに起こる．いずれも保存的治療では改善しにくく，手術的治療を必要とすることが多い．人工肛門については必ずしも必要としないという考え方が多い．アプローチには腟から，直腸から，あるいは経括約筋的，経仙骨的に後方より至る方法がある．主に直腸の粘膜による mucosal advancement flap を用いることが多い．

6) 手術方法

mucosal advancement flap の方法を示す．直腸側から行う場合と腟側から行う場合（図 12.7）がある．

1) 開口部を含むように弧状の切開をおき，粘膜を遊離する．
2) 開口部の粘膜を切除し，瘻孔をふさぐように粘膜を縫着する．

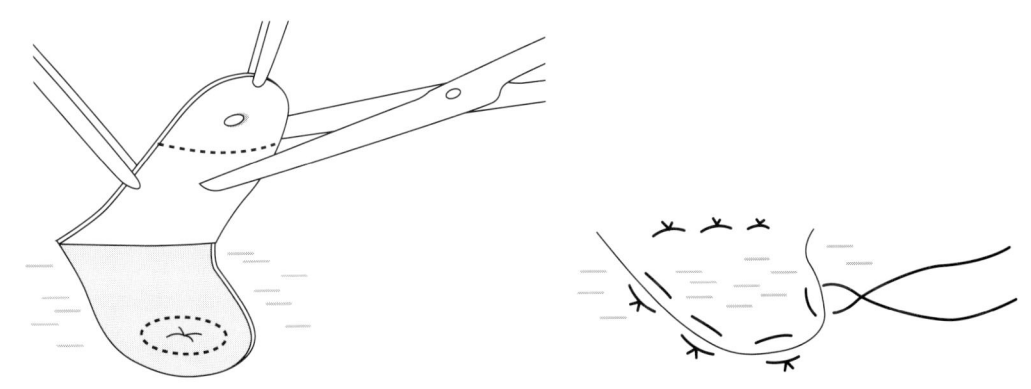

図 12.7 経腟的修復法
瘻孔を切除し，腟粘膜を flap 状にして，縫合する．腟の瘻孔は trimming し一次的に閉鎖縫合する．

表 12.6 直腸腟瘻の術式と再発データ
(Watson ら, 1995)[12]

手 術	件数	再発
Transanal advancement flap	318	12
Transvaginal repair	63	11
Perineoproctomy	59	3
Transperineal repair	26	0

3) 術後数か月して造影により瘻孔が閉鎖したことを確認した後,人工肛門を閉鎖する.

7) 手術成績

直腸腟瘻は再発率が高い.特に複数回の手術では再発,難治化することが多いので,初回の処置に十分気をつける必要がある[11].St. Mark's 病院からの術式と再発のデータを示す(表12.6).

[洲之内廣紀]

文 献

1) Garrett JW, Braunstein PW: The seat belt syndrome. J Trauma **2**: 220-228, 1962.
2) 大友康裕:特集 消化管穿孔に対する低侵襲手術―大腸損傷に対する手術.手術 **49**: 45-55, 1995.
3) Demetriades D, Charalambides D: Gunshot wounds of the colon; role of ratained builets in sepsis. Br J Surg **80**: 772-773 Jun 1993.
4) Department of Surgery, Section of Colon and Rectal Surgery, University of British Columbia, Vancouver. Canada: Canadian attitude toward use of primary repair in management of colon trauma. A survey of 317 members of the Canadian Association of General Surgeons. Dis Colon Rectum (United States) **39**: 40-44, 1996.
5) Hiltunen KM, Syrja H, Matikainen M: Colonic volvulus, Diagnosis and results of treatment in 82 patients. Eur J Surg (Sweden) **158**: 607-611, 1992.
6) Loke KL, Chan CS: Case report; transverse colon volvulus; unusual appearance on barium enema and review of the literature. Clin Radiol (England) **50**: 342-344, 1995.
7) Sharon N, Efrat Y, Charuzi I: A new approach to volvulus of the sigmoid colon. Surg Gynecol Obset **161**: 481-484, 1981.
8) 北村文近,山森積雄,明市信明,ほか:S状結腸捻転症19例の臨床的検討.外科診療 **37**: 1233-1236 1995.
9) Yaman M, Deitel M, et al: Foreign bodies in the rectum. CJS **36**: 173-177, 1993.
10) Angeles MA, Saigo PE: Cytologic findings in rectovaginal fistulae. Acta Cytol **38**: 373-376, 1994.
11) 天野純治,松林富士夫:後天性難治性直腸腟瘻.外科治療 **45**: 417-427, 1981.
12) Watson SJ, Phillips RK: Non-inflammatory rectovaginal fistula. Br J Surg **82**: 1641-1643, 1995.

13. 腹腔鏡補助下手術

　癌に対する外科治療法は時代とともに変化してきている．1970年代より進行癌に対する拡大郭清術が登場し，これにより生存率の向上が得られた[1]．しかし一方で，術後機能障害やQOLの低下をもたらした．そこで1980年代より自律神経温存術などの機能温存手術が開始され，術後機能やQOLを考慮した術式が普及してきた[2]．さらに，腹腔鏡下胆嚢摘出術の導入（1987年）[3]以後，1990年代に入ると手術侵襲や術後QOL，整容上の観点などを考慮して，大腸癌に対しても腹腔鏡下手術が選択されるようになってきた[4]．ここでは大腸癌に対する腹腔鏡補助下手術について，その手術適応・手技ならびに成績，問題点などについて解説する．

a．手術適応

1）内視鏡下手術の種類と視野の展開

　内視鏡下手術（endoscopic surgery）には主として腹腔鏡下手術（laparoscopic surgery）と胸腔鏡下手術（thoracoscopic surgery）がある．内視鏡下手術は内視鏡を介した2次元画像による手術であり，従来の外科手術手技とまったく異なった新しい手技といえる．広義の腹腔鏡下手術はその手技の違いから，①腹腔鏡下手術（intracorporeal operation），②腹腔鏡補助下手術（extracorporeal operation），③腹腔鏡補助下小切開手術（minilaparotomy assisted extracorporeal operation）などに分けられる．

　視野の展開には，①気腹法と，②吊り上げ法あるいは，③両者を併用する方法がある[4]．

2）吊り上げ法（三弁組立式吊り上げ鉤）

　吊り上げ式には2本のKirschner wireを用いる方法（永井式）[5]，腹壁皮下に弧状に2本の鋼線を挿入挙上する方法（adjustable plate lifting法，橋本法），ラパロリフト法などさまざまな方法が考案されている．吊り上げ法でいかに気腹法に近い視野が得られるかという点がポイントであり，筆者らはこの点を限りなく解決させる方法として，容易に脱着可能な三弁組立式吊り上げ鉤を考案・開発した（図13.1）[6]．この鉤は腹腔鏡挿入部より容易に挿入でき，腹腔内で組み立てることにより腹壁全層を均等に吊り上げることができる．また，腹壁外操作では吊り上げを解除することにより，容易に腸管を引き出して切離・吻合を行うことができる．

3）腹腔鏡下手術の適応

　狭義の腹腔鏡下手術の適応は局所切除（楔状切除）術やリンパ節郭清を伴わない腸管切除術に限られる．すなわち，大腸ではリンパ節転移のリスクのないm癌に対して行われることが多い．現段階での腹腔鏡下大腸切除術の適応は早期癌でリンパ節転移のないものとする考え方が主流である[7]．腹腔鏡下手術でリンパ節郭清，腸管の切除・吻合も可能であるが，現時点では時間がかかり，

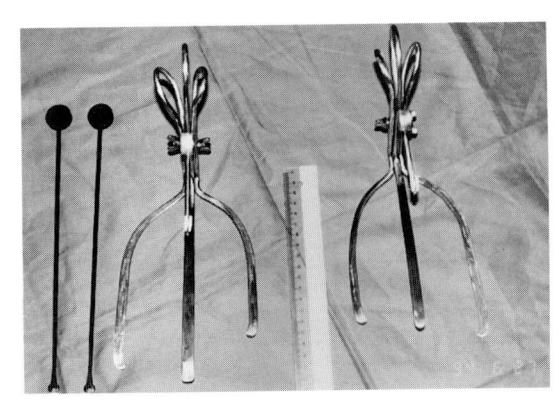

図13.1 三弁組立式吊り上げ鉤（2種類）
左は深部結紮機．

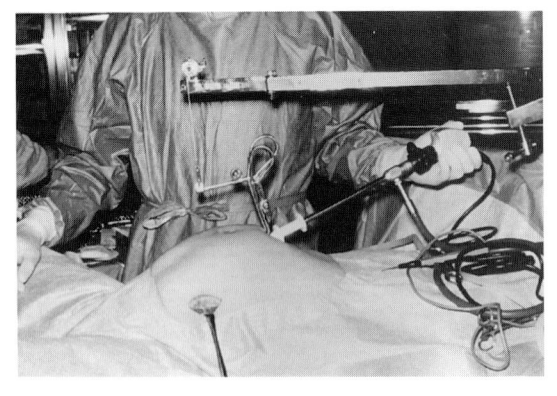

図 13.2 吊り上げ式腹腔鏡補助下小切開手術
写真右が頭側.

表 13.1 大腸癌浸潤度とリンパ節転移率（東京大学第一外科）

	粘膜内癌	粘膜下層浸潤癌	固有筋層浸潤癌	漿膜下層浸潤癌	漿膜浸潤癌	他臓器浸潤癌
	m	sm	mp	ss	s	si
結腸癌	0	9.3	16.0	34.9	50.0	55.6
直腸癌	0	8.8	16.9	34.5	55.6	75.0

かつ郭清が不十分となる問題点がある．したがって，リンパ節郭清，腸管の切除・吻合は腹腔鏡補助下手術で行われることが多い．この腹腔鏡補助下手術では初めに腹腔鏡下で腸管授動などの操作を行い，その後腹壁に小切開をおいて腹腔外で切除・吻合などの操作を行う手技である．また，筆者らが行っている吊り上げ式腹腔鏡補助下小切開手術は大腸癌のリンパ節郭清と切除・吻合を安全・確実に行える手技である．この手技では気密性が不要な吊り上げ法を用いて，最初から腹壁に小切開をおき，この小切開創から腹腔内，腹腔外操作を行う方法であり（図13.2），通常手術手技や器具を利用して行えるという利点がある．いずれの方法にしても腹腔鏡補助下手術におけるリンパ節郭清は現時点では開腹手術に比してやや不十分・不確実であるといわざるをえない．そこで，リンパ節転移の頻度の低い早期癌ならびに準早期癌に対して腹腔鏡補助下手術の適応があると考えられる．

東京大学第一外科における結腸癌，直腸癌の深達度別のリンパ節転移率を表13.1に示す．sm癌は10%以下，mp癌は20%未満のリンパ節転移率であり，腹腔鏡補助下手術のよい適応であるといえる[8]．また，リンパ節転移頻度がある程度高くても所属リンパ節にとどまっている場合は，筆者らの腹腔鏡補助下小切開手術によるD_2郭清で根治させることが可能と考えられる．そこで，筆者らの考えているそれぞれの腹腔鏡下手術の適応範囲を図13.3に示す．しかし，欧米では大腸癌に対する腹腔鏡下手術後に（主に気腹法）47例のポートサイトの局所再発例が報告されており[9]，ASCRSは大腸癌根治手術手技としての腹腔鏡下手術を遠隔成績が不明な現段階では勧められないとしている[10]．また，ASCRS会員に対するアンケート調査では，71%が大腸癌に対しても腹腔鏡下手術を行うと回答したが，このうち55%は早期癌のみを，また35%は姑息的手術のみを適応とするとしていた[11]．Ramosら[12]は連続200例の大腸疾患手術例のうち95例を腹腔鏡下手術の適応とし，62例（65%）に施行でき，残りの35%は開腹手術

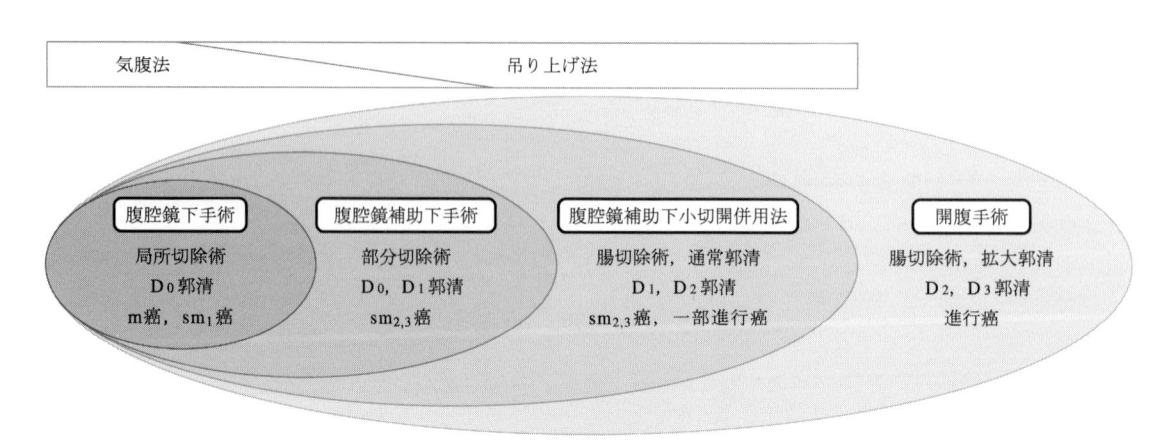

| 気腹法 | 吊り上げ法 |

腹腔鏡下手術	腹腔鏡補助下手術	腹腔鏡補助下小切開併用法	開腹手術
局所切除術	部分切除術	腸切除術，通常郭清	腸切除術，拡大郭清
D_0郭清	D_0, D_1郭清	D_1, D_2郭清	D_2, D_3郭清
m癌, sm_1癌	$sm_{2,3}$癌	$sm_{2,3}$癌, 一部進行癌	進行癌

図 13.3 大腸癌手術における各種腹腔鏡下手術の適応範囲

に変更したと報告している．実際に腹腔鏡下手術を施行した疾患は癌（29），ポリープ（17），虫垂炎（9），憩室炎（5）などである．

b．手術手技
1）結腸切除術
a）腹腔鏡下結腸部分切除術

気腹法は腹腔鏡下胆摘術に多く用いられ，腹腔内の気密性を保たなければならない．したがって，腸管の出し入れには不向きな面を有し，リンパ節郭清から吻合まですべて腹腔鏡下で行わなければならない．気密性が不要である点では吊り上げ法が有利である[13]が，視野の展開では気腹法に及ばない．この腹腔鏡下大腸切除術では摘除標本が大きいと，これを体外に除去するために切開を広げなければならない場合がある．切除したS状結腸や直腸を直腸内腔より体外に除去する方法も行われているが，10cm以上の腸管やリンパ節郭清を伴う標本では不可能である．そこで筆者らは腹腔鏡下大腸切除術の適応は大腸局所切除（楔状切除）に限られると考えている．その手技を簡単に紹介する．

まず，大腸内視鏡を用いて大腸早期癌の部位を同定し（あるいは術前に墨汁などを点墨しておく），この部位を牽引してendo-linear cutterやendo-GIAを用いて腸管の長軸に垂直の方向で部分切除・縫合する（図13.4）．切除標本は腹腔鏡挿入用のポートから取り出す．この手技は早期癌，とりわけm癌とリンパ節転移のないsm癌に対する局所切除術として，きわめて有用な手技である．

b）腹腔鏡補助下結腸切除術

これは結腸の剥離・授動操作を腹腔鏡下で施行し，小切開を加えて病変部を含めた腸管を体外に引き出し，体外で切離・吻合を行う方法である．気腹法では小切開を加えた時点で気密性が失われることになる．一方，吊り上げ法では腹腔内の気密性を保つ必要性がないので，この手技に向いているといえる[5]．

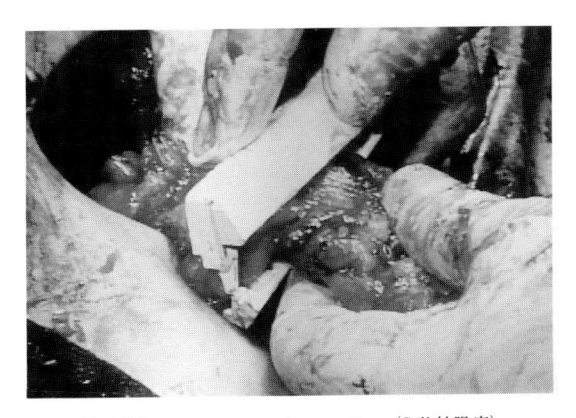

図 13.5 extracorporeal operation（S状結腸癌）口側結腸をPSDを用いて切離

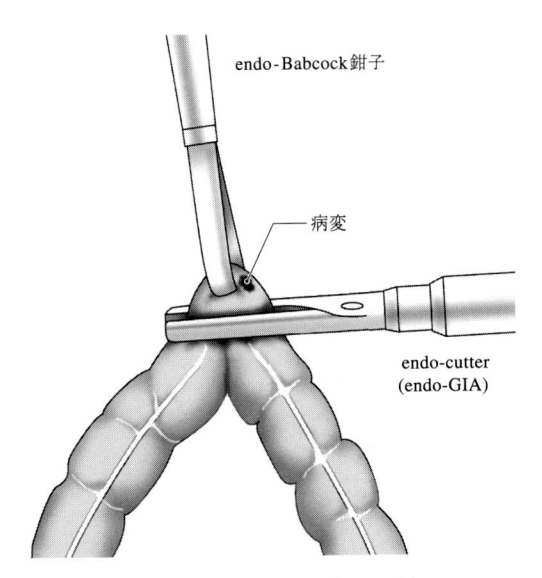

図 13.4 結腸局所切除（楔状切除）長軸方向に直角に切除

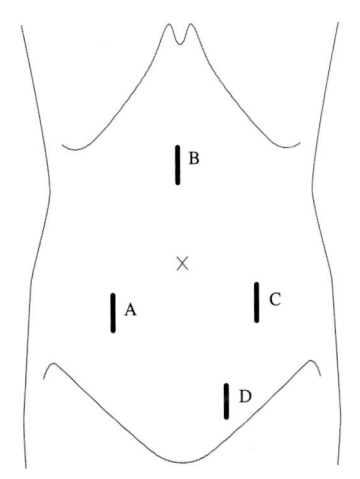

図 13.6 腹腔鏡補助下結腸切除術における小切開創（部位）
A：回盲部切除，B：横行結腸切除，C：S状結腸切除，D：前方切除．

S状結腸や横行結腸，上行結腸を創外に引き出して切除，吻合を行う（図13.5）．したがって，小切開をおく前に十分に腸管が出てくる位置を確認して切開を施行しなければならない．すなわち，上行結腸，盲腸では右下腹部でやや正中・頭側に，横行結腸では病変直上に，S状結腸では左下腹部に，特に直腸S上部に近いものではより正中・恥骨側においたほうがよい（図13.6）．S状結腸で病変部が創外に引き出せない場合には，次に述べる前方切除の要領で切除・吻合を行うことになる．

2）前方切除術

a）腹腔鏡補助下前方切除術

直腸の切除では小切開創から病変部を引き出せないので，腹腔鏡用のendo-cutterやendo-GIAを用いて肛門側を切離し（図13.7），口側腸管を引き出して口側S状結腸を切離することになる．その後，口側結腸にPSDなどを用いてタバコ縫合を施行し，PcEEAやILS（CDH）などのアンビルを挿入する（図13.8）．この状態でアンビルを腹腔内に戻して通常の方法でdouble stapling technique（DST）を施行して吻合を完了する（図13.9）．

この場合，小切開創は3〜5cmとなるのがふつうである．手術の後半でこの種の小切開創（mini-laparotomy）をおくぐらいなら，最初からmini-laparotomyを施行すれば，開腹手術とほぼ同様に肉眼で確認しながら腸管の授動，リンパ節郭清が行える点に着目したのが，以下に述べる筆者らの手術手技である．

b）吊り上げ式腹腔鏡補助下小切開前方切除術―リンパ節郭清術

吊り上げ法を用いて腹腔鏡で視野を展開した後に，左下腹部に最初から約5cmの小切開創（mini-laparotomy）をおく（図13.10）．助手が対側の腹腔鏡用のポートから腸管を適度に牽引し，術者は小切開創から肉眼で確認しながら腸管の剥離・授動，リンパ節郭清，腸管の切除・吻合を行う．この手技は開腹手術手技に補助的に腹腔鏡操作を加えたものであり，限りなく開腹手術に近いともいえる．

ここで強調しておかなければならないことは，腹腔鏡下手術も含めて外科手術は，画面上で操作するコンピューターゲームなどとは異なり，常に

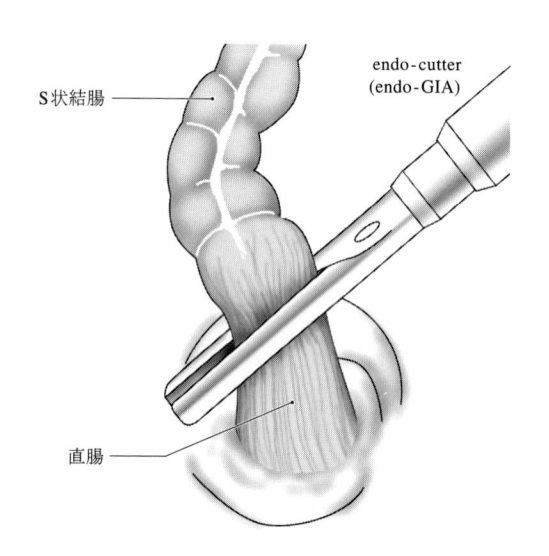

図 13.7　endo-cutterやendo-GIAを用いた肛門側の切離

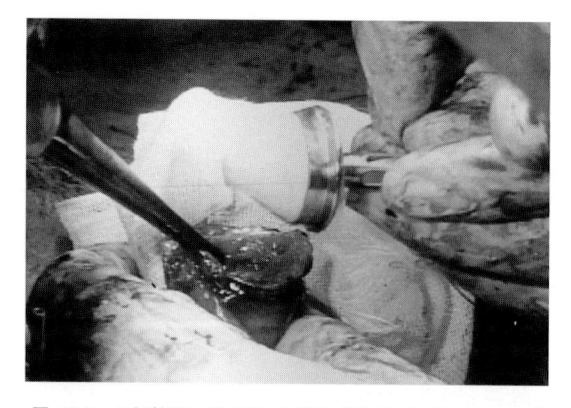

図 13.8　口側結腸にPcEEAやILS（CDH）などのアンビルを挿入

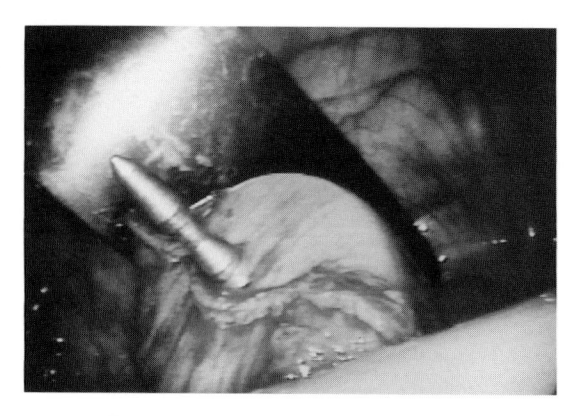

図 13.9　double stapling technique（DST）
経肛門的に挿入，直腸断端よりセンターロードで貫通．

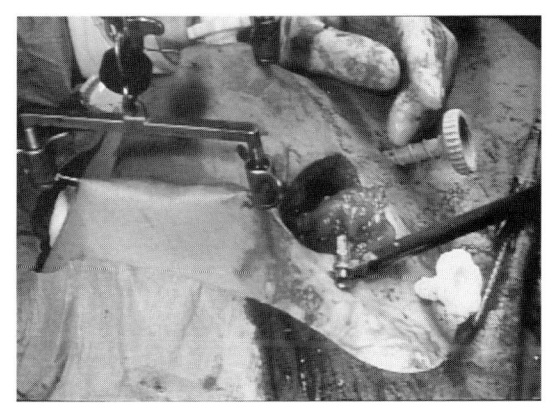

図 13.10 約 5 cm の小切開創（mini-laparotomy）
アンビルを挿入した口側結腸を小切開創より腹腔内に戻す．

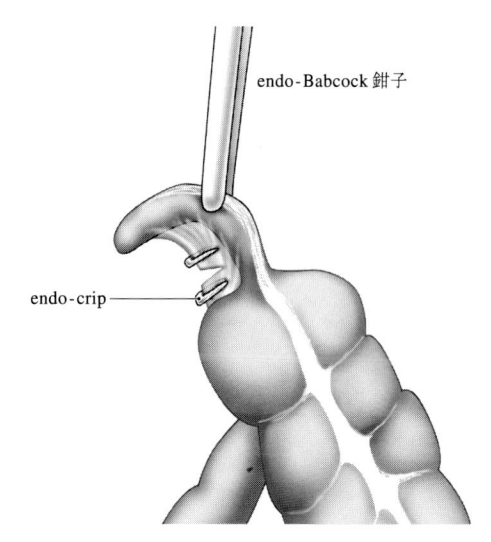

図 13.11 腹腔鏡下虫垂切除術

豊富な外科解剖学的な知識と経験に基づいて行われなければならないという点である．画面上のイラストを切り貼りするがごときの操作を行えば必ず合併症をきたすといっても過言ではない．腸管切除やリンパ節郭清は正しい外科解剖学的な剝離層で行われなければならない．臓器，血管系の確認が安全・確実かつ短時間の手術を可能にしていることを忘れてはならない．

リンパ節郭清は通常の D_2 を行い，左側では自律神経を後腹膜に温存する層で剝離を進める．腸管の切離・吻合は DST で行う．しかし，この手技では腹腔鏡用の endo-cutter や endo-GIA を用いずとも通常の開腹時に用いる TL 30 や TA 30 を使用することも可能である．すなわち，TL 30 や TA 30 を用いて直腸を切離した後に，口側腸管を切除部を含めて mini-laparotomy 部より創外に引き出し，直視下で腸間膜を処置して病変部直腸を切除する．その後口側結腸に PSD やタバコ縫合器などを用いてタバコ縫合を施し，PcEEA や ILS（CDH）などのアンビルを挿入する．この状態でアンビルを腹腔内に戻して通常の方法で DST を施行して吻合を完了する．この方法では mini-laparotomy 部より吻合過程，吻合部を十分観察でき，吻合のねじれや吻合面への脂肪組織の介在などを防ぐことが容易である．したがって，正確かつ確実な吻合が施行できると考えている．もちろん，吻合終了後に切除ドーナッツの確認ならびにリークテストを行う必要がある．腹腔鏡下直腸切除術後の疼痛は少なく，回復もきわめて良好であり，今後，この手技が定着するものと考えられる．しかし，適応を厳密にして再発を防止しなければならないことはいうまでもない．

3）腹腔鏡下虫垂切除術

最近，腹腔鏡下虫垂切除術は緊急に対応できる手術手技として普及しつつある．この手術では腹腔鏡下に虫垂を牽引してまず虫垂間膜を処理する．その後に虫垂根部を処理して虫垂を切除することになる．虫垂間膜の処理には endo-clip を用いてもよいが，虫垂間膜の炎症が強い場合などには先に虫垂根部を endo-cutter や endo-GIA を用いて処理し，その後に虫垂間膜を endo-loop を用いて処理する方法がある（図 13.11）．もちろん，すべての操作に結紮糸を用いることもできる．これはきわめて簡単な手術手技であるが，通常の腰椎麻酔下での開腹虫垂切除術でも 3 cm ほどの横切開で施行でき，全身麻酔下で高額なディスポーザブル製品を用いる腹腔鏡下手術で行う適応にはやや問題があるともいえる．

c．手術成績

1）成　　績

東京大学第一外科では 1993 年 5 月から 1995 年 5 月まで 25 例の大腸癌と 6 例の良性疾患（合計 31 例）に対して腹腔鏡補助下大腸切除術を施行した．

表 13.2 腹腔鏡補助下大腸切除術の成績(31例)

大腸癌 25 例	症例数		症例数
進行度		部位	
早期癌	9	上行結腸	4
進行癌	16*	横行結腸	1
		S状結腸	19*
		直腸S状部	1
合併症			
腹壁瘢痕ヘルニア	1 (4.3%)	(根治術施行)	
腸閉塞	2 (8.7%)	(保存的治療にて軽快)	

* このうち2例は2群リンパ節陽性にて開腹術に変更

良性疾患 6 例	症例数	
腺腫	4	
Crohn 病	1	
脂肪腫	1	
合併症		
腸閉塞	1	(保存的治療にて軽快)

東京大学第一外科 (1995/6).

表 13.4 腹腔鏡下手術の手術術式

	Ramos ら (1995)	Fleshman ら (1996)	筆者ら (1995)
右側結腸切除術	30 (6)	21 (5)	7
左側結腸切除術	2 (1)	11 (1)	—
S状結腸切除術	36 (14)	—	19 (2)
大腸亜全摘術	3 (3)	—	—
大腸全摘術	—	3 (1)	—
前方切除術	8 (5)	6 (2)	1
腹会陰式直腸切断術	5 (2)	7 (3)	—
虫垂切除術	10 (1)	—	—
その他	—	5	4
合　計	94 (32)	54 (12)	31 (2)

( ) 内は開腹術に変更.

上行結腸4例，S状結腸19例，横行結腸1例，直腸S状部1例であり，このうちS状結腸進行癌2例は第2群リンパ節陽性にて開腹術に変更した．早期癌が9例，進行癌が16例であり，より多くの進行癌に適応を拡大している(表13.2)．まだ観察期間は短いので再発の有無については検討できないが，1例に1年6か月の経過で肝転移再発を認め，肝部分切除術を施行した．また，良性疾患は4例の腺腫と脂肪腫1例に対して結腸部分切除術を施行し，Crohn病の狭窄に対して回盲部切除術を施行した．

欧米での腹腔鏡下手術の適応疾患と手術手技を表13.3，13.4に示す[12,14]．欧米でも癌・ポリープに対して腹腔鏡下手術が数多く行われているが，

表 13.3 腹腔鏡下手術の適応疾患

	Ramos ら (1995)	Fleshman ら (1966)	筆者ら (1995)
癌	40 (11)	27	25 (2)
ポリープ	26 (9)	10	4
潰瘍性大腸炎	1 (1)	—	—
Crohn 病	1 (1)	10	1
憩室炎	10 (5)	6	—
虫垂炎	10 (1)	—	—
直腸脱	1	—	—
その他	6 (5)	1	1
合　計	95 (33)	54	31

( ) 内は開腹術に変更.

Crohn病や虫垂炎，憩室炎にも施行されていることがわかる．しかし，開腹術への変更が35%と高いのも特徴である．3施設の腹腔鏡下大腸手術集計例(39例)では全体で41%に開腹術への変更が行われており，特にS状結腸切除(53%)，前方切除(50%)などで高いと報告されている[15]．術式では結腸切除術，とりわけ右側結腸切除，S状結腸切除術が多い．直腸に対する前方切除術やMiles手術も行われているが，開腹術への変更例が多い．前述のASCRSのアンケート調査[10]では，腹腔鏡下手術を選択する頻度の高い術式として右側結腸切除術(78%)，左側結腸切除術(57%)，人工肛門造設術(52%)，前方切除術(44%)，Hartmann手術(42%)などがあげられている．

2) 合　併　症

一般的な腹腔鏡下手術の合併症を除くと，不用意な合併症として腹腔鏡下操作時の腸管損傷がある[16]．これは正確な臓器の確認と緻密な手術手技が保証されれば避けられるものである．また，創感染などの合併症は適応を間違えなければあまり問題にはならない．

筆者らの腹腔鏡補助下大腸癌手術例の合併症は腹壁瘢痕ヘルニア1例(4.3%)で，これに対しては根治術を施行した．また，術後創感染・腸閉塞症が2例(8.7%)に合併したが，いずれも保存的治療にて軽快した．Crohn病の1例でも術後創感染・腸閉塞症を合併したが，保存的治療にて軽快した．この手技による結腸右半切除術は肥満体形では技術的に難しく，適応にならないと判断され

表 13.5 腹腔鏡下手術の合併症

	Ramos ら(1995)(62 例)	Fleshman ら(1966)(54 例)*	筆者ら(1995)(29 例)
腸閉塞	2（3.2）	—	3（10.3）
縫合不全	1（1.6）	2（3.7）	—
創感染	1（1.6）	5（9.3）	1（3.4）
尿路合併症	1（1.6）	—	—
皮下気腫	1（1.6）	—	—
瘢痕ヘルニア	—	1（1.9）	1（3.4）
死亡例	—	1（1.9）	—
その他	2（3.2）	1（1.9）	—
合　計	8（12.9）	10（18.5）	5（17.2）

* 開腹変更例を含む．（ ）内は％

た．また活動期 Crohn 病も感染を伴い適応ではないと考えている．欧米の成績では創感染，縫合不全，腸閉塞などが主であり，全体として 12〜19％に各種の合併症が報告されている（表13.5）[12,14〜17]．一般的には，腹腔鏡下大腸手術では合併症は少なく，手術死亡例もほとんどないとされる．前述の3施設の腹腔鏡下大腸手術集計例（39例）では重大な合併症として腸閉塞と心疾患の2例（3％）が，軽度の合併症として尿路合併症，下痢，創感染などの10例（28％）が報告されている[15]．また，腹腔鏡補助下手術は開腹術への変更はほとんどなく，腹腔鏡下手術に比して合併症が少ない（14％ vs 19％）とされる[14]．

ここで問題なのはどの時点で開腹手術に切り替えるかという点であり，筆者らの術後創感染・腸閉塞を合併した3例は早い時点で開腹手術に切り替えるべき症例であったと考えている．いったん腹腔鏡手術を始めると，重大な合併症が生じないかぎりは途中で術式を変更することが難しくなる．そこで術前に適応をいかに正確に判断するかが最も重要であるといえる．

d．遠 隔 成 績
1）再発率と遠隔成績

最近の報告例の集計から，観察期間に差はあるが再発率は 485 例中 44 例（9.1％）であった（表13.6）．腹腔鏡補助下大腸癌手術の再発率は通常の開腹術と変わらないとする報告が多いが，適応を選択した大腸癌手術例でありながら，しかも観察期間の短い症例も含めて9.1％の再発率は問題であると指摘せざるをえない．特に Franklin ら[18]の報告では，全体として12％の再発率で，開腹術（22％）より少ないと述べられている．しかしstage II，IIIの死亡・再発例は136例中23例（16.9％）と多い．局所再発と血行性転移再発とを分けて検討しなければならないが，開腹術（22.3％）と差がないとしても再発率が高すぎる印象である．

ASCRS の提言[10]でも明らかなように，大腸癌に対する腹腔鏡下あるいは腹腔鏡補助下手術の適応はその遠隔成績を基礎としたものでなければならない．このためには腹腔鏡下手術と開腹術の間で病期を層別化して，無再発生存率，累積生存率

表 13.6 腹腔鏡補助下大腸癌手術成績―最近の報告から（1996-1997）

報告者（報告年）	例 数	開腹術変更率（％）	合併症率（％）	再発率（％）	対照開腹術	備　考
Stage（1997）	18	3/18（16.7）*	0*	N/A	16	RCT
Bokey（1997）	66	9/66（13.6）	N/A	1（1.5）		
Baca（1997）	52	7/127（5.5）	21/120（17.5）	N/A		
Bohm（1997）	26	N/A	1/26（3.8）*	N/A	85	
Lacy（1997）	106	15/118（12.7）	8/118（6.8）	N/A		
Franklin（1996）[18]	191	8/191（4.2）*	32/191（16.8）*	25（13.1）	224	
Loard（1996）	55	14/55（25.5）*	8/55（14.5）*	N/A	49	
Hoffman（1996）	39	N/A	N/A	3（7.7）		
Wexner（1996）	19	15/140（10.7）	31/140（22.1）	N/A		
Kwok（1996）[17]	83	14/83（16.9）*	10/83（12.0）*	5（6.0）		
Stitz（1996）	106	26/320（8.1）	（18.0）	10（9.4）		
Konishi（1996）	20	2/20（10.0）*	3/20（15.0）*	N/A	47	
Lumley（1996）	103	19/240（7.9）	8/221（3.6）	N/A	280	
合　計	884	50/433（11.5）*	54/393（13.7）*	44/485（9.1）		

*癌のみ．N/A：not applicable．

について無作為対照試験を行う必要がある．また，この腹腔鏡下手術が通常の開腹手術に比してコストエフェクティブであるかどうかについても検討を加える必要がある[19]．これらは今後の課題であろう．

2) 腹腔鏡下手術の問題点

利点は腹腔鏡による明るく，拡大された視野が確保されるので，小血管などの処理を確実に行うことができ，ほとんど出血を伴わない点である．しかし，このために手術時間が長くなるという表裏一体のデメリットがある．この手術手技では時間を短くしようとして性急な操作を行うと合併症を起こしやすい．したがって，もともと繊細な手術手技と理解して，いだずらに時間を短縮しようとしないことが大切である．一方，筆者らの吊り上げ式腹腔鏡補助下小切開大腸切除術は，腹腔鏡補助下大腸切除術の利点(低侵襲，小切開)を生かしつつ，できるだけ外科医の技術と修練を活用して，安全・確実かつ短時間の手術を可能にしたという利点がある．整容的利点はもちろんのこと(図13.12)，創が小さいので疼痛が少なく早期離床が可能であり，かつ腸管に対する影響が少ないので排ガスが早期に認められることは確かである．

腹腔鏡補助下大腸癌手術において特に問題となるのが，ポートサイトの局所再発である．欧米では大腸癌に対する腹腔鏡手術後に(主に気腹法)47例のポートサイトの局所再発例が報告されている[9]．

腹腔内細胞診の陽性率で，腹腔鏡下手術が3%，開腹術が11%との報告がある．もちろん大腸癌の進行度により腹腔内細胞診の陽性率は変化するので一概に比較はできないが，T3，T4症例で細胞診陽性率が14.6%と報告されている．進行癌ではある程度の腹腔内遊離癌細胞の存在を考慮すべきであろう．また，通常の開腹大腸癌手術例で腹壁再発は0.6%であり，きわめてまれな再発とされる．504例の腹腔鏡補助下大腸癌手術例の集計から(ASCRS)，1年以上の経過で5例(1.1%)の創再発が認められたと報告されている．しかし，再発様式不明の再発例が18例(3.8%)もあり，この結果が許容範囲かどうかをさらに検討する必

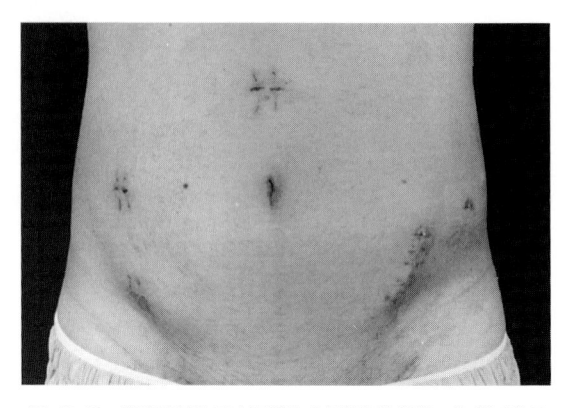

図13.12 腹腔鏡補助下小切開S状結腸切除術後の腹部切開創

要がある．

動物実験モデルによる検討で，気腹法では術者のポートサイトに最も多くの癌細胞が認められ，吊り上げ法ではほとんど認められなかったと報告されている．また，気腹そのものよりも癌細胞を散布することが再発に結びつくとする報告や腹腔内遊離癌細胞の数が多いほどポートサイト再発のリスクが高くなり，3.2×10^5個の細胞数を半分にすると，気腹による再発が認められなかったとの実験結果が報告されている．したがって，進行大腸癌に対する腹腔鏡補助下手術は吊り上げ法で行ったほうが有利であり，リンパ節郭清も確実に行える筆者らの小切開併用法がすぐれていると考えられる．

筆者らの開腹手術と腹腔鏡補助下手術を施行した14例のS状結腸癌の検討では，出血量は少なく(112 vs 366ml)，手術時間は長い(231 vs 169分)傾向を示した(表13.7)．また，血清IL-6値は術直後に開腹群で低い傾向を示したが(63 vs 22pg/ml)有意差はなく，手術時間と術直後血清IL-6値に相関が認められた(図13.13)[20]．

3) 手技上の問題点

前述のように，気腹法にせよ，吊り上げ法にせよ，腹腔鏡下手術では腸管の剥離・授動，切離，リンパ節郭清から吻合まですべてを腹腔鏡下で行わなければならない．従来，外科医が直視下に術野を展開し，肉眼で確認して行ってきたすべての手術手技を腹腔鏡という器械(画像)を介して行うという点で，まったく異なった新しい手術手技といえる．したがって，外科医が修練して獲得し

表 13.7　腹腔鏡補助下手術は低侵襲手術か
S状結腸癌14例―東京大学第一外科(1995/6)

	開腹手術	腹腔鏡補助下手術
出血量	366 ml	112 ml
手術時間	169 分	231 分
血清 IL-6 値 術直後	22 pg/ml ns	63 pg/ml

* 手術時間と術直後血清 IL-6 値に相関.

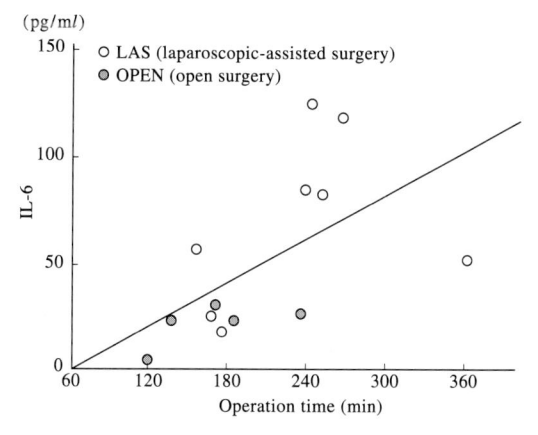

図 13.13　手術時間と術直後血清 IL-6 値

た実際の開腹手術手技はほとんど役に立たない．しかし，あらゆる手術手技が外科解剖学の知識に裏うちされていなければならないことは，先に述べたとおりである．

現在，多くの腹腔鏡下手術ではモニターに投影される2次元画像(2D)をみながら，鉗子類を操作して手術を行っている．したがって，必然的に2Dであることによる操作の困難性を伴う．つまり，ある臓器，特に繊細な操作を必要とする場合に，これを把持しようとして鉗子を操作しても，なかなかうまく把持できないことが起こる．これは修練によってある程度は解決する問題であるが，3次元画像(3D)の開発・利用が必須であろう．しかし，現在用いられている3Dでは，十分に慣れないとなかなかうまくゆかないのが現状である．

4)　今後の展望

癌に対する内視鏡下手術では正確な術前・術中診断に基づいた適応の決定が重要であり，大腸癌では進行癌でも約半数の症例に適応があると考えられる．たとえば，自律神経温存術の適応となる症例はこの術式のよい適応であり，他臓器の癌も含めてこの術式は今後の癌に対する新しい治療戦略の一つといえる．今後，腹腔鏡下大腸切除術が普及するためにはさらに器具の開発・工夫が必要であり，癌の手術には外科解剖学的な素養が必須である点を強調しておく．　　　［澤田俊夫］

文　献

1) 澤田俊夫, 北條慶一, 森谷宜皓：大腸癌―大腸癌の外科治療成績は向上したか. 臨牀成人病 **19**：1962-1964, 1989.
2) 澤田俊夫, 武藤徹一郎：骨盤内自律神経の片側および部分温存手術　臨床外科 **48**：217-223, 1993.
3) Mouret PH: La cholecy stectomie endoscopique a 4 ans. La coelic-chirurgie tient une solide tete de pont. Lyon Chirurgicale **87**: 179-182, 1987.
4) 澤田俊夫, 河村　裕, 武藤徹一郎：内視鏡下外科手術の現況と問題点―大腸の早期癌. medicina **31**：908-911, 1994.
5) 永井秀雄, 近藤康雄, 安田寿彦, ほか：腹腔鏡下手術―気腹法 vs 腹壁吊り上げ法. 外科 **54**：1411-1446, 1992.
6) 大谷泰一, 澤田俊夫, 河村　裕, ほか：腹腔鏡手術における着脱容易一点式吊り上げ鈎の開発. 臨床外科 **50**：521-524, 1995.
7) 大橋秀一：大腸切除術. 外科診療 **35**：1517-1520, 1993.
8) 澤田俊夫：老人の内視鏡手術. 日本老年医学会誌 **33**：263-268, 1996.
9) Schaeff B, Paolucci V, Thomopoulos J: Port site recurrence after laparoscopic surgery; A review. Dig Surg **15**: 124-134, 1998.
10) The American Society of Colon and Rectal Surgeons: Approved statement on laparoscopic colectomy. Dis Colon Rectum **37**: 638, 1994.
11) Wexner, SD, Cohen, SM, Ulrich A, et al: Laparoscopic colorectal surgery—Are webeing honest with our patients? Dis Colon Rectum **38**: 723-727, 1995.
12) Ramos JM, Beart RW Jr, Goes R, et al: Role of laparoscopy in colorectal surgery. Dis Colon Rectum **38**: 494-501, 1995.
13) 永井秀雄, 久保淑幸, 河村　裕, ほか：腹腔鏡下小腸切除術. 手術 **47**：621-627, 1993.
14) Fleshman JW, Fry RD, Birnbaum EH, et al: Laparoscopic-assisted and minilaparotomy approaches to colorectal disease are similar in eary outcome. Dis Colon Rectum **39**: 15-22, 1996.
15) Falk PM, Beart RW Jr, Wexner SD, et al: Laparoscopic colectomy: A critical appraisal. Dis Colon Rectum **36**: 28-34, 1993.

16) Wexner SD, Cohen SM, Johansen OB, *et al* : Laparoscopic colo-rectal surgery : a prospective assessment and current perspective. Br J Surg **80** : 1602-1605, 1993.
17) Kwok SPY, Lau WY, Carey PD, *et al* : Prospective evaluation of laparoscopic-assisted large-bowel excision for cancer. Ann Surg **223** : 170-176, 1996.
18) Franklin ME, Rosenthal D, Abrego-Medina D. *et al* : Prospective comparison of poen vs laparoscopic colon surgery for carcinoma. Dis Colon Rectum **39** : S 35-S 46, 1996.
19) Nelson H, Week JC, Wieand HS : Proposed phase III trial comparing laparoscopic-assisted colectomy versus ope colectomy for colon cancer. Monogr Natl Cancer Inst **19** : 51-56, 1995.
20) Fukushima R, Kawamura Y, Saito H, *et al* : Interleukin-6 and stress hormones after gasless laparoscopic-assisted and open sigmoid colectomy. Dis Colon Rectum **39** : 529-534, 1996.

14. 直腸鏡下手術

　局所切除の適応となる直腸病変には，十分な safety margin を含めた切除が可能で，侵襲の軽微な術式が選択されるべきである．しかし，病変の大きさや占居部位によっては，これら双方の条件を満たす手術を施行することは困難な場合がある．最も侵襲の小さな内視鏡的粘膜切除術（endoscopic mucosal resection, EMR）[1]では，en bloc 切除が可能な水平方向と垂直方向の広がりに限界がある．直視下に行う経肛門的切除[2]では，肛門縁から病変までの距離に比例して，術野が不良となり，不完全切除の可能性が高くなる．経仙骨的[3]または経括約筋的切除術[4]では，これらの短所は回避できるが，健常組織を切開するという侵襲が加わるうえ，術後合併症の発生率も低くない[5]．Buess ら[6]は以上のような問題点を克服する目的で，独自に考案した硬性直腸鏡による手術法（経肛門的内視鏡下マイクロサージェリー/transanal endoscopic microsurgery, TEM）を開発し，直腸腫瘍に対するすぐれた治療成績を報告している[7,8]．TEM はわが国では 1992 年より導入され[9]，近年の最小侵襲外科という概念の一般化に伴い，今後普及することが予想される．本章では，TEM の基礎知識と基本手技[10]を提示し，手術成績について述べる．

a. 手術適応

　TEM システムにて到達可能な部位は肛門輪から 5～20 cm の直腸である．これより肛門輪に近い部位の病変は，開肛器を用いた直視下局所切除を行えるので，TEM の適応とはならない．
　TEM の適応は以下のとおりである．①EMR によっては完全切除が困難な水平方向の大きさをもった腺腫，②リンパ節郭清の必要のない早期直腸癌，③局所切除により治癒の期待できるカルチノイド腫瘍，④良性または確定診断の得られない粘膜下腫瘍，⑤姑息的治療の対象となる進行癌，⑥EMR の結果，切除断端腫瘍細胞陽性が疑われる早期癌．表 14.1 に筆者らの考える具体的数値を含めて，TEM の適応を表した．

表 14.1 金沢大学医学部第一外科における TEM の適応

1) 長径 2.5 cm 以上の広基性腺腫*
2) 長径 1.5 cm 以上かつ深達度 $m \sim sm_1$ の早期癌*
3) 直径 1.5 cm 以下の典型的カルチノイド腫瘍
4) 良性または診断の得られない粘膜下腫瘍
5) 姑息的治療の対象となる進行癌
6) EMR 切除断端腫瘍細胞陽性例に対する追加切除

* ただし，これにより小さな腫瘍であっても，EMR が困難な部位（たとえば Houston valve の口側など）に局在する場合は，TEM の適応とする場合がある．

　術前処置は，開腹による直腸切除術と同様に行う．Brown 変法でもよいが，筆者らは，手術前日の午後にゴライテリー（ニフレック®）2000 ml を服用させ腸内洗浄を行っている．これに加えて，カナマイシンのような非吸収性抗生物質を術前 3 日間経口的に投与する．

b. 手術方法

　手術は原則として全身麻酔下に行う．全身麻酔のリスクが高い例では硬膜外麻酔とする．患者の体位は，病変が視野の 6 時方向に位置するように設定する．後壁の病変に対しては砕石位，前壁の病変に対してはジャックナイフ位，右壁の病変に対しては股関節で体軸を直角に曲げた右側臥位とする（図 14.1）．
　TEM に用いる専用の硬性直腸鏡（Richard Wolf 社，Knittlingen，ドイツ）は，直径 40 mm，挿入部長 15 cm または 20 cm の 2 種類の大きさ

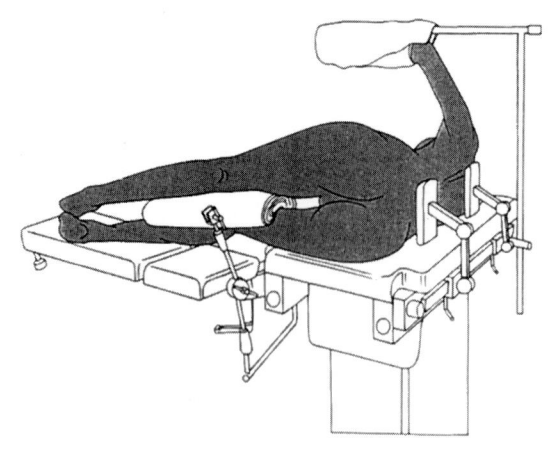

図 14.1 腫瘍の中心が9時方向にあるときの体位
股関節で体軸を直角に屈曲させた右側臥位とする．
(Buess, 1992)[10]

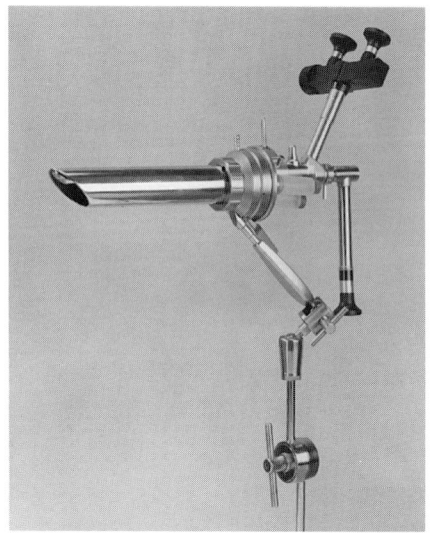

図 14.2 Buess 式手術用直腸鏡の外観
ドイツ・Richard Wolf 社製（写真は利康商事のご厚意による．）

である（図14.2）．直腸鏡を直腸内に挿入し，手術台に固定する．良好な視野を得るために，自動通気装置（Endosurgical Unit/Richard Wolf 社，Knittlingen，ドイツ）を用いて直腸内に炭酸ガスを送気し，内圧を8〜10mmHgに保つ（図14.3）．このためにEndosurgical Unit に接続される4本のチューブ（送気，洗浄，吸引，圧測定用）を直腸鏡側にも接続する．この装置は洗浄，吸引機能も兼ね備えている．直腸鏡にはワーキング・インサートと呼ばれる一種の蓋が装着され，これに設けられている5か所の操作口から光学視管や鉗子類が挿入される．光学視管は50度斜視の双眼鏡で，立体・拡大視が可能である．光学視管本体には，細径の単眼光学視管が内蔵され，接眼部にCCDを接続することにより，術野がモニターにも映し出される．直腸鏡に挿入される各種器械としては，把持鉗子，高周波メス，先端凝固リング付吸引管，持針器，クリップアプリケーターなどがある．

病変を観察し切除範囲が決定したら，切除予定

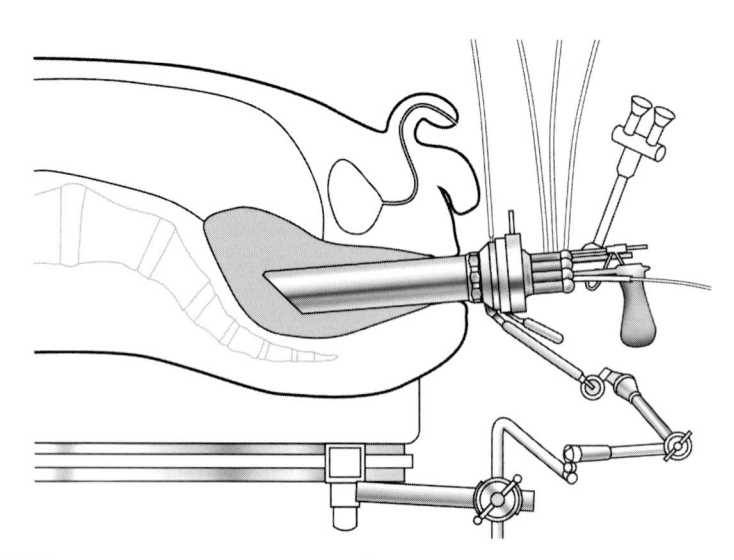

図 14.3 直腸鏡を挿入し，Martin arm により手術台に固定する．Endosurgical Unit からの各連結チューブを接続し，セットアップが完了した状態を図示する（Schildberg と Wenk, 1986[5]）より改変）．

14. 直腸鏡下手術

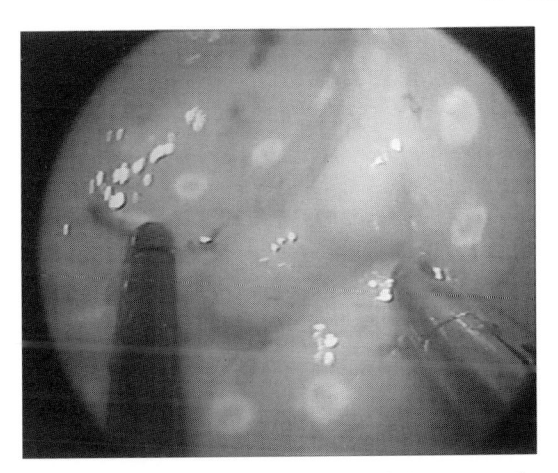

図14.4 切除に先立ち，凝固点で切除予定線をマーキングしておく．

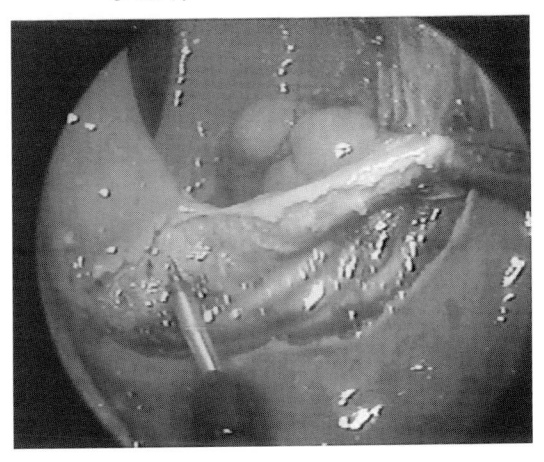

図14.5 粘膜下層での切除を示す術中写真
切除は右・肛側から針型高周波メスを用いて行う．筋層が明瞭に認識できる．把持鉗子によるトラクションが重要である．

固機能付吸引管を用い，血液を吸引しながら凝固止血を試みる．この方法により十分止血できない場合は，把持鉗子先端で出血点をはさみ，これに通電して止血する．切開一洗浄一吸引一凝固止血の4機能を兼ね備えた多機能高周波プローブ（Erbe Electronic Co. Ltd., Tübingen, ドイツ）を用いれば，器械交換の必要がなく，迅速な切除が可能となる[11]．病変の切除が終了したら，ワーキングインサートを取り外し，標本を回収する．

切除後の欠損部を縫合閉鎖する際に用いる糸としては，26mm彎曲（半円）針付3-0モノフィラメント吸収糸が適当である．針糸接合部から10 cmの部に専用の銀製スーチャークリップを固定し，短切しておく．TEM用持針器の持針面は，容易に針を直角に把持できるように彎曲している．また，シャフトの先端部には角度がついており，狭い直腸内腔で行う縫合の難点を補っている．縫合は連続縫合とし，欠損部右側から開始する．狭窄を回避する目的で，直腸の長軸に直交するように（横方向に）左側へと進める．まず右側粘膜面から欠損部内へ，欠損部内から口側粘膜面へと運針し，いったん針を抜き肛側粘膜面から欠損部内へと再び針を刺入する（図14.6）．視野の左側の縫合においては，上記の方向の運針が困難になるので，運針方向を逆に（口側粘膜面—欠損部内—肛側粘膜面）したほうがよい場合もある．縫合糸が

線上に高周波メスによる凝固点を描いておく（図14.4）．粘膜下層で切除を行う場合は，マーキングの後，高張食塩水などを十分注入しておくと安定した深さで切除が進められる．左手で把持鉗子を，右手で高周波メスを操作しながら，最初に視野の右・肛門側から粘膜の切開を始め，左・口側へ切除を進めていく（図14.5）．腹膜翻転部以下の直腸では直腸壁全層を切除することが可能である．翻転部より口側では腹腔内に穿孔する危険があるので，われわれは原則として粘膜切除にとどめている．立体・拡大視可能な術者用双眼光学視管の観察下では，通気で一様に進展した直腸壁筋層の微細な構造が認識できるので，これを確認しながら切除を進めていく．出血を認めたときは，先端凝

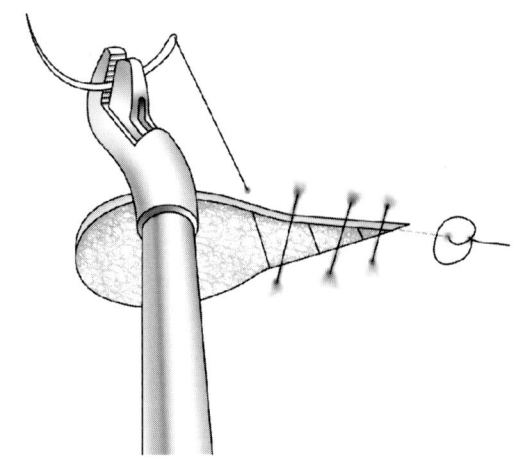

図14.6 直腸壁欠損部縫合における運針をシェーマにて示す．直腸鏡下縫合技術はトレーニングを要する．
（Buess, 1992[10]より改変）

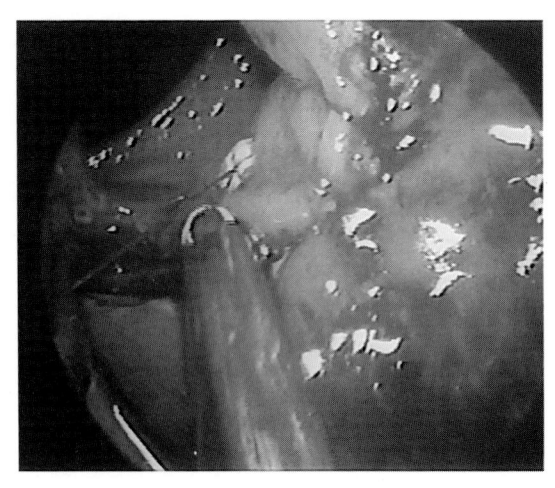

図 14.7 クリップアプリケーターにて縫合糸にスーチャークリップを固定する．

たるむ場合は，途中でスーチャークリップを固定しこれを防ぐ．縫合の中継ぎや，終了時にもクリップを固定する（図 14.7）．全層切除で欠損部が大きくなった場合は，縫合不全を防止する目的で 2 層縫合とする．すなわち，直腸周囲組織と筋層を最初に縫合し，続いて粘膜筋層縫合を追加する．なお，この場合もスーチャークリップは粘膜面に出すように運針する．固定されたスーチャークリップは，術後およそ 4 週間以上経過すると縫合糸の変性とともに脱落する（図 14.8）．

粘膜切除を行った場合は，術当日より 3 日間，抗生物質の経静脈的投与を行う．経口摂取のスケジュールは，術後第 1 病日に飲水，第 2 病日に 5 分がゆ，第 3 病日以降全がゆとしている．全層切除を行った場合は，抗生物質の経静脈的投与を 5 日間とし，経口摂取のスケジュールは，術後第 2 病日に飲水，第 3 病日に流動食，第 4 病日に 5 分がゆ，第 5 病日に 7 分がゆ，第 7 病日以降全がゆとしている．ただし，切除範囲が広く，縫合線に強い緊張がかかっている場合や，腹腔内に穿孔し，その部を縫合閉鎖した症例では，適宜経口摂取のスケジュールを遅らせる．このような場合は，経口摂取が開始されても，低残渣食や緩下薬などの併用により便を軟らかく調整し，縫合部の保護に努める．

術後 5〜7 日目に切除部の内視鏡検査を行う．縫合部の状態を観察し，大きな離開などがみられなければ，常食の経口摂取を許可し退院させる．全層切除例で縫合部の広範囲離開を認めた場合は，後腹膜膿瘍，糞瘻形成などを回避する目的で，covering colostomy の造設を考慮する．

c．手術成績

自験例における手術成績を示す．1992 年 11 月より 1994 年 12 月までに 25 例，27 個の直腸病変に対して TEM による治療を行った．患者は女性 7 例，男性 18 例，年齢は 39 歳から 89 歳で平均 59.6 歳であった．病変の内訳は，腺腫 12 例 14 個，

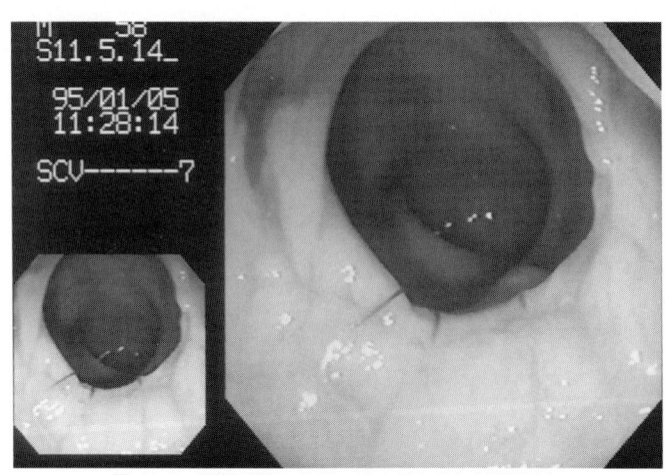

図 14.8 術後 4 週目の切除・縫合部を示す内視鏡写真
直腸のおよそ 1/2 周に及ぶ縫合線に一致した線状の瘢痕がみられる．クリップはすでに脱落している．

表 14.2 TEMにより切除された病変の病理組織学的検査所見(自験例)

病理組織学的検査所見	n (%)
腺腫	14 (51.6)
癌腫	
早期癌　($m \sim sm_1$)	5 (18.5)
($\geq sm_2$)	1 (3.7)*
進行癌	3 (11.1)**
カルチノイド腫瘍	3 (11.1)
虚血性直腸潰瘍(診断的)	1 (3.7)
合計	27 (100)

* 高齢のため追加切除せず.
** 2例は姑息的切除, 1例は根治術を追加.

表 14.3 TEMにおける合併症(1983〜1987)
(Buessら, 1988)[7]　(n=140)

	例数
術中合併症	
腹腔内穿孔	6 (4.3%)
術後合併症	
縫合部離開	5 (3.6%)
後出血	1 (0.7%)
肺梗塞(死亡)	1 (0.7%)
合計	7 (5.0%)

表 14.4 TEMにおける術中合併症
(Tübingen大学, 1989〜1992)
(金平ら, 1993)[12]　(n=216)

合併症	例数 (%)
腹腔内穿孔	7 (3.2)
500 ml以上の出血	1 (0.5)
合計	8 (3.7)

早期癌6例, 進行癌3例, カルチノイド腫瘍3例, 虚血性直腸潰瘍(確定診断目的)1例であった. 進行癌3例のうち2例は高齢者(81歳, 89歳)であり, 出血を伴っていたため姑息的にTEMを施行した. TEMにより得られた標本で深達度mpと判明した1例には, 直腸切断術を追加した(表14.2). 肛門輪から病変部上縁までの距離は最小5cm, 最大19cm, 平均11.7cmであった. また, 切除標本の最大径は最小1.5cm, 最大9.5cm, 平均4.0cmであり, 虚血性直腸潰瘍例と, 最大径8.5cmの腺腫内癌例の2例以外は, 全例でen bloc切除に成功した(図14.9). 全層切除は8例, 筋層での切除は4例, 粘膜切除は13例(15個)に施行した.

病理組織学的検査結果では, 腫瘍性病変の切除断端は全例で腫瘍細胞陰性であった. 手術時間は最短25分, 最長180分, 平均64.7分であり, このうち切除に要した時間は平均40.8分, 縫合に要した時間は平均23.5分であった. 術中出血量は全例で30ml以下であった.

術中の合併症として最も注意を要するのは穿孔である. Buessら[7]の初期の成績(表14.3)では6例(4.3%), Tübingen大学[12]における成績(表14.4)では7例(3.2%)に術中穿孔が認められた. 自験例の1例(4%)にも穿孔を認めているが, 内腔からの縫合で対処し順調に経過した. 術中に発生した直腸穿孔は, ほとんどの場合即時に縫合閉鎖を行えば問題ないものと考えられる. Tübingen大学[12]においても開腹による腸切除を必要としたものは1例のみであった.

患者は術後ほとんど肛門痛を訴えず, 第1病日より歩行可能で, 5〜10日目に退院可能な状態となる. 術後合併症には病変切除後の縫合部離開や

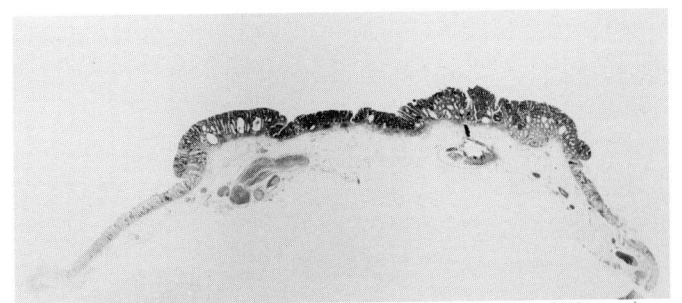

図 14.9 TEMによりen blocに切除された標本のルーペ像(長径5cm)
病理組織学的検査所見ではtubular adenomaであった. ここに示すように, 十分なsafety marginが得られることは, EMRと比較した場合, TEMの長所としてクローズアップされよう.

表 14.5 TEM における術後合併症(Tübingen 大学, 1989～1992)(金平ら, 1993)[12]　(n=216)

合併症	例数 (%)
縫合不全	3 (1.4)
後出血	3 (1.4)
直腸腟瘻	3 (1.4)
会陰部感染	3 (1.4)
腹膜炎	1 (0.5)
肺梗塞	1 (0.5)
排尿困難	7 (3.2)
合　計	21 (9.7)

表 14.6 TEM における術後合併症(1983～1990)(Said ら, 1993)[13]　(n=251)

術後合併症	例数
腹腔内穿孔	5 (2.0%)
後出血	4 (1.6%)
瘻孔形成	4 (1.6%)
死亡(肺梗塞)	2 (0.8%)
合　計	15 (6.0%)

直腸腟瘻があげられている(表14.3, 14.5)[7,12]. Said ら[13]の成績も同様であった(表14.6). これらのなかには covering colostomy の作成が必要であった症例も含まれている. 自験例のうち3例に全層切除後の縫合部の一部離開を認めたが, いずれも経口摂取の制限のみで治癒した.

d．遠隔成績

Said ら[13]は, TEM により切除した腺腫またはポリープ163例において平均観察期間29か月で, 再発率は4.9%であったと報告した. また早期癌22例においては, 癌の再発はみられず, 1例(4.5%)で切除部位に腺腫が発生したのみであった.

TEM は, わが国においても徐々に普及しつつあるが, 問題も抱えている. 経肛門的直腸局所切除術1件の診療報酬3400点に対し, TEMシステム合計1000万円では, 適応症例の少ない施設では積極的に TEM を導入できないであろう. 手技習得の機会が不足していることも問題である. TEM では専用の機器を独特の操作法で使用するため多少の知識とトレーニングが必要である. 決して難しい手技ではないが, 基礎知識なしで正確な操作を行うことは至難である.

以上の問題が解決されれば, わが国においても適切な環境のなかで TEM が普及するであろう. そして, TEM により恩恵を受けるはずの症例すべてに TEM が施行される時代が到来することを期待したい.　　　　　　　　　　　［金平永二］

文　献

1) 多田正弘, 村田　誠, 村上不二夫, ほか：Strip off biopsy の開発. Gastroenterol Endosc 26：833-839, 1984.
2) Parks AG：A technique for excising extensive villous papillomatous change in the lower rectum. Proc Roy Soc Med 61：441-442, 1968.
3) Kraske P：Zur Extirpation hochsitzender Mastdarmkrebse. Ver Dtsch Ges Chir 14：464-474, 1985.
4) Mason AY：Transsphincteric surgery of the rectum. Prog in Surg 13：66-97, 1974.
5) Schildberg FW, Wenk H：Der posteriore Zugang zum Rektum. Chirurg 57：779-791, 1986.
6) Buess G, Hutterer F, Theiss J, et al.：Das System für die transanale endo-skopische Rektumoperation. Chirurg 55：677-680, 1984.
7) Buess G, Kipfmüller K, Ibald R, et al：Clinical results of transanal endo-scopic microsurgery. Surg Endosc 2：245-250, 1988.
8) Buess G, Mentges B, Manncke K, et al：Technique and results of transanal endoscopic microsurgery in early rectal cancer. Am J Surg 163：63-70, 1992.
9) 疋島一徳, 森　明弘, 綱村幸夫, ほか：大きな広基性直腸腫瘍に対する経肛門的内視鏡下顕微鏡手術. 消化器外科 17：1385-1390, 1994.
10) Buess G：Endoluminal rectal surgery. Operative manual of endoscopic surgery (ed by Cuschieri A, Buess G, Perissat J), pp 303-325, Springer-Verlag, Berlin, Heidelberg, New York, 1992.
11) Kanehira E, Raestrup H, Schurr MO, et al：Transanal endoscopic microsurgery using a newly developed multifunctional bipolar cutting and monopolar coagulating instrument. Endosc Surg 1：102-106, 1993.
12) 金平永二, Gerhard Buess, Heike Raestrup, ほか：Buess式直腸鏡を用いた経肛門的内視鏡下マイクロサージェリー. 消内視鏡 5：557-562, 1993.
13) Said S, Huber P, Pichlmaier H：Technique and clinical results of endo-rectal surgery. Surg 113：65-75, 1993.

索　引

日本語索引

ア

悪性黒色腫　309, 311, 327
悪性リンパ腫　327
悪性 schwanoma　337
アセチルコリンエステラーゼ　553
アセチルコリンエステラーゼ染色　474
アニスムス　127, 470, 474
アフタ　410
アフタ性（様）潰瘍　390, 421
アフタ様病変　409
アポクリン汗腺　533, 534
アミノサリチル酸製剤　410
アミロイドーシス　47
アメーバ性大腸炎　450
アレルギー性皮膚炎　541
安静時肛門内圧　97
アンドロジェン　534
アンビル　588

イ

胃癌　321
異型度　39, 144
胃限局性若年性ポリポーシス　36
移行上皮層　335
移行帯　552
異常動静脈交通　459
異所性胃粘膜　35
維持療法　411
一次口　514
一次性（特発性）肛門瘙痒症　540
一時的横行結腸瘻造設　291
一時的回腸瘻　416
一時的人工肛門　303
一次縫合　578
一過性病変型虚血性大腸炎　452
一括切除　194
一期的切除吻合術（式）　214, 220
一期的閉鎖法　524, 525
一期的縫合　578
一期的縫合後外置術　578
遺伝子診断　157
遺伝子（増幅）　57
遺伝性孤発性腺腫　323
遺伝性出血性血管拡張症　54

遺伝性出血性毛細（血）管拡張症　460, 466
遺伝性非ポリポーシス大腸癌　319
遺伝性ポリポーシス　31
胃のポリープ　170
胃排出低下　491
移民研究　8
イレウス　219, 255
印環細胞型粘液癌　311
印環細胞癌　25
陰茎海綿体神経　86
インジゴカルミン　192
インジゴカルミン希釈液　111
インターフェロン　337
陰部神経　226, 227, 482
陰部神経管　82
陰部神経叢　227

ウ

ウィングスプレッド分類　544
右結腸動脈　72
右側結腸癌　201
右側結腸切除　203
右側結腸優位性　320
右半結腸軸捻症　580, 581
右半結腸切除術　203, 425, 569, 570, 571, 575
右半結腸のリンパ系　77

エ

永久回腸瘻造設術　416
永久的人工肛門　303
栄養素　8
栄養療法　410
会陰曲　79
会陰筋　80
会陰式手術　548
会陰動静脈　297
会陰部再発　351, 353
会陰部操作（肛門管癌の手術）　313
会陰部自然肛門再建術　258
会陰部膿瘍　255
会陰裂傷　484
液性免疫異常　391
液体窒素　537

壊死　580
壊死型虚血性大腸炎　452
壊死性腸炎　387
壊死腸管切除　580
エストロジェン　534
壊疽性虫垂炎　565
壊疽性膿皮症　390
エルシニア腸炎　449
遠隔リンパ節　247
炎症性腫瘤　423
炎症性線維性ポリープ　329
炎症性総排出腔ポリープ　34
炎症性ポリープ　34, 46
炎症性ポリポーシス　37

オ

横行結腸間膜　70, 71
横行結腸係蹄式人工肛門造設術　304
横行結腸軸捻症　581
横行結腸切除　205
横行結腸導管　298
大槻外科手術書　242
温熱療法　371

カ

回結腸動脈　72
外口　514
外肛門括約筋　97, 199, 482
外痔リンパ管網　224
開創照射　358
回腸肛門吻合術　155, 159, 161
外腸骨動静脈　252
外腸骨リンパ節　88
回腸 J 型便貯留囊　155, 161
回腸人工肛門　303, 399
回腸直腸吻合　399
回腸直腸吻合術　159, 324, 416, 475
回腸導管　294, 298, 299
回腸囊　167, 402
回腸囊肛門吻合　399
回腸囊肛門吻合術　475
回腸末端炎　45
回腸瘻　476
回転異常症　557
解剖学的肛門管　80

側方向リンパ流　223
開放式盲腸瘻造設術　492
開放術式　518
海綿状血管腫　153, 464
回盲部切除　205
回盲部切除術　416, 425, 569
潰瘍性大腸炎　43, 388, 518
外瘻　413
化学的潜血検査　131
下下腹神経叢　84
拡大右半結腸切除　203
拡大郭清　242, 256, 270
拡大内視鏡　189
核分裂像　333
過形成性結節　32
過形成性腺管　32
過形成（化生）性ポリープ　32, 170, 184
過形成（化生）性ポリポーシス　36, 151
家系マネージメント　326
過誤腫　154, 171
カスケード理論　341
ガストログラフィン　212
仮性憩室　430
家族性若年性ポリポーシス　36
家族性大腸腺腫症　154
家族性大腸ポリポーシス　154
家族内発症率　389
家族内発生　551
家族歴　157, 172
カタル性虫垂炎　565
下腸間膜静脈　73
下腸間膜動脈　72, 246, 395
　——リンパ系　87
下腸間膜動脈リンパ系　77, 78
過長腸管　530
下直腸動脈　83, 251
活動期　392
括約筋温存術（式）　239, 518
括約筋外痔瘻　512
括約筋作用　543
括約筋修復術　483, 484
括約筋性肛門管　80
化膿性汗腺炎　533
過敏性腸症候群　470, 474
下腹神経　226, 231
下腹神経叢　250
カフスボタン様潰瘍　394
下部直腸の所属リンパ節　225
下方向リンパ流　224
下方向路　86
カルチノイド　114, 327, 374
カルチノイド腫瘍　595, 599
カルチノイド症候群　375, 574
癌遺伝子　57
陥凹型腫瘍　41

癌化　413
管外型肛門管癌　308
緩解期　392
管外発育型　330
癌家系症候群　319
緩下剤　213
癌化率　39
癌高危険度群　322
管腔発育型　330
癌好発疾患　179
癌腫内腺腫　20
肝障害　390
関節炎　390
肝切除　342
完全経腸栄養療法　411
完全静脈栄養療法　411
感染性合併症　215
感染性腸炎　448
貫通結腸壊死　287
貫通術式　286
肝転移　240, 341
肝転移再発　590
肝動注療法　346
管内型肛門管癌　308
カンピロバクター　449
癌抑制遺伝子　58
乾酪性肉芽腫　447

キ

機械的減圧　213
機械的前処置　136
器械吻合　266, 268, 302
器械吻合器　239
偽癌様浸潤　20
偽憩室　454
器質性便秘　469
偽浸潤　20, 33
偽性腸閉塞症　487
機能温存術　260
機能的肛門管長　126
気腹法　585, 592
偽ポリープ　34
偽ポリポーシス　389
逆受身赤血球凝集法　131
逆回転型　559
球海綿体筋　81, 297
救急手術　216
憩室炎　590
吸収糸　496
90°回転型　559
吸収部結腸　95
急性炎症性ポリポーシス　44
急性出血性大腸炎　390
急性出血性直腸潰瘍　437
急性大腸偽性腸閉塞症　488
急性大腸粘膜病変　458
急性虫垂炎　435, 565

急性電撃型　394
偽幽門腺化生　35
救急手術　212, 220
狭窄型虚血性大腸炎　452
狭窄部形成術　414
強力静注療法　394
挙筋上膿瘍　511
局所再発　270
　——危険因子　271
　——高危険群　351
局所再発率　257, 351, 370, 371
局所再発例　586
局所切除（術）　196, 385, 480, 585
局所的投与　366
極短域型　552
虚血性大腸炎　445, 451
鋸歯状陰影　340
鋸歯状腺腫　18
鋸歯状不整像　453
拒絶反応　136
巨大結腸　469
巨大尖圭コンジローマ　536
銀還元性　376
銀還元性カルチノイド　574
筋間膿瘍　511
緊急手術　398
筋層間神経叢　552
筋電図　96, 127
筋電図検査　483, 527
筋電図マッピング　484
筋肉重鎮　518

ク

グアヤック法　131
空腸導管　298

ケ

経括約筋的切除　199, 378
経口大腸造影　103
経口腸管洗浄液　108
経口投与　365
経肛門的切除　196, 378, 595
経肛門的超音波　234
経肛門的内視鏡下マイクロサージェリー　379, 595
憩室　430
憩室炎　115, 432, 434
憩室周囲炎　432, 434
憩室出血　434
憩室症　430
憩室穿孔　440
経仙骨的切除　197, 378
形態異常　459
経大腸超音波検査　116
経直腸コイル　112
外科解剖（学）　258, 589
外科学的肛門管　80

外科的去勢　383
激症大腸炎　412
下血　233, 452
血管腫　152, 460
血管新生　341
血行性転移　230, 257, 271, 341
結節集簇様病変　147
結節集簇腺腫　17
結節集蔟様大腸腫瘍　191
結節性硬化症　184
結節性紅斑　390
血栓性外痔核　511
血中 5-hydroxytryptamine　377
血中 CEA 値　207
結腸　3
結腸亜全摘　215
結腸型腺癌　569
結腸癌　2, 12, 120
　　——の遠隔成績　205
　　——の手術成績　205
結腸癌死亡率　5, 9
結腸間膜下窩　70
結腸間膜上窩　70
結腸間膜ヘルニア型　559
結腸癌罹患率　8
結腸肛門吻合（術）　272, 475
結腸人工肛門　303
結腸切除術　587
結腸全摘（術）　324, 398, 399, 416
結腸嚢肛門吻合（術）　289, 291
結腸ヒモ　68
結腸部分切除　385
結腸壁在リンパ節　76
結腸膨起　68
結腸傍リンパ節　76
血便　389
結膜炎　390
下痢　389
原因遺伝子変異　326
限局型深在嚢胞性大腸炎　34
検査法　112
原発口　514, 516
原発性硬化性胆管炎　390
原発巣　514, 516, 518

コ

高位　583
広域型　552
高位筋間痔瘻　512, 515
高位前方切除　261
後会陰筋　81
硬化性胆管炎　348, 349
硬化療法　499
交換神経系　73
好銀性　376
口経変化　553
高血圧　397

抗細菌性前処置　137
高周波細径超音波探触子　236
厚生省特定疾患　404
硬性直腸鏡　107
曠置術　441, 444
後直腸動脈　83
後天性説　522
抗ヒスタミン薬　541
後方向路　86
後方骨盤内臓全摘術　294
肛門潰瘍　501
肛門括約筋弛緩　530
肛門管感覚　127
肛門管癌　312
　　——の再発　317
　　——の組織学的分類　308
　　——のリンパ節転移　311
肛門管基礎律動波　126
肛門管最大静止圧　167
肛門管昇圧帯　125
肛門管上皮　308
肛門管静脈叢　494
肛門機能　261, 273
肛門機能障害　477
肛門機能不全　520
肛門挙筋　81, 197, 482
肛門挙筋群　248
肛門挙筋神経　227
肛門周囲膿瘍　121, 508, 509
肛門小窩　514
肛門上皮性肛門管　80
肛門腺　514
肛門瘙痒症　539
肛門側進展　243
肛門側壁内進展　230
肛門直腸角　483, 486
肛門内圧検査　483
肛門内異物　582
肛門輪縮小術　530
50% リスク　325
姑息手術　301
姑息的人工肛門　303
骨盤隔膜　80, 296
骨盤腔内再発　351, 353
骨盤子宮内膜症　382
骨盤死腔　255
骨盤神経　231
骨盤神経叢　75, 84, 250, 264, 482
骨盤側壁矢状断像　238
骨盤直腸窩痔瘻　515, 516
骨盤底筋　80
骨盤底筋群　482
骨盤底形成（術）　297, 357, 531
骨盤底弱体　530
骨盤内局所再発　369
骨盤内自律神経温存術　244
骨盤内臓神経　85, 226

骨盤内臓全摘術　230, 294, 299, 300, 353
骨盤膿瘍　139, 402
古典的治療法　520
5 年生存率　199, 205, 206
孤立性若年性ポリープ　32
孤立性直腸潰瘍症候群　478
混合性ポリープ　33
コンゴーレッド染色　48
根治的再切除　352
コンプライアンス　98

サ

最下内臓神経　74
再肝切除　346
再灌流障害　452
最小尿意　277
再生性ポリープ　34
砕石位　244
最大随意収縮圧　126
最大静止圧　126
最大尿意　277
最大尿流率　277
在宅栄養療法　411
在宅高カロリー輸液　491
サイトカイン　392
再燃緩解型　394
再発　148, 520
再発機序　257
再発形式　362
再発巣切除　257
再発部位　429
再発率　218, 584
細網細胞肉腫　330
左結腸動脈　72
鎖肛　481, 543
　　——のない肛門前庭瘻　545
鎖肛-肛門前庭瘻　550
鎖肛-直腸尿道瘻　550
坐骨　80
坐骨海綿体筋　81
坐骨神経　227, 253
坐骨直腸窩　297
坐骨直腸窩痔瘻　515, 516, 518
坐骨直腸窩膿瘍　509
鎖肛直腸尿道瘻　549
左側結腸　208
左側結腸癌　209
　　——のイレウス合併率　209
　　——の診断　211
左側結腸進行癌　208
左側大腸炎型　392
左半結腸切除術　214
左半結腸のリンパ系　76
サーベイランス　149, 178, 403
坐薬　495
サラゾピリン　411

サルモネラ腸炎　448
3次元画像（3D）　593
酸素吸入療法　385, 386
サンドスタチン　377
残尿量　254, 277

シ

痔核　481
敷石像　405, 409, 410
色素拡大内視鏡　111
色素内視鏡検査法　111
色素法　192
子宮頸部腺癌　172
子宮枝　227
子宮体癌　321
子宮内膜症　35, 49, 381
軸捻　562
試験開腹　444
試験的腹腔洗浄　577
自己抗体　390
自己導尿型尿路変更術（式）　298
自己免疫疾患　390
歯状線　224, 335, 400
刺創　577, 578
持続吸引　254
持続動注療法　348
下掘れ潰瘍　447
失禁　517
実体顕微鏡　189
自動吻合　289
自動吻合器　401
痔動脈　494
脂肪肝　390
脂肪腫　114, 152
若年性胃腸管ポリポーシス　36, 177
若年性胃ポリポーシス　177
若年性大腸ポリポーシス　36, 175
若年性ポリープ　32, 151
若年性ポリポーシス　36
若年発症　320
ジャックナイフ体位　486
集学(的)治療(法)　220, 240
収縮時肛門内圧　97
重症　392
重症度分類　408
銃創　577, 578
縦走潰瘍　45, 210, 405, 409, 410, 454
重層扁平上皮層の基底層　335
集団検診　130
　──の条件　130
十二指腸腺腫　170
十二指腸乳頭部癌　157
絨毛腺腫　17, 38, 145, 147, 191, 568
宿主移植片反応　136
宿便性潰瘍　438
手術時間　592
手術死亡　400

手術補助化学療法　362, 363
手術補助療法　361
手術用直腸鏡　596
手術率　396
出血　148
出血量　592
術後イレウス　139
術後合併症　137, 216, 417, 426
術後管理　137
術後再発　418, 424, 426
術後サーベイランス　324
術後照射　370
術後早期合併症　166
術後男性性機能　277
術後排尿機能　276
術後QOL　255
術前管理　136
術中照射　358, 360, 370
術中穿孔　599
術中超音波検査　240
術中投与　362
術前照射　369, 370
術前投与　362
腫瘍マーカー　201
腫瘍様病変　142, 381
腫瘤形成型　382
腫瘤触知　428
主リンパ節　76
消化管運動亢進薬　475
消化性潰瘍　397
上下腹神経　264
上下腹神経叢　85, 226
小細胞癌　25
硝酸グリセリン　502
症状　209
小切開創　588
小線源照射　358
常染色体性劣性遺伝性　171
常染色体性優性遺伝疾患　322
小腸悪性腫瘍　327
上腸間膜静脈　73
上腸間膜動脈　71, 395
上腸間膜動脈周囲リンパ系　76
上腸間膜動脈神経節　74
小腸内圧測定　490
小腸肉腫　327
小腸ポリープ　170
上直腸動脈　82
小内臓神経　74
小児若年性ポリポーシス　36
小児大腸ポリープ　32
小脳神経細胞過誤腫　184
上皮性大腸良性腫瘍　142
上膀胱動脈　253
上方向リンパ流　222
上方向路　86
静脈幹　73

静脈結石　153, 465
初回発作型　394
食道内圧測定　490
食品・栄養素摂取量　8, 9
女性ホルモン薬　453
徐波　96
自律神経温存術　239, 274, 585
自律神経温存術式　231
自律神経機能　243
自律神経系上部温存　245
自律神経全温存術　283
痔瘻　121, 403, 481, 513
　──の進展様式　515
　──の発生　514
　──の分類　515
痔瘻癌　309, 310
痔瘻結紮療法　518
　──の手技　519
心因性肛門瘙痒症　542
心因的影響　539
腎筋膜　91
神経温存術　263
神経終末伝導速度　127
神経浸潤　230
進行癌　24, 599
人工肛門　245, 299, 301, 545
人工肛門造設（術）　254, 295, 298, 441, 578
深在性囊胞性大腸炎　53, 383, 478
深達度　337
深達度診断　112, 117, 118
診療報酬　600

ス

膵後筋膜　71
膵前筋膜　70, 71
随伴性裂肛　501
随伴病変　170
　──の診断　157
水平マットレス連続縫合　302
髄膜瘤　481
水様性下痢　453
スクリーニング検査法　130
スーチャクリップ　598
ステロイド　394
ステロイド含有軟膏　541
ステロイド薬の注腸療法　384
ストーマ造設術　554
ストランゲ改良型　516
スネアーポリペクトミー　109, 147, 194
隅越分類　515, 520

セ

性機能　231
性機能障害　316
精神医学的評価　475

成人巨大結腸症　469, 489
精神的ストレス　539
性ステロイドホルモン　381
生存曲線　256
生存率　256
生存率曲線　218
成長障害　397
精囊　249
精嚢直腸靱帯　250
生物学的悪性度　219
成分栄養　411
精密検査　132
整容的利点　592
生理食塩水　497
脊髄損傷　99
脊髄末梢神経疾患　481
切開排膿　509
接触皮膚炎　541
切除後吻合　578
切除断端　599
切除ドーナッツ　589
切除不能肝転移　347
線維筋症　34, 479
繊維性腸間膜炎　442
浅会陰横筋　251, 297
前会陰筋　81
腺窩腫瘍　44
腺癌　309, 327
腺管開口部の形態　111
腺管絨毛腺腫　16, 39, 145, 191, 567
腺管腺腫　16, 39, 145, 567
前癌病変　14
仙棘靱帯　80
占居部位　234
尖圭コンジローム　536
仙結節靱帯　80
全結腸型　552
穿孔　148, 423
腺口形態　189
穿孔虫垂炎　567
穿孔部切除　441
穿孔部縫合閉鎖　441
穿孔例　220
仙骨会陰式根治手術　545
仙骨会陰操作　297
仙骨合併骨盤内臓全摘術　353
仙骨合併切除　299, 300, 353
仙骨曲　79
仙骨神経叢　296
仙骨前面　249
仙骨内臓神経　85, 227
仙骨尾部正中　522
仙坐切痕　80
腺腫　142, 154, 156, 598
　　――と癌の合併率　15
　　――の疫学　15
　　――の概念　14

　　――の癌化　19
　　――の分類と病理形態　16
腺腫内癌　20, 38, 599
染色　553
浅・深会陰横筋　81
全層切除　599
染色体（転座）　57
全大腸炎型　392
前置術　441
先天性網膜色素上皮肥大　157
先天性巨大結腸症　552
蠕動運動　95
全閉鎖法　498
腺扁平上皮癌　309
前方骨盤内臓全摘術　294
前方切除術　260, 270, 531
前立腺挙筋　81
前立腺枝　227
前立腺被膜　249

ソ

創感染　138, 139, 591
早期癌　586, 599
早期大腸癌　24
早期直腸癌　595
臓側筋膜　90
創治癒の短縮　525
総腸骨リンパ節　88
送便部結腸　95
瘙痒感　539
瘙痒サイクル　539
巣瘻　522
造瘻術　302
続発性大腸腫瘍　339
側方郭清　270, 312
側膀胱間隙　252
側方向リンパ経路　89
側方向路　86
側方靱帯　250, 264
側方内括約筋切開術　503
側方内括約筋皮下切開術　503
側方リンパ節郭清　351, 360
側方リンパ節転移　242
側方リンパ流の強さ　224
鼠径リンパ節郭清　313, 337
組織型　144, 351
組織内照射　358, 360
外肛門括約筋　126
外痔リンパ管網　222
ソマトスタチン誘導体　377

タ

第1度近親　158
第1期手術　214
待機手術　212, 216, 220
待機的腸切除吻合　581
体細胞変異　64

大出血　396, 412
帯状潰瘍　447, 455
大静脈外側リンパ節　76
大静脈後リンパ節　76
大静脈前リンパ節　76
大蠕動　95
大腿骨頭壊死　397
大腸
　　――の区分　68
　　――の長さ　68
　　――のリンパ系　75
大腸運動　95
大腸 sm 癌　193
大腸癌　2, 8, 12, 112, 396, 397
　　――の疫学的研究　9
　　――の家族内発生　320
　　――の危険因子　9, 12
　　――の死亡率　2, 9
　　――の進行度分類　210
　　――の前癌病変　12
　　――の組織発生　38
　　――の年齢調整死亡率　3
　　――の発見率　133
　　――のプログレッション　63
　　――の累積罹患率　157
大腸癌死亡の将来予測　4
大腸癌死亡率　8
　　――の地理分布　4, 5
　　――の年次推移　4
大腸癌発生のリスク群　37
大腸癌罹患　4
大腸菌　96
大腸集検方式　132
大腸スクリーニング検査　323
大腸穿孔　440
大腸腺腫　12, 14, 144
　　――の危険因子　12
大腸腺腫症　21
大腸全摘　399
大腸全摘後の病態生理　169
大腸全摘術　416
大腸早期癌　119, 187
大腸通過時間　470, 471
大腸内視鏡　201
大腸ファイバースコピー　212, 325
大腸ポリポーシス型　329
大動静脈間リンパ節　76
大動脈外側リンパ節　76
大動脈後リンパ節　76
大動脈周囲リンパ節　76
大動脈腎動脈神経節　74
大動脈前リンパ節　76
大動脈分岐部　87
大動脈弁狭窄　461
大内臓神経　74
大網　71
対立遺伝子　59

大量出血　425
多剤併用　363, 364
脱重積　161
タバコ縫合　588
多発性　320
多発性潰瘍　422
多発性結節性動脈炎　51
多発性骨髄腫　47
多発性静脈拡張症　464
短域型　552
単一腺管腺腫　18
胆管周囲炎　390
単クローン性 γ-グロブリン血症　47
炭酸ガスレーザー　537
胆汁酸　96, 539
単純痔瘻　515
単純性潰瘍　427
単純性毛細血管腫　464
蛋白分解酵素　539

チ

逐年検診　132
蓄便部大腸　95
恥骨直腸筋　482, 543
恥骨直腸筋係蹄　545, 548
腟擦過細胞診　583
中位　583
中間型大腸炎　47
中間リンパ節　76
中結腸動脈　72
中心静脈栄養法　213
虫垂炎　115, 565, 570, 590
虫垂カルチノイド　573, 574, 575
虫垂癌　569, 570, 572
虫垂絨毛腺腫　568
虫垂腫瘍　568, 569, 573
虫垂石　115
虫垂切除　589
虫垂切除術　565, 571, 574, 575
虫垂腺腫　567, 568
虫垂粘液瘤腫　572
虫垂囊胞腺腫　568
虫垂のカルチノイド　573
中枢神経　99
中枢方向　214
中腸軸捻　558
注腸造影　103, 201
中直腸動脈　83, 250
中直腸動脈根リンパ節　253
中等症　392
中毒性巨大結腸　489
中毒性巨大結腸症　44
中毒性結腸拡張　396
治癒遷延　520
チューブ式盲腸瘻造設術　492
長域型　552

超音波内視鏡　117, 235
超音波内視鏡的深達度診断　192
腸型 Behcet 病　421
腸管壊死　581
腸管外合併症　389
腸管気腫性囊胞症　53
腸管血管異形成　54
腸管子宮内膜症　381
腸間膜脂肪織炎　442
腸管静脈瘤　466
腸管処理　204
腸管穿孔　351
腸管長軸方向　214
腸管内圧　432
腸管内異物　582
腸管内（術中）洗浄　214, 216
腸管内の空虚化　212
腸管囊胞（状）気腫症　35, 385
腸管吻合　441
腸管壁肥厚　115
腸管瘤　470
腸結核　447
腸骨間リンパ節　87
腸骨リンパ系　88
腸骨リンパ節　88
腸軸捻転　579
腸重積（症）　116, 172, 527
腸重複症　561
腸穿孔　412, 425, 427
腸チフス　448
超低位前方切除術　261
腸内細菌　96
　——の制御　212
腸部分切除術　416
腸閉塞　412, 591
直腸　79
　——の外側鞘帯　92
　——の後方鞘帯　94
　——の直線化　530
　——の動脈　82
　——のリンパ径路　86
　——の彎曲　79
直腸炎型　392
直腸型腺癌　310
直腸カルチノイド病期診断　121
直腸癌　2, 8, 12, 116, 117, 120, 400
　　　400
　——の遠隔成績　270
　——の危険因子　10, 12
　——の年齢調整死亡率　3, 12
直腸感覚　98
直腸感覚閾値　126
直腸癌局所再発　113, 120, 350
直腸癌死亡率　5
直腸間膜　266, 270
直腸鏡　596
直腸鏡下手術　595

直腸鏡下縫合技術　597
直腸空置症候群　301
直腸（結腸）固定術　531
直腸・肛門
　——の神経支配　225
　——の動脈支配　221
　——のリンパ流の問題点　224
　——のリンパ路　221
直腸肛門角　97
直腸肛門管内圧測定　527
直腸肛門奇形　543
直腸肛門内圧検査　550
直腸肛門反射　98, 126, 474, 553
直腸肛門部全層生検　474
直腸固定術　480
直腸枝　86, 226
直腸指診　196, 211
直腸切断術　270
直腸仙骨筋膜　94, 296
直腸前方切除術　301
直腸脱　481, 526
　——の手術　385
直腸断端の処理　301
直腸腟瘻　423, 582, 584, 600
直腸動脈　82
直腸内重積　470
直腸内洗浄　271
直腸粘膜切除術　162
直腸粘膜脱症候群　478
直腸粘膜抜去（術）　399, 480
直腸粘膜縫縮術　480, 530
直腸壁欠損部縫合　597
直腸壁全層切除　597
直腸横ヒダ　79
直腸瘤　470
直腸瘤修復術　475
直腸リンパ流　221
直動脈　71
貯留性ポリープ　32
貯留囊　400
貯留囊胞　572
チロシナーゼ　336

ツ

追跡調査のコンプライアンス　326
通過障害　211
筒型肛型鏡　516
吊り上げ法　585, 592

テ

低位　583
低位筋間痔瘻　515, 516, 518
　——の括約筋温存術式　517
低位筋間痔瘻（前方・側方）　518
低位前方切除　261
低カルシウム血症　179
低侵襲　592

低蛋白血症 179
低分化癌 320
低マグネシウム血症 179
低リン血症 180
摘除生検 146
デスモイド腫瘍 157
鉄欠乏性貧血 390
手縫い吻合 267
転移性大腸癌 338, 444
電気焼酌 537
電子スコープ 108
点突然変異 57

ト

凍結凝固 537
動静脈奇形 459, 461
動静脈瘻 461
動注化学療法 358
糖尿病 397, 481
倒立位撮影 544
読影 107
特殊型腺腫 17
特発性腸穿孔 439
特発性直腸炎 43
トーヌス 125
トリクロルエチレン 385
トリプシン 539
ドレナージ 535
トレーニング 600
ドレーン留置 267
鈍的外傷 577

ナ

内陰部動静脈 296
内口 514
内肛門括約筋 97, 125, 482
内視鏡下手術 585
内視鏡下粘膜切除術 110
内視鏡検査 107
内視鏡的減圧 490
内視鏡的摘除 193
内視鏡的粘膜切除(術) 595
内視鏡的ポリペクトミー 146
内臓神経 74
内腸骨動脈側 253
内腸骨リンパ節 88
内分泌細胞腫 374
内分泌細胞癌 25, 374
内翻結紮処理 560
内瘻 413, 421
軟膏 495
難治性痔瘻 520

ニ

IIa 型 41
IIa 型病変 146
肉芽ポリープ 34

二次感染 540
2次元画像(2D) 593
二次口 514
二次性肛門瘙痒症 540
二重造影法 103
二枚貝式肛門鏡 516
乳癌 321
尿管下腹神経筋膜 91
尿管下腹(神経)筋膜 91
尿道膜様部 297
尿路感染症 294
尿路変更(術) 294, 298, 357
二連銃式人工肛門造設術 303

ネ

粘液癌 25, 309
——の治療 310
粘液嚢胞腺癌 569, 571, 572
粘液嚢胞腺腫 568, 572
粘液便 389
粘液瘤腫 568, 571
粘液瘻 302, 398
粘液瘻造設術 416
粘血便 389
捻転の整腹 581
粘膜過形成 572
粘膜下腫瘍 377
粘膜下腫瘍様病変 332, 337
粘膜下層神経叢 552
粘膜下層切除 597
粘膜橋 45
粘膜切除 599
粘膜脱 479
粘膜脱症候群 34, 384
粘膜内癌 45
年齢調整死亡率 3
年齢と性差 16
年齢別累積罹患率 155

ノ

嚢形成 454
嚢胞腺腫 568
膿瘍 423, 427

ハ

杯細胞カルチノイド 573
胚細胞変異 64
排泄性膀胱尿道造影 545
排泄能 167
排尿機能障害 231
排尿訓練 254
排尿障害 139, 255, 315
バイパス手術 415
排便を支配する神経 228
排便異常 529
排便回数過多 139
排便機構 99

排便機能 166
——の評価法 551
排便障害 101
排便造影 127
排便排尿機能障害 138
排便抑制にかかわる神経 229
パオスクレー 499
播種性転移 230
発生頻度 15, 155
発生部位(分布) 16
発熱 428
馬蹄型痔瘻 515
パラチフス 448
瘢痕帯 447
半消化態経腸栄養剤 213
半閉鎖法 497

ヒ

非遺伝性ポリポーシス 31
皮下痔瘻 515
非乾酪性類上皮細胞肉芽腫 405, 410
非銀還元性カルチノイド 574
尾骨筋神経 227
非再建 441
非失禁型尿路変更術(式) 298
非腫瘍性ポリープ 31
微小腺腫 18
微小転移巣 343
非上皮性腫瘍 152
非上皮性大腸良性腫瘍 142
非ステロイド性抗炎症薬 170
肥大乳頭 500
左 Toldt 筋膜 70
非治癒切除 341
皮膚便移動術 504
びまん性浸潤型癌 340
びまん性浸潤型大腸癌 444
180°回転型 559
病期診断 117, 120
病型分類 407, 544
病原性大腸菌 449
病的骨折 397
病変部マーキング 195
表面型腺癌 27
表面型(の)大腸腫瘍 27, 236
表面型病変 41, 146, 187
表面陥凹型 27, 189
表面陥凹型腺腫 19
——の組織学的特徴 27
表面陥凹型(IIc 型) 41
表面平坦型 27
表面平坦型(IIb 型) 41
表面平坦型腺腫 19
表面平坦型病変 190
表面隆起型 27, 41
貧血 428

フ

ファイバースコープ 108
フェノール含有アーモンドオイル 499
吹穴式人工肛門造設術 304
腹圧 99
腹会陰式 270
腹会陰式根治手術 545
腹会陰式手術 548, 550
腹会陰式直腸切断術 242, 244, 257
複合回転型 559
腹腔鏡下結腸部分切除術 587
腹腔鏡下手術 202, 214, 531, 585
腹腔鏡下虫垂切除術 589
腹腔鏡補助下結腸切除術 195, 587
腹腔鏡補助下手術 214, 585
腹腔鏡補助下小切開手術 585
腹腔鏡補助下前方切除術 588
腹腔神経節 74
腹腔神経叢 74, 75
腹腔操作（肛門管癌の手術） 312
腹腔内デスモイド腫瘍 159
腹腔内膿瘍 412, 425
複雑痔瘻 515
複雑痔瘻の結紮法 520
副腎皮質ホルモン 397
複製異常 322
腹仙骨会陰式手術 550
腹仙骨式切除 242
腹仙骨式直腸切断術 258
副中結腸動脈 72
腹痛 427
副中結腸動脈 72
腹部血管雑音 466
腹部大動脈瘤切除術 451
腹部単純写真 103
腹膜外経路 248
腹膜外トンネル 254
腹膜偽粘液腫 571, 572, 573
腹膜再形成 247
腹膜垂 68
不顕性直腸脱 479
不整型潰瘍 409
ぶどう膜炎 390
部分切除 343
フラジール 412
プレアルブミン 409
分割手術 214, 216
吻合部狭窄 288
吻合部近傍再発 351
吻合部再発 351, 353
吻合不全 138
分子生物学 41
分子生物学的手法 220
分節運動 95
（噴門・幽門）機能温存胃切除術 178
分離式人工肛門造設術 303

ヘ

平滑筋腫 152
平滑筋腫瘍 114
平均尿流率 277
閉鎖孔 252
閉鎖神経 252
閉鎖動静脈 252
閉鎖リンパ節 87, 253
閉塞性大腸炎 210
閉塞性動脈硬化症 453
平坦型病変 63
平坦陥凹型腺腫 146
平坦陥凹型の病変 189
平坦腺腫 146
壁在性 330
壁深達度 26, 230, 234
壁内進展 351
便意 99
辺縁動脈 68, 71
便失禁 123, 288, 481
便潜血反応 325
ペンタサ 411
便柱狭小化 233
便貯留能力 166
便通異常 233
便秘 529
扁平上皮癌 25, 309, 541
扁平上皮癌（肛門縁） 311
扁平上皮癌（肛門管内）の治療 311
扁平性腺腫 40
扁平隆起性病変 188

ホ

蜂窩織炎性虫垂炎 565
傍結腸膿瘍 432, 434
膀胱下腹筋膜 92
膀胱枝 226
膀胱前腔 296
膀胱前立腺神経叢 258
膀胱側腔 296
膀胱直腸靱帯 250
縫合不全 215, 216, 269, 287, 418, 591
縫合部離開 599
縫合閉鎖 597
放射線障害性腸炎 445
放射線治療（直腸癌） 358
放射線療法 240, 257
乏腺管腺腫 18
傍大動脈周囲リンパ節 246
傍直腸リンパ節転移診断 236
拇指圧痕像 453
補助放射線療法 369
補助免疫化学療法 368
ボスミン 497
保存的治療 428
勃起機能 278
勃起神経 226
発端者 155
ホットバイオプシー 109, 148
ボツリヌス毒素 502
ポートサイト 586
　　――の局所再発例 592
ポドフィリン 537
ポリエチレングリコール 192
ポリープ 31
ポリープ症 31
ポリペクトミー 235
ポリポーシス 31
ホルモン療法 383
ホワイトヘッド・アヌス 499

マ

マイクロサテライトマーカー 59
マノメトリー 125
麻痺性イレウス 488
慢性活動型潰瘍 427
慢性偽性腸閉塞症 488
慢性持続型 394
慢性虫垂炎 565
慢性特発性偽性腸閉塞症 488
慢性閉塞性肺疾患 385, 387
慢性便秘症 469, 551

ミ

右 Toldt 筋膜 70
ミスマッチ塩基対修復蛋白 322
ミスマッチ修復遺伝子 59, 62
ミニチュアプローブ 117
未分化癌 309
脈管侵襲 26, 351
脈管浸潤 194
ミューラー開創器 245

ム

無回転型 558
無茎性腺腫 40
無茎性病変 188
ムコ多糖類 327
無再発生存率 592
無作偽 257
無作為対照試験 592
無神経節腸管 552

メ

迷走神経 75
メチレンブルー液 111
メラニン色素 336
メルボルン分類 544
免疫複合体 391

免疫便潜血検査　131
免疫抑制薬　412

モ

毛細血管性血管腫　153
毛巣洞　522
　——の病理組織像　523
毛巣囊胞　522
盲腸憩室　432
盲腸軸捻　580, 581
毛髪　522
モノクローナル抗体　331
門脈炎　567
門脈塞栓術　343
門脈内持続注入　366

ヤ

薬剤性出血性大腸炎　445
薬剤投与経路　363
薬物療法　410

ユ

有茎性腺腫　40
有茎性病変　188
有病率　388
遊離穿孔　440

ヨ

用手肛門拡張　502
葉切除　343
腰仙骨神経幹　296
腰内臓神経　226, 246
予後因子　26, 206, 207
予防的郭清　247
予防的人工肛門　303

ラ

ラテックス凝集法　131

リ

リークテスト　589
梨状筋下孔　80
梨状筋上孔　80
隆起潰瘍型癌　39
隆起型病変　187
留置スネアー　110
流入動脈塞栓術　466
良悪性境界病変　29
良性腫瘍　142
良性リンパ濾胞性ポリープ　34
良性リンパ濾胞性ポリポーシス　37
臨床的評価　550

リンパ管侵襲　194
リンパ細網細胞由来　328
リンパ節 apical nodes　207
リンパ節郭清（術）　244, 589
リンパ節転移　26, 119, 120, 187, 351
リンパ節転移診断　234
リンパ節転移率　586
リンパ肉腫　330
リンパ濾胞　44, 46

ル

類基底細胞癌　309
類上皮細胞性肉芽腫　45
累積手術率　418
累積生存率　418
ループ式回腸瘻　161

レ

レチノール結合タンパク　409
裂溝　46, 405
裂肛　500, 511

ロ

瘻管　514, 516
瘻孔　423
ロングチューブ　213

外国語索引

A

abdominoanal　286
abdominoperineal excision　241
active stage　392
acute colonic mucosal lesion　458
acute fulminating type　394
ADCC　391
adenocarcinoid　573, 575
adenoma　14, 142
adenoma-cancer simultaneity 説　20
adenoma-carcinoma sequence　39, 40
adenoma-carcinoma sequence 説　20, 38
adenomatosis coli　21
adenosquamous carcinoma　25
AIDS　337
Albert-Lembert 法　267
Albert-Lembert 縫合　203
Alcock 管　82, 253
Alvarado スコア　566
amelanotic melanoma　336

Amsterdam criteria　319
amyloid A protein　47
amyloidosis　47
anal cushion　494
anal fistula　513
aneuploidy　334
angiodysplasia　54, 459
anisumus　470
anorectal angle　529, 539
anorectal malformation　543
anorectal myectomy　474
anterior resection　242
antibody-dependent cell-mediated cytotoxicity　391
anticardiolipin antibody syndrome　51
APC 遺伝子　41, 61, 154, 155
APC 遺伝子変異　156
APE　294
aphthoid colitis　329
appendicitis catarrhalis　565
appendicitis gangrenosa　565
appendicitis phlegmonosa　565
APUD 細胞　335
argentaffin　376

argentaffin carcinoid　574
argyrophil　376
arteriovenous fistula　54, 459
arteriovenous malformation　54
Astler-Coller 分類　210
atraumatic needle　249
Auerbach 神経叢　99, 552
AW　351
α-ループ　108
α chain 病　329

B

B リンパ球性　328
Babcock 手術　287
Bacon 手術　287
Bacon 法　531
Bacon-Babcock-Black 手術　286
balloon catheter　297
Baron's ligation　498
basic rhythmic wave　126
BCG　337
Beecham 分類　381
benign lymphoid polyp　34
benign lymphoid polyposis　37
biofeedback training　474

Black 手術　287
blind 法　503
blow hole colostomy　304
Bowen 病　309, 310, 311, 541
BRM 併用　367
Brooke 式回腸瘻　160
β_2-microglobulin　47

C

caliber change　553
cancer family syndrome　319
Cannon-Boehm 点　95
capillary hemangioma　153
carcinoembyonic antigen　50, 352
carcinoid　374, 573
carcinoma in adenoma　20
carcinoma with adenoma　20
Castellani's solution　541
cavernous hemangioma　153
CCP　383
CDAI　408
CEA（値）　50, 352, 360
celiac sprue　329
central recurrence　295
cervical flat condyloma　536
CFS　319
chronic continuous type　394
chronic idiopathic intestinal pseudoobstruction　488
chronic intestinal pseudoobstruction　488
CIIP　488
CIP　488
cisapride　491
cobblestone appearance　46, 409, 453
COIN 分類　29
colitis cystica profunda　34, 53, 383
colitis cystica superficialis　53
colonic adenocarcinoma　569
colonic inertia　470
colostomy　303
complete absence of rotation　558
completely covered cloacal exstrophy　545
conjoined longitudinal muscle　494
constant sensation　98
continence　97, 482, 543
continent ileostomy　161
coring out　518
coring out 術式　518
cost effectiveness　147
Courtney 腔　515, 518
Courtney 腔膿瘍　509

covering colostomy　266, 269, 303, 486, 600
Cowden 病　36, 181, 183
cranio-caudal migration　552
Crohn 病　45, 114, 404, 408, 448, 518, 590
Cronkhite-Canada 症候群　31, 36, 179
crypt　516
crypt abscess　44
crypt-glandular infection 説　508, 515
crypt-hook　516
CT　111, 112, 342, 577
cul de sac　530
cushion sign　465
cystadenoma　568
cytoreductive surgery　572

D

D_3 郭清　202
D_2 郭清　202, 586
DCC 遺伝子　62
débridement　535
deep postanal abscess　509
defecography　99, 127, 473, 483, 527
deloofing procedure　535
Denonvilliers 筋膜　93, 248, 249
de novo 癌　40, 42
de novo 癌説　38
de novo 説　20
dermal cellulitis　534
dermoid cyst　522
desmin 1　334
desmin 2　334
dessusception　161
devine colostomy　303
diffuse endometriosis 型　382
(diffuse) nodular lymphoid hyperplasia　37
diversion loop colostomy　214
diverticular disease　430
diverting colostomy　335
diverting ileostomy　335
divided colostomy　548
DNA 分析　334
DNA ミスマッチ修復異常　207
DOPA 反応　336
double-barrel colostomy　303
double stapling 法　261, 266
double stapling technique　242, 267, 286, 289, 588
DPC 4 遺伝子　62
DST　267, 588
Duhamel 法　556
Dukes 分類　26, 206, 210

dysplasia　45, 397

E

EC　374
EIA 法　131
EMR　110, 195, 595
endocrine cell carcinoma　25, 374
endocrinoma　374
endo-crip　589
endo-GIA　587
endo-linear cutter　587
endo loop　589
endometrioma　35
endometrioma 型　382
endometriosis　35, 49
endopeptidase　539
endoscopic mucosal resection　195, 595
endoscopic mucosal resection　110
endoscopic surgery　585
enterocele　470
enterochromaffine　374
epidermoid cyst　522
erythromycin　491
ew　351
excisional biopsy　146
exclusion bypass　416
extensive　552
exteriorization　440, 441
extracorporeal operation　585
extra mammary Paget 病　309, 310
extrasphincteric fistula　512

F

familial adenomatous polyposis　65, 154, 155
FAP　64, 154, 155
　——の手術時期　158
　——の手術適応　158
　——の治療方針　158
fecal impaction　470
fibromuscular obliteration　53, 479
fibrosarcoma　337
Finney 法　415
fissura　46
fissure ano　500
fissure in ano　511
flap and flutter valves　97
flat adenoma　40, 146
flat adenoma syndrome　323
floxuridine　347
frozen pelvis　446
5-FU　348, 363, 365
5-FU 間欠大量投与　349

外国語索引

5-FU 軟膏　537
FUDR　347
functioning tumor　374
fusion fascia(e)　69, 70, 203, 262

G

Gant-三輪法　530
Gardner 症候群　21, 154
gas cyst　35
generalized juvenile
　gastrointestinal polyposis　177
germline mutation　64
Gerota 筋膜　91
giant hyperplastic polyp　32
GJGP　177
gluten induced gastroenteropathy
　329
glycogenic acanthosis　36
goblet cell　573
goblet cell carcinoma　574, 575
Goligher 分類　495
Goligher 法　503
Goodsall の法則　515
graciloplasty　484
granulation polyp　34
Grimelius 法　376
gurdle ulcer　455

H

H パウチ　161
HLA-DR　391
hamartoma　171
Hartmann 手術(法)　301, 436,
　441, 580
HCFU　365, 366
Heinecke-Mikulicz 法　415
hemangioma　152
hemicolectomy　207
hereditary non-polyposis
　colorectal cancer　60, 201,
　207, 319
hereditary solitary adenoma　323
heterotopic gastric mucosa　35
Heyde 症候群　461
5-HIAA　377
high grade malignancy　333
high pressure zone　125
Hirschsprung 病　551
HLA　391, 406
hMLH 1 遺伝子　322
hMLH 1 遺伝子　62
hMSH 2 遺伝子　62, 322
HNPCC　60, 201, 319
Hodgkin 病　330
Hoffman 法　503
homosexual　536
Houston 弁　79

hPMS 1 遺伝子　62
hPMS 2 遺伝子　62
5-HT　377
humman papilloma virus　536
humoral immune abnormality
　391
hydroadenitis　533
5-hydroxyindolacedic acid　377
hyperplastic nodule　32
hyperplastic polyp　32
hyperplastic polyposis　36
hypervascularity　334

I

idiopathic rupture　439
ileal pouch　400
ileal pouchitis　167
ileal segment　298
ileocecal resection　205, 416
ileorectal anastomosis　324
ileostomy　303
ileostomy and mucus fistula　416
IMA 根部(の)結紮　262, 269
immediate hypersensitivity　391
imperforate anus　543
inactive stage　392
incontinence　529
Indiana pouch　298
INF　351
inflammatory cloacogenic polyp
　34
inflammatory fibroid polyp　184
inflammatory myoglandular
　polyp　35
inflammatory polyp　34
inflammatory polyposis　37
Infusaid Pump　347, 348
intermediate colitis　47
intermediate nodes　76
International Organization for
　the Study of Inflammatory
　Bowel Disease　408
intersphincteric abscess　511
intestinal duplication　561
intestinal pseudoobstruction　487
intracorporeal operation　585
intussusception　527
inverted appendectomy　560
inverted hyperplastic polyp　32
invertography　544
IOIBD　408
IRA　324
ischemic colitis　51, 451
ischiorectal abscess　509
isotretinoin　534

J

J 型結腸嚢　290
J パウチ　155, 161
Jaboulay 法　415
jack knife position　162, 355
jeep disease　522
JPC　175
JPV　177
juvenile　177
juvenile polyp　32, 151
juvenile polyposis (coli)　36, 175
juvenile polyposis ventriculi　177

K

Kaposi 肉腫　337
K-cell　391
Knudson の 2-hit theory　58
Koch pouch　298
Kock 式回腸瘻　161
Kohlrausch ヒダ　79
K(Ki)-*ras* 遺伝子　41, 61
　──の変異　207
　──変異率　27
Kshara Sutra (法)　518, 520
Kultschitzky　374
Kümmel 法　531

L

lacunar vascular space　494
Ladd 手術　560
Ladd & Gross の病型分類　544
laparoscopic surgery　202, 585
lay open 法　518
left sided colitis　392
leiomyoma　152
leiomyomatosis tumor　332
length of anal highpressure zone
　539
length of high pressure zone　126
Lennander 旁腹直筋切開法　566,
　570
leucovorin　368
LEV　367
levamisole　367, 368
levator prostatae　81
Lhermitte Duclos 病　184
light chain protein　47
linitis plastica 型　340
lipoma　152
LOH　58
long segment　552
loop colostomy　548
loss of heterozygosity　58
low grade malignancy　333
LSG　330
LSIS　503

Lumbo-Sacral laminectomy 297
lupus anticoagulant 52
LV 368
lymphoma Study Group of Japan 分類 330

M

MADR 2 遺伝子 62
Mainz pouch 298
malignant melanoma 309
malignant potential 19, 39, 40, 144
malrotation 557
marginal artery 71
marsupialization 法 525
Martin 手術 556
Masson-Fontana 法 376
Maunsell-Weir 手術 286
maximum anal squeeze pressure 539
maximum basal pressure 126
maximum resting pressure 126
maximum squeeze pressure 126
maximum tolerable volume 126
maximum tolerated volume 98
McBurney 交差切開法 566, 570
McBurney の圧痛点 565
medical failure 394
Mediterranean 329
Meissner 神経叢 99
Meissner's plexus 552
melanoblastic 335
melanoma 339
mesalazine 412
mesenteric panniculitis 442
mesenteritis chronica fibrosa 442
metaplastic polyp 32, 149
metaplastic polyposis 36
methyl-CCNU 363
metronidazole 412
microadenoma 18
microsatellite instability 322
Miles 手術 242
Milligan-Morgan 法 496
minilaparotomy 588
minilaparotomy assisted extracorporeal operation 585
minor tranquilizer 541
mismatch repair protein 322
mixed hyperplastic adenomatous polyp 18, 150
mixed hyperplastic adenomatous polyp/serrated adenoma 33
mixed juvenile polyposis 177
mixed polyp 33

MMC 365
Monk の White line 203
Morgagni 柱 80
Moynihan 縫合 302
mp 337
MRI 111, 112
MRSA 感染 204
MSI 322
mucinous carcinoma 25
mucinous cystadenocarcinoma 569, 571
mucinous cystadenoma 568
mucocele 568, 571
mucosal flap 499
mucosal hyperplasia 572
mucosal prolapse syndrome 34
Muir-Torre syndrome 323
multiple hamartoma syndrome 36, 183, 184
muscle actin 334
myopathy 489

N

nappy rash 539
neoplasia syndrome 184
neurofibrosarcoma 337
neuropathy 489
niveau 212
NK cell 391
non argentaffin carcinoid 574
non-rotation 559
nonsteroidal antiinflammatory drug 52
Notaras 法 503
no-touch isolation (technique) 201, 207, 271
NSAID 52
NSAID-associated colitis 52

O

O-157 449
octeotide 378
Ogilvie 症候群 488
oligoglandular adenoma 18
omphalomesenteric canal 335
one attack only 394
one shot 動注 366
one shot 門注 366
open 法 502
Osler 病 54
Osler-Weber-Rendu 症候群 460
outlet obstruction 470

P

p 53 遺伝子 61
Paget 病 311, 541
paliative stoma 303

paracolic nodes 76
paradoxical pelvic floor contraction 470
partial intestinal resecion 416
Paul-Mikulicz 手術(法) 436, 580
PCI 385, 386
pelvic endometriosis 382
Pena 法 545
Peneth 細胞 44
perfusion 法 360
perianal abscess 509
perineal canal 545
perineal excision 241
permanent stoma 303
peroxidase 反応 131
Peuts-Jeghers 症候群 171
Peutz-Jeghers 型ポリープ 33, 151, 177
Peutz-Jeghers 症候群 36
Peutz-Jeghers type polyp 33
phlebectasia 460
phlebolith 153, 465
piece meal resection 194
pilonidal cyst 522
pilonidal fistula 522
pilonidal sinus 522
pinworms 541
pit pattern 192
PMS 1 遺伝子 322
PMS 2 遺伝子 322
pneumatosis coli 35
pneumatosis cystoides intestinalis 35, 53, 385
PNTML 127
polyartentis nodosa 51
polyethylene glycol electrolyte solution 192
polyethylene glycol-electrolyte lavage solution 108
polypoid adenoma 40
post anal repair 97, 483, 484, 486
posterior excision 241
posterior ligament 94
posterior proctotomy 198
posterior sagittal anorectoplasty 548
pouch 398
pouchitis 167, 402
prednisolone 411
preparation 204
presacral fascia 525
primary lesion 514
primary opening 514
principal nodes 76
procidentia 526
proctitis 392
proximal colon cancer 201

PSD 266
pseudocarcinomatous invasion 20
pseudocondyloma 536
pseudodiverticula 454
pseudoinvasion 20
pseudomyxoma peritonei 571
pseudopolyp 34
PSK 368
PTE 295
puddling 像 465
pudendal nerve terminal motor latency 127
pull-through resection 286
purse string divice 266

R

randomized controlled study 370
randomized trial 257
Rappaport 分類 330
ras 遺伝子 61
RCT 370
reactive lymphoid hyperplasia 329
Re-AFS 381
rectal compliance 539
rectal prolapse 526
rectal tonsil, anal tonsil 34
rectoanal inhibitory reflex 126
recto-anal reflex 553
rectobulbar urethral fistula 550
rectoprostatic urethral fistula 550
rectosigmoid 79
regenerative polyp 34
relapsing remitting type 394
remission stage 392
reperitonealization 139
replication error(s) 60, 322
RER 60, 322
reservoir 400
resting anal pressure 539
retension polyp 32
retention cysts 572
retractile messenteritis 442
Retzius 腔 296
reversed rotation 559
Revised American Fertility Society 381
RFLP 法 58
right hemicolectomy 202
right sided colon cancer 201
Riolan 動脈弓 70

Ripstein 法 385, 531

S

S状結腸軸捻症 580
S状結腸単孔式人工肛門造設術 304
S状結腸動脈 72
S状結腸の穿孔 440
Sパウチ 161
S-100蛋白 334
S_4 温存術 280
S_4 骨盤内臓神経温存術 281
sacculation 454
sacral excision 241
Santorini 静脈叢 82
saw-tooth irregularity 像 150, 453
Schwann 細胞 337
secondary opening 514
second-look（手術） 302, 351, 352
segmental colectomy 207
serotonin 374
serrated adenoma 18, 150
serrated adenoma syndrome 151
seton 法 417, 518, 520
Sharon の方法 581
short segment 552
sialomucin 327
signet-ring cell carcinoma 25
simple ulcer 427
single gland adenoma 18
skin tag 500
skip lesion 405
SLE 52
sleeve 吻合 465
sliding hernia 527
slow wave 96
sm 337
sm 浸潤診断 27
small cell carcinoma 25
small flat elevation 188
Soave-伝田変法 556
Soave 法 556
soiling 517
solitary juvenile polyp 32
solitary rectal ulcer syndrome 50, 53, 478
somatic mutation 64
sonoprobe system 236
spatium retropubicum spatium prevesical 296
sphincter saving resection 242
spin echo 法 112
split cord syndrome 563
spontaneous rupture 439
SSG 法 504

stercoraceous ulcer 440
strainer 494
Streptococcus milleri 534
strercoraceous ulcer 441
stretching 502
strictureplasty 414
strip biopsy 235
striped colon 339
sulfasalazine 411
sulphomucin 327
superficial depressed 27
superficial depressed adenoma 19
superficial elevated 27
superficial flat 27
superficial flat adenoma 19
suppretius 533
supralevator abscess 511
surgical drainage 509
surgical margin 416
surgical trunk 202
suture line recurrence 270
Swenson 術式（法） 466, 555
SXPL 414

T

T_1 強調像 112
T_2 強調像 112
T リンパ球性 328
taenia 431
T-cell 391
teflon mesh 531
TEM 147, 199, 378, 595
temporary stoma 303
threshold volume 98, 126
thrombosed external hemorrhoid 511
thumb-printing 像 453
TNF 407
TNM 分類 26, 210
Toldt 膵後筋膜 70
Toldt の癒着筋膜 203
total colectomy 416
total colectomy and ileorectal anastomosis 416
total colitis 392
total colon 552
total proctocolectomy and ileostomy 416
toxic megacolon 44, 394, 396, 412
TPN 213
transanal endoscopic microsurgery 147, 199, 379, 595
transitional zone 552
transverse colectomy 205
transverse ridging 453

Treitz 膵後筋膜　70
trichloroethylene　385
triming　497
triple lumen tube　254
trypsin　539
tubular adenoma　16, 145
tubulovillous adenoma　16
tubulo-villous adenoma　145
tumor necrosis factor　407
Turcot 症候群　21, 170
Turnbull　161
　——の no-touch isolatin
　　technique　203
Turnbull-Cutait 手術　286
Tuttle の分類　527

U

ulcerative colitis　43

pull-through 術　465
ultrashort segment　552
uretrohypogastric fascia　91

V

Valtrac　204
vasa recta　71
vascular ectasis　54
vascular malformation　54
VATER 奇形　549
Villemin の図　223
villous adenoma　17, 145
vimentin　334
vincristine　363
voiding cystourethrography　545
volcano sign　572
volume of constant sensation
　126

volvulus　562
von Recklinghausen 病　332, 337

W

W 型パウチ　161
Waldyer 筋膜　248
Western　329
wet colostomy　294
white line　247

Y

York Mason　196

Z

Z 型吻合法　556
Z-plasty　524, 525

MEMO

MEMO

| 大腸・肛門外科（普及版） | 定価はカバーに表示 |

1999年11月1日　初　版第1刷
2006年6月30日　普及版第1刷

編集者　武藤　徹一郎
発行者　朝　倉　邦　造
発行所　株式会社　朝倉書店
　　　　東京都新宿区新小川町6-29
　　　　郵便番号　162-8707
　　　　電　話　03(3260)0141
　　　　FAX　03(3260)0180
　　　　http://www.asakura.co.jp

〈検印省略〉

© 1999 〈無断複写・転載を禁ず〉　　中央印刷・渡辺製本

ISBN 4-254-32227-5　C 3047　　Printed in Japan